药物学基础应用. 中药、西药

李菊萍　周冉　李飞高　主　编

U0208475

云南出版集团公司
云南科技出版社
·昆明·

图书在版编目（CIP）数据

药物学基础应用. 中药、西药 / 李菊萍，周冉，李
昆飞高主编. -- 昆明：云南科技出版社，2017.12
ISBN 978-7-5587-0828-2

Ⅰ. ①药… Ⅱ. ①李… ②周… ③李… Ⅲ. ①药物学
Ⅳ. ①R9

中国版本图书馆CIP数据核字(2018)第022367号

药物学基础应用. 中药、西药

李菊萍　周冉　李飞高　主编

责任编辑：王建明　蒋朋美
责任校对：张舒园
责任印制：蒋丽芬
封面设计：张明亮

书　　号：978-7-5587-0828-2
印　　刷：长春市墨尊文化传媒有限公司
开　　本：889mm×1194mm　　1 / 16
印　　张：39
字　　数：930千字
版　　次：2020年8月第1版　2020年8月第1次印刷
定　　价：120.00元

出版发行：云南出版集团公司云南科技出版社
地址：昆明市环城西路609号
网址：http://www.ynkjph.com/
电话：0871-64190889

前　言

　　药物治疗是临床治疗学的一个重要组成部分，是通过应用药物的手段治疗疾病，达到消除或控制病因与致病因素，减轻或解除患者痛苦，维持机体内环境的稳定性，缓解或治愈疾病的一门学科。近年来，随着分子生物学、分子遗传学、分子药理学以及遗传药理学等的广泛应用和深入研究，新药物和新制剂不断涌现，极大地丰富了临床药物学的内容，临床医药人员必须不断学习新知识，才能更好地为患者服务。

　　本书共分为十一篇，第一篇总论部分主要介绍药理学基础、药物制剂及药物分析、药物选择及注意事项等，第二篇则主要介绍激素及有关药物，第三篇为抗感染药物，第四篇至第九篇则主要介绍作用于各个系统的药物，涉及神经、循环、呼吸、消化、泌尿、血液等，第十篇为临床专科用药，着重介绍了妇产科内分泌药物治疗、儿科疾病药物治疗、肾内科疾病药物治疗等，第十一篇为中药学，主要介绍中药药理及中药的合理应用等。

　　尽管编者们倾尽全力编写此书，但在医学知识日新月异的今天，编撰中仍然会存在一些不足之处，望同道们不吝赐教。

编　者

2017 年 8 月

目　录

第一篇　总论

第二篇　激素及有关药物

第三篇　抗感染药物

第四篇　作用于神经系统的药物

总论

第一章　药理学基础

第一节　药理学概述

一、药理学的性质与任务

药理学的英文 pharmacology 一词，由希腊文字 pharmakon（药物、毒物）和 logos（道理）缩合演变而成。顾名思义，药理学就是研究药物与机体相互作用及其作用规律的学科，其研究的主体是药物。

药物指能改变或查明机体生理功能和病理状态，用于预防、诊断、治疗疾病的物质。

药品与药物的区别：药品是指经过国家药品监督部门审批，允许其生产销售的药物，即已获得商品属性的药物，不包括正在上市前临床试验中的药物。而药物不一定经过审批，也不一定市面上有售。《中华人民共和国药品管理法》第 102 条关于药品的定义：药品是指用于预防、治疗、诊断人的疾病，有目的地调节人的生理功能并规定有适应证或者功能主治、用法和用量的物质，包括中药材、中药饮片、中成药、化学原料药及其制剂、抗生素、生化药品、放射性药品、血清、疫苗、血液制品和诊断药品等。

药物与毒物：在一定条件下，较小剂量就能够对生物体产生毒性作用或使生物体出现异常反应的化学物质称为毒物（toxicant）。毒物的概念是相对的，药物与毒物难以严格区分，任何药物剂量过大或用药时间过长都可能产生毒性反应。毒理学（toxicology）是研究外源性化学物质及物理和生物因素对机体的有害作用及作用机制的应用学科，也属于药理学范畴。

药理学的学科任务是为阐明药物作用机制、改善药物质量、提高药物疗效、开发新药、发现药物新用途并为探索细胞生理生化及病理过程提供实验和理论依据；在正确用药、提高药物防病治病效果、促进医药学发展及协同其他生物学科阐明生命活动基本规律等方面，具有重要的作用；在药理学科学的理论指导下进行临床实践，在实验研究的基础上丰富药理学理论。药理学既是基础医学与临床医学的桥梁学科，也是医学与药学之间的桥梁学科。

药理学与临床药理学：近年来逐渐发展而设立的临床药理学是以临床患者为研究和服务对象的应用科学，其任务是将药理学基本理论转化为临床用药技术，即将药理效应转化为实际疗效，是基础药理学的后继部分。

二、药理学的研究方法与内容

药理学的研究方法是实验性的，即在严格控制的条件下观察药物对机体或病原体的作用规律并分析其客观作用原理。药物的研究和应用除了要尊重科学规律，还要依照法律、法规和相关指导原则的规定，以保障人们的生命健康。

药理学研究内容：不仅要阐明药物对人体与病原体的作用和作用机制；而且要研究人体与病原体对药物的反作用（药物的体内过程），前者属于药物效应动力学（pharmacodynamics）的范畴，后者属于药物代谢动力学（pharmacokinetics）的范畴。

第二节 药物效应动力学

药物效应动力学（pharmacodynamics），简称药效学，是研究药物对机体作用及作用机制的科学。即研究药物对机体的影响，包括药物给机体带来的治疗效应（疗效）或者非预期甚至不好的作用（副作用、毒性作用等）。

药效学的研究内容包括药物与作用靶位之间相互作用所引起的生物化学、生理学和形态学变化，药物作用的全过程和分子机制（药物作用、药理效应和药物作用机制）；药物作用的二重性（治疗作用和不良反应）；药物的效应关系（量效关系、构效关系和时效关系）；以及对药物的安全性评价。药效学的研究为临床合理用药、避免药物不良反应和新药研究提供依据，在促进生命科学发展中发挥着重要作用。

一、药物作用和药理效应

药物作用（drug action）是指药物与机体生物大分子相互作用所引起的初始作用，是动因，有其特异性（specificity）。特异性指药物能与人体内相应的作用靶位（如受体）结合，从而产生特定的生理效应。

药理效应（pharmacological effect）是药物引起机体生理、生化功能的继发性改变，是药物作用的具体表现，对不同脏器有其选择性（selectivity）。选择性指药物对某组织、器官产生明显的作用，而对其他组织、器官作用很弱或几无作用。

通常药理效应与药物作用互相通用，但当两者并用时，应体现先后顺序，即两者的因果关系，药物作用是因，药理效应是药物作用的结果。以肾上腺素升高血压为例，说明药物作用与药理效应的关系，如图1-1所示。

药理效应的基本类型：机体功能的提高称为兴奋（excitation）、亢进（hyperfunction），功能的降低称为抑制（inhibition）、麻痹（paralysis）。过度兴奋转入衰竭（failure），是另外一种性质的抑制。近年来随着生命科学的迅速发展，能使细胞形态与功能发生质变的药物引起注意，例如某些物质可以诱发细胞癌变。

药物作用特异性强的药物不一定产生选择性高的药理效应，两者不一定平行。例如阿托品特异性阻断 M 胆碱受体，但其药理效应选择性并不高，由于 M 胆碱受体的广泛分布，阿托品对心脏、血管、平滑肌、腺体及中枢神经功能都有影响，而且有的表现为兴奋效应，有的表现为抑制效应。作用特异性强及（或）效应选择性高的药物应用时较有针对性，副作用较少。反之，效应广泛的药物不良反应较多。但广谱药物在多种病因共存或诊断未明时选用也有其方便之处，例如广谱抗生素、广谱抗心律失常药等。

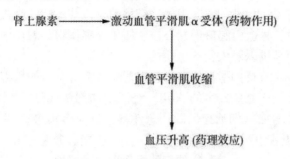

图 1-1 药物作用与药理效应关系

药物作用的方式：①局部作用和吸收作用：局部作用指在给药部位发生作用，几无药物吸收，如乙醇、碘酒对皮肤黏膜表面的消毒作用；吸收作用又称全身作用，指药物经吸收入血，分布到机体有关部位后再发挥作用。②直接作用和间接作用：直接作用指药物与器官组织直接接触后所产生的效应；间接作用又称继发作用，指由药物的某一作用而引起的另一作用，常常通过神经反射或体液调节引起。洋地黄的直接作用是兴奋心肌，加强心肌收缩力，改善心力衰竭症状，而随之产生的利尿、消肿等则属继发作用。

药理效应与治疗效果（简称疗效，therapeutic effect），两者并非同义词，例如具有扩张冠脉效应的药物不一定都是抗冠心病药，抗冠心病药也不一定都会取得缓解心绞痛临床疗效，有时还会产生不良反应（adverse reaction），这就是药物效应的二重性：药物既能治病也能致病。

二、药物作用的二重性

1. **药物的治疗作用** 指患者用药后所引起的符合用药目的的作用，有利于改善患者的生理、生化功能或病理过程，使机体恢复正常。根据药物所达到的治疗效果分为对因治疗、对症治疗和补充治疗或替代治疗。

对因治疗（etiological treatment）用药目的在于消除原发致病因子，彻底治愈疾病称为对因治疗，或称治本，例如抗菌药物清除体内致病菌。

对症治疗（symptomatic treatment）用药目的在于改善症状称为对症治疗，或称治标。对症治疗未能根除病因，但在诊断或病因未明时，对暂时无法根治的疾病却是必不可少的。在某些重危急症如休克、惊厥、心力衰竭、高热、剧痛时，对症治疗可能比对因治疗更为迫切。

补充治疗（supplement therapy）用药目的在于补充营养物质或内源性活性物质的不足，可部分起到对因治疗的作用，急则治其表，缓则治其本，但需注意病因。或者作为替代治疗（replacement therapy），如肾衰竭患者的透析治疗。

2. **药物的不良反应** 凡是不符合用药目的并给患者带来不适或痛苦的反应统称为药物

的不良反应（adverse drug reaction，ADR）。多数 ADR 是药物固有效应的延伸，在一般情况下是可以预知的，但不一定可以避免。少数较严重的 ADR 较难恢复，称为药源性疾病（drug induced disease），例如庆大霉素引起神经性耳聋。根据治疗目的，用药剂量大小或不良反应严重程度，分为以下方面。

副作用（side reaction）：指药物在治疗剂量时，出现的与治疗目的无关的不适反应。这与药理效应选择性低有关，当某一效应用作治疗目的时，其他效应就成为副作用。例如阿托品用于解除胃肠痉挛时，将会引起口干、心悸、便秘等副作用。副作用是在常用剂量下发生的，一般不太严重，但是难以避免。

毒性反应（toxic reaction）：指在剂量过大或蓄积过多时发生的危害性反应，一般比较严重，但是可以预知也是应该避免发生的 ADR。企图增加剂量或延长疗程以达到治疗目的是有限度的，过量用药会增加临床治疗风险。急性毒性反应多损害循环、呼吸及神经系统功能，慢性毒性反应多损害肝、肾、骨髓、内分泌等功能。致癌（carcinogenesis）、致畸胎（teratogenesis）、致突变（mutagenesis）的三致反应也属于慢性毒性范畴。

后遗效应（residual effect）：是指停药后血药浓度已降至阈浓度以下时仍残存的药理效应。例如长期应用肾上腺皮质激素，停药后肾上腺皮质功能低下，数月内难以恢复。

停药或撤药反应（Withdrawal reaction）：指长期服用某些药物，突然停药后原有疾病的加剧，又称反跳现象（rebound phenomenon）。例如长期服用可乐定降血压，停药次日血压将回升。

继发反应（secondary reaction）：指由于药物的治疗作用引起的不良后果。如长期应用广谱抗菌药物导致的二重感染。

变态反应（allergic reaction）：指机体受药物刺激所发生的异常免疫反应，可引起机体生理功能障碍或组织损伤，也称过敏反应（hypersensitive reaction）。常见于过敏体质患者。临床表现各药不同，各人也不同。反应性质与药物原有效应无关，用药理拮抗药解救无效。反应严重度差异很大，与剂量无关，从轻微的皮疹、发热至造血系统抑制、肝肾功能损害、休克等。可能只有一种症状，也可能多种症状同时出现。停药后反应逐渐消失，再用时可能再发。致敏物质可能是药物本身，可能是其代谢物，也可能是药剂中杂质。青霉素类抗生素临床用药前常做皮肤过敏试验，但仍有少数假阳性或假阴性反应。可见这是一类非常复杂的药物反应。

特异质反应（idiosyncratic reaction）：指某些药物可使少数患者出现特异质的不良反应，与遗传有关，属于遗传性生化缺陷。反应性质也可能与常人不同，但与药物固有药理作用基本一致，反应严重度与剂量成比例，药理拮抗药救治可能有效。这种反应不是免疫反应，故不需预先敏化过程。现在知道这是一类药理遗传异常所致的反应，例如葡萄糖 - 6 - 磷酸脱氢酶（glucose - 6 - phosphate clehydrogenase，G - 6 - PD）缺乏的患者，服用磺胺类药物会引起溶血反应。

药物耐受（drug tolerance）：指机体对药物反应的一种适应性状态和结果。当反复使用某种药物时，机体对该药物的反应性减弱，效价降低；为达到与原来相等的反应性和药效，就必须逐步增加用药剂量，这种叠加和递增剂量以维持药效作用的现象，称药物耐受。对于化疗药物，则存在病原体产生耐受的问题，称为耐药性（drug resistance）或抗药性。

药物依赖（drug dependence）：又称药瘾（drug addiction），是指对药物强烈的渴求。患者为了谋求服药后的精神效应以及避免断药而产生的痛苦，强制性地长期连续或周期性地服用。

WHO 对药物不良反应的定义是：正常剂量的药物用于预防、诊断、治疗疾病或调节生理功能时出现有害的或与用药目的无关的反应。药物不良反应按与其正常药理作用有无关联而分为 A、B 两类。

A 型又称剂量相关的不良反应。该反应为药理作用增强所致，常和剂量有关，可以预测，发生率高而病死率低。临床上出现药物副作用、毒性反应、过度效应、撤药反应、继发反应等皆属 A 型 ADR。

B 型又称剂量不相关的不良反应。是和药理作用无关的异常反应。一般与剂量无关，难以预测，发生率低而病死率高，如药物变态反应和特异质反应，属 B 型 ADR。

1998 年以后，WHO 又细划了药物不良反应，除 A、B 型外，又增加了 C 型（迟发不良反应）、D 型（时间不良反应）、E 型（停药型）、F 型（治疗意外失败型）。

三、药物的效应关系

药物的效应取决于三种关系：量效关系、构效关系和时效关系。

1. 量效关系（dose-effect relationship） 在一定范围内，药理效应的强弱与单位时间内药物剂量大小或浓度高低呈一定的关系，即剂量-效应关系，简称量效关系。

2. 量效曲线（dose-effect curve） 以药理效应为纵坐标，药物剂量或浓度为横坐标做图得量效曲线，如以药物的效应（E）为纵坐标，药物的剂量或浓度（C）为横坐标作图，则得到直方双曲线；如将药物浓度或剂量改用对数值（lgC）作图，则呈典型的 S 形曲线，见图 1-2A。

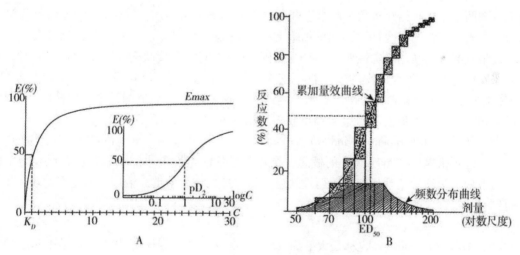

图 1-2 药物作用的量效关系曲线

A. 药物作用量反应的量效关系曲线（E 效能；C 浓度；Emax 最大效应；KD 药物与受体的结合能力；亲和力指数 $pD_2 = -\log K_D$）；B. 药物作用质反应的累加量效关系曲线 ED_{50} 半数有效剂量

定量阐明药物的剂量（浓度）与效应之间的关系，有助于了解药物作用的性质，为临床用药提供参考。药理效应是连续增减的量变，可用具体数量或最大反应的百分数表示的，称为量反应（quantitative response），如血压、心率、血糖浓度等，其研究对象为单一的生物单位。如果药理效应表现为反应性质的变化，而不是随着药物剂量或浓度的增减呈连续性量的变化，则称为质反应（qualitative response），其反应只能用全或无、阳性或阴性表示，如存活与死亡、惊厥与不惊厥等，其研究对象为一个群体。量效曲线以累加阳性率与剂量（或浓度）作图，也呈S形曲线，如图1-2B。

量效曲线在药理学上有重要意义，分析S形量效曲线，可解释如下概念。

（1）最小有效量（minimum effective dose）：药物产生效应的最小剂量，亦称阈剂量（threshold dose）。

（2）最小有效浓度（minimum effective concentration）：药物产生效应的最小浓度，亦称阈浓度（threshold concentration）。

（3）半数有效量（median effective dose，ED_{50}）：在量反应中是指能引起50%最大反应强度的药物剂量；在质反应中是指引起50%实验动物出现阳性反应的药物剂量。量效曲线在50%效应处的斜率最大，故常用半数有效量计算药物的效应强度。半数有效量常以效应指标命名，如果效应指标为死亡，则称为半数致死量（median lethal dose，LD_{50}）。

（4）半数有效浓度（median effective concentration，EC_{50}）：在量反应中指能引起50%最大反应强度的药物浓度，在质反应中指引起50%实验对象出现阳性反应时的药物浓度。

（5）中毒量（toxic dose，TD）和最小中毒量（minimum toxic dose）：分别为引起中毒的剂量和引起中毒的最小剂量。

（6）极量（maximum dose）和致死量（lethal dose）：分别为最大治疗剂量和引起死亡的剂量。

（7）治疗指数（therapeutic index，TI）和安全范围（margin of safety，MOS）：表示药物安全性的两个指标。治疗指数一般常以药物的LD_{50}（临床用TD_{50}）与ED_{50}的比值称为治疗指数用以表示药物的安全性，药物的ED_{50}越小，LD_{50}（或TD_{50}）越大说明药物越安全。当药物的量效曲线与其剂量毒性曲线不平行，则TI值不能完全反映药物的安全性，此时，需要采用安全范围来表示药物的安全性。安全范围以LD_5（临床用TD_5）与ED_{95}值或/LD_1（临床用TD_1）与ED_{99}之间的距离表示药物的安全性。药物安全范围越窄，用药越不安全，有的药物安全范围为负值（ED_{95}与LD_5或TD_5相互重叠），说明该药极易中毒。

（8）治疗窗（therapeutic window）：一般来说，药物剂量在安全范围内不会发生严重毒性反应。近年来提出"治疗窗"的概念，指疗效最佳而毒性最小的剂量范围，比安全范围更窄。下列情况须确定治疗窗：①药理效应不易定量；②用于重症治疗，不允许无效；③安全范围小且毒性大的药物。

上述见图1-3。

（9）效能（efficacy）：也称最大效应（maximum effect，Emax），指药物随着剂量或浓度的增加，效应也相应增加，当剂量增加到一定程度时再增加剂量或浓度其效应不再继续增强时的药理效应，即药物产生最大效应的能力。具有高效能的完全激动药（full agonist）占领很少部分受体可产生很大效应；具有低效能的部分激动药（partial agonist）或拮抗药（antagonist），即使占领极大部分受体，仅能产生较小或不产生效应。

（10）效价强度（potency）：能引起等效反应的药物相对浓度或剂量，其值越小则效价强度越大。药效性质相同的两个药物的效价强度进行比较称为效价比，如10mg吗啡的镇痛作用与100mg哌替啶的镇痛作用强度相当，则吗啡的效价强度为哌替啶的10倍。

效能与效价强度，是比较同类药物作用强弱的两个指标，评价一个药物需从效能与效价强度两个方面分析。药物的效能取决于药物本身的内在活性和药理作用特点。以利尿药呋塞米和环戊噻嗪为例，呋塞米的效能为每日能排出钠250mmol/L，而环戊噻嗪的效能为每日能排出钠160mmol/L，按效能呋塞米大于环戊噻嗪，约为环戊噻嗪的1.5倍；呋塞米每日排出钠100mmol/L时需要35mg，而环戊噻嗪只需用0.4mg，呋塞米和环戊噻嗪产生等效效应的剂量比为88（35/0.4），因此，按效价强度环戊噻嗪是呋塞米的88倍。临床上选用产生同种药理效应的药物时，当然希望选用高效能的药物。高效能药物产生的疗效是低效能药物无论多大剂量也不能产生的。就呋塞米和环戊噻嗪的利尿作用而言，虽然环戊噻嗪的效价强度大于呋塞米，但其利尿效能却比呋塞米弱。当然高效能药物与低效能药物的适用范围和适应证也不同。如环戊噻嗪用于轻度水肿，而呋塞米用于严重水肿、急性肺水肿、脑水肿和急性肾衰竭。

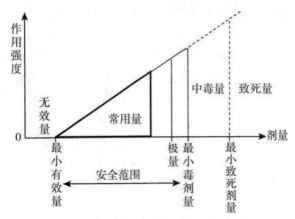

图1-3 剂量与药物作用关系

3. 量效关系也与下述因素相关

（1）量效关系与个体差异（individual variability），药物效应的各种数据带有群体均值的性质，但人体对药物的反应存在着个体差异，有的差异甚至很大。例如，有的人对小剂量某种药物即产生强烈反应，称为高敏性，而有的人则需很大剂量才能产生反应，称为高耐受性，还有人对药物的反应与常人有质的不同，称为特异质。对个体差异大而且安全范围窄的药物应实行剂量（或用药方案）个体化。个体差异表现为两种情况：一是达到同样效应时不同患者需药剂量不同；二是用同等剂量时不同患者的效应不同。

（2）量效关系与连续用药，就同一个体而言，有些药物连续使用可产生耐受性，药量需不断加大，有的药物则形成依赖性。仅仅是心理或精神上的依赖性称习惯性；有的药物如麻醉性镇痛药、某些中枢兴奋药，能形成生理或功能上的依赖，即有成瘾性，停用则出现戒断症状。后一种情况已成为严重的社会问题，故对这些药品应严格控制，避免滥用。

（3）量效关系与药物剂型和给药途径，不同剂型可影响量效关系，这是因为个体使用不同剂型，药物实际吸收进入血液循环的药量不同，即人体对药物的生物利用度不同。同种药物的同一剂型，由于生产工艺、配方、原料质量的差别，不同厂家的产品即使所含药物的标示量相同，其效应也可能不同，称之为相对生物利用度不同，这是当前较普遍的问题，应引起注意。此外，随着药学的发展，出现了一些新的剂型，如缓释制剂和控释制剂等，影响药物的起效、达峰和维持时间，当然也影响量效关系。不同的给药途径也可影响量效关系，因为不同的给药途径，药物的生物利用度不同。

4. 构效关系（structure activity relationship，SAR）　是指药物或其他生理活性物质的化学结构与其生理活性之间的关系，是药物化学的主要研究内容之一。最早期的构效关系研究以直观的方式定性推测生理活性物质的结构与活性的关系，进而推测靶酶活性位点的结构和设计新的活性物质结构。随着信息技术的发展，以计算机为辅助工具的定量构效关系（quantitative structure - activity relationship，QSAR）成为构效关系研究的主要方向，QSAR 也成为药物设计的重要方法之一。

非特异性结构药物和特异性结构药物：根据药物的化学结构对生物活性的影响程度，宏观上将药物分为非特异性结构药物和特异性结构药物。前者的生物活性与结构的关系主要是由这些药物特定的理化性质决定的。而多数药物，其化学结构与活性相互关联，药物一般通过与机体细胞上的受体结合然后发挥药效，这类药物的化学反应性、官能团分布、分子的外形和大小及立体排列等都必须与受体相适应。即药物对受体的亲和力及其内在活性是由药物的化学结构决定的。如拟胆碱药物的化学结构与乙酰胆碱相似，都有季铵或叔胺基团。

构效关系没有普遍规律，自从 Hansch 提出用回归方程表示构效关系以来，定量构效关系的研究发展迅速，而将化合物的量子化学指数和分子连接性指数等引入到 Hansch 方程中，使药物的定量构效关系研究更趋成熟。1990 年以后，随着计算机计算能力的提高和众多生物大分子三维结构的准确测定，基于结构的药物设计逐渐取代了定量构效关系在药物设计领域的主导地位。

在另一些情况下，相似的化合物也可具有相反或拮抗作用。这是由于这些药物虽然能与受体结合，但没有内在活性，同时还阻碍了激动药与受体的结合，因此具有对抗作用。如在去甲肾上腺素的同系物中，如果氮原子上的取代基逐渐增大，虽然与受体仍有亲和力，但其内在活力随碳原子数目的增加而逐渐降低，其作用也就由激动变为拮抗。

光学异构体（optical isomerism）：指分子结构完全相同，物理化学性质相近，但旋光性不同的物质。凡含有不对称碳原子的化合物就有光学异构体，在其两个对映体中，只有一个能与特定受体的分子相吻合。有的药物，其左旋体与右旋体的药理作用可完全不同，如奎尼丁为奎宁的右旋体，但奎尼丁为抗心律失常药而奎宁则为抗疟药。

药物的理化性质对药物的吸收与分布影响很大。药物结构中不同官能团的改变可使整个分子的理化性质、电荷密度等发生变化，进而影响或改变药物与受体的结合，影响药物在体内的吸收和转运，最终影响药物的药效，有时甚至会产生药物不良反应。因为不论是吸收还是分布，药物都必须借助主动或被动转运，越过重重生物膜的障碍。药物的油水分配系数与电离度等理化性质是决定其能否被动扩散通过生物膜的关键。离子化的物质亲水性很强，极易溶于水而难以溶于脂，因此不易透过生物膜。反之非离子化的物质亲脂性强，易溶于脂而难溶于水，易于通过生物膜。

5. 时效关系（time - effect relationship）　指药物进入人体后在不同时间内，其呈现的效应亦不同，这种时间与效应的关系称为时效关系。以横坐标为给药后时间，纵坐标为药物效应，根据给药后产生的药效随时间的变化（时效关系）绘制出的曲线，称时效曲线（time – effect curve）（图1–4）。

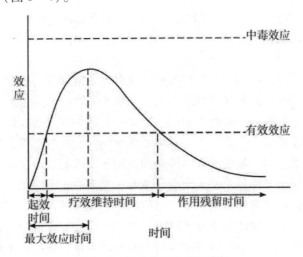

图1–4　时效关系曲线示意图

四、药物作用的机制

药物效应多种多样，是不同药物分子与机体不同靶细胞间相互作用的结果。药理效应是机体细胞原有功能水平的改变，从药理学角度来说，药物作用机制要从细胞功能方面去探索。

（1）理化反应：抗酸药中和胃酸以治疗溃疡病，甘露醇在肾小管内提升渗透压而利尿等，分别是通过简单的化学反应及物理作用而产生的药理效应。

（2）参与或干扰细胞代谢：补充生命代谢物质以治疗相应缺乏症的药物很多，如铁盐补血、胰岛素治疗糖尿病等。有些药物化学结构与正常代谢物非常相似，掺入代谢过程却往往不能引起正常代谢的生理效果，实际上导致代谢抑制或阻断，称为伪品掺入也称抗代谢药。例如氟尿嘧啶结构与尿嘧啶相似，掺入肿瘤细胞DNA及RNA中可干扰蛋白合成而发挥抗肿瘤作用。

（3）影响生理物质转运：很多无机离子、代谢物、神经递质、激素在体内主动转运需要载体参与。干扰这一环节可以产生明显药理效应。例如利尿药抑制肾小管 $Na^+ – K^+$、$Na^+ – H^+$ 交换而发挥排钠利尿作用。

（4）对酶的影响：酶的品种很多，在体内分布极广，参与所有细胞生命活动，而且极易受各种因素的影响，是药物作用的一类主要对象。多数药物能抑制酶的活性，如新斯的明竞争性抑制胆碱酯酶，奥美拉唑不可逆性抑制胃黏膜 $H^+ – K^+ – ATP$ 酶（抑制胃酸分泌）。尿激酶激活血浆纤溶酶原，苯巴比妥诱导肝微粒体酶，解磷定能使被有机磷酸酯抑制的胆碱酯酶复活，而有些药本身就是酶，如胃蛋白酶。

（5）作用于细胞膜的离子通道：细胞膜上无机离子通道控制 Na^+、Ca^{2+}、K^+ 等离子跨膜转运，药物可以直接对其产生作用，而影响细胞功能。

（6）影响核酸代谢：核酸（DNA及RNA）是控制蛋白质合成及细胞分裂的生命物质。

许多抗肿瘤药是通过干扰肿瘤细胞 DNA 或 RNA 代谢过程而发挥疗效的。许多抗菌药物，如喹诺酮类也是作用于细菌核酸代谢而发挥抑菌或杀菌效应的。

（7）影响免疫机制：除免疫血清及疫苗外，免疫增强药（如左旋咪唑）及免疫抑制药（如环孢霉素）通过影响免疫机制发挥疗效。某些免疫成分也可直接入药。

根据药物作用的性质，可以把它们分为非特异性（nonspecific action）和特异性（specific action）两大类。

非特异性作用一般与药物的理化性质如离子化程度、溶解度、表面张力等有关，而与药物的化学结构关系不大。它们的作用可能是由于药物累积在一些对细胞功能有重要作用的部位上，导致一系列代谢过程发生紊乱，影响细胞功能。例如许多烃、烯、醇、醚等化合物由于具有较高的油水分配系数，亲脂性大，对神经细胞膜的脂相有高度的亲和力，因而可能抑制神经细胞的功能，如乙醚、氟烷具有麻醉作用，用于手术麻醉。又如消毒防腐药对蛋白质的变性作用，因此只能用于体外杀菌或防腐。还有一些药物的作用在于改变细胞膜兴奋性，但不影响其静息电位。膜稳定药可阻止动作电位的产生及传导，如局部麻醉药，某些抗心律失常药等，反之，称为膜易变药，如藜芦碱等，都是作用特异性低的药物。

特异性作用则不然，和药物的分子整体结构有密切关系，包括基本骨架、活性基团、侧链长短及立体构形等因素。凡是有相同有效基团的药物，一般都有类似的药理作用。有效基团的改变或消失，往往能使药物的作用强度或作用性质发生很大的变化。绝大多数药物的作用都属于这一类，引起的效应是药物与机体大分子组分（作用靶点）相互作用的结果。

药物作用靶点类型多样，研究表明蛋白质、核酸、酶、受体等生物大分子不仅是生命的基础物质，有些也是药物的作用靶点。现有药物中，以受体为作用靶点的药物超过50%，是最主要和最重要的作用靶点；以酶为作用靶点的药物占20%之多，特别是酶抑制药，在临床用药中具有特殊地位；以离子通道为作用靶点的药物约占6%；以核酸为作用靶点的药物仅占3%；其余近20%药物的作用靶点尚待研究中。

药物的作用靶点不仅为揭示药物的作用机制提供了重要信息和入门途径，而且对新药的开发研制、建立筛选模型、发现先导化合物，也具有特别意义。例如，第一个上市的 H_2 受体拮抗药西咪替丁，在极短的时间内就成为治疗胃肠溃疡的首选药物；第一个用于临床的 3 - 羟基 - 3 - 甲基戊二酰辅酶 A（HMG - CoA）还原酶抑制药洛伐他汀，对杂合子家族性高胆固醇血症、多基因性高胆固醇血症、糖尿病或肾病综合征等各种原因引起的高胆固醇均有良好的作用，促进了此类药物的发展。上述实例表明，药物的作用靶点一旦被人们认识和掌握，就能获取新药研发的着眼点和切入点，药物的作用靶点已成为药物设计的重要依托。

五、受体学说（receptor theory）

早在 19 世纪末与 20 世纪初，Langley 曾设想在肾上腺素作用的神经肌肉之间有"接受物质"（receptive suostance）存在的可能。1910 年 Ehrlich 又用"钥与匙"的比喻首先提出"受体"（receptor）假说，以解释药物的作用。以后，随着神经递质传递研究的进展，进一步为受体下了定义，认为受体是"细胞膜上可以与药物相互作用的特殊部位"。通过药理学实验方法，采用核素标记技术，发现并证实了多种神经递质的受体、多肽类和甾体激素类的受体。现在发展到采用分子生物学方法寻找新型受体，受体家族将被不断地鉴定和扩充。

1. 受体（receptor）　是一类介导细胞信号转导的功能蛋白质，能识别周围环境中的某些微量化学物质，首先与之结合，并通过中介的信息放大系统，如细胞内第二信使的放大、分化、整合，触发后续的药理效应或生理反应。一个真正的受体具有以下特性：①饱和性（saturability）；②特异性（specificity）；③可逆性（reversibility）；④高亲和力（high affinity）；⑤多样性（multiple – variation）；⑥灵敏性（sensitivity）。

2. 配体（ligand）　是指能与受体特异性结合的生物活性物质（如神经递质、激素、自体活性物质或药物）。

3. 受体类型和调节

（1）受体类型：根据受体蛋白结构、信息转导过程、效应性质、受体位置等特点，可分为：①配体门控离子通道受体（ligand – gated ion channel receptor），这一家族是直接连接有离子通道的膜受体，存在于快反应细胞膜上，由数个亚基组成，起着快速的神经传导作用，GABA 受体等属配体门控离子通道型受体；②G 蛋白偶联受体（G protein coupled receptor），这一家族是通过 G 蛋白连接细胞内效应系统的膜受体，α 肾上腺素、β 肾上腺素、多巴胺、5 – HT、M 胆碱、阿片、嘌呤受体等属 G 蛋白偶联受体，见图 1 – 5B；③具有酪氨酸激酶活性的受体（tyrosine kinase receptor），这类受体可激活细胞内蛋白激酶，一般为酪氨酸激酶的膜受体。胰岛素（insulin）、表皮生长因子（epidermal growth factor，EGF）、血小板衍生的生长因子（platelet – derived growth factor，PDGF）、转化生长因子 β（transforming growth factor – β，TGF – β）、胰岛素样生长因子（insulin – like growth factor）受体等属具有酪氨酸激酶活性的受体；④细胞内受体（cellular receptor），甾体激素、维生素 A、维生素 D、甲状腺激素受体等属细胞内受体；⑤细胞因子受体（cytokin receptor），白细胞介素（interleukin）、红细胞生成素（erythropoietin）、粒细胞巨噬细胞集落刺激因子（granulocyte macrophage colony stimulating factor）、粒细胞集落刺激因子（granulocyte colony stimulating factor）、催乳素（prolactin）、淋巴因子（lymphokine）受体等属细胞因子受体。如图 1 – 5A。

G 蛋白偶联受体（图 1 – 5B），一种与三聚体 G 蛋白偶联的细胞表面受体。含有 7 个穿膜区，是迄今发现的最大的受体超家族，其成员有 1 000 多个。与配体结合后通过激活所偶联的 G 蛋白，启动不同的信号转导通路并导致各种生物效应。分 α、β、γ 三种亚型，其中 Gα 又分为 Gs（兴奋性 G 蛋白）、Gi（抑制性 G 蛋白）、Gp（磷脂酶 C 型 G 蛋白）、Gt（转导素 G 蛋白）、Go（在脑内含量最多，参与钙、钾通道的调节）。

图 1 – 5 显示内源性物质通过细胞表面或细胞内受体来控制细胞功能的各种机制以及 G 蛋白偶联模式。

（2）受体的调节（regulation of receptor）：①向下调节（down – regulation）：受体脱敏（receptor desensitization），受体长期反复与激动药接触产生的受体数目减少或对激动药的敏感性降低。如异丙肾上腺素治疗哮喘产生的耐受性；②向上调节（up – regulation）：受体增敏（receptor hypersitization），受体长期反复与拮抗药接触产生的受体数目增加或对药物的敏感性升高。如长期应用普萘洛尔突然停药的反跳现象（rebound phenomenon）。

4. 占领学说（occupation theory）　1933 年 Clark 提出，药物对受体有亲和力。药物作用强度与药物占领受体的数量成正比，药物与受体的相互作用是可逆的；药物浓度与效应服从质量作用定律；药物占领受体的数量取决于受体周围的药物浓度、单位面积或单位容积内受体总数；被占领的受体数目增多时，药物效应增强，当全部受体被占领时，药物效应达 E_{max}。

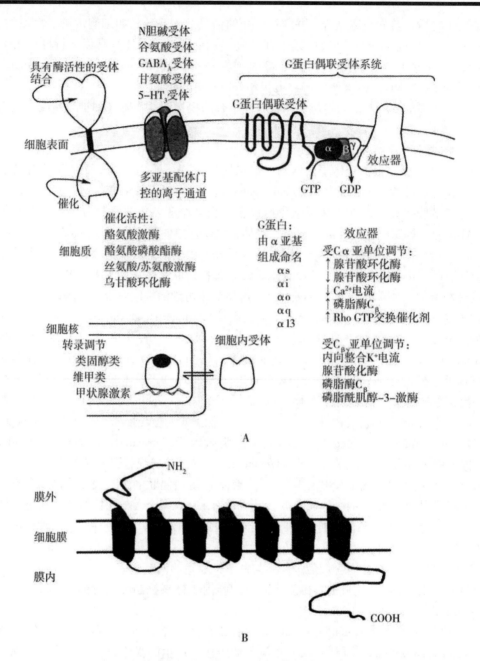

图 1 - 5 生理性受体及其信号转导途径与 G 蛋白偶联受体模式

A. 生理性受体及其信号转导途径；B. G 蛋白偶联受体模式

5. 内在活性（intrinsic activity，α） 指药物激动受体的能力，是同系药物的效应大小之比，一般用 0 - 1 表示。1954 年 Ariens 和 1956 年 Stephenson 对占领学说进行了修正，认为为了产生药理效应，药物至少具备两个条件，首先是与特殊受体之间必须有亲和力，才能形成药物 - 受体复合物；其次，这种复合物必须具有刺激组织代谢的生物化学和生物物理过程的性质，即内在活性。而且只要受体的临界部分被占领就可发生作用，这说明有空闲受体（spare receptor）或储备受体（reserve receptor）存在。根据他们的学说，内在活性低或缺乏内在活性的药物虽然也能与受体结合，但是不论剂量如何大都不能引起最大反应，或者甚至拮抗另一激动剂的药理效应。

6. 速率学说（rate theory）　指药物分子与受体碰撞的频率。药物效应的强弱，与药物占领受体的速率成正比，与药物所占领受体的数量无关。

7. 二态学说（two-model theory）　认为受体的构象有两种状态，Ri（静息状态）和Ra（活动状态）。两者处于动态平衡，可发生转变。按此学说认为激动药为与受体Ra结合的药物；部分激动药为与受体Ra具有结合优势的药物；而拮抗药则是与Ri结合的。

六、联合用药及药物相互作用

同时使用两种或两种以上药物时，由于一种药物在体内对另一种药物药动学或药效学的影响，从而使药效减弱，失效，增强或引起不良反应。

在药效学上，药物以直接或间接的方式改变另一药物作用称为药效学的相互作用。如中枢抑制药（镇静催眠药、镇痛药）与另一种中枢抑制药（氯丙嗪）合用，会增强上述药物的中枢抑制作用，反之中枢抑制药与中枢兴奋药（如咖啡因）合用，则出现中枢作用的相互拮抗。故药物相互作用的效果可表现为协同作用和拮抗作用。

1. 协同作用

相加：合用时效应是各药分别作用的代数和，如复方磺胺甲噁唑片。

增强：合用时效应大于各药分别效应的代数和，如普鲁卡因中加入微量肾上腺素，使普鲁卡因毒性下降，局麻时间延长。

增敏：一药可使组织或受体对另一药敏感性增加，如可卡因使去甲肾上腺素或肾上腺素作用增强。

2. 拮抗作用

（1）药理性：药物与特异性受体结合后，阻止激动药与受体结合，如普萘洛尔拮抗异丙肾上腺素的 β 受体激动作用。

（2）生理性：两激动药分别作用于生理作用相反的特异性受体，如组胺和肾上腺素对支气管血压的效应。组胺可作用于 H_1 组胺受体，引起支气管平滑肌收缩，使小动脉、小静脉和毛细血管扩张，毛细血管通透性增加，引起血压下降，甚至休克；肾上腺素作用于 β 肾上腺素受体，使支气管平滑肌松弛，小动脉、小静脉和毛细血管前括约肌收缩，可迅速缓解休克，用于治疗过敏性休克。

（3）生化性：苯巴比妥诱导肝药酶，使苯妥英钠的代谢加速。

（4）化学性：鱼精蛋白对抗肝素的效应。硫酸鱼精蛋白具有一个强碱性基因，能与强酸性肝素钠或肝素钙形成稳定的盐而使肝素失去抗凝作用。

七、药物安全性评价

药效学的研究有助于药物安全性评价。药物安全评价又称非临床药物安全性评价，是指通过实验室研究和动物体外系统研究，对治疗药物的安全性进行评估，是新药品进入最终临床试验和获得最终批准前的必要程序和重要步骤。药物安全性评价是整个新药发现和开发的一部分。研究内容包括：一般急性慢性毒性研究，病理组织学研究，生殖毒性试验，遗传毒性研究，安全药理学研究，调查研究，毒性和安全性生物标志物的研究。药物安全性研究必须先起草方案和协议，从而帮助制药科学家，毒理学家，生物化学家和分子生物学家以及其他所有相关学科的科学家了解相关药品的毒性信息。

药物的安全性与药物剂量（或浓度）有关。药物安全性评价指标有

（1）治疗指数：$TI = LD_{50}/ED_{50}$。当药物的量效曲线与其剂量毒性曲线不平行，则 TI 值不能完全反映药物的安全性。此时，需要采用安全范围来表示。

（2）安全范围：指 $ED_{95} \sim LD_5$ 之间的距离，其值越大越安全。

（3）安全指数：为 LD_5/ED_{95} 的比值。

（4）安全界限：（$LD_1 - ED_{99}$）/ED_{99} 的比值。

八、临床药效学

药物和机体间可产生影响。临床使用的药物对机体所产生的作用，属临床药效学范畴。研究的对象是使用药物的患者，目的是对已供临床使用的药物进行再评价，为临床筛选疗效高、毒性小的药物，避免药物不良反应，达到安全、合理用药的目的。临床药效学的研究内容如下。

（1）兴奋作用与抑制作用：使机体功能增强的作用称为兴奋作用；使机体功能减弱的作用称为抑制作用。

（2）局部作用与吸收作用：药物未吸收入血流之前在用药部位出现的作用称为局部作用；当药物吸收入血流后所出现的作用称为吸收作用。

（3）直接作用与间接作用：药物对所接触的组织器官直接产生的作用称为直接作用；由直接作用所引起其他组织器官的效应称为间接作用。

（4）药物作用的选择性：药物吸收后对某组织器官产生明显的作用，而对其他组织器官作用很弱或几无作用，这种作用称为选择性作用。

（5）防治作用与不良反应：与防治疾病目的有关的作用称为防治作用。与防治目的无关甚至有害的的作用称为不良反应，其中包括副作用、毒性反应、过敏反应、继发反应等。

（6）药物作用的机制：改变理化环境；酶促或酶抑作用；对代谢影响；影响细胞膜的通透性；影响活性物质释放；作用于受体。

第三节 影响药物作用的因素

药物应用后在体内产生的作用常常受到多种因素的影响，例如药物的剂量、剂型、给药途径、联合应用、患者的生理因素、病理状态等，都可影响到药物的作用，不仅影响药物作用的强度，有时还可改变药物作用的性质。临床应用药物时，除应了解各种药物的作用、用途外，还有必要了解影响药物作用的一些因素，以便更好地掌握药物使用的规律，充分发挥药物的治疗作用，避免引起不良反应。

一、药物方面的因素

1. 剂量　药物剂量可以决定药物和机体组织相互作用的浓度，因而在一定范围内，剂量越大，药物的浓度越高，作用也越强；相反，剂量越小，作用就越小。

2. 药物剂型和制剂 同一药物可有不同剂型适用于不同给药途径。同一药物的不同制剂和不同给药途径，对药物的吸收、分布、代谢、排泄有很大的影响，从而会引起不同的药物效应。一般地说，注射药物比口服吸收快，作用往往较为显著。在注射剂中，水溶性制剂比油溶液或混悬液吸收快；在口服制剂中，溶液剂比片剂、胶囊容易吸收。同一药物，即使剂量相等、剂型也相同，但由于各个制剂的处方或工艺不同，甚至同一药厂不同批号的产品其疗效及毒性也会有所差别。采用生物利用度（bioavailability，F）评价制剂之间的效价。

生物利用度是指药物被机体吸收进入体循环的相对量和速率，用 F 表示，$F = (D/A) \times 100\%$。A 为药物直接进入体循环所能达到的浓度，D 为口服相同剂量药物后体循环所能达到的浓度。影响生物利用度的因素较多，包括药物颗粒的大小、晶型、填充剂的紧密度、赋型剂及生产工艺等，生物利用度是用于评价制剂吸收程度的指标。

3. 联合用药 在临床上，将两种或两种以上药物联合使用，称为联合用药。其目的不外乎增强疗效或对抗不良反应。一般来说，联合用药的结果，表现为药理作用或毒性相加，或大于相加，统称协同作用，前者称为相加作用，后者称为增强作用。反之，作用或毒性减弱，称为拮抗作用。

4. 配伍禁忌 两种或两种以上药物配伍在一起，引起药理或物理化学上的变化，影响治疗效果甚至影响患者用药安全，这种情况称为配伍禁忌。无论药物相互作用或配伍禁忌，都会影响药物的疗效及其安全性，必须注意分析，加以妥善处理。

5. 影响药动学的相互作用 两种或两种以上药物联合使用，可能使药物的吸收、分布、代谢和排泄等体内过程发生改变，凡影响这些过程的因素，必将影响药物的作用。如消化道 pH 的改变影响药物吸收；促胃动力药（甲氧氯普胺、多潘立酮等）可使地高辛和核黄素加速通过十二指和小肠而减少吸收，而抗胆碱药则相反；金属离子药物（钙、镁、铝、铋、铁、锌等盐）可与某些药物（四环素类、青霉胺等）形成螯合物，使药物不能吸收等。又如某些药物可竞争结合血浆蛋白，从而阻碍其他药物结合或使其他药物自结合物中置换出来，致使后者的游离百分数升高而显示较强效应。再如代谢过程的药物相互作用分为酶促作用和酶抑作用，具有酶诱导作用的药物有氨鲁米特、巴比妥类、卡马西平、苯妥英、扑米酮、利福平等，以及吸烟；具有酶抑作用的药物有别嘌醇、氯霉素、西咪替丁、环丙沙星、依诺沙星、红霉素、氟康唑、氟西汀、异烟肼、酮康唑、甲硝唑、保泰松、维拉帕米、胺碘酮、氯丙嗪、地尔硫䓬、丙米嗪、美托洛尔、奋乃静、普萘洛尔、伯氨喹、奎尼丁、丙戊酸钠、甲氧苄啶等，以及乙醇。排泄过程中的药物相互作用，具有同样排泌机制的药物间可存在排泌竞争。肾血流对药物的经肾排泄有重要影响，如非甾体消炎药可通过抑制前列腺素减慢肾血流而影响一些药物经肾的排泄，使其作用加强并延长。

二、患者的生理因素

（1）年龄：不同年龄的人在代谢和整体反应功能方面有差异，从而影响药物的效应。因为老年人的主要器官功能减退和对药物敏感性的改变，药典规定 60 岁以上患者用药量为成年人的 3/4。儿童用药量首先考虑体重的差异，通常可按比例折算，也要注意儿童对药物的敏感性与成年人不同。婴儿，特别是早产儿、新生儿，由于肝药酶系统尚未发育完善，药物的消除及持续时间延长。

（2）性别：不同性别对药物的反应也有明显的差别。如妇女的月经、妊娠、分娩和哺乳期用药应特别注意其特殊性。

（3）营养状态和精神因素：在营养不足、体重减轻的情况下，由于血浆蛋白不足，结合药物能力较小，肝药酶活性较低，甘氨酸、半胱氨酸与药物结合能力低下，故对药物作用较为敏感。患者的精神状态与药物的治疗效果有密切关系。乐观的情绪对疾病的痊愈产生有利的影响。相反，如果患者对疾病有很重的思想包袱，悲观失望，往往就会降低治疗效果。

（4）个体差异和种族差异：不同种族的人甚至是同种族的不同个体，对某一药物所需的治疗剂量可相差很多倍，这种种属或种族间的不同称为种属或种族差异，而个体间的差异称为个体差异。有的人对小剂量某种药物即产生强烈反应，称为高敏性，而有的人则需很大剂量才能反应，称为高耐受性，还有人对药物的反应与常人有质的不同，称为特异质。对个体差异大而且安全范围窄的药物应实行剂量（或用药方案）个体化。

三、患者的病理状态

病理状态可以影响中枢神经系统、内分泌系统，以及其他效应器官的反应性，因而能改变药物的作用。例如，正常人服用利尿药后血压下降并不明显，高血压患者的血压则明显降低；退热药只对发热患者有降温作用；甲状腺功能亢进症患者对小剂量肾上腺素即有强烈的升压反应。肝功能不全时，将会增强经肝灭活的药物的毒性。肾功能不全时，药物在体内蓄积，以致达到中毒浓度，引起不良反应，甚至发生严重后果。在循环功能不足、休克和脱水情况下，药物的吸收、转运会发生障碍，在临床用药时应加以考虑。

四、其他因素

（1）昼夜节律（circadian rhythm）：生物活动表现出昼夜节律，这是指某一生物指标在为时约24h的周期内的有规律波动。如体温、肾上腺皮质激素的分泌及尿钾排泄等，与外界环境的昼夜变化直接相关。药物作用也常常呈现这种昼夜节律：如用皮质激素治疗时，在上午8~10时一次给予，可以最大限度地避免抑制肾上腺皮质功能。

（2）遗传因素：特异质反应，是指个体对某些药物特有的异常敏感性。该反应和遗传有关，与药理作用无关，大多是由于机体缺乏某种酶，使药物在体内代谢受阻所致。如 G-6-PD 缺乏者，服用伯氨喹、磺胺、呋喃妥因等药物时可发生正铁血红蛋白血症，引起发绀、溶血性贫血等；乙酰化酶缺乏者，服用异烟肼后易出现多发性神经炎，服用肼屈嗪后易出现全身性红斑狼疮样综合征；假胆碱酯酶缺乏者，使用琥珀酰胆碱后，由于延长了肌肉松弛作用常出现呼吸暂停反应。

（3）在连续用药一段时间后机体对药物的反应可能发生改变，例如病原体的抗药性（耐药性）、机体的耐受性等，对药物作用有一定的影响，都应给予足够的重视。

第四节　呼吸系统疾病对药物吸收和代谢的影响

一、肺部疾病对药物吸收和代谢的影响

肺是呼吸系统的一部分，是进行气体交换的场所。人类的肺脏分左、右两部分，解剖学

上右肺分上、中、下三叶，左肺分上、下两叶。每个肺叶都有独立的支气管和血液供应（动脉、静脉），结构和功能相对独立。在纤维结构上，肺主要由"海绵"样组织组成，具有非常大的内表面，为气体交换的场所。因此，肺既受到呼吸气流带入的各种外源性化学物质的影响，又受到从其他途径进入机体、通过静脉血回流人右心房而泵入肺循环的各种外源性或内源性化学物质的影响。目前研究普遍认为，肺对外源性物质（包括药物和有害物质）具有重要的代谢功能。

（一）肺泡的解剖生理

肺泡呈薄膜囊状，厚度为 $0.2\mu m$，由单层上皮细胞构成，直径为 $75 \sim 300pm$。肺泡间隙中存在致密的毛细血管，而血液沿着 $200km$ 长的毛细血管流动。肺泡表面至毛细血管厚度仅 $0.5 \sim 1\mu m$，肺泡内物质与循环血液间仅有两层细胞膜间隔，故肺泡内物质极易转移进入血液。人体肺泡总数达（$3 \sim 4$）亿个，总表面积约 $200m^2$，与小肠黏膜的微绒毛总表面积相当，从而为药物吸收提供了巨大的有效吸收表面积。此外，肺的血液循环量很大，从右心室搏出的血液几乎全部通过肺，约相当于同一时间内通过肺以外其他脏器的血量。另外，呼吸道上皮细胞间和上皮细胞浅层存在的各种刺激感受器，以及支气管平滑肌中存在的各种药物受体亦有利于药物的吸收。因此，气体、挥发性液体（如吸入麻醉药）或分散在空气中的固体药物（如气雾剂）经吸入后，可经肺泡迅速吸收。吸入给药时要注意吸入剂的粒径大小，粒径在 $10\mu m$ 以上主要接触上呼吸道，$2 \sim 10\mu m$ 可达细支气管，小于 $2\mu m$ 可进入肺泡。粒径过小（如小于 $0.5\mu m$），吸入后可随呼气呼出。

（二）影响药物在肺部吸收的因素

1. 脂溶性　肺部给药以被动扩散转运方式吸收，受多种理化因素的影响。药物吸收速度与药物的脂溶性成正比，与分子质量成反比。全身麻醉药大多数具有较高的油/水分配系数及较小分子半径，易透过肺泡膜，与肺泡毛细血管中的血液达到平衡。脂溶性化合物如可的松、氢化可的松和地塞米松于肺内以不饱和扩散的方式迅速吸收，吸收半衰期为 $1.0 \sim 1.7min$。而非脂溶性的化合物如季铵盐类化合物、马尿酸盐和甘露醇的吸收半衰期为 $45 \sim 70min$。

2. 粒子大小　以气雾剂方式给药的支气管扩张药，如肾上腺素和异丙肾上腺素溶液，经雾化后吸入。气雾剂的粒径变化很大，雾滴粒径太大不能进入呼吸道。粒径 $100\mu m$ 的粒子在静止空气中以 $8cm/s$ 的速率沉降，混悬液中粒径在 $10\mu m$ 左右的粒子存在的时限很短，而气雾剂粒径上限远低于 $10\mu m$。另外，粒子太小也不能沉积于呼吸道，而是易通过呼气排出。

（三）肺对药物代谢的影响

肺与药物和外源性化学物质的接触分气道和循环两个途径。对于呼吸道吸入给药，药物在吸收分布到全身之前首先与肺组织接触，生物利用度受肺上皮和内皮细胞膜转运和胞内代谢机制的影响。对于注射给药，如静脉注射、肌内注射或皮下注射，药物需通过静脉在肺中与血管内皮细胞接触，然后再分布到全身。在这种情况下，肺是药物吸收的第一关卡器官（first - pass organ）。对于肠道给药，药物首先于肝脏代谢，肺起第二代谢器官的作用，代谢在肝内未被代谢的物质。药物代谢研究发现，经过一次肺循环，75%的普萘洛尔、60%的利多卡因、75%的芬太尼和64.5%的哌替啶被肺摄取，提示肺组织可明显影响某些药物吸收过程。

1. 肺脏代谢酶 肺脏代谢酶系统包括混合功能氧化酶、环氧化物转移酶、水解酶和结合酶类，许多存在于肝脏、参与物质生物转化的酶类也存在于肺。这些酶参与经吸入和循环进入肺的药物、致癌物和空气污染物的Ⅰ相代谢、还原和水解反应及Ⅱ相结合反应。细支气管上皮的非纤毛细胞，即 Clara 细胞，存在极丰富的滑面内质网，分布大量的细胞色素 P450和其他微粒体代谢酶类。通过免疫化学染色方法发现，Clara 细胞存在许多与药物代谢、解毒有关的反应活性物质，如甲醛脱氢酶、多环芳香烃结合蛋白、各种 P450 同工酶和 P450 单加氧酶等。4 - 薯蓣醇，3 - 甲基呋喃，苄、甲基异丙胺和萘等外源性化学物质，可经肺脏细胞色素 P450 酶活化后与 Clara 细胞共价结合，产生细胞毒性作用。此外，Ⅱ型肺泡细胞和肺泡巨噬细胞也是分布于呼吸道的重要代谢细胞，肺微血管内皮细胞是与经静脉进入肺部的药物、外源性化学物质及各种代谢产物密切接触并发挥代谢作用的细胞。这类细胞在肺的治疗学和毒理学中具有重要的作用。

2. 药物在肺部的药动学

（1）肺脏对药物的浓集、摄取、清除和释放：肺接受全部心输出的血液，因此，药物于肺中的分布非常迅速。碱性胺类化合物，如抗组胺药（苯海拉明、氯苯那敏等）、丙米嗪、苯丙胺、美沙酮、芬特明、对氯苯丁胺和丙米嗪等，结构中存在较大的亲脂基团，PKa值在 8.0 以上更易于肺脏浓集。一些非碱性胺类除草剂，如百草枯在肺脏中也有较强浓集。肺循环的这种机制导致药物肺组织浓度明显高于血液浓度（如丙米嗪、美沙酮、苯丙胺和氯苯那敏肺组织与血液分布比值大于 200）。

药物在肺中的浓集存在非特异性转运机制。这一机制与药物理化特性，如 PKa 大于 8、常有亲脂性疏水基团、生理 pH 状态下带有阳离子电荷等有关。这些特性使药物易与内皮细胞膜结合并以被动扩散形式跨膜转运进入细胞。多数药物的肺浓集和摄取机制与药物被动扩散和载体转运透过内皮细胞膜有关。亲脂性碱性胺与内皮细胞膜的相互作用影响脂质双层膜的液体流动状态。药物与膜脂质结合使正常有序的凝胶晶体蛋白转变成无序的液晶蛋白状态，进一步增强膜的转运功能。由于肺脏微血管内皮细胞管腔面表面积巨大，成人为 70 ~ 80 m^2，以及膜的高亲和力和肺血管外组织 pH 较血液 pH 值低，使肺脏对碱性胺类药有非常大的浓集和摄取能力。经一次肺循环，40% ~ 90% 的药物贮留在肺中，此后缓慢释放或在肺中被代谢。

肺脏对药物浓集、摄取、清除和释放对药物代谢具有重要的意义。

（2）吸入药物在肺脏的药动学

1）吸收、分布：吸入给药是临床常用的给药途径，吸入药物包括气体（挥发性麻醉剂）或气雾剂（悬浮液或固体微粒），根据临床用途不同而产生局部或全身作用。肺的结构特点，如巨大的肺泡表面积（50 ~ 100m^2），极薄的肺泡膜（0.2μm）和极丰富的肺循环血流量（全部心排出量流经一个器官），非常有利于药物的吸收。

挥发性麻醉剂的分子半径小，脂 - 水相分布系数较高，因而能迅速跨越肺泡 - 毛细血管屏障而被吸收。不同化学结构和解离程度的脂溶性药物根据其一定的脂 - 水相分配系数以扩散方式吸收。扩散动力来自药物血 - 气分配系数和肺泡与动脉、静脉血间的压力差。当药物在肺泡中的气相分压与在血浆中的液相分压相等时，吸收达到平衡。血 - 气分配系数高的药物需要更多的药物溶于血液才能达到平衡，因而易于吸收。

雾化吸入剂的药物分子是一些悬浮于气体媒介的微小固体或液体颗粒。气雾颗粒沿气管－支气管树沉积，或分布于肺泡。固体微粒雾化进入气道后被吸收入血，或进入血管内皮细胞，或进入淋巴系统。气雾颗粒直径小于 $1\mu m$ 时，药物到达肺泡的量增多，全身吸收量随之增多。

非脂溶性药物，如季铵类化合物，主要以非饱和扩散方式经肺泡间隙吸收。其吸收率与分子大小成反比。非解离、脂溶性药物的吸收既可经肺泡间隙又可跨膜扩散。色甘酸钠以扩散和载体转运两种形式经肺吸收。

2）代谢：β 受体激动剂仍是控制急性哮喘发作最有效的方法。对于吸入给药，10% ～20% 药物到达支气管树发挥强局部作用，被局部肺儿茶酚氧位甲基转移酶（COMT）催化代谢，并与硫酸结合而被灭活。其余 80% ～90% 则停留在咽部，被吞咽，于肠和肝脏受首关效应代谢，而与硫酸和/或葡萄糖醛酸结合。因此，β 受体激动剂吸入给药比口服或肠外给药有更佳的支气管扩张效应，而较少出现心动过速与肌肉震颤等不良反应。

色甘酸钠吸入后大部分被咽下，但经胃肠道吸收很少。5% 到达支气管树发挥作用，并很快吸收，以原形由尿排出。

二丙酸倍氯米松（beclomethasone dipropionate）为局部应用的糖皮质激素类药物。由于二丙酸倍氯米松被吸入支气管树后在肺中缓慢代谢失活，而吞咽的部分在肠、肝代谢失活，以及比其他糖皮质激素类高的首关效应，所以吸入给药具有强抗炎作用而无全身不良反应。气雾吸入二丙酸倍氯米松前 3min，先气雾吸入沙丁胺醇可增强疗效，更好发挥局部作用。

3）排泄：任何挥发性物质，无论是何种途径给药均不可避免地从肺脏排出体外，即经呼吸道吸入的气体和其他挥发性物质主要由肺排泄。药物的呼气排出尚无特异的转运系统，主要借助简单扩散跨膜转运，受肺的呼气量和肺血流量的影响，外源性挥发性药物血液溶解性也影响其经肺排泄。氧化亚氮（nitrous oxide）在血中溶解度极低，故该药在肺中排泄速度极快，几乎等于血流速率。增加心排出量，可以加速血中溶解度低的挥发性药物的排泄。而在血液和组织中溶解度高的药物，从肺毛细血管血液向肺泡转运的速率缓慢。例如，乙醇在血液中具有较高的溶解度，因而肺排泄缓慢，排泄速率主要受呼吸速率影响，而心排出量对其排泄影响较小。

大多数经肺排泄的药物均为未经代谢的原形药物。心排出量增加，肺血流量增加，药物排泄增加，但休克时，心排出量减少，挥发性麻醉药的排泄速率减慢，应予注意。

二、气管支气管疾病对药物吸收和代谢的影响

（一）慢性支气管炎

慢性支气管炎（chronic bronchitis）是中老年男性人群最常见的呼吸系统疾病。临床上以反复发作的咳嗽、咳痰或伴有喘息症状为特征。症状每年持续约 3 个月，至少连续两年以上，冬春季节受冷感冒后加重，夏季转暖时缓解。发作时，背部及肺底部常有散在的干、湿啰音。病情持续多年者常并发肺气肿及慢性肺源性心脏病。

1. 病理变化

（1）腺体增生肥大、分泌功能亢进：慢性支气管炎黏液腺泡明显增多，腺管扩张，浆液腺和混合腺体相应减少，有的腺体几乎全为黏液腺体所占据。杯状细胞明显增生，慢性支气管炎的 Reid 指数（腺体厚度与支气管壁厚度之比）增至 0.55 ～0.79 以上（正常为 0.4 以

下）。Reid 指数越大，提示炎症越严重，腺体越肥大而支气管腔越狭小。增生肥大的腺体分泌功能亢进，黏液分泌量增多，因此患者痰量增加。

（2）黏膜上皮细胞的变化：由于炎症反复发作，引起上皮局灶性坏死和鳞状上皮化生，纤毛上皮细胞有不同程度损坏，纤毛变短，参差不齐或稀疏脱落。

（3）支气管壁的改变：支气管壁有各种炎性细胞浸润、充血、水肿和纤维增生。支气管黏膜发生溃疡，肉芽组织增生，严重者支气管平滑肌和弹性纤维也遭破坏，引起管腔狭窄。少数可见支气管软骨萎缩变性，部分被结缔组织所取代。管腔内可发现黏液栓，因黏膜肿胀或黏液潴留而阻塞，局部管壁易塌陷、扭曲变形或扩张。

（4）电镜检查：慢性支气管炎病例的肺泡壁可见以下情况：①Ⅰ型肺泡上皮细胞肿胀变厚，其中线粒体肿胀，内质网扩张呈空泡状，Ⅱ型肺泡上皮细胞增生；②毛细血管基底膜增厚，内皮细胞损伤，血栓形成和管腔纤维化、闭塞；③肺泡壁纤维组织弥漫性增生，并发肺气肿或肺源性心脏病者尤为显著。

2. 临床病理　因支气管黏膜的炎症、黏液腺增生功能亢进而出现咳嗽、咳痰症状。痰一般为白色黏液泡沫状，急性发作伴有感染时则变为黏液脓性。由于支气管痉挛引起喘息则出现哮鸣音。小细支气管腔内及周围的炎性渗出物引起干湿啰音。病变导致小气道狭窄及阻塞时出现阻塞性通气功能障碍，表现为时间肺活量降低。病情若缓慢发展，常并发阻塞性肺气肿，甚至肺动脉高压和慢性肺源性心脏病。

（二）支气管哮喘

支气管哮喘（bronchial asthma）是一种由呼吸道过敏反应或其他因素引起的以支气管可逆性发作性痉挛为特征的支气管炎性疾病，临床表现为反复发作性伴有哮鸣音的呼气性呼吸困难、咳嗽或胸闷等典型症状，也可视为慢性阻塞性支气管炎的一种特殊类型。

1. 病理变化　肉眼观察，肺轻度膨胀，支气管腔内可见黏液栓，支气管壁轻度增厚，并发感染时管腔内出现脓性渗出物。镜下，支气管黏膜下黏液腺增生，杯状细胞肥大、增生，管壁平滑肌肥厚，支气管黏膜上皮局部剥脱，黏膜下明显水肿，有淋巴细胞及嗜酸性粒细胞浸润。支气管腔内可见黏液栓充塞，黏液栓可见尖棱状夏科－雷登（Charcot－Leyden）晶体（嗜酸性粒细胞崩解产物）及 Curschmann 螺旋丝（由破碎的脱落细胞及黏液成分构成的细丝）。

2. 临床病理　哮喘发作时，由于细支气管痉挛和黏液栓阻塞，引起呼气性呼吸困难并伴有哮鸣音，症状可自行或经治疗缓解。反复的哮喘发作可导致胸廓变形及弥漫性肺气肿，有时可发生自发性气胸，晚期可形成阻塞性肺气肿，甚至为肺源性心脏病。

（三）支气管扩张症

支气管扩张症（bronchiectasis）是指小支气管的持久性扩张，多发生于肺段以下Ⅲ－Ⅳ级小支气管。病程多呈慢性经过，患者出现慢性咳嗽、咳大量有臭味脓痰及反复咯血等症状，支气管碘油造影是临床确诊支气管扩张的重要检查方法。

1. 病理变化　肉眼观察，肺切面可见支气管呈筒状或囊状扩张，有时两种扩张同时存在。扩张支气管的数目多少不等，多者肺切面呈蜂窝状。扩张的支气管、细支气管可持续延伸，也有的呈阶段性扩张。扩张的支气管腔内含有黏液脓性渗出物，常继发腐败菌感染而带恶臭，间或也有血性渗出。镜下，支气管黏膜上皮增生肥厚，表面突起。黏膜上皮可见鳞化，也可有糜烂或小的溃疡形成。支气管壁的弹性纤维、平滑肌纤维、腺体甚至软骨均可发生变性、萎缩或破坏消失。管壁结构为慢性炎性肉芽组织所代替，可见淋巴细胞和浆细胞间或有嗜中性粒细胞浸润。上述病变以囊状扩张者较重，筒状扩张者较轻。

2. 临床病理 扩张的支气管因继发感染可引起腐败性支气管炎、肺炎甚至发生肺脓肿及肺坏疽。累及胸膜还可发生脓胸和脓气胸，有时成为脓毒血症的来源，并引起全身中毒症状。支气管壁的血管遭到炎症破坏引起咯血，严重咯血可因失血过多及血块阻塞呼吸道窒息。晚期，肺发生广泛性纤维化，肺血管床受压荒废，致肺动脉末梢阻力增加，则可导致肺动脉高压，引起肺源性心脏病。

（四）气管支气管疾病对药动学的影响

采用气道和静脉给药方式，肺是药物吸收的第一关卡器官。口服或其他给药方式，肺则发挥第二代谢器官的作用。普萘洛尔、利多卡因、芬太尼等的药动学明显受肺组织的影响。气管支气管疾病主要指支气管及其周围肺组织的慢性炎症，导致支气管的变形和破坏。慢性支气管炎早期表现为上皮细胞的变性、坏死、增生和鳞化，晚期则表现为黏膜萎缩性病变，支气管腔僵硬或塌陷，甚至蔓延至细支气管和肺泡壁，导致肺组织结构破坏或纤维组织增生。支气管哮喘反复发作，呈慢性炎症表现，上皮细胞脱落、坏死，支气管壁增厚，腔内形成黏液栓，通气功能明显降低。支气管扩张症表现为支气管肌层、弹力组织和软骨受破坏，管腔扩张，上皮细胞坏死、鳞化等。支气管及其周围肺组织的受损和破坏，支气管平滑肌中药物受体及肺脏代谢酶受到破坏，从而影响肺部药物的代谢和吸收。

气管支气管疾病同时引起的痰液增加和气道阻塞，使药物进入肺部的量减少。气道阻力的增加，以及气管支气管及肺组织受到的炎性破坏，使药物与肺毛细血管和肺微血管内皮细胞的接触量减少，从而使药物的吸收减少，代谢明显受到影响。

气管支气管疾病晚期往往导致慢性肺源性心脏病或慢性呼吸衰竭。心力衰竭发生时，药物的胃肠道吸收下降，分布容积减少，消除速率减慢。普鲁卡因胺达峰时间由正常时的 1h 延长至 5h，生物利用度减少 50%，分布容积减少 25%，血浓度相对升高，清除率由正常时的 400～600ml/min 降至 50～100ml/min，$t_{1/2}$ 由 3h 延长至 5～7h。慢性呼吸衰竭发生时，除原发疾病的临床表现外，还包括缺氧、二氧化碳潴留所致的各脏器损害，如心血管功能障碍、上消化道出血、肝功能异常、肾功能不全甚至肾功能衰竭、酸碱失衡和电解质紊乱等。因此，其他脏器的病理变化影响药物的药动学特征，如呼吸性酸中毒时血液 pH 下降，但血中苯巴比妥（弱酸性药）解离度减少，易于进入细胞内液，主要影响其体内分布。

三、痰液对药物吸收的影响

呼吸道液体包括气管支气管黏膜下腺体和上皮杯状细胞分泌的黏液，以及来自肺泡表面和血液循环的液体及成分。其高液体含量是上皮对离子和水转运的结果，其大分子成分主要来源于血液的漏出或局部分泌细胞的产物。血清蛋白主要来自血液，而黏液细胞分泌糖蛋白，浆液细胞分泌抗微生物蛋白（如溶酶体和铁传递蛋白）和蛋白酶抑制剂。由信号分子（即神经递质）激活细胞表面的受体，进而激活可使细胞内钙升高的信号转导通路，其结果是发生分泌颗粒的胞吐作用。在颗粒释放后，黏蛋白通过细胞内缠绕形成聚合体凝胶。浆液细胞产物和来自血液的分子与黏蛋白相互作用以调节凝胶的黏滞度。黏液与上皮纤毛的机械性活动相结合，起传送带样作用，可以每分钟 10～20μm 的速度将气道中污物运出。正常情况下，呼吸道黏膜分泌少量黏液，以保持呼吸道湿润。呼吸道黏液与呼吸道上皮纤毛共同组成黏液纤毛系统，以清除进入呼吸道的灰尘和细菌。黏液中所含的大量"溶菌酶"可以杀死病菌，保证呼吸的正常进行。

当呼吸道发生炎症病变时，呼吸道液体的成分则发生改变，形成痰液。痰液是呼吸道在病理状态下的产物，由呼吸道黏液与混有唾液、渗出的血清蛋白、炎症细胞和脱落的上皮细胞等组成。

气道黏液的清除依赖于黏液凝胶、浆液的性质，及黏液和纤毛的功能。囊性纤维化的病人痰的液化和咳嗽的清除能力均下降，可能与黏液表面性质的改变损害氯离子转运到纤毛周围液体层有关。痰液中液体主要由支气管黏膜上皮的分泌黏液的腺体和杯状细胞分泌。腺体的分泌受迷走神经支配，刺激迷走神经可促进腺体分泌，杯状细胞除受迷走神经支配外，受到吸入的干燥空气、刺激性气体等的直接刺激分泌亦增加。

痰液的黏稠度增加主要与痰中酸性糖蛋白含量增加有关。这是由于糖蛋白分子依靠不同的键（如二硫键、氢键等）交叉联结在一起，形成一种凝胶网。痰液含有电解质，其中Ca^{2+}含量高，可以增加黏稠度。呼吸道感染时，由于大量炎症细胞核被破坏而产生的DNA亦使痰液的黏稠度提高，形成脓痰，不易排出。痰的pH也影响其黏稠度，酸性液体黏稠度增加，而碱性液体黏稠度降低。

除了痰的黏稠度外，痰量、纤毛运动状况及呼吸道表面凝胶层和水样层组成比例等因素均可影响痰液的排出。

患慢性气管炎等疾病时，气管支气管内的腺体肥大，杯状细胞增多，分泌物的量显著增加，黏稠度也大大增加。而气管黏膜的纤毛运动减弱，使痰液清除功能受阻，黏液不易排出。

痰液是呼吸道发生炎症反应时的产物。气道阻塞的程度与痰液的物理性质有关，即黏稠的痰在更大程度上减少通气量。由此推断，经气道给药，由于痰液导致通气量减少，药物进入气道的量也相应减少。而未排出的痰液黏附于管腔壁，使药物与气道和肺组织的接触减少，吸收减少。

第五节　消化系统疾病对药物体内过程的影响

一、消化系统疾病与药物吸收

（一）药物在消化道各段的吸收特点

药物在消化道吸收是指药物经消化道吸收进入血液循环的过程。消化道吸收是药物最常见的吸收方式，消化道每一器官的组织结构和生理环境各不相同，药物在各部分的吸收速度和程度也不相同。药物经消化道吸收的快慢和多少，与给药部位、药物的理化性质、吸收环境等密切有关，与消化系统疾病的种类和性质有关。

由于消化道各段的生理功能和环境各具特点，不同性质药物的吸收不同。

1. 口腔　口腔作为口腔给药的第一个部位，越来越受到人们的重视。口腔黏膜总面积

约 $200cm^2$，其中，颊黏膜和舌下黏膜表面积大约分别为 $50cm^2$、$26cm^2$，上皮细胞未角质化，最利于药物吸收。但是口腔唾液分泌量的时间差异和个体差异较大，药物吸收也会有波动。唾液的 pH 为 5.8 ~ 7.4，唾液中也含有一些酶，容易引起一些药物失活。

口腔黏膜作为给药途径主要指采用黏附片（贴附片）、贴膏、舌下片等剂型，药物透过颊黏膜和舌下黏膜吸收。黏附片可以在黏膜上保持较长时间，有利于药物的释放和吸收。甾体激素、硝酸甘油、硝酸异山梨醇酯等，口服首过效应明显，舌下给药生物利用度提高显著。

药物通过口腔黏膜吸收大多属于被动扩散，主要通过脂质膜吸收，因此，脂溶性高的药物，容易透过口腔黏膜吸收。如果患者有口腔溃疡等疾患，破坏了黏膜层的完整性，药物吸收速度加快。

2. 食管　药物经过口腔吞咽，进入食管，一般 5 ~ 15s 就可以通过整个食管，患者体位不同，速度有差异。虽然食管平滑肌不具有吸收功能，药物很少在食管吸收，但是食管功能障碍者，如吞咽困难、食管狭窄，可导致药物滞留，黏附于食管壁上，影响进入胃肠道后的崩解释放，刺激性药物甚至会损害食管壁。

老年人通常难以吞咽体积较大的片剂或胶囊。一项年龄在 80 岁左右人群的研究表明，约 63% 的老年患者有吞咽困难。闪烁成像研究表明，老年人吞咽片剂和硬胶囊，在咽部常出现药物和送服的水分离，导致"干吞"，药物停留在食管下三分之一段，而这个部位患者常常没有感觉，影响药物的吸收。

3. 胃　胃是食物暂时储存和初步消化器官。大部分口服药物在胃内停留过程中崩解、分散和溶解。胃内消化液和酶对药物在胃内的吸收有较大影响。人的胃液分泌量每日 1.5 ~ 2.5L，胃液的 pH 为 0.9 ~ 1.5。饮水或进食后，pH 可上升至 3.0 ~ 5.0 左右。这种环境有利于弱酸性药物的吸收。但因胃内吸收表面积小，且药物在胃内滞留的时间较短，所以许多药物在胃内的吸收有限。疾病和药物可影响胃液的分泌及其 pH，从而影响药物在胃中的吸收。十二指肠溃疡患者一般胃液分泌亢进，胃液 pH 降低；无酸症患者则正好相反。毛果芸香碱可促进胃液分泌，而阿托品则抑制胃液分泌。中药鸡内金、山楂可促进胃液分泌，海螵蛸（乌贼骨）、甘草则抑制胃液分泌。胃液 pH 的变化，也能影响药物的解离状态，进而影响其吸收。

闪烁成像研究表明，药物于胃内滞留时间与其体积、是否与食物同服有关，受胃排空速率的影响。胃排空速率慢，药物在胃内滞留时间延长，主要在胃部吸收的弱酸性药物吸收量增加，但对肠溶制剂等主要在肠部吸收的药物则吸收减少，影响及时发挥疗效。而维生素 B_2 等药物的吸收由载体主动转运，主要在小肠的上段进行，胃排空太快，大量药物同时到达吸收部位，载体饱和，吸收率降低；反之，胃排空缓慢，药物连续不断地通过小肠，其吸收增加。

阿托品等抗胆碱药、吗啡等麻醉药、异丙肾上腺素等 β - 肾上腺素受体激动药可减慢胃排空，而普萘洛尔等 β - 肾上腺素受体拮抗药则使胃排空加速。

胃内容物对药物的吸收也有一定影响。一方面胃内容物影响胃排空，稀软的食物较固体食物胃排空快。另一方面，可以直接影响药物的崩解等行为。胃内漂浮片（胃内滞留片）实际上是一种不易崩解、相对密度较小的亲水性骨架片，可漂浮滞留于胃液中，延长药物在消化道释放时间，改善药物吸收，提高生物利用度，这一过程需要足够的液体支持。

4. 小肠 小肠由十二指肠、空肠和回肠组成。小肠是消化道吸收的主要部位，小肠表面有绒毛，吸收面积大，肠蠕动快，血流量大。肠内容物通过整个小肠的时间为 3.5 ~ 4.5h。胆管和胰腺开口于十二指肠，排出胆汁和胰液，小肠液的 pH 为 5 ~ 7。肠段愈往下 pH 愈高，对弱酸性及弱碱性药均易溶解吸收。小肠黏膜拥有很大的表面积，是药物吸收的主要部位，除简单扩散外，还有易化扩散、主动转运等方式，这些均有利于药物的吸收。小肠黏膜表面有大量的消化酶，许多药物在此被代谢失活，药物从胃肠道吸收后，都要经过门静脉进入肝脏，部分药物被代谢，再进入血液循环，从而构成首过消除。

药物从胃到小肠，生理环境从酸性到中性，变化剧烈。为了防止药物在酸性环境中被破坏，肠溶性制剂在片剂外层包裹上一层肠溶材料，使用肠溶胶囊或者制成肠溶性骨架片能保证药物在胃液中不溶解，在小肠液中溶解释放。

目前的研究表明，小肠内容物在小肠内的滞留时间主要是受胃排空的影响，但通常对多数药物吸收的影响不甚明显。

5. 结肠 盲肠、结肠和直肠统称为大肠，大肠液的 pH 约为 8。大肠较小肠粗而且短，主要是吸收水分和无机盐，对药物的吸收也差一些。但是结肠内容物滞留时间长，可达 24h，因此结肠被视作特殊的给药部位，有些多肽类口服药物即以结肠为吸收部位。升结肠水分较多利于药物溶解，其他部位水分减少，释放的药物可获得较高浓度梯度，而有利于药物吸收。

已知结肠含有 400 余种细菌，有些细菌能利用肠内物质合成维生素被人体吸收利用。长期使用抗生素，肠内细菌被抑制，可引起维生素缺乏。

口服结肠定位给药系统（oral colon specific drug delivery system，OCSDDS）可避免药物消化道上段释放而不被破坏，有利于药物到达结肠发挥全身或局部作用，适于治疗结肠局部病变，如特发性炎性肠病（如克罗恩病和溃疡性结肠炎）、结肠癌等。

6. 直肠 直肠位于消化道末端，长 12 ~ 20cm。直肠黏膜面积小，虽非药物吸收的主要部位，但血流供应丰富，且由于其血管分布的特殊性，直肠上静脉与肝门静脉相连，直肠中静脉、下静脉直接通过下腔静脉进入体循环，因而直肠给药，吸收迅速，且能避免肝脏的首关效应。对易于胃肠道破坏或被肝脏迅速代谢的药物，可采用直肠途径给药，如某些抗菌药物、抗癫痫药物、镇静类药物等。

虽然直肠通常是空的，但是缺乏有规律的蠕动，体液量约 3ml，便秘时更低，影响药物的溶解和释放。

总之，药物在消化道吸收的速度和程度，受胃排空、消化道运动、血液循环等因素影响。但食物对药物吸收的影响不能完全归因于对胃排空速率，含较多脂肪的食物，能促进胆汁分泌，增加某些难溶性药物的溶解度，从而促进其吸收。食物对药物吸收的影响，可通过临床试验获得准确答案。

（二）影响药物在消化道吸收的因素

药物在消化道的吸收是在消化道上皮细胞黏膜进行的，消化道生理环境的变化、药物的理化性质和剂型因素及消化道疾病因素等对药物的消化道吸收有不同程度的影响，掌握和熟悉药物经消化道吸收的各种影响因素，对指导临床医生合理使用药物，提高药物生物利用度和安全性，减少或避免药物的不良反应有重要的指导意义。

1. 影响药物经消化道吸收的生理因素

（1）胃肠液的成分与性质：胃液的主要成分是胃酸，故胃内有利于弱酸性药物的吸收。

小肠有较高的 pH（5~7），是弱碱性药物的最佳吸收部位。消化道中不同的 pH 环境决定药物的解离状态。由于消化道上皮细胞膜是脂质膜，故非解离型药物易于吸收。因此消化道 pH 对药物的吸收有很大影响。此外，消化道不同 pH 环境也可影响药物的稳定性，从而影响其疗效。

胃肠液中含有酶类、胆盐及黏蛋白等物质，对药物吸收也可产生不同影响。消化酶可消化食物，也能分解多肽及蛋白质类药物，故多肽和蛋白质类药物口服易分解而失效。胆盐是一种表面活性剂，能增加难溶性药物的溶解度，提高这类药物的吸收速度和程度。黏液中的黏蛋白可能与药物结合而干扰药物的吸收。

（2）胃排空及胃排空速率：胃蠕动可使药物与食物充分混合，有分散和搅拌作用，使与胃黏膜充分接触，有利于胃中药物的吸收，并将内容物向十二指肠方向推进。胃排空的快慢影响药物在消化道中的吸收，胃排空慢，药物在胃中停留时间延长，与胃黏膜接触机会和面积增大，在胃中吸收的弱酸性药物吸收增加。由于药物吸收部位主要在小肠，故胃排空加快，到达小肠部位所需时间缩短，有利于药物在小肠内的吸收。但对少数在特定部位吸收的药物，胃排空速率大，吸收反而较差，如维生素 B_2 在十二指肠主动吸收，胃排空加快，大量的维生素 B_2 同时到达吸收部位，吸收达饱和，因而只有部分药物被吸收，药效降低；若饭后服用，胃排空减慢，维生素 B_2 连续不断地缓慢地通过十二指肠，不会产生饱和现象，故吸收增加，药效增强。对于一些易被胃酸或酶降解的药物，胃排空迟缓将增加药物的降解程度。

影响胃排空速率的因素较多，主要有：①食物的影响。稀的食物较稠的固体食物胃排空快，糖类的排空较蛋白质快，蛋白质又较脂肪快，混合性食物的排空通常要 4~6h。②胃内容物的黏度、渗透压。胃内容物低黏度、低渗透压时，胃排空速率大，大量饮水，可使渗透压进一步降低，促进胃排空而有利于药物吸收，如口服阿司匹林饮水量由 75ml 增加至 150ml 时，吸收速度增加一倍。③药物的影响。某些药物，如抗组胺药、抗胆碱药、止痛药、麻醉药等可使胃排空速率下降，影响药物吸收。④其他因素。体位可影响胃排空，右侧卧位比左侧卧位胃排空快；精神因素等也可对胃排空产生影响。

（3）肠道运行：肠的固有运动可促进药物的崩解、分散及其与肠液的充分混合，可增加药物与肠黏膜的接触面积，有利于药物的吸收。一般认为，与吸收部位接触时间越长，药物越多吸收。从十二指肠、空肠到回肠，内容物通过的速度依次减慢。

某些药物可影响肠道的运行速度而干扰其他药物的吸收。抗胆碱药可减慢肠内容物的运行速度，增加某些药物的吸收；灭吐灵可促进肠蠕动，减少某些药物在消化道内的滞留时间，减少其吸收。肠道运行速度还受生理、病理因素的影响，如肠运行速度因消化液和甲状腺分泌减少而降低，因痢疾、低血糖等疾病而增加，此外，妊娠期间肠道运行速度也有所降低。

（4）食物的影响：食物不仅能通过改变胃排空速率和肠运行速度影响药物的吸收，而且还可通过其他多种方式延缓、减少或促进、增加药物的吸收。

1）延缓或减少药物的吸收：食物可消耗胃肠内水分，使固体制剂的崩解、药物的溶出减慢，从而延缓药物的吸收。食物的存在还可增加胃肠道内容物的黏度，使药物的扩散速度减慢而影响药物的吸收。某些药物空腹与饱腹服用生物利用度不同。如扑热息痛空腹服用，20min 内达 C_{max}，而饭后服用则需 2h，且 C_{max} 低于空腹时服用。

2）促进或增加药物的吸收：有些食物会促进某些药物的吸收，如脂肪类食物可促进具有表面活性作用的胆汁的分泌，增加难溶性药物的溶解度，而促进其吸收。如服用灰黄霉素同时进食高脂肪食物，其血浓度高达 $3\mu g/ml$，而同时进食高蛋白食物，血浓度仅为 $0.6\mu g/ml$。此外，由于进食可增加组织器官血流量，从而增加普萘洛尔、美多心安等药物的生物利用度。柚汁对口服药物的吸收有广泛影响，可使苯二氮䓬类药物、钙拮抗剂和特非那定的吸收总量增加 3～6 倍以上。

（5）消化道血液循环的影响：血液具有组织灌注和运送物质的双重作用，消化道部位的血流量和血流速度对药物的吸收有很大影响。一般来说，血流速度下降，吸收部位运走药物的能力降低，不能维持较高的浓度差，药物吸收降低，尤其是对被动转运方式影响较大。血流量可影响药物在胃内的吸收速度，如饮酒时因胃血流量增加，可使同服的苯巴比妥吸收增加。但对小肠吸收的药物影响不显著，可能与小肠黏膜有充足的血流量有关。

（6）淋巴循环的影响：药物从消化道向淋巴系统转运也是药物吸收的途径之一。淋巴液的流速约为血流的 1/1 000～1/500。淋巴管没有基膜，大分子药物易进入，因此，淋巴循环对大分子药物的吸收影响较大。经淋巴系统吸收的药物不经过肝脏，无首过效应。脂肪能加速淋巴液的流动，使药物在淋巴系统中的转运量增加。

（7）遗传因素的影响：药物的消化道吸收存在个体差异。除上述生理因素外，遗传变异也是影响药物吸收的一个重要因素。

内因子由胃底黏膜壁细胞合成分泌，与维生素 B_{12} 结合后可保护其不被蛋白酶水解，有利于其在回肠被吸收。先天性缺乏内因子，可导致小肠对维生素 B_{12} 吸收障碍。某些疾病，如少年型恶性贫血，胃内缺乏内因子，则维生素 B_{12} 口服无效，应肌内注射。先天性内因子缺乏属常染色体隐性遗传，与遗传因素，如内因子抗体存在有关。

遗传性果糖不耐受症是一种常染色体隐性遗传疾病。肝脏和肠黏膜醛缩酶 B 存在遗传缺陷，摄取果糖、山梨醇或蔗糖将诱发腹痛、呕吐，导致糖代谢、吸收紊乱（包括低血糖）。

乳糖不耐受症是乳糖消化能力低下所致，低乳糖酶水平与 2 号染色体上的隐性 LACR 等位基因的纯合性有关。乳糖是牛奶的主要成分，通过小肠的乳糖酶被水解吸收，乳糖吸收不良和牛奶不耐受与乳糖酶低活性水平有关，患者长期喝牛奶可导致严重的胃肠道反应。

2. 影响药物在消化道内吸收的药物因素

（1）药物的理化性质：药物的理化性质，包括药物的解离度、脂溶性、分子大小、溶出速度、稳定性等，对药物在消化道内的吸收有很大影响。一般来说，脂溶性大、分子小、溶出速度快、稳定性高的药物在消化道内吸收较好。受消化道不同部位 pH 不同的影响，弱酸性或弱碱性药物以解离型和非解离型两种形式存在，二者比例由药物的解离常数和吸收部位的 pH 决定。通常脂溶性大的非解离型药物易吸收。

（2）剂型因素：药物的剂型因素对药物在消化道的吸收也有很大影响。药物的剂型决定给药途径、吸收部位以及药物的溶出速度，导致药物的吸收速度和程度相差很大。从而引起药物的起效时间、作用强度、作用持续时间、不良反应等的不同。一般认为，口服剂型生物利用度高低的顺序为溶液剂＞乳剂＞混悬剂＞颗粒剂＞胶囊剂＞片剂＞包衣片。由于剂型不同，少数药物甚至发生药理作用的改变。此外，制剂处方中的辅料、制备工艺等均对药物在消化道内的吸收产生不同程度的影响。如在非那西丁中加入 0.1% 的聚山梨酯 80，因表面活性剂不仅能起到增溶作用，还可改变消化道上皮细胞的通透性，可使非那西丁血浓度明显提高。

3. 影响药物在消化道中吸收的病理因素　病理因素对药物在消化道中的吸收影响较为复杂。主要为生理功能紊乱，如改变胃肠 pH、影响胃肠运动和消化液分泌等而影响药物吸收。重症患者，特别是消化系统疾病影响较大。

（三）消化系统疾病对药物吸收的影响

大部分药物的口服生物利用度数据从健康志愿者获得，却用于患有各式各样疾病的人群。疾病会造成患者内环境发生改变，一般来说，胃肠道疾病主要是通过改变胃肠道血流量、胃肠道动力、胃排空时间、胃肠 pH、消化道内壁的渗透性、胆汁和消化酶的分泌以及正常肠道菌丛而影响药物吸收。患者的生物利用度可能与健康志愿者相差很大，往往被临床医师、药师所忽视。常见影响药物吸收的消化系统疾病主要有胃肠动力障碍性疾病、消化性溃疡、胃炎、消化系统肿瘤、腹泻、胆道疾病、药物性胃肠病等。

1. 消化系统疾病对胃肠运动的影响　多种消化系统疾病会对胃肠运动产生明显影响，使药物在胃肠道中的运行状态、药物在胃肠道的停留时间及位置发生改变，从而导致药物在胃肠道中的吸收发生显著改变，影响治疗效果或产生不良反应。

有些疾病可使胃肠运动亢进，使药物在胃肠道的停滞时间缩短，吸收时间缩短，吸收进入血液循环的量减少，如严重腹泻。有些疾病可使胃肠运动减慢，使药物在胃肠道的停滞时间延长，药物吸收的量增加，如慢运行性便秘患者等胃肠动力障碍性疾病。Mollen 等采用灌注流体压力测量法描述 18 例慢运行性便秘患者胃肠上部的动力活性，发现患者和正常人的口－盲肠运行时间（口服后到达盲肠的时间）相似，但有 5 例患者食道运动异常，有 8 例患者胃排空异常。提示，慢运行性便秘患者常发生上部肠道运动功能紊乱。另外，也有实验证明，肠炎患者饭前和饭后结肠运动均较正常个体慢，正常个体与肠炎患者对食物的反应也不同。正常个体，盲肠和升结肠可排空，而肠炎患者仅脾曲和左侧横结肠可排空，故药物吸收存在明显差别。

人的情绪对肠道运动功能也有所影响。研究发现，焦虑症患者全肠道平均运行时间为14h（范围 6 ~ 29h），短于抑郁症患者的全肠道运行时间（平均 49h，范围 35 ~ 71h，$P < 0.001$），或正常个体的全肠道运行时间（平均 42h，范围 10 ~ 68h，$P < 0.001$）。肠道运行的客观测量值与临床反应一致，焦虑症患者临床反应与肠运动频率增加相关，抑郁症患者易发生便秘。老年女性抑郁症患者更有可能患结肠和胃部运动停滞，从而影响经胃肠道吸收的药物的疗效，临床应予以重视。

疾病引起的胃肠运行功能改变，或服用胃肠动力药物改变胃肠运行功能时，对复杂的零级释放剂型如渗透泵的口服吸收影响更显著。原发性胃肠运动功能紊乱患者，更易发生渗透泵给药系统在胃肠道滞留较差的情况。

2. 消化系统疾病引起胃肠黏膜完整性及渗透性改变　炎症可导致大分子和极性分子的渗透性改变，因此疾病可导致胃肠黏膜完整性被破坏或渗透性改变，从而使药物的吸收发生改变，影响药物的疗效，或引起不良反应发生。大鼠结肠炎模型实验证明，结肠炎模型大鼠对 100nm 粒子的吸收显著高于正常大鼠。

有效吸收营养成分、药物及电解质，排斥抗原物质及炎性物质是小肠的两个主要功能。小肠上皮的选择能力是有害物质吸收的主要屏障，这通常就是指小肠的渗透性。非正常的渗透能力引起药物吸收发生改变。多种疾病可引起胃肠渗透能力改变，如乳糜泻、胃和十二指肠溃疡、类风湿性关节炎、非甾体抗炎药引起的相关性肠炎和局限性回肠炎等。而治疗消化性溃疡手术、胃及十二指肠窦切除术、选择性迷走神经切断术、胃肠肿瘤切除术等则可影响胃肠道黏膜完整性。

乳糜泻病（celiac disease）是一种主要影响近端小肠的免疫疾病，由谷蛋白的致敏作用引起。谷蛋白是谷物中发现的一种黏稠的蛋白质。乳糜泻病患者胃排空速度增加，小肠渗透性增强。尽管无法预测，但在这种疾病状态下，某些药物，如头孢氨苄的吸收可能增加。

近年来克罗恩病（Crohn's disease）的发病率呈上升趋势，虽然其病因尚不明确，但发病部位主要集中在回肠和结肠部位，典型表现为肠壁增厚、黏膜分裂、肠腔窄缩、炎性物质聚集及厌氧菌过量繁殖。临床的主要症状为腹泻、腹痛、发烧和体重下降。克罗恩病患者，由于肠壁增厚、肠腔窄缩显著改变肠道的运动机能，黏膜损伤改变肠通透性，末端回肠胆酸吸收不良引起脂肪代谢不良，而影响药物的吸收。尽管水杨酸及其衍生物、皮质类固醇治疗有效，但小肠解剖学结构的改变显著影响药物的吸收。可能与吸收面积减少有关，与肠壁增厚吸收能力受损有关，尚包括许多其他因素，非常复杂，难以预测。如，克罗恩病患者由于体内 α_1 -酸性糖蛋白水平较高，影响药物蛋白的结合和分布，普萘洛尔口服可检测到较高普萘洛尔血浓度。故该种疾病患者在用药时要格外小心。

胃酸缺乏、腹泻及全身性衰竭是患获得性免疫缺陷综合征（即艾滋病，AIDS, acquired immune deficiency syndrome）的部分临床表现，由人类免疫缺陷病毒感染引起。病毒破坏肠黏膜，导致碳水化合物吸收不良；肠内细菌生长过盛，导致菌群失调；双糖酶缺乏、胆酸吸收障碍，导致药物吸收不良。人类免疫缺陷病毒感染人群的消耗性腹泻显著影响药物吸收。与乳糜泻相似，艾滋病性肠病患者肠通透性增高，但抗免疫缺陷病毒的蛋白酶抑制药，如沙奎那韦，吸收减少，首关代谢高，生物利用度降低。同时，患者胃酸缺乏、吸收不良、肝脏功能受损等病理生理因素也可降低蛋白酶类药物的生物利用度。因此，许多用于治疗 HIV 感染的蛋白酶制剂表现出较差的口服吸收、较强的首过效应和较低的生物利用度的特点，影响临床治疗效果。与食物同服，可提高其生物利用度。

3. 消化系统疾病引起胃肠道 pH 的改变　消化系统疾病也可引起胃肠道理化环境改变，从而影响消化酶活性和药物吸收，导致药物治疗作用减弱或不良反应发生率增加。多种疾病可影响胃肠道的 pH，如胃、十二指肠溃疡，可使患者的胃肠液 pH 下降，有利于胃肠道对弱酸性药物的吸收，不利于弱碱性药物的吸收。另外，多种药物可引起胃肠理化环境改变，如氢氧化铝凝胶可中和胃酸，质子泵抑制剂（奥美拉唑等）、抗胆碱药（如阿托品等）和脂肪、脂肪酸等能抑制胃酸分泌，使胃液 pH 升高，影响其他药物的吸收或胃肠道的稳定性，从而改变进入血液循环的药物量，影响临床治疗效果。

胃酸缺乏患者（achlorhydric patient）胃内不能产生足够的胃酸。胃酸对不溶性游离碱的溶解起着十分重要的作用。许多弱碱性药物在没有盐酸存在的情况下，难以形成可溶性盐而无法在胃中溶解，不能被吸收。弱碱性条件下游离碱很容易被沉淀出来，因此难以制备其盐的形式。氨苯砜、伊曲康唑和酮康唑的吸收也可因胃酸缺乏而发生改变（减少）。若同时饮用橙汁、可乐和其他酸性饮料，有助于某些需要酸性环境的药物的吸收。

另外，许多看似与胃肠道无关的系统性疾病，同样影响小肠的吸收机能。如糖尿病患者通过胃肠道自主神经系统导致胃排空减慢，小肠能动性减弱，从而导致肠道内细菌生长过盛和脂肪痢。甲状腺功能亢进通常也会伴有腹泻和脂肪痢症状，但小肠黏膜的形态保持正常。相反，甲状腺功能衰退则常伴有小肠机能障碍引发的便秘。淀粉样变性、硬皮病、皮肌炎也常伴有吸收不良症状，病因是小肠机能紊乱造成肠内细菌生长过盛。

充血性心力衰竭（congestive heart failure，CHF）患者，持续的水肿会减少内脏的血液量并造成肠壁水肿。此外，肠道血流量的减少和肠道能动性的下降均会导致药物吸收减少。如，呋塞米是一种髓袢利尿剂，CHF 患者口服吸收不稳定或减少，起效时间延迟。

系统性脉管炎可改变小肠的运动性，并导致黏膜损伤，从而影响药物吸收。贝切特综合征（Behcet's syndrome）在未出现吸收不良的临床症状时，也会因为十二指肠炎症和血管的变化而减少地西泮、苯妥英钠和对乙酰氨基酚的吸收。

胰腺功能不全也是造成吸收不良的主要原因。慢性胰腺炎是胰外分泌功能不全的最常见原因，75% 患者由于长期酗酒会引起慢性胰腺炎。胰外分泌功能不全患者胰腺碳酸氢盐分泌减少，十二指肠 pH 降低，口服的外源性酶失活，胆酸盐溶解度降低。临床上常使用高剂量酶代替品治疗胰功能不全，以减轻临床症状并提高吸收功能，但是如果附加其他药物治疗可能出现药物吸收障碍，或发生药物间相互作用。

（四）常见影响其他药物经胃肠道吸收的药物

1. 抗胆碱能药物　抗胆碱能药物通常可减少胃酸的分泌，从而影响其他药物的吸收，尤其是依赖酸性环境的药物的吸收。如，溴丙胺太林是一种抗胆碱能药，会使胃排空减慢，并且使小肠活动性下降；三环抗抑郁药和吩噻嗪类有抗胆碱能副作用，会使胃肠道的蠕动减慢。胃排空的减慢将导致药物吸收的延迟。

2. 胃肠动力药　胃肠动力药可提高胃肠动力，使药物在胃肠道内的有效时间缩短，影响药物吸收。如，甲氧氯普胺刺激胃部收缩，促使幽门括约肌舒张并增加小肠蠕动，使药物吸收的有效时间减少，峰浓度降低，达峰时间缩短。地高辛片可因同服甲氧氯普胺减少吸收，但会因同服抗胆碱能药（如溴丙胺太林）而增加吸收。

3. 抗酸剂　抗酸剂可中和胃酸，影响药物吸收。如西咪替丁与抗酸剂同服，其吸收大大减少。此外，抗酸剂一般含有铝、钙或镁，可与四环素、环丙沙星、茚地那韦等药物形成复合物而使吸收减少。为了避免这一反应，抗酸剂的服用应在这些药物用药 2h 前或 6h 后。如前所述，质子泵抑制剂（如奥美拉唑）使胃酸缺乏严重，也会影响药物吸收。

4. 离子交换树脂　此类药物（如考来烯胺，一种用于治疗高脂血症的离子交换树脂）本身不会被吸收，但像活性炭一样吸附华法林、甲状腺素、咯哌丁胺等，减少这些药物的吸收。如同时服用甲状腺素和考来烯胺，甲状腺素的吸收有可能减少 50%。

总之，疾病状态可能导致机体生理学参数的改变，而生理学参数将会显著影响口服药物的疗效。与临床前阶段的健康受试者相比，患者体内胃肠道运动性、pH、消化液组分及水分含量的变化等都可能会非常显著地影响口服吸收。许多胃肠道疾病和其他部位疾病都会造成吸收不良和消化不良，进而影响药物从制剂中的释放、溶解和跨膜吸收、肝首过效应等，最终导致口服药物生物利用度的改变。此外，患者服用的药物有时也可能对其他药物的吸收产生影响。因此，应根据不同疾病患者的生理、病理特征及用药情况，选择药物的制剂、处方及给药途径，以做到临床个体化治疗以及临床疗效的最佳化。

二、消化系统疾病与药物分布

（一）药物分布

药物的分布是指药物从给药部位吸收进入血液后，通过循环系统运送到身体各组织器官（包括靶组织）的过程。由于药物理化性质及生理因素的差异，大多数药物在体内的分布是不均匀的，不同的药物往往具有不同的分布特征。理想的制剂和给药方案，应使药物尽可能多地有选择性的分布在靶器官中，并能维持一定血浓度，充分发挥作用后能及时排出体外；尽可能少地分布在其他不必要的组织器官，减少毒副反应的发生。因此药物的体内分布不仅影响药物的蓄积及消除速率，也影响疗效和毒性。

（二）影响药物分布的因素

除药物的理化性质，尚有其他许多影响药物分布的因素。

1. 药物与血浆蛋白结合的能力　药物与血浆蛋白结合能力的大小是药物在体内分布的一个重要影响因素。进入血液循环的药物，一部分在血液中呈非结合的游离型状态存在，一部分与血浆蛋白结合成为结合型药物，然后转运到作用部位解离后产生药理效应。蛋白质结合型药物与血浆中全部药物之比称血浆蛋白结合率。通常仅游离型药物具有药理活性。结合型药物由于分子量增大，不能跨膜转运，又不能被代谢或排泄，仅暂时储存在血液中。药物与蛋白分子主要以氢键和范德华力结合，因此结合是可逆的。结合型药物与游离型药物处于动态平衡之中，当游离型药物被分布、代谢或排泄，血中游离型药物浓度降低时，结合型药物可随时释出游离型药物，从而达到新的动态平衡。故药物转运至组织主要决定于血液中游离型药物浓度，如磺胺噻唑的血浆蛋白结合率为55%~80%，进入脑脊液的浓度仅为血浆浓度的30%左右，而磺胺嘧啶的血浆蛋白结合率低（20%~60%），其脑脊液浓度高达血浆浓度的40%~80%，故在治疗流行性脑膜炎时，磺胺嘧啶常作为首选药。

人血浆中的蛋白质有多种，其中与药物结合的血浆蛋白主要是白蛋白，也有少量α-酸性糖蛋白和脂蛋白。大多数酸性药物和一些碱性药物如青霉素类可与白蛋白结合，许多碱性和中性药物如奎尼丁等可与α-酸性糖蛋白或脂蛋白结合。其他蛋白只与少数药物有特殊亲和性，如甾体化合物泼尼松龙和皮质激素与球蛋白结合。不同药物与血浆蛋白的结合率不同。

药物与血浆蛋白的结合有饱和现象。当血药浓度较低时，药物主要与血浆蛋白结合，游离型药物较少；当血药浓度过高，药物与血浆蛋白的结合达饱和时，血浆内游离型药物突然增多，可引起药效加强，甚至出现毒性反应。

应用血浆蛋白结合率高的药时，如果同时服用另一蛋白结合能力更强的药物，由于竞争作用将其中一个蛋白结合能力较弱的药物置换下来，导致其游离型药物浓度急剧增加，从而引起药理作用增强。对于毒副作用较强的药物，易发生不良反应，产生用药安全问题。如磺胺类可在血浆蛋白结合部位竞争性置换出降血糖药甲苯磺丁脲，使后者游离型骤增，诱发低血糖。二者合用，需适当减少甲苯磺丁脲剂量，以防发生低血糖。

综上所述，影响血浆蛋白结合率的因素有药物的理化性质、药物与蛋白的亲和力及药物的相互作用。另外，性别、年龄及病理状态也可影响血浆蛋白结合率，从而影响药物的分布。

2. 组织器官血流量 人体组织脏器的血流量分布以肝最多，肾、脑、心次之。这些器官血流丰富，血流量大。药物吸收后，往往在这些器官可迅速达到较高浓度，并建立动态平衡。肌肉、皮肤等组织的血流量次之，脂肪组织的血液循环最差。脂肪组织的血流量虽少，但脂肪组织面积很大，是脂溶性药物的巨大储库。如静脉注射硫喷妥钠后，因脂溶性高，首先分布到富含类脂质的脑组织，迅速产生全身麻醉作用。随后，由于药物迅速自脑向脂肪组织转移，麻醉作用很快消失。

3. 药物与组织的亲和力 某些药物对特殊组织有较高的亲和力，不同组织对同一药物的亲和力不同，导致药物在体内的选择性分布。如碘主要集中在甲状腺，钙沉积于骨髓中，铅、砷等重金属和类金属在肝、肾中分布较多，中毒时可损害这些器官。药物主要与组织中的蛋白质、脂肪、DNA 等高分子物质结合，结合原理同药物与血浆蛋白结合。一般组织结合也是可逆的，药物在组织中的浓度与血药浓度也保持着动态平衡。由于药物结合后不易渗出细胞膜，对于与组织成分结合率高的药物，其组织浓度往往高于血浓度，故结合程度大小对于药物的体内分布有很大影响。

大多数情况下，药物的组织结合起着药物的储存作用，假如储存部位也是作用部位，则可延长药物的作用时间，增强药效。但许多药物在体内大量分布和蓄积的组织，往往不是发挥效应的器官。如硫喷妥钠重分布到脂肪组织，钙沉积在骨组织，这种分布实际为一种储存（storage）。四环素与钙络合沉积于骨髓及牙齿中，可使儿童骨骼生长抑制及牙齿变黄。

4. 体液 pH 值 在生理情况下细胞内液 pH 约 7.0，细胞外液 pH 约 7.4。弱酸性药物在弱碱的细胞外液中解离增多，易自细胞内向细胞外转运，在细胞外浓度较高；弱碱性药物则相反，在细胞内浓度较高。口服碳酸氢钠可使血浆及尿液碱化，既可促进巴比妥类弱酸性药物由脑组织向血浆转运，也可使肾小管重吸收减少，加速药物从尿中排出，而用于抢救巴比妥类药物中毒。

5. 血 – 脑屏障和胎盘屏障

（1）血 – 脑屏障：血脑之间有一种选择性阻止各种物质由血入脑的屏障，称血 – 脑屏障（blood – brain barrier）。血 – 脑屏障有利于维持中枢神经系统内环境的相对稳定。在组织学上，血 – 脑屏障是由血液 – 脑脊液 – 脑三种屏障组成，主要由前两种起屏障作用。血液、脑脊液、中枢神经组织三者之间关系密切。药物从血液向中枢神经系统转运的机制与其他组织一样，主要是以被动转运与易化扩散为主，胞饮作用微弱。药物的亲脂性是药物能否透过血 – 脑屏障的决定因素，如安定类药物脂溶性高，能迅速向脑内转运。药物在血液中的解离度也影响药物进入脑内，非解离型药物易通过血 – 脑屏障，离子型药物向中枢神经系统的转运极其困难。此外，药物在血液中的油水分配系数及其与血浆蛋白的结合率也在一定程度上影响血液 – 脑脊液间的药物分配，如前面提及的磺胺嘧啶。

葡萄糖、氨基酸或特定离子通过主动转运机制进入脑内。当血液中某种氨基酸浓度高时，则抑制其他氨基酸向脑内转运。如氨基酸代谢异常的苯酮尿症患者，血液中常存在高浓度的苯丙氨酸，而使脑内其他必需氨基酸出现慢性缺乏症状。分子量较大、极性较高的药物一般很难通过血 – 脑屏障，但当脑内感染（如脑膜炎）存在时，血 – 脑屏障通透性增加，药物也可进入脑脊液内，如青霉素类药物在正常个体不能进入脑内，但脑膜炎时可进入，有利于发挥治疗作用。

（2）胎盘屏障：将母体血液和胎儿血液隔开的胎盘也起屏障作用，称胎盘屏障。胎盘屏障的性质与一般生物膜相似，其转运机制也包括被动转运和主动转运。脂溶性高的药物如全身麻醉药、巴比妥类可进入胎儿血液；脂溶性低、解离型或大分子药物如右旋糖酐等，则不易通过胎盘。此外，药物的血浆蛋白结合率也影响药物通过胎盘屏障。有些药物能进入胎儿循环，引起畸胎或对胎儿有毒性，故孕妇应禁用。

当孕妇患有严重感染、中毒或其他疾病时，胎盘的正常功能受到破坏，药物的透过性也发生改变，甚至正常情况下不能渗透到胎儿体内的许多微生物和其他物质也可进入胎盘内，影响胎儿的正常发育。

（三）消化系统疾病对药物分布的影响

消化系统疾病对药物分布影响相对较小，主要通过影响血浆蛋白含量或组织蛋白含量，影响药物与蛋白结合及组织器官血流量，进而影响药物的分布。

（1）疾病或药物相互作用影响蛋白结合率，而影响药物分布。机体某些组织发生病变时，药物的血浆蛋白结合率可能发生变化，而影响血液中游离型药物浓度，从而影响治疗效果或产生毒副作用。如果患者有严重的肝脏疾病、消化系统肿瘤及其他严重的消化系统疾病时，往往导致血浆中白蛋白合成减少，含量下降，药物与血浆白蛋白结合减少，血浆蛋白结合率高的药物在血浆中的游离型浓度可明显增加，导致药理作用增强甚至出现毒性反应。严重肝硬化患者，由于肝脏合成白蛋白的数量减少，致使血浆中的白蛋白含量下降，药物的蛋白结合率降低，游离药物明显增加，如苯妥英钠、泼尼松等。有实验证明，当血浆中清蛋白低于 2.5% 时，泼尼松的副作用发生率增加一倍。

药物与血浆蛋白的结合大多数是非特异性的，在某些药物的结合点上，可能存在竞争作用。由于只有游离型药物才能发挥药理作用，因此对于一些血浆蛋白结合率高的药物，如果存在与其竞争结合血浆蛋白的另一种药物，则会使其游离型药物浓度大量增加，从而引起药物的分布、代谢和排泄的一系列改变，最终导致药效的改变和不良反应的发生。如保泰松和华法林合用，由于两者竞争结合血浆蛋白，会导致出血；抗肿瘤药甲氨蝶呤与阿司匹林或磺胺使用，血浆中游离甲氨蝶呤浓度升高，可显著增加骨髓抑制作用。

在组织间液，药物也可因竞争结合蛋白而产生相互作用，影响药物在某些组织器官的分布。如地高辛与奎尼丁，两者合用竞争结合心肌组织蛋白，导致地高辛的血浆浓度明显升高；肠阿的平与抗疟药喹啉同时服用，可出现严重的胃肠道及血液学毒性反应。

（2）消化系统疾病改变组织器官血流量，从而影响药物的分布。肝衰竭、肝硬化等消化系统疾病，由于大多有明显出血症状，血管闭塞或扭曲，可导致脑、肝、肾等多器官血液循环紊乱，明显改变组织器官的血流量，从而使药物在体内的分布发生改变，影响药物的疗效，甚至发生不良反应，危及生命。肝脏血流量的改变更多是通过影响药物在肝脏的代谢而影响药物的治疗效果。

此外，由于炎症或其他消化系统疾病影响生物膜的通透性，也会对药物在体内的分布产生一定程度的影响，虽然这种影响可能被其他作用抵消或影响较少，但也应引起临床医生的重视。

三、消化系统疾病与药物代谢

药物被机体吸收后，在体内各种酶及体液环境的作用下，发生一系列化学反应，导致药物化学结构的变化，这就是药物的代谢（drug metabolizing process），药物代谢又称生物转化。大多数药物主要在肝脏，其次是胃肠道，部分药物也可在其他组织被有关的酶催化代谢。其中肝脏和胃肠道也是首关效应的发生器官，药物吸收绕过两条途径就可以避免首关代谢。药物代谢主要由体内的酶催化，这些酶习惯称为药物代谢酶，简称药酶。主要存在于肝脏，称肝微粒体混合功能氧化酶系统，简称肝药酶。

药物转化的最终目的是促使药物排出体外。药物在体内的代谢过程与其药理作用密切相关，如果药物代谢速度快，在体内很快被清除，疗效不能持久或不能发挥应有药效；如果在体内不能被及时代谢清除，就会在体内蓄积，引起不良反应，甚至是严重的毒性反应，危及生命。因此，药物代谢不仅直接影响药物作用的强弱和持续时间长短，而且还会影响药物治疗的安全性。所以掌握药物代谢的一般规律，尤其是消化系统疾病对药物代谢的影响，对于更好的治疗消化系统疾病，设计合理的给药途径、给药方法、给药剂量及合理选用药物等都有着重要的意义。由于肝脏是药物代谢的最重要部位，故肝脏疾病对药物代谢的影响最为显著，因此下面重点阐述肝脏疾病对药物代谢的影响。

（一）肝脏疾病对药物代谢的影响

如上所述，肝脏由于它的高血流量以及含有大量药物代谢酶，成为大多数药物在体内的最重要代谢器官，因此肝脏疾病导致肝功能异常对药物代谢的影响非常大。肝脏对外源性物质的处理依赖于：①肝脏血流、血窦与肝细胞之间的物质交换；②肝细胞的摄取代谢；③胆汁的排泄功能；④肝微粒体混合功能酶系的活性。肝脏患有疾病时，所有上述因素均可能存在不同程度的障碍，从而影响药物代谢，最终导致临床治疗效果改变或不良反应增加。从临床角度看，肝脏循环和酶代谢的改变最为重要。

肝脏疾病影响药物代谢的机制主要包括：①肝血流量下降及流速减慢；②药物的肝摄取程度下降；③肝药酶活性降低；④肝组织对药物的结合能力改变；⑤血浆蛋白结合率下降；⑥分布容积增加等。常见的影响药物在肝脏代谢的肝脏疾病有慢性活动性肝炎、急性肝衰竭、酒精中毒性肝炎或肝硬化、脂肪肝、血色素沉着病、胆汁性肝硬化、急性病毒性或药物性肝炎、肝癌等。这些肝脏疾病最终导致肝功能不全，肝药酶含量下降，主要经肝脏代谢的药物代谢减慢，药物在体内停留的时间延长，药理作用增强，持续时间延长，易出现不良反应或蓄积中毒。故应适当调整给药方案，避免或减少不良反应的发生。

（1）肝脏疾病影响肝药酶活性，从而影响药物代谢：肝脏代谢能力的降低与肝病病因无关，与肝病的严重程度有关。在暴发性肝功能衰竭患者，肝脏代谢能力的降低最为严重。酒精性肝炎患者的肝脏代谢能力也会明显降低。随着肝病的严重程度不同，对肝脏的损伤程度也不同，肝微粒体细胞色素 P450 氧化酶最易受损，因而可明显影响许多相关药物的消除。

PacificeGm 曾报道，肝功能正常和异常的人肝中的结合酶活性存在很大差异，葡萄糖醛酸转移酶似乎不受肝脏疾病的影响，而磺基转移酶、乙酰基转移酶和谷胱甘肽转移酶的活性则大大降低。例如苯二氮䓬类药物地西泮和氯氮䓬的转化是氧化反应，而奥沙西泮则是葡萄糖醛酸结合反应。前两药的消除可受肝硬化及肝炎等疾病严重程度的影响而下降，半衰期可显著延长，因而药效也随之被延长，在这些肝病患者中普通剂量的药物有时可导致昏迷。而奥沙西泮的半衰期则无明显变化，因为葡萄糖醛酸转移酶可能不受肝功能异常的影响。所以从药动学角度来看，慢性肝病时奥沙西泮可作为首选药物考虑。

肝癌也可影响肝脏的药物代谢。从肝癌患者中取得的活体标本实验证明，在体外氧化代谢药物的能力受到破坏，这与相应的细胞色素 P450 酶含量的减少有着密切关系。例如在肝癌患者中，氨基比林的代谢较正常人慢得多，同时对该药的清除率也显著减低。

发展缓慢的占位性病变本身不会影响肝脏的代谢能力。多囊肝和肝包虫病患者的肝细胞是正常的，即使在严重患者也是如此。同样，在正常肝脏上生长的肝细胞癌也不会影响肝功能。相反，发展较快的肝脏转移性肿瘤常会引起功能性肝细胞的减少。

从理论上讲，药动学参数的改变（主要是肝清除率）与某些肝功能的检测指标应该有一定的联系。多年来，许多研究试图寻找这种内在的联系，但迄今未明晰。主要是因为药物代谢有许多途径，每一途径又有不同的相互影响因素，而在肝脏疾病时，每一途径被影响的程度也不一致，加上每种药物的理化性质和药动学过程也各不相同。如何在整体条件下测定肝脏药物代谢酶的活性，并进而研究肝功能变化与药物肝清除率的关系，从而为定量调整给药方案奠定科学基础，一直是临床药理学家的追求目标之一。目前对于所有主要经肝脏代谢的药物，尚没有简单的肝功能检测试验方法能方便地调整给药方案。一方面没有很好的代表药物消除的肝功能指标，另一方面，肝功能指标在较短时期内会产生相当大的波动。在所有的肝功能测试中，血清白蛋白浓度和维生素 K 相关的凝血时间可能提供了肝代谢能力的最好估计。如果凝血酶原损害或当临床症状表明全肝损害（如肝硬化或胆红素水平升高而白蛋白水平下降）时，提醒临床医生肝功能严重下降，病人对药物的代谢能力下降，用药时必须非常小心，防止出现药物剂量过大，不能及时从体内消除，而造成药物损害。

由于严重肝病时肝脏代谢药物功能降低，常需要减少药物剂量，同时监测毒性反应和副作用。尽量选用主要由肾脏排泄的药物，避免使用需肝脏广泛代谢的药物，尤其是高肝摄取率的药物，如阿司匹林、利多卡因、普萘洛尔等，因为口服这些药物均存在明显的首过效应，严重肝病时，首过效应减弱，使大量原形药物通过肝脏进入血液循环。但是，也有部分前体药物，需在体内经肝脏代谢后生成具有活性的代谢物，才能发挥治疗作用，如可待因、水合氯醛、恩卡尼、依那普利及环磷酰胺等药物，在严重肝功能不全时，这些药物在体内不能生物转化生成或仅生成少量具有活性的代谢物。此时，血中可以测到大量原形物，仅有少量或微量活性代谢物，致使疗效低下。

（2）肝脏疾病影响肝摄取率，从而影响药物的代谢：正常人肝脏对不同药物的肝摄取率不同，摄取率较高者可达到 70% ~98%；摄取率低者一般在 1% ~30%。据研究证实，对于肝摄取率较高的药物，肝脏血流是影响药物肝清除的决定因素。因此，当肝脏由于疾病原因导致血流灌注改变时，肝脏对药物的清除率也会随之改变。

影响肝脏有效血流量的方式有两种，这两种方式既可同时出现，也可分别出现。第一种是入肝总血流量减少；第二种是流经肝脏的血液部分可通过肝内的门 - 体分流，在这种情况下，总入肝血流量的测定无助于对肝清除率的理解。到目前为止，尚无非侵入性方法测量肝脏门 - 体分流量，对肝脏的总血流量及肝实质的血流量是否需要测量也存在不一致的意见。对于药物的清除来说，肝实质血流量的影响可能更为直接。采用山梨醇清除技术可以无创伤地测定肝实质的血流量。对于在肝脏具有较高摄取率的内源性或外源性物质来说，肝实质血流量可较好地反映其清除率。

对于肝脏摄取率较低（1% ~30%）的药物，肝脏对药物的代谢能力是影响肝脏清除率的决定因素，肝脏血流量的作用则相对次要；对于肝脏摄取率在 30% ~70% 之间的药物，肝脏的代谢能力及肝脏血流的改变都会对肝清除率产生重要影响；肝脏摄取率较高（70%以上）的药物，肝脏血流量的改变仍是影响药物肝脏清除率的决定因素。因此，如果肝脏疾病导致肝脏血流量严重下降，对许多药物的肝代谢及体内药物的清除都会产生重要影响，需要临床医生根据实际情况，适当调整药物剂量，以防出现毒性反应，导致治疗失败。

肝脏血流的严重下降主要见于充血性心功能衰竭和 Budd – Chiari 综合征。甲状腺功能减退、门静脉栓塞后以及手术后可出现肝脏血流的轻度减低。接受 β – 肾上腺受体拮抗剂治疗的患者，肝脏的血流也会减少。无论什么原因，只要在临床上能够触及肝脏变硬，均说明肝脏的门静脉血流，乃至肝脏总血流已经降低。由于门静脉床的压力较低，因此正常的门静脉血流有赖于肝脏的正常顺应性。因此，肝脏变硬就意味着门静脉的血流减少。

在酒精性肝硬化患者，由于肝内门 – 体分流的存在，肝实质和肝脏总血流量测量的结果会有很大的差异，肝实质的血流量可正常或升高，但更常见的是减低。对于其他类型的肝硬化，肝门 – 体分流的重要性相对要小些。有研究表明：不论是何种类型肝硬化，肝实质血流的降低要比肝脏代谢能力的下降来得迟，其程度也相对较轻。因此目前还没有什么临床方法来预测肝脏的血流量。不过，如果患者硬化的肝脏很小，并且已出现了肝功能的失代偿，则说明其肝脏的血流量已严重下降了。在甲状腺亢进者，肝脏的血流量增加。动静脉瘘患者的肝脏灌注量也增加。

（3）肝病患者用药原则：临床上肝病患者用药剂量的调整尚无明确方法，主要依赖临床医生的经验进行调整，以下调整方法可供参考：

1）不需调整或只需稍许调整剂量的情况：①轻度肝病患者；②主要由肾脏排泄的药物且肾功能正常者；③肝外代谢的药物；④短期用药；⑤静脉短期用药及不受血流/酶影响的药物；⑥药物敏感性未改变者。

2）剂量需下调约 25% 的情况：①约有 40% 的药物通过肝脏消除，肾功能正常者；②静脉给药，受血流影响，但药物蛋白结合没有改变；③受血流/酶影响，短期口服给药；④安全范围较大的药物。

3）剂量需下调 25% 以上的情况：①药物代谢受肝病影响和长期用药；②安全范围小，血浆蛋白结合率明显改变；③受血流的影响并口服给药；④药物从肾排出且伴有严重肾功能不全者；⑤由于肝病对药物的敏感性发生改变者。

肝病患者往往同时服用几种药物，会产生不同形式的代谢相互作用，主要是酶诱导作用。一般对肝病患者应谨慎用药，并根据血药浓度和临床效应调整剂量。除考虑药动学因素外，还应考虑药效学的影响。例如肝病兼有脑病史者，中枢神经系统对吗啡、氯丙嗪、安定等药物的敏感性往往提高。综上所述，在有进行性肝病、肝功能不正常的患者中，对已知肝代谢的药物，测定用药后的血药浓度（最好能测定游离型药物浓度）是十分必要的，同时必须依靠观察临床反应来调整剂量。

（二）其他消化系统疾病对药物代谢的影响

肝脏是药物代谢的主要部位，但随着生物化学和分子生物学如蛋白质分离纯化技术、免疫抗体标记及 cDNA 技术的发展和应用，越来越多的药物代谢酶在肝外组织和器官中被发现，如 I 相反应的主要酶系 CYP450 及黄素单加氧酶（FMO）等；II 相反应的葡萄糖醛酸转移酶、硫酸转移酶等。同时由于对药物代谢研究的不断深入，人们发现药物的代谢不仅仅发生于肝内，有些药物如吗啡、普萘洛尔等可在肝外组织中代谢；有些药物如氨基比林、红霉素、环磷酰胺和阿糖胞苷等在肝内及肝外均有代谢；而有些药物的部分代谢过程仅在肝外的特定组织进行，如维生素 D_3 的 1 - 位羟化仅在肾脏中进行。参与药物代谢的肝外组织包括血浆、皮肤、脑、肺、肾脏、肾上腺、胃肠道等，且肝外组织又因其各自的组织解剖及生理功能的不同而具有不同的代谢特点。因此，不仅肝脏疾病可影响药物的肝代谢，其他消化系统疾病也可以影响药物的肝代谢及药物的肝外代谢。例如肾功能不全时，肾中药物的甘氨酸结合反应变慢，因此，当尿毒症患者使用对氨基水杨酸时，药物的半衰期延长。

在肾中存在的工相代谢酶虽然很少，但也有重要作用。例如，肾脏中高浓度的 β - 裂合酶可促使 S - 6 - 嘌呤 - L - 半胱氨酸转化成 6 - MP，这样就使其能在靶组织——肾脏中蓄积而发挥抗肿瘤和免疫抑制作用，避免了系统毒性。在肾近曲小管广泛分布的高浓度的 γ - 谷酰转肽酶则将前体 γ - 谷酰多巴转化为肾的特异性产物多巴胺。肾中的这些 I 相代谢酶使得某些药物在体内呈现出靶向性组织分布，可以避免药物的一些副作用。虽然肾中 I 相代谢酶的含量和活性均明显低于肝脏；但 II 相代谢酶的含量丰富，因此在药物的肾代谢中 II 相代谢占据主导地位。因此，如果消化系统疾病影响了肾功能（如肾功能衰竭），经肾代谢的药物代谢则受到影响，进而影响药物从体内的消除，进而影响药效。

除肝脏外，CYP3A 在肠道含量最丰富，是肠道中重要的 CYP450 酶。此外，肠道还存在其他一些代谢酶，如葡萄糖醛酸转移酶、乙酰转移酶、儿茶酚氧位甲基转移酶等。许多临床常用药物因其在肠道中的代谢而造成口服生物利用度偏低。故许多消化系统疾病由于破坏了肠道的正常生理活动，影响了肠道代谢酶的活性或酶发挥作用所需要的环境，也会导致药物的肠道代谢异常，从而影响药物在体内的浓度，导致治疗失败或不良反应的发生。

肠道菌群在正常情况下参与部分维生素的合成，如果患者伴有肠道感染，致病菌异常繁殖与有益菌群争夺养分，或由于治疗感染使用了大量的广谱抗生素，使肠道菌群被杀灭或抑制，导致维生素合成减少。

另外，结肠中细菌的酶类能水解部分药物，如能水解柳氮磺胺吡啶，而释出水杨酸和磺胺吡啶起抑菌作用。如果由于消化系统疾病或用广谱抗菌药，导致肠道中的细菌数量减少，水解药物的能力下降，也会影响这些药物的药效，导致药效减弱，达不到理想的治疗效果。

四、消化系统疾病与药物排泄

（一）药物的排泄

药物在体内经吸收、分布、代谢后，最终以原形或代谢产物的形式经不同途径排出体外。挥发性药物及气体可从呼吸道排出。非挥发性药物主要由肾脏排泄。

（二）影响药物排泄的因素

1. 影响药物经肾脏排泄的因素　除药物的理化性质、血浆蛋白结合率、肾血流量等因素影响药物经肾脏的排泄外，肾小球的滤过率、肾小管和集合管的重吸收及肾小管的分泌也是影响药物经肾排泄的因素。

（1）肾小球滤过率的影响：肾脏是药物排泄的重要器官。肾小球毛细血管的膜孔较大，滤过压也较高，故通透性大。除了与血浆蛋白结合的药物外，解离型药物及其代谢产物可水溶扩散。但由于球管平衡，一般情况下肾小球滤过率对药物排泄的影响较小。

（2）肾小管和集合管的重吸收：肾小管是药物重吸收的重要部位，大部分药物和电解质、水在肾小管被重吸收。由于大多数药物呈弱酸性或弱碱性，肾小管液的 pH 影响药物在肾小管中的解离状态，从而影响药物在此部位的重吸收。弱酸性药和弱碱性药在肾小管内可通过简单扩散重吸收。弱酸性药在碱性尿中的解离型增加，脂溶性减小，不易被肾小管重吸收，排泄加快，因而影响这些药物从肾脏排泄。有些弱酸性药物（如丙磺舒、青霉素、氢氯噻嗪等），以及弱碱性药物（如普鲁卡因胺、奎宁等），可分别经由不同载体特异性的转运。这些载体的选择性不高，当两个药物合用时，可产生竞争性抑制，影响药物的肾排泄。

（3）肾小管的分泌：有些药物是在肾小管经由特殊载体主动分泌而排泄的，如果两个药物竞争同一个载体，也会产生竞争抑制，从而影响药物的排泄。或由于疾病原因影响了主动转运的能量供应，也会导致药物排泄受阻。如丙磺舒与青霉素合用时，丙磺舒的转运较慢，可抑制青霉素的分泌，提高青霉素的血浓度。

2. 胆汁排泄　许多药物经肝脏排入胆汁，由胆汁流入肠腔，然后随粪便排出。有些药物在肠腔内又被重吸收，形成肝肠循环。如洋地黄毒苷在体内可进行肝肠循环，使药物持续作用时间延长。在药物中毒时采用洗胃、导泻等方法，可减少重吸收，促进排泄。

3. 乳腺排泄　药物从乳腺排出属被动转运。一些碱性物（如吗啡、阿托品等）易自乳腺排泄。哺乳期妇女用药应慎重，以免对乳儿引起不良反应。

4. 其他排泄途径　有些药物也可从唾液、泪水或汗液中排泄。而且，某些药物在唾液中的浓度与血药浓度有一定相关性，如茶碱、安替比林等。当确定这种相关性后，则可通过测定唾液药物浓度代替检测血药浓度。

（三）消化系统疾病对药物排泄的影响

1. 肝脏疾病对药物排泄的影响

（1）肝脏疾病对胆汁排泄的影响：胆汁排泄是非肾排泄的最重要途径。胆汁由肝脏实质细胞的分泌颗粒产生，经由胆管流入胆囊中储存，根据饭后的需要向十二指肠分泌，正常人胆汁流量约为 $0.5 \sim 0.8 ml/min$，每天的流量约为 1.5L，与一天的尿量相当。药物的分子量、极性、取代基以及解离状态和脂溶性等，对胆汁排泄影响较大。随胆汁排入十二指肠的药物或代谢物在小肠被重吸收，经门脉返回肝脏，称为肠肝循环。许多药物存在肠肝循环现象，如地高辛、洋地黄毒苷、吲哚美辛、吗啡、苯妥英钠、己烯雌酚、酚酞、美沙酮、螺内酯、去甲羟安定、苯异丙胺、阿霉素、华法林和氯丙嗪等。这些药物多数以葡萄糖醛酸结合的形式从胆汁排出，在肠道被细菌群的 β-葡萄糖醛酸水解成为原形药物，脂溶性增大，又被小肠重新吸收。由于肠肝循环现象的存在，许多药物的药-时曲线上会出现双峰或多峰现象，药物或外来物的体内持续时间可能延长，在设计用药方案时应该考虑到这一点。当使用抗生素时，肠道菌群可能受到抑制，也可能会影响到肠肝循环。

肝功能不全时药物从胆汁排泄变慢。据报道，^{3}H-地高辛在肝功能正常者从胆汁排泄 30%，但肝功能不全的患者，7 天内胆汁排出量仅为给药量的 8%。胆汁淤积患者螺内酯的胆汁排出量低于正常人。胆道梗阻或其他胆囊疾病，药物从胆汁排出发生障碍，影响肠肝循环，使某些具有肠肝循环的药物作用时间缩短。

（2）肝脏疾病对肾排泄的影响：许多肝脏疾病可影响肾功能，从而影响药物从肾脏的清除。无论是急性还是慢性肝病（肝硬化、急性和慢性 Budd-Chiari 综合征、原发性肝细胞癌、酒精性肝炎、暴发性肝功能衰竭），尤其是功能性肾功能衰竭是晚期慢性肝病的常见并发症。由于肾脏的水钠潴留，可能导致功能性肾功能衰竭（肝-肾综合征）。

阻塞性黄疸可引起急性肾功能衰竭。胆汁的自然排泄路径是胆道，如果由于肝脏疾病，这个通道被阻塞，肾脏就变成了胆汁的主要排泄器官。因此，黄疸患者的生存必须依赖肾脏。不幸的是，阻塞性黄疸者肾功能常受到破坏，尤其是因阻塞性黄疸而手术的患者常合并有较高的急性肾功能衰竭。在显微镜下可显示远曲小管轻微变性、扩张伴有胆汁管型，并可有炎性细胞浸润和水肿，通常肾小球是正常的。实验研究发现，胆盐可能是黄疸患者发生肾功能衰竭的机制之一。

肝硬化、乙肝病毒感染和自身免疫性慢性活动性肝炎等可引起肾小球异常。如乙肝病毒感染常可导致膜性肾小球肾炎，多见于儿童。其临床表现有高血压、血尿、管型尿、蛋白尿等。从而影响药物排泄或加重有肾毒性药物的毒性。

发生功能性肾功能衰竭时，肾脏的清除能力会降低，从而影响药物从体内的排泄。肾脏清除能力的变化对从肾排泄的药物具有重要影响。尤其对那些主要以原形形式经肾排泄的药物来说，肾功能的改变对其在体内的血药浓度变化影响特别大，往往导致体内原形药物浓度变化明显，改变药效，产生毒副作用。而且这种肾功能衰竭是伴随肝功能减退的，肝肾功能的同时减退，对药物从体内的清除产生的影响更为显著。因此，在临床上要根据药物的药代动力学危险性，适当调整药物的剂量。

2. 其他消化系统疾病对药物排泄的影响　除肝脏疾病外，其他消化系统疾病也可影响药物从体内的排泄。例如，很多消化系统疾病可影响胃肠动力，如腹泻、便秘、胃排空迟缓等，从而影响经粪便排泄的药物。严重的消耗性腹泻患者，往往因为严重持续腹泻，使经胆汁排泄的药物排泄加快，尤其是存在肠肝循环的药物，由于腹泻，药物的重吸收减少，排出体外的量增加，药物的药效降低。

因此，患者患有消化系统疾病时，消化系统的生理病理特点的改变及对机体其他组织器官的影响，会对药物在体内的吸收、分布、代谢和排泄产生广泛的影响，从而影响药物的疗效和导致不良反应的产生。医务工作者必须充分了解和注意这些变化对患者用药的影响，尤其是对导致严重肝肾功能不全者及老年患者等高危人群，更应提高警惕，尽量做到用药个体化。肝功能不全时，要慎用主要在肝内灭活的药物；肾功能不全者，应慎用经肾排泄的药物。新生儿及早产儿的肝及肾功能发育尚不完全，用药尤应当心。总之，在临床服务过程中要考虑到由于消化系统疾病对药物体内过程的各个环节造成的影响，并根据临床表现，调整用药方案，达到合理用药的目的。

第六节　神经精神药物的药效学

药效学，即药物效应动力学（pharmacodynamics，PD），是研究药物对机体的作用及其作用规律并阐明药物防治疾病机制的学科，是药理学的重要组成部分，可在实践中指导临床合理用药。

临床用药的目的就是利用药物祛除病因或恢复疾病导致的结构或功能异常，选择合适的药物并加以正确使用是实现此目的的前提，临床医师需充分掌握药物的作用机制、作用规律、不良反应以及影响药效的各种因素，以便较好地将药理学基本理论转化为临床用药技术，制定完善的药物治疗方案，发挥药物的最佳疗效，减少或避免不良反应的发生。

一、神经精神药物基本作用

（一）药物作用性质与分类

药物作用（drug action）指药物与机体组织间的原发作用，该作用所引起的机体组织器官功能的改变即为药物效应（drug effect）。根据药物对机体生理、生化功能的兴奋或抑制，可将其分为兴奋药（stimulators）和抑制药（inhibitors），如中枢神经兴奋药咖啡因小剂量时可选择性兴奋大脑皮质，明显改善脑力和体力劳动，较大剂量时可直接兴奋延脑呼吸中枢和血管运动中枢，使呼吸加深加快、血压升高，中毒剂量则兴奋延髓，引起惊厥；而苯二氮䓬类、水合氯醛等镇静催眠药则可对中枢神经系统产生广泛的抑制作用，小剂量时表现为镇静，较大剂量时则产生催眠作用。有时同一药物作用于不同器官却可产生性质相反的药理效应，如吗啡可抑制呼吸和痛觉，但可兴奋胃肠道平滑肌。

药物作用有局部作用和全身作用两大类。根据药物作用部位，无需药物吸收而在用药部位发挥的直接作用即为局部作用（local action），如局部麻醉药注射于神经末梢或神经干周围；通过阻断神经冲动的传导而起局麻作用；当药物直接或经吸收进入血液循环系统，随血液分布到机体有关部位而发挥的作用则为全身作用（general action），临床应用的神经精神药物大多属于此类。同一药物在不同的给药方式下也可产生不同类型的药物作用，如抗惊厥药硫酸镁在口服给药时在肠道不易吸收而仅具有导泻和利胆作用，静脉给药时才可产生镇静、抗惊厥和松弛骨骼肌等全身作用。

（二）药物作用的选择性

药物在一定剂量下与某些组织器官发生作用，而对其他组织器官的机能活动影响很少或几乎不产生作用，此即药物作用的选择性（selectivity），这是药物分类的依据。

药物选择性的高低主要取决于药物与组织器官的亲和力和组织细胞对药物的反应性，亲和力大，反应性强，药物对该组织器官的选择性就高，一般药理活性也较高，使用时针对性强；选择性低的药物因作用范围较广，不良反应常较多。此外，不同种属间或同一种属不同个体间生化机制的差异也可成为药物选择性的作用基础，许多神经精神药物如三环类抗抑郁药对正常人和抑郁患者的作用完全不同；解热镇痛抗炎药对发热者有降温作用，但对正常人的体温却无明显影响。

（三）药物作用的双重性

因药物选择性的相对性特点，许多药物具有多方面的功能，根据其与防病治病的相关性，可分为治疗作用（therapeutic action）和不良反应（adverse drug reactions，ADR），此即药物的两重性。

1. 药物的治疗作用　根据药物治疗的目的可将治疗作用分为对因治疗和对症治疗。对因治疗是为了祛除致病因素，彻底治愈疾病，但临床上有许多疾病病因尚未完全阐明，或有些病因较为复杂，诊断不明确或病因不明朗，此时对症治疗就显得必不可少了，尤其是在某些危重急症如休克、惊厥、剧痛时，严重的症状作为二级病因，可使病情进一步恶化，此时对症治疗可能比对因治疗更为迫切。

此外，目的在于补充机体缺乏的营养物质或内源性活性物质的补充治疗，也属于对因治疗，但在进行治疗的同时，还需积极探查引起缺乏症的真正病因。

2. 药物的不良反应 药物不良反应是指药物在正常用量和用法时由药物引起的不符合用药目的并给病人造成不适或痛苦的有害反应，不包括药物过量、药物滥用和治疗错误。药源性疾病实质上就是药物不良反应的结果。

根据与用药剂量的相关性，药物不良反应可分为 A、B 两型，A 型反应为剂量相关的不良反应，为药理作用增强所致，可以预测，发生率高而死亡率低，可通过适时调整剂量加以防治，如镇静催眠药的中枢神经抑制作用；B 型反应为剂量不相关的不良反应，与正常药理作用无关，可能是遗传药理学变异引起或获得性药物变态反应，难于预测，发生率低但死亡率高，如麻醉药氟烷引致的恶性高热等。

根据反应性质，药物不良反应可分为以下几种。

（1）副作用（side effect）：用药物治疗量后出现的与治疗无关的不适反应，一般程度较轻，属可逆性功能变化，原因即药物选择性的相对性，选择性低、针对性差、与治疗目的无关的作用则成为副作用，如抗精神病药物氯丙嗪在治疗精神分裂症的过程中，因阻断黑质 - 纹状体通路的 D_2 受体而可能发生药源性帕金森综合征、静坐不能等锥体外系反应。随着治疗目的的不同，治疗作用和副作用有时可互换角色，如 M 胆碱受体阻断药阿托品在全身麻醉时，抑制腺体分泌以防止分泌物阻塞呼吸道引起吸入性肺炎，但解痉作用引起的腹气胀或尿潴留则成了副作用；若要利用其解痉作用时，抑制腺体分泌而引起的口干则成了副作用。

副作用发生于治疗剂量下，是药物本身固有反应，一般程度较轻并具可预知性，但难以避免，用药前应向患者说明。有些药物的副作用可通过联合用药加以避免或缓解，如麻黄碱治疗支气管哮喘过程中可兴奋中枢神经，引起病人失眠，同服适量催眠药则可有效改善。

（2）毒性反应（toxic reaction）：指药物使用剂量过大或使用时间过久，造成体内蓄积而引起的不良反应，一般发生在所用药物剂量超过极量的情况下，有时患者对该药敏感性的增加也会使其在治疗剂量下发生中毒反应。毒性反应可表现为急性毒性和慢性毒性，前者多发生在循环、呼吸和中枢神经系统，后者则多发生在肝脏、肾脏、骨髓、血液和内分泌系统。镇静催眠药苯巴比妥急性中毒时可表现为呼吸抑制、血压下降，甚至呼吸循环衰竭，需及时进行排毒和有效治疗。在临床用药时，应注意掌握用药的剂量和间隔时间，必要时应停药或改用其他药物。

（3）后遗效应（residual effect）：指停药后仍残留在体内的低于最低有效治疗浓度的药物所引起的药物效应，该效应可以是短暂的或是较持久的。如长期应用锂盐，在停药后引起的甲状腺功能减退。

（4）停药反应（withdrawal reaction）：指突然停药后原有疾病加剧的现象，又称反跳反应（rebound reaction）。如长期服用普萘洛尔降血压，停药后血压急剧回升。

（5）变态反应（allergic reaction）：也称超敏反应（hypersensitive reaction），是人体因事先致敏而对某药或结构与之相似的药物发生的一种不良反应，通常分为 I 型过敏反应、II 型溶细胞反应、III 型免疫复合物反应和迟发型 IV 型变态反应。其致敏原可能是药物本身、药物在体内的代谢物或者是药物制剂中的杂质。对于易致过敏的药物或过敏体质的病人，用药前应进行过敏试验，阳性反应者禁用。甲基多巴引起的抗红细胞自身抗体反应即属于 II 型溶细胞反应。

（6）特异质反应（idiosyncrasy reaction）：是指药物引起的一类遗传性异常反应，这种反应的性质与药物在正常人中的反应可能相似，表现为对低剂量药物有极高的敏感性，或者是对高剂量药物极不敏感。特异质反应严重程度与剂量成比例，可用药理性拮抗药进行有效救治，该反应不属于免疫反应，无需预先敏化过程。如骨骼肌松弛药琥珀酰胆碱发生的特异质反应是由于先天性血浆胆碱酯酶缺乏所致。

（7）药物依赖性（drug dependence）：是一些精神活性药物具有的特殊神经精神毒性，指持续用药导致患者强烈渴求继续应用该药或其同类药物，是药物与机体相互作用而产生的精神和身体状态，分为精神依赖性和身体依赖性。

精神依赖性（physical dependence），又称心理依赖性（psychological dependence），使人产生一种愉快满足的欣快感，精神上驱使患者具有周期性不间断使用该药的欲望，停药后无明显戒断症状，但可出现躯体多处不适感，可以自制。

身体依赖性（physical dependence），又称生理依赖性（physiological dependence），是反复用药后造成的一种适应状态，停药后有明显戒断症状，表现为精神和身体的一系列特有症状，自制性差。

（8）"三致"作用：即致畸（teratogenesis）、致癌（carcinogenesis）、致突变（mutagenesis），是药物与遗传物质相互作用的结果。神经精神药物中已证实或高度怀疑有致畸作用的药物有苯妥英钠、丙戊酸钠等，妊娠妇女应避免使用，尽可能选择经确证无致畸作用的药物。

二、神经精神药物药效学基本概念和参数

1. 药物的量效关系　在一定剂量范围内，药物效应的强弱与剂量大小有关，这种剂量与效应的关系即为药物的量效关系（dose – response relationship）。对多数药物而言，药物剂量在一定范围内增大时作用强度也增强，但绝大多数药物的量效关系并非简单的直线关系。通过量效关系的研究，可定量分析药物剂量与效应之间的规律，为临床用药提供参考。

（1）最小有效量（minimal effective dose）：或称为阈剂量（threshold dose），即能引起药理效应的最小剂量或最小浓度。

（2）最大效应（maximal effect）：或称作效能（efficacy），指药物效应达到最大，量效曲线形成平台，此时若继续增加剂量，药理效应不会进一步增加，反而会出现毒性反应。药物的效能取决于药物的内在活性和药理作用特点。

（3）最小中毒量（minimal toxic dose）：指引起中毒反应的最小剂量。临床药物治疗量应高于最小有效量而远小于最小中毒量，并不得超过极量，以保证临床用药安全。

（4）半数有效量（median effective dose，ED_{50}）：能引起实验动物中50%动物有效的药物剂量。

（5）半数致死量（median lethal dose，LD_{50}）和半数中毒量（TD_{50}）：指使实验动物中50%动物死亡或中毒的药物剂量，对安全用药和充分认识药物毒性作用有重要价值。

（6）治疗指数（therapeutic index，TI）：药物 LD_{50}/ED_{50} 之比值，其值大小可用于衡量药物的安全性，比值越大，药物越安全。安全界限（safe margin）指（$LD_1 - ED_{99}$）与 ED_{99} 比值的百分数；安全范围（margin of safety）指药物最小有效量和最小中毒量之间的距离。临床选用药物时，需综合考虑治疗指数、安全界限和安全范围的数值大小，以保证临床用药的安全。

（7）曲线斜率（slope）：反应人体对药物的敏感性大小，斜率越大，敏感性越强，药效

变化越明显。多数药物量效曲线的中央段的斜率最大。

（8）效价强度（potency）：指药物产生某一定效应时所需要的剂量。可以比较同类药物间的效价强度，达到同样效应，剂量愈小者效价强度愈大。

2. 药物的时效关系　　用药后，药物效应随时间的推移而发生有规律的变化，这种药效与时间的关系称为时效关系。以时间为横坐标、药物效应强度为纵坐标作图，即得到时效曲线。

（1）有效效应线和中毒效应线：在治疗有效（或出现毒性）的效应强度处作一与横轴平行直线，即为有效效应线（或中毒效应线）。

（2）起效时间：指时效曲线上升段与有效效应线相交点的时间。

（3）最大效应时间：指药物效应达到峰值的时间。

（4）疗效维持时间：指药效曲线与有效效应线两次相交交点之间的时间。

（5）作用残留时间：指时效曲线下降至有效效应线以下到药效完全消失之间的时间。

有些情况下，血药浓度－时间曲线也可反应药物效应的变化，但因血药浓度并不能代替靶组织部位的药物浓度（该浓度与效应间也不一定都呈线性关系），使得很多药物的时效曲线与血药浓度－时间曲线没有直接的平行关系，最大效应时间与血药浓度达峰时间可有明显偏差，有些药物还可产生与血药浓度无关的滞后效应，因此两种曲线不可相互取代。

3. 药物的构效关系　　许多特异性药物的化学结构与其药理效应间有着密切关系，药理作用的专一性取决于药物与机体化学反应的特异性，而后者又取决于药物本身的化学结构，此即药物的构效关系。药物作为一化学物质，在作用于机体产生药效的过程中，对作用底物的化学结构有一定要求，通常化学结构相似的药物与同一酶类或受体结合，可产生程度不同的相似作用或相反作用。如氨甲酰胆碱、毒蕈碱均与乙酰胆碱结构相似而具有拟胆碱作用，而丙胺太林虽与乙酰胆碱结构相似但为抗胆碱药；去甲肾上腺素系列衍生物的内在活性和对底物作用的性质和程度也有所不同。

对映体药物化学结构完全相同，但光学活性不同，使得药理活性也不全相同。如解热镇痛抗炎药萘普生为手性化合物，S－萘普生的抗炎作用是R－萘普生的28倍。了解药物的构效关系不仅有助于新药的研制开发，还可加深理解药物作用的性质和机制，进一步指导临床合理用药。

三、神经精神药物的作用机制

（一）药物作用机制

药物作用机制（mechanism of drug action）以药理效应在何处产生及如何产生为研究内容，是药效学研究的重要组成，它可阐明药物作用和不良反应的本质，为提高药物疗效和避免不良反应的发生提供理论基础。药物作用的过程主要是干扰和参加机体内在的各种生理和生化过程，机制复杂多变，一般可分为以下几类。

1. 理化反应　　通过改变细胞周围环境的理化性质而影响到细胞功能。如抗酸药中和胃酸以治疗胃溃疡，甘露醇提高血浆和肾小管液的渗透压而产生脱水和利尿作用，口服碳酸氢钠可碱化尿液而促进巴比妥类等酸性药物的排泄，口服硫酸镁导泻等，都是通过简单的化学反应及物理作用而产生药理效应。

2. 影响酶活性　　酶是细胞生命活动很重要的物质，但易受各种因素的影响。药物可通过直接或间接方式影响酶的活性而发挥药理作用。如新斯的明抑制胆碱酯酶而产生拟胆碱作用；磷酸二酯酶抑制剂通过抑制磷酸二酯酶活性，提高 cAMP 含量而产生正性肌力作用。

3. 影响递质释放　许多神经精神药物都是通过对神经递质释放的促进或抑制而发挥药效的，如间羟胺具有拟肾上腺素作用，可促进去甲肾上腺素的释放，而溴苄胺则具有抗肾上腺素的作用，可抑制其释放。

4. 参与或干扰细胞代谢及影响自身活性物质　如磺胺类抗菌药物及某些抗肿瘤药物，能参与并干扰细胞的代谢过程，形成伪代谢物，而达到抑菌或抗肿瘤的目的；解热镇痛抗炎药阿司匹林可通过抑制体内前列腺素的合成而发挥药理效应。

5. 作用于离子通道　细胞膜上有 Na^+、Ca^{2+}、K^+、Cl^- 等离子通道，对维持细胞内环境稳定起十分重要的作用。抗癫痫药物苯妥英钠与失活的 Na^+ 通道结合，阻断 Na^+ 内流，阻止癫痫病灶异常放电的扩散而产生治疗作用。

6. 对受体的作用　大多数药物具有特异的化学结构，能够通过与受体相互作用而产生药物效应。抗精神病药物氯丙嗪可阻断中脑 – 边缘系统和中脑 – 皮质系统的 D_2 样受体，对中枢胆碱受体、肾上腺素受体、组胺受体和 5 – HT 受体也有一定的阻断作用，具有较强的抗精神病作用。

（二）受体理论

在神经精神药物作用机制的研究中，受体理论颇为重要，它是药效学的基本理论之一。该理论从分子水平阐明生命现象的生理和病理过程，是解释药物的药理作用、作用机制、药物分子结构和效应之间关系的一种基本理论，对指导合理用药和开发新药都有实际意义。

1. 受体研究发展史　1878 年 Langley 最早提出受体假设，并以存在"受体物质"（receptive substance）解释阿托品和毛果芸香碱对猫唾液分泌的拮抗作用；1905 年 Langley 在观察烟碱和箭毒对骨骼肌的兴奋和抑制作用时发现，两种药物是通过作用于神经和效应细胞之间的接受物质而产生药效的；1908 年 Ehrlich 提出受体概念，并指出受体具有可特异性识别配体或药物和药物 – 受体结合物可引起某些生物效应的特点。1933 年 Clark 在研究药物对蛙心的剂量作用关系中说明具有结构特异性的药物，在很小的剂量即可产生生物效应，进而从剂量效应关系上定量地阐明药物与受体的相互作用，为受体学说奠定了基础。1948 年，Ahlquist 提出肾上腺素受体可分为 α 和 β 两种类型的假设，并于 1955 年发现选择性 β 受体拮抗剂。1972 年 Sutherland 发现环磷酸腺苷（cAMP）及其与 β 肾上腺素受体之间的关系，创立了第二信使（second messenger）学说。

近 20 年来，随着现代科研分析技术的发展，许多受体的结构已被阐明，受体的研究已成为药理学和分子生物学中取得突飞猛进研究成果的领域之一。

2. 受体概念和性质　受体（receptor）是一类介导细胞信号转导的功能蛋白质，能识别周围环境中的某些微量化学物质并与之结合，通过信号转导系统，触发后续的生理生化反应。体内能与受体特异性结合的物质称为配体（ligand），也称第一信使，受体都有其内源性配体，与配体的结合位点称为受点（receptor site），主要是细胞膜或细胞内的大分子化合物如蛋白质、核酸、脂质等。

依据受体蛋白结构、信息传导过程、效应性质、受体位置等特点，可将受体分为胞内或核内受体、酶活性受体、G 蛋白偶联受体和配体门控离子通道受体等四类。

受体的性质主要体现在以下几点。

（1）高度亲和力：多数配体在 1pmol/L～1nmol/L 浓度即可引起细胞效应。

（2）饱和性：与配体结合达最大程度后，再增加配体浓度，结合不再增加。

（3）可逆性：配体与受体复合物可以解离，也可被其他配体置换。

（4）特异性：受体只与其特定配体结合，产生特定的生理效应。包括结构专一性和立体选择性，即受体对配体的结构和立体构象均有严格要求。

3. 受体学说

（1）受体学说

1）占领学说（occupation theory）：由 Clark 于 1937 年首先提出。主要内容是认为药物与受体呈可逆性结合，受体在与药物结合后才可被激活而产生相应的药理效应，药物占领受体的数量与受体周围药物的浓度和靶器官部位受体数目有关，效应强度与药物占领的受体数量成正比，药物的浓度和药理效应服从质量作用定律。但对于一些药物占领受体后并不产生效应、某些药物在发生最大效应时靶器官上尚有 95%～99% 未被占领的受体的现象，该学说却无法解释。

2）备用受体学说（spare receptor theory）：由 Ariens 和 Stephenson 于 20 世纪 50 年代提出，是对占领学说的修正。主要内容是认为药物与受体结合产生效应，需要具有一定的亲和力和内在活性，药物产生最大效应不需要占领全部受体。

具有较强的亲和力和内在活性，能与受体结合产生最大效应的药物称为激动剂（agonist），占领学说中的药物即属激动剂；仅具有强亲和力而缺乏内在活性者即为拮抗剂（antagonist），拮抗剂不能引起生物效应，却能阻断激动剂作用的发挥；而具有一定亲和力但内在活性较弱者即为部分激动剂，本身可以产生较弱的生物效应，但与更强效力的激动剂合用时，可起到拮抗激动剂的生物效应。如喷他佐辛可以引起较弱的镇痛效应，但与吗啡等强镇痛药合用时，可对抗后者镇痛效应的发挥。

3）速率学说（rate theory）：由 Paton 于 1961 年提出，是对占领学说的补充。主要内容是认为药物的作用并不与被占领的受体数量呈正比，而是和单位时间内药物的结合速率常数 k_1，及解离速率常数 k_2 有关。k_2 值大，则药物与受体复合物解离迅速，这也是激动剂和拮抗剂的区别所在。速率学说虽有一定的实验依据，但却无法解释药物与受体多种类型的相互作用。

4）变构学说（allostearic theory）：该学说主要内容是认为受体本身至少具有无活性的静息态（resting state，R）和有活性的活化态（active state，R）两种构象状态，二者可互变。激动剂可与 R 结合，引起生物反应；拮抗剂对 R 态亲和力强，结合后不产生生物效应。当激动剂与拮抗剂共存时，二者竞争受体两种构象，药物效应取决于两者数量的优劣势。

（2）受体学说与神经精神药物应用：受体学说对临床实践具有很强的指导意义，已渗入临床医学各个学科，在一些疾病的病理机制阐述、诊断和治疗以及合理用药等方面都取得了丰硕的成果。

1）与受体异常相关疾病病因的阐明及诊治：许多疾病的病因是受体异常的结果，其中有些是遗传性的，有些是对受体产生了自身抗体。重症肌无力病是受体产生自身抗体的典型例子。该病症主要表现为骨骼肌收缩无力，甚至呼吸肌麻痹，用抗胆碱酯酶药后症状有所好转。20 世纪 70 年代，通过 ^{125}I 标 α 银环蛇毒做受体放射分析试验（RRA）结合放射自显影技术，发现该病的骨骼肌胆碱受体只有正常人的 1/10～1/5，并发现患者血清中有胆碱受体的抗体，因此在临床治疗中除使用新斯的明外，加用糖皮质激素和免疫抑制剂可提高疗效。

2）药物疗效、不良反应与受体的关系：受体阻滞剂应用剂量过大或应用时间过久会引起受体增敏和上调，一旦停用该阻滞剂可能产生反跳反应，如苯二氮䓬类镇静催眠药，临床应用此类药物时，应密切观察监护，在停药过程中应递减剂量，逐步停药，也可配伍或改用其他药物。

药物的一些特定不良反应与其作用于特定受体有关，如氯丙嗪引起锥体外系反应是阻断多巴胺受体引起；普萘洛尔诱发哮喘是由于支气管平滑肌 β 受体被阻断；吗啡的呼吸抑制是由于呼吸中枢阿片受体被兴奋，掌握这些规律对在临床上正确处理这些药物的不良反应是非常有益的。

3）促进药物的合理联用：同一受体的激动剂和拮抗剂，两者共同作用可使药效明显减弱，故一般不联合应用，但有时可利用拮抗剂对激动剂的拮抗作用减弱或取消激动剂的某些功能，继而使其他功能更好地发挥作用。在抗休克治疗中，联合应用 α 受体阻滞剂和去甲肾上腺素，以减弱去甲肾上腺素的缩血管作用，而保留其激动 β 受体的强心作用。此外，在药物过量中毒时，还可利用激动剂和拮抗剂的相互作用达到特异性解毒效果，如吗啡过量引起呼吸抑制时，可用阿片受体拮抗剂来治疗。

药效相似的药物联合应用可产生协同作用，但有时联用作用于同一受体的部分激动剂时，作用弱的药物可能拮抗或减弱强效药物的作用。临床在进行抗精神病药物治疗时应当注意，多巴胺能受体部分激动剂阿立哌唑并用其他多巴胺受体阻滞剂（如舒必利）时，不但要考虑所用药物的协同作用，更要注意这种联合用药可能产生的负面影响，以免意外的药物协同或拮抗作用导致不良后果。

四、神经精神药物药效学影响因素

为使药物疗效最佳化，临床使用神经精神药物时需充分了解所用药物治疗效果的影响因素，包括药物制剂因素、人体的生物因素和外界环境因素等。

（一）药物因素

在影响药物效应的因素中，药物制剂方面主要有以下几点。

（1）药物剂量：同一药物，剂量不同，药效不同。剂量过小，无药效产生，剂量过大，则可能产生毒性反应。

（2）用药频率：合理的用药频率有利于维持稳定的有效血药浓度。

（3）用药途径：用药途径可影响药效强度甚至作用性质，如硫酸镁口服导泻，注射给药则产生镇静和抗惊厥作用。

（4）连续用药：有些神经精神药物连续用药可导致耐受性的产生，如苯二氮䓬类、巴比妥类药物。

（5）合并用药：合并用药常会引起药物的相互作用，应用不合理时可导致各种不良反应的发生。

（6）药物剂型及制剂工艺：药物制剂纯度及其制备工艺都可能会对药物作用产生不同程度的影响。

（二）机体因素

机体方面的因素也可对药效产生不同程度的影响，主要有以下几方面。

（1）生理因素：不同年龄段或不同性别的患者，因生理功能、体液量及血浆蛋白水平的差异，对同一药物的反应性可有差别。

（2）病理因素：药物作用与机体功能状态有关。肝肾功能不全时，药物的体内过程会有不同程度的变化，继而影响药物效应。

（3）遗传因素：有些神经精神药物可受遗传因素的影响而发生药效学上的变化，如葡萄糖-6-磷酸脱氢酶缺陷者在使用解热镇痛抗炎药阿司匹林时易发生溶血反应。

（4）机体生理的昼夜节律：生理的昼夜节律性变化影响着药物作用，如人体血压在早晨几小时内较低，此时服用降压药胍乙啶易发生体位性低血压。

（5）其他：如机体营养状况、精神状况等都可影响药物的疗效。

（三）环境因素

不良的生活习惯可干扰药物效应，如烟酒可对多种药物代谢酶有不同的影响，常吸烟饮酒，药物作用就会受到影响；此外食物中的某些天然成分，如含呋喃香豆素的葡萄柚汁，对细胞色素 CYP3A4 有抑制作用，可使后者底物的血药浓度升高，药效增强。

五、神经精神药物的药效学指标

神经精神药物主要通过作用于中枢或外周神经系统，发挥相应的药理效应，其药效学评价指标不同于内脏、内分泌等其他系统，有其自身特点，主要有各种评分量表、生理参数等多种类型。

（一）评分量表

评分量表（rating scales）是用来评价观察中所得印象的一种测量工具。它根据一定的原则，将用标准化检查所得的资料，用数字表进行评分，使检查的主观成分降到最低，故评分量表客观性强，同一量表可适用于不同社会文化背景下的不同检查者，并适用于不同群体。评分量表的规范化和数量化使其在临床、教学和科研中都有着重要作用。

1. 汉密尔顿抑郁量表（Hamilton rating scale for depression，HAMD）　本表由 Hamilton 于 1960 年编写，是临床上评定抑郁状态最常用的量表之一，在抗抑郁治疗的临床实践中，80% 以上选用 HAMD 作为疗效评估标准，以反映抗抑郁药物的治疗效果。该表多采用 0 ~ 4 的 5 级评分法，内容简洁，易于操作，临床应用较为广泛。其他评定抑郁程度的量表还有老年抑郁量表（GDS）和抑郁自评量表（SDS）。

2. 汉密尔顿焦虑量表（Hamilton rating scale for anxiety，HAMA）　是一种临床常用焦虑量表，主要用于评定焦虑患者的病情严重程度，能够很好地衡量抗焦虑药物或其他治疗措施的治疗效果，一致性较好，长度适中，简便易行，适用于有焦虑症状的成年人。HAMA 包括 14 个项目，采用 0 ~ 4 分的 5 级评分法。与 SDS 相似的焦虑自评量表（SAS）也可用于焦虑患者病情严重程度的评定。

3. 简明精神病评定量表（brief psychiatric rating scale，BPRS）　BPRS 包括 18 个症状条目，7 级评分，主要用于评定精神病患者尤其是精神分裂症患者的临床症状和治疗前后的变化。

4. Bech – Rafaelsen 躁狂量表（Bech – Rafaelsen Mania Rating Scale，BRMS）　由 Bech 和 Rafaelsen 于 1978 年编制，主要用于评定躁狂状态的严重程度，适用于情感性精神病和分裂情感性精神病躁狂发作的成年患者，是目前应用最广的躁狂量表，可用作抗躁狂药疗效的评价指标。

5. 阴性与阳性症状量表（positive and negative symptoms scale，PANSS）　该表由 Stanley R. Kay 等人编制，主要用于评价不同类型精神分裂症患者症状存在与否及其严重程度，该量表解决了以往评定工具的缺乏结构效度和纵向信度、缺乏症状严重度的详细操作标准的缺陷，成为评定精神分裂症症状的一个较成熟的工具。

6. 视觉模拟评分（VAS）和舒适评分（BCS）　这是当前临床上对疼痛评估的两种常用方法。其中视觉模拟评分法是根据患者自身疼痛经验，将疼痛严重程度进行量化表达来评估镇痛效果，基本的方法是使用一条长约 10cm 的游动标尺，其上有 10 个刻度，代表不同程度的疼痛，临床使用时将有刻度的一面背向病人，让病人在直尺上标出能代表自己疼痛程度的相应位置，医师根据病人标出的位置为其评出分数，临床治疗前后使用同样的方法即可较为客观的做出评分，并对疼痛治疗的效果进行较为客观的评价。此方法简单易行，相对比较客观，敏感性较高。

7. 注意缺陷多动障碍（ADHD）相关评价量表　ADHD 的相关评价量表主要用于注意缺陷多动障碍治疗的疗效评价指标，包括 ADHD 评定量表、Conners 儿童行为量表等。在哌甲酯治疗注意缺陷多动障碍最佳剂量影响因素的研究中，研究人员以教师填写的 ADHD 评定量表为主要疗效评价指标，以父母填写的 ADHD 评定量表、Conners 儿童行为量表等为次要疗效评价指标，较为客观地评价了哌甲酯治疗 ADHD 的有效性。

Conners 儿童行为量表主要用于评定儿童行为问题，特别是儿童注意缺陷多动障碍，是用得最广泛的量表。Conners 父母问卷基本概括了儿童少年常见的行为问题，也可协助用于中枢兴奋剂与行为矫正等对儿童注意缺陷多动障碍的疗效评定；Conners 教师问卷包括了儿童在校的常见行为问题。

M Steele 等在一项盐酸哌甲酯渗透泵缓释剂（OROS – MPH，商品名专注达）和速释哌甲酯（IR – MPH）的比较研究中，使用了目前较为公认的 IOWA Conners 量表作为疗效指标。国内也曾有学者对 OROS – MPH 进行了多中心的研究，采用了 OROS – MPH 和安慰剂自身双盲对照的方法，以 IOWA Conners 量表的注意缺陷/多动（I/O）分项作为疗效指标。

8. 匹兹堡睡眠质量指数问卷（Pittsburgh sleep quality index，PSQI）　PSQI 是睡眠质量的评价指标，是 Buysse 等于 1989 年编制的睡眠质量自评量表。因其简单易用，信度和效度高，与多导睡眠脑电图测试结果有较高的相关性，已成为国外精神科临床评定的常用量表。国内研究常采用 PSQI 进行镇静催眠药治疗睡眠障碍的疗效评判。此外，睡眠评价相关量表还有睡眠损害量表、儿童睡眠障碍量表、阿森斯失眠量表（AIS）等。

9. 认知活动的评定量表　该评定量表主要用于婴幼儿发育水平、儿童及成人智利水平、老年人记忆及智能状态等。其中简易精神状况检查（mine – mental state examination，MMSE）简单易行，可用于中重度痴呆患者的筛查与评定。

10. 生活质量量表（quality of life，QoL）　该表主要用于评价患者与健康相关的生活质量，间接反映药物的治疗效果。有关评估精神分裂症病人生活质量的量表较多，对于精神病人生活质量的评估，以往多为他评量表，缺乏一种能够反映病人自我主观体验的评估，而

Wilkinson 等人设计的精神分裂症病人生活质量量表（self – report quality of life measure for people with schizophrenia，SQLS），为较全面地评估精神分裂症病人的生活质量提供了参考。

11. 治疗副反应量表（treatment emergent symptom scale，TESS） TESS 量表由美国 NIMH 编制于 1973 年，用于对精神科临床治疗过程所出现的副作用进行客观评定，为临床治疗、护理及精神药理学研究提供科学依据。该表项目全面，覆盖面广，既包括常见的不良症状和体征，又包括若干实验室检查结果。本量表的优点是包括各系统的症状，可以全面反映药物的副作用，此外注明该症状与药物的关系，可避免与疾病症状的混淆。在各种评定精神科治疗副反应的评定量表中，TESS 是较为详细且又实用的一种，也是 WHO 协作研究中经常使用的一种副反应量表，但缺点为内容过于庞杂，缺乏针对性，有些研究者在具体研究中常采用更加专用的副反应量表。

神经精神药物治疗效果的评价量表种类较多，具体操作应由经过训练的专业人员，包括专业医生和护士、心理学专业人士或临床社会工作者进行实施和评分，以保证评判结果的一致性和可靠性。

（二）生理参数

神经精神药物在临床治疗过程中，一些重要的生理指标如血压、心律、呼吸、血氧饱和度等都可作为药物疗效的评价指标。

尼可刹米属呼吸中枢兴奋药，临床主要用于各种原因所致的呼吸衰竭，其疗效评估常采用血气分析，以 pH、PaO_2、$PaCO_2$、SaO_2 等作为药效学指标。在对麻醉药物的评价过程中，血压、心律和血氧饱和度等生理指标也常作为麻醉效果的评判指标，结果以血压、心律等指标稳定为优。有研究在评价丙泊酚及其与硫喷妥钠混合液麻醉效果的对比观察中，以血压、心律和血氧饱和度等生理指标作为麻醉效果评定指标之一，结合麻醉相关值（诱导时间、诱导用药、手术时间及苏醒时间）来综合评判麻醉效果。

脑电图（electroencephalogram，EEG）是通过脑电描记仪将脑部微弱的自发性生物电放大约 100 万倍后描记于纸上，成为一种生物电的曲线图，可以准确地显示出病变的部位和程度。孙黎等在哌甲酯治疗注意缺陷多动障碍（ADHD）的研究中以脑电 α 波主频、全脑 8Hz 优势概率和总熵值为疗效评价指标，认为脑电 α 波主频升高与否可能是预测 ADHD 药物疗效的敏感指标。夜间睡眠 EEG 是睡眠监测的良好指标，可以监测整个晚上睡眠的各种电位变化（如 EEG、肌电图、眼外肌电图）、呼吸、心电图、氧饱和度及腿运动状况，以充分了解睡眠质量。

（三）其他

随着生命科学研究水平和仪器分析方法的飞跃发展，一些新兴的前沿学科得到了长足的发展和进步，为多种疾病的早期诊断和疗效评判提供了新的思路和方法。

蛋白质组学是独立于基因组学发展起来的一门新兴学科，是在特定的时间和特定的空间研究一个完整的生物体（或细胞）所表达的全体蛋白质的特征，包括蛋白质的表达水平、翻译后的修饰、蛋白质与蛋白质相互作用等，从而在蛋白质水平上获得对于有关生物体生理、病理等过程的全面认识，越来越受到科技界广泛的关注。现今，蛋白质组学研究技术已开始应用于多种疾病的发病机制探讨、疾病早期诊断和治疗效果评价。国外已广泛应用蛋白质组学从脑组织、脑脊液、血浆等方面对阿尔茨海默病（AD）进行研究，研究结果发现，与正常人相比，

AD 患者有多种蛋白表达异常，已分离鉴定的有：tau 蛋白、Aβ（APP）蛋白、神经元丝蛋白、巯氧化还原蛋白（ADF）、胶质纤维酸性蛋白、钙调素、葡萄糖转运蛋白及一些激酶（如肌酸激酶 Ds）等，随着科研的进一步发展，人类可能会成功筛选出一些理想的生物标记物，以探测 AD 患者的神经病理变化，更为全面客观地评价 AD 的临床治疗效果。

代谢组学是一门在新陈代谢的动态进程中，系统研究代谢产物的变化规律、揭示机体生命活动代谢本质的科学，通过应用现代仪器分析手段，定性或定量研究生物体液中的代谢产物，发现与疾病相关的生物标志物，揭示人体组织器官的生理病理状态，为临床疾病诊断开辟了一条新道路，也可为临床疗效的评价提供新的途径。目前，代谢组学已在神经精神系统、循环系统、泌尿系统等多系统疾病的早期诊断领域展开了相关研究与探索，但因处于发展的初步阶段，还存在着许多不足。相信随着代谢产物检测分析技术的不断改进以及所积累的数据和信息的不断完善，代谢组学技术日趋成熟，必将在疾病早期诊断和疗效评判领域具有广阔的应用前景。

六、神经精神药物学特征

（一）神经精神药物的作用特征

神经精神疾病的药物治疗是指通过神经精神药物来改变病态的组织器官、行为、思维或心境的一种治疗手段，药物作用的基础主要是调节神经递质及其作用受体的水平和功能，产生相应的疗效。

1. 镇静催眠药　苯二氮䓬类镇静催眠药通过作用于脑内 GABAA 受体，产生抗焦虑、镇静催眠和抗惊厥作用。该类药物对快波睡眠影响小，对肝药酶几乎没有诱导作用，依赖性和戒断症状轻，治疗指数高，安全范围大。巴比妥类药物随着剂量的由小到大，相继产生镇静、催眠、抗惊厥和麻醉作用，还可用于强直痉挛性和部分性癫痫发作的治疗；具有肝药酶诱导作用，长期应用还可产生耐受性、依赖性和成瘾性，临床上几乎已被苯二氮䓬类药物所取代。

2. 抗精神病药物　以氯丙嗪为代表的吩噻嗪类抗精神病药物，主要阻断脑内多巴胺受体，为本类药物抗精神病作用的机制，也是其长期应用产生严重不良反应的基础。该类药物具有中枢镇静、镇吐、降低体温和致痉挛的作用，因可拮抗黑质纹状体通路的多巴胺受体而引起锥体外系反应，作用的强度与药物种类、剂量以及个体敏感性有关。该类药物还可促进催乳素水平的提高，并对心血管系统和自主神经系统有一定影响。以氯氮平、利培酮为代表的非典型抗精神病药物具有较强的抗精神病效能，较低剂量下不引起锥体外系不良反应，一般不增加血中催乳素水平，长期应用无发生迟发性运动障碍的报告。

3. 抗抑郁药物　抗抑郁药物能够对抗或消除心境恶劣或低落的状况，常用的有三环、四环类抗抑郁药及单胺氧化酶抑制剂、选择性 5 - HT 再摄取抑制剂等。其中三环类抗抑郁药是当前治疗抑郁症的首选药物，对各种抑郁状态都有效，但起效较慢，常需 1~2 周，因可阻断 M 受体而致不同程度的阿托品样作用的不良反应。单胺氧化酶抑制剂适用于各类抑郁障碍，包括非典型抑郁、恶劣心境、老年性抑郁、难治性抑郁和伴有睡眠增多、食欲与体重增加的非典型抑郁症，无抗胆碱能和心脏传导抑制作用；本类抗抑郁药物与酪胺含量高的食物同服可引起高血压，也不可与其他抗抑郁药物合用，以防产生致死性不良反应。选择性 5 - HT 再摄取抑制剂的抗抑郁作用与三环类药物大致相同，不产生抗胆碱能和心血管的不良作用，耐受性较好。

4. 抗焦虑药物　目前常用的抗焦虑药物主要有苯二氮䓬类、非苯二氮䓬类和抗抑郁药物。苯二氮䓬类药物在小剂量时就具有抗焦虑作用，可以缓解患者焦虑、恐惧、紧张、烦躁等症状，作用快而强，成瘾性和耐受性较小，不伴有意识水平的降低，不良反应少，安全性较高，是目前应用最为广泛的抗焦虑药。丁螺环酮是非苯二氮䓬类药物的代表，可用于治疗广泛性焦虑症及其他焦虑障碍，没有苯二氮䓬类药物镇静、肌肉松弛和抗惊厥作用，不影响精神运动性操作；丁螺环酮无药物依赖性，不会造成药物滥用。

5. 抗癫痫药物　癫痫发作分型复杂，治疗药物也是种类繁多，且多为对某一种或几种发作类型有效。苯妥英钠、苯巴比妥对癫痫强直阵挛性发作具有明显疗效，是此类癫痫的首选药物，对部分性发作也有一定疗效，对失神性发作则无显著治疗作用。乙琥胺仅对失神性癫痫发作有效，且疗效也未能达到理想水平。丙戊酸钠作为一线广谱抗癫痫药，可作为全面性发作的首选药物，部分性发作则可选用卡马西平。

（二）神经精神药物不良反应特点

神经精神药物药理作用广泛，使用不当会产生累及多系统的不良反应，且发生率较高。美国 FDA 的药品安全警告中，就神经精神药品而言，2004 年占警告药品总数的 53%，其中抗抑郁症药和抗焦虑药 10 种，抗精神病药 6 种，抗多动症药 1 种；2005 年占总数 47%，其中抗抑郁症药和抗焦虑药 12 种，抗精神病药 2 种，抗多动症药 3 种，镇痛药 3 种，治疗阿尔茨海默病药 1 种。由此可见，神经精神药品的安全性较其他药品为低，较易发生不同程度的不良反应。

机体处于病态时对神经精神药物的反应性较正常时可有明显差别。如肝昏迷、前肝昏迷病人对吗啡和巴比妥类药物极为敏感，这是由于药物能抑制呼吸和肝病病人脑代谢，使其处于非正常的状态所致；氯丙嗪和地西泮用于镇静时，对一些慢性肝病的病人，尤其是有肝性脑病病史的患者，常规剂量下就会发生木僵和脑电波减慢，这种增强的反应与异常的高血浆氯丙嗪或地西泮浓度无关。心脏疾病会改变器官对一些药物的敏感性，例如心脏兴奋性增加，尤其是心肌梗死后，使用常规剂量的药物如氨茶碱、左旋多巴、β_2 受体激动剂类气管扩张剂和三环类抗抑郁药等，可能会发生室性早搏和心动过速。

为安全、合理、有效地应用神经精神药物，临床应用时需严格掌握适应证及合理的用法用量。

（三）神经精神药物合理用药原则

神经精神系统疾病一旦诊断成立，选择合适的药物进行及时治疗以控制发作则实属必需。选用药物时应尽量确定患者疾病性质及其严重程度，根据患者的生理病理状况选择针对性强的药物，并制定个体化用药方案。剂量的选择宜从低限开始，逐渐增至有效剂量。中枢神经系统抑制药都有相加作用，联用时需适当减少剂量。神经精神系统药物不良反应发生率高，尤其是在长期用药的情况下，对于某些治疗窗窄且血药浓度个体变异大的药物，需定期进行临床检查和治疗药物监测，及时修订和完善个体化治疗方案。

尽量避免合并用药，需要联合用药时应尽量减少用药种数，注意特殊人群的生理变化特点。

第二章 药物制剂及药物分析

第一节 缓控迟释制剂

一、概述

药物剂型的发展大致可分为四个阶段：第一代普通制剂；第二代缓释制剂；第三代控释制剂；第四代靶向制剂。随着人们对疾病认识的不断深入，以及新材料、新工艺技术的快速发展，药物新剂型正向"精确给药、定向定位给药、按需给药"的智能化方向发展。

缓释制剂系指在规定释放介质中，按要求缓慢地非恒速释放药物，其与相应的普通制剂比较，给药频率比普通制剂减少一半或给药频率比普通制剂有所减少，且能显著增加患者的顺应性的制剂。控释制剂系指在规定的释放介质中，按要求缓慢地恒速或接近恒速释放药物，其与相应的普通制剂比较，给药频率比普通制剂减少一半或给药频率比普通制剂有所减少，血药浓度比缓释制剂更加平稳，且能显著增加患者的顺应性的制剂。迟释制剂为给药后不立即释放药物的制剂。

第二代至第四代药物制剂，统称为药物传递系统（drug delivery system，DDS）。DDS已经被广泛应用于各种给药途径，如口服、注射、经皮、鼻腔、口腔等。

1. 速度控制型给药系统 速度控制型给药系统分缓释、控释和迟释制剂。缓释和控释制剂主要根据释放速度所遵循的规律划分，即控释制剂的释放符合零级释放规律，而缓释制剂的释放符合一级或 Higuchi 等动力学过程。缓释制剂可经口服、注射及黏膜等途径给药，如注射用长效胰岛素、醋酸地塞米松眼部植入剂或克拉霉素缓释片等。控释制剂根据控制释放的机制，可分为膜控型或渗透泵型制剂，如硝苯地平控释片（渗透泵型）、布洛芬缓释（膜控小丸）胶囊剂等。经皮给药系统也是一种良好的控释制剂，依赖控释膜或皮肤的控释作用，可达到恒速释放和（或）吸收，如东莨菪碱贴剂及芬太尼贴剂等。

迟释制剂是一种将药物运送至特定给药部位或可在预设特定时间释药的制剂，既可以起全身作用，也可以起局部作用。常见的有肠溶制剂以及脉冲给药制剂，如奥美拉唑肠溶（小丸）胶囊剂及维拉帕米定时释放片等。

2. 方向控制型给药系统 方向控制型给药系统主要是指控制药物在体内特定的部位释放的给药系统，包括靶向给药系统和定位给药系统等。靶向给药系统有被动靶向和主动靶向之分，被动靶向主要是利用机体的生理学特性，使组织器官对不同大小的微粒和纳米粒选择性地摄取、释放药物而发挥疗效；主动靶向是通过受体介导等手段，将药物浓集于靶组织或靶细胞而发挥药效。此外，还可以通过磁场、pH 敏感材料或热敏材料等物理化学手段，实现靶器官或靶细胞的药物浓集。在口服给药系统中，胃内滞留制剂、生物黏附制剂以及结肠定位释放制剂等，也属于方向控制型给药系统。

3. 应答式给药系统　一些疾病的发作显示出生理节律的变化，疾病的防治有时需要一种能根据生理或病理需要，定时、定量释放药物的系统，这就是应答式释药系统。应答式释药系统包括开环和闭环两种系统，开环系统被称作脉冲式释药系统（pulsatile DDS）或外调式释药系统（stimuli - responsive DDS），而闭环系统则被称为自调式释药系统（self - regulating DDS）。

外调式释药系统，是利用外界变化因素，如磁场、光、温度、电场及特定的化学物质等的变化来调节药物的释放。自调式释药系统，则是利用体内的信息反馈控制药物的释放，不需外界的干预。已有报道的自调式释药系统有尿素 - 尿素酶体系、pH - 敏感溶胀型聚合物凝胶体系、葡萄糖 - 葡萄糖酶体系及 pH - 敏感性溶解度控制自调式给药系统等。

二、口服缓、控释给药系统

缓释制剂（sustained - release preparations）系指用药后，能在机体内缓慢释放药物，吸收的药物能在较长时间内维持有效血药浓度的制剂，其药物的释放一般符合一级或 Higuchi 动力学过程。控释制剂（controlled - release preparations）系指药物在规定溶剂中，按设计好的程序缓慢地恒速或接近恒速释放的制剂，药物的释放符合零级速度过程，并且释药速度仅受制剂本身设计的控制，而不受外界条件，如 pH、酶及胃肠蠕动等因素的影响。

肠溶制剂、结肠定位制剂和脉冲制剂等，又被称为迟释制剂（delayed - release preparations）。《中国药典》2010 年版，对于缓释、控释和迟释制剂分别提出了详细的指导原则。《美国药典》将缓控释制剂统一归为调释制剂（modified - release preparations），文献中常见的英文名称还有 extended - release preparations，prolonged action preparations，repeat - action preparations 及 retard prepations 等。

与普通制剂比较，缓控释制剂具有以下优点：①减少服药次数，极大提高患者的依从性；②释药徐缓，使血药浓度平稳，避免峰谷现象，有利于降低药物的毒副作用；③缓控释制剂可发挥药物的最佳治疗效果；④某些缓控释制剂可以按要求，实现定时、定位释放，更有利于疾病的治疗。

但缓控释制剂也有不利的一面：①临床应用中剂量调节的灵活性较差。当出现较大的毒副作用时，往往不能立刻停止治疗；②缓释制剂往往是基于健康人群的平均药动学参数设计，如药物在疾患者群的体内药动学特性发生改变时，不能灵活调整其给药方案；③制备缓控释制剂所需设备和工艺费用较常规制剂昂贵。

近年来，发展了多种剂型的缓控释制剂，如片剂、胶囊剂（内装缓释微丸等）、栓剂、渗透泵片、贴剂、植入剂、黏膜黏附剂及注射剂（如微球、纳米粒和脂质体等）等。其中，缓释微丸的应用比较多，其优势在于：①安全性好：在多元粒子中，如果个别单元（粒）被破坏，药物可迅速释放，但对整体影响很小；相比之下，若单元制剂（如缓释片）出现"爆破释放"（dose - dumping），则可影响整体的治疗效果，甚至出现中毒现象（缓释制剂剂量常为普通制剂的数倍）；②个体差异小：胃内容物或胃肠运动对片剂的排空影响较大，而对微小单元，如微丸的胃排空影响较小。因此，可以减少饭前饭后胃功能差别或个体差异的影响。

1. 缓、控释制剂的设计原则

（1）影响设计的因素

1）剂量因素：一般认为每剂 0.5 ~ 1.0g，是普通口服制剂单次给药的最大剂量，同样也适用于缓控释给药系统。随着制剂技术的发展和异形片的出现，目前已上市的口服片剂中，已有超过此剂量限度的制剂。必要时，可采用一次服用多片的方法降低每片的含药量。对于一些治疗窗（therapeutic window）较窄的药物应在安全剂量范围内，设计其缓控释制剂。

2）药物的理化性质：药物的理化性质包括药物的溶解度、pKa 和油/水分配系数。药物的口服吸收，受其溶解度及油/水分配系数等理化性质的影响。由于大多数呈弱酸或弱碱性的药物，其在胃肠道的不同部位受局部 pH 的影响，呈现不同的解离程度，导致吸收程度也不同。在设计缓控释制剂时，必须考虑药物在胃肠道环境中的溶解和吸收特点。对于难溶的药物，应根据具体情况采取一定的技术提高药物溶解度；同时，控制药物的释放。此外，对于溶解度很小的药物（<0.01mg/ml），由于其本身即具有"缓释"效果，其溶解速度即为药物释放和吸收的限速步骤，不宜设计成扩散控制型的缓控释制剂。

油/水分配系数过高的药物，脂溶性过大，会与脂质膜产生强结合力而不能进入血液循环中；分配系数过小的药物，亲水性强，不易透过生物膜。因此，只有分配系数适中的药物，才容易透过生物膜，进入血液循环中。

3）胃肠道稳定性：口服药物易受胃肠道酸碱水解、酶促降解以及细菌分解的影响。在特定部位降解的药物，可以设计成定位释放制剂，以避免在特定部位的降解。例如，质子泵抑制药奥美拉唑在胃中不稳定，可以制成肠溶制剂给药；蛋白多肽类药物在小肠中将被消化酶大量降解，可以设计成结肠定位给药系统，以提高其生物利用度。

（2）生物因素

1）生物半衰期：制备缓控释制剂的目的是要在较长时间内，使血药浓度维持在治疗的有效浓度范围内。最理想的缓控释制剂应该是药物进入血液循环的速度，与其在体内的消除速度相同。生物半衰期（biological half-life）反映药物的消除速度，对维持治疗浓度至关重要。生物半衰期太短的药物，要维持治疗浓度，必须加大单位给药剂量，不方便给药。一般对于生物半衰期小于 1h 的药物，如呋塞米和左旋多巴等，都不适宜制成缓释制剂。对于半衰期大于 24h 的药物，由于其本身在体内的药效就可以维持较长的时间，没有必要制成缓释制剂，如地高辛、华法林和苯妥英等。此外，大多数药物在胃肠道的运行时间为 8~12h。因此，药物的释放和吸收时间不宜设计为 12h 以上。如果在结肠部位可以吸收，则可能使药物释放时间增至 24h，从而制成每日服药一次的缓控释制剂。

2）吸收因素：药物的吸收特性，对缓控释制剂的设计影响很大。制备缓控释制剂的目的是通过对制剂的释药速度进行控制，以控制药物的吸收。因此，释药速度必须比吸收速度慢。假设大多数药物和制剂在胃肠道吸收部位的运行时间为 8~12h，则吸收的最大半衰期应接近于 3~4h，这样可吸收 80%~95% 的药物；如果吸收半衰期>3~4h，则药物还没有释放完全，制剂已离开吸收部位。而药物的最小表观吸收速度常数应为 0.17~0.23/h，实际相当于药物从制剂中释放的速度常数。因此，缓控释制剂的释放速度常数最好在 0.17~0.23/h。实践证明，本身吸收速度小的药物不宜制成缓控释制剂。

如果药物是通过主动转运吸收或吸收局限于小肠的某一特定部位，则不利于制成缓释制剂。例如，维生素 B_2 只在十二指肠上部吸收，而硫酸亚铁的吸收则在十二指肠和空肠上端。因此，药物应在通过这一区域前释放药物。对于这类药物，应设法延长其在胃中的停留时间，使药物在胃中缓慢释放，然后到达吸收部位，可采用胃漂浮或生物黏附等策略。

3）代谢因素：在吸收前有代谢作用的药物如制成缓释剂型，生物利用度则会降低。大多数肠壁酶系统对药物的代谢作用具有饱和性，当药物缓慢地释放到这些部位，由于酶代谢过程未达到饱和，可使大部分药物转换成代谢物。例如，服用阿普洛尔缓释制剂，药物在肠壁代谢的程度增加，生物利用度降低。多巴 – 脱羧酶在肠壁浓度高，对左旋多巴产生酶代谢，若将左旋多巴与抑制多巴 – 脱羧酶的化合物一起制成缓释制剂，则既能增加吸收，又能延长其治疗作用时间。

2. 设计要求

（1）生物利用度：缓控释制剂的生物利用度，一般应在普通制剂的 80% ~ 120% 的范围内。若药物吸收部位主要在胃与小肠，宜设计成每 12h 服一次；若药物在结肠也有一定的吸收，则可考虑设计为每 24h 服一次。为了保证缓控释制剂的生物利用度，应根据药物在胃肠道中的吸收速度，控制药物从制剂中的释放速度。

（2）峰、谷浓度比值（C_{max}/C_{min}）。缓控释制剂稳态时的峰浓度与谷浓度之比应小于普通制剂，也可用波动度（fluctuation）表示。根据此项要求，一般半衰期短、治疗窗窄的药物，可设计每 12h 服用一次；而半衰期长或治疗窗宽的药物，则可设计每 24h 服用一次；若设计零级释放剂型，如渗透泵制剂，其峰谷浓度的比值应显著小于普通制剂。

3. 处方设计 一般半衰期较短的药物（$t_{1/2} = 2 ~ 8h$），可以制成缓控释制剂，以降低药物浓度在体内的波动性。例如，盐酸普萘洛尔（$t_{1/2} = 3.1 ~ 4.5h$）、茶碱（$t_{1/2} = 3 ~ 8h$）以及吗啡（$t_{1/9} = 2.28h$）等，均适合制成缓控释制剂。

目前，对于适合制备缓控释口服制剂的药物尚无明确的限定，应视临床治疗需要而定。一些原先认为不宜制成缓控释制剂的药物，也已经被制成缓控释制剂使用，如；①生物半衰期很短（<1h，如硝酸甘油）或很长（>12h，如地西泮）的药物；②抗生素：过去认为，抗生素制成缓控释制剂后易导致细菌的耐药性。但目前，已有头孢氨苄缓释胶囊和克拉霉素缓释片等上市；③首关作用强的药物，如美托洛尔和普罗帕酮等；④一些成瘾性药物也可制成缓释制剂，以适应特殊的医疗需要。

4. 质量评价 缓控释制剂体内评价的主要意义在于用动物或人体，验证缓控释制剂在体内控制释放性能的优劣，评价体外实验方法的可靠性，并通过体内试验进行制剂的体内药动学研究，计算有关药动学参数，为临床用药提供可靠的依据。体内评价主要包括生物利用度和生物等效性评价。

生物利用度（bioavailability）是指剂型中的药物吸收进入人体血液循环的速度和程度。生物等效性（bioequivalence）是指一种药物的不同制剂，在相同实验条件下，给予相同剂量，其吸收速度和程度无明显差异。《中国药典》2010 年版规定，缓控释制剂的生物利用度与生物等效性的评价应在单次给药与多次给药两种条件下进行。

单次给药（双周期交叉）的实验目的，在于比较受试者分别在空腹状态下服用缓控释受试制剂与参比制剂的吸收速度和吸收程度的生物等效性，并确认受试制剂的缓控释药动学特征。多次给药是比较受试制剂与参比制剂多次连续用药达稳态时，药物的吸收程度、稳态血药浓度和波动情况。参比制剂一般应选用国内外上市的同类缓控释制剂的主导产品，若系创新的缓控释制剂，则应选择国内外上市的同类普通制剂主导产品。

第二节 择时与定位释药制剂

长期以来，药物传递系统的设计一直是基于 Claude Bernard 的生物体内环境自身平衡理论，即生物体可以自身调节并保持内环境的相对稳定。因此，大多数治疗药物都被设计为等间隔、等剂量、多次给药或缓控释剂型，以实现体内平稳的血药浓度及理想的治疗效果。近年来，时辰生物学（chronobiolog）、时辰病理学（chronopathology）、时辰药理学（chrono-pharmacology）和时辰治疗学（chronotherapy）等方面的进展，动摇了上述理论。这些研究表明，许多疾病的发作存在着明显的周期性节律变化。例如，哮喘患者的呼吸困难、最大气流量的降低，在深夜时最为严重；胃溃疡患者的胃酸分泌，在夜间增多；牙痛等疼痛，在夜间至凌晨时更为明显；凌晨睡醒时，血压和心率急剧升高，最易出现心脏病发作和局部缺血现象。而恒速释药的控释制剂，已不能满足这些节律性变化疾病的临床治疗要求。

择时治疗，应根据疾病发病时间规律及治疗药物时辰药理学特性，设计不同的给药时间和剂量方案，选用合适的剂型，降低药物的毒副作用，达到最佳的疗效。口服择时（定时）释药系统（oral chronopharmacologic drug delivery system）就是根据人体的这些生物节律变化特点，按照生理和治疗的需要，定时、定量释药的一种新型给药系统。目前，口服择时给药系统主要有渗透泵脉冲释药制剂、包衣脉冲释药制剂和定时脉冲塞胶剂等。

口服定位释药系统（oral site - specific drug delivery system）是指口服后，能将药物选择性地输送到胃肠道某一特定部位，以速释、缓释或控释释放药物的剂型。其主要目的是：①改善药物在胃肠道的吸收，避免其在胃肠生理环境下失活，如蛋白质或肽类药物制成的结肠定位释药系统；②治疗胃肠道的局部疾病，可提高疗效，减少剂量，降低全身性副作用；③改善缓控释制剂因受胃肠道运动的影响而造成的药物吸收不完全、个体差异大等现象。根据药物在胃肠道的释药部位不同，可设计为胃定位释药系统、小肠定位释药系统和结肠定位释药系统。

一、口服择时（定时）释药系统

1. 渗透泵脉冲释药制剂 渗透泵定时释药系统的基本组成为片芯、半渗透膜包衣层和释药小孔，片芯可为单层或双层。以双层片芯为例，其中一层是含药和渗透物质的聚合物材料层，离释药小孔近；另一层是远离释药小孔的渗透物质层，提供推动药物释放的渗透压。水分通过半透膜渗入膜内后，渗透物质吸水产生足够渗透压的过程需要一定时间。因此，包衣材料的种类、配比以及药物层中聚合物材料的种类和用量都是影响控释药物释放时间的重要因素。必要时，还可通过在渗透泵片的外面包衣，以延长开始释药的时间。

例如，在美国上市的产品 Covera - HS，其主药为盐酸维拉帕米；片芯药物层选用聚氧乙烯（分子量30万）、PVPK 29 - 32 等作为促渗剂；渗透物质层则包括聚氧乙烯（分子量700万）、氯化钠、HPMCE - 5 等；外层包衣用醋酸纤维素、HPMC 和 PEG3350；用激光在靠近药物层的半透膜上，打释药小孔。此法制备的维拉帕米定时控释片，可在服药后 5h，定时按零级释放药物。临床实践表明，在清晨 3 点左右，高血压患者体内的儿茶酚胺水平增高，收缩压、舒张压和心率增加。因此，心血管患者的意外事件（心肌梗死和血管猝死）多发生于清晨。晚上临睡前 10 点左右服用 Covera - HS 后，可于次日清晨疾病即将发作时释放出一个脉冲剂量的药物，符合该病节律变化的治疗需要。

2. 包衣脉冲释药制剂　包衣脉冲释药制剂包括含活性药物成分的片芯、微芯和包衣层（可以是一层或多层）。包衣层可阻滞药物从核心中释放，阻滞时间由衣层的组成和厚度来决定。某些制剂的片芯中，还含有崩解剂。当衣层溶蚀或破裂后，崩解剂可使片芯迅速崩解并快速释放药物。脉冲释药制剂主要通过膜包衣技术和压制包衣技术制备。

二、口服定位给药系统

1. 胃定位释药系统　胃内定位释药，主要通过延长胃内的滞留时间来解决。胃内滞留片（gastric retention tablets）是指一类能滞留于胃液中，延长药物在消化道内的释放时间，改善药物吸收，提高药物生物利用度的片剂。

胃内滞留的目的：①促进弱酸性药物和在十二指肠段有主动转运药物的吸收；②提高在肠道环境不稳定药物在胃部的吸收；③提高治疗胃部和十二指肠部位疾病药物的疗效；④延长胃肠道滞留时间，使药物得到充分的吸收。

实现胃滞留的途径有胃内漂浮滞留（gastric floating retention）、胃壁黏附滞留（gastric adhesive retention）及磁导向定位技术（magnetic target site technology）和膨胀滞留（expansion retention）。

2. 结肠定位释药制剂　近年来，受到普遍关注的口服结肠定位给药系统（oral colon - specific drug delivery system，OCDDS），多为肠溶膜控释剂型。所谓 OCDDS，系指用适当方法，避免药物在胃、十二指肠、空肠和回肠前端释放，运送到人体回盲部后释放而发挥局部或全身治疗作用的一种给药系统，是一种定位在结肠释药的制剂。

结肠定位释药的优点有：①提高结肠局部药物浓度，提高药效，利于治疗结肠局部病变，如 Crohn's 病、溃疡性结肠炎、结肠癌和便秘等；②结肠给药可避免首关效应；③结肠部位酶活性低，利于多肽和蛋白质类大分子药物的吸收；④固体制剂在结肠中的转运时间很长，可达 20~30h。因此，开展 OCDDS 的研究对于缓控释制剂，特别是日服 1 次制剂的开发，具有指导意义。

根据释药原理，可将 OCDDS 分为以下几种类型。

（1）时间控制型 OCDDS：药物经口服后到达结肠的时间约为 6h，用适当方法制备具有一定时滞的时间控制型制剂，可使药物在胃、小肠不释放，到达结肠后开始释放，实现结肠定位给药的目的。大多数的 OCDDS，均由药物储库和外包衣层组成。此包衣层可在一定时间后，溶解、溶蚀或破裂，使药物从储库内芯中迅速释放发挥疗效。时控型 OCDDS 可受到食物的影响，必须控制食物的类型，做到个体化给药，否则可能影响药物的生物利用度。

（2）pH 依赖型 OCDDS：结肠的 pH 为 7.0~7.5，比胃和小肠的 pH 略高。采用在结肠 pH 环境下溶解的 pH 依赖性高分子聚合物，如聚丙烯酸树脂（Eudragit S100，pH > 7.0 溶解）等，可使药物在结肠部位释放并发挥疗效。目前，壳聚糖经人工改造后显示出了良好的结肠定位作用，如半合成的琥珀酰 - 壳聚糖及邻苯二甲酸 - 壳聚糖等。

（3）时控和 pH 依赖结合型 OCDDS：药物在胃肠的转运过程中，胃的排空时间在不同情况下有很大差异，但通过小肠的时间相对稳定，平均约为 4h。另外胃肠的 pH 除在胃中 pH 较低外，在小肠和结肠的 pH 差异较小。在结肠细菌作用以及在病理情况下，可出现结肠 pH 比小肠低的情况。所以，单纯采用时控型和 pH 依赖型，都很难实现 OCDDS 设计的目的。因此，有必要综合时控型和 pH 依赖型设计出一种特殊胶囊，来实现结肠定位释药。此法是将药物与有机酸装入硬胶囊，并用 5% 乙基纤维素的乙醇液密封胶囊连接处。然后，依下列顺序包衣，首先，用胃溶性材料包酸溶性衣层；其次，为羟丙甲纤维素（HPMC）包衣的亲水层；最后，为肠溶性材料包衣的肠溶层；最终形成了三层包衣系统。外层的肠溶层在 pH >5 的条件下溶解，可防止药物在胃中释放。到达小肠后，由于 pH 升高，肠溶层和亲水层溶解，最内层的酸溶性衣层仍能阻滞药物在小肠的释放。到达结肠后，则随着水分向内渗透，有机酸溶解，使得胶囊内 pH 下降，酸溶性衣层溶解，最终释放药物。三层包衣系统，保证了药物在结肠的定位释放，且避免了药物在胃内滞留时间差异的影响；同时，可通过调节酸溶性衣层的厚度，达到控制药物释放时间的目的。

（4）压力控制型 OCDDS：由于结肠内大量的水分和电解质被重新吸收，导致肠内容物的黏度增大。当肠道蠕动时，可对物体产生较大的直接压力，使物体破裂。依此原理，人们设计了压力控制型胶囊。即，将药物用聚乙二醇（PEG）溶解后，注入内表面涂有乙基纤维素（EC）的明胶胶囊内；口服后，明胶层立即溶解，内层的 EC 此刻呈球状（内含药物）；到达结肠后，由于肠压的增大而致其崩解，药物随之释放出来。

（5）酶触发型 OCDDS：结肠内存在大量的细菌及独特的酶系，如偶氮降解酶及糖苷酶等。由酶降解性材料制成的制剂到达结肠后，被降解而释放药物，达到定位给药的目的。此类给药系统，有以下几种类型。

1）前体药物的 OCDDS：将药物与能被结肠糖苷酶或细菌降解的高分子载体结合。口服后，由于胃、小肠内缺乏可降解高分子材料的酶，从而保证了药物只能在结肠定位释放。常见的有偶氮双键前体药物及葡聚糖前体药物等，这些前体药物在胃、小肠不易水解，只有到达结肠时才可被糖苷酶水解并释放药物，发挥疗效。

2）包衣型的 OCDDS：选用能被结肠酶或细菌降解的包衣材料对药物进行包衣，以达到结肠定位给药的目的。较为常用的包衣材料是多糖类，如壳聚糖、环糊精、直链淀粉及果胶；另外，还有偶氮聚合物及二硫化物聚合物等。

3）骨架片型的 OCDDS：将药物与可被结肠酶或细菌降解的载体制成骨架片，以达到结肠靶向给药的目的。

第三节　靶向制剂

一、概述

1. 靶向给药制剂的定义　靶向制剂亦称靶向给药系统（targeted drug delivery systems，TDDS），系指药物进入体循环系统之后，选择性地浓集于需要发挥作用的靶组织、靶器官、靶细胞或细胞内某靶点的制剂。

2. 靶向给药制剂的分类　根据到达靶部位的不同，可把药物的靶向性分为三级：第一级，到达的特定部位是器官或组织；第二级，到达的部位是器官或组织内的特定的细胞（如肿瘤细胞而不是正常细胞，肝实质细胞而不是枯否氏细胞）；第三级，到达的部位是靶细胞内的特定的细胞器（如线粒体）等。

根据靶向传递机制分类，TDDS 大体可分为以下三类：被动靶向制剂、主动靶向制剂和物理化学靶向制剂。

二、被动靶向制剂

被动靶向制剂即自然靶向制剂，系利用药物载体被生理过程自然吞噬而实现靶向的制剂，包括脂质体、乳剂、微球、纳米囊和纳米球等。

1. 脂质体　脂质体（liposomes）与细胞膜的组成相似，能显著增强细胞摄取，延缓和避免耐药性。脂质体在体内细胞水平上的作用机制包括吸附、脂交换、内吞及融合等。脂质体经静注进入体内后，主要集中分布在肝、脾、肺、淋巴结、骨髓等网状内皮，且在炎症、感染和某些实体瘤部位亦较多聚集，具有被动靶向性。脂质体经肌内、皮下或腹腔注射后，首先进入局部淋巴结中，是治疗和预防肿瘤扩散和转移的优良药物载体。脂质体的体内行为主要受四种因素的影响；磷脂组成及含量、胆固醇含量、粒径大小及表面电荷。

2. 纳米粒

（1）纳米粒：纳米粒（nano particles）与脂质体相比，其物理稳定性好，但无脂质体的可特异性融合细胞膜的作用。普通纳米粒经静脉注射后，可被网状内皮系统摄取，被动靶向分布于肝、脾和骨髓。为了提高其他部位的靶向性，可对其进行修饰，制备长循环纳米粒、主动靶向纳米粒及磁性靶向纳米粒等。目前，紫杉醇的白蛋白纳米粒已被美国 FDA 批准上市。

（2）固体脂质纳米粒：固体脂质纳米粒（solidlipid nanoparticles，SLN）采用的类脂生物相容性好、毒性低、理化性质稳定，可以克服脂质体、类脂体及乳剂等剂型的不稳定问题。经静脉给药后，其不仅具有纳米粒的特征，还具有类似乳剂的淋巴靶向性，适合制备抗癌药及消炎药的被动靶向制剂。

（3）聚合物胶束：聚合物胶束（polymeric micelles）是两亲性的高分子物质，在水中自发形成一种自组装结构的纳米粒。与小分子表面活性剂胶束比较，聚合物胶束通常具有更低的临界胶束浓度和解离速率，表现为在生理环境中具有良好的稳定性，能使装载的药物保留更长时间，在靶向部位有更高的药物累积量。聚合物胶束大小为 10 ~ 100nm，药物可通过化学结合或物理作用包裹于其中。目前，对于聚合物胶束作为药物载体的研究，主要集中在两类药物的传递系统中。第一类是高效、毒性大、难溶的药物，主要为抗癌药物，如紫杉醇和多柔比星等；第二类是生理环境下不稳定，且细胞摄取率低的药物，主要为基因药物，如DNA 质粒和寡核苷酸等。

3. 微球　微球（microspheres）静脉注射后，首先与肺部毛细血管网接触。粒径 > 7μm 的微球，被肺有效截获；而 7μm 以下的微球，则会很快被网状内皮系统的巨噬细胞清除，主要集中于肝、脾等含网状内皮系统丰富的组织。

4. 纳米乳　纳米乳（nano emulsions）是粒径为 10 ~ 100nm 的胶体分散系统。纳米乳作为药物传输系统，具有淋巴系统靶向性。抗癌药物制备成注射纳米乳注入体内后，可提高抗癌药物在肝、脾、肺及淋巴等部位的浓度，可提高疗效，降低不良反应；较高的淋巴药物浓度还可有效防止癌细胞从淋巴途径转移。

三、主动靶向制剂

主动靶向制剂一般是指具有主动寻靶功能的药物制剂，包括前体药物和修饰的药物微粒载体两大类。

前体药物：前体药物（prodrugs）是活性药物经化学修饰衍生而成的，在体外无活性或活性很低，在体内经化学反应或酶反应，使母体药物再生而发挥其治疗作用的物质。前体药物在特定的靶部位再生为母体药物的基本条件是：前体药物转化的反应物或酶仅在靶部位存在或表现出活性；前体药物能同药物受体充分接近；有足够量的酶以产生足够量的活性药物；产生的活性药物应能在靶部位滞留，而不漏入循环系统产生不良反应。有些前体药物或者由于不够稳定，或者由于在体内转运受到阻碍，可再制备其衍生物，称为双重前体药物。

（1）脑部靶向前体药物：脑部靶向前体药物的设计，通常是以一些与细胞生长有关或参与体内代谢的生理活性物质，如氨基酸、羧酸及杂环等化合物为载体，将其接入药物分子中，以增加药物与血脑屏障中生物大分子的亲和力，或增加药物的脂溶性，使之容易透过血脑屏障，最后经酶解后释放原药起效。例如，海洛因作为吗啡的二酰基衍生物，由于其脂溶性增加，其穿透血脑屏障的能力较吗啡增强 100 倍。

（2）结肠靶向前体药物：药物与能被结肠菌群分解的、具有特异性酶生物降解的高分子材料结合后，形成前体药物。前体药物口服后，在胃、小肠不降解，到达结肠之后才能降解，从而保证了药物在结肠的定位释放。例如，5 - 氨基水杨酸是治疗结肠炎的药物，其前体药物为奥沙拉嗪，通过偶氮键联接两个分子的 5 - 氨基水杨酸。该化合物在胃和小肠部位不能吸收也不能分解，到达结肠后在结肠内特有的偶氮还原酶的作用下，偶氮键降解，还原两个分子的 5 - 氨基水杨酸，从而发挥抗炎作用。

（3）肾靶向前体药物：通常采用低分子量蛋白质（low molecular weight protein，LM-WP）、糖基复合物等药物转运载体制备前体药物。例如，学者张志荣、郑强等选用治疗慢性肾炎的雷公藤内酯醇（triptolide，TP）为模型药物，选用溶菌酶（lysozyme，LZM）为载体，制备了雷公藤内酯醇 - 溶菌酶结合物（TPS - LZM）。体内分布试验显示，与原药相比，结合物具有较好的肾靶向性和滞留时间，而在其他各脏器中的分布显著减少。

（4）肝靶向前体药物：不同类型肝细胞表面具有不同的特异性受体，如肝实质细胞表面的去唾液酸糖蛋白受体（asialoglycoprotein receptor，ASGPR），低密度脂蛋白受体（low - density lipoprotein receptor，LDLR）和高密度脂蛋白受体（high - density lipoprotein receptor，HDLR），库普弗细胞表面的甘露糖受体和"清道夫"受体（scavenger receptor，SR）等。以ASGP - R 为例，它是一种在肝实质细胞表面表达并可专一性识别末端含有半乳糖或乙酰氨基半乳糖的糖蛋白。因此，可将大分子药物等经半乳糖糖基化后，制成以 ASGP - R 受体为介导的肝靶向前体药物。

（5）肿瘤靶向前体药物：肿瘤靶向前体药物治疗系统是利用肿瘤中某些酶水平的升高，活化前体药物释放出活性的原药。例如，5 - 氟尿苷的前药 5 - 去氧 - 5 - 氟尿苷，即利用骨髓细胞缺少、在肿瘤细胞中大量存在的核苷磷酸酶的作用，释放母体药物，从而降低了药物对正常细胞的毒副反应。

四、物理化学靶向制剂

1. 磁性靶向制剂　磁性制剂是将药物与磁性物质共同包裹于高分子聚合物微粒中，利用体外磁场引导微粒在体内定向移动和定位浓集的给药系统。Pulfer 等制备了粒径 10～20nm 的中性葡聚糖磁性纳米粒，以 4mg/kg 的剂量动脉注射给予荷 RG－2 瘤的雄性大鼠，并在脑部给予 0～6 000G 的磁场，分别于 30min 和 6h 后处死，收集脑组织进行分析。结果表明，未给予磁场时，每 1g 脑组织中的药量为 23%～31%；外加磁场时，药量可增至 41%～48%。

2. 动脉栓塞靶向制剂　将微球制剂选择性地注入动脉，栓塞于某些组织而使这些组织的病灶缺氧、坏死的方法为动脉栓塞给药。这些微球制剂用于肿瘤治疗。一方面，载体长时间停留在动脉内，阻断血液向肿瘤组织提供营养，防止癌细胞的繁殖；另一方面，药物可以不断向肿瘤组织扩散，不但使肿瘤部位的药物浓度长时间维持在较高水平而体循环中的药物浓度较低，从而提高药物的治疗指数，降低毒副作用。值得一提的是，肝是由肝动脉与静脉双重供血的器官，肝细胞 70%～90% 的供血来自门静脉，而肿瘤组织 95% 的供血来自肝动脉，这一特点对肝肿瘤的栓塞化疗极为有利。

3. 热敏靶向制剂　脂质膜在由"凝胶态"转变到液晶结构的相转变温度时，膜的流动性增大，此时包封的药物释放速率亦增大；而未到相转变温度时，药物释放缓慢。根据这一原理，可制备温度敏感脂质体。例如，^{3}H 标记的甲氨蝶呤温度敏感脂质体，注入荷 Lewis 肺癌小鼠的尾静脉后，用微波发生器加热肿瘤部位至 42℃；4h 后，试验组循环系统中的放射活性为对照组的 4 倍。

4. pH 敏感靶向制剂　根据肿瘤间质液的 pH 值一般比周围正常组织低的特点，可设计 pH 敏感脂质体。其原理是 pH 低时可引起六方晶相的形成，致使脂质体膜融合而加速药物释放。pH 敏感的典型磷脂是二油酰磷脂酰乙醇胺。例如，采用二油酰磷脂酰乙醇胺：胆固醇：油酸（摩尔比 4：4：3）制备的 pH 敏感脂质体，将荧光染料导入 NIH3T3 细胞及人胚肺中的成纤维细胞；研究显示，脂质体进入 NIH3T3 细胞后，可在微酸环境中破裂，使荧光物质浓集到细胞内。

第四节　药品检测方法的要求

一、准确度

准确度（accuracy）是指用该方法测定的结果与真实值或参考值接近的程度，一般以百分回收率（recovery,%）表示。它反映分析方法对样品中被测组分给予全量响应的能力及各步操作加和误差对测量值的影响程度。因此，涉及定量测定的检测项目均须验证准确度。

（一）含量测定方法的准确度

原料药可用已知纯度的对照品或样品进行测定，或用本法所得结果与建立准确度的另一方法测定的结果进行比较。制剂可用含已知量被测物的各组分混合物进行测定。如不能得到制剂的全部组分，可向制剂中加入已知量的被测物进行测定，或与另一个已建立准确度的方法比较测定结果。

如该法已建立了精密度、线性和专属性，准确度有时也能被推算出来，不必再做。

（二）杂质定量测定的准确度

可向原料药或制剂中加入已知量杂质进行测定。如果不能得到杂质或降解产物，可用本法测定结果与另一种成熟的方法进行比较，如药典规定方法或经过验证的方法。如不能测得杂质或降解产物的相对响应因子，可用原料药的响应因子。应明确证明单个杂质和杂质总量相当于主成分的质量百分比。

数据要求：在规定范围内，至少用9次测定结果进行评价。例如，制备3个不同浓度的样品，各测定3次。应报告已知加入量的百分回收率，或测定结果平均值与真实值之差及其置信区间。

二、精密度

精密度（precision）是指在规定的条件下，同一个均匀样品，经过多次取样测定所得结果之间的接近程度。一般来说，精密度用偏差d、标准偏差s或相对标准偏差（变异系数）RSD表示。含量测定和杂质定量测定应考虑方法的精密度。精密度验证内容包括重复性、中间精密度和重现性。

（一）重复性（repeatability）

也称批内精密度（intraassay precision），是指在较短时间间隔内，由一个分析人员测定所得结果的精密度。在规定范围内，用至少9次测定结果进行评价，如制备3个不同浓度的样品，各测定3次，或把被测物浓度当作100%，用至少测定6次的结果进行评价。

（二）中间精密度（intermediate precision）

是指在同一实验室，由于实验室内部条件的改变，如在不同时间、由不同分析人员或使用不同仪器设备依法测定，所得结果的精密度。用于考查随机变动因素对精密度的影响。

（三）重现性（reproducibility）

是指在不同实验室由不同分析人员依法测定，所得结果的精密度。通常，分析方法将被法定标准采用时，应进行重现性试验。如建立药典分析方法时，通过协同检验得出重现性结果，协同检验的过程、重现性结果均应记载在起草说明中。

数据要求：均应报告标准偏差、相对标准偏差和置信区间。

三、专属性

专属性（specificity）又称选择性（selectivity），是指在其他成分（如杂质、降解产物、辅料等）可能存在的情况下，采用的方法能准确测定出被测物的特性。它反映了该分析方法在有共存物时对供试物准确而专属的测定能力。专属性常用来表示含有添加杂质、降解产物、相关化合物或其他组分的样品与未曾添加的样品所得分析结果的偏离程度，这种偏离表现为两组样品的含量测定结果不同。除了利用上述两组样品进行分析比较来考察该法的选择性之外，如遇杂质或降解产物是未知组分或不易获得者，可用其他方法（如色谱法等）与之对照比较，以度量测试结果的符合程度。

鉴别反应、杂质检查、含量测定方法，均应考察其专属性。如方法不够专属，应采用多个方法予以补充。

（一）鉴别反应

应能与可能共存的物质或结构相似化合物区分。不含被测成分的样品，以及结构相似或组分中的有关化合物，均应呈负反应。

（二）含量测定和杂质测定

色谱法和其他分离方法，应附代表性图谱，以说明专属性。图中应标明诸成分的位置，色谱法中的分离度应符合要求。

在杂质可获得的情况下，对于含量测定，试样中可加入杂质或辅料，考察测定结果是否受干扰，并可与未加杂质和辅料的试样比较测定结果。对于杂质测定，也可向试样中加入一定量的杂质，考察杂质能否得到分离。在杂质或降解产物不能获得的情况下，可将含有杂质或降解产物的试样进行测定，与另一个经验证了的方法或药典方法比较结果。用强光照射、高温、高湿、酸碱水解或氧化的方法进行加速破坏，以研究降解产物。含量测定方法应比较两法的结果，杂质测定应比较检出杂质个数，必要时可采用二极管陈列检测和质谱检测，进行纯度检查。

四、检测限

检测限（limit of detection，LOD 或 detection limit，DL）是指试样中被测物能被检测出的最低量，是一种限度试验的参数，用于表示测量方法在所述条件下对样品中供试物的最低检出浓度，无需定量测定，只需指出高于或低于该规定浓度即可，常用百分数、ppm 或 ppb 表示。

常用的方法有非仪器分析和目视法信噪比法。

非仪器分析目视法：用已知浓度的被测物，试验出能被可靠地检测出的最低浓度或量。

信噪比法：用于能显示基线噪声的分析方法，即把已知低浓度试样测出的信号与空白样品测出的信号进行比较，算出能被可靠地检测出的最低浓度或量。一般以信噪比为 3：1 或 2：1 时相应浓度或注入仪器的量来确定检测限。数据要求上，应附测试图谱，说明测试过程和检测限结果。

五、定量限

定量限（limit of quantitation，LOQ 或 quantitation limit，QL）是指样品中被测物能被定量测定的最低量，其测定结果应具一定准确度和精密度。进行杂质和降解产物定量测定方法研究时，应确定定量限，用百分数、ppm 或 ppb 表示。

定量限常用信噪比法来确定。一般以信噪比为 10：1 时相应的浓度或注入仪器的量进行确定。

确定定量限的方法因所用方法不同而异，当用非仪器分析方法时，与上述检测限的确定方法相同，如用仪器分析方法时，往往将多次空白试验测得的背景响应的标准差，乘以 10，作为定量限的估计值，再通过试验确定，即得。

六、线性

线性（linearity）是指在设计的范围内，测试结果与试样中被测物浓度直接呈正比关系的程度。换句话说，就是供试物浓度（或质量）的变化与试验结果（或测得的响应信号）

成线性关系。

线性关系的测定应在规定的范围内进行。可用一储备液经精密稀释，或分别精密称样并制备成一系列供试液的方法进行测定，至少制备 5 份供试液。以测得的响应信号作为被测物浓度函数作图，观察是否呈线性，再用最小二乘法进行线性回归。必要时，响应信号可经数学转换，再进行线性回归计算。回归曲线的斜率越接近于 1.00，表明越呈线性。

数据要求：列出回归方程、相关系数和线性图。

七、范围

范围（range）是指能达到一定精密度、准确度和线性的条件下，测试方法适用的高低限浓度或量的区间。线性与范围既用于评价分析仪器的工作效能，也用作测定样品中被测组分浓度的标准曲线。

范围应根据分析方法的具体应用和线性、准确度、精密度结果和要求确定。原料药和制剂含量测定，范围应为测试浓度的 80% ~ 120%；制剂含量均匀度检查，范围应为测试浓度的 70% ~ 130%。根据剂型特点，如气雾剂、喷雾剂，范围可适当放宽，溶出度或释放度中的溶出量测定，范围应为限度的 ±20%，如规定限度范围，则应为下限的 −20% 至上限的 +20%；杂质测定研究时，范围应根据初步实测，拟订出规定限度的 ±20%。如果含量测定与杂质检查同时测定，用百分归一化法，则线性范围应为杂质规定下限的 −20% 至含量限度（或上限）的 +20%。

八、耐用性

耐用性（robustness）是指在测定条件稍有变动时，测定结果不受影响的承受程度，为常规检验提供依据。耐用性表示工作与环境的变化对分析方法没有多大影响，是衡量实验室和工作人员之间在正常情况下，试验结果重现性的尺度。开始研究分析方法时，就应考虑其耐用性。如测定条件要求苛刻，则应在方法中写明。

典型的变动因素有：被测溶液的稳定性，样品提取次数，时间等。

液相色谱中典型的变动因素有：流动相的组成和 pH，不同品牌或不同批次的同类型色谱柱、柱温、流速等。

气相色谱法变动因素有：不同品牌或批号的色谱柱、固定相，不同类型的担体，柱温，进样口和检测器温度等。

分析方法的耐用性就是按上述不同条件进行试验，所得结果的重现性再与精密度进行比较，从而确定的。经检验，应说明小的变动能否通过设计的系统适用性试验，以确保方法有效。

九、系统适用性试验

对一些仪器分析方法，在进行验证时，有必要将分析设备、电子仪器与实验操作、被测试样品等一起作为完整的系统进行评估，如系统适用性（system sultability）试验。系统适用性试验参数的设置需根据被验证方法类型而定，如 HPLC 方法需考察理论板数、分离度、重复性和拖尾因子。

药品质量标准分析方法的验证，并不一定对上述几项指标都有要求。通常根据方法的使用时象有所区别，应视具体方法拟订验证的内容。

表2-1中列出了一些检验项目和相应的验证内容，可供参考。

表2-1　检验项目和验证内容

项目 内容	鉴别	杂质测定		含量测定及溶出度测定
		定量	限度	
准确度	-	+	-	+
精密度	-	-	-	+
重复性	-	+	-	+
中间精密度	-	+[a]	-	+[a]
专属性[b]	+	+	+	+
检测限	-	-[c]	+	-
定量限	-	+	-	-
线性	-	+	-	+
范围	-	+	-	+
耐用性	+	+	+	+

注：[a]已有重现性验证，不需验证中间精密度；[b]如一种方法不够专属，可用其他分析方法予以补充；[c]视具体情况予以验证。

第五节　药物鉴别试验的定义与目的

药物的鉴别试验是根据药物的分子结构、理化性质，采用物理、化学或生物学方法来判断药物的真伪。它是药品质量检验工作中的首项任务，只有在药物鉴别无误的情况下，进行药物的杂质检查、含量测定等分析才有意义。中国药典和世界各国药典所收载的药品项下的鉴别试验方法，均为用来证实贮藏在有标签容器中的药物是否为其所标示的药物，而不是对未知物进行定性分析。这些试验方法虽有一定的专属性，但不足以确证其结构，因此不能赖以鉴别未知物。如 ChP2010 凡例中对药物鉴别的定义为：鉴别项下规定的试验方法，仅反映该药品某些物理、化学或生物学等性质的特征，不完全代表对该药品化学结构的确证。而化学药物的结构确证不同于上述的药物鉴别试验，其主要任务是确认所制备原料药的结构是否正确，适用于未知化合物的鉴别或目标对象的结构确认。

第六节　鉴别试验的项目

鉴别项下规定的试验方法，仅适用于鉴别药物的真伪；对于原料药，还应结合性状项下的外观和物理常数进行确认。

一、性状

药物的性状反映了药物特有的物理性质，一般包括外观、溶解度和物理常数等。

（一）外观

是指药品的外表感观和色泽，包括药品的聚集状态、晶型、色泽以及臭、味等性质。

示例：ChP2010 中盐酸氯丙嗪的性状描述：本品为白色或乳白色结晶性粉末；有微臭，味极苦；有引湿性；遇光渐变色；水溶液显酸性反应。盐酸氯丙嗪片的性状描述：本品为糖衣片，除去包衣后显白色。

（二）溶解度

溶解度是药品的一种物理性质，在一定程度上反映了药品的纯度、晶型或粒度，也可供精制或制备溶液时参考。药品的溶解度检查不合格，提示其纯度可能存在问题。一个化合物的表观溶解度是由其组成的各个成分溶解度的加权和。尽管其含量测定可能是合格的，但溶解度的不合格提示了其中的一个或几个比较大的相关杂质影响其表观溶解行为。另外，溶解度不合格，也可能是由药品的晶型和粒度的差异造成的。ChP2010 采用"极易溶解、易溶、溶解、略溶、微溶、极微溶解、几乎不溶或不溶"来描述药品在不同溶剂中的近似溶解度。通常考察药品在水及常用溶剂（与该药品溶解特性密切相关的、配制制剂、制备溶液或精制操作所需用的溶剂等）中的溶解度。

方法：除另有规定外，称取研成细粉的供试品或量取液体供试品，于（25±2）℃一定容量的溶剂中，每隔 5 分钟强力振摇 30 秒钟；观察 30 分钟内的溶解情况，如无目视可见的溶质颗粒或液滴时，即视为完全溶解。

示例：如尼莫地平的溶解度：在丙酮、三氯甲烷或乙酸乙酯中易溶，在乙醇中溶解，在乙醚中微溶，在水中几乎不溶。

（三）物理常数

物理常数是评价药品质量的主要指标之一。其测定结果不仅对药品具有鉴别意义，也反映了该药品的纯度。ChP2010 收载的物理常数包括：相对密度、馏程、熔点、凝点、比旋度、折光率、黏度、吸收系数、碘值、皂化值、酸值等。

1. 熔点　系指一种物质按规定方法测定，由固体熔化成液体的温度、熔融同时分解的温度或在熔化时自初熔至全熔的一段温度。是多数固体有机药物的重要物理常数。ChP2010 收载有三种测定方法，其中最常用的方法为测定易粉碎固体药品的"第一法"，此外还有少数品种采用的第二法和第三法，一般未注明者均指"第一法"。测定时根据供试品熔融同时分解与否，调节传温液的升温速度为 2.5～3.0℃/min 或 1.0～1.5℃/min，要求报告"初熔"（供试品在毛细管内开始局部液化出现明显液滴时的温度）和"全熔"（供试品全部液化时的温度）。

示例：雌二醇的熔点：本品的熔点为 175～180℃；格列本脲的熔点：本品的熔点为 170～174℃，熔融时同时分解。

对熔点难以判断或熔融同时分解的品种应同时采用热分析方法进行比较研究。

2. 比旋度　在一定波长与温度下，偏振光透过长 1dm 且每 1ml 中含有旋光性物质 1g 的溶液时测得的旋光度称为比旋度。它是反映手性药物特性及其纯度的主要指标，可用以区别药品、检查纯度或测定制剂的含量。

示例：维生素 C 的比旋度测定：取本品，精密称定，加水溶解并定量稀释使成每 1ml 中约含 0.10g 的溶液，依法测定，比旋度为 +20.50～+21.50。

3. 吸收系数　在给定的波长、溶剂和温度等条件下，吸光物质在单位浓度、单位液层厚度时的吸收度称为吸收系数。有两种表示方式：摩尔吸收系数和百分吸收系数。后者是ChP2010收载的方法，它是指在一定波长下，溶液浓度为1%（W/V），厚度为1cm时的吸收度，用$E_{1cm}^{1\%}$表示，它是吸光物质的重要物理常数，不仅用于考查原料药的质量，同时可作为该药物制剂应用紫外分光光度法测定含量时的依据。测定方法应按药典规定方法进行。

示例：盐酸氨溴索的吸收系数测定：取本品适量，精密称定，加0.01mol/L盐酸溶液溶解并定量稀释制成每1ml中约含25μg的溶液，在244nm的波长处测定吸光度，吸收系数（$E_{1cm}^{1\%}$）为233～247。

二、一般鉴别试验

一般鉴别试验是依据某一类药物的化学结构或理化性质的特征，通过化学反应来鉴别药物的真伪。对无机药物是根据其组成的阴离子和阳离子的特殊反应；对有机药物则大都采用典型的官能团反应。因此，一般鉴别试验只能证实是某一类药物，而不能证实是哪一种药物。

通常一般鉴别试验仅供确认药物质量标准中单一的化学药物，若为数种化学药物的混合物或有干扰物质存在时，除另有规定外，一般是不适用的。ChP2010附录项下的一般鉴别试验所包括的项目有：丙二酰脲类、托烷生物碱类、芳香第一胺类、有机氟化物、无机金属盐类（钠盐、钾盐、锂盐、铵盐、镁盐、钙盐、钡盐、铁盐、铝盐、锌盐、铜盐、银盐、汞盐、铋盐、锑盐、亚锡盐）、有机酸盐（水杨酸盐、枸橼酸盐、乳酸盐、苯甲酸盐、酒石酸盐）、无机酸盐（亚硫酸盐或亚硫酸氢盐、硫酸盐、硝酸盐、硼酸盐、碳酸盐与碳酸氢盐、醋酸盐、磷酸盐、氯化物、溴化物、碘化物）。现以几个典型的无机离子及有机物官能团为例来阐明鉴别试验原理。

（一）有机氟化物

鉴别方法：取供试品约7mg，照氧瓶燃烧法进行有机破坏，用水20ml与0.01mol/L氢氧化钠溶液6.5ml为吸收液，使燃烧完全后，充分振摇，取吸收液2ml，加茜素氟蓝试液0.5ml，再加12%醋酸钠的稀醋酸溶液0.2ml，用水稀释至4ml，加硝酸亚铈试液0.5ml，即显蓝紫色，同时做空白对照试验。

反应原理：有机氟化物经氧瓶燃烧法破坏，被碱性溶液吸收成为无机氟化物，与茜素氟蓝、硝酸亚铈在pH 4.3溶液中形成蓝紫色络合物，反应式如下：

（茜素氟蓝）

（蓝紫色络合物）

（二）有机酸盐

1. 水杨酸盐

鉴别方法一：取供试品的稀溶液，加三氯化铁试液 1 滴，即显紫色。

反应原理：本品在中性或弱酸性条件下，与三氯化铁试液生成配位化合物，在中性时呈红色，弱酸性时呈紫色。

鉴别方法二：取供试品溶液，加稀盐酸，即析出白色水杨酸沉淀；分离，沉淀在醋酸铵试液中溶解。

2. 酒石酸盐

鉴别方法：取供试品的中性溶液，置洁净的试管中，加氨制硝酸银试液数滴，置水浴中加热，银即游离并附在试管的内壁成银镜。

反应原理：

（三）芳香第一胺类

鉴别方法：取供试品约 50mg，加稀盐酸 1ml，必要时缓缓煮沸使溶解，放冷，加 0.1mol/L 亚硝酸钠溶液数滴，滴加碱性 β-萘酚试液数滴，视供试品不同，生成由橙黄到猩红色沉淀。

反应原理：

（四）托烷生物碱类

鉴别方法：取供试品约 10mg，加发烟硝酸 5 滴，置水浴上蒸干，得黄色的残渣，放冷，加乙醇 2～3 滴湿润，加固体氢氧化钾一小粒，即显深紫色。

反应原理：托烷生物碱类均具有莨菪酸结构，可发生 Vitali 反应，水解后生成莨菪酸，经发烟硝酸加热处理，转变为三硝基衍生物，再与氢氧化钾醇溶液作用，转变成醌型产物而显深紫色。后马托品水解产物没有莨菪酸，不能发生此反应，可以此作为区别。

托烷类　　　　　　　莨菪酸　　　　　　　三硝基衍生物

深紫色

（五）无机金属盐

1. 钠盐、钾盐、钙盐、钡盐的焰色反应

鉴别方法：取铂丝，用盐酸湿润后，蘸取供试品，在无色火焰中燃烧，火焰即显各离子的特征颜色。钠离子显鲜黄色；钾离子显紫色；钙离子显砖红色；钡离子火焰显黄绿色，自绿色玻璃中透视，火焰显蓝色。

测定原理：钠的火焰光谱的主要谱线有 589.0nm、589.6nm，显黄色。钾的火焰光谱的主要谱线有 766.49nm、769.90nm 等，由于人眼在此波长附近敏感度较差，故显紫色。如有钠盐混存，因钠焰灵敏度很高，遮盖了钾焰的紫色，需透过蓝色钴玻璃将钠焰的黄色滤去，此时火焰显粉红色。钙的火焰光谱的主要谱线有 622nm、554nm、442.67nm 与 602nm，其中 622nm 的谱线最强，显砖红色。钡的火焰光谱在可见光区有 533.56nm、513nm、488nm 这几条主要谱线，其中以 533.56nm 波长的谱线最强。

2. 铵盐

鉴别方法：取供试品，加过量的氢氧化钠试液后，加热，即分解，发生氨臭；遇用水湿润的红色石蕊试纸，能使之变蓝色，并能使硝酸亚汞试液湿润的滤纸显黑色。

测定原理：

$$NH_4^+ + OH^- \longrightarrow NH_3 \uparrow + H_2O$$

$$HgCl_2 + 2NH_3 \rightarrow Hg（黑色）+ Hg（NH2）Cl + NH_4Cl$$

（六）无机酸根

1. 氯化物

鉴别一：取供试品溶液，加稀硝酸使成酸性后，滴加硝酸银试液，即生成白色凝乳状沉淀；分离，沉淀加氨试液即溶解，再加稀硝酸酸化后，沉淀复生成。如供试品为生物碱或其他有机碱的盐酸盐，须先加氨试液使成碱性，将析出的沉淀滤过除去，取滤液进行试验。

鉴别二：取供试品少量，置试管中，加等量的二氧化锰，混匀，加硫酸湿润，缓缓加热，即产生氯气，能使用水湿润的碘化钾淀粉试纸显蓝色。

2. 硫酸盐

鉴别一：取供试品溶液，滴加氯化钡试液，即生成白色沉淀；分离，沉淀在盐酸或硝酸中均不溶解。

鉴别二：取供试品溶液，滴加醋酸铅试液，即生成白色沉淀；分离，沉淀在醋酸铵试液或氢氧化钠试液中溶解。

鉴别三：取供试品溶液，加盐酸，不生成白色沉淀（与硫代硫酸盐区别）。

3. 硝酸盐

鉴别一：取供试品溶液，置试管中，加等量的硫酸，小心混合，冷却后，沿管壁加硫酸亚铁试液，使成两液层，接界面显棕色。

鉴别二：取供试品溶液，加硫酸与铜丝（或铜屑），加热，即发生红棕色的蒸气。

鉴别三：取供试品溶液，滴加高锰酸钾试液，紫色不应褪去（与亚硝酸盐区别）。

三、专属鉴别试验

药物的专属鉴别试验是证实某一种药物的依据，它是根据每一种药物化学结构的差异及其所引起的物理化学特性不同，选用某些特有的灵敏的定性反应，来鉴别药物的真伪。如巴比妥类药物含有丙二酰脲母核，主要的区别在于5，5-位取代基和2-位取代基的不同：苯巴比妥含有苯环，司可巴比妥含有双键，硫喷妥钠含有硫原子，可根据这些取代基的性质，采用各自的专属反应进行鉴别。又如甾体激素类药物含有环戊烷并多氢菲母核，主要的结构差别在A环和D环的取代基不同，可利用这些结构特征进行鉴别确证。

综上所述，一般鉴别试验是以某些类别药物的共同化学结构为依据，根据其相同的物理化学性质进行药物真伪的鉴别，以区别不同类别的药物。而专属鉴别试验，则是在一般鉴别试验的基础上，利用各种药物的化学结构差异，来鉴别药物，以区别同类药物或具有相同化学结构部分的各个药物单体，达到最终确证药物真伪的目的。

第三章　药物的选择及用药注意事项

一、药物的选择

治疗一种疾病，常有数种药物可以采用，究竟应选用哪种，主要根据两方面考虑决定。

1. 从疗效方面考虑　首先要看药物对这种病的疗效怎样，为了很快治愈患者，应选用疗效最好的药物。

2. 从不良反应方面考虑　对药物要一分为二，既要看到它有治疗疾病的一方面，又要看到它有引起不良反应的一面。大多数药物都或多或少的有一些副作用或其他不良反应（如过敏反应、耐药性、成瘾性等）。有的药物疗效虽好，就因为能引起不良反应，在选药时不得不放弃，而改用疗效可能稍差但不良反应较少的药物，如止咳时除非必要，多不用可待因（略有成瘾性）而采用氯哌斯汀（咳平）或喷托维林（维静宁）；镇痛时非必要，一般不用吗啡（易成瘾），而用哌替啶；治菌痢多不用氯霉素（毒性较大）而用呋喃唑酮（痢特灵）、小檗碱等。同时也应考虑药物是否价廉易得。

二、用药注意事项

1. 注意避免滥用、防止不良反应　处方用药，一定不能滥用。滥用药物，不仅造成物资上的浪费，更严重的是会给患者带来种种痛苦，造成药害。

2. 注意患者病史　例如对胃肠道痉挛合并青光眼的患者，若忽视其青光眼病史而应用阿托品，将导致不良后果。

3. 注意选择最适宜的给药方法　给药方法系根据病情缓急、用药目的以及药物本身的性质等决定，如对危重病例，宜用静脉注射或静脉滴注；对阴道滴虫病，多用阴道塞入；治疗肠道感染、胃炎、胃溃疡以及用驱虫药时，宜口服；治气管炎、哮喘，如同时采用气雾吸入，疗效往往较好；治疗痢疾可在口服之外加灌肠；治疗某些肿瘤，有时采用瘤体注射。抗生素及磺胺药类，除主要供局部应用（如新霉素、杆菌肽、磺胺醋酰钠、磺胺米隆）外，许多抗菌药物特别是青霉素应尽量避免局部应用，以免引起过敏反应，并导致耐药菌株的产生。当要求药物发挥吸收作用时，在口服后能被吸收的药物，最好采用口服。但遇患者昏迷或呕吐，病情危急，药物口服不能被吸收（如链霉素），刺激性大（如酒石酸锑钾）或容易被胃肠破坏（如青霉素、肾上腺素）时，就应该采用注射。皮下或肌内注射比较常用，因为安全（但也有一些药物不宜肌内注射或皮下注射，如金霉素酸性太强，不宜肌内注射，哌替啶刺激性强，不宜皮下注射）。在病情危急或药物局部刺激性很强（如酒石酸锑钾）时，可采用静脉注射。静脉注射一般要缓慢进行以保证安全，药液不得漏出血管之外（如酒石酸锑钾、金霉素、去甲肾上腺素、氯化锑等），如漏出血管可引起局部组织坏死。同一血管不可反复注射，以免药液刺激引起静脉炎。油溶液及油（或水）、混悬液禁用于静脉注射，因有引起血管栓塞的危险。

4. 注意防止蓄积中毒 有一些药物排泄较慢而毒性较大的药物（如洋地黄、士的宁、依米丁），为防止蓄积中毒，用到一定量以后即应停药或给予较小剂量（维持量）。这类药物，由于容易引起蓄积中毒，故尽量避免用于肝、肾功能不全的患者，并规定一定的连续给药次数或一定时间作为 1 个疗程。1 个疗程完毕以后，如需要重复给药，则应停药一定时间以后再开始下一个疗程。

5. 注意年龄、性别和个体的差异 小儿由于机体发育尚未成熟，对药物的反应与成年人有所不同。例如：①对于镇静催眠药，洋地黄类、阿托品、磺胺类、激素等的耐受性较大，而对吗啡和中枢兴奋药则比较敏感；②应用酸碱类药物较易发生酸血症或碱血症，应用利尿药较易引起低钾、低钠现象；③应用大量或多种抗生素（尤其是口服广谱抗生素时），比较容易引起消化功能紊乱。在用药时必须注意上述这些特点。对幼婴和新生儿尤应注意有些药一般应禁用，如氯霉素、吗啡等。老年人对某些药物也有特异性，例如对麻醉药、肾上腺素等比较敏感，使用巴比妥类、阿托品后容易出现兴奋现象，须加留意。妇女由于生理情况不同，用药须慎重。例如在月经或怀孕期间，不可用剧烈的泻药（如硫酸镁、蓖麻油等），以免引起出血或流产。具有收缩子宫作用的药物如奎宁、麦角等，不宜用于孕妇，以免导致流产。有的药物（如丙米嗪、沙利度胺等）能引起胎儿畸形，亦禁用于孕妇。四环素可能影响婴儿骨骼的生长及乳齿的发育，因此，孕妇及婴儿禁用。有的患者服用某种药物后，常常出现一般患者不会出现的反应，如荨麻疹、血管神经性水肿等，此即过敏反应。如果患者对某一种药物过敏，以后就应该避免再给予这种药物。青霉素、白喉抗毒素（抗毒血清），破伤风抗毒素等易引起严重的过敏性休克，在注射以前，先做过敏试验。青霉素皮试阳性者，应避免使用青霉素而代之以其他药物，如病情必须使用青霉素者，以前认为必要时可考虑对患者进行脱敏注射，但由于具有危险性，现多不主张采用。对白喉抗毒素、破伤风抗毒素皮试阳性，而又必须，使用者，可进行脱敏注射。

6. 注意避免药物相互作用及配伍禁忌 配伍禁忌要注意以下两方面。

（1）注意药理性配伍禁忌（即配伍药物的疗效互相抵消或降低，或增加其毒性）：除药理作用相互对抗的药物如中枢兴奋药与中枢抑制药、升压药与降压药、扩瞳药与缩瞳药、泻药与止泻药、止血药与抗血凝药等一般不宜配伍外，还需注意可能遇到的一些其他药理性配伍禁忌。

（2）理化性配伍禁忌：主要须注意酸碱性药物的配伍问题，例如阿司匹林与碱性药物配成散剂，在潮湿时易引起分解；生物碱盐（如盐酸吗啡）溶液，遇碱性药物可使生物碱析出；甘草流浸膏遇酸性药物时，所含的甘草苷水解生成不溶于水的甘草酸，故有沉淀产生；维生素 C 溶液与苯巴比妥钠配伍，能使苯巴比妥析出，同时维生素 C 部分分解。在混合静脉滴注的配伍禁忌上，主要问题也是酸碱的配伍，例如四环素类（盐酸盐）与青霉素钠（钾）配伍，可使后者分解，生成青霉素析出；青霉素与普鲁卡因、异丙嗪、氯丙嗪等配伍，可产生沉淀；等等。

7. 注意应用新药时必须慎重 在未应用以前，应先参阅有关资料，做到心中有数。在应用当中应注意观察疗效及远近期毒副反应。对某些新药，还须注意观察是否有致癌、致畸胎，有无成瘾性、过敏反应等。用量一般应从资料介绍的剂量的小剂量开始，然后根据临床经验调整剂量，但不可超过规定的极量，以确保患者的安全。

第二篇

激素及有关药物

第四章　垂体激素及其有关药物

【基因重组人生长激素】（Reeombinant Somatropin）

本品以基因工程技术由哺乳动物细胞产生，与天然人生长激素相同。

1. 其他名称　思真，Somatotrophin。

2. 性状　本品为白色或类白色粉末。

3. 药理学　本品具有与人生长激素同等的作用，即能促进骨骼、内脏和全身生长，促进蛋白质合成，影响脂肪和矿物质代谢，在人体生长发育中起着关键性作用。肌内注射 3 小时后达到平均峰浓度，皮下注射后约 80% 被吸收，4~6 小时后达峰浓度，$t_{1/2}$ 约为 4 小时，两种给药途径的 AUC 十分接近。在肝、肾代谢，通过胆汁排泄。

4. 适应证　主要用于内源性生长激素分泌不足所致的生长障碍，性腺发育不全所致的生长障碍（特纳综合征）。此外，尚可用于治疗伴恶病质的艾滋病、短肠综合征等疾病。

5. 用法和用量　人生长激素的国际标准（2000），rDNA 来源的人生长激素的定义是每 1 安瓿内含有 1.95mg 蛋白质，每 1mg 含有活性成分 3U。1mg 无水的生长激素 USP 约等于 3.0USP 生长激素单位。商品化的制剂在每 1mg 含有的单位数量上会有所不同，不同的制造商在评价生长激素 U/mg 值时有所差异，因此给药剂量必须个体化，采用肌内注射或皮下注射。①内源性生长激素分泌不足所致的生长障碍：一般用量为每周 4mg（12IU）/m²，或每周 0.2mg（0.6IU）/kg，分 3 次肌内注射，皮下注射分 6 次或 7 次给药，最好晚上给药。②性腺发育不全所致的生长障碍：每周 6mg（18IU）/m²，或每周 0.2mg（0.6IU）~0.23mg（0.7IU）/kg，治疗的第二年剂量可增至 8mg（24IU）/m²，或每周 0.27mg（0.8IU）~0.33mg（1.0IU）/kg，分 7 次单剂量于晚上皮下注射给药。

6. 不良反应　偶可引起注射部位疼痛、麻木、发红和肿胀等。

7. 禁忌证　任何有进展迹象的潜在性脑肿瘤患者、妊娠期妇女和哺乳期妇女均禁用。不得用于骨骺已闭合的儿童患者。

8. 注意

（1）糖尿病为相对禁忌证，给糖尿病患者应用时应进行严格的医学及实验室监控。

（2）脑肿瘤引起的垂体侏儒病患者、心脏或肾脏病患者慎用。

（3）使用前，需对脑垂体功能作详细检查，准确诊断后才能应用。

（4）应临用时配制，用注射用水或含苯甲醇的生理盐水溶解，轻轻摇动，切勿振荡，以免变性。

9. 药物相互作用　大剂量糖皮质激素可能会抑制本品的作用。

10. 制剂　注射用粉针：每瓶 1.33mg（4IU）；3.33mg（10IU）。

第五章　肾上腺皮质激素及促肾上腺皮质激素

一、氢化可的松（Hydrocortisone）

1. **其他名称**　可的索，皮质醇，Cortisol。

2. **性状**　常用其醋酸酯，白色或近白色结晶性粉末；无臭。在乙醇或氯仿中微溶，在水中不溶。

3. **药理学**　本品原为天然糖皮质激素，现已人工合成。抗炎作用为可的松的 1.25 倍，还具有免疫抑制、抗毒和抗休克作用等。此外，也有一定程度的盐皮质激素活性，具有留水、留钠及排钾作用。其乙醇溶液注射剂及氢化可的松琥珀酸钠可用于静脉滴注。但本品醇溶液，在中枢抑制或肝功能不全的患者应尽可能不用，尤其是大剂量时。其血浆 $t_{1/2}$ 约为 1.5 小时，但其生物学作用的 $t_{1/2}$ 约 8～12 小时。

4. **适应证**　参见泼尼松。

5. **用法和用量**　氢化可的松注射液：每次 100～200mg，与 0.9% 氯化钠注射液或 5% 葡萄糖注射液 500ml 混合均匀后作静脉滴注。醋酸氢化可的松注射液：用于结核性脑膜炎、胸膜炎、关节炎、腱鞘炎、急慢性扭伤、肌腱劳损等。摇匀后供关节注射，每次 1～2ml（每 1ml 内含药 25mg）。

注射用氢化可的松琥珀酸钠：50mg 或 100mg（按氢化可的松计算）。临用时，以生理盐水或 5% 葡萄糖注射液稀释后静脉滴注或肌内注射。

醋酸氢化可的松片：用于肾上腺皮质功能减退的替代治疗、类风湿性关节炎、风湿性发热、痛风、支气管哮喘等。1 日 1～2 次，每次 1 片。

醋酸氢化可的松软膏：用于过敏性皮炎、脂溢性皮炎、瘙痒症等。

醋酸氢化可的松眼膏：涂入眼睑内，1 日 2～3 次。单纯疱疹性或溃疡性角膜炎禁用。眼部细菌性或病毒性感染时应与抗菌药物合用。

醋酸氢化可的松滴眼液：用于虹膜睫状体炎、角膜炎、上巩膜炎、结膜炎等。用前摇匀。注意事项同眼膏。

6. **制剂**　氢化可的松注射液：10mg（2ml）；25mg（5ml）；50mg（10ml）；100mg（20ml）（为氢化可的松的稀乙醇溶液）。

醋酸氢化可的松注射液：125mg（5ml）（为醋酸氢化可的松的无菌混悬液）。

注射用氢化可的松琥珀酸钠：50mg 或 100mg（按氢化可的松计算）。

醋酸氢化可的松片：每片 20mg。

醋酸氢化可的松软膏：1%。

醋酸氢化可的松眼膏：0.5%。

醋酸氢化可的松滴眼液：3ml：15mg。

二、泼尼松（Prednisone）

1. 其他名称　强的松，去氢可的松。

2. 性状　常用其醋酸酯，为白色或几乎白色结晶性粉末；无臭，味苦。在氯仿中易溶，在丙酮中略溶，在乙醇或醋酸乙酯中微溶，在水中不溶。

3. 药理学　本品具有抗炎、抗过敏、抗风湿和免疫抑制作用，能抑制结缔组织的增生，降低毛细血管壁和细胞膜的通透性，减少炎性渗出，并能抑制组胺及其他毒性物质的形成与释放。还能促进蛋白质分解转变为糖，减少葡萄糖的利用。因而使血糖及肝糖原都增加，可出现糖尿，同时增加胃液分泌，增进食欲。当严重中毒性感染时，与大量抗菌药物配合使用，可有良好的降温、抗毒、抗炎、抗休克及促进症状缓解作用。其水钠潴留及排钾作用比可的松小，抗炎及抗过敏作用较强，不良反应较少，故比较常用。本品生物学上无活性，须在肝中转变为泼尼松龙而显药理作用，生理 $t_{1/2}$ 为 60 分钟。

4. 适应证　用于结缔组织病、系统性红斑狼疮、严重的支气管哮喘、皮肌炎、血管炎等过敏性疾病，急性白血病、恶性淋巴瘤等病症。

5. 用法和用量

（1）补充替代疗法口服，1 次 5～10mg，一日 10～60mg，早晨起床后服用 2/3，下午服用 1/3。

（2）抗炎口服，1 日 5～60mg。剂量及疗程因病种及病情不同而异。根据皮质激素昼夜分泌的节律，采用隔日 1 次给药法，以减少不良反应。

（3）自身免疫性疾病口服，每日 40～60mg，病情稳定后可逐渐减量。

（4）过敏性疾病，口服每日 20～40mg，症状减轻后减量，每隔 1～2 日减少 5mg。

（5）防止器官移植排异反应，一般在术前 1～2 天开始每日口服 100mg，术后一周改为每日 60mg，以后逐渐减量。

（6）治疗急性白血病、恶性肿瘤等，每日口服 60～80mg，症状缓解后减量。

6. 注意

（1）已长期应用本药的患者，在手术时及术后 3～4 日内常须酌增用量，以防皮质功能不足。一般外科患者应尽量不用，以免影响伤口的愈合。

（2）本品及可的松均需经肝脏代谢活化为泼尼松龙或氢化可的松才有效，故肝功能不全者不宜应用。

（3）本品因其盐皮质激素活性很弱，故不适用于原发性肾上腺皮质功能不全症。

7. 制剂　醋酸泼尼松片：每片 5mg。醋酸泼尼松眼膏：0.50%。注意事项见醋酸氢化可的松眼膏。

三、泼尼松龙（Prednisolone）

1. 其他名称　氢化泼尼松，强的松龙，百力特。

2. 性状　常用其醋酸酯，为白色或几乎白色结晶性粉末；无臭，味苦。在乙醇或氯仿中微溶，在水中几乎不溶。

3. 药理学　本品疗效与泼尼松相当，抗炎作用较强、水盐代谢作用很弱，故不适用于原发性肾上腺皮质功能不全症。因其不需经肝代谢而起作用故可用于肝功能不全者。口服易从胃肠道吸收，1~2小时血药浓度达峰，$t_{1/2}$约为4小时，在血中大部分与血浆蛋白结合，游离和结合型代谢物自尿中排出，部分以原形排出，少量可经乳汁排出。生物半衰期介于氢化可的松和地塞米松之间。

4. 适应证　用于过敏性与自身免疫性疾病。

5. 用法和用量　口服：成人开始1日15~40mg（根据病情），需要时可用到60mg或一日0.5~1mg/kg，发热患者分3次服用，体温正常者每日晨起一次顿服。病情稳定后逐渐减量，维持量5~10mg，视病情而定。小儿开始用量1mg/kg。肌内注射：1日10~30mg。静脉滴注：1次10~25mg，溶于5%~10%葡萄糖溶液500ml中应用。关节腔或软组织内注射（混悬液）：1次5~50mg，用量依关节大小而定，应在无菌条件下操作，以防引起感染。滴眼：一次1~2滴，一日2~4次，治疗开始的24~48小时，剂量可酌情加大至每小时2滴，注意不宜过早停药。

6. 不良反应　眼部长期使用可能引起眼内压升高、视觉功能下降。

7. 禁忌证　原发性肾上腺皮质功能不全患者不宜用。

8. 注意　注射时应摇匀。

9. 制剂　醋酸泼尼松龙片：每片5mg。醋酸泼尼松龙注射液（混悬液）：125mg（5ml）。泼尼松龙磷酸钠注射液：20mg（1ml）。泼尼松龙软膏0.25%~0.5%。泼尼松龙眼膏0.25%。泼尼松龙滴眼液1%。

四、甲泼尼龙（Methylprednisolone）

1. 其他名称　甲基强的松龙，甲强龙，美卓乐。

2. 性状　白色或近白色结晶性粉末，无臭，初无味而后苦。溶于无水乙醇和氯仿，几乎不溶于水。

3. 药理学　抗炎作用较强，对钠潴留作用微弱，作用同泼尼松。甲泼尼龙醋酸酯混悬剂分解缓慢，作用持久，可供肌内、关节腔内注射。甲泼尼龙琥珀酸钠为水溶性，可供肌内注射或静脉滴注。$t_{1/2}$为2~3小时，故治疗严重休克时，应于4小时后重复给药。

4. 适应证　用于抗炎治疗风湿性疾病、肌原疾病、皮肤疾病、过敏状态、眼部疾病、胃肠道疾病、呼吸道疾病、水肿状态；免疫抑制治疗、休克、内分泌失调等。

5. 用法和用量　口服：开始1日16~24mg，分2次，维持量1日4~8mg。关节腔内及肌内注射：1次10~40mg。用于危重病情作为辅助疗法时，推荐剂量是30mg/kg体重，将已溶解的药物与5%葡萄糖注射液、生理盐水注射液或二者混合后至少静脉输注30分钟。此剂量可于48小时内，每4~6小时重复一次。冲击疗法：每日1g，静脉注射，使用1~4天；或每月1g，静脉注射，使用6个月。系统性红斑狼疮：每日1g，静脉注射，使用3天。多发性硬化症：每日1g，静脉注射，使用3天或5天。肾小球肾炎、狼疮性肾炎：每日1g，静脉注射，使用3、5或7天。

6. 禁忌证　全身性霉菌感染禁用。

7. 注意　注射液在紫外线和荧光下易分解破坏，故应避光，其他注意事项同泼尼松。

8. 制剂　片剂：每片2mg；4mg。甲泼尼龙醋酸酯混悬注射液（局部注射）：每支20mg（1ml）；40mg（1ml）。

甲泼尼龙琥珀酸钠注射液：每支相当于甲泼尼龙40mg；125mg；500mg。

五、曲安西龙（Triamcinolone）

1. 其他名称　去炎松。

2. 性状　白色或近白色结晶性粉末，无臭，味苦。微溶于水，稍溶于乙醇、氯仿、乙醚等。

3. 药理学　抗炎作用较氢化可的松、泼尼松均强。水钠潴留作用则较轻微。口服易吸收。其双醋酸酯可肌内注射、皮下注射或关节腔内注射，以缓解局部炎症。注射作用缓慢而持久，一般可维持疗效达 2~3 周以上。

4. 适应证　用于类风湿性关节炎、其他结缔组织疾病、支气管哮喘、过敏性皮炎、神经性皮炎、湿疹等，尤适用于对皮质激素禁忌的伴有高血压或水肿的关节炎患者。

5. 用法和用量

（1）口服：开始时 1 次 4mg，每日 2~4 次。维持量为 1 次 1~4mg，每日 1~2 次，通常维持量每日不超过 8mg。

（2）肌内注射：每 1~4 周 1 次 40~80mg。

（3）皮下注射：1 次 5~20mg。

（4）关节腔内注射：每 1~7 周 1 次 5~40mg。

6. 不良反应

（1）可引起厌食、眩晕、头痛、嗜睡等，但一般不至引起水肿、高血压、满月脸等反应。

（2）长期使用或用量较大时可致胃溃疡、血糖升高、骨质疏松、肌肉萎缩、肾上腺功能减退以及诱发感染等。

7. 禁忌证　不宜用作肾上腺皮质功能减退者的替代治疗。

8. 注意　结核病、消化性溃疡、糖尿病等患者及妊娠期妇女慎用。

9. 制剂　片剂：每片 1mg；2mg；4mg。曲安西龙双醋酸酯混悬注射液：每支 125mg（5ml）；200mg（5ml）。

六、曲安奈德（Triamcinolone Acetonide）

1. 其他名称　曲安缩松，去炎舒松，去炎松 A，KENACORTA，康宁克通 A。

2. 性状　常用其醋酸酯，为白色或类白色结晶性粉末；无臭。在丙酮中略溶，在乙醇中微溶，在水中不溶。

3. 药理学　作用与曲安西龙相似，其抗炎和抗过敏作用较强且较持久。肌内注射后在数小时内生效，经 1~2 日达最大效应，作用可维持 2~3 周。

4. 适应证　用于各种皮肤病（如神经性皮炎、湿疹、牛皮癣等）、支气管哮喘、过敏性鼻炎、关节痛、肩周围炎、腱鞘炎、急性扭伤、慢性腰腿痛及眼科炎症等。鼻喷雾剂用于治疗常年性过敏性鼻炎或季节性过敏性鼻炎。

5. 用法和用量

（1）支气管哮喘：肌内注射，成人每次 1ml（40mg），每 3 周 1 次，5 次为一疗程，患者症状较重者可用 80mg；6~12 岁儿童减半，在必要时 3~6 岁幼儿可用成人剂量的 1/3。穴位或局部注射，成人每次 1ml（40mg），在扁桃体穴或颈前甲状软骨旁注射，每周 1 次，5 次为一疗程，注射前先用少量普鲁卡因局麻。

（2）过敏性鼻炎：肌内注射，每次 1ml（40mg），每 3 周 1 次，5 次为一疗程；下鼻甲注射，鼻腔先喷 1% 利多卡因液表面麻醉后，在双下鼻甲前端各注入本品 0.5ml，每周 1 次，4～5 次为一疗程。

（3）各种关节病：每次 10～20mg，加 0.25% 利多卡因液 10～20ml，用 5 号针头，一次进针直至病灶，每周 2～3 次或隔日 1 次，症状好转后每周 1～2 次，4～5 次为一疗程。

（4）皮肤病：直接注入皮损部位，通常每一部位用 0.2～0.3mg，视患部大小而定，每处每次不超过 0.5mg，必要时每隔 1～2 周重复使用。局部外用：1 日 2～3 次，一般早晚各 1 次。治疗皮炎、湿疹时，疗程 2～4 周。

（5）鼻腔内用药：用前须振摇 5 次以上；12 岁以上的儿童、成人及老人，推荐剂量为每鼻孔 2 喷（共 220μg）一日 1 次。症状得到控制时，可降低剂量至每鼻孔 1 喷（共 110μg），一日 1 次。如三周后症状无改善应看医生。

6. 不良反应　月经紊乱、视力障碍、少数患者出现双颊潮红。有全身荨麻疹、支气管痉挛的报道。长期用于眼部可引起眼内压升高。鼻喷雾剂可有咳嗽、鼻出血、咽炎、头痛和药物性鼻炎。

7. 禁忌证　病毒性、结核性或急性化脓性眼病、局部有严重感染者禁用。

8. 注意

（1）用前应摇匀，不得供静脉注射。

（2）关节腔内注射可能引起关节损害。每次喷药后做捏鼻的动作。给药 15 分钟内应避免擤鼻。

（3）妊娠期妇女不宜长期使用。

9. 制剂　注射液（混悬剂）：每支 40mg（1ml）。复方曲安奈德霜：每支 5g；10g；15g；20g。鼻喷雾剂：每支 6ml［6.6mg，120 喷（55μg/喷）］。

七、布地奈德（Budesonide）

1. 其他名称　普米克、雷诺考特。

2. 性状　白色或近白色结晶性粉末，几不溶于水，微溶于乙醇。

3. 药理学　本品为局部用皮质激素类药物，具有显著的抗炎、抗过敏、止痒及抗渗出作用。体内吸收后在肝脏内失去活性，作用持久。可改善肺功能，降低气道高反应性，缓解症状。成人经气雾吸入后的血浆 $t_{1/2}$ 为 2 小时，儿童为 1.5 小时，血浆峰浓度在用药后即刻出现。

4. 适应证　用于支气管哮喘的症状和体征的长期控制。粉吸入剂用于需使用糖皮质激素维持治疗以控制基础炎症的支气管哮喘、慢性阻塞性肺病患者。鼻喷雾剂用于季节性和常年性过敏性鼻炎、血管运动性鼻炎；预防鼻息肉切除术后鼻息肉的再生，对症治疗鼻息肉。

5. 用法和用量　剂量应个体化，成人初始剂量为 200～1 600μg/d，分 2～4 次给药（较轻微的病例 200～800μg/d，较严重的 800～1 600μg/d）。一般 1 次 200μg，早晚各一次，病情严重时一日 4 次。7 岁以上儿童：200～800μg/d，分成 2～4 次使用。2～7 岁儿童：200～400μg/d，分成 2～4 次使用。吸入前充分振摇使内容物混匀，双唇包住接口端，通过接口端平静呼气。在吸气开始的同时，揿压气雾剂的药瓶，使其喷药一次，经口缓慢而深深地吸入，尽可能长地屏住呼吸，约 10 秒钟，然后再呼气。患者可以通过镜子确定雾状的气雾剂液体没有经嘴或容器漏出。粉吸入剂为填入特制的吸入气流驱动的多剂量粉末吸入器中给药，由于药粉剂量很小，每次吸入时可能感觉不到它。

维持剂量成人一日 100 ~ 1 600μg，儿童 100 ~ 800μg；当哮喘控制后可减量至最低有效维持剂量。本品的药物由患者吸入而到达肺中，因而指导患者通过吸嘴用力深度吸气是很重要的。为了将真菌性口腔炎的发生率降到最低，每次吸药后用水漱口。

吸入用细微颗粒混悬液可替代或减少口服类固醇治疗，建议在喷雾吸入或干粉制剂不满意时应用本品雾化。起始剂量、严重哮喘期或减少口服糖皮质激素时的剂量：成人一次 1 ~ 2mg，一天 2 次，儿童一次 0.5 ~ 1mg，一天 2 次；维持剂量应是使患者保持无症状的最低剂量而个体化，成人一次 0.5 ~ 1mg，一天 2 次，儿童一次 0.25 ~ 0.5mg，一天 2 次。使用时，未经医生许可，不要将药液稀释，按指导方法使用喷雾器，确保药杯里的药液全部用尽。使用后洗脸并漱口，以温水淋洗口（面）罩并晾干。应避免喷入眼内，不推荐使用超声喷雾器。

喷鼻，成人及 6 岁以上儿童，起始剂量为一日 256μg，此剂量可于早晨一次喷入和早晚分 2 次喷入（即早晨每个鼻孔内喷入 2 喷；或早晚 2 次，每次每个鼻孔内喷 1 喷）。

6. 不良反应　过敏（速发或迟发的包括皮疹、接触性皮炎、荨麻疹、血管神经性水肿和支气管痉挛）、咽部轻微刺激作用及咳嗽，多数为可逆性声音嘶哑、口咽部念珠菌感染。

7. 禁忌证　中度及重度支气管扩张症患者禁用。

8. 注意

（1）肺结核患者特别是活动性肺结核患者慎用。2 岁以下儿童慎用或不用气雾剂。

（2）本品不应作为哮喘发作的首要治疗手段。

（3）刺激症状可通过吸入辅助装置的应用而得到改善。

（4）如果在妊娠期间母亲不能避免使用糖皮质激素，最好选用吸入性制剂，因为全身作用较低。

9. 药物相互作用　吸入用本品可与特布他林、沙丁胺醇、色甘酸钠或异丙托溴铵溶液混合使用。

10. 制剂　气雾剂：10ml：10mg（50μg/喷，200 喷/瓶）；10ml：20mg（100μg/喷，200 喷/瓶）；5ml：20mg（200μg/喷，100 喷/瓶）。雷诺考特鼻喷雾剂（白色或类白色黏稠混悬液）：64μg/喷（120 喷/支，药液浓度 1.28mg/ml）。粉吸入剂：0.1mg/吸（200 吸/支）。细微颗粒混悬液：0.5mg/2ml；1mg/2ml。

八、氟替卡松（Fluticasone）

1. 其他名称　辅舒良，辅舒酮，克廷肤。

2. 性状　白色或近白色粉末，不溶于水，微溶于醇，极微溶于二氯甲烷。

3. 药理学　具有抗过敏、抗炎作用。

4. 适应证　用作持续性哮喘的长期治疗，季节性过敏性鼻炎（包括枯草热）和常年性过敏性鼻炎的预防和治疗。外用可缓解炎症性和瘙痒性皮肤病。吸入剂适用于 12 岁及以上患者预防用药维持治疗哮喘。

5. 用法和用量　成人，老年患者和 12 岁以上儿童：每日 1 次，每个鼻孔各 2 喷，以早晨用药为好，某些患者需每日2次，每个鼻孔各2喷。当症状得到控制时，维持剂量为每日1次，每鼻孔各1喷。若症状复发，可相应增加剂量，每日最大剂量为每个鼻孔不超过4喷。4～11岁儿童：每日1次，每个鼻孔各1喷。某些患者需每日2次，每鼻孔各1喷，最大剂量为每个鼻孔不超过2喷。湿疹/皮炎：成人及1岁以上儿童，每日1次涂于患处。其他适应证，每日2次。

吸入剂：轻度哮喘：100～250μg，每天2次；中度哮喘：250～500μg，每天2次；重度哮喘：500～1 000μg，每天2次。然后可依每个患者的效果调整剂量至哮喘控制或降低至最小有效剂量。另一种方法是，丙酸氟替卡松的开始剂量以定量气雾剂给药时的丙酸倍氯米松日剂量之半为标准或相当量。4岁以上儿童：50～100μg，每天2次。

6. 不良反应　鼻喷剂不良反应罕见，有经鼻应用皮质激素后发生鼻中隔穿孔的报道，通常见于做过鼻手术的患者。本品可引起鼻、喉部干燥、刺激，令人不愉快的味道。鼻出血、头痛，长期大剂量经鼻腔给予可能导致全身性反应。过敏反应有皮疹、面部或舌部水肿。

吸入气雾剂某些患者出现口腔和咽部白色念珠菌感染或嗓音嘶哑，吸入后用水漱口可能有益，也可继续吸入的同时局部用抗霉菌药治疗白色念珠菌感染。

7. 禁忌证　乳膏禁用于玫瑰糠疹、寻常痤疮、酒渣鼻、口周皮炎、原发性皮肤病毒感染（如单纯疱疹、水痘）、肛周及外阴瘙痒、真菌或细菌引发的原发皮肤感染、1岁以下婴儿的皮肤病。妊娠期妇女禁用。

8. 注意　鼻腔感染时，应予恰当治疗。儿童、哺乳期妇女慎用。吸入气雾剂为预防性质，即使无症状也应定期使用，4～7天显效。与其他吸入疗法一样，给药后由于喘息立刻增加可出现相反的支气管痉挛，此时应立即吸入速效支气管扩张剂，立即停用丙酸氟替卡松气雾剂，检查患者，如需要，改用其他疗法。

9. 制剂　鼻喷剂：50μg×120喷。吸入气雾剂：125μg×60喷/支，250μg×60泡/盒。乳膏：15g：7.5mg（0.05%）；30g：15mg（0.05%）。

九、莫米松（Mometasone）

1. 其他名称　艾洛松、内舒拿。
2. 性状　白色或近白色粉末，不溶于水，微溶于醇，可溶于丙酮和二氯甲烷。
3. 药理学　本品具有抗炎、抗过敏、止痒及减少渗出等作用。
4. 适应证　用于治疗成人及12岁以上儿童的季节性或常年性鼻炎。对于中至重度季节性过敏性鼻炎患者，建议在花粉季节开始前2～4周使用本品作预防性治疗。也用于对皮质类固醇有效的皮肤病如异位性皮炎。
5. 用法和用量　鼻喷剂：成人（包括老年患者）和12岁以上儿童，常用推荐量为每侧鼻孔2喷（每喷为50μg），每日1次（总量为200μg）。当症状被控制时，可减至每侧鼻孔1喷（总量为100μg），如果症状未被有效控制，则可增至每侧鼻孔4喷（400μg），在症状控制后减少剂量。乳膏：每日1次，涂于患处。
6. 不良反应　有鼻出血带血黏液和血斑，咽炎、鼻灼热感及鼻刺激。乳膏大面积、长期使用或用封包技术者，需定时检测可的松浓度。
7. 禁忌证　本品不可用于眼部治疗。

8. 注意　鼻喷剂：未经处理的鼻黏膜局部感染，新近接受鼻部手术或受外伤的患者，在伤口愈合前不应使用鼻腔用皮质激素。长期使用的患者，应定期检查鼻黏膜。对于呼吸道结核感染、未经处理的真菌、细菌、全身性病毒感染或眼单纯疱疹的患者，以及妊娠期妇女、哺乳期妇女慎用。婴幼儿、儿童及皮肤萎缩的老年人慎用。

9. 制剂　鼻喷剂：$50\mu g \times 60$ 揿／支；$50\mu g \times 120$ 揿／支。乳膏：5g：5mg。

十、地塞米松（Dexamethasone）

1. 其他名称　氟美松。

2. 性状　常用其醋酸酯，为白色或类白色结晶性粉末；无臭，味微苦。在丙酮中易溶，在甲醇或无水乙醇中溶解，在乙醇或氯仿中略溶，在乙醚中极微溶解，在水中不溶。其磷酸钠盐易溶于水。

3. 药理学　本品的抗炎作用及控制皮肤过敏的作用比泼尼松更显著，而对水钠潴留和促进排钾作用较轻微，对垂体－肾上腺皮质轴的抑制作用较强。血浆蛋白结合率低，生物 $t_{1/2}$ 约为190分钟，组织 $t1/2$ 约为3日。肌内注射地塞米松磷酸钠或醋酸地塞米松，分别于1或8小时血药浓度达峰。

4. 适应证　用于过敏性与自身免疫性炎症性疾病。多用于结缔组织病、活动性风湿病、类风湿性关节炎、红斑狼疮、严重支气管哮喘、严重皮炎、溃疡性结肠炎、急性白血病等，也用于某些严重感染及中毒、恶性淋巴瘤的综合治疗。片剂还用于某些肾上腺皮质疾病的诊断。

5. 用法和用量　口服，每日 $0.75 \sim 3mg$，每日 $2 \sim 4$ 次；维持剂量每日 0.75mg。一般剂量静脉注射每次 $2 \sim 20mg$；静脉滴注时，应以 5% 葡萄糖注射液稀释，可 $2 \sim 6$ 小时重复给药至病情稳定，但大剂量连续给药一般不超过 72 小时。还可用于缓解恶性肿瘤所致的脑水肿，首剂静脉推注 10mg，随后每 6 小时肌内注射 4mg，一般 $12 \sim 24$ 小时患者可有所好转，$2 \sim 4$ 天后逐渐减量，$5 \sim 7$ 天停药。对不宜手术的脑肿瘤，首剂可静脉推注 50mg，以后每 2 小时重复给予 8mg，数天后再减至每天 2mg，分 $2 \sim 3$ 次静脉给予。用于鞘内注射每次 5mg，间隔 $1 \sim 3$ 周注射一次；关节腔内注射一般每次 $0.8 \sim 4mg$，按关节腔大小而定。

6. 不良反应　较大量服用，易引起糖尿及类库欣综合征。

7. 禁忌证　溃疡病、血栓性静脉炎、活动性肺结核、肠吻合手术后患者禁用。

8. 注意

（1）因本品潴钠作用微弱，不宜用作肾上腺皮质功能不全的替代治疗。

（2）长期服用，较易引起精神症状及精神病，有癔病史及精神病史者最好不用。

9. 制剂　醋酸地塞米松片：每片 0.75mg。地塞米松磷酸钠注射液：2mg（1ml）；5mg（1ml）。

十一、倍他米松（Betamethasone）

1. 性状　白色或类白色结晶性粉末；无臭，味苦。本品在乙醇中略溶，在氯仿中微溶，在水中几乎不溶。

2. 药理学　作用与地塞米松同，但抗炎作用较地塞米松、曲安西龙等均强。

3. 适应证　用于治疗活动性风湿病、类风湿性关节炎、红斑性狼疮、严重支气管哮喘、严重皮炎、急性白血病等，也用于某些感染的综合治疗。

4. 用法和用量　口服：成人开始每日 0.5 ~2mg，分次服用。维持量为每日 0.5 ~1mg。肌内注射、静脉注射或静脉滴注用倍他米松磷酸钠：用于危急患者的抢救。

5. 注意　同地塞米松。

6. 制剂　片剂：每片 0.5mg。倍他米松醋酸酯注射液：每支 1.5mg（1ml）。

7. 贮法　避光，密闭保存。

十二、氟氢可的松（Fludrocortisone）

1. 性状　常用其醋酸酯，为白色或微黄色的结晶性粉末；无臭，无味；有引湿性。在乙醇或氯仿中略溶，在乙醚中微溶，在水中不溶。

2. 药理学　糖代谢及抗炎作用为氢化可的松的 15 倍，钠潴留作用为氢化可的松的百倍以上。

3. 适应证　可与糖皮质类固醇一起用于原发性肾上腺皮质功能减退症的替代治疗。也适用于低肾素低醛固酮综合征和自主神经病变所致体位性低血压等。因本品内服易致水肿，多供外用局部涂敷治疗皮脂溢性湿疹、接触性皮炎、肛门、阴部瘙痒等症。

4. 用法和用量　替代治疗：成人口服，每日 0.1 ~0.2mg，分 2 次。局部皮肤涂敷每日 2 ~4 次。

5. 注意　在妊娠期、肝病、黏液性水肿，本品的半衰期延长，作用时间延长，故剂量可适当减少，以防钠潴留过度、水肿、高血压和低血钾症。用药期间可给予低钠高钾饮食。

6. 制剂　片剂：每片 0.1mg。醋酸氟氢可的松软膏：0.025%。

十三、氯倍他索（Clobetasol）

1. 其他名称　特美肤，葸肤。

2. 性状　常用其丙酸酯，为类白色或微黄色结晶性粉末。在氯仿中易溶，在醋酸乙酯中溶解，在甲醇或乙醇中略溶，在水中不溶。

3. 药理学　为肾上腺皮质激素类药物，具有较强的抗炎、抗瘙痒和血管收缩作用，抗炎作用约为氢化可的松的 112 倍。特别适用于短期治疗的顽固性皮肤病，与皮肤渗透促进剂月桂氮䓬酮等配成软膏。

4. 适应证　治疗皮肤炎症和瘙痒症，如神经性皮炎、接触性皮炎、脂溢性皮炎、湿疹、局限性瘙痒症、盘状红斑狼疮等。

5. 用法和用量　外用：涂患处，一日 2 ~3 次，待病情控制后，改为一日 1 次。

6. 不良反应

（1）可有局部烧灼感、瘙痒、潮红等不良反应。应用本品时如出现皮肤刺激，应即停用，并采取相应措施。

（2）大面积涂擦、皮肤破损及在包敷下可充分吸收引起全身作用。

7. 注意

（1）应用本品时如出现皮肤刺激，应立即停用，并采取相应措施。

（2）妊娠期妇女、儿童，面部、腋窝及腹股沟处应慎用。

8. 制剂　软膏：0.05%，霜剂：0.025%。

十四、氟轻松（Fluocinolone Acetonide）

1. 其他名称　肤轻松，氟西奈德。

2. 性状　常用其醋酸酯，为白色或类白色结晶性粉末；无臭，无味。略溶于丙酮，微溶于乙醇，不溶于水或石油醚。

3. 药理学　为外用皮质激素，其疗效显著而不良反应较小，涂敷于局部对皮肤、黏膜的炎症、瘙痒及皮肤过敏反应等均有效。奏效迅速，使用低浓度（0.025%）即有明显疗效。止痒作用较好。

4. 适应证　湿疹（特别是婴儿湿疹）、神经性皮炎、皮肤瘙痒症、接触性皮炎、牛皮癣、盘状红斑狼疮、扁平苔癣、外耳炎、日光性皮炎等。

5. 用法和用量　皮肤洗净后局部外用，薄薄涂于患处，可轻揉促其渗入皮肤，一日 3 ~ 4 次。

6. 禁忌证　凡有结核或细菌感染、病毒感染（如水痘等）的皮肤病患者禁用。

7. 注意

（1）对皮肤病并发感染，需同时应用抗生素。

（2）不宜长期或大面积使用，否则可诱发皮肤感染或加重感染性皮肤病变。

8. 制剂　醋酸氟轻松软膏、乳膏：0.025%。

十五、丁氯倍他松（Clobetasone Butyrate）

1. 性状　本品为白色或微黄色结晶性粉末，无臭，无味。易溶于氯仿，微溶于乙醇，几不溶于水。遇光易变色。

2. 适应证　局部外用治疗先天性过敏性皮炎，面部、颈部、腋窝、会阴部湿疹等。

3. 用法和用量　以软膏涂于患处，一日 1 ~ 3 次。

4. 不良反应

（1）可引起局部刺激感、瘙痒、痤疮、汗疹、白癣等，应及时停用。

（2）大量或长期大面积应用，可出现糖皮质激素类的不良反应。

5. 制剂　软膏：0.05%。

十六、倍氯米松（Beclomethasone）

1. 其他名称　倍氯美松双丙酸酯，丙酸培氯松，必可酮，伯可纳。

2. 性状　常用其丙酸酯，为白色或类白色粉末；无臭。在丙酮或氯仿中易溶，在甲醇中溶解，在乙醇中略溶，在水中几乎不溶。

3. 药理学　系强效局部用糖皮质激素类药，具有抗炎、抗过敏和止痒等作用，能抑制支气管渗出物，消除支气管黏膜肿胀，解除支气管痉挛。对皮肤血管收缩作用远比氢化可的松强。局部抗炎作用是氟轻松和曲安西龙的 5 倍。亲脂性较强，易渗透，涂于患处 30 分钟后即生效，软膏剂的 $t_{1/2}$ 约为 3 小时。钠潴留及肝糖原沉着作用很弱，也无雄性、雌性及蛋白同化激素样的作用，对体温和排尿也无明显影响。因此局部外用不会抑制人体皮质功能和因皮质功能紊乱所引起的不良反应。

4. 适应证　外用可治疗各种炎症皮肤病如湿疹、过敏性皮炎、神经性皮炎、接触性皮炎、牛皮癣、瘙痒等。气雾剂可用于预防和治疗常年性及季节性的过敏性鼻炎和血管舒缩性鼻炎。

5. 用法和用量　乳膏或软膏用于皮肤病：每日 2～3 次，涂于患处，必要时包扎之。

气雾剂用于治疗哮喘：成人，每日 3～4 次，每次 2 揿，严重者每日 12～16 揿，根据病情好转情况逐渐减量；儿童，每日 2～4 次，每次 1～2 揿。

鼻气雾剂，用于防治过敏性鼻炎，鼻腔喷雾给药，成人，一次每鼻孔 2 揿，一日 2 次，也可一次每鼻孔 1 揿（50μg），一日 3～4 次。一日总量不可超过 8 揿（400μg）。

6. 禁忌证　不宜用于结核、疱疹、水痘、皮肤化脓性感染等病症。

7. 注意

（1）气雾剂只用于慢性哮喘，急性发作时应使用较大剂量水溶性皮质激素，或用支气管扩张剂和抗组胺类药，待控制症状后再改用本品气雾剂治疗。

（2）使用本品后应在哮喘控制良好的情况下逐渐停用口服皮质激素，一般在本气雾剂治疗 4～5 天后才慢慢减量停用。

（3）气雾剂每日吸入量不可超过 20 揿。

（4）本品乳膏不宜长期包封给药，因易引起红斑、丘疹、痂皮等，此时应减少用药量。

（5）长期吸入可引起口腔、咽喉部白色念珠菌感染，适当局部给予抗霉菌治疗可迅速消除。吸药后立即漱口和咽部可减少刺激感。

（6）妊娠期妇女慎用。

8. 制剂　软膏：0.025%。鼻气雾剂、喷雾剂：50μg/揿（200 揿/支），250μg/揿（80 揿/支），50μg/揿（200 揿/支）。

十七、哈西奈德（Halcinonide）

1. 其他名称　氯氟轻松，哈西缩松，肤乐。

2. 性状　白色或微黄色结晶粉末；无臭。在氯仿中溶解，在甲醇或乙醇中微溶，在水中不溶。

3. 药理学　系人工合成之强效糖皮质激素，其特点为抗炎作用强，局部应用不易引起全身性不良反应。

4. 适应证　用于对银屑病和湿疹性皮炎。用于银屑病，具有疗程短、不良反应少的特点。

5. 用法和用量　每日 2～3 次，涂于患处。

6. 不良反应　少数患者在涂药部位出现局部烧灼感、刺痛、暂时性瘙痒、粟粒疹、毛囊炎等。

7. 注意　本品仅供外用，并避免接触眼睛。不宜大面积或长期局部外用。

8. 制剂　软膏、乳膏：0.1%。

十八、可的松（Cortisone）

1. 其他名称　考的松，皮质素。

2. 性状　常用其醋酸酯，为白色或几乎白色的结晶性粉末；无臭，初无味，随后有持久的苦味。在氯仿中易溶，在丙酮中略溶，在乙醇或乙醚中微溶，在水中不溶。

3. 药理学　同泼尼松，但疗效较差、不良反应较大。口服后在肝转化为氢化可的松，$t_{1/2}$ 约为 30 分钟。

4. 适应证　主要用于肾上腺皮质功能减退症的替代治疗。

5. 用法和用量　口服：成人，每日剂量 25～37.5mg，清晨服 2/3，午后服 1/3。当患者有应激状况时（如发热、感染）可适当加量，增到每日 100mg，肌内注射：每日 25mg，有应激状况适当加量，有严重应激时，应改用氢化可的松静脉滴注。

6. 注意

（1）同时存在严重醛固酮缺乏者，需合用氟氢可的松和氯化钠。

（2）由于本品潴钠活性较强，一般不作为抗炎、抗过敏的首选药。

（3）本品需经肝脏活化，因此肝功能不全者应采用氢化可的松。

（4）本品皮肤局部外用或关节腔内注射无效。

7. 制剂　醋酸可的松注射液（混悬液）：每瓶 125mg（5ml）。醋酸可的松片：每片 5mg；25mg。

十九、去氧皮质酮（Desoxycortone）

1. 其他名称　脱氧皮质酮，Desoxvcorticosterone。

2. 性状　常用其醋酸酯，为白色或类白色结晶性粉末；无臭，无味。在丙酮或乙醇中略溶，在植物油中微溶，在水中不溶。

3. 药理学　为盐皮质激素，类似醛固酮作用，促进远端肾小管钠的再吸收及钾的排泄，对糖代谢影响较小。

4. 适应证　用于原发性肾上腺皮质功能减退症的替代治疗。

5. 用法和用量　肌内注射，成人开始一日 2.5～5mg，维持量一日 1～2mg。微结晶混悬剂，肌内注射，1 次 25～100mg，每 3～4 周 1 次。

6. 注意　同氟氢可的松。对肝病患者，本品半衰期及作用时间延长，故剂量应适当减少。

7. 制剂　油注射液：每支 5mg（1ml）；10mg（1ml）。微结晶混悬液：每瓶 250mg（5ml）。植入片：每片 75mg；100mg；125mg。

二十、促皮质素（Corticotrophin）

1. 其他名称　促肾上腺皮质激素，ACTH。

2. 性状　白色或淡黄色粉末，能溶于水。在 pH4.6～4.8（等电点）时，可析出部分沉淀。其水溶液遇碱易于失效。

3. 药理学　本品能刺激肾上腺皮质合成和分泌氢化可的松、皮质酮等，故临床用途与皮质激素基本相同。在极少数情况下用皮质激素疗效不佳时，改用促皮质素后有较好疗效 = 但对肾上腺皮质已萎缩、肾上腺皮质功能完全丧失的患者无效，须改用皮质激素。

本品可被蛋白分解酶破坏，故不能口服。肌内注射也有部分破坏，故其效价较静脉注射为低。肌内注射后 4 小时达到最大作用，8～12 小时作用消失。静脉注射于数分钟内起效。静脉滴注 20～25 单位，维持 8 小时，可达到肾上腺皮质的最大兴奋。

4. 适应证　①兴奋肾上腺皮质功能。长期应用皮质激素在停药前或肾上腺皮质功能亢进实施肾上腺手术后，可短期（3~7日）应用促皮质素，以促进肾上腺皮质的功能。②促皮质素试验，原发性肾上腺皮质功能减退者，对本品无反应，继发性肾上腺皮质功能减退者，在静脉滴注促皮质素3~5日后，类固醇的排出量逐渐增加，呈延迟反应。此试验还有助于区分肾上腺皮质功能亢进者的病理性质。如为双侧皮质增生，反应常高于正常；如为皮质腺瘤，反应正常或稍高；如为皮质腺癌则无明显反应。

5. 用法和用量　肌内注射：每次 12.5~25 单位，一日 2 次。长效促皮质素仅供肌内注射，1 次 20~60 单位，一日 1 次。

静脉滴注：以 12.5~25 单位溶于 5%~10% 葡萄糖注射液 500ml 内于 6~8 小时内滴完，一日 1 次。促皮质素试验，将 25 单位溶于 5% 葡萄糖注射液中静脉滴注，维持 8 小时，留 24 小时尿检查 17-酮类固醇及 17-羟皮质类固醇。

6. 不良反应

（1）ACTH 促进肾上腺皮质分泌皮质醇和盐皮质激素，因此可产生糖皮质激素和盐皮质激素的不良反应，出现医源性库欣综合征及明显的水钠潴留、失钾。可引起过敏反应，甚至过敏性休克，尤其静脉注射时更易发生。

（2）大量应用时可出现不良反应，如高血压、月经障碍、头痛、糖尿、精神异常等。

7. 注意

（1）静脉滴注时不宜与中性及偏碱性的注射液如氯化钠、谷氨酸钠、氨茶碱等配伍，以免产生混浊。

（2）结核病、高血压、糖尿病、血管硬化症、胃溃疡等患者及妊娠期妇女，一般不宜应用。

8. 制剂　注射用促皮质素：每支 25 单位；50 单位。

长效促皮质素注射液：为促皮质素与氢氧化锌的灭菌混悬液，每支 20 单位（1ml）；40 单位（1ml）。

第六章 胰岛激素及其他影响血糖的药物

第一节 高血糖素

1. 其他名称 胰高血糖素,升血糖素。
2. 性状 为白色或类白色细微结晶性粉末,无臭,无味。溶于稀酸及稀碱液。
3. 药理学 系胰岛 α_2 细胞分泌的一种单链多肽类激素:分子量为 3 482.8。可拮抗胰岛素的作用,对代谢的影响与肾上腺素有相似之处。具有:①升高血糖作用:促进肝糖原分解和促进糖异生,其代谢作用的主要靶器官是肝脏,促进 cAMP 的生成。②正性肌力作用:胰高血糖素的正性肌力作用不被普萘洛尔所阻断,可使心肌收缩力增加,心率加快,心输出量增加,血压上升。③对其他内分泌腺的作用:能兴奋肾上腺髓质。分泌儿茶酚胺类物质,也能增加胰岛素、甲状腺激素、降钙素及生长激素的分泌。④对消化系统的作用:可增加胆汁和肠液的分泌,抑制胃、小肠及结肠的蠕动等。此外可增加肾血流量,促进尿中钠、钾、钙的排泄。
4. 适应证 用于低血糖症,在一时不能口服或静脉注射葡萄糖时特别有用。用于心源性休克有效。
5. 用法和用量 肌内注射、皮下注射或静脉注射,用于低血糖症,每次 0.5～1.0mg,5 分钟左右即可见效。如 10 分钟仍不见效,则应尽快静脉使用葡萄糖。用于心源性休克,连续静脉滴注,每小时 1～12mg。
6. 不良反应 有时出现血糖过高,低血钾。
7. 禁忌证 对本品过敏者禁用。
8. 注意
(1) 如对危急病例仅怀疑低血糖而尚未肯定时,不可代替葡萄糖静脉注射。
(2) 使用本品后,一旦低血糖昏迷患者恢复知觉,即应给予葡萄糖(如可能,最好口服),补充肝糖原储备,避免发生继发性低血糖。
9. 制剂 注射用高血糖素:每支 1mg;10mg。

第二节 胰岛素

一、概述

(一)药理作用及应用

胰岛素可增加葡萄糖的利用,能加速葡萄糖的无氧酵解和有氧氧化,促进肝糖原和肌糖原的合成和贮存，并能促进葡萄糖转变为脂肪，抑制糖原分解和糖异生，因而能使血糖降低。此外，本品能促进脂肪的合成。抑制脂肪分解，使酮体生成减少，纠正酮症酸血症的各种症状。能促进蛋白质的合成，抑制蛋白质分解。本品和葡萄糖同用时，可促使钾从细胞外液进入组织细胞内。

用于糖尿病，特别是胰岛素依赖型糖尿病：①重型、消瘦营养不良者；②轻、中型经饮食和口服降血糖药治疗无效者；③合并严重代谢紊乱（如酮症酸中毒、高渗性昏迷或乳酸酸中毒）、重度感染、消耗性疾病（如肺结核、肝硬化）和进行性视网膜、肾、神经等病变以及急性心肌梗死、脑血管意外者；④合并妊娠、分娩及大手术者。

也可用于纠正细胞内缺钾。

此外，胰岛素休克疗法曾用于精神病治疗，现已少用。

（二）应用胰岛素的注意事项

（1）胰岛素过量可使血糖过低、其症状视血糖降低的程度和速度而定。可出现饥饿感、精神不安、脉搏加快、瞳孔散大、焦虑、头晕、共济失调、震颤、昏迷甚至惊厥。必须及时给予食用糖类。出现低血糖休克时，静脉注射50%葡萄糖注射液50ml，必要时再静脉滴注5%葡萄糖注射液。注意必须将低血糖性昏迷与严重酮症酸血症相鉴别。有时在低血糖后可出现反跳性高血糖，即Somogyi反应。若睡前尿糖阴性，而次晨尿糖强阳性，参考使用胰岛素剂量，应考虑夜间可能发生血糖症，此时应试行减少胰岛素剂量，切勿再加大胰岛素剂量。

（2）为了防止血糖突然下降，来不及呼救而失去知觉，应给每一患者随身携带记有病情及用胰岛素情况的卡片，以便不失时机及时抢救处理。

（3）注射部位可有皮肤发红、皮下结节和皮下脂肪萎缩等局部反应。故须经常更换注射部位。

（4）混悬型胰岛素注射液禁用于静脉注射，只有可溶性胰岛素如短效胰岛素（包括人和动物来源）可以静脉给药。

（5）极少数患者可产生胰岛素耐受性：即在没有酮症酸中毒的情况下，每日胰岛素需用量高于200U。其主要原因可能为感染、使用皮质激素或体内存在有胰岛素抗体，能和胰岛素结合。此时可更换用不同动物种属的制剂或加服口服降血糖药。

（6）低血糖、肝硬化、溶血性黄疸、胰腺炎、肾炎等患者禁用。

（7）胰岛素可少量被注射器吸附，含量愈低吸附愈高，使用剂量应考虑此因素。

（8）过敏反应：动物胰岛素和人的胰岛素结构有差异，有抗原性；另外胰岛素制剂中混有的胰岛素原和其他杂质也有抗原性。动物胰岛素发生过敏者可换用人胰岛素。应用人胰岛素或提高制剂纯度，将有利于减少过敏反应。但仍有少数患者对人胰岛素制剂发生过敏，除一部分对添加剂过敏的患者外，确有一部分患者对人胰岛素分子过敏，目前认为可能是商品制剂中高度浓缩的人胰岛素分子的三级结构改变导致了抗原性的增加。对人胰岛素过敏者可试用胰岛素类似物。脱敏疗法在多种情况下均有效。少数发生荨麻疹等，偶见过敏性休克（可用肾上腺素抢救）。全身性的过敏反应偶有发生而且有些很严重，有可能危及生命。

（三）胰岛素的贮藏

未开瓶使用的胰岛素应在2～8℃条件下冷藏密闭避光保存。已开瓶使用的胰岛素注射液可在室温（最高25℃）保存最长4~6周（NOVOLIN R，N，30R注射液为6周，其他注射液为4周），使用中的胰岛素笔芯不要放在冰箱里，可以与胰岛素笔一起使用或者随身携带，在室温最长保存4周。冷冻后的胰岛素不可使用。

二、胰岛素（Insulin）

1. 其他名称　正规胰岛素，常规胰岛素，普通胰岛素，短效胰岛素，速效胰岛素，可溶性胰岛素，中性胰岛素，Regulai Insulin，RI。

2. 性状　为白色或类白色结晶性粉末。在水、乙醇、氯仿或乙醚中几乎不溶；在无机酸或氢氧化钠溶液中易溶。制剂为无色澄明液体，可供静脉使用。

3. 药理学　常规胰岛素根据来源可分为动物源性和人源性胰岛素，动物胰岛素由于氨基酸序列与人胰岛素有一定差异，过敏反应发生率比较高，而且剂量需要较大。

动物胰岛素皮下注射，0.5~1小时起效，2~4小时达峰，作用维持6~8小时；人胰岛素皮下注射，0.5小时内起效，1~3小时达峰，作用持续时间大约8小时。人胰岛素较动物胰岛素起效快，作用时间长。不同部位皮下注射的吸收差别很大。静脉注射后10~30分钟起效，10~30分钟达峰，持续0.5~1小时，在血液循环中t1/2为5~10分钟。

4. 适应证　用于糖尿病患者控制血糖特别是餐后高血糖。

5. 用法和用量　短效胰岛素用法一般为餐前30分钟皮下注射，用药后30分钟内须进食含碳水化合物的食物（以免给药后发生血糖过低症）。

1日3~4次。早餐前的一次用量最多，午餐前次之，晚餐前又次之，夜宵前用量最少。有时肌内注射。本品是可以静脉注射的胰岛素制剂，只有在急症时（如糖尿病性昏迷）才用。

因患者的胰岛素需要量受饮食热量和成分、病情轻重和稳定性、体型胖瘦、体力活动强度、胰岛素抗体和受体的数目和亲和力等因素影响，使用剂量应个体化。此外，小量（5~10U）尚可用于营养不良、消瘦、顽固性妊娠呕吐、肝硬化初期（同时注射葡萄糖）。本品还常与中效或长效胰岛素合并使用。

6. 不良反应　短效胰岛素的缺点是餐前30分钟用药不易把握，进餐时间提前容易导致血糖控制不佳，进餐时间延后容易发生低血糖，血糖波动较大。余见一、概述中应用胰岛素的注意事项。

7. 禁忌证　对本品及其他成分过敏者禁用。

8. 注意　由于短效胰岛素皮下的吸收过程，导致其峰形较超短效胰岛素宽，和人的正常生理分泌模式有一定差异。余见一、概述中应用胰岛素的注意事项。

9. 药物相互作用

（1）口服抗凝血药、水杨酸盐、磺胺类药物、甲氨蝶呤可与胰岛素竞争血浆蛋白，使血中游离胰岛素升高；增强胰岛素的作用。

（2）口服降血糖药与胰岛素有协同作用。

（3）蛋白同化激素能降低葡萄糖耐量，增强胰岛素的作用。

（4）乙醇、氯霉素可加强胰岛素的作用。

（5）肾上腺皮质激素、甲状腺素、生长激素能升高血糖，合用时能对抗胰岛素的降血糖作用。

（6）噻嗪类利尿药、口服避孕药及烟酸衍生物据称可减低胰岛素的降血糖作用。

（7）β受体拮抗药可阻断肾上腺素的升高血糖反应，干扰机体调节血糖功能，与胰岛素合用时，要注意调整剂量，否则易引起低血糖。

10. 制剂　注射液：重组人胰岛素注射液：每瓶 400U（10ml）。笔芯：300U（3ml）。生物合成人胰岛素注射液：400U（10ml）。笔芯：300U（3ml）。胰岛素（猪）注射液：每瓶 400U（10ml）

三、门冬胰岛素（Insulin Aspart）

1. 其他名称　诺和锐。

2. 性状　制剂为无色澄明液体，可供静脉使用。

3. 药理学　普通短效的可溶性人胰岛素皮下注射后形成六聚体，与单体形成一定的聚合－解离平衡，释放到血液需要一定的时间。门冬胰岛素注射到皮下后单体聚合成六聚体的倾向降低，能够快速释放入血，因此，与普通短效胰岛素相比，吸收速度快，起效迅速，作用持续时间短。属超短效胰岛素。皮下注射门冬胰岛素后，10～20 分钟起效，最大作用时间为注射后 1～3 小时，降糖作用持续 3～5 小时。

4. 适应证　用于控制餐后血糖，也可与中效胰岛素合用控制晚间或晨起高血糖。

5. 用法和用量　于三餐前 15 分钟至进餐开始时皮下注射一次，根据血糖情况调整剂量。

6. 不良反应　如果注射后不进食或者进食时间延后将导致低血糖的发生，而且发生时间比普通胰岛素早。余见一、概述中应用胰岛素的注意事项。

7. 禁忌证　对本品及其他成分过敏者禁用。

8. 注意　由于超短效胰岛素比普通胰岛素起效快，持续作用时间短，所以一般须紧邻餐前注射，用药 10 分钟内须进食含碳水化合物的食物。余见一、概述中应用胰岛素的注意事项。

9. 药物相互作用　同普通胰岛素。

10. 制剂　注射液：300U（3ml）。

四、赖脯胰岛素（Insulin Lispro）

1. 其他名称　优泌乐。

2. 性状　制剂为无色澄明液体，可供静脉使用。

3. 药理学　作用机制同门冬胰岛素。15～20 分钟起效，30～60 分钟达峰，降糖作用持续 4～5 小时。它可以作为常规可溶性胰岛素的替代物，发挥速效降糖作用，属超短效胰岛素，也可与精蛋白结合作为中效制剂。

4. 适应证　用于控制餐后血糖，也可与中效胰岛素合用控制晚间或晨起高血糖。

5. 用法和用量　同门冬胰岛素。

6. 不良反应　同门冬胰岛素。余见一、概述中应用胰岛素的注意事项。

7. 禁忌证　对本品及其他成分过敏者禁用。

8. 注意　同门冬胰岛素。

9. 制剂　注射液：300U（3ml）。

五、低精蛋白锌胰岛素（Isophane Insulin，NPH）

1. 其他名称　中效胰岛素。

2. 性状　制剂为白色或类白色混悬液，可肌内注射，严禁静脉使用。

3. 药理学　是胰岛素混合到锌和鱼精蛋白磷酸缓冲液复合物中的混悬剂，胰岛素和鱼精蛋白的分子比例为 1 ∶ 1，所以又称 "Isophane Insulin Suspension"。主要产品有动物来源和重组人胰岛素来源两种。NPH 胰岛素是在胰岛素中加入精蛋白，其机制是因为人胰岛素含酸性氨基酸较多，等电点在 4 左右，与碱性蛋白（精蛋白或珠蛋白）结合后，等电点升高与体液 pH 接近，皮下注射后在注射部位形成沉淀（蛋白质在等电点时带净电荷为 0，溶解度最低，最容易形成沉淀），作用时间延长，加入微量锌使其稳定。皮下注射低精蛋白锌胰岛素，平均 1.5 小时起效，4~12 小时达峰，作用维持 18~24 小时。

4. 适应证　用于糖尿病控制血糖，一般与短效胰岛素配合使用，提供胰岛素的日基础用量。

5. 用法和用量　中效胰岛素可于睡前或早餐前每天一次给药，或者早晚每日两次给药。以控制空腹血糖。剂量根据病情而定，混悬型胰岛素在每次抽取前应缓慢摇动使其混匀，忌猛烈振荡。

6. 不良反应　与长效胰岛素相比释放曲线的变异较小。优点是皮下注射后缓慢平稳释放，引起低血糖的危险较短效制剂小，同时血液中始终保持一定浓度的胰岛素，对胰岛素基础分泌量低的患者控制血糖波动比较有利。余见一、概述中应用胰岛素的注意事项。

7. 禁忌证　对本品及鱼精蛋白过敏者禁用。

8. 注意　对本品中鱼精蛋白过敏者，肝素过量时应禁用鱼精蛋白作拮抗治疗。余见一、概述中应用胰岛素的注意事项。

9. 制剂　注射液：400U（10ml）。笔芯：300U（3ml）。

六、精蛋白锌胰岛素（Protamine Zinc Insulin）

1. 其他名称　长效胰岛素。

2. 性状　制剂为白色或类白色混悬液，可肌内注射，严禁静脉使用。

3. 药理学　精蛋白锌胰岛素是在低精蛋白锌的基础上加大鱼精蛋白的比例，使其更接近人的体液 pH，溶解度更低，释放更加缓慢，作用持续时间更长。长效胰岛素的用法一般为每日注射一次，满足糖尿病患者的基础胰岛素需要量。皮下注射后 3~4 小时起效，12~20 小时达峰，作用维持 24~36 小时。

4. 适应证　用于糖尿病控制血糖，一般和短效胰岛素配合使用，提供胰岛素的日基础用量。

5. 用法和用量　于早餐前 0.5 小时皮下注射 1 次，剂量根据病情而定，每日用量一般为 10~20U。混悬型胰岛素在每次抽取前应缓慢摇动使其混匀，忌猛烈振荡。

6. 不良反应　见一、概述中应用胰岛素的注意事项。

7. 禁忌证　对本品及鱼精蛋白过敏者禁用。

8. 注意　长效胰岛素的特点是可减少注射次数，但由于长效制剂多是混悬液剂型，可能造成吸收和药效的不稳定。余见一、概述中应用胰岛素的注意事项。

9. 制剂　注射剂：400U（10ml）。

七、甘精胰岛素（Insulin Glargine）

1. 其他名称　超长效胰岛素，来得时，LANTUS。

2. 药理学　甘精胰岛素在中性 pH 液中溶解度低，在酸性（pH＝4）注射液中完全溶解，注入皮下组织后酸性溶液被中和，形成细微沉淀物，持续释放少量甘精胰岛素，具有长效、平稳的特点，无峰值血药浓度。属一日用药一次的长效制剂。皮下注射起效时间为 1.5 小时，较中效胰岛素慢，有效作用时间达 22 小时左右，同时几乎没有峰值出现，作用平稳。

3. 适应证　用于基础胰岛素替代治疗。一般也和短效胰岛素或口服降糖药配合使用。

4. 用法和用量　每日傍晚注射一次，满足糖尿病患者的基础胰岛素需要量。

5. 制剂　注射液：300U（3ml）。

八、地特胰岛素（Insulin Detemir）

1. 其他名称　诺和平，LEVEMIR。

2. 药理学　地特胰岛素注射后可在皮下形成独特的双六聚体，该聚合过程使地特胰岛素的作用延迟。

3. 适应证　用于治疗糖尿病。

4. 用法和用量　与口服降糖药联合治疗：起始剂量为 10U 或 0.1～0.2U/kg，1 天 1 次皮下注射。以后根据早餐前平均自测血糖浓度进行个体化的调整。作为基础一餐时胰岛素给药方案的一部分。

5. 制剂　注射液：每支 300U /3ml（笔芯）。

九、预混胰岛素

1. 其他名称　双（时）相胰岛素，诺和灵，优泌林，biphasic insulins，NOVOLIN，HUMULIN.

2. 药理学　预混胰岛素含有标示百分比的短效胰岛素和中效胰岛素，可同时具有短效和长效胰岛素的作用。制剂中短效成分起效迅速，可以较好地控制餐后高血糖，中效成分持续缓慢释放，主要起替代基础胰岛素分泌作用。例如 30R，0.5 小时内起效，2～8 小时达峰，作用最长持续 24 小时。50R，0.5 小时内起效，2～12 小时达峰，作用最长持续 16～24 小时。

3. 适应证　用于糖尿病控制血糖。

4. 用法和用量　于早餐前 0.5 小时皮下注射 1 次，剂量根据病情而定。有时需要于晚餐前再注射 1 次。混悬型胰岛素在每次抽取前应缓慢摇动使其混匀，忌猛烈振荡。

5. 不良反应　见一、概述中应用胰岛素的注意事项。

6. 禁忌证　对本品及鱼精蛋白过敏者禁用。

7. 制剂　注射剂：400U（10ml）。笔芯：300U（3ml）。诺和灵 30R：含 30% 的短效胰岛素（R）和 70% 的中效胰岛素。诺和灵 50R：含短效胰岛素和中效胰岛素各 50%。优泌林 70/30：含 30% 的短效胰岛素和 70% 的中效胰岛素。

第三节　口服降糖药

一、甲苯磺丁脲（Tolbutamide）

1. 其他名称　D-860。

2. 性状　为白色结晶或结晶性粉末，无臭，无味。在丙酮或氯仿中易溶，在乙醇中溶解，在水中几乎不溶，在氢氧化钠溶液中溶解。

3. 药理学　为磺脲类口服降血糖药，主要选择性地作用于胰岛 β 细胞，促进胰岛素的分泌。还能纠正 2 型糖尿病患者外周组织的胰岛素抵抗。半衰期 4~7 小时，作用持续约 10 小时。

4. 适应证　一般用于成年后发病，单用饮食控制无效而胰岛功能尚存的轻、中度糖尿病患者。对胰岛素抵抗患者，可加用本品。对胰岛素依赖型患者及酸中毒昏迷者无效，不能完全代替胰岛素。

5. 用法和用量　餐前服药效果较好，如有胃肠反应，进餐时服药可减少反应。口服，每日剂量 1~2g。分次服用，每日 2~3 次。从小剂量开始，每 1~2 周加量一次。

6. 不良反应　主要不良反应是低血糖，但较长效磺脲类药物为轻。胃肠道反应可有腹胀、腹痛、厌食、恶心、呕吐等，餐后服药可减轻。少见皮疹、骨髓抑制、粒细胞减少、血小板减少、严重黄疸、肝功能损害等。

7. 禁忌证　外科手术、妊娠期妇女、哺乳期妇女、对磺胺及本品过敏的患者、严重肝肾功能不全者、胰岛素依赖型糖尿病、非胰岛素依赖型糖尿病伴酮症酸中毒、昏迷、严重烧伤、感染、外伤、白细胞减少者禁用。

8. 注意

（1）体质虚弱、高热、恶心和呕吐、甲状腺功能不正常者、老人等慎用。

（2）服用本类药物可增加体重，加重肥胖糖尿病患者病情，应限制每日摄入总热量。

9. 药物相互作用　见表 6-1 口服降血糖药的药物相互作用。

表 6-1　口服降血糖药的药物相互作用

药物	相互作用的药物	相互作用的结果
甲苯磺丁脲、醋酸己脲、格列本脲、格列吡嗪、格列齐特、格列喹酮	酒精、西咪替丁、氯霉素、氟康唑、磺胺类药物和抗凝药	可延缓降糖药的代谢，增加降糖作用
	双香豆素类抗凝血药、水杨酸盐、贝特类降脂药、磺胺类药物	竞争降糖药与蛋白结合，增加降糖作用
	酒精、水杨酸类、胍乙啶、单胺氧化酶抑制剂、奎尼丁、胰岛素和其他口服降糖药	药物本身具有降糖作用，增加降糖效果
	β 受体拮抗药	增加低血糖危险，掩盖低血糖症状
	噻嗪类利尿药、糖皮质激素、雌激素、苯妥英和利福平	使降糖药的降血糖效果降低，可能需增加用药剂量
	乙醇	磺脲类药物可增强乙醇毒性，治疗期间宜戒酒

药　物	相互作用的药物	相互作用的结果
格列波脲	磺胺、水杨酸、保泰松、双香豆素等	格列波脲作用被增强
苯乙双胍、二甲双胍	维生素 B_{12}	可减少肠道吸收维生素 B_{12}，使血红蛋白减少，产生巨红细胞贫血
	双香豆素类药	抗凝血作用加强，可致出血倾向
	加压素	升压作用增强
瑞格列奈、那格列奈	二甲双胍	发生低血糖的危险性增加
	单胺氧化酶抑制剂、非选择性 β 受体拮抗药、ACE 抑制剂、非甾体抗炎药、水杨酸盐、奥曲肽、酒精及促合成代谢的激素	降糖作用增强
	β 受体拮抗药	可能掩盖低血糖症状
	口服避孕药、噻嗪类药物、肾上腺皮质激素、达那唑、甲状腺激素、拟交感神经药	降糖作用削弱
	酮康唑、依曲康唑、红霉素、氟康唑、米比法地尔	升高降糖药血药浓度
	利福平、苯妥英钠	降低降糖药血浆水平
阿卡波糖，伏格瓢波糖	胰岛素，其他口服降糖药	可能导致低血糖反应
	抗酸剂、考来烯胺、消化酶制剂	可降低降糖作用

10. 制剂　片剂：每片 0.5g。

二、醋酸己脲 （Acetohexamide）

1. 其他名称　乙酰磺环己脲，DIMELOR。

2. 性状　白色、无臭，结晶性粉末。不溶于水，溶于乙醇（1 ∶ 230）、氯仿（1 ∶ 210），溶于吡啶和碱性氢氧化物的稀释液。

3. 药理学　降血糖作用机制同甲苯磺丁脲。此外，有促进肾排泄尿酸作用，适用于糖尿病伴有痛风者。在肝内代谢后经肾排出，其作用可持续 12～18 小时。

4. 适应证　2 型糖尿病。

5. 用法和用量　口服：成人一日量 0.25～1.5g，分 1～2 次服用。日剂量≤1g 的，可于早餐前一次服，日剂量超过 1g 时，可于早餐和晚餐前分 2 次服用，以后根据病情调整剂量。

6. 不良反应　参见甲苯磺丁脲。

7. 禁忌证　糖尿病酮症酸中毒禁用，余见甲苯磺丁脲。

8. 注意　剂量超过 1.5g 在降糖疗效上不会带来更多益处，余见甲苯磺丁脲。

9. 药物相互作用　见表 6 - 1 口服降血糖药的药物相互作用。

10. 制剂　片剂：每片 0.25g；0.5g。

三、格列本脲 （Glibenclamide）

1. 其他名称　优降糖，格列赫素，Glybenclamide，HB - 419。

2. 性状　为白色结晶性粉末，几乎无臭，无味。在氯仿中略溶，在甲醇或乙醇中微溶，在水或乙醚中不溶。

3. 药理学　第二代磺脲类口服降糖药。降血糖作用机制同甲苯磺丁脲。其作用较甲苯磺丁脲强 200 ~ 250 倍。口服后 30 分钟出现作用，半衰期为 10 小时，持续约 16 ~ 24 小时，蛋白结合率达 95%。

4. 适应证　用于饮食不能控制的轻、中度 2 型糖尿病。

5. 用法和用量　开始时每日剂量 2.5 ~ 5mg，早餐前一次服；或一日 2 次，早晚餐前各 1 次，然后根据情况每周增加 2.5mg，一般每日量为 5 ~ 10mg，最大不超过 15mg。

6. 不良反应　与甲苯磺丁脲相似，但本品为长效药物，更易发生严重低血糖反应，应从小剂量开始使用本品。

7. 禁忌证　参见甲苯磺丁脲。复方降糖药"消渴丸"中含有格列本脲成分，使用中应注意相应不良反应和禁忌证。

8. 注意　参见甲苯磺丁脲。

9. 药物相互作用　见表 6 - 1 口服降血糖药的药物相互作用。

10. 制剂　片剂：每片 2.5mg。

四、格列吡嗪（Glipizide）

1. 其他名称　吡磺环己脲，美吡达，瑞易宁，迪沙，优哒灵，依必达，灭特尼，MIN-IDIAB，MITONEU，MEIBIDE。

2. 性状　为白色结晶粉末，无臭，不溶于水和乙醚，略溶于乙醇和氯仿。

3. 药理学　第二代磺脲类口服降糖药，降血糖作用机制同甲苯磺丁脲。口服吸收快，t_{max} 约 1 ~ 2 小时，持续作用时间约 24 小时。其代谢物无活性，由肾排出。$t_{1/2}$ 为 2 ~ 4 小时。1 日内可排泄药量的 97%。3 日内可全部排出，无明显蓄积，故较少引起低血糖。

4. 适应证　本品主要用于单用饮食控制治疗未能达到良好控制的轻、中度非胰岛素依赖型患者；对胰岛素抵抗患者可加用本品，但用量应在 30 ~ 40U 以下者。

5. 用法和用量　一般一日 2.5 ~ 20mg，先从小量 2.5 ~ 5mg 开始，餐前 30 分钟服用。一日剂量超过 15mg 时，应分成 2 ~ 3 次餐前服用。控释片：一日 1 次，1 次 5 ~ 10mg，根据血糖指标调整剂量，部分患者需 15mg，最大日剂量 20mg。

6. 不良反应　参见甲苯磺丁脲。较少引起低血糖，程度亦较轻。

7. 禁忌证　参见甲苯磺丁脲。

8. 注意　参见甲苯磺丁脲。控释片需整片吞服，不能嚼碎分开和碾碎；患者不必担心在粪便中偶然出现类似药片样的东西（为不吸收的外壳）；对严重胃肠道狭窄的患者（病理性或医源性）应慎用。

9. 药物相互作用　见表 6 - 1 口服降血糖药的药物相互作用。

10. 制剂　片剂：每片 2.5mg；5mg。控释片：每片 5mg。

五、格列齐特（Gliclazide）

1. 其他名称　甲磺吡脲，达美康，DIAMICRON。

2. 性状　白色或近白色粉末，不溶于水，微溶于乙醇，极微溶于丙酮，易溶于二氯甲烷。

3. 药理学 第二代磺脲类口服降糖药，降血糖作用机制同甲苯磺丁脲。口服 t_{max} 为 2~6 小时，$t_{1/2}$ 约为 10~12 小时，大部分在肝脏代谢，代谢产物无显著降糖活性，主要由肾排出。

4. 适应证 成人 2 型糖尿病。

5. 用法和用量

（1）缓释片：①初始剂量建议为每日 30mg，每日服药 1 次，于早餐时服用。如血糖水平控制不佳，剂量可逐次增至每日 60、90 或 120mg，每次增量间隔至少 4 周（如治疗 2 周后血糖仍无下降时除外），通常日剂量范围为 30~120mg，最大日剂量为 120mg。②65 岁以上患者开始治疗时每天 1 次，每次 30mg。③高危患者如严重或代偿较差的内分泌疾病（垂体前叶功能不足、甲状腺功能减退、肾上腺功能不足）、长期和（或）大剂量皮质激素治疗撤停、严重心血管疾病（严重冠心病、颈动脉严重受损、弥漫性血管病变）建议以每天 30mg 最小剂量开始治疗。

（2）普通片：开始时一日 2 次，一日 40~80mg，早晚两餐前服用；连服 2~3 周，然后根据血糖调整用量；一般剂量一日 80~240mg，最大日剂量不超过 240mg。

（3）用格列齐特缓释片代替其他口服降糖药，应考虑先前使用药物的降糖强度和代谢半衰期，以免药物累加引起低血糖风险。用格列齐特缓释片代替格列齐特普通片时，一片 80mg 普通片相当于一片缓释片，替代时必须监测血糖。

不良反应、禁忌证、注意参见甲苯磺丁脲。

6. 药物相互作用 见表 6-1 口服降血糖药的药物相互作用。

7. 制剂 片剂：每片 80mg。缓释片：每片 30mg。

六、格列喹酮（Cliquidone）

1. 其他名称 糖适平，GLURENORM，GLURENOR。

2. 性状 本品为结晶，熔点 180~182℃。

3. 药理学 第二代磺脲类口服降糖药。口服吸收快，t_{max} 为 2~3 小时血药浓度达峰，持续时间可达 8 小时，$t_{1/2}$ 为 1~2 小时。95% 经肝脏代谢，主要经胆汁从粪便排出，只有 5% 经肾排泄。本品起效和餐后血糖上升高峰时间比较一致，半衰期短，持续时间短，引起严重持久的低血糖危险性较小。

4. 适应证 2 型糖尿病合并轻至中度肾病者，但严重肾功能不全时，则应改用胰岛素治疗。

5. 用法和用量 口服，开始时 15mg，应在餐前 30 分钟服用。1 周后按需调整，必要时逐步加量。一般日剂量为 15~120mg，日剂量为 30mg 以内者可于早餐前一次服用，更大剂量应分 3 次，分别于三餐前服用，最大日剂量不得超过 180mg。

6. 注意 本品很少经肾脏排泄，适用于有轻度至中度肾功能损害的患者。

7. 药物相互作用 见表 6-1 口服降血糖药的药物相互作用。

8. 制剂 片剂：每片 30mg。

七、格列美脲（Climepiride）

1. 其他名称 亚莫利，AMAREL，AMARYL。

2. 性状　白色或近乎白色粉末。可呈多晶现象，几乎不溶于水，微溶于二氯甲烷，极少量溶于甲醇。

3. 药理学　属磺脲类促胰岛素分泌剂，但与受体结合及离解的速度皆较格列本脲为快，较少引起较重的低血糖。本品的胰外作用，可增加葡萄糖的摄取。本品口服后较迅速而完全吸收，空腹或进食时对吸收无明显影响。t_{max} 为 2 ~ 3 小时，口服 4mg 后 C_{max} 为 300ng/ml。$t_{1/2}$ 约为 5 ~ 8 小时。在肝脏内通过细胞色素 P450 酶氧化代谢，代谢物无降糖活性。

4. 适应证　成人 2 型糖尿病。

5. 用法和用量　开始用量一日 1mg，一次顿服。如不能满意控制血糖，每隔 1 ~ 2 周逐步增加剂量至每日 2mg、3mg、4mg，最大推荐剂量为每日 6mg。

在达到满意疗效后，可试行减量，以采用最低有效量，避免低血糖。建议早餐前不久或早餐中服用，若不吃早餐则于第一次正餐前不久或餐中服用。以适量的水整片吞服。

从其他口服降糖药改用本品时，一般考虑原使用药物的降糖强度和代谢半衰期，以免药物累加引起低血糖风险；从胰岛素改用本品应在医生严密监测下进行。

6. 不良反应　可出现肝酶升高，极个别肝功能损害病例（如胆汁郁积和黄疸）可能进展，如肝炎可能发展成肝功能衰竭；可出现皮肤过敏如瘙痒、皮疹和荨麻疹；个别病例可出现对光过敏；个别病例发生血钠降低。少见恶心、呕吐和腹泻、胃内压迫或饱胀感和腹痛。罕见中度血小板、白细胞、红细胞和粒细胞减少、粒细胞缺乏、溶血性贫血和全血细胞减少。

7. 禁忌证　参见甲苯磺丁脲。

8. 注意　服药时用水整片吞服，不要嚼碎。定期检查肝功能和血液学检查（尤其是白细胞和血小板）。

9. 药物相互作用　见表 6 - 1 口服降血糖药的药物相互作用。

10. 制剂　片剂：每片 1mg；2mg。

八、二甲双胍（Metformin）

1. 其他名称　甲福明，降糖片，美迪康，格华止，Dimethyl - biguanide。

2. 性状　常用其盐酸盐，为白色结晶或结晶性粉末；无臭。在水中易溶，在甲醇中溶解，在乙醇中微溶，在氯仿或乙醚中不溶。

3. 药理学　为双胍类口服降血糖药，作用较苯乙双胍弱。口服后吸收率仅 50%。t_{max} 约为 2 小时，在血浆中不与血浆蛋白结合。几乎全部由尿排泄，第一相 $t_{1/2}$ 约为 3 小时，第二相 $t_{1/2}$ 约为 12 ~ 14 小时，降糖作用可持续 8 小时。

4. 适应证

（1）二甲双胍片首选用于单纯饮食控制及体育锻炼治疗无效的 2 型糖尿病，特别是肥胖的 2 型糖尿病。

（2）本品与胰岛素合用，可减少胰岛素用量，防止低血糖发生。

（3）可与磺酰脲类降血糖药合用，具协同作用。

5. 用法和用量

（1）普通片：开始时一次 0.25g，一日 2 ~ 3 次，以后可根据病情调整用量。口服，一次 0.5g，一日 1 ~ 1.5g。最大剂量不超过 2g。餐中服药，可减轻胃肠反应。

（2）缓释片：开始时每日 1 次，每次 0.5g，晚餐时服用。后根据血糖调整药量。日最大剂量不超过 2g。

6. 不良反应

（1）偶见恶心、呕吐、腹泻、腹痛、腹胀、消化不良、乏力等。

（2）偶有疲倦、体重减轻、头痛、头晕、味觉异常、皮疹、寒战、流感样症状、心悸、潮红等现象。

（3）罕见乳酸性酸中毒，表现为呕吐、腹痛、过度换气、意识障碍。

7. 禁忌证　对本品过敏者、糖尿病酮症酸中毒、肝及肾功能不全（血清肌酐超过 1.5mg/dl）、肺功能不全、心力衰竭、急性心肌梗死、严重感染和外伤、重大手术以及临床有低血压和缺氧情况、酗酒、维生素 B_{12}、叶酸缺乏者、合并严重糖尿病肾病、糖尿病眼底病变者、妊娠及哺乳期妇女禁用。

8. 注意

（1）既往有乳酸酸中毒史者及老年患者慎用，由于本品累积可能发生乳酸酸中毒，一旦发生，会导致生命危险，因此应监测肾功能和给予最低有效量，降低乳酸酸中毒的发生风险。

（2）发热、昏迷、感染等应激状态，外科手术和使用含碘造影剂做检查时，应暂时停止服用本品，因可能导致急性肾功能恶化。

（3）本品与磺酰脲类药物、胰岛素合用时，可引起低血糖。服用本品时应尽量避免饮酒。易导致低血糖或乳酸酸中毒。肝功能不良者慎用。

（4）本品可干扰维生素 B_{12} 吸收，建议监测血象。

9. 药物相互作用　参见表 6－1 口服降血糖药的药物相互作用。

10. 制剂　片剂：每片 0.25g；0.5g；0.85g。缓释片：0.5g。

九、苯乙双胍（Phenformin）

1. 其他名称　苯乙福明，降糖灵，Phenethydiguanide，INSORAL，DBI。

2. 性状　常用其盐酸盐，为白色结晶或结晶性粉末；无臭，味苦。在水中易溶，在乙醇中溶解，在氯仿或乙醚中几乎不溶。

3. 药理学　不促进胰岛素分泌。其降血糖作用主要为促进脂肪组织摄取葡萄糖，使肌肉组织无氧酵解增加，增加葡萄糖的利用；减少葡萄糖经消化道吸收，结果使血糖降低。此外，还可抑制胰高血糖素的释放。口服后 2~3 小时可使血糖明显下降，作用可维持 6~8 小时。主要在肝内代谢，由肾排出。$t_{1/2}$ 为 3~5 小时。

4. 适应证　用于单纯饮食控制不满意的 2 型糖尿病患者，尤其是肥胖者和伴高胰岛素血症者。本品与磺酰脲类降血糖药合用，可产生协同作用。

5. 用法和用量　口服：成人开始时 1 次 25mg，每日 2 次，餐前服，数日后可再增加 25mg，但最多每日不超过 75mg，否则易发生乳酸酸中毒。餐中服药可减轻胃肠反应。一般于服药一周后血糖即降低。但欲达到正常血糖水平尚需继续用药 3~4 周。如与胰岛素或磺脲类药合用时，剂量应根据病情作适当调整。本品已逐渐被二甲双胍替代。

6. 不良反应

（1）胃肠道反应有厌食、恶心、呕吐、口中金属味等，服大剂量时可发生腹泻。有时有乏力、疲倦、体重减轻、头晕和皮疹。

（2）应用本品时，因组织中葡萄糖无氧酵解增加而产生大量乳酸，可引起严重的乳酸性酸血症，发生后死亡率约 50%。

（3）本品可减少肠道吸收维生素 B_{12}，使血红蛋白减少，产生巨红细胞贫血。

禁忌证、注意、药物相互作用参见二甲双胍。

7. 制剂　片剂：每片 25mg。

十、瑞格列奈（Repaglinide）

1. 其他名称　诺和龙，NOVONORM。

2. 性状　为白色结晶性粉末，无臭。

3. 药理学　为新型的非磺酰脲类短效口服促胰岛素分泌降糖药。刺激胰腺释放胰岛素使血糖水平快速降低，此作用依赖于胰岛中有功能的 β 细胞。与其他口服促胰岛素分泌降糖药的不同在于其通过与不同的受体结合以关闭 β 细胞膜中 ATP－依赖性钾通道，使 β 细胞去极化，打开钙通道，使钙的流入增加，诱导 β 细胞分泌胰岛素。本品促胰岛素分泌作用较磺酰脲类快，降餐后血糖亦较快。

4. 适应证　用于饮食控制、降低体重与运动不能有效控制高血糖的 2 型糖尿病。与二甲双胍合用对控制血糖有协同作用。

5. 用法和用量　服药时间应在餐前 30 分钟内服用。剂量依个人血糖而定，推荐起始剂量为 0.5mg，最大的推荐单次剂量为 4mg。但最大日剂量不应超过 16mg。

6. 不良反应　可能发生低血糖，通常较轻微。腹痛、恶心罕见，腹泻、呕吐和便秘和视觉异常、肝脏异常非常罕见。过敏反应可发生皮肤过敏反应，如瘙痒、皮疹、荨麻疹。转氨酶指标升高，多数为轻度和暂时性。

7. 禁忌证　对本品过敏者、1 型糖尿病、伴随或不伴昏迷的糖尿病酮症酸中毒、严重肝肾功能不全、妊娠或哺乳期妇女、12 岁以下儿童禁用。

8. 药物相互作用　参见表 6-1 口服降血糖药的药物相互作用。

9. 制剂　片剂：每片 0.5mg；1mg；2mg。

十一、那格列奈（Nateglinide）

1. 其他名称　唐力。

药理学、适应证同瑞格列奈。

2. 用法和用量　本品可单独应用，也可与二甲双胍合用，起始剂量一日 3 次，1 次 60mg，餐前 15 分钟服药。常用剂量为餐前 60～120mg，并根据糖化血红蛋白（HbA1c）检测结果调整剂量。

3. 不良反应　低血糖、皮肤瘙痒、皮疹、荨麻疹，转氨酶升高少见。

4. 禁忌证　对本品过敏者、1 型糖尿病、糖尿病酮症酸中毒、妊娠或哺乳期妇女、儿童禁用。

5. 药物相互作用　参见表 6-1 口服降血糖药的药物相互作用。

6. 制剂　片剂：每片 30mg；60mg；120mg。

十二、吡格列酮（Pioglitazone）

1. 其他名称　瑞彤，ACTOS。

2. 性状　为无色针状结晶，熔点 183～184℃。

3. 药理学　属噻唑烷二酮类胰岛素增敏剂，为高选择性过氧化物酶体增殖因子激活剂的 γ 型受体（PPARγ）的激动剂。其主要作用机制为激活脂肪、骨骼肌和肝脏等胰岛素所作用组织的 PPAR 核受体，从而调节胰岛素应答基因的转录，控制血糖的生成、转运和利用。

口服后 t_{max} 约为 2 小时，$t_{1/2}$ 为 3～7 小时，总吡格列酮（吡格列酮和其活性代谢产物）的 $t_{1/2}$ 为 16～24 小时，进食不改变吸收率，但达峰时间延迟 3～4 小时，表观分布容积为（0.63±0.4）L/kg，血浆蛋白结合率大于 99%。通过羟基化和氧化作用代谢，部分代谢产物有活性。

4. 适应证　用于 2 型糖尿病，可与饮食控制和体育锻炼联合以改善血糖控制，可单独使用，当饮食控制、体育锻炼和单药治疗不能满意控制血糖时，它也可与磺脲、二甲双胍或胰岛素合用。

5. 用法和用量　口服：单药治疗初始剂量可为 15mg 或 30mg，每日 1 次；反应不佳时可加量直至 45mg，每日 1 次。与磺脲类合用时，本品可为 15mg 或 30mg，每日 1 次，当开始本品治疗时，磺脲类药物剂量可维持不变，当患者发生低血糖时，应减少磺脲类药物用量。与二甲双胍合用时，本品可为 15mg 或 30mg，每日 1 次，开始本品治疗时，二甲双胍剂量可维持不变，一般而言，二甲双胍无需降低剂量也不会引起低血糖。与胰岛素合用时，本品为 15mg 或 30mg，每日 1 次，开始本品治疗时，胰岛素用量可维持不变，出现低血糖时可降低胰岛素量。本品最大推荐量单用不应超过每日 45mg，每日 1 次，联合用药勿超过 30mg，每日 1 次。

6. 不良反应　轻中度水肿、贫血。本品可造成血浆容积增加和由前负荷增加引起的心脏肥大，诱发心力衰竭，但仅见于 NYHA 标准心功能Ⅲ和Ⅳ级的患者。合并使用其他降糖药物时，有发生低血糖的风险。肝功能异常，均为轻中度转氨酶升高，可逆。血脂增高。

7. 禁忌证　禁用于：对本品过敏者；心功能Ⅲ级或Ⅳ级；心衰或有心衰病史；严重活动性肝病，肝酶超过正常上限 2.5 倍者；酮症酸中毒，糖尿病性昏迷或昏迷前，1 型糖尿病；严重肾功能障碍；严重感染，手术前后；严重创伤，妊娠期妇女、哺乳期妇女。

8. 注意　服药与进食无关。建议定期进行肝功能测定，并定期测定空腹血糖和 HbA1c 以监测血糖对本品的反应。对于绝经期前无排卵的胰岛素抵抗患者，本品可使排卵重新开始，有可能需考虑采取避孕措施。

9. 药物相互作用　参见表 6-1 口服降血糖药的药物相互作用。

10. 制剂　片剂：每片 15mg。

十三、阿卡波糖（Acarbose）

1. 其他名称　拜糖平，GLUCOBAY。

2. 性状　白色或淡黄色的非结晶吸湿性粉末。极易溶于水。

3. 药理学　为一新型口服降血糖药，在肠道内竞争性抑制葡萄糖苷酶，可降低多糖及蔗糖分解生成葡萄糖，减少并延缓吸收，因此具有降低餐后高血糖和血浆胰岛素浓度的作用。本品口服较少吸收，生物利用度小于2%。$t_{1/2}$约为2小时。

4. 适应证　可与其他口服降血糖药或胰岛素联合应用于胰岛素依赖型或非胰岛素依赖型的糖尿病。

5. 用法和用量　口服剂量需个体化，一般维持量为一次50～100mg，一日3次，餐前即刻吞服或与第一口主食一起咀嚼服用。开始时从小剂量25mg，每日3次，6～8周后加量至50mg，必要时可加至100mg，每日3次，一日量不宜超过300mg。

6. 不良反应　胃肠道功能紊乱。因糖类在小肠内分解及吸收障碍，而在结肠内由细菌作用于未吸收的糖类而导致胃肠胀气，如腹胀、腹泻和腹痛。有报道本品可引起肝细胞性肝损伤。伴有黄疸和转氨酶升高，停药可缓解。过敏反应、皮肤反应少见。

7. 禁忌证　对本品过敏者禁用。禁用于炎性肠病，特别是伴有溃疡和胃肠道梗阻，腹部手术史的患者禁用，因产气增加可使病情恶化。肌酐清除率低于25ml/min者、18岁以下患者、妊娠期妇女及哺乳期妇女禁用。

8. 注意　应在开始服药时定期检查肝功能，并避免大剂量用药。如出现低血糖反应，应使用葡萄糖，本品抑制二糖水解，饮糖水和进食效果差。

9. 药物相互作用　参见表6-1口服降血糖药的药物相互作用。

10. 制剂　片剂：每片50mg；100mg。

十四、伏格列波糖（Voglibose）

1. 其他名称　倍欣，BASEN。

2. 性状　本品为白色或微黄色片。

3. 药理学　选择性抑制肠道内双糖类水解酶α-葡萄糖苷酶，延迟双糖水解、糖分的消化和吸收，使餐后高血糖得到改善。

4. 适应证　改善糖尿病餐后高血糖。

5. 用法和用量　口服，成人1次200μg，一日3次，餐前服。疗效不明显时根据临床观察可将一次量增至300μg。

6. 不良反应　与其他降糖药合用可出现低血糖，胃肠道症状（胃胀、肠鸣音活跃，排气增加，腹泻，腹痛，便秘，恶心，呕吐），肝转氨酶升高，贫血，高钾血症，血淀粉酶升高。罕见急性重症肝炎，严重肝功能障碍及黄疸。

7. 禁忌证　严重酮症酸中毒，糖尿病昏迷，严重感染，手术及严重创伤。余见阿卡波糖。

8. 注意

（1）严重肝硬化患者用药时，应注意观察排便情况，发现异常立即停药及适当处理。

（2）一旦发生低血糖，应给予葡萄糖（单糖），不用蔗糖等双糖类进行治疗。

（3）余同阿卡波糖。

9. 药物相互作用　参见表6-1口服降血糖药的药物相互作用。

10. 制剂　片剂：每片200μg。

十五、依帕司他（Epalrestat）

1. 其他名称　伊衡，唐林。

2. 药理学　为醛糖还原酶的非竞争性抑制剂，通过可逆地抑制醛糖还原酶而发挥作用。醛糖还原酶是多元醇代谢中的限速酶，高血糖时，葡萄糖正常的己糖激酶代谢途径被饱和，使得醛糖还原酶被活化，可使葡萄糖转化为山梨醇，使山梨醇在细胞内的蓄积，导致渗透压的升高和细胞功能的改变。因此醛糖还原酶至少是部分与糖尿病性并发症的发病机制相关。山梨醇可能影响神经细胞功能，本品可抑制山梨醇在神经元内蓄积。

健康成年人口服本品 50mg，1～2 小时后达血药浓度峰值。本品经肝脏代谢，肾脏排泄，但具体比例不详。

3. 适应证　可用于预防、改善和治疗糖尿病并发的末梢神经病变。

4. 用法和用量　成人剂量每次 50mg，每日 3 次，于餐前口服。

5. 不良反应　偶见红斑、水疱、皮疹、瘙痒等皮肤反应。偶见胆红素、AST、ALT、γ–GTP 升高。偶见腹泻、恶心、呕吐等胃部不适。对血糖水平不会产生不利影响。

6. 注意

（1）用药 12 周无效时应改用其他方法治疗。

（2）肝肾疾病患者慎用。

7. 制剂　片剂：每片 50mg。

第七章 甲状腺激素类药物及抗甲状腺药物

第一节 甲状腺激素类药物

一、左甲状腺素（Levothyroxine）

1. 其他名称 优甲乐，加衡，雷替斯，Thyroxine，T_4，ELIROXIN。

2. 性状 淡黄色到米黄色的粉末，无味，有吸湿性。极微溶于水，微溶于乙醇，不溶于丙酮、氯仿和乙醚中。

3. 药理学 为人工合成的四碘甲状腺原氨酸，常用其钠盐，甲状腺素主要作用为：①维持正常生长发育，甲状腺功能不足可引起呆小病（克汀病），患者身体矮小、肢体短粗、发育缓慢、智力低下。成人甲状腺功能不全时，则引起黏液性水肿。②促进代谢和增加产热。③提高交感肾上腺系统的感受性。

口服吸收约50%，起效缓慢、平稳，$t_{1/2}$约为6~7天，体内贮量大，近似于生理激素。

4. 适应证 适用于甲状腺激素缺乏的替代治疗。

5. 用法和用量 成人甲状腺功能减退症，左甲状腺素是主要替代治疗药物，一般需要终身替代。治疗目标为临床甲减症状和体征消失，TSH、TT_4、FT_4值维持在正常范围内。剂量取决于患者病情、年龄、体重和个体差异。

口服一般开始剂量每日25~50μg，每2周增加25μg，直到完全替代剂量，一般为100~150μg，成人维持量约为每日75~125μg。高龄患者、心功能不全者及严重黏液性水肿患者开始剂量应减为每日12.5~25μg，以后每2~4周递增25μg，不必要求达到完全替代剂量，一般每日75~100μg即可。婴儿及儿童甲状腺功能减退症，每日完全替代剂量为：6个月以内6~8μg/kg；6~12个月6μg/kg；1~5岁5μg/kg；6~12岁4μg/kg。开始时应用完全替代量的1/3~1/2，以后每2周逐渐增量。

静脉注射适用于黏液性水肿昏迷，首次剂量宜较大，200~400μg，以后每日50~100μg，直到患者清醒改为口服。

6. 不良反应 长期过量可引起甲状腺功能亢进症的临床表现，如心悸、手震颤、多汗、体重减轻、神经兴奋性升高和失眠。在老年和心脏病患者可发生心绞痛和心肌梗死，可用β受体拮抗药对抗，并立即停用本品。心功能不全者慎用。

7. 禁忌证 对本品过敏者禁用。

8. 注意

（1）因甲状腺激素只有极少量可透过胎盘，由乳汁排泌亦甚微，故妊娠期妇女或乳母服用适量甲状腺素对胎儿或婴儿无不良影响。

（2）老年患者对甲状腺激素较敏感，超过60岁者甲状腺激素替代需要量比年轻人约低25%。

（3）下列情况慎用：①心血管疾病，包括心绞痛、动脉硬化、冠心病、高血压、心肌梗死等；②病程长、病情重的甲状腺功能减退或黏液性水肿患者使用本类药应谨慎小心，开始用小剂量，以后缓慢增加直至生理替代剂量；③伴有腺垂体功能减退或肾上腺皮质功能不全患者应先用皮质类固醇等肾上腺皮质功能恢复正常后再用本类药。

（4）本品服用后起效较慢，几周后才能达到最高疗效。停药后药物作用仍能存在几周。

9. 药物相互作用

（1）利福平、卡马西平、苯妥英钠、氯喹和巴比妥有酶诱导作用，可增加甲状腺激素的代谢，降低其疗效，需要增加替代治疗的剂量。

（2）甲状腺素与蛋白高度结合，可与其他蛋白结合率高的药物卡马西平、苯妥英钠、阿司匹林、双香豆素类及口服降血糖药等产生竞争性结合，增加对方药物在血浆中的游离量，从而增强其作用，加重不良反应。

（3）硫糖铝、氢氧化铝、碳酸钙、考来烯胺和铁盐可降低本品在胃肠道的吸收，应间隔4～5小时服用。

（4）雌激素或避孕药，因血液中甲状腺素结合球蛋白水平增加，合用时甲状腺激素剂量应适当增加。

（5）β受体拮抗剂可减少外周组织T_4向T_3的转化，合用时应予注意。

（6）本品可能会增加胰岛素或者口服降糖药的需要量。

（7）与三环类抗抑郁药合用可增强两类药的作用和不良反应。

10. 制剂　片剂：每片25μg；50μg；100μg。注射液：每支100μg（1ml）；200μg（2ml）；500μg（5ml）。

二、甲状腺片（Thyroid Tablets）

1. 其他名称　干甲状腺。

2. 性状　由猪、牛、羊等食用动物的甲状腺体脱脂、干燥、研碎而制得。为淡黄色粉末，微有肉臭，不溶于水。主要成分为甲状腺素，但因其甲状腺激素（T_4）含量不稳定和T_3含量过高，目前已很少使用。

3. 药理学　参见左甲状腺素。

4. 适应证　临床上主要用甲状腺功能减退症的治疗，包括甲减引起的呆小病及黏液性水肿等。

5. 用法和用量　本品T_3和T_4的含量比例不恒定，用药应高度个体化，治疗期间应根据症状、体征及有关实验室检查的结果调整剂量。伴有心血管病的甲减患者，要注意心肌缺血或心律失常的出现，防止用药过快或过量。

常用量，开始时，一日10～20mg，逐渐加量，维持量一般为一日40～80mg。

6. 不良反应、禁忌证、注意、药物相互作用参见左甲状腺素

7. 制剂　片剂：每片10mg；40mg；60mg。

三、碘塞罗宁（Liothyronine）

1. 其他名称　三碘甲状腺原氨酸，甲碘安，Triiodothyronine，T_3。

2. 性状 常用其钠盐，为白色或黄白色结晶固体或结晶性粉末。微溶于乙醇，几乎不溶于水。

3. 药理学 为人工合成的三碘甲状腺原氨酸钠，作用与甲状腺素相似，而效力为甲状腺素的 3~5 倍。口服吸收约 90%，作用出现快，排泄亦快，所以维持的时间短。T_3 在血清中的 $t_{1/2}$ 约 33 小时。

4. 适应证 用于黏液性水肿及其他严重甲状腺功能低下状态，还可用作甲状腺功能诊断药。

5. 用法和用量 黏液性水肿及甲状腺功能低下：成人开始时一日 10~20μg，分 2~3 次口服，每 1~2 周递增 15~20μg，直至甲状腺功能恢复正常，维持量每天 25~50μg。儿童体重在 7kg 以下者开始时一日 2.5μg，7kg 以上一日 5μg。以后每隔 1 周，用量增加，维持量为一日 15~20μg，分 2~3 次口服。

三碘甲状腺原氨酸抑制试验：用于对摄碘率高的患者作鉴别诊断。摄碘高患者一日口服 80μg，分 3 次服用，共 6 日，重复作[131]I 摄碘试验，正常人及单纯性甲状腺肿者摄碘率受抑制数超过服本品前之基数的 50% 以上，而甲状腺功能亢进症者受抑制的数值低于 50%。

不良反应、禁忌证、注意、药物相互作用参见左甲状腺素。

6. 制剂 片剂：每片 20μg。

四、促甲状腺素 （Thyrotrophin）

1. 其他名称 Thyrotropin，Thyroid Stimulating Hormone，TSH。

2. 药理学 能促使甲状腺合成并分泌甲状腺激素，但如甲状腺已被破坏，则不能产生此作用。

3. 适应证 用于 TSH 试验，以区别原发性或继发性甲状腺功能减退症。用于甲状腺癌诊断。

4. 用法和用量 临床用于：①TSH 试验：用来区别原发性或继发性甲状腺功能减退症，方法为：每日肌内注射 2 次，每次 10μg，共 3 日。注射前后测定甲状腺吸碘率或血浆蛋白结合碘。②提高甲状腺癌转移病灶吸[131]I：甲状腺全切除后。每日肌内注射 10μg，共 7 日，使转移病灶的吸[131]I 率提高后，再给以治疗量碘。

5. 不良反应 有可能引起甲状腺功能亢进，还有轻微的恶心、呕吐、头痛和荨麻疹。

6. 禁忌证 冠心病患者忌用。

7. 注意 少数患者可能产生过敏反应。心脏病患者使用时要小心，原发（肾上腺）或继发（垂体）肾上腺皮质功能不全患者慎用。重复注射可引起抗体形成。

8. 制剂 注射液：每支 10μg（6ml）。

第二节　抗甲状腺药

一、丙硫氧嘧啶（Propylthiouracil）

1. 其他名称　丙基硫氧嘧啶。

2. 性状　为白色结晶或结晶性粉末；无臭，味苦。在乙醇中略溶，在水中极微溶解，在氢氧化钠试液或氨试液中溶解。熔点 218～221℃。

3. 药理学　能抑制过氧化酶系统，使被摄入到甲状腺细胞内的碘化物不能氧化成活性碘，从而酪氨酸不能碘化；同时，一碘酪氨酸和二碘酪氨酸的缩合过程受阻，以致不能生成甲状腺激素。由于本品不能直接对抗甲状腺激素，待已生成的甲状腺激素耗竭后才能产生疗效，故作用较慢。本品在甲状腺外能抑制 T_4 转化为 T_3，与其疗效亦有关系。

4. 适应证　①甲亢的内科治疗：适用于轻症和不适宜手术或放射性碘治疗者，如儿童、青少年及手术后复发而不适于放射性碘治疗者。也可作为放射性碘治疗时的辅助治疗。②甲状腺危象的治疗：除应用大剂量碘剂和采取其他综合措施外，大剂量本品可作为辅助治疗以阻断甲状腺素的合成。③术前准备：为了减少麻醉和术后并发症，防止术后发生甲状腺危象，术前应先服用本品使甲状腺功能恢复到正常或接近正常，然后术前两周左右加服碘剂。

5. 用法和用量　用药剂量应个体化，根据病情、治疗反应及甲状腺功能检查结果随时调整。每日剂量分次口服，间隔时间尽可能平均。

（1）成人甲亢：口服常用量，300～450mg/d，分三次口服，极量，一次 0.2g，一日 0.6g。1～3 周后可见症状缓解，1～2 月后症状可以得到控制，患者甲状腺功能正常后，应逐渐减量至维持量。通常每日 50～100mg。小儿开始剂量，每日按 4mg/kg，分次口服，维持量酌减。

（2）甲状腺危象：一日 0.4～0.8g，分 3～4 次服用，疗程不超过 1 周，作为综合治疗措施之一。

（3）甲亢的术前准备：术前服用本品，一次 100mg，一日 3～4 次，使甲状腺功能恢复到正常或接近正常，然后加服两周碘剂再进行手术。

6. 不良反应

（1）不良反应多发生在用药首二月，较多见的有皮肤瘙痒和皮疹，可停药或减量或换用其他制剂。

（2）严重不良反应为血液系统异常，轻度的有白细胞减少，严重的有粒细胞缺乏，再生障碍性贫血，因此，在治疗开始后应定期检查血象。罕见的不良反应有肝炎，可发生黄疸，应定期检查肝功。肝功能异常患者慎用。丙硫氧嘧啶较其他硫脲类药物与肝毒性的相关性更大，其中无症状的肝损害较常见，如肝酶升高等，但肝炎、肝坏死等严重反应较少见。肾功能不全者应减量。

（3）其他不良反应有胃肠道反应、关节痛、头痛、脉管炎和红斑狼疮样综合征；罕见的不良反应有间质性肺炎、肾炎和脉管炎等。

（4）硫脲类抗甲状腺药物之间存在交叉过敏反应。对本品过敏者禁用。

7. 禁忌证　对本品过敏者禁用。

8. 注意

（1）抗甲状腺药物可透过胎盘并引起胎儿甲状腺功能减退及甲状腺肿大，甚至在分娩时造成难产、窒息。另一方面有明显甲亢的妊娠期妇女如不加以控制，对母亲及胎儿皆有不利影响，因此对患甲亢的妊娠期妇女宜采用本品最小有效剂量，维持甲状腺功能在正常上限。本品可由乳汁分泌，母乳服用较大剂量抗甲状腺药物时，可能引起婴儿甲状腺功能减退，应严密监测受乳儿的生长发育和甲状腺功能，可停止哺乳或使用最低有效剂量的药物，其中甲硫氧嘧啶较卡比马唑或甲巯咪唑更不易进入乳汁，因此更适用。

（2）小儿用药应根据病情调节用量，老年人尤其肾功能减退者，用药量应减少。甲亢控制后及时减量，用药过程中应加用甲状腺片，避免出现甲状腺功能减退。

（3）结节性甲状腺肿合并甲状腺功能亢进症者、甲状腺癌患者忌用。外周血白细胞数偏低；对硫脲类药物过敏者慎用。如出现粒细胞缺乏或肝炎的症状和体征，应停止用药。

治疗中应监测甲状腺激素水平。治疗过程中出现甲状腺功能减退或甲状腺明显增大时可酌情加用左甲状腺素或甲状腺片。

9. 药物相互作用

（1）与有抑制甲状腺功能和引起甲状腺肿大作用的药物合用须注意，如磺胺类、保泰松、巴比妥类、磺酰脲类等。

（2）在用本品前避免服用碘剂。

（3）使抗凝药作用降低。

10. 制剂　片剂：每片 50mg；100mg。

二、甲巯咪唑（Thiamazole）

1. 其他名称　他巴唑，TAPAZOLE。

2. 性状　为白色或淡黄色结晶性粉末；微有特臭。易溶于醇和水。在水、乙醇或氯仿中易溶，在乙醚中微溶。熔点 144～147℃。

3. 药理学　作用较丙硫氧嘧啶强，且奏效快而代谢慢，维持时间较长。

4. 适应证　参见丙硫氧嘧啶。

5. 用法和用量　成人：开始时每天30mg，可按病情轻重调节为每日 15～40mg，每日最大量60mg，分次口服，病情控制后，逐渐减量，维持量：一日 5～15mg，疗程一般 12～18 个月。

小儿：开始时剂量为每日按体重 0.4mg/kg，分 3 次口服。维持量约减半或按病情轻重调节。

6. 不良反应　参见丙硫氧嘧啶。

7. 禁忌证　对本品过敏者禁用。

8. 注意、药物相互作用　参见丙硫氧嘧啶。

9. 制剂　片剂：每片 5mg。

三、卡比马唑（Carhimazole）

1. 其他名称　甲亢平。

2. 性状　为白色或类白色的结晶性粉末；有特臭，初无味，后有苦味。在氯仿中易溶，在乙醇中略溶，在水或乙醚中微溶。熔点 122～125℃。

3. 药理学　在体内逐渐水解，游离出甲巯咪唑而发挥作用，故作用开始较慢、维持时间较长。据临床观察，本品在疗效与不良反应方面，优于其他硫脲类药，但在甲状腺危象时不适用。

4. 适应证　参见丙硫氧嘧啶。

5. 用法和用量

成人：开始时每天30mg，可按病情轻重调节为每日15～40mg，每日最大量60mg，分次口服，病情控制后，逐渐减量，维持量：一日5～15mg，疗程一般12～18个月。

小儿：开始时剂量为每天按体重0.4mg/kg，分次口服。维持量约减半或按病情轻重调节。

6. 不良反应　参见丙硫氧嘧啶。

7. 禁忌证　对本品过敏者禁用。

8. 注意、药物相互作用　参见丙硫氧嘧啶。

9. 制剂　片剂：每片5mg。

四、碘和碘化物（Iodine and Iodides）

1. 药理学　碘为合成甲状腺激素的原料。当人体缺碘时，甲状腺体呈代偿性肥大，引起地方性甲状腺肿，可用含碘食盐（食盐中含0.001%～0.02%的碘化钾）或海带及其他含有机碘的海产品，或肌内注射碘化油，加以预防。

2. 适应证　小剂量碘剂作为供碘原料以合成甲状腺素，纠正原来垂体促甲状腺素分泌过多，而使肿大的甲状腺缩小。可治疗地方性甲状腺肿。大剂量的碘有抗甲状腺的作用，在甲亢患者表现尤为明显。但由于其作用时间短暂（最多维持2周），且服用时间过长时，不仅作用消失，且可使病情加重，因此不能作为常规的抗甲状腺药。现主要用于两种情况：①甲状腺危象：碘剂的抗甲状腺作用快而强，用后能迅速改善症状，且必须同时配合应用硫脲类药物。②甲亢的术前准备：碘剂能使甲状腺组织变硬，血管减少，有利于部分切除手术的进行。甲亢患者于术前多先服一段时间的硫脲类药物，使症状和基础代谢率基本控制后，术前两周再加用碘剂。

3. 用法和用量

（1）治疗甲状腺危象：每6小时一次，每次5ml。

（2）甲状腺功能亢进症手术前准备：于术前2周服复方碘口服溶液，一日3次，每次从5滴逐日增加至15滴。

4. 不良反应　长期应用可出现口内铜腥味、喉部烧灼感、鼻炎、皮疹等，停药即可消退。少数对碘过敏患者，在用药后立即或几小时后发生血管神经性水肿、上呼吸道黏膜刺激症状，甚至喉头水肿引起窒息。

5. 禁忌证　对碘有过敏史者禁用。妊娠期妇女、哺乳期妇女、婴幼儿禁用。

6. 注意

（1）大量饮水和增加食盐，均能加速碘的排泄。

（2）可影响甲状腺吸收^{131}I的检查结果。

（3）碘主要由肾脏排泄，因此，肾功能受损者慎用。

7. 制剂　复方碘口服溶液：为含碘5%、碘化钾10%的水溶液。

第三篇

抗感染药物

第八章　抗真菌药

第一节　唑类

一、克霉唑（Clotrimazole）

1. 其他名称　三苯甲咪唑。

2. 药理作用　本品属吡咯类抗真菌药，具广谱抗真菌活性，对表皮癣菌、毛发癣菌、曲菌、着色真菌、隐球菌属和念珠菌属均有较好抗菌作用，对申克孢子丝菌、皮炎芽生菌、粗球孢子菌属、组织浆胞菌属等也有一定抗菌活性。本品对曲霉、某些暗色孢科、毛霉菌属等作用差。本品通过干扰细胞色素 P450 的活性，从而抑制真菌细胞膜主要固醇类——麦角固醇的生物合成，损伤真菌细胞膜并改变其通透性，以致重要的细胞内物质外漏。本品也可抑制真菌的三酰甘油和磷脂的生物合成，抑制氧化酶和过氧化酶的活性，引起细胞内过氧化氢积聚，导致细胞亚微结构变性和细胞坏死。对白色念珠菌则可抑制其自芽孢转变为侵袭性菌丝的过程。

3. 适应证　预防和治疗免疫抑制患者口腔和食管念珠菌感染，但由于本品口服吸收差，治疗深部真菌感染疗效差，不良反应又多见，现已很少应用，仅作局部用药。阴道片用于念珠菌性外阴阴道炎及酵母菌引起的感染性白带。

4. 用法用量

（1）外用：涂于局部。

（2）口服：已少用。一日量成人 1～3g，儿童 20～60mg/kg。

（3）阴道给药：睡前 1 片，将药片置于阴道深处。一般用药 1 次即可，必要时可在 4 天后进行第二次治疗。

5. 不良反应

（1）口服后常见胃肠道反应，一般在开始服药后即可出现纳差、恶心、呕吐、腹痛、腹泻等，严重者常需中止服药。

（2）肝毒性：由于本品大部分在肝内代谢，故可出现肝损害，引起血清胆红素、碱性磷酸酶和氨基转移酶升高，停药后可恢复。

（3）偶可发生暂时性神经精神异常，表现为抑郁、幻觉和定向力障碍等。此类反应一旦出现，必须中止治疗。

6. 禁忌　肝功能不全、粒细胞减少、肾上腺皮质功能减退及对本品或其他咪唑类药物过敏者禁用。

7. 注意事项

（1）因吸收差且毒性大而少用于内服。出现不良反应时，应立即停药。

（2）FDA对本药的妊娠安全性分级为B级。

8. 药物相互作用

（1）本品与制霉菌素、两性霉素B及氟胞嘧啶同用对白色念珠菌无协同作用。

（2）克霉唑阴道片不得与其他抗真菌药同用，如制霉菌素等。

（3）阴道片中辅料可损伤乳胶制品，故使用避孕套或阴道隔膜时需注意。

9. 规格　片剂：0.25g。口腔药膜：4mg。软膏：1%；3%。阴道栓：0.15g。阴道片：0.5g。

二、咪康唑（Miconazole）

1. 其他名称　双氯苯咪唑、霉可唑、达克宁。

2. 药理作用　广谱抗真菌药。本品在4mg/L浓度时可抑制大部分真菌生长，芽生菌属、组织浆胞菌属对其呈现高度敏感，隐球菌属、念珠菌属、球孢子菌属等亦对本品敏感。本品通过干扰细胞色素P450的活性，从而抑制真菌细胞膜主要固醇类——麦角固醇的生物合成，损伤真菌细胞膜并改变其通透性，以致重要的细胞内物质外漏。本品也可抑制真菌的三酰甘油和磷脂的生物合成，抑制氧化酶和过氧化酶的活性，引起细胞内过氧化氢积聚，导致细胞亚微结构变性和细胞坏死。对白色念珠菌则可抑制其自芽孢转变为侵袭性菌丝的过程。

3. 适应证　本品主要用于治疗肠道念珠菌感染。

4. 用法用量　饭后口服。成人一次0.25～0.5g，一日2次。小儿初始剂量为每日30～60mg/kg，而后减为每日10～20mg/kg；婴儿每日30mg/kg。疗程视病情而定。

5. 不良反应

（1）消化道反应，如恶心、呕吐、腹泻和食欲减退。

（2）少数患者可出现皮肤瘙痒、皮疹、头晕、发冷、发热等，偶可发生过敏性休克。

（3）偶可发生正常红细胞性贫血、粒细胞和血小板减少、高脂血症（如胆固醇和三酰甘油升高）。偶可致血清氨基转移酶一过性轻度升高。

6. 禁忌　1岁以下婴儿、孕妇、肝功能障碍患者及对本品过敏者禁用。

7. 注意事项

（1）治疗期间定期检查周围血象、血胆固醇、三酰甘油、血清氨基转移酶等。

（2）FDA对本药的妊娠安全性分级为C级，孕妇禁用。

8. 药物相互作用

（1）本品与香豆素或茚满二酮衍生物等抗凝药合用时，可增强此类药物的作用，导致凝血酶原时间延长，因此，对患者应严密观察，监测凝血酶原时间，调整抗凝药的剂量。

（2）本品可使环孢素的血药浓度增高，并可能使肾毒性发生的危险性增加，当两药合用时，应对环孢素的血药浓度进行监测。

（3）利福平可增强本品的代谢，增加肝脏毒性，合用时可降低本品的血药浓度，导致治疗失败。与异烟肼合用时亦可降低本品的血药浓度，故应谨慎合用上述药物。

（4）苯妥英钠与本品合用可引起两种药物代谢的改变，并使本品的达峰时间延迟，两药合用时应严密观察其反应。

（5）本品与降糖药合用时，可由于抑制后者的代谢而致严重低血糖症。

（6）本品与西沙必利合用属禁忌，因合用时抑制细胞色素 P450 代谢通道，可导致心律失常。本品若与阿司咪唑或特非那定合用也有发生心律失常的危险，故也应避免。

9. 规格　胶囊剂：0.25g。软膏：2%。阴道栓：100mg。注射剂：20ml：200mg。

三、酮康唑（Ketoconazole）

1. 其他名称　酮哌恶咪唑、里素劳。

2. 药理作用　本品属吡咯类抗真菌药，对深部感染真菌如念珠菌属、着色真菌属、球孢子菌属、组织浆胞菌属、孢子丝菌属等均具抗菌作用，对毛发癣菌等亦具抗菌活性。本品对曲霉、申克孢子丝菌、某些暗色孢科、毛霉属等作用差。本品通过干扰细胞色素 P450 的活性，从而抑制真菌细胞膜主要固醇类——麦角固醇的生物合成，损伤真菌细胞膜并改变其通透性，以致重要的细胞内物质外漏。本品也可抑制真菌的三酰甘油和磷脂的生物合成，抑制氧化酶和过氧化酶的活性，引起细胞内过氧化氢积聚，导致细胞亚微结构变性和细胞坏死。对白念珠菌则可抑制其自芽孢转变为侵袭性菌丝的过程。

3. 适应证　本品适用于下列系统性真菌感染：

（1）念珠菌病、慢性皮肤黏膜念珠菌病、口腔念珠菌感染、尿路念珠菌感染，及局部治疗无效的慢性、复发性阴道念珠菌病。

（2）皮炎芽生菌病。

（3）球孢子菌病。

（4）组织胞浆菌病。

（5）着色真菌病。

（6）副球孢子菌病。

由皮肤真菌和酵母菌所致的皮肤真菌病、花斑癣及发癣，当局部治疗或口服灰黄霉素无效，或难以接受灰黄霉素治疗的严重顽固性皮肤真菌感染，可用本品治疗。

4. 用法用量

（1）成人：①深部真菌感染：一次 0.2g，一日 1～2 次。②皮肤感染：一次 0.2g，一日 1 次，必要时，可增至一日 1 次，一次 0.4g，或一日 2 次，一次 0.2g。③阴道念珠菌病：一次 0.4g，一日 1 次。

（2）小儿：①深部真菌感染：按体重一日 4～8mg/kg。②皮肤感染：体重小于 15kg 的小儿一次 20mg，一日 3 次。体重 15～30kg 的小儿一次 0.1g，一日 1 次。体重 30kg 以上的小儿同成人。

（3）免疫缺陷患者的预防性治疗：①成人：一日 0.4g。②小儿：按体重一日 4～8mg/kg。

5. 不良反应

（1）肝毒性：本品可引起血清氨基转移酶升高，属可逆性。偶有发生严重肝毒性者，主要为肝细胞型，其发生率约为 0.01%，临床表现为黄疸、尿色深、异常乏力等，通常停药后可恢复，但也有死亡病例报道，儿童中亦有肝炎样病例发生。

（2）胃肠道反应，如恶心、呕吐、纳差等。

（3）男性乳房发育及精液缺乏，此与本品抑制睾酮和肾上腺皮质激素合成有关。

（4）其他尚有皮疹、头晕、嗜睡、畏光等不良反应。

6. 禁忌　对本品过敏者、急慢性肝病患者禁用。

7. 注意事项

（1）下列情况应慎用：①胃酸缺乏（可能引起本品的吸收减少）。②酒精中毒或肝功能损害（本品可致肝毒性）。

（2）治疗前及治疗期间应定期检查肝功能。血清氨基转移酶的升高可能不伴肝炎症状，然而，如果血清氨基转移酶值持续升高或加剧，或伴有肝毒性症状时均应中止酮康唑的治疗。

（3）如同时应用西咪替丁或呋喃硫胺，应至少于服用本品 2 小时后服用。

（4）本品可引起光敏反应，故服药期间应避免长时间暴露于明亮光照下，可佩戴有色眼镜。

（5）服药期间禁服酒精类饮料。如发生头晕、嗜睡时需引起注意。

（6）肾功能损害者应用本品不需减量。

（7）本品对血 - 脑脊液屏障穿透性差，不宜用于真菌性脑膜炎的治疗；本品对曲霉、毛霉或足分枝菌感染的疗效亦不佳，亦不宜选用。

（8）对诊断的干扰：可致血清氨基转移酶增高，也可引起血胆红素升高。

（9）FDA 对本药的妊娠安全性分级为 C 级。

8. 药物相互作用

（1）酒精和肝毒性药物与本品合用时，肝毒性发生机会增多。

（2）本品与华法林、香豆素、茚满二酮衍生物等抗凝药同时应用可增强其作用，导致凝血酶原时间延长，对患者应严密观察，监测凝血酶原时间，调整抗凝药的剂量。

（3）环孢素与本品同时使用会升高前者的血药浓度，并可能使肾毒性发生的危险性增加。当两药同时使用时，应对环孢素的血药浓度进行监测。

（4）与制酸药、抗胆碱能药物、解痉药、组胺 H_2 受体阻滞药、奥美拉唑、硫糖铝等同时应用时可使本品吸收明显减少，因此应于服用本品 2 小时后应用此类药物。

（5）利福平与本品同时服用时，前者会降低后者的血药浓度，增加肝脏毒性，因此两药不应同时服用。与异烟肼同用时可降低本品的血药浓度，故应谨慎合用。

（6）苯妥因与吡咯类合用时，可使苯妥因的代谢减缓，导致苯妥因血药浓度升高，同时使吡咯类血药浓度降低。

（7）本品与西沙必利、阿司咪唑、特非那定合用属禁忌，因合用时抑制细胞色素 P450 代谢通道，可导致心律失常。

（8）去羟肌苷（didanosine，DDI）所含缓冲剂可使消化道 pH 升高，影响本品吸收，必须合用时需间隔 2 小时以上。

（9）本品与两性霉素 B 有拮抗作用，合用时疗效减弱。

9. 规格　胶囊剂：0.2g。混悬液：100ml：2g。霜剂：2%。

四、氟康唑（Fluconazole）

1. 其他名称　大扶康、三维康。

2. 药理作用　本品属吡咯类抗真菌药。抗真菌谱较广。口服及静注本品对人和各种动物真菌感染，如念珠菌（包括免疫正常或免疫受损的人和动物的全身性念珠菌病）、新型隐球菌（包括颅内感染）、糠秕马拉色菌、小孢子菌属、毛癣菌属、表皮癣菌属、皮炎芽生菌、粗球孢子菌（包括颅内感染）及荚膜组织胞浆菌、斐氏着色菌、卡氏枝孢霉等感染有效。本品的体外抗菌活性明显低于酮康唑，但本品的体内抗菌活性明显高于体外作用。本品的作用机制主要为高度选择性干扰真菌的细胞色素 P450 的活性，从而抑制真菌细胞膜上麦角固醇的生物合成。

3. 适应证　本品主要用于以下真菌感染中病情较重的感染：

（1）念珠菌病：口咽部和食道念珠菌感染；播散性念珠菌病，包括腹膜炎、肺炎、尿路感染等；念珠菌外阴阴道炎。尚可用于骨髓移植患者接受细胞毒类药物或放射治疗时，预防念珠菌感染的发生。

（2）隐球菌病：用于治疗脑膜以外的新型隐球菌病；治疗隐球菌脑膜炎时，本品可作为两性霉素 B 联合氟胞嘧啶初治后的维持治疗药物。

（3）球孢子菌病。

（4）本品亦可替代伊曲康唑用于芽生菌病和组织胞浆菌病的治疗。

4. 用法用量　静脉滴注或口服，两者剂量相同。

（1）播散性念珠菌病：首次剂量 0.4g，以后一次 0.2g，一日 1 次，持续 4 周（症状缓解后至少持续 2 周）。

（2）食道念珠菌病：首次剂量 0.2g，以后一次 0.1g，一日 1 次，持续至少 3 周（症状缓解后至少持续 2 周）。根据治疗反应，也可加大剂量至一次 0.4g，一日 1 次。

（3）口咽部念珠菌病：首次剂量 0.2g，以后一次 0.1g，一日 1 次，疗程至少 2 周。

（4）念珠菌外阴阴道炎：单剂量，0.15g。

（5）隐球菌脑膜炎：一次 0.4g，一日 1 次，直至病情明显好转，然后一次 0.2 ~ 0.4g，一日 1 次，用至脑脊液培养转阴后至少 10 ~ 12 周。或一次 0.4g，一日 2 次，持续 2 天，然后一次 0.4g，一日 1 次，疗程同前。

（6）肾功能不全者若只需给药 1 次，不用调节剂量；需多次给药时，第一及第二日应给常规剂量，此后应按肌酐清除率来调节给药剂量，肌酐清除率 > 50ml/min 者用正常量；肌酐清除率 21 ~ 50ml/min 者用常规剂量的一半；肌酐清除率 11 ~ 20ml/min 者用常规剂量的四分之一。

5. 不良反应

（1）消化道反应：常见，表现为恶心、呕吐、腹痛或腹泻等。

（2）过敏反应：可表现为皮疹，偶可发生严重的剥脱性皮炎（常伴随肝功能损害）、渗出性多形红斑。

（3）肝毒性：治疗过程中可发生轻度一过性血清氨基转移酶升高，偶可出现肝毒性症状，尤其易发生于有严重基础疾病（如艾滋病和癌症）的患者。

（4）可见头晕、头痛。

（5）某些患者，尤其有严重基础疾病（如艾滋病和癌症）的患者，可能出现肾功能异常。

（6）偶可发生周围血象一过性中性粒细胞减少和血小板减少等血液学检查指标改变，尤其易发生于有严重基础疾病（如艾滋病和癌症）的患者。

6. 禁忌　对本品或其他吡咯类药物有过敏史者禁用。

7. 注意事项

（1）由于本品主要自肾排出，因此治疗中需定期检查肾功能。用于肾功能减退患者需减量应用。

（2）本品目前在免疫缺陷者中的长期预防用药，已导致念珠菌属等对氟康唑等吡咯类抗真菌药耐药性的增加，故需掌握指征，避免无指征预防用药。

（3）治疗过程中可发生轻度一过性血清氨基转移酶升高，偶可出现肝毒性症状。因此用本品治疗开始前和治疗中均应定期检查肝功能，如出现肝功能持续异常或肝毒性临床症状时，均需立即停用本品。

（4）本品与肝毒性药物合用、需服用本品两周以上或接受多倍于常用剂量的本品时，可使肝毒性的发生率增高，故需严密观察，在治疗前和治疗期间每两周进行一次肝功能检查。

（5）接受骨髓移植者，如严重粒细胞减少已先期发生，则应预防性使用本品，直至中性粒细胞计数上升至 1×10^9/L 以上后 7 天。

（6）本品静脉滴注时最大滴注速率为 200mg/h。

（7）FDA 对本药的妊娠安全性分级为 C 级，哺乳妇女慎用。

8. 药物相互作用

（1）本品与异烟肼或利福平合用时，可使本品的浓度降低。

（2）本品与甲苯磺丁脲、氯磺丁脲和格列吡嗪等磺酰脲类降血糖药合用时，可使此类药物的血药浓度升高而可能导致低血糖，因此需监测血糖，并减少磺酰脲类降血糖药的剂量。

（3）大剂量本品和环孢素合用时，可使环孢素的血药浓度升高，致毒性反应发生的危险性增加，因此必须在监测环孢素血药浓度并调整剂量的情况下谨慎应用。

（4）本品与氢氯噻嗪合用，可使本品的血药浓度升高。

（5）本品与茶碱合用时，茶碱血药浓度约可升高 13%，可导致毒性反应，故需监测茶碱的血药浓度。

（6）本品与华法林等香豆素类抗凝药合用时，可增强香豆素类抗凝药的抗凝作用，致凝血酶原时间延长，故应监测凝血酶原时间并谨慎使用。

（7）本品与苯妥英钠合用时，可使苯妥英钠的血药浓度升高，故需监测苯妥英钠的血药浓度。

9. 规格　注射剂：50ml：100mg；100ml：200mg。胶囊齐：50mg；100mg；150mg。

五、伊曲康唑（Itraconazole）

1. 其他名称　依他康唑、斯皮仁诺、美扶。

2. 药理作用　本品为具有三唑环的合成唑类抗真菌药。抗真菌谱与酮康唑相似，对深部真菌与浅表真菌都有抗菌作用。三唑环的结构使本品对真菌细胞色素 P450 仍保持强亲和力。餐后立即服用本品，生物利用度最大。

3. 适应证　主要用于深部真菌所引起的系统感染，如芽生菌病、组织胞浆菌病、类球菌病、着色真菌病等，也可用于念珠菌病和曲霉菌。

4. 用法用量

（1）一般疗法：一般为一日 0.1~0.2g，顿服，一疗程为 3 个月，个别情况下疗程延长到 6 个月。

（2）短程间歇疗法：一次 0.2g，一日 2 次，连服 7 日为一疗程，停药 21 日，开始第二疗程。指甲癣服 2 个疗程，趾甲癣服 3 个疗程。

5. 不良反应

（1）常见胃肠道不适：如厌食、恶心、腹痛和便秘。

（2）较少见的不良反应：头痛、可逆性氨基转移酶升高、月经紊乱、头晕和过敏反应（如瘙痒、红斑、风团和血管性水肿）、低血钾症、水肿、肝炎和脱发等症状。

6. 禁忌　对本品过敏者、室性心功能不全者禁用。

7. 注意事项

（1）对持续用药超过 1 个月的患者，以及治疗过程中如出现厌食、恶心、呕吐、疲劳、腹痛或尿色加深的患者，建议检查肝功能。如果出现异常，应停止用药。

（2）伊曲康唑绝大部分在肝脏代谢，因而肝功能异常患者慎用（除非治疗的必要性超过肝损伤的危险性）。

（3）当发生神经系统症状时应终止治疗。

（4）对肾功能不全的患者，本品的排泄减慢，建议监测本品的血药浓度以确定适宜的剂量。

（5）FDA 对本药的妊娠安全性分级为 C 级。

8. 药物相互作用

（1）诱酶药物如利福平和苯妥英可明显降低本品的口服生物利用度，因此，当与诱酶药物共同服用时应监测本品的血浆浓度。

（2）已报道当使用本品超过推荐剂量时，与环孢素 A、阿司咪唑和特非那丁有相互作用。这些药物若与本品同服时，应减少剂量。

（3）已报道本品与华法林和地高辛有相互作用。因此这些药物若与本品同服时，应减少剂量。

9. 规格　胶囊剂：0.1g。

六、伏立康唑（Voriconazole）

1. 其他名称　活力康唑、VRC。

2. 药理作用　本品是一种广谱的三唑类抗真菌药，其作用机制是抑制真菌中由细胞色素 P450 介导的 14α-甾醇去甲基化，从而抑制麦角甾醇的生物合成。体外试验表明伏立康唑具有广谱抗真菌作用。本品对念珠菌属（包括耐氟康唑的克柔念珠菌、光滑念珠菌和白色念珠菌耐药株）具有抗菌作用，对所有检测的曲菌属真菌有杀菌作用。

3. 适应证　用于治疗侵袭性曲霉病，以及对氟康唑耐药的念珠菌引起的严重侵袭性感染（包括克柔念珠菌）及足放线病菌属和镰刀菌属引起的严重感染。本品主要应用于治疗免疫缺陷患者中进行性的、可能威胁生命的感染。

4. 用法用量　负荷剂量：第一天静脉滴注 6mg/kg，12 小时 1 次；口服，体重 >40kg，每次 400mg，12 小时 1 次；体重 <40kg，每次 200mg，12 小时 1 次。维持剂量：第二天起静脉滴注 4mg/kg，每日 2 次；口服，体重 >40kg，每次 200mg，12 小时 1 次；体重 <40kg，每次 100mg，12 小时 1 次。

治疗口咽、食管白色念珠菌病：口服，每次 200mg，每日 2 次。静脉滴注，每次 3 ~ 6mg/kg，每日 2 次。

5. 不良反应　最为常见的不良反应为视觉障碍、发热、皮疹、恶心、呕吐、腹泻、头痛、败血症、周围性水肿、腹痛以及呼吸功能紊乱等。与治疗有关的导致停药的最常见不良事件包括肝功能检验值增高、皮疹和视觉障碍。

6. 禁忌　孕妇、哺乳期妇女禁用。对本品过敏者禁用。

7. 注意事项

（1）本品在静脉滴注前先溶解成 10mg/ml，再稀释至 2 ~ 5mg/ml。本品不宜静脉推注。建议本品的静脉滴注速度最快不超过每小时 3mg/kg，稀释后每瓶滴注时间须 1 ~ 2 小时以上。

（2）伏立康唑不宜与血液制品或任何电解质补充剂同时滴注。

（3）伏立康唑禁止与其他药物，包括肠道外营养剂在同一静脉通路中滴注。

（4）对驾驶和操作机器者，本品可能会引起一过性或可逆性的视觉改变，包括视力模糊、视觉改变或畏光。

（5）FDA 对本药的妊娠安全性分级为 D 级。

8. 药物相互作用

（1）本品禁止与 CYP3A4 底物、特非那定、阿司咪唑、西沙必利、匹莫齐特或奎尼丁合用，因为本品可使上述药物的血浓度增高，从而导致 QT 间期延长，并且偶见尖端扭转性室性心动过速。

（2）本品禁止与利福平、卡马西平和苯巴比妥合用，后者可以显著降低本品的血药浓度。

（3）西罗莫司与伏立康唑合用时，前者的血药浓度可能显著增高，因此这两种药物不可同时应用。

（4）伏立康唑不宜用 4.2% 的碳酸氢钠稀释，该稀释剂的弱碱性可使伏立康唑降解。

9. 规格　注射剂：0.2g。片剂：50mg；200mg。

第二节　多烯类

一、制霉素（Nysfungin）

1. 其他名称　制霉菌素。

2. 药理作用 多烯类抗真菌药，具广谱抗真菌作用，对念珠菌属的抗菌活性高，新型隐球菌、曲菌、毛霉菌、小孢子菌、荚膜组织浆胞菌、皮炎芽生菌及皮肤癣菌通常对本品亦敏感。本品可与真菌细胞膜上的甾醇相结合，致细胞膜通透性改变，以致重要细胞内容物漏失而发挥抗真菌作用。

本品口服后胃肠道不吸收，给常用口服量后血药浓度极低，对全身真菌感染无治疗作用。几乎全部服药量自粪便内排出。局部外用亦不被皮肤和黏膜吸收。

3. 适应证 口服用于治疗口腔、消化道念珠菌病。外用治疗阴道和体表的真菌或滴虫感染。

4. 用法用量

（1）口服：成人一次 50～100 万 U，一日 3 次；小儿每日按体重 5～10 万 U/kg，分 3～4 次服。

（2）外用：栓剂纳入阴道。体表感染涂抹患处。

5. 不良反应 口服较大剂量时可发生腹泻、恶心、呕吐和上腹疼痛等消化道反应，减量或停药后迅速消失。

6. 禁忌 对本品过敏的患者禁用。

7. 注意事项 本品对深部霉菌病无效，阴道和体表感染时外用才有效。

8. 药物相互作用 尚不明确。

9. 规格 片剂：10 万 U；25 万 U；50 万 U。栓剂：10 万 U。软膏：10 万 U。

二、两性霉素 B（Amphotericin B）

1. 其他名称 二性霉素。

2. 药理作用 本品为多烯类抗真菌药物。对本品敏感的真菌有新型隐球菌、皮炎芽生菌、组织胞浆菌、球孢子菌属、孢子丝菌属、念珠菌属等，部分曲菌属对本品耐药；皮肤和毛发癣菌则大多耐药。本品对细菌、立克次体、病毒等无抗微生物活性。常用治疗量所达到的药物浓度对真菌仅具抑菌作用。作用机制为本品通过与敏感真菌细胞膜上的固醇相结合，损伤细胞膜的通透性，导致细胞内重要物质如钾离子、核苷酸和氨基酸等外漏，破坏细胞的正常代谢，从而抑制其生长。

3. 适应证 本品适用于敏感真菌所致的深部真菌感染且病情呈进行性发展者，如败血症、心内膜炎、脑膜炎（隐球菌及其他真菌）、腹腔感染（包括与透析相关者）、肺部感染、尿路感染和眼内炎等。

4. 用法用量

（1）静脉用药：开始静脉滴注时先试以 1～5mg 或按体重一次 0.02～0.1mg/kg 给药，以后根据患者耐受情况每日或隔日增加 5mg，当增至一次 0.6～0.7mg/kg 时即可暂停增加剂量，此为一般治疗量。成人最大一日剂量不超过 1mg/kg，每日或隔 1～2 日给药 1 次，累积总量 1.5～3g，疗程 1～3 个月，也可长至 6 个月，视病情及疾病种类而定。对敏感真菌感染宜采用较小剂量，即成人一次 20～30mg，疗程仍宜长。滴注液的药物浓度不超过 10mg/100ml，避光缓慢静滴，每次滴注时间需 6 小时以上。

（2）鞘内给药：首次 0.05～0.1mg，以后渐增至每次 0.5mg，最大量一次不超过 1mg，每周给药 2～3 次，总量 15mg 左右。鞘内给药时宜与小剂量地塞米松或琥珀酸氢化可的松同时给予，并需用脑脊液反复稀释药液，边稀释边缓慢注入以减少不良反应。鞘内注射液的药物浓度不可高于25mg/100ml。

（3）局部用药：气溶吸入时成人每次5～10mg，用灭菌注射用水溶解成0.2%～0.3%溶液应用；超声雾化吸入时本品浓度为0.01%～0.02%，每日吸入2～3次，每次吸入5～10ml；持续膀胱冲洗时每日以两性霉素B 5mg加入1 000ml灭菌注射用水中，按每小时注入40ml速度进行冲洗，共用5～10日。

注意：静脉滴注或鞘内给药时，均先以灭菌注射用水10ml配制本品50mg，或5ml配制25mg，然后用5%葡萄糖注射液稀释（不可用氯化钠注射液，因可产生沉淀）。

5. 不良反应

（1）静滴过程中或静滴后可发生寒战、高热、严重头痛、食欲不振、恶心、呕吐，有时可出现血压下降、眩晕等。

（2）几乎所有患者在疗程中均可出现不同程度的肾功能损害，尿中可出现红细胞、白细胞、蛋白和管型，血尿素氮和肌酐增高，肌酐清除率降低，也可引起肾小管性酸中毒。

（3）低钾血症，由于尿中排出大量钾离子所致。

（4）血液系统毒性反应有正常红细胞性贫血，偶可有白细胞或血小板减少。

（5）肝毒性较少见，可致肝细胞坏死，急性肝功能衰竭亦有发生。

（6）静滴过快时可引起心室颤动或心脏骤停。此外本品所致的电解质紊乱亦可导致心律失常的发生。本品静滴时易发生血栓性静脉炎。

（7）鞘内注射本品可引起严重头痛、发热、呕吐、颈项强直、下肢疼痛及尿潴留等，严重者可发生下肢截瘫等。

（8）过敏性休克、皮疹等变态反应偶有发生。

6. 禁忌　对本品过敏及严重肝病的患者禁用。

7. 注意事项

（1）本品毒性大，不良反应多见，但它又是治疗危重深部真菌感染的唯一有效药物，选用本品时必须权衡利弊后作出决定。

（2）下列情况应慎用：①肾功能损害：本品主要在体内灭活，故肾功能重度减退时半衰期仅轻度延长，因此肾功能轻、中度损害的患者如病情需要仍可选用本品，重度肾功能损害者则需延长给药间期或减量应用，应用其最小有效量。当治疗累积剂量大于4g时可引起不可逆性肾功能损害。②肝功能损害：本品可致肝毒性，肝病患者慎用本品。

（3）治疗期间定期严密监测血常规、尿常规、肝肾功能、血钾、心电图等，如血尿素氮或血肌酐明显升高时，则需减量或暂停治疗，直至肾功能恢复。

（4）为减少本品的不良反应，给药前可给解热镇痛药和抗组胺药，如吲哚美辛和异丙嗪等，同时给予琥珀酸氢化可的松25～50mg或地塞米松2～5mg一同静脉滴注。

（5）本品治疗如中断7日以上者，需重新自小剂量（0.25mg/kg）开始逐渐增加至所需量。

（6）本品宜缓慢避光滴注，每剂滴注时间至少6小时。稀释用葡萄糖注射液的pH值应在4.2以上。

（7）药液静脉滴注时应避免外漏，因本品可致局部刺激。

（8）FDA对本药的妊娠安全性分级为B级。

8. 药物相互作用

（1）肾上腺皮质激素在控制两性霉素 B 的药物不良反应时可合用，但一般不推荐两者同时应用，因可加重两性霉素 B 诱发的低钾血症。如需同用时则肾上腺皮质激素宜用最小剂量和最短疗程，并需监测患者的血钾浓度和心脏功能。

（2）本品所致的低钾血症可增强潜在的洋地黄毒性。两者同用时应严密监测血钾浓度和心脏功能。

（3）氟胞嘧啶与两性霉素 B 具协同作用，但本品可增加细胞对前者的摄取并影响其经肾排泄，从而增强氟胞嘧啶的毒性反应。

（4）本品与吡咯类抗真菌药如酮康唑、氟康唑、伊曲康唑等在体外具拮抗作用。

（5）氨基糖苷类、抗肿瘤药物、卷曲霉素、多黏菌素类、万古霉素等肾毒性药物与本品同用时可增强其肾毒性。

（6）骨髓抑制剂、放射治疗等可加重患者贫血，与两性霉素 B 合用时宜减少其剂量。

（7）本品诱发的低钾血症可加强神经肌肉阻断药的作用，两者同用时需监测血钾浓度。

（8）应用尿液碱化药可增强本品的排泄，可防止或减少肾小管酸中毒发生的可能。

9. 规格　注射剂：5mg（5 000U）；25mg（2.5 万 U）；50mg（5 万 U）。

第三节　其他

一、氟胞嘧啶（Flucytosin）

1. 药理作用　本品为抗真菌药。对隐球菌属、念珠菌属和球拟酵母菌等具有较高抗菌活性。对着色真菌、少数曲霉属有一定抗菌活性，对其他真菌的抗菌作用均差。本品为抑菌剂，高浓度时具杀菌作用。其作用机制在于药物通过真菌细胞的渗透酶系统进入细胞内，转化为氟尿嘧啶。替代尿嘧啶进入真菌的脱氧核糖核酸中，从而阻断核酸的合成。真菌对本品易产生耐药性，在较长疗程中即可发现真菌耐药现象。

2. 适应证　用于念珠菌属心内膜炎、隐球菌属脑膜炎、念珠菌属或隐球菌属真菌败血症、肺部感染和尿路感染。

3. 用法用量　静脉滴注一日 0.1~0.15g/kg，分 2~3 次给药，静滴速度 4~10ml/min。

4. 不良反应

（1）本品可致恶心、呕吐、厌食、腹痛、腹泻等胃肠道反应。

（2）皮疹、嗜酸性粒细胞增多等变态反应。

（3）肝毒性反应可发生，一般表现为血清氨基转移酶一过性升高，偶见血清胆红素升高，肝大者甚为少见。

（4）可致白细胞或血小板减少，偶可发生全血细胞减少、骨髓抑制和再生障碍性贫血。合用两性霉素 B 者较单用本品为多见，此不良反应的发生与血药浓度过高有关。

（5）偶可发生暂时性神经精神异常，表现为精神错乱、幻觉、定向力障碍和头痛、头晕等。

5. 禁忌　严重肝肾功能不全及对本品过敏患者禁用。

6. 注意事项

（1）单用本品在短期内可产生真菌对本品的耐药菌株。治疗播散性真菌病时通常与两性霉素 B 联合应用。

（2）下列情况应慎用：①骨髓抑制、血液系统疾病或同时应用骨髓抑制药物。②肝功能损害。③肾功能损害，尤其是与两性霉素 B 或其他肾毒性药物同用时。

（3）肾功能减退者需减量用药，并根据血药浓度测定结果调整剂量。

（4）用药期间应进行下列检查：①造血功能，需定期检查周围血象。②肝功能，定期检查血清氨基转移酶、碱性磷酸酶和血胆红素等。③肾功能，定期检查尿常规、血肌酐和尿素氮。④肾功能减退者需监测血药浓度，峰浓度不宜超过 80mg/L，以 40～60mg/L 为宜。

（5）定期进行血液透析治疗的患者，每次透析后应补给 37.5mg/kg 的一次剂量。腹膜透析者每日补给 0.5～1g。

（6）FDA 对本药的妊娠安全性分级为 C 级。

7. 药物相互作用

（1）阿糖胞苷可通过竞争抑制减弱本品的抗真菌活性。

（2）本品与两性霉素 B 具协同作用，两性霉素 B 亦可增强本品的毒性，此与两性霉素 B 可使细胞摄入药物量增加以及肾排泄受损有关。

（3）同时应用骨髓抑制药物可增加毒性反应，尤其是造血系统的不良反应。

8. 规格　注射剂：250ml：2.5g。片剂：250mg；500mg。

二、联苯苄唑 （Bifonazole）

1. 其他名称　霉克、苯苄咪唑、白肤唑。

2. 药理作用　本品为咪唑类抗真菌药，具有广谱抗皮肤癣菌、酵母菌、丝状菌和双相真菌的功效，并具有较强的抗菌活性。对糠秕马拉色菌和革兰阳性球菌亦有效。动物实验性皮肤癣菌病外用此药效果佳。本品与其他咪唑类药物一样，对于碳 14 去甲基作用有抑制作用，使之不能形成麦角固醇，也可减少甲羟戊酸的产生使之不能形成角鲨烯，从而影响真菌麦角固醇的合成。

3. 适应证　浅表皮肤真菌感染，如手足癣，体、股癣，花斑癣，皮肤念珠菌病等。

4. 用法用量　清水清洗患处后，将本品适量涂敷患处，一日 1 次，2～4 周为一疗程。

5. 不良反应　少数患者有局部红斑、瘙痒、龟裂、烧灼感或刺痛感，偶可发生接触性皮炎。

6. 禁忌　对本品或咪唑类药物过敏患者禁用。

7. 注意事项　本品最好在晚上就寝之前涂用。使用中若出现过敏症状应立即停药。

8. 药物相互作用　尚不明确。

9. 规格　乳膏：15g：0.15g。凝胶：10g：0.1g。溶液：10ml：0.1g。

三、环吡酮胺 （Ciclopirox Olamine）

1. 其他名称　环吡司胺、环吡酮、巴特芬。

2. 药理作用　本品为广谱抗真菌药，主要通过改变真菌细胞膜的完整性，引起细胞内物质外流，并阻断蛋白质前体物质的摄取，导致真菌细胞死亡。对皮肤癣菌、酵母菌、霉菌等具有较强的抑菌和杀菌作用，渗透性强。对各种放线菌、革兰阳性和革兰阴性菌及支原体、衣原体、毛滴虫等也有一定抑制作用。

3. 适应证　用于手癣、足癣、体癣、股癣、甲癣及花斑癣，亦可用于皮肤和外阴阴道念珠菌感染及甲真菌病。

4. 用法用量　外用。均匀涂于患处，一日 2 次，涂后应轻轻搓揉数分钟，2 周为一疗程。治疗甲癣，应先用温水泡软并削薄病甲后，涂药包扎，治疗第一个月每 2 天 1 次，第二个月每周 2 次，第三个月每周涂药 1 次，至痊愈为止。

5. 不良反应　偶见局部发红、瘙痒，一般停药后可自行消失。

6. 禁忌　对本品或咪唑类药物过敏患者禁用。

7. 注意事项

（1）避免接触眼睛，不得内服。

（2）涂药部位如有灼烧感、瘙痒、红肿等，应停止用药，洗净。必要时向医师咨询。

（3）如药品性状发生改变应停止使用。

（4）请将此药品放在儿童不能接触的地方。

（5）FDA 对本药的妊娠安全性分级为 B 级。

8. 药物相互作用　尚不明确。

9. 规格　软膏：10g；15g。阴道栓：500mg；100mg。

四、阿莫罗芬（Amorolfine）

1. 其他名称　罗噻尼尔、阿莫洛芬。

2. 药理作用　阿莫罗芬是吗啉的衍生物，是一种新型广谱抗真菌药物，通过干扰真菌细胞膜中麦角甾醇的生物合成，从而实现抑菌及杀菌的作用。对皮肤癣菌、念珠菌、隐球菌属、皮炎芽生菌、孢子丝菌属、组织孢浆菌属等有抗菌活性。

3. 适应证　用于由皮肤真菌引起的皮肤真菌病，如足癣、股癣、体癣、皮肤念珠菌病。

4. 用法用量　在受感染皮肤区域涂抹本品，每日 1 次（晚间），持续使用本品直至观察到临床状况痊愈，此后再坚持使用数天。通常治疗阶段不应少于 2 周，不应超过 6 周。

5. 不良反应　极少数患者会发生轻度皮肤刺激（红斑、瘙痒或轻度灼烧感）。

6. 禁忌　禁用于已知对本品过敏的患者、妊娠期妇女。

7. 注意事项

（1）如果不慎将搽剂误入眼内或耳内，立即用水冲洗。本品应避免接触黏膜（如口腔、鼻），不得吸入。

（2）请不要将甲锉重复用于健康指（趾）甲。每次使用前，如有必要，锉光受感染的指（趾）甲，并用棉签除去残留的搽剂。如果接触有机溶媒（如白酒、稀料等），需戴防护手套以保护指（趾）甲上的涂层。

（3）本品不应大面积用于怀孕及哺乳期妇女的严重腐蚀或炎症明显的皮肤，且不应用包封疗法。因为大量使用本品或在严重受损的皮肤处使用本品，无法排除体内对小量活性成分的吸收。

8. 药物相互作用　尚不明确。

9. 规格　乳膏：0.25%（5g）。搽剂：125mg：2.5ml。

五、卡泊芬净（Caspofungin）

1. 其他名称　科赛斯。

2. 药理作用　本品能抑制许多丝状真菌和酵母菌细胞壁的 β（1，3）- D - 葡聚糖的合成。哺乳类动物的细胞中不存在 β（1，3）- D - 葡聚糖。卡泊芬净对许多种致病性曲霉芮属和念珠菌属真菌具有抗菌活性。

3. 适应证　适用于食管念珠菌病以及其他药物（如两性霉素 B、伊曲康唑等）治疗无效或不耐受的侵入性曲霉菌病。

4. 用法用量　本品不可静脉推注，仅供缓慢静脉滴注，持续 1 小时以上。

（1）侵入性曲霉菌病患者：第一天给予 70mg 的负荷剂量，随后一日 50mg。

（2）食管念珠菌病患者：一日 50mg。由于 HIV 感染者易发生口咽念珠菌病，可以考虑口服治疗。

5. 不良反应

（1）本品常见的不良反应为皮疹、皮肤潮红、瘙痒、热感、发热、面部浮肿、支气管痉挛、静脉炎、恶心、呕吐、呼吸困难、喘鸣、皮疹恶化等。

（2）偶见转氨酶升高、血清碱性磷酸酶升高、血钾降低、嗜酸性粒细胞增多、尿蛋白升高、尿红细胞升高等。

6. 禁忌　对本品过敏者禁用。

7. 注意事项

（1）肝肾功能不全、骨髓移植患者慎用。

（2）孕妇和哺乳期妇女慎用。

（3）FDA 对本药的妊娠安全性分级为 C 级。

（4）不得使用任何含有右旋糖（α - D - 葡萄糖）的稀释液，固为本品在含有右旋糖的稀释液中不稳定。不得与其他药物混合。

8. 药物相互作用

（1）醋酸卡泊芬净对于细胞色素 P450 系统中任何一种酶都不抑制。在临床研究中，卡泊芬净不会诱导改变其他药物经 CYP3A4 代谢。

（2）环孢素能使卡泊芬净的 AUC 增加大约 35%，本品不会使环孢素的血浆浓度升高。但当本品与环孢素同时使用时，会出现肝酶 ALT 和 AST 一过性升高。

（3）本品对伊曲康唑、两性霉素 B、利福平或有活性的麦考酚酸盐代谢产物的药代动力学无影响。

（4）当本品与其他药物清除诱导剂（依非韦伦、奈韦拉平、苯妥英、地塞米松或卡马西平）同时使用时，可能使卡泊芬净的浓度产生有临床意义的下降，应考虑给予本品每日 70mg 的剂量。

9. 规格　注射剂：50mg；70mg。

第九章 抗病毒药

第一节 广谱类

一、阿昔洛韦（Aciclovir）

1. 其他名称 无环鸟苷、克毒星。

2. 药理作用 阿昔洛韦在体外对单纯疱疹病毒、水痘－带状疱疹病毒、巨细胞病毒等具有抑制作用。药物易被单纯疱疹病毒摄取，然后磷酸化为三磷酸盐，通过两种方式抑制病毒复制：干扰病毒 DNA 多聚酶，抑制病毒的复制；在 DNA 多聚酶作用下，与增长的 DNA 链结合，引起 DNA 链的延伸中断。

3. 适应证

（1）单纯疱疹病毒感染：用于免疫缺陷者初发和复发性黏膜皮肤感染的治疗以及反复发作病例的预防，也用于单纯疱疹性脑炎治疗。

（2）带状疱疹：用于免疫缺陷者严重带状疱疹患者或免疫功能正常者弥散型带状疱疹的治疗。

（3）免疫缺陷者水痘的治疗。

4. 用法用量

（1）口服：一次 200mg，每 4 小时 1 次，或一日 1g 分次给予。疗程根据病情不同，短则几天，长则可达半年。

（2）静脉给药：一次 5mg/kg，每 8 小时 1 次，连续 7 天。12 岁以下儿童一次按 250mg/m^2 用量给予。

5. 不良反应

（1）常见的不良反应：若注射浓度太大（10g/L）可引起静脉炎，外溢时注射部位可出现炎症。还可能引起皮肤瘙痒或荨麻疹。

（2）少见的不良反应：偶有头晕、头痛、关节痛、恶心、呕吐、腹泻、胃部不适、食欲减退、口渴、白细胞下降、蛋白尿及尿素氮轻度升高、皮肤瘙痒等，长程给药偶见痤疮、失眠、月经紊乱。注射给药特别是静脉注射时，有急性肾功能不全、血尿和低血压。

（3）罕见的不良反应：注射给药时可能出现昏迷、意识模糊、幻觉、癫痫等中枢神经系统症状。

6. 禁忌 对本品过敏者禁用。

7. 注意事项

（1）对更昔洛韦过敏者也可能对本品过敏。

（2）以下情况需考虑用药利弊：①脱水或已有肾功能不全者，本品剂量应减少。②严重肝功能不全者、对本品不能耐受者、精神异常或以往对细胞毒性药物出现精神反应者，静脉用本品易产生精神症状，需慎用。

（3）严重免疫功能缺陷者长期或多次应用本品治疗后可能引起单纯疱疹病毒和带状疱疹病毒对本品耐药。如单纯疱疹患应用本品后皮损无改善者应测试单纯疱疹病毒对本品的敏感性。

（4）对诊断的干扰：静脉给药可引起肾小管阻塞，使血肌酐和尿素氮增高。如剂量恰当、补水充足则不易引起。

（5）随访检查：由于女性生殖器疱疹患者大多易患子宫颈癌，因此患者每年至少应检查一次，以便早期发现。静脉用药可能引起肾毒性，用药前或用药期间应检查肾功能。

（6）一旦疱疹症状与体征出现，应尽早给药。

（7）静脉给药：①本品专供静脉滴注，药液至少在1小时内匀速滴入，避免快速滴入或静脉推注，否则可发生肾小管内药物结晶沉积，引起肾功能损害（可达10%）。②静滴后2小时，尿药浓度最大，此时应给患者充足的水，防止药物沉积于肾小管内。③配液方法：本品应加入适量的溶液（如葡萄糖注射液），使药液浓度不高于7g/L。肥胖患者的剂量应按标准体重计算。

（8）急性或慢性肾功能不全者不宜用本品静脉滴注，因为滴速过快时可引起肾衰竭。

（9）阿昔洛韦可引起急性肾衰竭。肾损害患者接受阿昔洛韦治疗时，可造成死亡。应用阿昔洛韦治疗时，需仔细观察有无肾衰竭征兆和症状（如少尿、无尿、血尿、腰痛、腹胀、恶心、呕吐等），并监测尿常规和肾功能变化，一旦出现异常应立即停药。应用阿昔洛韦治疗，应摄入充足的水，防止药物沉积于肾小管内。对接受有潜在的肾毒性药物的患者使用阿昔洛韦时应特别注意，因为这可能增加肾功能障碍的危险性，以及增加可逆性的中枢神经系统症状。老年人、孕妇及儿童应慎重使用阿昔洛韦，或在监测下使用。

（10）FDA对本药的妊娠安全性分级为B级。

8. 药物相互作用

（1）静脉给药时与干扰素或甲氨蝶呤（鞘内）合用，可能引起精神异常，应慎用。

（2）静脉给药时与肾毒性药物合用可加重肾毒性，特别是肾功能不全者更易发生。

（3）与齐多夫定合用可引起肾毒性，表现为深度昏睡和疲劳。

9. 规格　注射剂：0.5g。片剂：0.2g。眼膏剂：0.1%；3%。

二、利巴韦林（Ribavirin）

1. 其他名称　三氮唑核苷、病毒唑。

2. 药理作用　本品具有抑制呼吸道合胞病毒、流感病毒、甲肝病毒、腺病毒等多种病毒生长的作用。本品并不改变病毒吸附、侵入和脱壳，也不诱导干扰素的产生。药物进入被病毒感染的细胞后迅速磷酸化，其产物作为病毒合成酶的竞争性抑制剂，抑制肌苷单磷酸脱氢酶、流感病毒RNA多聚酶和mRNA鸟苷转移酶，从而引起细胞内鸟苷三磷酸的减少，损害病毒RNA和蛋白合成，使病毒的复制与传播受抑。对呼吸道合胞病毒也可能具免疫作用及中和抗体作用。

3. 适应证

（1）流行性感冒。

（2）呼吸道合胞病毒（RSV）引起的病毒性肺炎与支气管炎。

（3）流行性出血热和拉沙热的预防和治疗，发热早期应用本品能缩短发热期，减轻肾脏与血管损害及中毒症状。

（4）局部应用可治疗单纯疱疹病毒性角膜炎。

4. 用法用量

（1）滴鼻：用于防治流感，一次1~2滴，每1~2小时1次。

（2）静脉滴注：成人每日500~1000mg，分2次给药，每次静滴20分钟以上，疗程3~7天。治疗拉沙热、流行性出血热等严重病例时，成人首剂静滴2g，继以每8小时0.5~1g，共10天。

（3）口服：一日0.8~1g，分3~4次服用。

5. 不良反应　本品毒性低，吸入用药几无毒性反应，但大量使用本品可能会产生与全身用药相同的不良反应。

（1）常见的不良反应有贫血、乏力等，停药后即消失。

（2）较少见的不良反应有疲倦、头痛、失眠、食欲减退、恶心、呕吐、轻度腹泻、便秘等，并可致红细胞、白细胞及血红蛋白下降。

（3）FDA对本药的妊娠安全性分级为X级。

6. 禁忌　对本品过敏者及孕妇禁用。

7. 注意事项

（1）活动性结核患者、严重或不稳定型心脏病患者慎用。

（2）严重贫血、肝功能异常者慎用。

（3）对诊断的干扰：静脉给药引起血胆红素增高者可高达25%。大剂量可引起血红蛋白下降。

（4）尽早用药：呼吸道合胞病毒性肺炎病初3天内给药一般有效。本品不宜用于未经实验室确诊为呼吸道合胞病毒感染的患者。

（5）致癌与致突变：药物对仓鼠等动物可引起头颅、腭、眼、颌、骨骼和胃肠道的畸形，子代成活减少，但灵长类动物实验并未发现药物对胎仔的影响。孕妇不推荐应用本品。

8. 药物相互作用　大量使用本品可能会产生与全身用药相似的药物相互作用，如与齐多夫定同用时有拮抗作用，因本品可抑制齐多夫定转变成活性型的磷酸齐多夫定。

9. 规格　滴鼻液：10ml：50mg。注射剂：1ml：100mg；2ml：250mg。片剂：20mg；50mg；100mg。颗粒剂：0.15g。

三、泛昔洛韦（Famociclovir）

1. 药理作用　本品在体内迅速转化为有抗病毒活性的化合物喷昔洛韦，后者对Ⅰ型单纯疱疹病毒（HSV-1）、Ⅱ型单纯疱疹病毒（HSV-2）以及水痘-带状疱疹病毒（VZV）有抑制作用。在细胞培养研究中，喷昔洛韦对病毒的抑制作用强弱次序排列为HSV-1、HSV-2、VZV。作用机制如下：在感染上述病毒的细胞中，病毒胸腺嘧啶脱氧核苷激酶将喷昔洛韦磷酸化成单磷酸喷昔洛韦，后者再由细胞激酶将其转化为三磷酸喷昔洛韦。体外试验研究显示，三磷酸喷昔洛韦通过与三磷酸鸟苷竞争，抑制HSV-2多聚酶的活性，从而选择性抑制疱疹病毒DNA的合成和复制。

2. 适应证　用于治疗带状疱疹和原发性生殖器疱疹。

3. 用法用量　口服，一次0.25g，每8小时1次。治疗带状疱疹的疗程为7日，治疗原发性生殖器疱疹的疗程为5日。肾功能不全患者应根据肾功能状况调整剂量，推荐剂量如下：肌酐清除率≥60ml/min，一次0.25g，每8小时1次；肌酐清除率40～59ml/min，一次0.25g，每12小时1次；肌酐清除率20～39ml/min，一次0.25g，每24小时1次；肌酐清除率＜20ml/min，一次0.125g，每48小时1次。

4. 不良反应

（1）常见不良反应是头痛和恶心。

（2）神经系统：头晕、失眠、嗜睡、感觉异常等。

（3）消化系统：腹泻、腹痛、消化不良、厌食、呕吐、便秘、胀气等。

（4）全身反应：疲劳、疼痛、发热、寒战等。

（5）其他反应：皮疹、皮肤瘙痒、鼻窦炎、咽炎等。

5. 禁忌　对本品及喷昔洛韦过敏者禁用。

6. 注意事项

（1）本品对预防生殖器疱疹的复发，眼部带状疱疹、播散性带状疱疹及免疫缺陷患者疱疹的疗效尚未得到确认。

（2）肾功能不全者喷昔洛韦的表观血浆清除率、肾清除率和血浆清除速率常数均随肾功能的降低而下降，故肾功能不全者应注意调整用法用量。

（3）肝功能代偿的肝病患者无需调整剂量，尚未对肝功能失代偿的肝病患者进行药代动力学研究。

（4）食物对其生物利用度无明显影响，口服本品0.5g，一日3次，连续7天，未见喷昔洛韦的蓄积现象。

（5）病毒胸腺嘧啶脱氧核苷激酶或DNA多聚酶的质变可导致HSV或VZV对喷昔洛韦耐药突变株的产生，若患者治疗临床疗效不佳时，应考虑病毒可能对喷昔洛韦耐药。对阿昔洛韦耐药的突变株对喷昔洛韦也耐药。

（6）FDA对本药的妊娠安全性分级为B级。妊娠期妇女、哺乳期妇女一般不推荐使用。儿童使用的安全性尚未确定。

7. 药物相互作用

（1）本品与丙磺舒或其他由肾小管主动排泄的药物合用时，可能导致血浆中喷昔洛韦浓度升高。

（2）与其他由醛类氧化酶催化代谢的药物同用可能发生相互作用。

8. 规格　片剂：200mg；300mg。

四、更昔洛韦（Ganciclovir）

1. 其他名称　丙氧鸟苷、甘昔洛韦、羟甲无环鸟苷。

2. 药理作用　核苷类抗病毒药。本品进入细胞后迅速被磷酸化为单磷酸化合物，然后经细胞激酶的作用成为三磷酸化合物，在已感染巨细胞病毒的细胞内其磷酸化较正常细胞更快。更昔洛韦可竞争性抑制DNA多聚酶，并掺入病毒及宿主细胞的DNA中，从而抑制DNA合成。本品对病毒DNA多聚酶的抑制作用较宿主细胞多聚酶为强。动物实验中本品有致畸、致癌、免疫抑制作用和生殖系统毒性。

3. 适应证

（1）用于免疫缺陷患者（包括艾滋病患者）并发巨细胞病毒视网膜炎的诱导期和维持期治疗。

（2）用于接受器官移植的患者预防巨细胞病毒感染及用于巨细胞病毒血清试验阳性的艾滋病患者预防发生巨细胞病毒疾病。

4. 用法用量　本品静脉滴注时，配制方法如下：首先根据患者体重确定使用剂量，用适量注射用水或氯化钠注射液使之溶解，浓度为 50mg/ml，再注入氯化钠注射液、5% 葡萄糖注射液、复方氯化钠注射液或复方乳酸钠注射液 100ml 中，滴注液浓度不得大于 10mg/ml。

（1）诱导期：静脉滴注，按体重一次 5mg/kg，每 12 小时 1 次，每次静滴 1 小时以上，疗程 14～21 日。肾功能减退者剂量应酌减。肌酐清除率为 50～69ml/min 时，每 12 小时静脉滴注 2.5mg/kg；肌酐清除率为 25～49ml/min 时，每 24 小时静脉滴注 2.5mg/kg；肌酐清除率为 10～24ml/min 时，每 24 小时静脉滴注 1.25mg/kg；肌酐清除率 <10ml/min 时，每周给药 3 次，每次 1.25mg/kg，于血液透析后给予。

（2）维持期：静脉滴注，按体重一次 5mg/kg，一日 1 次，静滴 1 小时以上。肾功能减退者按肌酐清除率调整剂量：肌酐清除率为 50～69ml/min 时，每 24 小时静脉滴注 2.5mg/kg；肌酐清除率为 25～49ml/min 时，每 24 小时静脉滴注 1.25mg/kg；肌酐清除率为 10～24ml/min 时，每 24 小时静脉滴注 0.625mg/kg；肌酐清除率 <10ml/min 时，每周给药 3 次，每次 0.625mg/kg，于血液透析后给予。

（3）预防用药：静脉滴注，按体重一次 5mg/kg，滴注时间至少 1 小时以上，每 12 小时 1 次，连续 7～14 日；继以 5mg/kg，一日 1 次，共 7 日。

5. 不良反应

（1）常见的不良反应为骨髓抑制，用药后约 40% 的患者中性粒细胞数降低至 1 000/mm^3 以下，约 20% 的患者血小板计数降低至 50 000/mm^3 以下，此外可有贫血。用药全程每周测血象一次。

（2）中枢神经系统症状，如精神异常、紧张、震颤等，发生率约 5%，偶有昏迷、抽搐等。

（3）可出现皮疹、瘙痒、药物热、头痛、头昏、呼吸困难、恶心、呕吐、腹痛、食欲减退、肝功能异常、消化道出血、心律失常、血压升高或降低、血尿、血尿素氮增高、脱发、血糖降低、水肿、周身不适、肌酐增高、嗜酸性细胞增多症、注射局部疼痛、静脉炎等；有巨细胞病毒感染性视网膜炎的艾滋病患者可出现视网膜剥离。

6. 禁忌　对本品或阿昔洛韦过敏者禁用。严重中性粒细胞或血小板减少者禁用。

7. 注意事项

（1）本品化学结构与阿昔洛韦相似，对后者过敏的患者也可能对本品过敏。

（2）本品并不能治愈巨细胞病毒感染，因此用于艾滋病患者合并巨细胞病毒感染时往往需长期维持用药，防止复发。

（3）本品须静脉滴注给药，不可肌内注射，每次剂量至少滴注 1 小时以上，患者需给予充足水分，以免增加毒性。

（4）本品可引起中性粒细胞减少、血小板减少，并易引起出血和感染，用药期间应注意口腔卫生。

（5）用药期间应经常检查血细胞数，初始治疗期间应每两天测定血细胞计数，以后为每周测定一次。对有血细胞减少病史的患者（包括因药物、化学品或射线所致者）或中性粒细胞计数低于 1 000/mm^3 患者，应每天进行血细胞计数检查。如中性粒细胞计数在 500/mm^3 以下或血小板计数低于 25 000/mm^3 时应暂时停药，直至中性粒细胞数增加至 750/mm^3 以上方可重新给药。少数患者同时采用粒细胞-巨噬细胞集落刺激因子（GM-CSF）治疗粒细胞减低有效。

（6）肾功能减退者剂量应酌减，血液透析患者用量每 24 小时不超过 1.25mg/kg，每次透析后血药浓度约可减低 50%，因此在透析日宜在透析以后给药。

（7）FDA 对本药的妊娠安全性分级为 C 级。育龄妇女应用本品时应注意采取有效避孕措施，育龄男性应采用避孕工具至停药后至少 3 个月。

（8）艾滋病合并巨细胞病毒视网膜炎患者，在治疗期间应每 6 周进行一次眼科检查。对正在接受齐多夫定治疗的上述患者，常不能耐受联合使用本品，合用时甚至可出现严重白细胞减少。

（9）器官移植患者用药期间可能出现肾功能损害，尤其是与环孢素或两性霉素 B 联合用药的患者。

8. 药物相互作用

（1）影响造血系统的药物、骨髓抑制剂及放射治疗等与本品同用时，可增强对骨髓的抑制作用。

（2）本品与肾毒性药物同用时（如两性霉素 B、环孢素）可能增强肾功能损害，使本品经肾排出量减少而引起毒性反应。

（3）与齐多夫定或右羟肌苷同用时可增强对造血系统的毒性，必须慎用。

（4）本品与亚胺培南-西司他汀同用可发生全身抽搐。

（5）与丙磺舒或抑制肾小管分泌的药物合用可使本品的肾清除量减少约 22%，其药-时曲线下面积增加约 53%，因而易产生毒性反应。

（6）应避免与氨苯砜、喷他咪、氟胞嘧啶、长春碱、多柔比星、甲氧苄啶、磺胺类及核苷类药物合用。

9. 规格　注射剂：0.25g。

五、伐昔洛韦（Valaciclovir）

1. 其他名称　明竹欣。

2. 药理作用　本品是阿昔洛韦的前体药物，口服后吸收迅速并在体内很快转化为阿昔洛韦，其抗病毒作用为阿昔洛韦所发挥。阿昔洛韦进入疱疹感染细胞之后，与脱氧核苷竞争病毒胸腺嘧啶脱氧核苷激酶或细胞激酶，药物被磷酸化成活化型无环鸟苷三磷酸酯，作为病毒复制的底物与脱氧鸟嘌呤三磷酸酯竞争病毒 DNA 多聚酶，从而抑制了病毒 DNA 合成，显示抗病毒作用。本品体内的抗病毒活性优于阿昔洛韦，对单纯性疱疹病毒Ⅰ型和Ⅱ型的治疗指数分别比阿昔洛韦高 42.91% 和 30.13%。对水痘-带状疱疹病毒也有很高的疗效。对哺乳动物宿主细胞的毒性很低，大鼠和小鼠灌胃给药的 LD_{50} 分别 4.4g/kg 和 1.51g/kg。由于本品在体内很快转化为阿昔洛韦，其代谢物在体内没有蓄积现象。在不同阶段的长期毒性试验中，本品与阿昔洛韦具有相同的安全性。

3. 适应证　用于治疗水痘 – 带状疱疹及Ⅰ型、Ⅱ型单纯疱疹病毒感染，包括初发和复发的生殖器疱疹病毒感染。本品可用于阿昔洛韦的所有适应证。

4. 用法用量　口服，一次0.3g，一日2次，饭前空腹服用。带状疱疹连续服药10日，单纯疱疹连续服药7日。

5. 不良反应　偶有头晕、头痛、关节痛、恶心、呕吐、腹泻、胃部不适、食欲减退、口渴、白细胞下降、蛋白尿及尿素氮轻度升高、皮肤瘙痒等，长程给药偶见痤疮、失眠、月经紊乱。

6. 禁忌　对本品及阿昔洛韦过敏者禁用。

7. 注意事项

（1）对更昔洛韦过敏者也可能对本品过敏。

（2）脱水或已有肝肾功能不全者慎用。肾功能不全者在接受本品治疗时，需根据肌酐清除率来调整剂量。

（3）严重免疫功能缺陷者长期或多次应用本品治疗后可能引起单纯疱疹病毒和带状疱疹病毒对本品耐药。如单纯疱疹患者应用本品后皮损不见改善应测试单纯疱疹病毒对本品的敏感性。

（4）随访检查：由于生殖器疱疹患者大多易患子宫颈癌，因此患者至少应一年检查一次，以早期发现。

（5）一旦疱疹症状与体征出现，应尽早给药。

（6）服药期间应给予患者充分的水，防止阿昔洛韦在肾小管内沉积。

（7）一次血液透析可使阿昔洛韦的血药浓度减低60%，因此血液透析后应补给一次剂量。

（8）FDA对本药的妊娠安全性分级为B级。

8. 药物相互作用

（1）与齐多夫定合用可引起肾毒性，表现为深度昏睡和疲劳。

（2）与丙磺舒竞争性抑制有机酸分泌，合用丙磺舒可使阿昔洛韦的排泄减慢，半衰期延长，体内药物蓄积。

9. 规格　注射剂：0.25g；0.5g。胶囊剂：250mg。

六、喷昔洛韦（Penciclovir）

1. 其他名称　潘昔洛韦。

2. 药理作用　本品为核苷类抗病毒药，体外试验对Ⅰ型和Ⅱ型单纯疱疹病毒有抑制作用。在病毒感染细胞中，病毒胸腺嘧啶脱氧核苷激酶将本品磷酸化为喷昔洛韦单磷酸盐，然后细胞激酶将喷昔洛韦单磷酸盐转化为喷昔洛韦三磷酸盐。体外试验表明，喷昔洛韦三磷酸盐与脱氧鸟嘌呤核苷三磷酸盐竞争性抑制单纯疱疹病毒多聚酶，从而选择性抑制单纯疱疹病毒DNA的合成和抑制。耐本品的单纯疱疹病毒突变株的产生是由于病毒胸腺嘧啶脱氧核苷激酶或DNA多聚酶性质发生了改变，最常见耐阿昔洛韦的病毒突变株缺乏胸腺嘧啶核苷激酶，它们对本品也耐药。

3. 适应证　口唇或面部单纯疱疹、生殖器疱疹。

4. 用法用量　外用：涂于患处，每天 4～5 次，应尽早开始治疗（如有先兆或损害出现时）。

5. 不良反应　少见全身不良反应，偶见用药局部灼热感、疼痛、瘙痒等。

6. 禁忌　对本品过敏者禁用。

7. 注意事项

（1）不推荐用于黏膜，因刺激作用，勿用于眼内及眼周。

（2）严重免疫功能缺陷患者（如艾滋病或骨髓移植患者）应在医生指导下应用。

（3）FDA 对本药的妊娠安全性分级为 B 级。

8. 药物相互作用　尚不明确。

9. 规格　乳膏：2g：20mg；5g：50mg；10g：0.1g。

七、膦甲酸钠 （Foscarnet Sodium）

1. 其他名称　膦甲酸、可耐、PFA。

2. 药理作用　本品为病毒抑制剂，可以非竞争性地阻断病毒 DNA 多聚酶的磷酸盐结合部位，防止焦磷酸盐从三磷酸脱氧核苷中分离及病毒 DNA 链的延长。本品在细胞内不需依靠病毒的胸腺嘧啶脱氧核苷激酶激活，停用本品后病毒复制仍可恢复。体外试验显示，本品可抑制所有疱疹病毒的复制，包括单纯疱疹（HSV－1 和 HSV－2 型）、带状疱疹、EB 病毒、人疱疹病毒－6 和巨细胞病毒。本品尚可非竞争性抑制 HIV 的反转录酶和乙型肝炎病毒 DNA 多聚酶。

3. 适应证　主要用于免疫缺陷者（如艾滋病患者）发生的巨细胞病毒性视网膜炎的治疗。也可用于对阿昔洛韦耐药的免疫缺陷者（如 HIV 感染患者）皮肤黏膜单纯疱疹病毒感染或带状疱疹病毒感染。

4. 用法用量

（1）巨细胞病毒性视网膜炎：①诱导期用药：每 8 小时 1 次，按体重一次滴注 60mg/kg，用输液泵滴注 1 小时以上，连续 14～21 日，视治疗后的效果而定，也可按体重一次 90mg/kg，每 12 小时 1 次。②维持期用药：按体重一次 90mg/kg，一日 1 次，用输液泵滴注 2 小时以上。如患者在维持期视网膜炎症状加重，应仍恢复诱导期剂量。

（2）单纯疱疹和带状疱疹：按体重一次 40mg/kg，每 8 小时 1 次，经输液泵滴注 1 小时，共 14～21 日。肌酐清除率 <96ml/min 者，剂量应调整。

5. 不良反应

（1）肾功能损害是本品最主要的不良反应，可引起急性肾小管坏死、肾源性尿崩症及出现膦甲酸钠结晶尿等。还可有低钙或高钙血症、血磷过高或过低、低钾血症等。

（2）中枢神经系统症状：头痛、震颤、易激惹、幻觉、抽搐等，可能与电解质紊乱有关。

（3）血液系统：贫血、粒细胞减少、血小板减少等。

（4）代谢及营养失调：低钠血症，下肢浮肿，乳酸脱氢酶、碱性磷酸酶或淀粉酶升高。

（5）心血管系统：心电图异常、高血压或低血压、室性心律失常。

（6）其他反应：恶心、呕吐、食欲减退、腹痛、发热、肝功能异常及静脉炎等。

6. 禁忌　对本品过敏者禁用。

7. 注意事项

（1）本品具有显著肾毒性，使用期间应密切监测肾功能。肾功能损害的患者应根据肾功能情况调整剂量。

（2）用药期间患者应摄取充足水分，有助于减轻肾毒性。

（3）膦甲酸钠不可快速静脉滴注，必须用输液泵恒速滴注，滴注速度不得大于每分钟1mg/kg。快速静注可导致血药浓度过高和急性低钙血症或其他中毒症状。一次剂量不超过60mg/kg可于1小时内输入，较大剂量应至少滴注2小时以上。

（4）经周围静脉滴注时，药物必须用0.9%氯化钠注射液或5%葡萄糖注射液稀释至12mg/ml，以免刺激周围静脉。

（5）本品不可与其他药物同瓶滴注。

8. 药物相互作用

（1）本品与其他肾毒性药如氨基糖苷类抗生素、两性霉素B等合用时可增加肾毒性。

（2）与喷他脒注射剂（静脉）合用，可能有发生贫血的危险。引起低血钙、低血镁和肾毒性。

（3）与齐夫多定合用可能加重贫血，但未发现加重骨髓抑制的现象。

9. 规格　注射剂：250ml：0.6g。乳膏：5g：0.15g。

第二节　核苷类反转录酶抑制剂

一、拉米夫定（Lamivudine）

1. 其他名称　贺普丁。

2. 药理作用　拉米夫定是核苷类抗病毒药。对体外及实验性感染动物体内的乙型肝炎病毒（HBV）有较强的抑制作用。拉米夫定可在HBV感染细胞和正常细胞内代谢生成拉米夫定三磷酸盐，它是拉米夫定的活性形式，既是HBV聚合酶的抑制剂，亦是此聚合酶的底物。拉米夫定三磷酸盐渗入到病毒DNA链中，阻断病毒DNA的合成。拉米夫定三磷酸盐不干扰正常细胞脱氧核苷的代谢，它对哺乳动物DNA聚合酶α和β的抑制作用微弱，对哺乳动物细胞DNA含量几乎无影响。对大多数乙型肝炎患者的血清HBV DNA检测结果表明，拉米夫定能迅速抑制HBV复制，其抑制作用持续于整个治疗过程，同时使血清氨基转移酶降至正常。长期应用可显著改善肝脏坏死性炎症改变，并减轻或阻止肝脏纤维化的进展。

3. 适应证　适用于乙型肝炎病毒复制的慢性乙型肝炎。

4. 用法用量　口服，成人一次0.1g，一日1次。

5. 不良反应　常见的不良反应有上呼吸道感染样症状、头痛、恶心、身体不适、腹痛和腹泻，症状一般较轻并可自行缓解。

6. 禁忌　对本品过敏者禁用。

7. 注意事项

（1）治疗期间应对患者的临床情况及病毒学指标进行定期检查。

（2）少数患者停止使用本品后，肝炎病情可能加重。因此如果停用本品，要对患者进行严密观察，若肝炎恶化，应考虑重新使用本品治疗。

（3）患者肾功能不全会影响拉米夫定的排泄，对于肌酐清除率 <30ml/min 的患者，不建议使用本品。肝脏损害不影响拉米夫定的药物代谢过程。

（4）本品治疗期间不能防止患者将乙型肝炎病毒通过性接触或血源性传播方式感染他人，故仍应采取适当防护措施。

（5）目前尚无资料显示孕妇服用本品后可抑制乙型肝炎病毒的母婴传播，故仍应对新生儿进行常规的乙型肝炎免疫接种。

（6）FDA 对本药的妊娠安全性分级为 C 级。

8. 药物相互作用

（1）拉米夫定与具有相同排泄机制的药物（如甲氧苄啶、磺胺甲噁唑）同时使用时，拉米夫定血浓度可增加 40%，无临床意义，但有肾脏功能损害的患者应注意。

（2）与齐多夫定合用可增加后者的血药峰浓度，但不影响两者的消除和药–时曲线下面积。

9. 规格　片剂：0.1g。

二、齐多夫定（Zidovudine）

1. 其他名称　叠氮胸苷。

2. 药理作用　本品为抗病毒药，在体外对反转录病毒包括人免疫缺陷病毒（HIV）具有高度活性。在受病毒感染的细胞内被细胞胸腺嘧啶脱氧核苷激酶磷酸化为三磷酸齐多夫定，后者能选择性抑制 HIV 反转录酶，导致 HIV 链合成终止从而阻止 HIV 复制。

3. 适应证　用于治疗人免疫缺陷病毒（HIV）感染。

4. 用法用量　成人常用量：一次 200mg，每 4 小时 1 次，按时间给药。有贫血的患者：可按一次 100mg 给药。

5. 不良反应

（1）骨髓抑制：全血细胞缺乏性贫血、中性粒细胞减少。对给予本品的进展性 HIV 感染病患者要经常进行血细胞计数检查。

（2）乳酸中毒、严重肝脂肪变性肿大：偶发致死性乳酸中毒及发生肝脂肪变性肿大，使用本品的患者出现呼吸加快或呼吸减慢、血清碳酸氢根水平下降时要考虑酸中毒。

（3）皮肤：痤疮、皮肤与指甲色素沉着、荨麻疹、出汗、瘙痒。

（4）泌尿系统：多尿、尿频、尿急、排尿困难。

（5）其他不良反应：偶见胰腺炎、过敏、高胆红素血症、肝炎、血管炎及癫痫。

6. 禁忌　对本品过敏的患者禁用。

7. 注意事项

（1）对粒细胞计数 <1 000/mm^3 或血红蛋白水平 <95g/dl 的患者使用时应极度谨慎。由于严重贫血最常发生于治疗 4~6 周时，此时需要调整剂量或停止治疗。

（2）在用药期间要进行定期血液检查：患者在使用牙刷、牙签时要防止出血。叶酸和维生素 B$_2$ 缺乏更易引起血象变化。

（3）FDA 对本药的妊娠安全性分级为 C 级。

8. 药物相互作用

（1）与更昔洛韦合用：在一些晚期患者可以增加血液毒性。如果这些患者需联合用药，剂量应减少或者停用其中的一种或两种药物以减轻肝脏毒性，联合用药患者应经常进行包括血红蛋白、血细胞比容、白细胞分类与计数等的检查。

（2）与α干扰素合用：与α干扰素合用出现血液毒性已有报道，与联合应用更昔洛韦一样，如有必要需减小剂量或停用其中的一种或两种药物，应经常监测血液学参数。

（3）骨髓抑制药、细胞毒性药物：本品与能影响红细胞、白细胞计数或细胞毒性药物合用有增加血液毒性的危险。

（4）丙磺舒：丙磺舒通过抑制葡萄糖醛酸或降低肾脏对本品的排泄导致本品血药浓度升高的资料还很有限。一些患者合用丙磺舒出现感冒样症状，包括肌肉痛、不适、发热、皮疹。

9. 规格　片剂：100mg。

三、恩夫韦肽（Enfuvirtide）

1. 药理作用　本品为合成肽类 HIV 融合抑制药，可与病毒包膜糖蛋白结合，阻止病毒与细胞膜融合所必需的构象变化，从而抑制 HIV-1 的复制。

恩夫韦肽由 gp41 的 HR2 域中一段自然存在的氨基酸序列衍生而成，通过模拟 HR2 域的活性并且竞争结合 gp41 的 HR1 域，阻止 HR1 和 HR2 的相互作用及 gp41 构型发生改变，进而阻止病毒与宿主细胞融合。

2. 适应证　用于人类免疫缺陷病毒（HIV）感染，与反转录酶药联用。

3. 用法用量　皮下给药。恩夫韦肽为冻干粉末，使用前需以无菌注射用水溶解后皮下注射给药。如果溶液溶解后不能立即使用，必须保存于 2～8℃ 冰箱中，并在 24 小时内使用。冷藏的溶液注射前必须加热至室温（例如握在手中 5 分钟）。成人每次 90mg，每日 2 次。肌酐清除率 >35ml/min 者可按本剂量应用。6 岁以上儿童，每次 2mg/kg，不超过成人剂量。

本品皮下注射可选择上臂、大腿前侧、腹部等处，每次注射应选择不同部位，不可注入疤痕组织、痣、淤伤、脐部或已发生注射反应的部位。

4. 不良反应

（1）可出现失眠、焦虑、周围神经病变、疲乏。也可出现吉兰-巴雷综合征及第六对脑神经麻痹以及抑郁。

（2）本品可能引起血糖升高，但无显著临床意义。

（3）使用本品细菌性肺炎发生率增加。

（4）肌痛。

（5）有发生肾功能不全及肾衰竭的报道。

（6）有嗜酸粒细胞增多，血小板、中性粒细胞减少的报道。

（7）食欲缺乏、胰腺炎、腹泻、恶心。

（8）98% 的患者出现注射部位反应，包括疼痛、红斑、硬结、结节、囊肿等。

（9）结膜炎。

（10）有用药后出现耐药性的报道。

5. 注意事项

（1）6 岁以下儿童用药的安全性尚未肯定。

（2）FDA 对本品的妊娠安全性分级为 B 级。

（3）是否分泌乳汁中尚未肯定。

（4）肝肾功能不全者慎用。

（5）用药前及用药时应检测 HIV - RNA（病毒负荷）、CD4 淋巴细胞计数。

6. 规格　注射用粉针剂：90mg；108mg。

四、马拉韦罗（Maraviroc）

1. 其他名称　善瑞、Celsentri。

2. 药理作用　体外研究表明，马拉韦罗对 R5 型 HIV - 1 毒珠具有较强的抗病毒活性，90% 抑制浓度为 2nmol/L，且对不同地区来源的病毒株抑制作用无显著差别。另外，它对多重耐药株亦具有良好的抑制作用。研究中并未发现马拉韦罗同其他抗反转录病毒药物（包括 NRTIs、NNRTIs、PIs 和融合抑制剂 enfuvirtide）间存在相互拮抗作用。

3. 适应证　联合其他抗反转录病毒药物用以治疗曾接受过治疗的成人 R5 型 HIV - 1 感染者。

4. 用法用量　口服，每次 150mg，一日 2 次。

5. 不良反应　Ⅲ期临床试验显示，马拉韦罗推荐剂量下的常见不良反应为腹泻、恶心和头痛，但发生率与安慰剂对照组无明显差别。马拉韦罗与治疗相关的其他较常见的（发生率 >1%）不良反应有肝毒性、腹痛、腹胀、皮疹、皮肤瘙痒、头晕、嗜睡、失眠、感觉异常、味觉障碍、咳嗽、体重下降、乏力、肌痉挛等。发生率 <1% 的少见严重不良反应有心梗、全血细胞减少、昏迷、癫痫、面瘫、多发性神经病、呼吸窘迫、支气管痉挛、胰腺炎、直肠出血、肾衰、肌炎、肺炎、肝硬化等。

6. 禁忌　对本品过敏者禁用。

7. 药物相互作用

（1）马拉韦罗主要由 CYP3A4 代谢，具有 CYP3A4 诱导作用的药物可引起马拉韦罗的血浆浓度降低；具有 CYP3A4 抑制作用的药物可引起马拉韦罗的血浆浓度增加。故当马拉韦罗与具有 CYP3A4 诱导和（或）抑制作用的药物合用时，应适当调整剂量。根据合用药物的不同，马拉韦罗推荐剂量可为每次 150ng、300mg 或 600mg，每日 2 次。当与 PIs（替拉那韦、利托那韦除外）、地拉夫定、酮康唑、伊曲康唑、克拉霉素/泰利霉素等酶抑制剂合用时，马拉韦罗剂量宜调整为每次 150mg，每日 2 次；当与依非韦伦、利福平、苯巴比妥、苯妥英等酶诱导剂合用时，剂量应增至每次 600mg，每日 2 次。利福布汀亦为 CYP3A4 诱导剂，但诱导作用较利福平弱。当马拉韦罗同时联合利福布汀和具有 CYP3A4 强效抑制作用的蛋白酶抑制剂时，马拉韦罗的代谢最终会受到抑制，剂量应减至每次 150mg，每日 2 次。

（2）马拉韦罗与其他药物合用，包括所有 NRTI、奈韦拉平、磺胺甲基异噁唑/甲氧苄啶、恩夫韦肽、聚乙二醇干扰素、利巴韦林、他汀类降脂药，则无需剂量调整。虽然马拉韦罗的代谢受到许多同服药物的影响，但它对同服药物的药代学影响较小，因为体外研究显示，马拉韦罗对主要的 P450 酶无诱导或抑制作用。

8. 规格　片剂：150mg；300mg。

五、去羟肌苷（Didanosine）

1. 其他名称　二脱氧肌苷。

2. 药理作用　本品为人类免疫缺陷病毒（HIV）复制抑制剂。在细胞酶的作用下转化为具有抗病毒活性的代谢物双去氧三磷腺苷（ddATP），其作用机制与齐多夫定相似。

3. 适应证　与其他抗病毒药物联合使用，用于治疗 I 型 HIV 感染。

4. 用法用量

（1）成人：体重≥60kg 者，一次 200mg，一日 2 次，或一日 400mg，一次顿服；体重 < 60kg 者，一次 125mg，一日 2 次，或一日 250mg，一次顿服。

（2）儿童：推荐剂量为 120mg/m^2，每日 2 次，或一日 250mg，一次顿服。

剂量调整：一旦出现胰腺炎的临床征兆和实验室检查异常，患者应立刻暂缓用药并确定是否发生胰腺炎。胰腺炎被确诊后，停止使用本品。若患者出现外周神经病变的症状，待此症状消退后，患者仍能耐受减量的本品治疗。重复使用本品后，若再出现外周神经病变，应考虑完全停止本品治疗。

5. 不良反应　单独或联合应用均可出现视网膜病变、视神经炎、末梢神经炎、胰腺炎、腹泻、皮疹、头痛、发烧、恶心等。

6. 禁忌　对本品过敏者禁用。

7. 注意事项

（1）去羟肌苷药品中含苯丙氨酸，苯丙酮尿症患者应限制钠盐摄入量。

（2）本药并不能治愈 HIV 感染，患者仍可能继续发展产生与艾滋病或 ARC 相关的疾病，包括机会致病菌感染。另外，本药也不能预防 HIV 通过性接触或血液污染而造成传染。

（3）肾功能损害患者、有胰腺炎史、周围神经病变患者或嗜酒者慎用。

（4）FDA 对本药的妊娠安全性分级为 B 级。

8. 药物相互作用

（1）避免饮用酒精类的饮料，因可能增加去羟肌苷的毒性。

（2）与利巴韦林合用，可引起乳酸性酸中毒。

（3）与司坦夫定合用，有导致致命性胰腺炎和肝毒性的危险。

9. 规格　片剂：100mg；25mg。肠溶胶囊剂：100mg。

六、司他夫定（Stavudine）

1. 其他名称　司坦夫定、赛瑞特。

2. 药理作用　司他夫定是胸苷、核苷类似物，可抑制 HIV 病毒在人体细胞内的复制。通过细胞激酶磷酸化，形成司他夫定三磷酸盐而发挥抗病毒活性。

3. 适应证　临床用于治疗 I 型 HIV 感染。

4. 用法用量

（1）成人：体重 >60kg，一次 40mg，一日 2 次；体重 <60kg，一次 30mg，一日 2 次。

（2）儿童：体重 >30kg，按成人剂量；体重 <30kg，一次 1mg/kg，一日 2 次。

5. 不良反应

（1）主要不良反应有过敏反应、寒战、发热、头疼、腹痛、腹泻、恶心、失眠、厌食。

（2）外周神经痛，表现为手脚麻木、刺痛。

（3）少见胰腺炎、贫血、白细胞缺乏症和血小板缺乏症、乳酸性酸中毒、肝脂肪变性、肝炎和肝功能衰竭、肌肉疼痛等。

6. 禁忌　对本品过敏者禁用。

7. 注意事项

（1）有外周神经痛病史的患者发病率较高，如有手足麻木刺痛症状应立即停药。症状消退后可考虑再次用药，如再发生上述症状，应完全停止用药。

（2）当予任何患者以司他夫定时，应小心，特别是对已发现肝疾病的患者。患者一旦在临床表现或实验室检查中发现乳酸性酸中毒或脂肪变性、重度肝大应停止用药。

（3）本药不能治愈 HIV 感染，患者仍可能患 HIV 感染引起的疾病，如机会致病菌感染，另外，本药也不能预防 HIV 通过性接触或血液传染。

（4）FDA 对本药的妊娠安全性分级为 C 级。

8. 药物相互作用　本品与去羟肌苷或羟基脲联用时发生胰腺炎的几率增高。故有胰腺炎史或先期症状出现时，应立即停止用药。

9. 规格　胶囊剂：20mg；30mg；40mg。

七、阿巴卡韦（Abacavir）

1. 其他名称　硫酸阿波卡韦。

2. 药理作用　本品是一个新的碳环 2' – 脱氧鸟苷核苷类药物，其口服生物利用度高，易渗入中枢神经系统。与其他核苷类反转录酶抑制剂一样，它是一个无活性的前药，在体内经四个步骤代谢成为具活性的三磷酸酯，并通过以下两条途径发挥抑制人免疫缺陷病毒（HIV）反转录酶的作用：①竞争性地抑制 2' – 脱氧鸟苷三磷酸酯（dGTP）（DNA 合成片段之一）结合进入核酸链。②通过阻止新碱基的加入而有效地终止 DNA 链的合成。

3. 适应证　与其他抗艾滋病药物联合应用，治疗 HIV 感染的成年患者及 3 个月以上儿童患者。

4. 用法用量

（1）成人：每次 300mg，每日 2 次。可在进食或不进食时服用。对于不宜服用片剂的患者，尚有口服溶液可供选择。

（2）3 月龄至 16 岁儿童：一次 8mg/kg，一日 2 次。

（3）肾损害：肾功能不良的患者服用本品不必调整剂量，但晚期肾病患者应避免服用。

（4）肝损害：阿巴卡韦主要经肝脏代谢。轻度肝脏受损患者不需调整剂量。对于中度肝脏受损患者，尚无服用本品的支持性资料，因此上述患者应避免使用。

5. 不良反应　主要有恶心、呕吐、不适及疲劳，口服液有轻微的胃肠道反应。严重者也可伴有肝衰、肾衰、低血压，甚至死亡。

6. 禁忌　对本品制剂中任何成分过敏的患者禁用本品。禁用于严重肝功能受损的患者及终末期肾病患者。

7. 注意事项

（1）实验室检查可有氨基转移酶、肌酸磷酸激酶、肌酐升高和淋巴细胞减少。

（2）FDA 对本药的妊娠安全性分级为 C 级。

8. 药物相互作用

（1）与乙醇同用可致本品的 AUC 增加 41%。

（2）本品与大多数抗艾滋病药物如齐多夫定、奈韦拉平、拉米呋啶等有协同作用。

（3）本品与那些抑制或被细胞色素 P450 同工酶代谢的药物如酮康唑及现有的 HIV 蛋白酶抑制剂和非核苷类反转录酶抑制剂无药物相互作用。而其他常用于抗 HIV 感染的药物及大多数抗结核药物与本品的代谢途径不同，因此不改变本品的代谢。

（4）与利巴韦林合用，可致乳酸性酸中毒。

9. 规格 片剂：300mg。口服液：20mg/ml。

八、恩替卡韦（Entecavir）

1. 其他名称 博路定。

2. 药理作用 本品为鸟嘌呤核苷类似物，它能够通过磷酸化成为具有活性的三磷酸盐。通过与 HBV 多聚酶的天然底物三磷酸脱氧鸟嘌呤核苷竞争，从而抑制 HBV DNA 的复制。

3. 适应证 本品适用于病毒复制活跃、血清转氨酶（ALT）持续升高或肝脏组织学显示有活动性病变的慢性成人乙型肝炎的治疗。

4. 用法用量 空腹服用，每日 1 次，每次 0.5mg。拉米夫定治疗时发生病毒血症或出现拉米夫定耐药病变的患者，推荐剂量为每日 1 次，每次 1mg。

5. 不良反应 主要不良反应有 ALT 升高、头痛、疲惫、眩晕、恶心、腹痛、腹泻、腹部不适、肌痛、失眠、风疹和消化不良，也可见中性粒细胞轻度下降。

6. 禁忌 对恩替卡韦或制剂中任何成分过敏者禁用。

7. 注意事项

（1）恩替卡韦服用后若出现过敏反应或服用期间出现明显不适症状，应及时采取相应的措施；若出现耐药现象，应改变治疗方法。

（2）恩替卡韦不可擅自停药，因为擅自停药后可能会出现肝炎病情急速加重的情况。

（3）接受肝移植者、脂肪性肝大者、肾功能损害者及乳酸性酸中毒者慎用。

（4）肾功能不全、老年患者，应根据肌酐清除率调整用药剂量。

8. 药物相互作用

（1）恩替卡韦不是细胞色素 P450 酶系统的底物、抑制剂或诱导剂，不抑制任何主要的人细胞色素 P450 酶（1A2、2C9、2C19、2D6、3A4、2B6 和 2E1）。

（2）恩替卡韦主要通过肾脏清除，服用降低肾功能或竞争性通过主动肾小球分泌的药物的同时，服用恩替卡韦可能增加这两种药物的血药浓度。

9. 规格 片剂：0.5mg。

九、奥司他韦（Oseltamivir）

1. 其他名称 达菲。

2. 药理作用 奥司他韦是其活性代谢产物的药物前体，其活性代谢产物是强效的选择性的流感病毒神经氨酸酶抑制剂。病毒神经氨酸酶活性是新形成的病毒颗粒从被感染细胞中释放和感染性病毒在人体内进一步传播的关键。药物的活性代谢产物抑制甲型和乙型流感病毒的神经氨酸酶，通过抑制病毒从被感染的细胞中释放，从而减少甲型或乙型流感病毒的传播。

3. 适应证

（1）用于成人和 1 岁及以上儿童的甲型和乙型流感治疗。

（2）用于成人和 13 岁及以上青少年的甲型和乙型流感的预防。

4. 用法用量

（1）流感的治疗：在流感症状开始的第一天或第二天（理想状态为 36 小时内）就应开始治疗。成人和青少年口服剂量是每次 75mg，每日 2 次，共 5 天。对 1 岁以上的儿童推荐剂量：体重 <15kg，口服每次 35mg，每日 2 次；体重 15～23kg，每次 45mg，每日 2 次；体重 23～40kg，每次 60mg，每日 2 次；体重 >40kg，每次 75mg，每日 2 次。

（2）流感的预防：用于与流感患者密切接触后的流感预防时，推荐口服剂量为 75mg，每日 1 次，至少 7 天。同样应在密切接触后 2 天内开始用药。用于流感季节预防流感时的推荐剂量为 75mg，每日 1 次。

5. 不良反应 不良反应包括恶心、呕吐、失眠、头晕、腹痛、腹泻、咽痛、咳嗽、疲乏。偶见嗜酸性粒细胞增多、白细胞计数降低等。

6. 禁忌 对本品的任何成分过敏者禁用。

7. 注意事项

（1）奥司他韦不能取代流感疫苗。奥司他韦对流感的预防作用仅在用药时才具有。只有在可靠的流行病学资料显示社区出现了流感病毒感染后才考虑使用奥司他韦治疗和预防流感。

（2）没有观察到药物对患者驾驶车辆或者操纵机械的能力产生影响。但是必须考虑流感本身可能造成的影响。

（3）自磷酸奥司他韦上市后，陆续收到流感患者使用磷酸奥司他韦治疗发生自我伤害和谵妄事件的报告，主要是儿科患者，但磷酸奥司他韦与这些事件的相关性还不清楚。在使用该药物治疗期间，应该对患者的自我伤害和谵妄事件等异常行为进行密切监测。

（4）FDA 对本药的妊娠安全性分级为 C 级。

8. 药物相互作用 尚无磷酸奥司他韦和减毒活流感疫苗相互作用的评估。但由于两者之间可能存在相互作用，除非临床需要，在使用减毒活流感疫苗两周内不应服用磷酸奥司他韦，在服用磷酸奥司他韦后 48 小时内不应使用减毒活流感疫苗。因为磷酸奥司他韦作为抗病毒药物可能会抑制活疫苗病毒的复制。三价灭活流感疫苗可以在服用磷酸奥司他韦前后的任何时间使用。

9. 规格 片剂：75mg。

第三节 非核苷类反转录酶抑制剂

一、奈韦拉平（Nevirapine）

1. 其他名称 伟乐司。

2. 药理作用 奈韦拉平是人体免疫缺陷病毒（HIV－1）的非核苷类反转录酶抑制剂

（NNR－TI），与 HIV－1 的反转录酶直接连接并且通过使此酶的催化端破裂来阻断 RNA 依赖和 DNA 依赖的 DNA 聚合酶活性。奈韦拉平不与底物或三磷酸核苷产生竞争，可抑制有关 DNA 聚合酶，对人体细胞正常酶无作用。

3. 适应证　奈韦拉平与其他抗反转录酶病毒药物合用治疗 HIV－1 感染。单用此药会很快产生耐药病毒。可单独用于预防母婴传播。

4. 用法用量

（1）成人患者在最初 14 天，奈韦拉平的推荐剂量为一日 200mg（这一导入期的应用可以降低皮疹发生率），导入期后用法为一日 2 次，一次 200mg，并同时使用至少两种以上的其他抗反转录病毒药物。

（2）对于两个月到 8 岁的儿童患者，奈韦拉平的口服推荐剂量是用药初始两周按 4mg/kg，一日 1 次给药，之后为 7mg/kg，一日 2 次给药。

（3）对于 8 岁和 8 岁以上的儿童患者，推荐剂量为初始两周按 4mg/kg，一日 1 次，之后为 4mg/kg，一日 2 次。

（4）任何患者每日用药总剂量不得超过 400mg。如果漏服药物，患者应该尽快服用下一次药物，但不要加倍服用。

（5）对于马上要分娩的孕妇和新生儿，奈韦拉平的推荐剂量如下：母亲用法：在分娩开始后尽可能地口服单剂量 200mg。新生儿用法：在出生后 72 小时内，按 2mg/kg 单剂量口服用药。如果产妇在产出婴儿前两小时内服用的奈韦拉平，那么新生儿出生后应立即按 2mg/kg 单剂量口服奈韦拉平，第一次服药后 24～72 小时内按 2mg/kg 再服用一次奈韦拉平。

5. 不良反应

（1）肝功能异常：ALT、AST、GGT、总胆红素和碱性磷酸酶异常。无症状的 GGT 升高是最常见的，罕见肝炎、严重或威胁生命的肝毒性和暴发性肝炎。

（2）最常见的不良反应有皮疹、恶心、疲劳、发热、头痛、嗜睡、呕吐、腹泻、腹痛和肌痛。

6. 禁忌　对本品过敏者禁用。

7. 注意事项

（1）本品治疗后的初始 8 周是很关键的阶段，对患者情况需进行严密的监测，及时发现潜在的严重和威胁生命的皮肤反应或严重的肝炎或肝衰竭。

（2）对由于严重皮疹、皮疹伴全身症状、过敏反应和奈韦拉平引起的肝炎而永久中断奈韦拉平治疗的患者不能重新服用。

（3）在服用奈韦拉平期间，既往出现 AST 或 ALT 超过正常值上限 5 倍，重新服用韦拉平后迅速复发肝功能不正常的患者应禁用。

（4）FDA 对本药的妊娠安全性分级为 B 级。

8. 药物相互作用

（1）奈韦拉平是肝细胞色素 P450 代谢酶的诱导剂，可以降低主要由 CYP3A、CYP2B 代谢的药物的血浆浓度。因此，如果一个患者正在接受由 CYP3A 或 CYP2B 代谢的药物的一个稳定剂量的治疗，若开始合用本品，前者剂量需要调整。

（2）与齐多夫定、去羟肌苷、可他夫定、拉米夫定、沙奎那韦和茚地那韦联用对HIV－1 具有协同作用。

9. 规格　片剂：0.2g。

二、依非韦伦（Efavirenz）

1. 其他名称　施多宁。

2. 药理作用　依非韦伦是人免疫缺陷病毒 1 型（HIV－1）反转录酶（RT）非竞争性抑制剂，作用于模版、引物或三磷酸核苷，兼有小部分竞争性的抑制作用。

3. 适应证　本药适用于 HIV－1 感染的成人、青少年和儿童的抗病毒联合治疗。

4. 用法用量

（1）成人：与蛋白酶抑制剂和（或）核苷类反转录酶抑制剂（NRTIs）合用，推荐剂量为每日 1 次口服 600mg。

（2）青少年和儿童（17 岁及 17 岁以下）：与蛋白酶抑制剂和（或）核苷类反转录酶抑制剂（NRTIs）合用的推荐剂量如下：体重为 13～15kg 者，每次 200mg，每日 1 次；体重为 15～20kg 者，每次 250mg，每日 1 次；体重为 20～25kg 者，每次 300mg，每日 1 次；体重为 25～32.5kg 者，每次 350mg，每日 1 次；体重为 32.5～40kg 者，每次 400mg，每日 1 次；体重为 40kg 或以上者，每次 600mg，每日 1 次。

5. 不良反应　皮疹、头晕眼花、恶心、头痛、乏力、腹泻、肝炎、注意力不集中、男子乳房发育和肝功能衰竭等。

6. 禁忌　对本品过敏的患者禁用。

7. 注意事项

（1）本品不得单独用于 HIV 感染治疗或者以单药加入无效的治疗方案。如果联合用药方案中任何抗反转录病毒药因怀疑为不耐受而被中断，应慎重考虑停用所有抗反转录病毒药。抗反转录病毒药间歇性单药治疗和连续重新采用是不可取的，因为这样增加了产生选择耐药性突变病毒的可能性。

（2）在给予依非韦伦的动物中观察到有畸形胎仔，因而，服用本品的妇女应避免怀孕。FDA 对本药的妊娠安全性分级为 D 级。应联合采用避孕套避孕和其他避孕方法（如口服避孕药或其他激素类避孕药）。

（3）对于已知或怀疑有乙型或丙型肝炎病史的患者以及使用其他具有肝脏毒性的药物治疗的患者，建议监测肝脏酶学指标。

8. 药物相互作用

（1）本药不得与特非那丁、阿司咪唑、西沙必利、咪哒唑仑、三唑仑或麦角衍生物合用，因为依非韦伦竞争 CYP3A4 可能抑制这些药物的代谢，并可能造成严重的不良事件，如心律失常、持续的镇静作用或呼吸抑制。

（2）当依非韦伦与抗惊厥药物如卡马西平、苯妥英钠和苯巴比妥联合用药时，可能减少抗惊厥药物的血浆浓度，因此需定期监测血浆药物浓度。

9. 规格　胶囊剂：200mg。

三、茚地那韦（Indinavir）

1. 其他名称　佳息患。

2. 药理作用　硫酸茚地那韦能抑制 HIV－1 和 HIV－2 蛋白酶，其对 HIV－1 蛋白酶的选择性大约是对 HIV - 2 的 10 倍。它能与蛋白酶的活性部位直接结合，阻碍病毒颗粒成熟过程中病毒前体蛋白的裂解过程，由此产生的不成熟的病毒颗粒不具有感染性，无法启动新一轮感染。硫酸茚地那韦对其他真核生物蛋白酶（包括人肾素、组织蛋白酶 D、弹性蛋白酶和 Xa 因子）无明显的抑制作用。

3. 适应证　可与其他抗反转录病毒制剂（如：核苷和非核苷类反转录酶抑制剂）合用治疗成人及儿童的 HIV - 1 感染。单独应用治疗临床上不适宜用核苷或非核苷类反转录酶抑制剂治疗的成年患者。

4. 用法用量

（1）成人：一次 800mg，一日 3 次。用本品治疗必须以 2.4g/d 天的推荐剂量开始。

（2）儿童患者：本品的推荐剂量为一次 $500mg/m^2$，一日 3 次口服。

5. 不良反应

（1）心血管系统：包括心肌梗死、心绞痛、脑血管病。

（2）消化系统：肝功能异常，肝炎，包括罕见的肝功能衰竭、胰腺炎。

（3）血液系统：血友病患者的自发性出血增加，偶见急性溶血性贫血。

（4）内分泌代谢：新发生糖尿病或高血糖，或者原有的糖尿病加重。

（5）皮肤和皮下组织：皮疹，包括多形性红斑和斯 Stevens - Johnson 综合征；色素沉着；脱发和荨麻疹；嵌趾甲和或甲沟炎。

（6）泌尿生殖系统：肾结石、结晶尿。

（7）其他：ALT、AST、血清间接胆红素、血清总胆红素和尿蛋白的改变。

6. 禁忌　对本品过敏者及 3 岁以下儿童禁用。

7. 注意事项

（1）患者应注意摄取足够的水量，如果出现肾结石的症状和体征，可考虑暂停或中断治疗。

（2）如发生急性溶血性贫血，应实施相应的治疗，包括中断使用本药。

（3）肝功能不全患者、妊娠及哺乳妇女慎用。FDA 对本药的妊娠安全性分级为 C 级。有极少数肝功能衰竭的报道。

（4）本品不可与食物一起用服，宜在餐前 1 小时或餐后 2 小时用温水送服。

（5）有合并症的患者：用蛋白酶抑制剂治疗的血友病甲和血友病乙患者中有自发性出血的报道。某些患者需加用Ⅷ因子。

8. 药物相互作用

（1）本品不能与特非那定、西沙比利、阿司咪唑、三唑仑、咪达唑仑、匹莫齐特、利福布汀或麦角衍生物同时服用。本品能抑制 CYP3A4 酶，而引起上述药物血浆浓度增高，可能会导致严重的甚至危及生命的不良反应。

（2）本品也不宜与辛伐他汀或洛伐他汀合用。本品与其他通过 CY3A4 途径代谢的 HMG - CoA 还原酶抑制剂合用时，会增加肌病（包括横纹肌溶解）的危险性。

9. 规格　片剂：200mg。

四、利托那韦（Ritonavir）

1. 药理作用　利托那韦为 HIV - 1 和 HIV - 2 天冬氨酸蛋白酶抑制剂，阻断该酶促使产生形态学上成熟 HIV 颗粒所需的聚蛋白，使 HIV 颗粒因而保持在未成熟的状态，从而减慢 HIV 在细胞中的蔓延，以防止新一轮感染的发生和延迟疾病的发展。利托那韦对齐多夫定敏感的和齐多夫定与沙喹那韦耐药的 HIV 株一般均有效。

2. 适应证　单独或与抗反转录病毒的核苷类药物合用治疗晚期或非进行性的艾滋病患者。

3. 用法用量　成人：初始剂量为一次 300mg，每日 2 次，之后每 2～3 日每次用量增加 100mg，直到推荐剂量每次 600mg，一日 2 次。儿童，初始剂量一次 250mg/m²，一日 2 次，每 2～3 日每次用量增加 50mg/m²，直到推荐量每次 400mg/m²，一日 2 次。

4. 不良反应　常见的不良反应有恶心、呕吐、腹泻、虚弱、腹痛、厌食、味觉异常、感觉异常。此外还有头痛、血管扩张和实验室化验异常，如甘油三酯、胆固醇、丙氨酸转氨酶、天冬氨酸转氨酶、尿酸值升高。

5. 禁忌　对本品过敏者、严重肝病患者禁用。

6. 注意事项

（1）炔雌醇与本品合用时，炔雌醇的 AUC 被本品降低约 40%，故本品治疗的患者，如需用避孕药，应避免使用炔雌醇口服避孕剂，而应采用其他避孕措施。

（2）据报道，本品增加克拉霉素 AUC 达 77%，肾功能正常患者无须调整剂量，但肾功能损害患者合用本品和克拉霉素时，应考虑调整后者的剂量。

（3）轻、中度肝病患者和腹泻患者慎用。

（4）血友病患者使用本品应加倍小心，并注意自动出血事件。

（5）FDA 对本药的妊娠安全性分级为 B 级。孕妇只有在明确必需时才能使用。对 12 岁以下儿童的疗效和安全性还未确定，故儿童不宜使用本品。

（6）在应用本品治疗前、治疗中定期检查血脂、转氨酶或尿酸，若出现升高时应停药或减量观察。

7. 药物相互作用

（1）本品抑制了 CYP3A，会使华法林、环孢素、卡马西平、奈法唑酮和沙奎那韦的 AUC 和活性明显增高，而该药与茶碱或炔雌醇合用时，可使这两种药的 AUC 减少。

（2）苯巴比妥、卡马西平、苯妥因和利福平能增加 CYP3A4 的活性，很可能与本品发生相互作用，增加本品的清除，降低本品的活性。烟草可使本品的 AUC 值降低 18%。

（3）本品口服液制剂含有醇，与双硫仑或双硫仑样药物如甲硝唑合用，能发生反应，故应避免与这些药物合用。

8. 规格　胶囊剂：100mg。口服液（醇溶液）：7.5ml：600mg（80mg/ml）。

五、奈非那韦（Nelfinavir）

1. 其他名称　尼非那韦甲磺酸盐、甲磺酸尼非那韦、泛罗赛、甲磺奈非那韦片。

2. 药理作用　人免疫缺陷综合征 I 型蛋白酶抑制剂的出现是治疗人免疫缺陷病毒（HIV）感染的重大进步，即对 HIV 蛋白酶的抑制目前是对 HIV 感染和艾滋病进行联合治疗的一种重要方法。本品是一种蛋白酶抑制剂，对 HIV-1 具有很好的抑制活性。同时，HIV-1 对本品的拮抗模式也与以前所见到的其他蛋白酶抑制剂不同。本品可与核苷类似物联用。

3. 适应证　治疗成人和儿童的 HIV 感染。

4. 用法用量　口服给药。推荐剂量为一次 1.25g，一日 2 次，或一次 750mg，一日 3 次，进餐时服用。本药应与抗反转录病毒药联用。2 ~ 13 岁儿童的推荐剂量为 20 ~ 30mg/kg，每天 3 次，进餐时服用。服用剂量不能超过每次 750mg，每天 3 次。对于不能服用片剂的儿童，可口服粉剂。如果某次漏服了本品，患者应尽快补服，然后再按原用药方案服用。但是如果某次用药被忘掉了，千万不能在下一次用药时把剂量加倍。

5. 不良反应

（1）心血管系统：罕见 QT 延长和尖端扭转型室性心动过速。有发生症状性结合型心动过缓的个案报道，停药后症状消退，当停药 3 次后再次给药时，心动过缓可再次复发。

（2）中枢神经系统：可见疲乏和头痛。

6. 禁忌　对本药过敏者禁用。

7. 注意事项

（1）肾功能不全的患者不需在服用本药时调整剂量。

（2）酸性食物或果汁不能与本药混合，否则可能会产生苦味。

（3）本品会使糖尿病患者产生血糖过高，因此应加强对患者血糖浓度的监测。

（4）本品粉末剂可以和少量的水、牛奶、婴儿食品或者食物添加剂混匀后服用，应全部服用，以获得全剂量。本品在混匀后的保存时间是 6 小时。本药口服粉剂含苯丙氨酸，苯丙酮尿症患者不宜服用。

（5）A 型和 B 型血友病患者。

（6）本药宜进食时服用，以利吸收。

（7）FDA 对本药的妊娠安全性分级为 B 级。

8. 药物相互作用　本品抑制细胞色素 P450 同工酶 CYP3A 介导的许多其他药物的代谢，包括特非那丁、阿司咪唑、西沙必利、三唑仑和咪唑仑。这些药物不能与本品同时使用，因为与前面 3 种药物同时使用会产生严重的心律不齐，与三唑仑和咪唑仑合用会产生长时间的镇静作用。

9. 规格　片剂：250mg。粉剂：每勺（1g）含本品 50mg。

六、沙奎那韦（Saquinavir）

1. 其他名称　甲磺酸沙奎那韦胶囊。

2. 药理作用　本品为一高效、高选择性的 HIV 蛋白酶抑制剂。本品作用于 HIV 繁殖的后期，与 HIV 蛋白酶的激活点结合，使之失去结合和水解断裂多肽的功能。本品抑制 HIV 蛋白酶与其他抗 HIV 病毒药如齐多夫定苷抑制 HIV 反转录酶的作用酶系不同，无交叉耐药病毒产生。

3. 适应证　与其他抗逆转病毒录药物联合应用治疗成人 HIV - 1 感染。

4. 用法用量　口服，每日 3 次，每次 600mg，饭后服用。合用药物剂量：齐多夫定 200mg，每日 3 次；扎西胞苷 0.75mg，每日 3 次。

5. 不良反应　与本品有关的不良反应通常较轻，主要有腹泻、恶心和腹部不适。

6. 禁忌　对本品过敏者禁用。

7. 注意事项

（1）肾功能不全者慎用。

（2）FDA 对本药的妊娠安全性分级为 B 级。

8. 药物相互作用

（1）应避免合用能增加 CYP3A4 酶代谢活性的药物，如利福平、利福布汀、苯巴比妥、苯妥因和卡马西平。上述药物能降低本药的血药浓度。

（2）可作为 CYP3A4 酶代谢底物的药物如钙离子通道阻滞剂、奎尼丁、三唑仑可升高本品血药浓度，合用时须密切观察。

9. 规格　胶囊剂：0.2g。

第四节　其他

【金刚烷胺】（Amantadine）

1. 药理作用　本品原为抗病毒药，阻止甲型流感病毒穿入呼吸道上皮细胞，剥除病毒的外膜以及释放病毒的核酸进入宿主细胞。

2. 适应证　用于亚洲 A－Ⅱ型流感感染发热患者。尚有抗震颤麻痹作用。

3. 用法用量

（1）帕金森病、帕金森综合征：一次 100mg，一日 1～2 次，一日最大剂量为 400mg。

（2）抗病毒：成人一次 200mg，一日 1 次，或一次 100mg，每 12 小时 1 次；1～9 岁小儿按体重一次 1.5～3mg/kg，8 小时 1 次，或一次 2.2～4.4mg/kg，12 小时 1 次；9～12 岁小儿，每 12 小时口服 100mg；12 岁及 12 岁以上，用量同成人。

4. 不良反应

（1）眩晕、失眠和神经质；恶心、呕吐、厌食、口干、便秘。

（2）偶见抑郁、焦虑、幻觉、精神错乱、共济失调、头痛，罕见惊厥。

（3）少见白细胞减少、中性粒细胞减少。

5. 禁忌

（1）对本品过敏者、哺乳期妇女禁用。

（2）FDA 对本药的妊娠安全性分级为 C 级，孕妇禁用。

6. 注意事项

（1）下列情况下应在严密监护下使用：有癫痫史、精神错乱、幻觉、充血性心力衰竭、肾功能不全、外周血管性水肿或直立性低血压的患者。

（2）用药期间不宜驾驶车辆、操纵机械和高空作业。

（3）每日最后一次服药时间应在下午 4 时前，以避免失眠。

7. 药物相互作用

（1）本品与乙醇合用，可使中枢抑制作用加强。

（2）本品与其他抗帕金森病药、抗胆碱药、抗组胺药、吩噻嗪类或三环类抗抑郁药合用，可使抗胆碱反应加强。

（3）本品与中枢神经兴奋药合用，可加强中枢神经的兴奋，严重者可引起惊厥或心律失常。

8. 规格　片剂：0.1g。

第十章　抗生素

第一节　抗生素的分类

（1）β-内酰胺类：是指分子中含有β-内酰胺环的抗生素，青霉素和头孢菌素均属此类。还包括β-内酰胺酶抑制剂、氧头孢类、碳青霉烯类等。

（2）氨基苷类：如链霉素、庆大霉素、卡那霉素、小诺米星、阿司米星等。

（3）四环素类。

（4）氯霉素类。

（5）大环内酯类。

（6）林可霉素类。

（7）其他主要抗细菌的抗生素：如去甲万古霉素、杆菌肽、多粘菌素、磷霉素等。尚有卷曲霉素、利福平等，列入抗结核病药中介绍。

（8）抗真菌抗生素。

（9）抗肿瘤抗生素：如丝裂霉素、放线菌素D、博来霉素、阿霉素等。

第二节　抗生素的合理应用

（1）选择有效药物：首先要掌握不同抗生素的抗菌谱，务必使所选药物的抗菌谱与所感染的微生物相适应。例如，青霉素的抗菌谱主要包括一些球菌和某些革兰阳性杆菌。链球菌是引起上呼吸道感染的重要病原菌，它对青霉素尚有一定程度的敏感性，所以在适当情况下选用青霉素。也可考虑用红霉素、第一代头孢菌素或其他适当的药物。链球菌感染不宜用庆大霉素，因为链球菌对氨基苷类抗生素常是不敏感的，因而无效。

第二，要考虑细菌对药物的耐药性。随着抗生素的大量使用，细菌的耐药菌株相应增多。如葡萄球菌的多数菌株对青霉素G、氨苄西林和抗假单胞菌青霉素耐药。淋球菌耐青霉素类的菌株也日益增多。一些曾经有效的药物逐渐失效（或减效）。所以，在选择药物时必须考虑细菌耐药性的发展。

第三，还要考虑各种药物的吸收、分布等特性。透过血脑屏障性能好的药物，如氯霉素、磺胺、青霉素、氨苄西林等（后两者仅在脑膜受损时可透过），可用于中枢感染。而氨基苷类、大环内酯类等不易透过血脑屏障，则只宜用于中枢以外的感染。大环内酯类在胆汁中的浓度高于血清浓度，对治疗胆道感染有利，但氨基苷类的胆汁浓度甚低，因此氨基苷类不宜选用于胆道感染。青霉素类、头孢菌素类、氨基苷类在尿液中浓度甚高，对于敏感菌所致的尿路感染只要用低剂量就有效。

（2）应用方法合理：选定药物以后，还要根据其药物代谢动力学性质确定给药方案。如中效磺胺，应按照其 $t_{1/2}$ 间隔，1 日给药 2 次，过少就不能维持有效血药浓度，过多则可致蓄积中毒。具有抑菌性质的药物常要求在体液中保持一定的浓度，以维持其作用。而繁殖期杀菌性药物（青霉素、头孢菌素类）则要求快速进入体内，在短时间内形成高血药浓度（间歇冲击疗法），以发挥杀菌作用。

（3）防止不良反应：不良反应的发生主要原因有以下四个方面。

1）不适当地增大剂量或增加给药次数：均可导致药物蓄积而产生不良反应。

2）不适当地联合用药：同类药物的联合应用，除抗菌作用相加外，毒性也是相加的。如氨基苷类中同类药物联合应用，常导致其耳、肾和神经肌肉阻滞毒性增强。不同类的药物联合应用也可导致某些毒性增强，如氨基苷类和强效利尿药联合应用可导致耳毒性增强；氨基苷类和头孢菌素类联合应用往往可导致肾毒性增强等。

3）不合理的给药方法：不合理的给药方法常可导致不良反应的产生。如氨基苷类药物若进入血流过快，可产生严重的不良反应，由于神经肌肉阻滞而导致呼吸抑制。因此，这类药物不可直接静脉注射，以免产生不良后果。

4）过敏反应：许多抗菌药物可致过敏反应，甚至发生严重的剥脱性皮炎、过敏性休克等。为了防止过敏反应的发生，用药前应了解既往药物过敏史。必要时可进行皮肤敏感试验来加以判断。

（4）避免引起病原菌的耐药性：病原菌产生耐药性而使药物失效是当前抗菌治疗中的一个大问题。一些常见的病原菌对常用的抗菌药物都有较高的耐药率。为此，要掌握病原菌对抗菌药物的敏感性，选用那些敏感率较高的抗菌药物。加强用药的目的性，不要无目的地应用。还要避免频繁地更换或中断抗菌药物以及减少抗菌药物的外用等。

第三节　青霉素类

一、青霉素（Benzylpenicillin）

1. 其他名称　苄青霉素，青霉素 G，Penicillin G。

2. ATC 编码　J01CE01。

3. 性状　钠盐、钾盐均为白色结晶性粉末；无臭或微有特异性臭，有引湿性；遇酸、碱或氧化剂即迅速失效，水溶液在室温放置易失效。在水中极易溶解，在乙醇中溶解，在脂肪油或液状石蜡中不溶。普鲁卡因青霉素（procaine benzylpenicillin）为白色微晶性粉末；遇酸、碱或氧化剂等即迅速失效。在甲醇中易溶，在乙醇或氯仿中略溶，在水中微溶。苄星青霉素（benzathine benzylpenicillin）为白色结晶性粉末。青霉素游离酸的 pKa 为 2.8。

青霉素钠 0.6μg 为 1 单位，1mg 相当于 1 670 单位。青霉素钾 0.625μg 为 1 单位，1mg 相当于 1 598 单位。

4. 药理学　在细菌繁殖期起杀菌作用，对革兰阳性球菌（链球菌、肺炎球菌、敏感的葡萄球菌）及革兰阴性球菌（脑膜炎球菌、淋球菌）的抗菌作用较强，对革兰阳性杆菌（白喉杆菌）、螺旋体（梅毒螺旋体、回归热螺旋体、钩端螺旋体）、梭状芽孢杆菌（破伤风杆菌、气性坏疽杆菌）、放线菌以及部分拟杆菌有抗菌作用。

青霉素钠、钾不耐酸，口服吸收差，不宜用于口服。肌内注射吸收迅速，肌内注射100万单位，血清浓度于0.5h达峰值，约20单位/ml；消除迅速，大部分由尿排泄，数小时从体内消除，$t_{1/2}=0.5h$。

5. 适应证　青霉素用于敏感菌所致的急性感染，如：菌血症、败血症、猩红热、丹毒、肺炎、脓胸、扁桃体炎、中耳炎、蜂窝织炎、疖、痈、急性乳腺炎、心内膜炎、骨髓炎、流行性脑膜炎（流脑）、钩端螺旋体病（对本病早期疗效较好）、樊尚咽峡炎、创伤感染、回归热、气性坏疽、炭疽、淋病、放线菌病等。治疗破伤风、白喉宜与相应的抗毒素联用。

普鲁卡因青霉素吸收缓慢，肌内注射30万单位，血药浓度峰值约2单位/ml，24h仍可测得。适用于梅毒和一些敏感菌所致的慢性感染。

苄星青霉素吸收极缓慢，血药浓度低，适用于需长期使用青霉素预防的患者，如慢性风湿性心脏病患者。

6. 用法和用量　青霉素钠常用于肌内注射或静脉滴注。肌内注射成人1日量为80万～320万单位，儿童1日量为3万～5万单位/kg，分为2～4次给予。静脉滴注适用于重病，如感染性心内膜炎、化脓性脑膜炎患者。成人1日量为240万～2 000万单位，儿童1日量为20万～40万单位/kg，分4～6次加至少量输液中作间歇快速滴注。输液的青霉素（钠盐）浓度一般为1万～4万单位/ml。本品溶液（20万～40万单位/2～4ml）可用于气雾吸入，1日2次。

青霉素钾通常用于肌内注射，由于注射局部较痛，可以用0.25%利多卡因注射液作为溶剂（2%苯甲醇注射液已不用）。钾盐也可静脉滴注，但必须注意患者体内血钾浓度和输液的钾含量（每100万单位青霉素G钾中含钾量为65mg，与氯化钾125mg中的含钾量相近），并注意滴注速度不可太快。

普鲁卡因青霉素仅供肌内注射，1次量40万～80万单位，每日1次。

苄星青霉素仅供肌内注射，1次60万单位，10～14日1次；1次120万单位，14～21日1次。

7. 不良反应

（1）常见过敏反应，包括严重的过敏性休克和血清病型反应、白细胞减少、药疹、接触性皮炎、哮喘发作等。

（2）低剂量的青霉素不引起毒性反应。大剂量应用，可出现神经－精神症状，如反射亢进、知觉障碍、幻觉、抽搐、昏睡等，也可致短暂的精神失常，停药或降低剂量可恢复。对于少数有凝血功能缺陷的患者，大剂量青霉素可扰乱凝血机制，而致出血倾向。

（3）普鲁卡因青霉素偶可致一种特异反应。注射药物当时或之后1～2min内，患者自觉有心里难受、濒危恐惧感、头晕、心悸、幻听、幻视等症状。一般无呼吸障碍和循环障碍，多数病例可出现血压升高（可与过敏性休克相鉴别）。一般不需特殊处理，症状维持1～2h可自行恢复正常。用镇静药（地西泮）或抗组胺药（肌内注射苯海拉明20mg）有助于恢复。

8. 禁忌证　对本品或其他青霉素类药过敏者禁用。对普鲁卡因过敏者禁用普鲁卡因青霉素。

9. 注意

（1）以上几种青霉素都可导致过敏反应，用前要按规定方法（见前述）进行皮试。苄星青霉素因使用间隔期长，所以在每次用药前都要进行皮试。

（2）重度肾功能损害者应调整剂量或延长给药间隔。

（3）不宜鞘内给药。

（4）青霉素钠盐或钾盐的水溶液均不稳定，应现配现用，必须保存时，应置冰箱中，以在当天用完为宜。

10. 药物相互作用

（1）丙磺舒（1 次 0.5g，1 日 3 次口服）可阻滞青霉素类药物的排泄，联合应用可使青霉素类血药浓度上升。

（2）理论上氯霉素、红霉素、四环素类、林可霉素类、磺胺类等抑菌药可能减弱青霉素的杀菌作用，但是在球菌性脑膜炎时常与磺胺嘧啶钠联用；流感嗜血杆菌性脑膜炎时与氯霉素联用。

（3）与华法林同用，可加强抗凝血作用。

（4）同时服用避孕药，可能影响避孕效果。

11. 制剂　注射用青霉素钠：每支（瓶）0.24g（40 万单位）、0.48g（80 万单位）或 0.6g（100 万单位）。

注射用青霉素钾：每支 0.25g（40 万单位）。

注射用普鲁卡因青霉素：每瓶 40 万单位者，含普鲁卡因青霉素 30 万单位及青霉素钾盐或钠盐 10 万单位；每瓶 80 万单位者其含量加倍。既有长效，又有速效作用。每次肌内注射 40 万~80 万单位，每日 1 次。

注射用苄星青霉素（长效青霉素，长效西林）：每瓶 120 万单位，肌内注射。

12. 贮法　贮存在干燥、凉暗处，勿置冰箱中，以免瓶装品吸潮。

二、青霉素 V（Phenoxymethylpenicillin）

1. 其他名称　苯甲氧青霉素，青霉素 V 钾，Penicillin V。

2. ATC 编码　J01CE10。

3. 药理学　本品属青霉素酶敏感性青霉素，常用其钾盐。本品的抗菌谱、抗菌作用均同青霉素钠。口服后不被破坏，吸收率为 60%，其吸收不受胃中食物的影响。口服后 0.5~1h 达血药浓度峰值。在血浆中与血浆蛋白结合率较高。56% 经肝代谢失活，20%~40% 经肾排泄。$t_{1/2}$ 为 1h。

适应证、不良反应、禁忌证、注意、药物相互作用均同青霉素钠。

4. 用法和用量　口服。成人：125~500mg（20 万~80 万单位）/次，每 6~8 小时 1 次。儿童：每日 15~50mg/kg，分 3~6 次服用。

5. 制剂　片剂、胶囊剂：每片或粒 125mg（20 万单位）；250mg（40 万单位）；500mg（80 万单位）。还有颗粒剂或口服干糖浆。

6. 贮法　密封、遮光、凉暗干燥处保存。

三、苯唑西林钠（Oxacillin Sodium）

1. 其他名称　苯唑青霉素钠，新青霉素Ⅱ，BACTOCIL。

2. ATC 编码　J01CF04。

3. 性状　为白色粉末或结晶性粉末；无臭或微臭。在水中易溶；在丙酮或丁醇中极微溶解；在醋酸乙酯或石油醚中几乎不溶。本品游离酸的 pKa 为 2.8。水溶液的 pH 为 5.0～7.0。

4. 药理学　本品为半合成的异噁唑类，具有耐葡萄球菌青霉素酶的性质；不为金黄色葡萄球菌所产生的青霉素酶所破坏，对产酶金黄色葡萄球菌菌株有效；但对不产酶菌株的抗菌作用不如青霉素 G。

空腹口服本品 1g，于 0.5～1h 血清浓度达峰值，约 12μg/ml，吸收量可达口服量的 1/3 以上；肌内注射 0.5g，血清浓度于 0.5h 达峰值，约 16μg/ml。在体内分布广，肝、肾、肠、脾、胸腔积液和关节囊液中均可达有效治疗浓度；腹水中含量较低，痰和汗液中含量微少；本品不能透过正常脑膜。进入体内的药物，约有 1/3～1/2 以原形在尿中排泄，$t_{1/2}$ 约为 0.4 小时。

5. 适应证　本品主要用于产酶的金黄色葡萄球菌和表皮葡萄球菌的周围感染，包括内脏、皮肤和软组织等部位的感染，但对耐甲氧西林金黄色葡萄球菌（MRSA）感染无效。对中枢感染不适用。

6. 用法和用量　静脉滴注：1 次 1～2g，必要时可用到 3g，溶于 100ml 输液内滴注 0.5～1 小时，1 日 3～4 次。小儿每日用量 50～100mg/kg，分次给予。肌内注射：1 次 1g，1 日 3～4 次。口服、肌内注射均较少用。肾功能轻中度不足者可按正常用量，重度不足者应适当减量。

7. 不良反应

（1）可出现胃肠道反应，如恶心、呕吐、腹胀、腹泻、食欲不振等，口服给药时较常见。其他尚有静脉炎。大剂量应用可出现神经系统反应，如抽搐、痉挛、神志不清、头痛等。偶见中性粒细胞减少，对特异体质者可致出血倾向。个别人氨基转移酶升高。

（2）尚可见药疹、药物热等过敏反应。少数人可发生白色念珠菌继发感染。

8. 禁忌证　对本品或其他青霉素类过敏者禁用。新生儿、肝肾功能严重损害者、有过敏性疾病史者慎用。

9. 注意

（1）本品可致过敏性休克，用药前应作过敏试验。

（2）严重肾功能不全者应减少给药剂量。

10. 药物相互作用

（1）丙磺舒阻滞本品的排泄，血药浓度升高，使作用维持较长。

（2）与西索米星或奈替米星联用，可增强其抗金黄色葡萄球菌的作用。

（3）与庆大霉素或氨苄西林联用，可相互增强对肠球菌的抗菌作用。

11. 制剂　注射用苯唑西林钠：每瓶 0.5g；1g（效价）。

12. 贮法　密闭、干燥处保存。

四、氯唑西林钠 （Cloxacillin Sodium）

1. 其他名称　邻氯青霉素钠，氯苯西林钠，氯唑青。

2. ATC 编码　J01CF02。

3. 性状　为白色粉末或结晶性粉末；微臭，味苦；有引湿性。在水中易溶，在乙醇中溶解，在醋酸乙酯中几乎不溶。本品游离酸的 pKa 为 2.7，10% 水溶液的 pH，为 $5.0 \sim 7.0$。

4. 药理学　本品为半合成的异噁唑类，具有耐抗葡萄球菌青霉素酶性质。类似苯唑西林，对产酶金黄色葡萄球菌有抗菌作用，适用于葡萄球菌感染。

口服吸收达 50%。肌内注射 0.5g，0.5h 血清浓度达峰值，约 $18\mu g/ml$。主要由肾脏排泄、尿药浓度可达数百至 $1\,000\mu g/ml$。本品蛋白结合率可达 95%，不易透过血脑屏障和进入胸腔积液。$t_{1/2}$ 约为 0.6h。

5. 适应证　主要用于产酶金黄色葡萄球菌或不产酶葡萄球菌所致的败血症、肺炎、心内膜炎、骨髓炎或皮肤软组织感染等。但对耐甲氧西林金黄色葡萄球菌（MRSA）感染无效。

6. 用法和用量　肌内注射：1 次 $0.5 \sim 1g$，1 日 $3 \sim 4$ 次。静脉滴注：1 次 $1 \sim 2g$，溶于 100ml 输液中，滴注 $0.5 \sim 1$ 小时，1 日 $3 \sim 4$ 次。小儿每日用量 $30 \sim 50mg/kg$，分次给予。口服剂量：每次 $0.25 \sim 0.5g$，1 日 4 次，空腹服用。

不良反应、禁忌证、注意、药物相互作用均参见苯唑西林钠。

7. 制剂　注射用氯唑西林钠：每瓶 0.5g（效价）。胶囊剂：每胶囊 0.125g；0.25g；0.5g。颗粒剂：50mg。

8. 贮法　密闭、干燥处保存。

五、氨苄西林 （Ampicillin）

1. 其他名称　氨苄青霉素，安比西林，安必欣。

2. ATC 编码　J01CA01。

3. 性状　为白色结晶性粉末；味微苦。在水中微溶，在氯仿、乙醇、乙醚或脂肪油中不溶；在稀酸溶液或稀碱溶液中溶解。pKa 为 2.5 和 7.3。0.25% 水溶液的 pH 为 $3.5 \sim 5.5$。其钠盐为白色或类白色的粉末或结晶；无臭或微臭，味微苦；有引湿性。在水中易溶，在乙醇中略溶，在乙醚中不溶。10% 水溶液的 pH 为 $8 \sim 10$。

本品在干燥状态下较稳定。受潮或在水溶液中，除发生降解反应外，还发生聚合反应，生成可致敏的聚合物。

4. 药理学　为半合成的广谱青霉素，其游离酸含 3 分子结晶水，供口服用；其钠盐供注射用。对革兰阳性菌的作用与青霉素 G 近似，对绿色链球菌和肠球菌的作用较优，对其他菌的作用则较差。对耐青霉素 G 的金黄色葡萄球菌无效。革兰阴性菌中淋球菌、脑膜炎球菌、流感杆菌、百日咳杆菌、大肠杆菌、伤寒副伤寒杆菌、痢疾杆菌、奇异变形杆菌、布氏杆菌等对本品敏感，但易产生耐药性。肺炎杆菌、吲哚阳性变形杆菌、铜绿假单胞菌对本品不敏感。

正常人空腹口服 0.5g 或 1g，血清浓度 2h 达峰值，分别为 $5.2\mu g/ml$ 和 $7.6\mu g/ml$。肌内注射 0.5g，血清浓度于 $0.5 \sim 1h$ 达峰值，约为 $12\mu g/ml$。体内分布广，在主要脏器中均可达有效治疗浓度。在胆汁中的浓度高于血清浓度数倍。透过正常脑膜能力低，但在脑膜发炎时则透膜量明显增加。在痰液中的浓度低。进入体内的药物，有 80% 以原形由尿排泄，$t_{1/2} \leqslant 1h$。

5. 适应证 本品主要用于敏感菌所致的泌尿系统、呼吸系统、胆道、肠道感染以及脑膜炎、心内膜炎等。

6. 用法和用量 口服：1 日 50~100mg/kg，分成 4 次空腹服用；儿童 1 日 50~100mg/kg，分成 4 次。肌内注射：1 次 0.5~1g，1 日 4 次；儿童 1 日 50~150mg/kg，分成 4 次。静脉滴注：1 次 1~2g，必要时可用到 3g，溶于 100ml 输液中，滴注 0.5~1h，1 日 2~4 次，必要时每 4 小时 1 次；儿童 1 日 100~150mg/kg，分 4 次给予。

7. 不良反应 本品可致过敏性休克，皮疹发生率较其他青霉素为高，可达 10% 或更多。有时也发生药热。偶见粒细胞和血小板减少，少见肝功能异常，大剂量静脉给药可发生抽搐等神经症状。

8. 禁忌证 对本品或其他青霉素类过敏者禁用；传染性单核细胞增多症、巨细胞病毒感染、淋巴细胞白血病、淋巴瘤等患者避免使用。

9. 注意

（1）严重肾功能损害者，有哮喘、湿疹、荨麻疹等过敏性疾病，均应慎用。

（2）用药期间如出现严重的持续性腹泻，可能是假膜性肠炎，应立即停药，确诊后采用相应抗生素治疗。

（3）本品针剂应溶解后立即使用，溶解放置后致敏物质可增多。

（4）本品在弱酸性葡萄糖液中分解较快，因此宜用中性液体作溶剂。

10. 药物相互作用

（1）与下列药物有配伍禁忌：氨基苷类、多黏菌素类、红霉素、四环素类、氯化钙、葡萄糖酸钙、肾上腺素、间羟胺、多巴胺、维生素 B 族、维生素 C、含有氨基酸的注射剂等。

（2）与阿司匹林、吲哚美辛和磺胺类药物合用，可减少本药的排泄，使血药浓度升高。

（3）本品可加强华法林的抗凝血作用，降低口服避孕药的药效。

11. 制剂 胶囊剂：每胶囊 0.25g。注射用氨苄西林钠：每瓶 0.5g；1.0g。

12. 贮法 密闭、干燥处保存。

六、阿莫西林（Amoxicillin）

1. 其他名称 羟氨苄青霉素，阿莫仙，强必林，益萨林，再林。

2. ATC 编码 J01CA04。

3. 性状 为白色或类白色结晶性粉末；味微苦。在水中微溶，在乙醇中几乎不溶。pKa 为 2.4、7.4 和 9.6。0.5% 水溶液的 pH 为 3.5~5.5。本品的耐酸性较氨苄西林为强。

4. 药理学 抗菌谱与氨苄西林相同，微生物对本品和氨苄西林有完全的交叉耐药性。本品口服吸收良好。服用同量药物，本品的血清药物浓度比氨苄西林高约一倍。

5. 适应证 常用于敏感菌所致的呼吸道、尿路和胆道感染以及伤寒等。

6. 用法和用量 口服：成人每日 1~4g，分 3~4 次服。儿童每日 50~100mg/kg，分 3~4 次服。

肾功能严重不足者应延长用药间隔时间；肾小球滤过率（GFR）为 10～15ml/min 者8～12 小时给药 1 次；<10ml/min 者 12～16h 给药 1 次。

不良反应、禁忌证、注意、药物相互作用参见氨苄西林。

7. 制剂　片剂（胶囊）：每片（粒）0.125g；0.25g（效价）。

8. 贮法　遮光、密封保存。

七、哌拉西林钠（Piperacillin Sodium）

1. 其他名称　氧哌嗪青霉素，哔唑西林，哌氨苄青霉素。

2. ATC 编码　J01CA12。

3. 性状　为白色或类白色粉末；极易引湿。在水或甲醇中极易溶解，在无水乙醇中溶解，在丙酮中不溶。10% 水溶液的 pH 为 5.0～7.0。

4. 药理学　为半合成的氨脲苄类抗假单胞菌青霉素。对革兰阳性菌的作用与氨苄西林相似，对肠球菌有较好的抗菌作用，对于某些拟杆菌和梭菌也有一定作用。对革兰阴性菌的作用强，抗菌谱包括淋球菌、大肠杆菌、变形杆菌、克雷伯肺炎杆菌、铜绿假单胞菌、枸橼酸杆菌、肠杆菌属、嗜血杆菌等，对沙门杆菌、痢疾杆菌、一些假单胞菌（除铜绿假单胞菌外）、脑膜炎球菌、耶尔森杆菌等在体外也有抗菌作用，但其临床意义尚未明确。本品不耐酶。

本品口服不吸收。肌内注射 2g，血清药物浓度于 0.5h 达峰值，约为 $36\mu g/ml$。于 30 分钟内静脉滴注 4g，即时血药浓度 >200$\mu g/ml$，于 1h 为 ≥100$\mu g/ml$，$t_{1/2}$ 约为 1 小时。体内分布较广，周围器官均可达有效浓度，在胆汁和前列腺液中有较高浓度。本品主要由肾排泄，12 小时内尿中可排出给药量的 1/2～2/3。

5. 适应证　临床上用于上述敏感菌株所引起的感染（对中枢感染疗效不确切）。

6. 用法和用量　尿路感染，1 次 1g，1 日 4 次，肌内注射或静脉注射。其他部位（呼吸道、腹腔、胆道等）感染：1 日 4～12g，分 3～4 次静脉注射或静脉滴注。严重感染 1 日可用 10～24g。

7. 不良反应　注射局部引起静脉炎或局部红肿。消化系统反应有腹泻、恶心、呕吐，少见肝功能异常、胆汁淤积性黄疸等。可致皮疹，偶见过敏性休克。神经系统可见头痛、头晕、乏力等。少见肾功能异常，白细胞减少及凝血功能障碍。

8. 禁忌证　对本品或其他青霉素类过敏者禁用。

9. 注意

（1）有出血史、溃疡性结肠炎、克罗恩病或假膜性结肠炎者慎用。

（2）长期用药应注意检查肝、肾功能。

10. 药物相互作用

（1）丙磺舒阻滞本品的排泄，血药浓度升高，使作用维持较长。

（2）与氨基苷类联用，对铜绿假单胞菌、沙雷菌、克雷伯菌、其他肠杆菌属和葡萄球菌的敏感菌株有协同抗菌作用。

（3）与肝素等抗凝血药合用，增加出血危险。与溶栓药合用，可发生严重出血。

11. 制剂　注射用哌拉西林钠：每瓶 0.5g；1.0g（效价）。

12. 贮法　密闭、在凉暗干燥处保存。

八、美洛西林钠 （Mezlocillin Sodium）

1. 其他名称　美洛林，磺唑氨苄青霉素钠，诺美，诺塞林。

2. ATC 编码　J01CA10。

3. 性状　为白色结晶性粉末，极易溶于水，溶液透明，无色或微灰黄色，在 0.9% 氯化钠液或 5% 葡萄糖液中尚稳定，但应在临用前溶解为宜。

4. 药理学　抗菌谱与哌拉西林近似，主要是革兰阴性杆菌，对链球菌属（包括肠球菌）、拟杆菌属也有抗菌作用。但铜绿假单胞菌等对本品的耐药性发展较快，与氨基苷类联合可对铜绿假单胞杆菌、沙雷杆菌、克雷伯杆菌等有协同抗菌作用，对 MRSA 无效。

静脉注射本品 1g，即时血药浓度为 149μg/ml；30min 时为 40μg/ml；2h 为 5.3μg/ml；6 小时为 0.5μg/ml。静脉滴注 3g（历时 0.5 小时），1h 和 4h 的血药浓度分别为 57μg/ml 和 4.4μg/ml。按 3g 静脉滴注，每 4 小时一次，连用 7 日，平均血药浓度超过 100μg/ml，全过程血药浓度 >50μg/ml。体内分布于血清、腹膜液、胸膜液、支气管与创口分泌液、骨及其他组织中，在胆汁中有甚高浓度。本品很少透过血脑屏障，但脑膜炎时，可进入脑脊液中。本品主要由肾排泄，其中有 <10% 为代谢物。血液透析可迅速除去大部分药物，腹腔透析也可除去部分药物。

5. 适应证　本品主要用于一些革兰阴性病原菌，如假单胞菌、克雷伯菌、肠杆菌属、沙雷菌、变形杆菌、大肠杆菌、嗜血杆菌以及拟杆菌和其他一些厌氧菌（包括革兰阳性的粪链球菌）所致的下呼吸道、腹腔、胆道、尿路、妇科、皮肤及软组织部位感染以及败血症。

6. 用法和用量　用氯化钠液、葡萄糖液或乳酸钠林格液溶解后静脉注射或静脉滴注，也可肌内注射给药。

成人一般感染每日 150 ~ 200mg/kg，或每次 2 ~ 3g，每 6 小时一次；重症感染每日 200 ~ 300mg/kg，或每次 3g，每 4 小时一次；极重感染可用到每日 24g 分 6 次用；淋球菌尿道炎，1 ~ 2g，只用一次，用前 0.5 小时服丙磺舒 1g。

新生儿用量：≤7 日龄者每日 150mg/kg 或 75mg/kg，每 12 小时一次。>7 日龄者，根据体重不同可按每日 225 ~ 300mg/kg，或每次 75mg/kg，每日 3 ~ 4 次。

肾功能受损者：肌酐清除率 >30ml/min 者可按正常用量；10 ~ 30ml/min 者，按疾病轻重用每次 1.5 ~ 3g，每 8 小时一次；<10ml/min 者用 1.5g，每 8 小时一次，重症可用到 2g，每 8 小时一次。

手术预防感染给药：每次 4g，于术前 1 小时及术后 6 ~ 12h 各给一次。

7. 不良反应

（1）常见过敏反应：食欲缺乏、恶心、呕吐、腹泻、肌注局部疼痛和皮疹，且多在给药过程中发生，大多程度较轻，不影响继续用药，重者停药后上述症状迅速减轻或消失。

（2）少数病例可出现血清氨基转移酶、碱性磷酸酶升高及嗜酸性粒细胞一过性增多。中性粒细胞减少、低钾血症等极为罕见。未见肾功能改变以及电解质紊乱等严重反应。

8. 禁忌证　对本品或其他青霉素类过敏者禁用。

9. 注意　用前做皮试，用青霉素钠皮试液或本品溶液（300μg/ml），阴性反应者始可用药。妊娠期妇女一般避免应用，十分必要时应慎用。哺乳妇可用本品。本品与氨基苷类可互相影响活力，勿混合给药。本品溶液贮存于冷处可析出结晶，可将容器置温水中使溶解后再应用。其他均参见青霉素。

10. 药物相互作用

（1）氯霉素、红霉素、四环素类等抗生素和磺胺药等抑菌剂可干扰本品的杀菌活性，不宜与本品合用，尤其是在治疗脑膜炎或急需杀菌剂的严重感染时。

（2）丙磺舒、阿司匹林、吲哚美辛、保泰松、磺胺药可减少本品自肾脏排泄，因此与本品合用时使其血药浓度增高，排泄时间延长，毒性也可能增加。

（3）本品与重金属，特别是铜、锌和汞呈配伍禁忌，因后者可破坏其氧化噻唑环。由锌化合物制造的橡皮管或瓶塞也可影响其活力。

（4）本品静脉输液加入头孢噻吩、林可霉素、四环素、万古霉素、琥乙红霉素、两性霉素 B、去甲肾上腺素、间羟胺、苯妥英钠、盐酸羟嗪、丙氯拉嗪、异丙嗪、维生素 B 族、维生素 C 等后将出现混浊。

（5）避免与酸碱性较强的药物配伍，pH 4.5 以下会有沉淀发生，pH 4.0 以下及 pH 8.0 以上效价下降较快。

（6）本品可加强华法林的作用。

（7）与氨基糖苷类抗生素合用有协同作用，但混合后，两者的抗菌活性明显减弱，因此两药不能置同一容器内给药。

11. 制剂　粉针剂：每瓶 1g。注射剂：0.5g；1.0g。

12. 贮法　密封、在干燥凉暗处保存。

九、阿洛西林钠（Azlocillin Sodium）

1. 其他名称　苯咪唑青霉素，阿乐欣，可乐欣。

2. ATC 编码　J01CA09。

3. 性状　参见美洛西林钠。

4. 药理学　本品与美洛西林、哌拉西林同为氨脲苄类抗假单胞菌青霉素，比美洛西林在侧链上少一个甲硫酰基。本品的抗菌性质与哌拉西林、美洛西林相似。快速静脉注射 1g 后 5 分钟时血药峰浓度为 92.9mg/L，30min 内静脉滴注本品 5g，结束时血药浓度为 409mg/L，$t_{1/2}$ 分别为 0.7～1.1h 和 1.2～1.8h。体内分布良好，在支气管分泌物、组织间液和创口渗出物中有较高浓度，但在骨骼中浓度甚低。对铜绿假单胞菌脑膜炎患者，每 6 小时静脉注射本品 5g，脑脊液中药物浓度可达 42～125mg/L（同期血药浓度为 13.7～460mg/L）。血浆蛋白结合率约 30%，给药量的大部分（50%～80%）由尿液排泄。

5. 适应证　主要用于铜绿假单胞菌与其他革兰阴性菌所致的系统感染，如败血症、脑膜炎、肺炎及尿路和软组织感染。必要时可与氨基苷类联合以加强抗铜绿假单胞菌的作用。

6. 用法和用量　尿路感染：每日 50～100mg/kg；重症感染，成人每日 200～250mg/kg，儿童每日 50～150mg/kg。

以上量分 4 次，静脉注射或静脉滴注，也可肌内注射给予。可用氯化钠注射液、葡萄糖液或乳酸钠林格液溶解后给予，也可加入墨菲管中，随输液进入（但要掌握速度，不宜过快）。

7. 注意　用前应做皮试，用青霉素钠皮试液或本品溶液（300μg/ml），阴性后始可用药。进药速度避免过快，以减少反应。

8. 制剂　粉针剂：每支 2g；3g；4g。

9. 贮法　密闭、干燥处保存。

十、磺苄西林钠（Sulbenicillin Sodium）

1. 其他名称　磺苄青霉素，磺苄西林，卡他西林，美罗。

2. ATC 编码　J01CA16。

3. 性状　为白色或淡黄色冻干粉末。

4. 药理学　为广谱半合成青霉素类抗生素，对大肠埃希菌、变形杆菌属、肠杆菌属、枸橼酸菌属、沙门菌属和志贺菌属等肠杆菌科细菌，以及铜绿假单胞菌、流感嗜血杆菌、奈瑟菌属等其他革兰阴性菌具有抗菌作用。本品对溶血性链球菌、肺炎链球菌以及不产青霉素酶的葡萄球菌亦具抗菌活性。本品对消化链球菌、梭状芽孢杆菌在内的厌氧菌也有一定作用。

本品口服不吸收。肌内注射本品 1g 后半小时达血药峰浓度（C_{max}），为 30mg/L。静脉推注 2g 后 15min 血药浓度为 240mg/L。于 1 小时内和 2h 内静脉滴注 5g，滴注结束即刻血药浓度均大于 200mg/L。血清蛋白结合率约为 50%。本品广泛分布于胆汁、腹膜液、痰液、肺、胸壁、子宫、脐带、羊水中，其中胆汁中浓度可为血浓度的 3 倍。$t_{1/2}$ 约为 2.5~3.2h。24h 尿中药物排出量为给药量的 80%。

5. 适应证　临床上用于敏感的铜绿假单胞菌、某些变形杆菌属以及其他敏感革兰阴性菌所致肺炎、尿路感染、复杂性皮肤软组织感染和败血症等。对本品敏感菌所致腹腔感染、盆腔感染宜与抗厌氧菌药物联合应用。

6. 用法和用量　中度感染，成人一日 8g，重症感染或铜绿假单胞菌感染时剂量需增至一日 20g，分 4 次静脉滴注或可静脉注射；儿童根据病情每日剂量按体重 80~300mg/kg，分 4 次给药。

7. 不良反应　过敏反应较常见，皮疹、发热等；过敏性休克偶见，一旦发生，必须就地抢救，予以保持气道畅通、吸氧及给用肾上腺素、糖皮质激素等治疗措施。可见恶心、呕吐等胃肠道反应。实验室检查异常包括白细胞或中性粒细胞减少，血清转氨酶一过性增高等。大剂量用药可出现血小板功能或凝血机制异常，发生出血倾向。注射部位局部疼痛、硬结等。

8. 禁忌证　对本品或其他青霉素类过敏者禁用。

9. 注意

（1）有哮喘、湿疹、荨麻疹等过敏史者，肝、肾功能减退者，年老、体弱者慎用。

（2）妊娠期妇女、哺乳期妇女使用应权衡利弊。

（3）用前必须皮试，可用青霉素皮试，也可用本品配成 500μg/ml 皮试液。

10. 药物相互作用

（1）丙磺舒可阻滞本品的排泄，血药浓度升高，使作用维持较长。

（2）与庆大霉素联用，可相互增加对肠球菌的抗菌作用。

11. 制剂　注射用磺苄西林钠：每瓶 1.0g；2g；4g。

12. 贮法　遮光，密闭，在凉暗干燥处保存。

第四节　头孢菌素类

一、头孢氨苄（Cefalexin）

1. 其他名称　苯甘孢霉素，先锋霉素Ⅳ，赐福力欣，福林。

2. ATC编码　J01DB01。

3. 性状　为白色或乳黄色结晶性粉末；微臭。在水中微溶，在乙醇、氯仿或乙醚中不溶。pKa为2.5、5.2和7.3。水溶液的pH为3.5~5.5。

4. 药理学　本品为半合成的第一代口服头孢菌素。对金黄色葡萄球菌（包括耐青霉素G菌株）、溶血性链球菌、肺炎球菌、大肠杆菌、奇异变形杆菌、克雷伯杆菌（肺炎杆菌）、流感嗜血杆菌、卡他球菌等有抗菌作用。葡萄球菌的部分菌株、粪链球菌、吲哚阳性变形杆菌、肠杆菌属对本品耐药。本品对铜绿假单胞菌无抗菌作用。

本品口服吸收良好。空腹给药吸收率可达90%，口服0.25g、0.5g、1g，1h的平均血清药物浓度分别为9μg/ml、18μg/ml、32μg/ml，6h尚可测出。本品吸收后主要由尿呈原形排泄，8h内可排出90%以上。口服0.25g后尿药峰浓度约1mg/ml。$t_{1/2}$约为0.6h。

5. 适应证　用于敏感菌所致的呼吸道、泌尿道、皮肤和软组织、生殖器官（包括前列腺）等部位的感染，也常用于中耳炎。

6. 用法和用量　成人：1日1~2g，分3~4次服用，空腹服用。小儿：1日25~50mg/kg，分3~4次服用。

7. 不良反应　服药后常见胃肠道反应，如恶心、腹泻、食欲不振等。少见皮疹、荨麻疹、红斑、药物热等过敏反应，偶见过敏性休克。用药后可出现暂时性肝功能异常。少数患者可能出现血红蛋白降低、血小板减少、中性粒细胞减少、嗜酸粒细胞增多，偶见溶血性贫血。对肾脏影响，少数患者可出现尿素氮、肌酸、肌酸酐值升高。

8. 禁忌证　对头孢菌素过敏者及有青霉素过敏性休克史者禁用。

9. 注意

（1）对青霉素过敏或过敏体质者慎用。

（2）肾功能严重损害者应酌减用量。

10. 药物相互作用

（1）与庆大霉素或阿米卡星联用，对某些敏感菌株有协同抗菌作用。

（2）与丙磺舒合用，可抑制本品在肾脏的排泄，使血药浓度升高约30%。

（3）与肾毒性药物如强利尿剂、氨基苷类、抗肿瘤药等同用，可增加肾毒性。

（4）与华法林同用可增加出血的危险。

11. 制剂　片（胶囊）剂：每片（粒）0.125g；0.25g。颗粒剂：1g含药50mg。

12. 贮法　遮光、密封，在凉暗处保存。

二、头孢唑林钠（Cefazolin Sodium）

1. 其他名称　先锋霉素Ⅴ，西孢唑啉，凯复唑，赛福宁。

2. ATC编码　J01DB04。

3. 性状 常用其钠盐，为白色或类白色的结晶性粉末，无臭，味苦，极易溶于水，微溶于甲醇，极微溶于乙醇，不溶于丙酮、乙醚或氯仿中。其游离酸的 pKa 为 2.5，溶液的 pH 为 4.5 ~ 6（接近5.5）。水溶液较稳定，室温下可保存24h；受冷常析出结晶，宜温热溶化后应用。

4. 药理学 为半合成的第一代头孢菌素。抗菌谱类似头孢氨苄，对葡萄球菌（包括产酶菌株）、链球菌（肠球菌除外）、肺炎链球菌、大肠杆菌、奇异变形杆菌、克雷伯杆菌、流感嗜血杆菌以及产气肠杆菌等有抗菌作用。本品的特点是对革兰阴性菌的作用较强，对葡萄球菌的 β - 内酰胺酶耐抗性较弱。

本品通常用于注射。肌内注射 1g，1h 血药浓度为 64μg/ml；静脉注射 1g，30min 血药浓度为 106μg/ml。本品的半衰期较长（$t_{1/2}$ = 1.8 小时），有效血药浓度较持久。除脑组织外，在全身分布良好，在胆汁中的浓度较低（为血清药物浓度的 1/5 ~ 1/2）。本品主要由尿呈原形排泄，肌内注射 500mg 6h 内有 60% ~ 80% 药物由尿排出，尿药峰浓度可达 1 000μg/ml。

5. 适应证 用于敏感菌所致的呼吸道、泌尿生殖系、皮肤软组织、骨和关节、胆道等感染，也可用于心内膜炎、败血症、咽和耳部感染。

6. 用法和用量 肌内或静脉注射：1 次 0.5 ~ 1g，1 日 3 ~ 4 次。革兰阳性菌所致轻度感染：1 次 0.5g，1 日 2 ~ 3 次；中度或重症感染：1 次 0.5 ~ 1g，1 日 3 ~ 4 次；极重感染：1 次 1 ~ 1.5g，1 日 4 次。泌尿系感染：1 次 1g，1 日 2 次。儿童 1 日量为 20 ~ 40mg/kg，分 3 ~ 4次给予；重症可用到 1 日 100mg/kg。新生儿 1 次不超过 20mg/kg，1 日 2 次。

7. 不良反应 常见皮疹、红斑、药物热、支气管痉挛等过敏反应，偶见过敏性休克。胃肠道反应有恶心、呕吐、食欲减退、腹痛、腹泻、味觉障碍等症状，偶见假膜性肠炎。用药后可出现暂时性肝功能异常。少数患者可能出现血红蛋白降低、血小板减少、中性粒细胞减少、嗜酸粒细胞增多，偶见溶血性贫血。对肾脏影响，少数患者可出现尿素氮、肌酸、肌酸酐值升高。

8. 禁忌证 对头孢菌素过敏者禁用。

9. 注意

（1）青霉素过敏者，肝、肾功能不全者慎用。

（2）肌内注射偶可引起局部疼痛，静脉注射少数患者可引起静脉炎。

（3）有的供肌内注射的注射剂内含利多卡因，不可注入静脉。

10. 药物相互作用 参见头孢氨苄。

11. 制剂 注射用头孢唑林钠：每瓶 0.5g；1g；2g。

12. 贮法 密封、在干燥凉暗处保存。

三、头孢羟氨苄（Cefadroxil）

1. 其他名称 羟氨苄头孢菌素，欧意，力欣奇。

2. ATC 编码 J01DB05。

3. 性状 为白色或类白色结晶性粉末，有特异性臭味。在水中微溶，在乙醇、氯仿或乙醚中几乎不溶。5% 水溶液的 pH 为 4 ~ 6。在弱酸性条件下稳定。

4. 药理学 本品为半合成的第一代口服头孢菌素。其作用类似头孢氨苄，对金黄色葡萄球菌、溶血性链球菌、肺炎链球菌、大肠杆菌、奇异变形杆菌、肺炎克雷伯杆菌等有抗菌作用。

本品口服吸收良好，受食物的影响小，口服 0.5g 或 1g 后，平均血药峰浓度分别为 16μg/ml 或 28μg/ml。体内有效浓度维持较久，用药 12h 尚可测出。有 90% 以上的药物由尿呈原形排出，1 次口服 0.5g，尿药峰浓度可达 1 800μg/ml，有效浓度可维持 20h。

5. 适应证　用于呼吸道、泌尿道、咽部、皮肤等部位的敏感菌感染。

6. 用法和用量　成人平均用量：1 日 1～2g，分 2～3 次口服，泌尿道感染时，也可 1 次服下。小儿 1 日量 50mg/kg，分两次服。

肾功能不全者，首次服 1g，以后按肌酐清除率制订给药方案：肌酐清除率为 25～50ml/min 者，每 12 小时服 0.5g；10～25ml/min 者，每 24 小时服 0.5g；<10ml/min 者，每 36 小时服 0.5g。

不良反应、注意、药物相互作用参见头孢氨苄。

7. 制剂　片剂（胶囊剂）：每片（粒）0.125g；0.25g。

8. 贮法　遮光、密封、在干燥凉暗处保存。

四、头孢拉定（Cefradine）

本品为第一代头孢菌素。其游离酸供口服。注射制剂有两种：一种是游离酸与无水碳酸钠的混合物（1：0.315）；另一种是游离酸与精氨酸的混合物。

1. 其他名称　头孢环己烯，先锋霉素 Ⅵ，泛捷复，君必清，VELOSEF。

2. ATC 编码　J01DB09。

3. 性状　为白色或类白色的结晶性粉末；微臭。在水中略溶，在乙醇、氯仿、乙醚中几乎不溶。pKa 为 2.5 和 7.3。1% 水溶液 pH 为 3.5～6。在碱性物质存在时，游离酸容易溶解。

4. 药理学　抗菌性能类似头孢氨苄，对金黄色葡萄球菌、溶血性链球菌、肺炎链球菌、大肠杆菌、奇异变形杆菌、肺炎克雷伯杆菌、流感嗜血杆菌等有抗菌作用。

空腹口服 250mg 或 500mg，平均血药峰浓度于 1h 内到达，分别为 9μg/ml 或 16.5μg/ml。食物延迟本品吸收，但不影响吸收总量。90% 药物在 6h 内以原形由尿排泄，口服 250mg 后，尿药峰浓度可达 1 600μg/ml。本品的肾毒性较轻微。

静脉注射本品 1g，5 分钟时血药浓度为 86μg/ml；15min 为 50μg/ml；30min 为 26μg/ml；1 小时为 12μg/ml；到 4h 为 1μg/ml。

5. 适应证　用于呼吸道、泌尿道、皮肤和软组织等部位的敏感菌感染，注射剂也用于败血症和骨感染。

6. 用法和用量　口服：成人 1 日 1～2g，分 3～4 次服用。小儿每日 25～50mg/kg，分 3～4 次服用。肌内注射、静脉注射或滴注：成人 1 日 2～4g，分 4 次注射；小儿 1 日量为 50～100mg/kg，分 4 次注射。肾功能不全者按患者肌酐清除率制订给药方案：肌酐清除率 >20ml/min 者，每 6 小时服 500mg；15～20ml/min 者，每 6 小时服 250mg；<15ml/min 者，每 12 小时服 250mg。

7. 不良反应　长期用药可致菌群失调、维生素 B 族、维生素 K 缺乏、二重感染等不良反应。

8. 禁忌证　对头孢类抗生素过敏者禁用。

9. 注意

（1）对青霉素过敏或有过敏体质者及肾功能不全者慎用。

（2）国内上市后不良反应报道，使用本品可能导致血尿，95%以上是由静脉注射用药引起的。儿童是发病的易感人群，儿童患者应用本品应谨慎并在监测下用药。

10. 制剂　胶囊剂：每粒0.25g；0.5g。干混悬剂：0.125g；0.25g。

注射用头孢拉定（添加碳酸钠）：每瓶0.5g；1g。

注射用头孢拉定A（添加精氨酸）：每瓶0.5g；1g。

11. 贮法　置干燥、阴凉处，避免受热。

五、头孢呋辛钠（Cefuroxime Sodium）

1. 其他名称　头孢呋肟，新福欣，西力欣，伏乐新，达力新，ZINACEF。

2. ATC编码　J01DC02。

3. 性状　为白色或微黄色结晶性粉末，易溶于水。其水溶液，视浓度和溶剂的不同，由浅黄色至琥珀色。其游离酸的pKa为2.5，新制备液的pH为6～8.5。

4. 药理学　本品为半合成的第二代头孢菌素。对革兰阳性菌的抗菌作用低于或接近于第一代头孢菌素。革兰阴性的流感嗜血杆菌、淋球菌、脑膜炎球菌、大肠杆菌、克雷伯杆菌、奇异变形杆菌、肠杆菌属、枸橼酸杆菌、沙门菌属、志贺菌属以及某些吲哚阳性变形杆菌对本品敏感。本品有较好的耐革兰阴性菌的 β - 内酰胺酶的性能，对上述菌中耐氨苄西林或耐第一代头孢菌素的菌株也能有效。铜绿假单胞菌、弯曲杆菌、不动杆菌、沙雷杆菌大部分菌株、普通变形杆菌、难辨梭状芽孢杆菌、李斯特菌等对本品不敏感。

肌内注射750mg，血药浓度达峰值时间约45min，平均浓度为27μg/ml；静脉注射750mg或1.5g，15min血药浓度分别为50μg/ml或100μg/ml，分别在5.3h或8h内维持2μg/ml的有效浓度，$t_{1/2}$约80min。约有90%的药物在8小时内由肾排泄，尿药峰浓度可达1300μg/ml。

5. 适应证　临床应用于敏感的革兰阴性菌所致的下呼吸道、泌尿系、皮肤和软组织、骨和关节、女性生殖器等部位的感染。对败血症、脑膜炎也有效。

6. 用法和用量　肌内注射或静脉注射，成人：1次750～1 500mg，1日3次；对严重感染，可按1次1 500mg，1日4次。应用于脑膜炎，1日剂量在9g以下。儿童：平均1日量为60mg/kg，严重感染可用到100mg/kg，分3～4次给予。肾功能不全者按患者的肌酐清除率制订给药方案：肌酐清除率>20ml/min者，每日3次，每次0.75～1.5g；10～20ml/min者每次0.75g，1日2次；<10ml/min者每次0.75g，1日1次。

肌内注射：1次用0.75g，加注射用水3ml，振摇使成混悬液，用粗针头作深部肌内注射。静脉给药：每0.75g本品，用注射用水约10ml，使溶解成澄明溶液，缓慢静脉注射或加到墨菲管中随输液滴入。

7. 不良反应　常见皮肤瘙痒、胃肠道反应、血红蛋白降低、转氨酶和血胆红素升高、肾功能改变等。肌内注射可致局部疼痛。

8. 注意

（1）对青霉素过敏或过敏体质者慎用。

（2）严重肝肾功能不全者慎用。

（3）本品可透过胎盘，也可经乳汁排出，妊娠期妇女、哺乳期妇女用药应权衡利弊。

9. 药物相互作用

（1）不可与氨基苷类置同一容器中注射。

（2）与高效利尿药（如呋塞米）联合应用，可致肾损害。

10. 制剂　注射用头孢呋辛钠：每瓶 0.75g；1.5g。

11. 贮法　遮光、密封、在干燥凉暗处保存。

六、头孢克洛（Cefaclor）

1. 其他名称　头孢氯氨苄，希刻劳，新达罗，再克，CECLOR。

2. ATC 编码　J01DC04。

3. 性状　为白色或类白色结晶性粉末，略溶于水（1∶100），极微溶于氯仿、乙醚或甲醇中，2.5% 水混悬液的 pH 为 3～4.5，对胃酸稳定，遇碱逐渐分解。

4. 药理学　本品为半合成头孢菌素，抗菌谱较其他的第一代略广。抗菌性能与头孢唑啉相似，对葡萄球菌（包括产酶菌株）、化脓性链球菌、肺炎链球菌、大肠杆菌、奇异变形杆菌、流感嗜血杆菌等有良好的抗菌作用。

本品口服应用，空腹服 0.25g、0.5g 或 1g，在 30～60min 内血药峰浓度分别为 7μg/ml、13μg/ml 或 23μg/ml。主要分布于血液、内脏器官、皮肤组织中。脑组织中的浓度低。$t_{1/2}$ 为 0.6～0.9min，药物由尿呈原形排出，一次口服 0.25g，尿药峰浓度可达 600μg/ml，肾功能不全者半衰期稍延长。

5. 适应证　用于上述敏感菌所致的呼吸道、泌尿道和皮肤、软组织感染，以及中耳炎等。

6. 用法和用量　成人：口服常用量为每次 250mg，每 8 小时 1 次。重病或微生物敏感性较差时，剂量可加倍，但 1 日量不可超过 4g。儿童：1 日口服剂量为 20mg/kg，分 3 次（每 8 小时 1 次）；重症可按 1 日 40mg/kg 给予，但 1 日量不超过 1g。

7. 不良反应　参见头孢氨苄。长期应用可致菌群失调，还可引起继发性感染。

8. 禁忌证　对头孢类抗生素过敏者禁用。

9. 注意

（1）对于肾功能轻度不全者，可不减用量；对肾功能严重不全或完全丧失者，应进行血药浓度监测，降低用量。

（2）与青霉素类有部分交叉过敏性，对青霉素过敏者应慎用。

（3）可透过胎盘，妊娠期妇女不宜应用。

（4）与食物同用时，血药峰浓度仅为空腹用药的 50%～75%，故宜空腹给药。

10. 药物相互作用　参见头孢氨苄。

11. 制剂　胶囊剂（片剂）：每粒（片）0.125g；0.25g。干混悬剂：0.125g；1.5g。

12. 贮法　遮光、密封、在干燥凉暗处保存。

七、头孢噻肟钠（Cefotaxime Sodium）

1. 其他名称　头孢氨噻肟，凯福隆，治菌必妥，泰可欣，CLAFORAN。

2. ATC 编码 J01DD01。

3. 性状 为白色、类白色或淡黄白色结晶；无臭或微有特殊臭。在水中易溶，在乙醇中微溶，在氯仿中不溶。10% 溶液的 pH 为 4.5～6.5。稀溶液无色或微黄色，浓度高时显灰黄色。若显深黄色或棕色，则表示药物已变质。

4. 药理学 本品为半合成的第三代头孢菌素。对革兰阳性菌的作用与第一代头孢菌素近似或较弱，对链球菌（肠球菌除外）抗菌作用较强。对革兰阴性菌有较强的抗菌效能。奈瑟菌属、流感杆菌、大肠杆菌、奇异变形杆菌、克雷伯杆菌、沙门杆菌等对本品甚敏感；枸橼酸杆菌对本品中度敏感；沙雷杆菌、吲哚阳性变形杆菌等对本品也有一定的敏感性。铜绿假单胞菌、阴沟杆菌、脆弱拟杆菌等对本品较不敏感。

在肠道中不吸收。肌内注射 1g，0.5h 血药浓度达峰，约为 22μg/ml，6h 降为 1.5μg/ml，$t_{1/2}$ 约为 1h，药物血浆蛋白结合率为 30%～45%。体内分布面较广，胆汁中较高，不易透过正常脑膜，但脑膜有炎症时可增加透入量。在肝内代谢为活性较低的代谢物，连同一些原形物由尿排出，尿中有较高的有效浓度。

5. 适应证 用于敏感菌所致的呼吸道、泌尿道、骨和关节、皮肤和软组织、腹腔、胆道、消化道、五官、生殖器等部位的感染，对烧伤、外伤引起的感染以及败血症、中枢感染也有效。

6. 用法和用量 临用前，加灭菌注射用水适量使溶解，溶解后立即使用。成人：肌内或静脉注射，1 次 0.5～1g，1 日 2～4 次。一般感染用 2g/d，分成两次肌内注射或静脉注射；中等或较重感染 3～6g/d，分为 3 次肌内注射或静脉注射；败血症等 6～8g/d，分为 3～4 次静脉给药；极重感染 1 日不超过 12g，分为 6 次静脉给药；淋病用 1g 肌内注射（单次给药已足）。静脉滴注，2～3g/d。小儿：肌内注射或静脉注射 1 日量为 50～100mg/kg，分成 2～3 次给予。婴幼儿不能肌内注射。

7. 不良反应 过敏反应可致皮疹、发热、瘙痒等。消化系统出现食欲缺乏、恶心、呕吐、腹泻等。肝功能异常，一过性血尿素氮和肌酸酐增高。偶见白细胞、中性粒细胞、血小板减少，嗜酸性粒细胞增多。长期用药可致二重感染，如念珠菌病、假膜性肠炎等。

8. 禁忌证 对头孢类抗生素过敏者禁用。

9. 注意

(1) 对青霉素过敏和过敏体质者、严重肾功能不全者慎用。

(2) 溃疡性结肠炎、克罗恩病或假膜性肠炎者慎用。

10. 药物相互作用

(1) 与庆大霉素或妥布霉素合用，对铜绿假单胞菌有协同抗菌作用。

(2) 与阿米卡星合用，对大肠杆菌、肺炎克雷伯杆菌有协同作用。

(3) 与氨基苷类、其他头孢菌素或强利尿剂同用，可能增加肾毒性。

(4) 与丙磺舒合用，可抑制本品在肾脏的排泄，提高血药浓度及延长血浆半衰期。

11. 制剂 注射用头孢噻肟钠：每瓶 0.5g；1g；2g。

12. 贮法 密封、在干燥凉暗处保存。

八、头孢曲松钠（Ceftriaxone Sodium）

1. 其他名称 头孢三嗪，罗氏芬，菌必治，罗塞秦，ROCEPHIN。

2. ATC 编码 J01DD04。

3. 性状　为白色至黄色的结晶性粉末，溶于水，略溶于甲醇，极微溶于乙醇，水溶液因浓度不同而显黄色至琥珀色。其 1% 溶液的 pH 约为 6.7。

4. 药理学　本品为半合成的第三代头孢菌素。抗菌谱与头孢噻肟近似，对革兰阳性菌有中度的抗菌作用。对革兰阴性菌的作用强，主要敏感菌有金黄色葡萄球菌、链球菌属、肺炎链球菌、嗜血杆菌属、奈瑟菌属、大肠杆菌、肺炎克雷伯杆菌、沙雷杆菌、各型变形杆菌、枸橼酸杆菌、伤寒杆菌、痢疾杆菌、消化球菌、消化链球菌、梭状芽孢杆菌等。铜绿假单胞菌、肠杆菌属对本品也敏感。产酶金黄色葡萄球菌、耐氨苄青霉素的流感嗜血杆菌、耐第一代头孢菌素和庆大霉素的一些革兰阴性菌常可对本品敏感。但粪链球菌和耐甲氧西林的葡萄球菌对本品均耐药。

在消化道不吸收。肌内注射 1g，血药浓度 2h 达峰值，约为 $76\mu g/ml$，到 12h 尚有约 $29\mu g/ml$。静脉滴注 1g，历时 0.5h，滴完当时血药浓度约为 $150\mu g/ml$，到 12h 约 $28\mu g/ml$，24h 约 $9\mu g/ml$。体内分布广，可透过血脑屏障，并可进入羊水和骨组织。在体内不经生物转化，以原形排出体外，约 2/3 量通过肾脏，1/3 通过胆道排泄，因此在尿液和胆汁中有很高的浓度。$t_{1/2}$ 为 $6 \sim 8h$。

5. 适应证　用于敏感菌所致的肺炎、支气管炎、腹膜炎、胸膜炎，以及皮肤和软组织、尿路、胆道、骨及关节、五官、创面等部位的感染，还用于败血症和脑膜炎。

6. 用法和用量　一般感染，每日 1g，1 次肌内注射或静注。严重感染，每日 2g，分 2 次给予。脑膜炎，可按 1 日 100mg/g（但总量不超过 4g），分 2 次给予。淋病，单次用药 250mg 即足。儿童用量一般按成人量的 1/2 给予。肌内注射：将 1 次药量溶于适量 0.5% 盐酸利多卡因注射液，作深部肌内注射。静脉注射：按 1g 药物用 10ml 灭菌注射用水溶解，缓缓注入，历时 $2 \sim 4min$。静脉滴注：成人 1 次量 1g 或 1 日量 2g，溶于等渗氯化钠注射液或 $5\% \sim 10\%$ 葡萄糖液 $50 \sim 100ml$ 中，于 $0.5 \sim 1h$ 内滴入。

7. 不良反应　参见头孢噻肟钠。

8. 禁忌证　对头孢类抗生素过敏者禁用。

9. 注意

（1）青少年、儿童使用本品，偶可致胆结石，但停药后可消失。

（2）对青霉素过敏和过敏体质者、严重肾功能不全者慎用。

（3）本品不能加入哈特曼氏以及林格氏等含有钙的溶液中使用。头孢曲松禁用于正在或准备接受含钙的静脉注射用产品的新生儿。

10. 药物相互作用

（1）与氨基苷类药合用，有协同抗菌作用，但同时可能加重肾损害。

（2）本品与含钙剂或含钙产品合并用药有可能导致致死性结局的不良事件。

（3）本药可影响乙醇代谢，使血中乙酰醛浓度升高，出现双硫仑样反应。

（4）丙磺舒不影响本药的消除。

11. 制剂　注射用头孢曲松钠：每瓶 0.5g；1g；2g。

12. 贮法　遮光、密封、在干燥凉暗处保存。

九、头孢哌酮钠（Cefoperazone Sodium）

1. 其他名称　头孢氧哌唑，先锋必，CEFOBID。

2. ATC 编码 J01DD12。

3. 性状 为白色或类白色结晶性粉末；无臭，有引湿性。在水中易溶，在甲醇中略溶，在乙醇中极微溶解，在丙酮和醋酸乙酯中不溶。25% 水溶液的 pH 为 4.5 ~ 6.5。水溶液因浓度不同由无色到浅黄色。

4. 药理学 本品为半合成的第三代头孢菌素。抗菌性能与头孢噻肟相似。对革兰阳性菌的作用较弱，仅溶血性链球菌和肺炎链球菌较为敏感。对大多数的革兰阴性菌，本品的作用略次于头孢噻肟，对铜绿假单胞菌的作用较强。

口服不吸收，肌内注射 1g 后 1h，血药浓度达峰值，约为 65μg/ml。静脉注射 1g 后数分钟内血药浓度可达 175μg/ml。在 2h 内滴注本品 1g，结束时，血药浓度为 100μg/ml，到第 10 小时约为 4μg/ml。$t_{1/2}$ 约为 2h。本品由尿和胆汁排泄，因此在尿液和胆汁中有很高的浓度，还可以分布到胸水、腹水、羊水、痰液中，在脑膜发炎时，可进入脑脊液。

5. 适应证 用于各种敏感菌所致的呼吸道、泌尿道、腹膜、胸膜、皮肤和软组织、骨和关节、五官等部位的感染，还可用于败血症和脑膜炎等。

6. 用法和用量 肌内或静脉注射，成人 1 次 1 ~ 2g，1 日 2 ~ 4g。严重感染，1 次 2 ~ 4g，1 日 6 ~ 8g。小儿每日 50 ~ 150mg/kg，分 2 ~ 4 次注射。

7. 不良反应 参见头孢噻肟钠。可干扰体内维生素 K 的代谢，造成出血倾向，大剂量或长期用药时尤应注意。

8. 禁忌证 对头孢类抗生素过敏者禁用。肝功能不全及胆道阻塞患者禁用。

9. 注意

（1）对青霉素过敏和过敏体质者慎用。

（2）本品可透过胎盘，少量可经乳汁排出，妊娠期妇女、哺乳期妇女用药应权衡利弊。

10. 药物相互作用

（1）与氨基苷类合用，对大肠杆菌、铜绿假单胞菌某些敏感菌株有协同抗菌作用。

（2）与非甾体镇痛药、血小板聚集抑制药合用，可增加出血的危险性。

（3）与氨基苷类、其他头孢菌素或强利尿剂同用，可能增加肾毒性。

（4）抗凝药或溶栓药同用，可干扰维生素 K 代谢，导致低凝血酶原血症。

11. 制剂 注射用头孢哌酮钠：每瓶 0.5g；1g；2g。

注射用头孢哌酮钠/舒巴坦（1∶1；2∶1；4∶1；8∶1）

国家药品不良反应监测中心提示，警惕注射用头孢哌酮钠/舒巴坦钠严重不良反应，主要以全身性损害、呼吸系统损害为主。对死亡病例报告分析显示，54% 的患者存在合并用药情况，14% 存在多种药品混合静脉滴注的情况。儿童患者存在不同程度的超剂量用药，尤其是一次用药剂量过大的问题。

用药期间饮酒：注射用头孢哌酮钠/舒巴坦钠可影响乙醇代谢，使血中乙醛醛浓度上升，如在用药期间及停药后 5d 内饮酒，或者使用含乙醇成分的药物或食物，可能会出现双硫仑样反应。注射用头孢哌酮钠/舒巴坦钠严重病例报告中，用药前后饮酒引起的双硫仑样反应约占 6%。

12. 贮法 密封、在干燥凉暗处保存。

十、头孢他啶（Ceftazidime）

1. 其他名称 头孢羧甲噻肟，复达欣，FORTUM。

2. ATC 编码　J01DD02。

3. 性状　为无色或微黄色粉末，加水即泡腾溶解生成澄明药液。因浓度的不同，药液可由浅黄色至琥珀色。新制备液的 pH 为 6 ~ 8。

4. 药理学　对革兰阳性菌的作用与第一代头孢菌素近似或较弱；葡萄球菌、链球菌 A 和 B 群、肺炎链球菌对本品敏感。对革兰阴性菌的作用突出，对大肠杆菌、肠杆菌属、克雷伯杆菌、枸橼酸杆菌、奇异变形杆菌、普通变形杆菌、流感嗜血杆菌（包括耐氨苄西林菌株）、脑膜炎球菌等有良好的抗菌作用。对铜绿假单胞菌的作用强，超过其他 β – 内酰胺类和氨基苷类抗生素。对某些拟杆菌也有效。肠球菌、耐甲氧西林的葡萄球菌、李斯特菌、螺旋杆菌、难辨梭状芽孢杆菌和脆弱拟杆菌（大部分菌株）对本品耐药。

口服不吸收，静脉注射 1g，0.5h 血药浓度为 $60\mu g/ml$，1h 为 $39\mu g/ml$，2h 为 $23\mu g/ml$，4h 为了 $11\mu g/ml$，8h 尚有 $3\mu g/ml$。$t_{1/2}$ 约为 1.8 ~ 2h。本品体内分布广，可进入胸水、腹水、痰液、淋巴液、脑脊液（脑膜发炎时）中，在骨组织、胆汁、心肌中也有一定的浓度。本品在体内不代谢，由肾脏排泄，在尿中达甚高浓度。

5. 适应证　用于革兰阴性菌的敏感菌株所致的下呼吸道、皮肤和软组织、骨和关节、胸腔、腹腔、泌尿生殖系以及中枢等部位感染，也用于败血症。

6. 用法和用量　轻症一日剂量为 1g，分 2 次肌内注射。中度感染 1 次 1g，1 日 2 ~ 3 次，肌内注射或静脉注射。重症 1 次可用 2g，1 日 2 ~ 3 次，静脉滴注或静脉注射。本品可加入氯化钠注射液、5% ~ 10% 葡萄糖注射液、含乳酸钠的输液、右旋糖酐输液中。

7. 不良反应　长期用药可发生菌群失调和二重感染。可引起念珠菌病及维生素 K、维生素 B 缺乏。

8. 禁忌证　对头孢类抗生素过敏者禁用。

9. 注意

（1）对青霉素过敏或过敏体质者慎用。早产儿及 2 个月以内的新生儿慎用。

（2）本品遇碳酸氢钠不稳定，不可配伍。

10. 药物相互作用

（1）与美洛西林或哌拉西林联用，对大肠杆菌、铜绿假单胞菌有协同或累加作用。

（2）与氨基苷类合用，有协同抗菌作用。

（3）与氨基苷类、抗肿瘤药或强利尿剂同用，可加重肾毒性。

（4）与氯霉素合用，有相互拮抗作用。

11. 制剂　注射用头孢他啶：每瓶 1g；2g。

12. 贮法　密封、在干燥凉暗处保存。

十一、头孢美唑（Cefmetazole）

1. 其他名称　先锋美他醇，头孢甲氧氰唑，CEFMETAZON。

2. ATC 编码　J01DC09。

3. 性状　常用其钠盐，为白色或微黄色粉末或团块；几无臭；极易溶于水，易溶于甲醇，略溶于丙酮，微溶于乙醇。有引湿性。

4. 药理学　系第二代头孢霉素类半合成抗生素，性能与第二代头孢菌素相近。抗菌谱包括革兰阳性、阴性菌和厌氧菌，对葡萄球菌、大肠杆菌、克雷伯杆菌、吲哚阴性和阳性变形杆菌、脆弱拟杆菌等有良好的抗菌作用。本品的耐酶性能强，对一些已对头孢菌素耐药的病原菌也可有效。

静脉注射 1g，10min 时血药浓度为 188μg/ml；静脉滴注 1g 历时 1h，滴完时为 76μg/ml；静脉注射 1g，6h 血药浓度为 1.9μg/ml；而静脉滴注 1g，6h 血药浓度为 2.7μg/ml。$t_{1/2}$ 约为 1 小时。易透入子宫，在胆汁中也有较高浓度。在体内几不代谢，6 小时内有 85% ~ 90% 原形药物由尿排出，尿药浓度甚高。

5. 适应证　用于葡萄球菌、大肠杆菌、克雷伯杆菌、吲哚阴性和阳性杆菌、拟杆菌等微生物的敏感菌株所致的肺炎、支气管炎、胆道感染、腹膜炎、泌尿系统感染、子宫及附件感染等。

6. 用法和用量　静脉注射或静脉滴注。成人，1 日量为 1 ~ 2g，分为 2 次；儿童，1 日量为 25 ~ 100mg/kg，分为 2 ~ 4 次。重症或顽症时，成人可用到 1 日 4g，儿童可用到 1 日 150mg/kg。溶剂可选用等渗氯化钠注射液或 5% 葡萄糖液，静注时还可用灭菌注射用水（但不适用于滴注，因渗透压过低）。

7. 不良反应　可致过敏，出现荨麻疹、皮疹、药热等，偶可致休克。偶可致 BUN 升高，停药可恢复。嗜酸性粒细胞增多、白细胞减少以及红细胞减少。少数患者可有氨基转移酶和碱性磷酸酶升高。消化道不良反应有恶心、呕吐和腹泻等。极少数病例可致假膜性肠炎，也可致念珠菌二重感染。

8. 禁忌证　对头孢类抗生素过敏者禁用。

9. 注意

（1）对其他头孢菌素类药物过敏者，以及过敏体质者应慎用。

（2）由于主要经肾排泄，肾功能受损者应慎用。

（3）妊娠期妇女、哺乳期妇女慎用。

10. 药物相互作用　参见头孢噻肟钠。

11. 制剂　注射用头孢美唑钠：每瓶 0.25g；0.5g；1g；2g（效价）。

12. 贮法　密闭、在干燥凉暗处保存。

十二、头孢克肟（Cefixime）

1. 其他名称　氨噻肟烯头孢菌素，世伏素，达力芬，CEFSPAN。

2. ATC 编码　J01DD08。

3. 性状　为白色至淡黄色结晶性粉末，无味，具轻微特异臭，易溶于甲醇、二甲亚砜，略溶于丙酮，难溶于乙醇，几不溶于水、醋酸乙酯、乙醚、己烷中。

4. 药理学　本品为口服用的第三代头孢菌素类抗生素。具第三代头孢菌素的抗菌特性，其抗菌谱包括链球菌、肺炎链球菌、淋球菌、大肠杆菌、克雷伯杆菌、卡他布拉汉菌、沙雷杆菌、枸橼酸杆菌、阴沟肠杆菌、产气肠杆菌、流感嗜血杆菌等。对细菌的 β - 内酰胺酶甚稳定。

正常人 1 次空腹口服 50mg、100mg、200mg，4h 血中药物水平达峰，分别为 0.69μg/ml、1.18μg/ml、1.95μg/ml，$t_{1/2}$ 为 2.3 ~ 2.5h。儿童 1 次按 1.5mg/kg、3.0mg/kg、6.0mg/kg 空腹服用，3 ~ 4h 血药水平达峰，分别为 1.14μg/ml、2.01μg/ml、3.97μg/ml，$t_{1/2}$ 为 3.2 ~ 3.7h。体内分布，以痰、扁桃体、颌窦、中耳分泌物及胆汁中浓度较高。0 ~ 12h 的尿

排泄率为 20%～25%，口服 50mg，4～6 小时尿液药物峰浓度为 42.9%。

5. 适应证　用于上述敏感菌所引起的肺炎、支气管炎、泌尿道炎、淋病、胆囊炎、胆管炎、猩红热、中耳炎、副鼻窦炎等。

6. 用法和用量　成人及体重为 30kg 以上的儿童：1 次 50～100mg，1 日 2 次；重症 1 次口服量可增至 200mg。体重为 30kg 以下的儿童：1 次 1.5～3mg/kg，1 日 2 次；重症 1 次量可增至 6mg/kg。

7. 不良反应　本品偶引起过敏性反应，如皮疹、瘙痒、发热、颗粒性白细胞减少、嗜酸性粒细胞增多、血小板减少；可致肝氨基转移酶及碱性磷酸酶升高；可致菌群失常，并引起维生素缺乏或二重感染，也可致过敏性休克。

8. 禁忌证　对头孢类抗生素过敏者禁用。

9. 注意

（1）肾功能不全者应减量使用。

（2）妊娠期妇女、新生儿、早产儿均宜慎用。

（3）本品可干扰尿糖反应，使 Benedict、Fehling 及 Clintest 试验出现假阳性反应。并可使直接血清抗球蛋白试验（Coombs test）出现阳性反应。

10. 药物相互作用　参见头孢氨苄。

11. 制剂　胶囊剂：每粒 50mg 或 100mg；颗粒：每 1g 中含本品 50mg（效价）。

12. 贮法　遮光、密封、凉暗处保存。

第十一章 抗寄生虫病药

第一节 抗阿米巴病药

一、双碘喹啉

1. 其他名称 双碘方，双碘喹，双碘羟喹，Diodoquin，Iodoquinol。
2. 药理学 本药具有广谱抗微生物作用，其疗效可能与抑制肠内共生性细菌的间接作用有关。因阿米巴的生长繁殖得益于与肠内细菌共生，而本药抑制了肠内共生细菌，从而使肠内阿米巴的生长繁殖出现障碍。本药只对阿米巴滋养体有作用，对包囊无杀灭作用。

口服仅小部分经肠黏膜吸收，绝大部分直接由粪便排出，在肠腔内可达到较高浓度，而且对感染部位产生较强的抗阿米巴作用。但在组织器官中分布较少，进入血液中的药物大部分以原形经尿排泄，小部分分解释放出碘。

3. 适应证 用于治疗轻型或无明显症状的阿米巴痢疾。与依米丁、甲硝唑合用，治疗急性阿米巴痢疾及较顽固病例。对肠外阿米巴如肝脓肿无效。
4. 用法和用量 成人常规剂量：口服给药一次 400 ~ 600mg，一日 3 次，连服 14 ~ 21d。儿童常规剂量：口服给药一次 5 ~ 10mg/kg，用法同成人。重复治疗需间隔 15 ~ 20d。
5. 不良反应 本药在治疗剂量上是较安全的。主要的不良反应为腹泻，但不常见，一般在治疗第 2、3 日开始，不需停药，数日后即可自行消失。还可出现恶心、呕吐。大剂量可致肝功能减退。可见瘙痒、皮疹、甲状腺肿大（与药物中含碘有关）；也可见发热、寒战、头痛和眩晕。
6. 禁忌证 对碘过敏者、甲状腺肿大患者和严重肝、肾疾病患者禁用。
7. 注意 肝、肾功能不全者慎用；药物对妊娠和哺乳的影响尚不明确，故妊娠及哺乳期妇女应慎用。治疗期间可使蛋白结合碘的水平增高，故能干扰某些甲状腺功能试验。
8. 制剂 双碘喹啉片：每片 200mg。

二、依米丁

1. 其他名称 吐根碱。
2. 性状 常用其盐酸盐，为白色或类白色的结晶性粉末，易溶于水和氯仿，溶解于乙醇（90%），几乎不溶于乙醚。水溶液呈中性或弱酸性反应。无臭，味苦。熔点 235 ~ 255℃（分解）。
3. 药理学 本品能干扰溶组织阿米巴滋养体的分裂与繁殖，故能将其杀灭。但治疗浓度对包囊无杀灭作用，故不能消除其传播感染能力。

本品口服后常引起恶心、呕吐，故一般采用深部皮下注射，吸收良好，大部分集中于肝脏，肺、肾、脾及肠壁、脑等分布较少。主要由肾脏排出，通常注射后 20 ~ 40min 即可出现于尿中。在体内有蓄积性，当治疗完毕后 40 ~ 60d 尿中仍有微量排出。本品在肝脏中的浓度远远超过肠壁中的浓度，可能是对阿米巴肝炎或肝脓肿疗效高于阿米巴痢疾的原因。

4. 适应证　适用于急性阿米巴痢疾急需控制症状者。肠外阿米巴病因其毒性大已少用。由于消除急性症状效力较好而根治作用低，故不适用于症状轻微的慢性阿米巴痢及无症状的带包囊者。此外本品还可用于蝎子蜇伤。

5. 用法和用量

（1）治阿米巴痢：体重 60kg 以下按每日 1mg/kg 计（60kg 以上者，剂量仍按 60kg 计），每日 1 次或分 2 次作深部皮下注射，连用 6 ~ 10d 为 1 疗程。如未愈，30d 后再用第 2 疗程。

（2）治蝎子蜇伤：以本品 3% ~ 6% 注射液少许注入蜇孔内即可。

6. 不良反应　用药后期多出现不良反应，常见的有恶心、呕吐、腹痛、腹泻、肌无力等，偶见周围神经炎（注射前静脉注射 10% 葡萄糖酸钙 10ml 可减轻不良反应）。对心肌损害可表现为血压下降、心前区痛、脉细弱、心律失常、心力衰竭等，如有心电图变化，应立即停药，否则易致急性心肌炎而引起死亡。

7. 禁忌证　重症心脏病、高度贫血、肝肾功能明显减退者，即将手术的患者、老弱患者、妊娠期妇女与幼婴儿均禁用。

8. 注意

（1）本品排泄缓慢，易蓄积中毒，不宜长期连续使用。对人的致死量为 10 ~ 20mg/kg。

（2）使用本品期间禁酒及刺激性食品。

（3）注射前、后 2h 必须卧床休息，检查心脏与血压有无改变。

（4）本品不可由静脉给药，也不能口服或作肌内注射（可引起肌肉疼痛和坏死）。注射部位可出现蜂窝织炎。

9. 制剂　注射液：每支 30mg（1ml）；60mg（1ml）。

第二节　抗滴虫病药

一、甲硝唑

1. 其他名称　甲硝基羟乙唑，灭滴灵，灭滴唑，FLAGYL。

2. 性状　为白色或微黄色结晶或结晶性粉末；有微臭，味苦而略咸。在乙醇中略溶，在水和氯仿中微溶，在乙醚中极微溶解。熔点 159 ~ 163℃。

3. 药理学　本品及硝咪唑类的替硝唑和奥硝唑有强大的杀灭滴虫作用和抗厌氧菌作用，为治疗阴道滴虫病的首选药物，此外对肠道及组织内阿米巴原虫也有杀灭作用。其优点是毒性小、疗效高、口服方便、适应范围广。

本品口服吸收良好，生物利用度可达 90% ~ 100%，t_{max} 为 1 ~ 2h，V_d 为 0.6 ~ 0.7L/kg，血浆蛋白结合率约为 10% ~ 20%。有效血药浓度可维持 12h，药物可以原形由尿排出，亦由阴道分泌液、乳汁、唾液中排出。$t_{1/2}$ 为 8 ~ 14h。

4. 适应证　用于治疗厌氧杆菌引起的产后盆腔炎、败血症、牙周炎等。还可用于治疗贾第鞭毛虫病、酒糟鼻。用于阑尾、结肠手术、妇产科手术，可降低或避免手术感染。也可用于治疗阿米巴痢和阿米巴肝脓肿，疗效与依米丁相仿。

5. 用法和用量

（1）治滴虫病：成人1日3次，每次服200mg，另每晚以200mg栓剂放入阴道内，连用7~10d。为保证疗效，须男女同治。

（2）治阿米巴病：成人1日3次，每次400~800mg（大剂量宜慎用），5~7d为1疗程。

（3）治贾第鞭毛虫病：常用量每次400mg，1日3次口服，疗程5~7d。

（4）治疗由厌氧菌引起的产后盆腔感染、败血症、骨髓炎等：一般口服200~400mg，1日600~1200mg。也可静脉滴注。

（5）治酒糟鼻：口服200mg，1日2~3次。配合2%甲硝唑霜外搽，1日3次。1疗程3周。

6. 不良反应　可有食欲不振、恶心、呕吐等反应，少数有腹泻，此外可偶见头痛、失眠、皮疹、白细胞减少等。少数病例有膀胱炎、排尿困难、肢体麻木及感觉异常，停药后可迅速恢复。

7. 禁忌证　哺乳期妇女及妊娠3个月以内的妇女、中枢神经疾病和血液病患者禁用。

8. 注意

（1）出现运动失调及其他中枢神经症状时应停药。

（2）服药期间应每日更换内裤，注意洗涤用具的消毒，防止重复感染。

（3）对某些细菌有诱变性，但一般认为对人的致癌、致畸的危险很小。

9. 制剂　片剂：每片200mg。阴道泡腾片：每片200mg。栓剂：每个0.5g；1g。注射液：50mg（10ml）；100mg（20ml）；500mg（100ml）；1.25g（250mg）；500mg（250ml）。甲硝唑葡萄糖注射液：甲硝唑0.5g＋葡萄糖12.5g（250ml）。

二、呋硝噻唑

1. 性状　为黄色结晶，难溶于水、丙酮、乙醚，可溶于热乙醇及热稀醋酸中。熔点189~193℃。

2. 药理学　本品为5-硝基噻唑类抗原虫药物，对阴道滴虫和阿米巴原虫均有抑制和杀灭作用，口服有效，不良反应较少。

3. 适应证　用于阴道滴虫病，肠道滴虫病，急、慢性阿米巴痢疾及阿米巴肝脓肿等。

4. 用法和用量　口服每次0.1g，每日3次，7~10d为一疗程。如原虫检查尚未全部阴转，可连服2个疗程，直至治愈。为避免重复感染，须男女同治。

5. 不良反应

（1）一般无不良反应，但肝功能异常者，服药后可使氨基转移酶增高，并有肝区疼痛，须注意。

（2）用药后个别患者发生全身性紫癜及白细胞、血小板下降现象。停药并给予升血药等，可迅速恢复正常。

6. 制剂　片剂：每片0.1。主要用于口服，也可用于阴道。

三、塞克硝唑

1. 其他名称　沙巴克，信爽，西尼迪，赛他乐，明捷，优克欣，可尼。

2. 药理学　本品化学结构与甲硝唑相似，体外试验显示其抗脆弱类杆菌、阴道滴虫的活性亦与甲硝唑基本相同，平均 MIC 值分别为 0.48mg/L 和 0.70mg/L。本品抗阿米巴的 IC50 为 0.013mg/L，抑制贾第鞭毛虫的 IC_{50} 为 0.15mg/L，均比甲硝唑低 10 倍。

本品口服吸收好，生物利用度接近 100%。健康志愿者口服本品单剂 2g 后，C_{max} 为 36 ~ 46mg/L，t_{max} 为 1.5 ~ 3h；服药后 24h 血药浓度为 17.8 ~ 20.8mg/L，48h 为 8.7 ~ 9.4mg/L，72h 为 3.9 ~ 4.8mg/L。表观分布容积为 49.2L，在牙龈组织中浓度高，1h 和 72h 浓度分别为同期血药浓度的 72% 和 91%。本品可以穿透胎盘，亦可经乳汁分泌。血浆蛋白结合率为 15%。塞克硝唑主要在肝内经氧化代谢，代谢产物没有抗微生物活性。10% ~ 50% 的药物以原形和代谢产物经肾清除，总体清除率为 1.7L/h。$t_{1/2}$ 较甲硝唑长，男性为 17 ~ 29h，女性为 14h。虽然女性 $t_{1/2}$ 短于男性，但临床应用时无需调整剂量。

3. 适应证　由阴道毛滴虫引起的尿道炎和阴道炎、肠阿米巴病、肝阿米巴病和贾第鞭毛虫病。

4. 用法和用量　用法：餐前口服。

（1）由阴道毛滴虫引起的尿道炎和阴道炎：成人 2g，单次服用。配偶应同时服用。

（2）肠阿米巴病：有症状的急性阿米巴病：成人，2g，单次服用；儿童：30mg/kg，单次服用。无症状的急性阿米巴病：成人，一次 2g（一日 1 次，连服 3d）；12 岁以上儿童：一次 30mg/kg，一日 1 次，连服 3d。

（3）肝阿米巴病：成人：一日 1.5g，一次或分次口服，连服 5d；12 岁以上儿童：一次 30mg/kg，一次或分次口服，连服 5d。

（4）贾第鞭毛虫病：成人，2g，单次服用；12 岁以上儿童 30mg/kg，单次服用。

5. 不良反应　消化系统：恶心、呕吐、厌食、舌炎、上腹痛和口腔金属味或苦味，发生率为 2% ~ 29%，多为轻度，无需停药。血液系统：偶有嗜酸性粒细胞计数增多、白细胞减低的报道，但尚无粒细胞缺乏的报道。中枢神经系统：头疼、头晕和眩晕等，发生率为 2% ~ 12%。罕有感觉异常或共济失调的报道。泌尿生殖系统：尿素氮增高。皮肤软组织：红斑、瘙痒、眼睑水肿等，偶见荨麻疹。

6. 禁忌证　妊娠前 3 个月以内妇女及哺乳期妇女禁用。

7. 注意

（1）因本品与甲硝唑、奥硝唑等存在交叉过敏的可能，对其他硝基咪唑类抗菌药物有严重过敏史须慎用本品。

（2）原有中枢神经系统异常者慎用。

（3）肝、肾功能减退者可能需要调整剂量，但目前缺乏相应的药代动力学研究。

（4）本品类似甲硝唑，可能会引起血液系统异常，所以血液系统疾病恶病质患者慎用。

（5）服药期间应每日更换内裤，注意洗涤用具的消毒，防止重复感染。

8. 药物相互作用

（1）本品可抑制华法林的代谢，增强其抗凝血作用，合用时应检测凝血酶原时间。

（2）与双硫醒同时应用，有引发妄想和迷乱的可能，应避免。

（3）用药期间饮含酒精的饮料，可能会引起双硫醒样的反应，因此服药24h内须避免饮酒。

9. 制剂　片剂、分散片或胶囊剂，每粒0.25g或0.5g。

第三节　抗血吸虫病药

一、吡喹酮

1. 其他名称　环吡异喹酮。

2. 性状　为白色或类白色结晶性粉末；味苦。在氯仿中易溶，在乙醇中溶解，在乙醚或水中不溶。熔点136～141℃。

3. 药理学　本品为一广谱抗寄生虫药，是治疗血吸虫病的首选药物。动物实验证明，对日本血吸虫病以及绦虫病、华支睾吸虫病，肺吸虫病等均有效。低浓度的吡喹酮（5ng/ml）可刺激血吸虫使其活动加强，较高浓度（1μg/ml）时虫体即挛缩。本品对虫的糖代谢有明显的抑制作用，影响虫对葡萄糖的摄入，促进虫体内糖原的分解，使糖原明显减少或消失。此外，吡喹酮对虫体皮层有迅速而明显的损害作用，引起合胞体外皮肿胀，出现空泡，形成大疱，突触体表，最终表皮糜烂溃破，分泌体消失，环肌与纵肌亦迅速先后溶解，影响虫体的吸收与排泄功能。更重要的是其体表抗原暴露，从而容易遭受宿主的免疫攻击，大量嗜酸性粒细胞附着皮损处并侵入，促使虫体死亡。

口服后约80%自消化道迅速吸收，达t_{max}为0.5～1h。吡喹酮首关效应明显，形成多种无活性的羟基代谢物，仅极少量未代谢的原药进入体循环，故其生物利用度较低。体内分布以肝、肾、脂肪组织含量最高，门静脉血中药物浓度较周围静脉血药浓度高10倍以上。脑脊液中浓度为血药浓度的15%～20%左右。乳汁中药物浓度约为血药浓度的25%。$t_{1/2}$约为1～1.5h。主要由肾脏以代谢物形式排出，72%于24h内排出，80%于4d内排出。

4. 适应证　主要用于治疗血吸虫病。其特点为：剂量小（约为现用一般药物剂量的1/10），疗程短（从现用药物的20d或10d缩短为1～2d）、不良反应轻、有较高的近期疗效。血吸虫病患者经本品治疗后半年粪检虫卵转阴率为97.7%～99.4%。由于本品对尾蚴、毛蚴也有杀灭效力，故也用于预防血吸虫感染。也有以本品治疗脑囊虫病。

5. 用法和用量　口服，治疗血吸虫病，一次10mg/kg，一日3次，急性血吸虫病，连服4d，慢性血吸虫病，连服2d。皮肤涂擦0.1%浓度吡喹酮，12h内对血吸虫尾蚴有可靠的防护作用。治脑囊虫病，每日20mg/kg，体重>60kg者，以60kg计量，分3次服，9d为1疗程，总量180mg/kg，疗程间隔3～4个月。

6. 不良反应

（1）在服首剂1h后可出现头昏、头痛、乏力、腹痛、关节酸痛、腰酸、腹胀、恶心、腹泻、失眠、多汗、肌束震颤、早搏等，一般不需处理，于停药数小时至一二天内即消失。

（2）成年患者服药后大多心率减慢，儿童则多数心率增快。

（3）偶见心电图改变（房性或室性早搏、T波压低等），血清氨基转移酶升高，中毒性肝炎等。并可诱发精神失常及消化道出血；脑疝、过敏反应（皮疹、哮喘）等亦有所见。

7. 注意　严重心、肝、肾病患者及有精神病史者慎用。

8. 制剂　片剂：每片0.2g。缓释片：每片0.2g。

二、硝硫氰胺

1. 其他名称　硝硫苯胺。

2. 性状　黄色结晶粉末，不溶于水，微溶于苯、氯仿。熔点198～201℃。

3. 药理学　本品为近年合成的一种抗血吸虫病新药，对成虫有杀灭作用（可能由于虫体三羧循环代谢受到干扰，虫体缺乏能量供应，最后导致死亡），给药后第2日可见虫体全部"肝移"。对童虫的作用较对成虫为弱，较大剂量才能阻止其发育为成虫。

4. 适应证　用于各型血吸虫病。对急性血吸虫病患者，退热较快，有确实疗效。对慢性血吸虫病效果也好，6个月后阴转率约为80%～35.4%。对有并发症的患者也可应用。此外，对钩虫病、姜片虫病也有效。

5. 用法和用量　微粉胶囊：口服量6～7mg/kg，总量不超过350mg，分3次服，每日1次。固体分散片剂：总剂量125～175mg，分3次服，3d内服完。治钩虫病：125mg，每次服时间隔2～4h，1d内服完。

6. 不良反应　不良反应主要有腹胀、腹痛、食欲减退、恶心、呕吐、肝区压痛、头痛、头晕、失眠、多梦、神经衰弱综合征、肌无力、共济失调、自主神经功能紊乱等（停药后可恢复）。偶出现黄疸（可用一般利胆药及护肝药，多能较快恢复）。

7. 禁忌证　精神病患者绝对禁用，妊娠、哺乳期妇女禁用；有功能眩晕史者（如癔症、神经衰弱）列为相对禁忌。

8. 注意　肝炎患者，氨基转移酶升高，大便多次孵化阴性者不宜用。

9. 制剂　胶囊剂：每粒25mg；50mg。片剂：每片25mg。

第四节　驱蛔虫药及广谱驱虫药

一、哌嗪

1. 其他名称　哌哔嗪，驱蛔灵。

2. 性状　2010年版《中国药典》收载的是枸橼酸哌嗪和磷酸哌嗪。枸橼酸哌嗪为白色结晶性粉末或半透明结晶性颗粒；无臭，味酸；微有引湿性。在水中易溶，在甲醇中极微溶解，在乙醇、氯仿、苯、乙醚或石油醚中不溶。磷酸哌嗪为白色鳞片状结晶或结晶性粉末；无臭，味微酸带涩。在沸水中溶解，在水中略溶，在乙醇、氯仿或乙醚中不溶。

3. 药理学　本品具有麻痹蛔虫肌肉的作用，其机制可能是哌嗪阻断了乙酰胆碱对蛔虫肌肉的兴奋作用，或改变虫体肌肉细胞膜对离子的通透性，影响自发冲动的传播，亦可抑制琥珀酸盐的产生，减少能量的供应，从而阻断神经肌肉冲动的传递，使蛔虫不能附着在宿主肠壁，随粪便排出体外。蛔虫在麻痹前不表现兴奋作用，故使用本品较安全。

口服后胃肠道吸收迅速，一部分在体内代谢，其余部分由尿排出。两种盐的体内过程相似，但排泄率个体差异较大。

4. 适应证　用于肠蛔虫病，蛔虫所致的不全性肠梗阻和胆道蛔虫病绞痛的缓解期。此外亦可用于驱蛲虫。

5. 用法和用量

（1）枸橼酸哌嗪：驱蛔虫，成人 3～3.5g，睡前一次服，连服 2d。小儿每日 100～160mg/kg，1d 量不得超过 3g。连服 2d。一般不必服泻药。驱蛲虫，成人每次 1～1.2g，1日 2～2.5g，连服 7～10d；小儿 1 日 60mg/kg，分两次服，每日总量不超过 2g，连服 7～10d。

（2）磷酸哌嗪：驱蛔虫，1 日 2.5～3g，睡前 1 次服，连服 2d；小儿，80～130mg/kg，1 日量不超过 2.5g，连服 2d。驱蛲虫，1 次 0.8～1g，1 日 1.5～2g，连服 7～10d；小儿每日 50mg/kg，分 2 次服，1 日量不超过 2g，连服 7～10d。

6. 不良反应　本品毒性低，但用量大时亦可引起头晕、头痛、恶心、呕吐等，少数病例可出现荨麻疹、乏力、胃肠功能紊乱、共济失调等反应。便秘者可加服泻药。

7. 禁忌证　有肝、肾功能不全，神经系统疾患及癫痫史的患者禁用。

8. 制剂　枸橼酸哌嗪片：每片 0.25g；0.5g。枸橼酸哌嗪糖浆：每 100ml 含本品 16g。磷酸哌嗪片：每片 0.2g；0.5g。

二、噻嘧啶

1. 其他名称　抗虫灵，ANTIMINTH。

2. 性状　2010 年版《中国药典》收载的是双羟萘酸噻嘧啶（pyrantel pamoate），为淡黄色粉末；无臭，无味。在二甲替甲酰胺中略溶，在乙醇中极微溶解，在水中几乎不溶。熔点 262～266℃（分解）。

3. 药理学　本品是去极化神经肌肉阻滞剂，有明显的烟碱样活性，能使蛔虫产生痉挛；同时能持久抑制胆碱酯酶，对寄生虫的神经肌产生阻滞作用，其作用相当于 1% 乙酰胆碱。另外，本品可使虫体细胞去极化，增加峰电位频率，使虫体肌张力增加而不能自主活动。噻嘧啶作用迅速，先使虫体肌肉显著收缩，其后麻痹虫体使之止动，安全排出体外，不致引起胆道梗阻或肠梗阻。本品口服很少吸收，大约 7% 以原形或代谢物自尿中排出，一半以上的药物自粪便排泄。

口服吸收不好，达 t_{max} 为 1～3h，一次服用 11mg/kg 时，C_{max} 为 0.05～0.13μg/ml。50%～75% 以上以原形从粪便排出，约 7% 以原形从尿中排出。

由于口服后很少吸收，故全身毒性很低。对蛔虫、蛲虫或钩虫感染的疗效，比哌嗪、恩波吡维铵、苄酚宁等好，对鞭虫也有一定疗效，为一广谱高效驱肠虫药。对家畜多种胃肠虫线虫亦有效。

4. 适应证　用于驱蛔虫（虫卵阴转率 80%～95%）、钩虫、蛲虫（虫卵阴转率达 90% 以上）或混合感染。

5. 用法和用量

（1）成人常用量：①蛔虫病：一次按体重 10mg/kg（一般为 500mg），顿服，疗程 1～2d；②钩虫感染：剂量同上，连服 3d；③蛲虫感染：一日按体重 5～10mg/kg，连服 7d。

（2）儿童常用量：①蛔虫病：一次按体重 10mg/kg，睡前顿服，连服 2d；②钩虫病：剂量同上，连服 3d；③蛲虫病：一日按体重 5～10mg/kg，睡前顿服，连服 7d。

6. 不良反应　服后有轻度恶心、眩晕、腹痛，偶有呕吐、腹泻、畏寒等，一般不需处理。

7. 注意　急性肝炎或肾炎，严重心脏病、发热患者应暂缓给药。妊娠期妇女、冠心病及有严重溃疡病史者慎用。

8. 制剂　双羟萘酸噻嘧啶片：每片 0.3g（相当盐基 0.104g）。双羟萘酸噻嘧啶颗粒剂：每克含双羟萘酸噻嘧啶 0.15g。

抗蛲灵肛用软膏：为肛门内驱蛲虫剂。含双羟萘酸噻嘧啶 3%。用法：软膏管拧上塑料注入管，每晚睡前以温水洗净肛门周围，先挤出软膏少许涂于肛门周围，再轻插入肛内挤出软膏 1～1.5g 即可。连用药 7d 一般可愈。用药 2 周不愈者应换他药。

三、左旋咪唑

1. 其他名称　左咪唑，Levasole。

2. 性状　常用其盐酸盐，为白色或类白色针状结晶或结晶性粉末；无臭，味苦。在水中极易溶解，在乙醇中易溶，在氯仿中微溶，在丙酮中极微溶解。在碱性溶液中易分解变质。熔点 225～230℃。

3. 药理学　本品为四咪唑（驱虫净）的左旋体，是一种广谱驱肠虫药。实验证明本品可选择性地抑制虫体肌肉中的琥珀酸脱氢酶，使延胡索酸不能还原为琥珀酸，从而影响虫体肌肉的无氧代谢，减少能量的产生。虫体肌肉麻痹后，虫随粪便排出体外。其活性约为四咪唑（消旋体）的 1～2 倍，毒性及不良反应则较低。驱蛔作用较好，口服单剂量的抗蛔疗效可达 90%～100%。对钩、蛲虫也有明显作用。此外对丝虫成虫及微丝蚴也有一定的抗虫作用。本品还是一种免疫调节剂，可使细胞免疫力原来较低者得到恢复。

本品口服后迅速吸收，人口服单剂量 20mg/kg 后 30min，血药浓度可达峰值，半衰期约为 4h。本品主要在肝脏代谢，代谢产物可自尿、粪便及呼吸道迅速排除，乳汁中也可测得。

4. 适应证　主要用于驱蛔虫及钩虫。由于本品单剂量有效率较高，故适于集体治疗。可与噻嘧啶合用治疗严重钩虫感染；与噻苯唑或恩波吡维铵合用治疗肠线虫混合感染；与枸橼酸乙胺嗪先后序贯应用于抗丝虫感染。

5. 用法和用量

（1）驱蛔虫：口服，①成人 1.5～2.5mg/kg，空腹或睡前顿服；②小儿剂量为 2～3mg/kg。

（2）驱钩虫：口服，1.5～2.5mg/kg，每晚一次，连服 3d。

（3）治疗丝虫病：4～6mg/kg，分 3 次服，连服 3d。

6. 不良反应　可引起脑炎综合征，多为迟发反应。其他不良反应有头晕、恶心、呕吐、腹痛、疲乏、味觉障碍、神志不清等，多数在数小时后自行恢复。偶见流感样症状，如头痛、肌肉酸痛、血压降低、皮疹、光敏性皮炎、脉管炎、全身不适等。个别患者可有白细胞减少症、剥脱性皮炎及肝功能损伤。

7. 禁忌证　肝炎活动期禁用。

8. 注意　妊娠早期，肝功能异常及肾功能减退的患者慎用。

9. 制剂　片剂：每片 25mg；50mg。肠溶片：每片 25mg；50mg。颗粒剂：每 1g 含盐酸左旋咪唑 5mg。糖浆：0.8g（100ml）；4g（500ml）；16g（2000ml）。

搽剂：为左旋咪唑的 0.7% 二甲亚砜溶液或其硼酸酒精溶液，用于治疗早期钩虫感染有较好疗效。用法：每日搽药 3 次，连用 2d。用药量根据皮炎范围大小而定，每次约 0.5～1ml。

四、甲苯咪唑

1. 其他名称　甲苯达唑，二苯酮咪胺酯，安乐士，VERMOX，ANTIOX，MEBENDA-CIN，NOVERME，TELMIN，VERMIRAX。

2. 性状　为白色、类白色或微黄色结晶性粉末；无臭。在丙酮或氯仿中极微溶解，在水中不溶，在甲酸中易溶，在冰醋酸中略溶。

3. 药理学　本品为一广谱驱肠虫药，具有显著的杀灭幼虫、抑制虫卵发育的作用。体内或体外试验均证明能直接抑制线虫对葡萄糖的摄入，导致糖原耗竭，使虫体三磷酸腺苷形成减少，使它无法生存，但并不影响人体内血糖水平。超微结构观察到，虫体被膜细胞及肠细胞胞浆中微管变性，使高尔基体内分泌颗粒聚集，产生运输堵塞，胞浆溶解、吸收，细胞完全变性，虫体死亡。

口服吸收量约 5%～10%，进食尤其是进食脂肪性食物可增加吸收。在肝脏分布较多，口服后 2～5h 血药浓度达峰值，但不到服药量的 0.3%。一日服用 200mg，三日后血药浓度不超过 0.3μg/ml。健康人半衰期为 2.5～5.5h，但肝功能不全患者可长达 35h。口服后 24h 内以原形或 2－氨基代谢物形式随粪便排出，5%～10% 自尿中排出。

4. 适应证　用于防治钩虫、蛔虫、蛲虫、鞭虫、粪类圆线虫等肠道寄生虫病。

5. 用法和用量

（1）成人常用量：①治疗蛔虫、蛲虫病：采用 200mg 顿服。②治疗钩虫、鞭虫病：一次 200mg，一日 2 次，连服 3d；第一次治疗鞭虫及钩虫病未见效者，可于 2 周后再给予第 2 疗程。③治疗粪类圆线虫病，一次 200mg，一日 2 次，连服 3d。

（2）小儿：4 岁以上的儿童应用成人剂量；4 岁以下者剂量减半。

6. 不良反应

（1）可引起脑炎综合征，多为迟发反应。

（2）本品吸收少，排泄快，故不良反应较少。少数病例可出现轻微头昏、腹泻、腹部不适等，尚可出现乏力、皮疹；偶见剥脱性皮炎、全身性脱毛症、粒细胞或血小板减少，多可自行恢复。偶有蛔虫游走造成腹痛或吐蛔现象（与小剂量噻嘧啶合并应用后可避免发生），但均不影响治疗。

（3）严重的不良反应多发生于剂量过大、用药时间过长、间隔时间过短或合用肾上腺皮质激素的病例，应引起注意。

7. 禁忌证　动物试验表明本品可致畸胎，故妊娠期妇女和哺乳期妇女禁用。肝肾功能不全患者及 2 岁以下小儿禁用。

8. 注意　除习惯性便秘者外，不需服泻药。

9. 制剂　片剂或胶囊：每片（粒）50mg；100mg。

复方甲苯咪唑片（速效肠虫净片）：每片含甲苯咪唑 100mg 和左旋咪唑 25mg。驱蛲虫：

1片顿服；驱蛔虫：2片顿服；驱钩虫或蛔、钩、鞭虫混合感染：每日2次，1次1片，连服3d。成人及4岁以上儿童按上述剂量，4岁以下遵医嘱。服药期间不服泻药，不忌饮食。妊娠期妇女忌用。

复方甲苯咪唑丸：每丸含甲苯咪唑5mg，盐酸左旋咪唑1.25mg。驱蛲虫：20粒顿服，用药2周和4周后各重复用药1次；驱蛔虫：40粒顿服；驱鞭虫、钩虫或蛔虫、鞭虫、钩虫混合感染：1次20粒，1日2次，连服3d。

复方甲苯咪唑乳膏（海蜜克）：每支1g，含甲苯咪唑0.15g，盐酸左旋咪唑0.1g。驱蛔虫、蛲虫，6岁以上儿童及成人1支，2～6岁儿童1/2支，1次性涂于腹部或大腿内侧皮肤上，涂药面积20cm×20cm。第3天重复使用1次。

五、奥苯达唑

1. 其他名称　丙氧咪唑。

2. 药理学　本品为广谱驱肠虫药。对蛔虫、钩虫和鞭虫均有明显作用。与其他驱钩虫药比较，本品不但对十二指肠钩虫疗效较好，而且对美洲钩虫也有较好疗效，第2天和3天疗法的虫卵转阴率可达56%～100%。一般驱虫药物对鞭虫疗效较差，奥克太尔驱鞭虫时虫卵转阴率虽可达70%，但对钩虫和蛔虫无效，而本品不仅对钩虫和蛔虫有效，驱鞭虫的疗效也可达70%左右。

3. 适应证　主要用于驱除蛔虫、钩虫和鞭虫。

4. 用法和用量　驱蛔虫、钩虫、鞭虫，1日10mg/kg，半空腹1次口服，连用3d。

5. 不良反应　不良反应多为乏力、头昏、程度轻微，持续时间短暂，一般无需处理。

6. 制剂　片（胶囊）剂：每片（粒）100mg。

第四篇

作用于神经系统的药物

第十二章 镇静、催眠药及抗惊厥药

第一节 苯二氮䓬类

一、溴替唑仑（Brotizolam）

1. 药理作用　本品具有催眠、抗激动、抗惊厥、肌肉松弛等作用。低剂量时具有良好的催眠效果，可缩短入睡时间，减少醒觉次数，延长总睡眠时间。

2. 适应证　失眠症。

3. 用法用量　推荐剂量为 0.25mg，睡前服。老年人 0.125mg。术前催眠 0.5mg。

4. 不良反应　偶见胃肠道不适、头痛、眩晕、高血压患者血压下降。大剂量用药时（尤其对本品敏感的患者），可见次晨乏力、注意力不集中。本品可能产生耐药性或进展性健忘。

5. 禁忌

（1）对苯二氮䓬类过敏者禁用。

（2）重症肌无力、精神病、急性闭角型青光眼、急性呼吸功能不全、肝功能不良等患者禁用。

（3）妊娠、哺乳期妇女及 18 岁以下青少年禁用。

6. 药物相互作用　与中枢抑制药、抗组胺药、巴比妥类药同服时，可增加本品作用。

7. 规格　片剂：0.25mg。

二、咪达唑仑（Midazolam）

1. 药理作用　本品为苯二氮䓬类的一种，通过与苯二氮䓬受体（BZ 受体）结合发挥作用。BZ 受体位于神经元突触膜上，与 GABA 受体相邻，耦合于共同的氯离子通道上。在 BZ 受体水平存在着 GABA 调控蛋白，它能阻止 GABA 与其受体结合，而本品与 BZ 受体结合时就阻止调控蛋白发生作用，从而增强 GABA 与其受体的结合，并依据和 BZ 受体结合的多少，依次产生抗焦虑、镇静、催眠甚至意识消失。

2. 适应证

（1）麻醉前给药。

（2）全麻醉诱导和维持。

（3）椎管内麻醉及局部麻醉时辅助用药。

（4）诊断或治疗性操作（如心血管造影、心律转复、支气管镜检查、消化道内镜检查等）时患者镇静。

（5）ICU 患者镇静。

3. 用法用量

（1）肌内注射，用0.9%氯化钠注射液稀释。静脉给药，用0.9%氯化钠注射液、5%或10%葡萄糖注射液、5%果糖注射液、林格液稀释。

（2）麻醉前给药：在麻醉诱导前20~60分钟使用，剂量为0.05~0.075mg/kg，肌内注射，老年患者剂量酌减；全麻诱导常用5~10mg（0.1~0.15mg/kg）。

（3）局部麻醉或椎管内麻醉辅助用药：分次静脉注射0.03~0.04mg/kg。

（4）ICU 患者镇静：先静注2~3mg，继之以0.05mg/（kg·h）速度静脉滴注维持。

4. 不良反应

（1）麻醉或外科手术时最大的不良反应为降低呼吸容量和呼吸频率，发生率为10.8%~23.3%。静脉注射后，有15%患者可发生呼吸抑制。严重的呼吸抑制易见于老年人，可表现为呼吸暂停、窒息、心跳暂停甚至死亡。

（2）咪达唑仑静脉注射，特别当与阿片类镇痛剂合用时，可发生呼吸抑制、停止，有些患者可因缺氧性脑病而死亡。

（3）长期用作镇静后，患者可发生精神运动障碍。亦可出现肌肉颤动、躯体不能控制的运动或跳动，罕见的兴奋，不能安静等。当出现这些症状时应当处理。

（4）常见的不良反应有：①低血压，静脉注射的发生率约为1%。②急性谵妄、朦胧、失定向、警觉、焦虑、神经质或不安宁、心跳增快或不规则、皮疹、过度换气、呼吸急促等。③肌注局部硬块、疼痛；静脉注射后，静脉触痛等。

5. 禁忌

（1）对苯二氮䓬过敏的患者禁用。

（2）重症肌无力患者、精神分裂症患者、严重抑郁状态患者禁用。

6. 注意事项

（1）用作全麻诱导术后常有较长时间再睡眠现象，应注意保持患者气道通畅。

（2）本品不能用碱性注射液稀释或与之混合。

（3）长期静脉注射咪达唑仑，突然撤药可引起戒断综合征，推荐逐渐减少剂量。

（4）肌肉或静脉注射咪达唑仑后至少3个小时不能离开医院或诊室，之后应有人伴随才能离开。至少12个小时内不得开车或操作机器等。

（5）慎用于体质衰弱者、慢性阻塞性肺疾病、慢性肾衰、肝功能损害或充血性心衰患者，若使用咪达唑仑应减小剂量并进行生命体征的监测。

（6）急性酒精中毒时应用将抑制生命体征。

（7）老年人危险性的手术和斜视、白内障切除的手术中，可推荐应用咪达唑仑，但可能会有意识朦胧或失定向的感觉。

（8）不能用于孕妇。在分娩过程中应用需特别注意，单次大剂量可致新生儿呼吸抑制、肌张力减退、体温下降以及吸吮无力。FDA 对本药的妊娠安全性分级为 D 级。

（9）咪达唑仑可随乳汁分泌，通常不用于哺乳期妇女。

（10）60 岁以上老人属高风险患者。

7. 药物相互作用

（1）咪达唑仑可增强催眠药、镇静药、抗焦虑药、抗抑郁药、抗癫痫药、麻醉药和镇静性抗组胺药的中枢抑制作用。

（2）一些肝酶抑制药，特别是细胞色素 P4503A 抑制药物，可影响咪达唑仑的药代动力学，使其镇静作用延长。

（3）酒精可增强咪达唑仑的镇静作用。

8. 规格　注射剂：5ml：5mg；3ml：15mg。

第二节　巴比妥类

一、苯巴比妥（Phenobarbital）

1. 其他名称　鲁米那。

2. 药理作用　本品为镇静催眠药、抗惊厥药，是长效巴比妥类的典型代表。对中枢神经的抑制作用随着剂量加大，表现为镇静、催眠、抗惊厥及抗癫痫。大剂量对心血管系统、呼吸系统有明显的抑制。过量可麻痹延髓呼吸中枢致死。体外电生理实验见苯巴比妥使神经细胞的氯离子通道开放，细胞过极化，拟似 γ-氨基丁酸（GABA）的作用。治疗浓度的苯巴比妥可降低谷氨酸的兴奋作用，加强 γ-氨基丁酸的抑制作用，抑制中枢神经系统单突触和多突触传递，抑制痫灶的高频放电及其向周围扩散。

3. 适应证　主要用于治疗焦虑、失眠（用于睡眠时间短、早醒患者）、癫痫及运动障碍。是治疗癫痫大发作及局限性发作的重要药物。也可用作抗高胆红素血症药及麻醉前用药。

注射剂用于治疗癫痫，对全身性及部分性发作均有效，一般在苯妥英钠、卡马西平、丙戊酸钠无效时选用。也可用于其他疾病引起的惊厥及麻醉前给药。

4. 用法用量

（1）片剂：①成人：催眠，30~100mg，晚上一次顿服。镇静，一次 15~30mg，每日 2~3 次。抗惊厥，每日 90~180mg，可在晚上一次顿服，或每次 30~60mg，每日 3 次。抗高胆红素血症，一次 30~60mg，每日 3 次。②小儿：用药应个体化。镇静，每次 2mg/kg 或 60m/m²，每日 2~3 次；抗惊厥，每次 3~5mg/kg；抗高胆红素血症，每次 5~8mg/kg，分次口服，3~7 天见效。

（2）注射剂：①肌内注射：抗惊厥与癫痫持续状态，成人一次 100~200mg，必要时可 4~6 小时重复 1 次。儿童抗惊厥，一次 3~5mg/kg。②麻醉前给药：成人术前 0.5~1 小时肌内注射 100~200mg。

5. 不良反应

（1）用于抗癫痫时最常见的不良反应为镇静，但随着疗程的持续，其镇静作用逐渐变得不明显。

（2）可能引起微妙的情感变化，出现认知和记忆的缺损。

（3）长期用药，偶见叶酸缺乏和低钙血症。

（4）罕见巨幼红细胞性贫血和骨软化。

（5）大剂量时可产生眼球震颤、共济失调和严重的呼吸抑制。

（6）用本品的患者中 1% ~ 3% 的人出现皮肤反应，多见者为各种皮疹，严重者可出现剥脱性皮炎和多形性红斑或 Stevens – Johnson 综合征，中毒性表皮坏死极为罕见。

（7）有报道用药者可出现肝炎和肝功能紊乱。

（8）长时间使用可发生药物依赖，停药后易发生停药综合征。

6. 禁忌　严重肺功能不全、肝硬化、血卟啉病史、有哮喘史、未控制的糖尿病、过敏者禁用。

7. 注意事项

（1）对一种巴比妥过敏者，可能对本品也过敏。

（2）作抗癫痫药应用时，可能需 10 ~ 30 天才能达到最大效果，需按体重计算药量，如有可能应定期测定血药浓度，以达最大疗效。

（3）肝功能不全者，用量应从小量开始。

（4）长期用药可产生精神或躯体的药物依赖性，停药需逐渐减量，以免引起撤药症状。

（5）与其他中枢抑制药合用，对中枢产生协同抑制作用，应注意。

（6）下列情况慎用：轻微脑功能障碍症、低血压、高血压、贫血、甲状腺功能低下、肾上腺功能减退、心肝肾功能损害、高空作业者、驾驶员、精细和危险工种作业者。

（7）本药可通过胎盘，妊娠期长期服用，可引起依赖性及致新生儿撤药综合征；可能由于维生素 K 含量减少引起新生儿出血；妊娠晚期或分娩期应用，由于胎儿肝功能尚未成熟，可引起新生儿（尤其是早产儿）呼吸抑制；可能对胎儿产生致畸作用。FDA 对本药的妊娠安全性分级为 D 级。

（8）哺乳期应用可引起婴儿的中枢神经系统抑制。

（9）可能引起反常的兴奋，应注意。

（10）本药的常用量可引起兴奋、神经错乱或抑郁，因此用量宜较小。

8. 药物相互作用

（1）本品为肝药酶诱导剂，可提高药酶活性，长期用药不但加速自身代谢，还可加速其他药物代谢。如在应用氟烷、恩氟烷、甲氧氟烷等制剂麻醉之前长期服用巴比妥类药物者，可增加麻醉剂的代谢产物，增加肝脏毒性的危险。巴比妥类与氯胺酮同时应用时，特别是大剂量静脉给药，可增加血压降低、呼吸抑制的危险。

（2）与口服抗凝药合用时，可降低后者的效应。

（3）与口服避孕药合用，可降低避孕药的可靠性。与雌激素合用降低雌激素作用。

（4）与皮质激素、洋地黄类（包括地高辛）、土霉素或三环类抗抑郁药合用时，可降低这些药物的效应。

（5）与环磷酰胺合用，理论上可增加环磷酰胺烷基化代谢产物，但临床上的意义尚未明确。

（6）与奎尼丁合用时，由于增加奎尼丁的代谢而减弱其作用。

（7）与钙通道阻滞剂合用，可引起血压下降。

（8）与氟哌丁醇合用治疗癫痫，可引起癫痫发作形式改变，需调整用量。

（9）与吩噻嗪类和四环类抗抑郁药合用时可降低抽搐阈值，增加抑制作用；与布洛芬类合用，可减少或缩短半衰期而减少作用强度。

9. 规格　片剂：15mg；30mg；100mg。注射剂：1ml：0.1g；2ml：0.2g。

二、司可巴比妥钠（Secobarbital Sodium）

1. 其他名称　速可眠。

2. 药理作用　本品为短时巴比妥类催眠药。对中枢的抑制作用随着剂量加大，表现为镇静、催眠、抗惊厥及抗癫痫。大剂量对心血管系统、呼吸系统有明显的抑制。过量可麻痹延髓呼吸中枢致死。体外电生理实验见本类药物使神经细胞的氯离子通道开放，细胞超极化，拟似 γ - 氨基丁酸（GABA）的作用。治疗浓度的司可巴比妥可降低谷氨酸的兴奋作用，加强 γ - 氨基丁酸的抑制作用，抑制中枢神经系统单突触和多突触传递，抑制痫灶的高频放电及其向周围扩散。

3. 适应证　用于不易入睡的患者。也可用于抗惊厥（如破伤风等）。

4. 用法用量

（1）成人：①催眠，50～200mg，睡前一次顿服。②镇静，一次 30～50mg，每日 3～4次。③麻醉前用药，200～300mg，术前 1 小时服。成人极量一次 300mg。

（2）小儿：①镇静，每次 2mg/kg 或 60mg/m^2，每日 3 次。②麻醉前用药，50～100mg，术前 1 小时给药。

5. 不良反应

（1）对巴比妥类过敏的患者可出现皮疹以及哮喘，严重者发生剥脱性皮炎和 Stevens - Johnson 综合征，可致死。一旦出现皮疹，应当停药。

（2）长时间使用可发生药物依赖，或心因性依赖、戒断综合征；停药后易发生停药综合征。

（3）较少发生的不良反应有过敏而出现意识模糊，抑郁或逆向反应（兴奋）以老年、儿童患者及糖尿病患者为多。

（4）偶有粒细胞减少，皮疹，环形红斑，眼睑、口唇、面部水肿，幻觉，低血压，血小板减少，肝功能损害，黄疸，骨骼疼痛，肌肉无力。

6. 禁忌　严重肺功能不全、肝硬化、血卟啉病史、贫血、有哮喘史、未控制的糖尿病、过敏者禁用。

7. 注意事项

（1）对一种巴比妥过敏者可能对本品也过敏。

（2）作抗癫痫药应用时，可能需 10～30 天才能达到最大效果，需按体重计算药量，如有可能应定期测定血药浓度，以达最大疗效。

（3）肝功能不全者，用量应从小量开始。

（4）长期用药可产生精神或躯体的药物依赖性，停药需逐渐减量，以免引起撤药症状。

（5）与其他中枢抑制药合用，对中枢产生协同抑制作用，应注意。

（6）下列情况慎用：轻微脑功能障碍症、低血压、高血压、贫血、甲状腺功能低下、肾上腺功能减退、心肝肾功能损害、高空作业者、驾驶员、精细和危险工种作业者。

（7）本药可通过胎盘，妊娠期长期服用，可引起依赖性及致新生儿撤药综合征。可能由于维生素 K 含量减少引起新生儿出血。妊娠晚期或分娩期应用，由于胎儿肝功能尚未成熟，可引起新生儿（尤其是早产儿）呼吸抑制。用于抗癫痫可能产生胎儿致畸，应慎用。FDA 对本药的妊娠安全性分级为 D 级。

（8）哺乳期应用可引起婴儿的中枢神经系统抑制，应慎用。

（9）可能引起反常的兴奋，应注意。

（10）本药的常用量可引起兴奋、神经错乱或抑郁，因此用量宜较小。

8. 药物相互作用

（1）本品为肝药酶诱导剂，可提高药酶活性，长期用药不但加速自身代谢，还可加速其他药物代谢。乙醇、全麻药、中枢性抑制药或单胺氧化酶抑制药等与巴比妥类药合用时，可相互增强效能。

（2）与口服抗凝药合用，可降低后者的效应。

（3）与口服避孕药合用，可降低避孕药的可靠性。与雌激素合用降低雌激素作用。

（4）与皮质激素、洋地黄类（包括地高辛）、土霉素或三环类抗抑郁药合用时，可降低这些药物的效应。

（5）与环磷酰胺合用，理论上可增加环磷酰胺烷基化代谢产物，但临床上的意义尚未明确。

（6）与奎尼丁合用时，由于增加奎尼丁的代谢而减弱其作用。

（7）与钙离子拮抗剂合用，可引起血压下降。

（8）与氟哌丁醇合用，可引起癫痫发作形式改变，需调整用量。

（9）与吩噻嗪类和四环类抗抑郁药合用时可降低抽搐阈值，增加抑制作用；与布洛芬类合用，可减少或缩短半衰期而减少作用强度。

9. 规格　胶囊剂：0.1g。

三、异戊巴比妥（Amobarbital）

1. 药理作用　本品为巴比妥类催眠药、抗惊厥药，中等作用时间（3～6 小时），对中枢的抑制作用随着剂量加大，表现为镇静、催眠、抗惊厥及抗癫痫。大剂量对心血管系统、呼吸系统有明显的抑制。过量可麻痹延髓呼吸中枢致死。体外电生理实验见本类药物使神经细胞的氯离子通道开放，细胞过极化，拟似 γ‑氨基丁酸（GABA）的作用。治疗浓度的异戊巴比妥可降低谷氨酸的兴奋作用，加强 γ‑氨基丁酸的抑制作用，抑制中枢神经系统单突触和多突触传递，抑制痫灶的高频放电及其向周围扩散。

2. 适应证　主要用于催眠、镇静、抗惊厥（小儿高热惊厥、破伤风惊厥、子痫、癫痫持续状态）和麻醉前给药。

3. 用法用量　深部肌肉或静脉注射。

（1）成人：催眠，100～200mg；镇静，一次 30～50mg，每日 2～3 次。极量一次 250mg，一日 500mg。

（2）小儿：催眠，个体差异大；镇静，每次 2mg/kg 或 60mg/m²，每日 2～3 次。

4. 不良反应

（1）用于抗癫痫时最常见的不良反应为镇静，但随着疗程的持续，其镇静作用逐渐变得不明显。

（2）可能引起微妙的情感变化，出现认知和记忆的缺损。

（3）长期用药，偶见叶酸缺乏和低钙血症。

（4）罕见巨幼红细胞性贫血和骨软化。

（5）大剂量时可产生眼球震颤、共济失调和严重的呼吸抑制。

（6）用本品的患者中 1%～3% 的人出现皮肤反应，多见者为各种皮疹以及哮喘，严重者可出现剥脱性皮炎和多形性红斑或 Stevens - Johnson 综合征，中毒性表皮坏死极为罕见。

（7）有报道用药者可出现肝炎和肝功能紊乱。

（8）长时间使用可发生药物依赖，停药后易发生停药综合征。

5. 禁忌　严重肺功能不全、肝硬化、血卟啉病史、贫血、有哮喘史、未控制的糖尿病、过敏者禁用。

6. 注意事项

（1）对一种巴比妥过敏者可能对本品也过敏。

（2）下列情况慎用：轻微脑功能障碍症、低血压、高血压、贫血、甲状腺功能低下、肾上腺功能减退、心肝肾功能损害、高空作业者、驾驶员、精细和危险工种作业者。

（3）肝功能不全者，用量应从小量开始。

（4）不宜长期用药，如连续使用达 14 天可出现快速耐药性。

（5）长期用药可产生精神或躯体的药物依赖性，停药需逐渐减量，以免引起撤药症状。

（6）与其他中枢抑制药合用，对中枢产生协同抑制作用，应注意。

（7）作抗癫痫药应用时，可能需 10～30 天才能达到最大效果，需按体重计算药量，如有可能应定期测定血药浓度，以达最大疗效。

（8）本药可通过胎盘，妊娠期长期服用，可引起依赖性及致新生儿撤药综合征；由于维生素 K 含量减少可能引起新生儿出血；妊娠晚期或分娩期应用，由于胎儿肝功能尚未成熟，可引起新生儿（尤其是早产儿）呼吸抑制；用于抗癫痫可能产生胎儿致畸。FDA 对本药的妊娠安全性分级为 D 级。哺乳期应用可引起婴儿的中枢神经系统抑制。在以上情况下，应尽量避免使用本药。

（9）可能引起反常的兴奋，应注意。

（10）本药的常用量可引起兴奋、神经错乱或抑郁，因此用量宜较小。

7. 药物相互作用

（1）本品为肝酶诱导剂，可提高药酶活性，不但加速自身代谢，还可加速其他药物代谢。乙醇、全麻药、中枢性抑制药或单胺氧化酶抑制药等与巴比妥类药合用时，可相互增强效能。与乙酰氨基酚类合用，会增加肝中毒的危险性。

（2）与口服抗凝药合用，可降低后者的疗效。

（3）与口服避孕药合用，可降低避孕药的可靠性。与雌激素合用降低雌激素作用。

（4）与皮质激素、洋地黄类（包括地高辛）、土霉素或三环类抗抑郁药合用，可降低这些药物的效应。

（5）与环磷酰胺合用，理论上可增加环磷酰胺烷基化代谢产物，但临床上的意义尚未明确。

（6）与奎尼丁合用时，由于增加奎尼丁的代谢而减弱其作用，应按需调整后者的用量。

（7）与钙离子拮抗剂合用，可引起血压下降。

（8）与氟哌丁醇合用治疗癫痫，可引起癫痫发作形式改变，需调整用量。

（9）与吩噻嗪类和四环类抗抑郁药合用，可降低抽搐阈值，增加抑制作用；与布洛芬类合用，可减少或缩短半衰期而减少作用强度。

8. 规格　注射剂：100mg；250mg。

第三节　其他类催眠药

一、佐匹克隆（Zopiclone）

1. 其他名称　唑吡酮。

2. 药理作用　本品常规剂量具有镇静、催眠和肌肉松弛作用。其作用于苯二氮䓬受体，但结合方式不同于苯二氮䓬类药物。本品为速效催眠药，能延长睡眠时间，提高睡眠质量，减少夜间觉醒和早醒次数。本品的特点为次晨残余作用低。

3. 适应证　各种失眠症。

4. 用法用量　常用量 7.5mg，临睡时服；老年人最初临睡时剂量减半，必要时按常用量；肝功能不全者，减半服为宜。

5. 不良反应　与剂量及患者的敏感性有关。

（1）偶见思睡、口苦、口干、肌无力、遗忘、醉态，有些人出现异常的易恐、好斗、易受刺激或精神错乱、头痛、乏力。

（2）长期服药后突然停药会出现戒断症状（因药物半衰期短故出现较快），可能有较轻的激动、焦虑、肌痛、震颤、反跳性失眠及噩梦、恶心及呕吐，罕见较重的痉挛、肌肉颤抖、神志模糊（往往继发于较轻的症状）。

6. 禁忌

（1）对本品过敏者禁用。

（2）失代偿的呼吸功能不全患者，重症肌无力、重症睡眠呼吸暂停综合征患者禁用。

7. 注意事项

（1）肌无力患者用药时需注意医疗监护，呼吸功能不全者和肝肾功能不全者应适当调整剂量。

（2）使用本品时应绝对禁止摄入酒精饮料。

（3）连续用药时间不宜过长，突然停药可引起停药综合征，应谨慎，服药后不宜操作机械及驾车。

（4）孕期妇女慎用：因本品在乳汁中浓度高，哺乳期妇女不宜使用。

（5）15 岁以下儿童不宜使用本品。

8. 药物相互作用

（1）与神经肌肉阻滞药或其他中枢神经抑制药同服可增强镇静作用。

（2）与苯二氮䓬类抗焦虑药和催眠药同服，戒断综合征的出现几率可增加。

9. 规格 片剂：7.5mg。

二、唑吡坦（Zolpidem）

1. 药理作用 通过选择性与中枢神经系统的 ω_1 受体的亚型结合，产生药理作用。本品小剂量时，能缩短入睡时间，延长睡眠时间；在较大剂量时，第 2 相睡眠、慢波睡眠（第 3 和第 4 相睡眠）时间延长，REM 睡眠时间缩短。

2. 适应证 适用于下列情况下严重睡眠障碍的治疗：①偶发性失眠症。②暂时性失眠症。

3. 用法用量 成人常用剂量，每次 10mg，睡前服用。老年患者或肝功能不全的患者剂量应减半即为 5mg。每日剂量不得超过 10mg。

本品的治疗时间应尽可能短，最长不超过 4 周。对偶发性失眠（例如旅行期间），治疗 2～5 天；对暂时性失眠（例如烦恼期间），治疗 2～3 周。

4. 不良反应

（1）少数患者可能产生以下不适症状：眩晕、嗜睡、恶心、呕吐、头痛、记忆减退、夜寝不安、腹泻、摔倒、麻醉感觉和肌痛。

（2）有报道使用镇静或催眠药时可发生一系列思维和行为的异常改变，可表现为抑制力减弱（如与性格不符的攻击性和外向性），类似于酒精和其他中枢神经系统抑制剂产生的作用。其他行为改变包括古怪行为、兴奋、幻觉和人格分裂。有报道抑郁症患者服用镇静/催眠药后抑郁加重。

（3）首次服用本品初期可能出现过敏性休克（严重过敏反应）和血管性水肿（严重面部浮肿）。

（4）服用本品可能引起睡眠综合征行为，包括驾车梦游、梦游做饭和吃东西等潜在危险行为。

5. 禁忌

（1）对本品过敏者禁用。

（2）严重呼吸功能不全、睡眠呼吸暂停综合征、严重肝功能不全（有肝性脑病风险）、肌无力者禁用。

（3）孕妇和哺乳期妇女禁用。

（4）15 岁以下儿童禁用。

6. 注意事项

（1）连续服用本品几周后，其药效和催眠效果可能会有所降低，而产生耐药性。

（2）依赖性：使用本品可能会产生身体和精神依赖性，产生依赖性的风险随剂量的增加及治疗期的延长而增加。具有滥用药物和酗酒史者风险更大。一旦出现生理依赖性，立即停药会出现戒断症状，包括头痛、肌肉痛、极度焦虑紧张、烦躁、兴奋和谵妄，严重时会现意识障碍、失去理智、听觉过敏、麻木、四肢麻刺感，对光、声音和身体接触过敏，出现幻觉和癫痫发作。

（3）失眠症反弹：由本品引起的短暂综合症状可能会使失眠症复发并增强。

（4）对驾车和操作机械能力的影响：虽然研究表明服用本品模拟车辆驾驶未受影响，

但司机和机械操作者应注意，同别的催眠药一样，服用本品次日上午可能有睡意。

（5）FDA 对本药的妊娠安全性分级为 C 级。

（6）老年患者可能对本品比较敏感，故应减量服用。

（7）应避免同时饮用酒精和同时服用含有酒精的药物。

7. 药物相互作用

（1）酒精能加强本品的镇静作用，降低警觉性，驾驶或操作机器时可能产生危险。

（2）与安定类镇静药、抗焦虑药、麻醉止痛剂、抗癫痫药和有镇静作用的抗组胺药合用，能增强中枢抑制作用。

（3）与抑制肝酶（特别是细胞色素 P450）的化合物合用，可能会增强本品的作用。

8. 规格　片剂：10mg。

三、扎来普隆（Zaleplon）

1. 药理作用　本品化学结构不同于苯二氮䓬类、巴比妥类及其他已知的催眠药，可能通过作用于 γ‑氨基丁酸‑苯二氮䓬（GABA‑BZ）受体复合物而发挥其药理作用。临床研究结果显示扎来普隆能缩短入睡时间，但还未表明能增加睡眠时间和减少唤醒次数。

2. 适应证　适用于入眠困难的失眠症的短期治疗。

3. 用法用量　成人口服一次 5~10mg，睡前服用或入睡困难时服用。体重较轻的患者，推荐剂量为一次 5mg。老年病患者、糖尿病患者和轻中度肝功能不全的患者，推荐剂量为一次 5mg。每晚只服用一次。

持续用药时间限制在 7~10 天。如果服用 7~10 天后失眠仍未减轻，应对患者失眠的病因重新进行评估。

4. 不良反应

（1）服用后，可能会出现较轻的头痛、嗜睡、眩晕、口干、出汗、厌食、腹痛、恶心呕吐、乏力、记忆困难、多梦、情绪低落、震颤、站立不稳、复视及其他视力问题、精神错乱等不良反应。

（2）其他不良反应包括：①服用扎来普隆（10 或 20mg）1 小时左右会出现短期的记忆缺失，20mg 剂量时缺失作用更强，但 2 小时后没有缺失作用。②服用扎来普隆（10 或 20mg）1 小时左右有预期的镇静和精神障碍作用，但 2 小时后就没有这种作用。③反弹性失眠是剂量依赖性的，临床试验表明，5mg 和 10mg 组在停药后的第一个晚上没有或很少有反弹性失眠，20mg 组有一些，但在第二天晚上即消失。④偶见一过性白细胞升高。⑤偶见一过性转氨酶升高。

5. 禁忌

（1）对本品过敏者禁用。

（2）严重肝、肾功能不全者，睡眠呼吸暂停综合征患者，重症肌无力患者，严重的日乎吸困难或胸部疾病者禁用。

（3）哺乳期妇女及将要或已经怀孕妇女禁用。

（4）18 岁以下患者禁用。

6. 注意事项

（1）长期服用可能会产生依赖性。有药物滥用史的患者慎用。

（2）第一次服用本品，在第二天仍然会有一些药效，当需要头脑清醒时，比如驾驶汽车、操作机器等须慎用。

（3）停止服药后的第一或两个晚上，可能入睡困难。

（4）为了更好地发挥本品作用，请不要在用完高脂肪的饮食后立即服用。

（5）因为本品的不良反应是剂量相关的，因此应尽可能用最低剂量，特别是老年人。

（6）怀孕期间服用本品的安全性未得到数据证实，而且本品代谢入乳汁中，因此哺乳期母亲及将要或已经怀孕妇女禁用本品。FDA 对本药的妊娠安全性分级为 C 级。

（7）没有数据证实儿童服用本品的安全性，所以儿童（小于 18 岁者）禁用本品。

7. 药物相互作用　本品可增强乙醇对中枢神经系统的损伤作用，但不影响乙醇的药代动力学。

第十三章　自主神经系统药物

第一节　拟胆碱药

一、毛果芸香碱（Pilocarpine）

1. 其他名称　匹鲁卡品。

2. 药理作用　拟胆碱药物，通过直接刺激位于瞳孔括约肌、睫状体及分泌腺上的胆碱受体而起作用。毛果芸香碱通过收缩瞳孔括约肌，使周边虹膜离开房角前壁，开放房角，增加房水排出。同时本品还通过收缩睫状肌的纵行纤维，增加巩膜突的张力，使小梁网间隙开放，房水引流阻力减小，增加房水排出，降低眼压。此外，对平滑肌和各种腺体有直接兴奋作用，对唾液腺和汗腺作用尤为显著；对心血管系统有抑制作用。

3. 适应证　用于急性闭角型青光眼、慢性闭角型青光眼、开角型青光眼、继发性青光眼等。本品可与其他缩瞳剂、β 受体阻滞剂、碳酸酐酶抑制剂、拟交感神经药物或高渗脱水剂联合用于治疗青光眼。散瞳后可用本品滴眼缩瞳以抵消睫状肌麻痹剂或扩瞳药的作用。

4. 用法用量

（1）滴眼液：①慢性青光眼：0.5% ~4%溶液一次 1 滴，一日 1 ~4 次。②急性闭角型青光眼急性发作期：1% ~2%溶液一次 1 滴，每 5 ~10 分钟滴眼 1 次，3 ~6 次后每 1 ~3 小时滴眼 1 次，直至眼压下降（注意：对侧眼每 6 ~8 小时滴眼 1 次，以防对侧眼闭角型青光的发作）。③缩瞳：对抗散瞳作用，1%溶液滴眼每次 1 滴，用 2 ~3 次；先天性青光眼房角切开或外路小梁切开术前，1%溶液滴眼，一般用 1 ~2 次；虹膜切除术前，2%溶液滴眼，一次 1 滴，共 4 次。

（2）眼膏：一日 1 次，在临睡时涂入结膜囊内。

5. 不良反应

（1）眼刺痛，烧灼感，结膜充血引起睫状体痉挛，浅表角膜炎，颞侧或眼周头痛，诱发近视。眼部反应通常发生在治疗初期，并在治疗过程中消失。

（2）老年人和晶状体混浊的患者在照明不足的情况下会有视力减退。

（3）有使用缩瞳剂后视网膜脱离的罕见报告。

（4）长期使用本品可出现晶状体混浊、强直性瞳孔缩小、虹膜后粘连、虹膜囊肿及近视程度加深。

（5）局部用药后出现全身不良反应的情况罕见，但偶见特别敏感的患者，局部常规用药后出现流涎、出汗、胃肠道反应和支气管痉挛。

6. 禁忌　对本药过敏者、支气管哮喘者、急性角膜炎及虹膜睫状体炎等不应缩瞳的眼病患者禁用。

7. 注意事项

（1）定期检查眼压：如出现视力改变，需查视力、视野、眼压描记及房角等，根据病情变化改变用药及治疗方案。

（2）心血管疾病患者应监测本药诱导的心律改变或血流动力学改变。

（3）为避免吸收过多引起全身不良反应，滴眼后需用手指压迫泪囊部 1~2 分钟。

（4）瞳孔缩小常引起暗适应困难，应告知需在夜间开车或从事照明不好的危险职业的患者。

（5）以下情况慎用本药：胆石症或胆道疾病，慢性阻塞性肺疾病，甲状腺功能亢进，帕金森病，消化性溃疡或胃肠道痉挛，尿路梗阻，急性结膜炎、角膜炎。

（6）孕妇及哺乳期妇女用药的安全性尚未确定，故应慎用。FDA 对本药的妊娠安全性分级为 C 级。

（7）儿童要慎用本品，因患儿体重轻，易用药过量引起全身中毒。

8. 药物相互作用

（1）本品与 β 受体阻滞药、碳酸酐酶抑制剂、高渗脱水剂联合使用有协同作用。

（2）本品与拉坦前列素合用可降低葡萄膜巩膜途径房水流出的量，减低降眼压作用。

（3）与局部抗胆碱药合用将干扰本品的降眼压作用。与适量的全身抗胆碱药物合用，因全身用药到达眼部的浓度很低，通常不影响本品的降眼压作用。

9. 规格　滴眼液：10ml：50mg；10ml：100mg；10ml：200mg。眼膏：1%；2%；4%。

二、卡巴胆碱（Carbachol）

1. 其他名称　氨甲酰胆碱、卡巴克。

2. 药理作用　人工合成的拟胆碱药，能直接作用于瞳孔括约肌产生缩瞳作用，同时还有抗胆碱酯酶间接作用，故缩瞳时间较长。

此外，本药还可增加胃肠道张力及收缩蠕动的作用，可加强膀胱逼尿肌的收缩，可扩张几乎所有的血管床，有负性肌力和负性变时作用，可导致支气管收缩。

3. 适应证　用于人工晶体植入、白内障摘除、角膜移植等需要缩瞳的眼科手术。

4. 用法用量　前房内注射，一次 0.02mg。

5. 不良反应

（1）可引起较强的调节痉挛及由此引起的暂时性视力下降和头痛等不良反应，还可见结膜充血、泪腺分泌增多以及眼睑瘙痒、抽动，并可增加虹膜及睫状体的血流。另外尚有引起白内障的报道。

（2）较少引起全身不良反应，偶可出现皮肤潮红、出汗、上腹部不适、腹部绞痛、呃逆、膀胱紧缩感、头痛和流涎等。

6. 禁忌　对本品过敏、甲状腺功能亢进、低血压、消化性溃疡、支气管哮喘、心律失常、癫痫、震颤麻痹、闭角型青光眼、机械性肠梗阻、尿路阻塞或痉挛等患者禁用。

7. 注意事项

（1）尚不清楚是否对胎儿有害，妊娠期间使用应权衡利弊。FDA 对本药的妊娠安全性分级为 C 级。

（2）尚不清楚本药是否分泌入乳汁，哺乳期妇女慎用。

（3）禁用于静脉或肌内注射。

8. 药物相互作用　局部（眼部）使用非甾体类抗炎药时，本品可失效。

9. 规格　注射液：1ml：0.1mg。

三、新斯的明（Neostigmine）

1. 药理作用　本品通过抑制胆碱酯酶活性而发挥完全拟胆碱作用，还能直接激动骨骼肌运动终板上烟碱样受体（N_2 受体）。其作用特点为对腺体、眼、心血管及支气管平滑肌作用较弱，能促进胃收缩和增加胃酸分泌，并促进小肠、大肠，尤其是结肠的蠕动，从而防止肠道弛缓，促进肠内容物向下推进。本品对骨骼肌兴奋作用较强，但对中枢作用较弱。

2. 适应证　用于手术结束时拮抗非去极化肌肉松弛药的残留肌松作用，用于重症肌无力、手术后功能性肠胀气及尿潴留等。

3. 用法用量　皮下注射或肌内注射。①重症肌无力：一次 0.25～1mg，一日 1～3 次。②术后尿潴留：一次 0.25mg，每 4～6 小时 1 次，持续 2～3 天。③术后腹胀：一次 0.5mg，可重复给药。极量，一次 1mg，一日 5mg。

4. 不良反应

（1）可致药疹，常见不良反应包括恶心、呕吐、腹泻、流泪、流涎等，严重时可出现共济失调、惊厥、昏迷、语言不清、焦虑不安、恐惧甚至心脏停搏。

（2）少见肌纤维自发性收缩，随之出现随意肌麻痹。

5. 禁忌

（1）对本品过敏者禁用。

（2）癫痫、心绞痛、室性心动过速、机械性肠梗阻或泌尿道梗阻及哮喘患者禁用。

（3）心律失常、窦性心动过缓、血压下降、迷走神经张力升高者禁用。

6. 注意事项

（1）甲状腺功能亢进症和帕金森症等慎用。

（2）孕妇用药后，由于子宫收缩，可引起早产。FDA 对本药的妊娠安全性分级为 C 级。

（3）尚不清楚本药是否分泌入乳汁，哺乳期妇女慎用。

7. 药物相互作用

（1）氨基糖苷类抗生素、卷曲霉素、林可霉素、多黏菌素、利多卡因静脉注射或奎宁肌内注射，均能作用于神经肌接头，使骨骼肌张力减弱，故对本药作用可产生不同程度的拮抗。

（2）阻断交感神经节的降压药（如胍乙啶、美卡拉明和咪芬），可减弱本药的效应。

（3）能抑制血浆中胆碱酯酶的活性，使酯族局麻药在体内水解缓慢，易致中毒反应。故在使用本药期间宜采用酰胺族局麻药。

（4）可减弱乙醚、恩氟烷、异氟烷、甲氧氟烷、环丙烷等吸入全麻药的肌松作用。

（5）阿托品作用于 M 胆碱受体，能减少胆碱酯酶抑制药过量时的不良反应，故当本药用于拮抗非去极化肌松药时，可与阿托品合用。

（6）即使是微弱的抗毒蕈碱样作用的药物（如普鲁卡因胺、奎尼丁等），也可减弱本药对重症肌无力的疗效，故不宜合用。

8. 规格　注射液：1ml：0.5mg；1ml：1mg。

四、溴吡斯的明（Pyridostigmine Bromide）

1. 其他名称　溴吡啶斯的明。

2. 药理作用　可逆性的抗胆碱酯酶药，能抑制胆碱酯酶的活性，使胆碱能神经末梢释放的乙酰胆碱破坏减少，突触间隙中乙酰胆碱积聚，出现毒蕈碱样（M）和烟碱样（N）胆碱受体兴奋作用。此外，对运动终板上的烟碱样胆碱受体（N_2 受体）有直接兴奋作用，并能促进运动神经末梢释放乙酰胆碱，从而提高胃肠道、支气管平滑肌和全身骨骼肌的肌张力。

3. 适应证　用于重症肌无力、手术后功能性肠胀气及尿潴留等。

4. 用法用量　口服。一般成人为 60～120mg，每 3～4 小时 1 次。

5. 不良反应

（1）可出现轻度的抗胆碱酯酶的毒性反应，如腹痛、腹泻、唾液增多、气管内黏液分泌增加、出汗、缩瞳、血压下降和心动过缓等，一般能自行消失。

（2）可出现溴化物的反应，如皮疹、乏力、恶心和呕吐等。

6. 禁忌

（1）对本药过敏者禁用。

（2）心绞痛、支气管哮喘、机械性肠梗阻及尿路梗塞患者禁用。

7. 注意事项

（1）心律失常（尤其是房室传导阻滞）、术后肺不张或肺炎者慎用。

（2）本品吸收、代谢、排泄存在明显的个体差异，其药量和用药时间应根据服药后效应而定。

（3）孕妇用药后，由于子宫收缩，可引起早产。FDA 对本药的妊娠安全性分级为 C 级。

（4）本药可少量分泌入乳汁中。常规剂量时，婴儿通过乳汁摄入的药物量极少，乳母可安全用药。

8. 药物相互作用

（1）能抑制血浆中胆碱酯酶的活性，使酯族局麻药在体内水解缓慢，易致中毒反应。故在使用本药期间宜采用酰胺族局麻药。

（2）氨基糖苷类抗生素、卷曲霉素、林可霉素、多黏菌素、利多卡因静脉注射或奎宁肌内注射，均能作用于神经肌接头，使骨骼肌张力减弱，故对本药作用可产生不同程度的拮抗。

（3）可减弱乙醚、恩氟烷、异氟烷、甲氧氟烷、环丙烷等吸入全麻药的肌松作用。

（4）阻断交感神经节的降压药（如胍乙啶、美卡拉明和咪芬），可减弱本药的效应。

（5）即使是微弱的抗毒蕈碱样作用的药物（如普鲁卡因胺、奎尼丁等），也可减弱本药对重症肌无力的疗效，故不宜合用。

（6）阿托品作用于 M 胆碱受体，能减少胆碱酯酶抑制药过量时的不良反应，故当本药用于拮抗非去极化肌松药时，可与阿托品合用。

9. 规格　片剂：60mg。

五、石杉碱甲（Huperzine A）

1. 药理作用　胆碱酯酶抑制剂，对乙酰胆碱酯酶具有选择性抑制作用，具有促进记忆再现、增强记忆、保持和加强肌肉收缩强度的作用。

2. 适应证

（1）用于良性记忆障碍，提高患者指向记忆、联想学习、图像回忆、无意义图形再认及人像回忆等能力。

（2）对多型痴呆和脑器质性病变引起的记忆、认知功能及情绪行为障碍亦有改善作用。

（3）亦可用于重症肌无力。

3. 用法用量　口服。一次 0.1 ~ 0.2mg，一日 2 次，可酌情调整剂量，一日量最多不超过 0.45mg。1 ~ 2 月为一疗程。

4. 不良反应　少数患者给药后可出现头晕、耳鸣、恶心、多汗、乏力、腹痛、肌束颤动等。个别患者有瞳孔缩小、呕吐、视物模糊、心率改变、流涎、嗜睡等。大剂量可出现胃肠道不适、乏力、出汗等。

5. 禁忌　对本药过敏、癫痫、肾功能不全、机械性肠梗阻、尿路梗阻及心绞痛等患者禁用。

6. 注意事项

（1）心动过缓、支气管哮喘者慎用。

（2）本品用量有个体差异，一般应从小剂量开始给药。

（3）尚无资料证实孕妇用药的安全性，孕妇应慎用本药。

（4）尚不清楚哺乳期间用药的安全性。

7. 规格　片剂：0.05mg。胶囊剂：0.05mg。

六、依酚氯铵（Edrophonium Chloride）

1. 药理作用　抗胆碱酯酶药物，类似新斯的明，对骨骼肌的作用特别突出。还有类似兴奋迷走神经作用，能延长心房肌的有效不应期，阻抑房室结传导，纠正阵发性室上性或房性心动过速。

2. 适应证　用于诊断重症肌无力和鉴别肌无力危象及胆碱能危象。也用作筒箭毒碱等非去极化肌松药的拮抗剂。

3. 用法用量

（1）用于重症肌无力的诊断

1）肌内注射：①成人一次 10mg，重症肌无力患者此时应出现肌力改善，约可维持 5 分钟。②婴儿一次 0.5 ~ 1mg。③体重 34kg 以下儿童一次 2mg，34kg 以上儿童一次 5mg。

2）静脉注射：①成人先静脉注射 2mg，如 15 ~ 30 秒无效，再静脉注射 8mg。重症肌无力患者此时应出现肌力改善，约可维持 5 分钟。②婴儿一次 0.5mg。③体重 34kg 以下儿童先注射 1mg，如 30 ~ 45 秒无效，再重复 1mg，直到总量达 5mg。体重 34kg 以上儿童先注射 2mg，如 30 ~ 45 秒无效，再重复 1mg，直到总量达 10mg。

（2）用于肌无力危象和胆碱能危象的鉴别：成人注射 1 ~ 2mg，密切注意患者反应，出现肌力改善者属于重症肌无力危象，进一步肌力减退者为胆碱能危象。

（3）用于筒箭毒碱等非去极化肌松弛药的拮抗剂：成人先静脉注射 10mg，如 30 ~ 45 秒无效，再重复。

4. 不良反应

（1）可见唾液增加、支气管痉挛、心动徐缓、心律失常等反应。

（2）偶见室性期前收缩、腹痛、流涎、恶心、视物模糊和腿痛。

5. 禁忌　心脏病患者、手术后腹胀或尿潴留以及正在使用洋地黄类药物患者禁用。

6. 注意事项

（1）术后肺不张或肺炎、房室传导阻滞、支气管哮喘患者慎用。

（2）孕妇用药后，由于子宫收缩，可引起早产。FDA 对本药的妊娠安全性分级为 C 级。

（3）尚不清楚本药是否分泌入乳汁，哺乳期妇女慎用。

7. 药物相互作用

（1）能抑制血浆中胆碱酯酶的活性，使酯族局麻药在体内水解缓慢，易致中毒反应。故在使用本药期间宜采用酰胺族局麻药。

（2）与地高辛等洋地黄类药物联用，会导致房室传导阻滞、心动过缓和心脏停搏。

（3）氨基糖苷类抗生素、卷曲霉素、林可霉素、多黏菌素、利多卡因静脉注射或奎宁肌内注射，均能作用于神经肌接头，使骨骼肌张力减弱，故对本药作用可产生不同程度的拮抗。

（4）可减弱乙醚、恩氟烷、异氟烷、甲氧氟烷、环丙烷等吸入全麻药的肌松作用。

（5）乙酰唑胺作为利尿药静脉给药，与本药合用可能导致患者的肌无力症状加重。

（6）阻断交感神经节的降压药（如胍乙啶、美卡拉明和咪芬），可减弱本药的效应。

（7）即使是微弱的抗毒蕈碱样作用的药物（如普鲁卡因胺、奎尼丁等），也可减弱本药对重症肌无力的疗效，故不宜合用。

（8）阿托品作用于 M 胆碱受体，能减少胆碱酯酶抑制药过量时的不良反应，故当本药用于拮抗非去极化肌松药时，可与阿托品合用。

8. 规格　注射液：1ml：10mg；20ml：20mg；10ml：100mg。

七、加兰他敏（Galanthamine）

1. 药理作用　可逆性抗胆碱酯酶药。作用与新斯的明相似，可透过血脑屏障，对抗非去极化肌松药。对运动终板上的 N_2 胆碱受体也有直接兴奋作用，可改善神经肌肉传导，并有一定的中枢拟胆碱作用。

2. 适应证　用于重症肌无力、脊髓灰质炎后遗症以及拮抗氯化筒箭毒碱及类似药物的非去极化肌松作用。静脉注射可迅速逆转注射氢溴酸东莨菪碱所致的中枢抗胆碱作用。

3. 用法用量

（1）肌肉或皮下注射：①重症肌无力：成人一次 2.5 ~ 10mg，一日 1 次，2 ~ 6 周为一疗程。小儿按体重一次 0.05 ~ 0.1mg/kg，一日 1 次，2 ~ 6 周为一疗程。②抗筒箭毒碱非去极化肌松作用：成人肌内注射起始剂量 5 ~ 10mg，5 ~ 10 分钟后按需要可逐渐增加至 10 ~ 20mg。

（2）静脉注射：逆转注射氢溴酸东莨菪碱所致的中枢抗胆碱作用，一次 0.5mg/kg。

4. 不良反应

（1）神经系统：常见发热、疲劳、眩晕、头痛、发抖、失眠、嗜睡、抑郁、梦幻、意识错乱及晕厥。罕见有张力亢进、感觉异常、失语症和运动机能亢进、震颤、腿痛性痉挛、一过性缺血发作或脑血管意外等。

（2）胃肠系统：可见口干、恶心、呕吐、腹胀、反胃、腹痛、腹泻、厌食、消化不良、吞咽困难、消化道出血。

（3）心血管系统：可见心动过缓、心律不齐、房室传导阻滞、房性心律失常、心悸、心肌缺血或梗死，低血压罕见。

（4）血液系统：贫血可见，偶见血小板减少。

（5）内分泌和代谢系统：可见体重下降、脱水、低钾血症，偶见血糖增高。

5. 禁忌　癫痫、机械性肠梗阻、支气管哮喘、心绞痛和心动过缓者禁用。

6. 注意事项

（1）有消化性溃疡病史或同时使用非甾体类抗炎药、中度肝肾功能不全、病窦综合征及其他室上性心脏传导阻滞患者慎用。

（2）孕妇用药的安全性尚未确定，孕妇使用应权衡利弊。FDA 对本药的妊娠安全性分级为 B 级。

（3）尚不清楚本药是否分泌入乳汁，哺乳期妇女不推荐使用。

7. 药物相互作用

（1）与 CYP2D6 酶抑制药（阿米替林、氟西汀、氟伏沙明、帕罗西汀及奎尼丁）合用，可使本药的清除减少，不良反应发生率增加。

（2）肾上腺素 β 受体阻断药可明显减慢心率，与本药合用可致严重心动过缓。

（3）本药能加强麻醉过程中琥珀酰胆碱类药物的肌松作用。

（4）能抑制血浆中胆碱酯酶的活性，使酯族局麻药在体内水解缓慢，易致中毒反应。故在使用本药期间宜采用酰胺族局麻药。

（5）抗毒蕈碱样作用的药物（如普鲁卡因胺、奎尼丁等），可减弱本药对重症肌无力的疗效，不宜合用。

（6）红霉素可降低本药的疗效。

（7）阻断交感神经节的降压药（如胍乙啶、美卡拉明和咪芬），可减弱本药的效应。

（8）与地高辛等洋地黄类药物联用，会导致房室传导阻滞、心动过缓和心脏停搏。

（9）可拮抗氨基糖苷类抗生素、卷曲霉素、林可霉素、多黏菌素、利多卡因静脉注射或奎宁肌内注射产生的肌松作用。

（10）可减弱乙醚、恩氟烷、异氟烷、甲氧氟烷、环丙烷等吸入全麻药的肌松作用。

8. 规格　注射液：1ml：1mg；1ml：2.5mg；1ml：5mg。

第二节 抗胆碱药

一、阿托品 （Atropine）

1. 其他名称　颠茄碱。

2. 药理作用　M 胆碱受体阻滞剂。具有松弛内脏平滑肌的作用，从而解除平滑肌痉挛，缓解或消除胃肠平滑肌痉挛所致的绞痛，对膀胱逼尿肌、胆管、输尿管、支气管都有解痉作用，但对子宫平滑肌的影响较少。治疗剂量时，对正常活动的平滑肌影响较小，但对过度活动或痉挛的内脏平滑肌则有显著的解痉作用。大剂量可抑制胃酸分泌，但对胃酸浓度、胃蛋白酶和黏液的分泌影响很小。随用药剂量增加可依次出现如下反应：腺体分泌较少、瞳孔扩大和调节麻痹、心率加快、膀胱和胃肠道平滑肌的兴奋性降低、胃液分泌抑制。中毒剂量则出现中枢症状。本品对心脏、肠和支气管平滑肌作用比其他颠茄生物碱更强而持久。麻醉前用药可减少麻醉过程中支气管黏液分泌，预防术后引起肺炎，并消除吗啡对呼吸的抑制。经眼部给药，可阻断眼部 M 胆碱受体，从而使瞳孔括约肌和睫状肌松弛，形成扩瞳效应。

3. 适应证

（1）用于各种内脏绞痛，对胃肠绞痛及膀胱刺激症状疗效较好，但对胆绞痛、肾绞痛的疗效较差。

（2）用于迷走神经过度兴奋所致的窦房传导阻滞、房室传导阻滞等缓慢型心律失常，也可用于继发于窦房结功能低下而出现的室性异位节律。

（3）用于锑剂中毒引起的阿-斯综合征、有机磷农药中毒、氨基甲酸酯类农药中毒、急性毒蕈碱中毒、乌头中毒、钙通道阻滞药过量引起的心动过缓。

（4）用于抗休克。

（5）用于麻醉前给药，以抑制腺体分泌，特别是呼吸道黏液分泌。

（6）眼用制剂可用于葡萄膜炎、散瞳。

4. 用法用量

（1）口服：成人一次 0.3 ~ 0.6mg，一日 3 次，极量每次 1mg，一日 3 次。儿童一次 0.01mg/kg，每 4 ~ 6 小时 1 次。

（2）静脉注射：①成人一般情况：一次 0.3 ~ 0.5mg，一日 0.5 ~ 3mg。极量：一次 2mg。②抗休克：成人一次 0.02 ~ 0.05mg/kg，用 50% 葡萄糖注射液稀释后于 5 ~ 10 分钟注射，每 15 ~ 30 分钟一次，2 ~ 3 次后如情况未好转可逐渐增加用量，直到患者面色潮红、四肢温暖、瞳孔中度散大、收缩压在 75mmHg 以上时，逐渐减量至停药。儿童 0.03 ~ 0.05mg/kg，每 15 ~ 30 分钟一次，2 ~ 3 次后如情况未好转可逐渐增加用量，至情况好转后可逐渐减量至停药。③抗心律失常：成人一次 0.5 ~ 1mg，按需可 1 ~ 2 小时 1 次，最大用量为 2mg。儿童一次 0.01 ~ 0.03mg/kg。④解毒：锑剂引起的阿-斯综合征一次 1 ~ 2mg，15 ~ 30 分钟后再注射 1mg，如患者无发作，按需每 3 ~ 4 小时皮下或肌内注射 1mg。有机磷农药中毒一次 1 ~ 2mg（严重有机磷农药中毒时可加大 5 ~ 10 倍），每 10 ~ 20 分钟重复，直到发绀消失，继续用药至病情稳定，然后用维持量，有时需连用 2 ~ 3 天。

（3）静脉滴注：抗休克，一次 0.02 ~ 0.05mg/kg，用葡萄糖注射液稀释后滴注。

（4）肌内注射：①一般情况：剂量同静脉注射。②麻醉前用药：术前 0.5～1 小时给予，单次 0.5mg。③解毒：锑剂引起的阿－斯综合征剂量同静脉注射。有机磷农药中毒剂量同静脉注射。乌头中毒、钙通道阻滞药过量，一次 0.5～1mg，每 1～4 小时 1 次，至中毒症状缓解。

（5）皮下注射：①一般情况：剂量同静脉注射。②缓解内脏绞痛：一次 0.5mg。③麻醉前用药：成人单次 0.5mg。儿童体重 3kg 以下者，单次 0.1mg；7～9kg，单次 0.2mg；12～16kg，单次 0.3mg；20～27kg，单次 0.4mg；32kg 以上，单次 0.5mg。④解毒：剂量同静脉注射。

（6）经眼用药：①眼用凝胶：滴入结膜囊，一次 1 滴，一日 3 次。②滴眼液：滴入结膜囊，一次 1 滴，一日 1～2 次。③眼膏：涂少许在下穹隆，一日 1～3 次。

5. 不良反应　本药具多种药理作用，临床应用其中一种作用时，其他作用则成为不良反应。

（1）常见便秘、出汗减少、口鼻咽喉干燥、视物模糊、皮肤潮红、排尿困难、胃肠动力低下、胃－食管反流。

（2）少见眼压升高，过敏性皮疹或疱疹。

（3）眼部用药可出现皮肤黏膜干燥发热、面部潮红、心动过速、视物模糊、短暂的眼部烧灼感和刺痛、畏光、眼睑肿胀等；少数患者眼睑出现瘙痒、红肿、结膜充血等过敏反应。

6. 禁忌　青光眼及前列腺肥大者、高热者禁用。

7. 注意事项

（1）对其他颠茄生物碱不耐受者，对本品也不耐受。

（2）下列情况应慎用：①脑损害，尤其是儿童。②心脏病，特别是心律失常、充血性心力衰竭、冠心病、二尖瓣狭窄等。③反流性食管炎、食管与胃的运动减弱、下食管括约肌松弛。④20 岁以上患者存在潜隐性青光眼时，有诱发的危险。⑤溃疡性结肠炎。⑥前列腺肥大引起的尿路感染及尿路阻塞性疾病。

（3）孕妇静脉注射阿托品可使胎儿心动过速，孕妇使用需考虑用药的利弊。FDA 对本药的妊娠安全性分级为 C 级。

（4）本品可分泌至乳汁，并有抑制泌乳作用，哺乳期妇女慎用。

（5）婴幼儿对本品的毒性反应极敏感，特别是痉挛性麻痹与脑损伤的小儿，反应更强。环境温度较高时，因闭汗有体温急骤升高的危险，应用时要严密观察。

（6）老年人容易发生抗 M 胆碱样副作用，如排尿困难、便秘、口干（特别是男性），也易诱发未经诊断的青光眼，一经发现，应即停药。本品对老年人尤易致汗液分泌减少，影响散热，故夏天慎用。

（7）酚磺酞试验时本品可减少酚磺酞的排出量。

8. 药物相互作用

（1）与尿碱化药包括含镁或钙的制酸药、碳酸酐酶抑制药、碳酸氢钠、枸橼酸盐等合用时，本药排泄延迟，作用时间和（或）毒性增加。

（2）与金刚烷胺、吩噻嗪类药、其他抗胆碱药、扑米酮、普鲁卡因胺、三环类抗抑郁药合用，本药的毒副反应可加剧。

（3）与单胺氧化酶抑制剂（包括呋喃唑酮、丙卡巴肼等）伍用时，可加强抗 M 胆碱作用的副作用。

（4）与甲氧氯普胺并用时，后者的促进肠胃运动作用可被拮抗。

（5）本药可加重胺碘酮所致的心动过缓。

（6）与奎尼丁合用，可增强本药对迷走神经的抑制作用。

（7）与异烟肼合用，本药抗胆碱作用增强。

（8）与哌替啶合用，有协同解痉和止痛作用。

（9）胆碱酯酶复活药与本药合用可减少本药用量和不良反应，增强治疗有机磷农药中毒的疗效。

（10）抗组胺药可增强本药的外周和中枢效应，也可加重口干、尿潴留及眼压增高等不良反应。

9. 规格　片剂：0.3mg。注射液：1ml：0.5mg；1ml：1mg；1ml：5mg。滴眼液：10ml：50mg。眼膏：0.5%；1%；2%。眼用凝胶：5g：50mg。

二、东莨菪碱（Scopolamine）

1. 药理作用　外周作用较强的抗胆碱药，阻断 M 胆碱受体。本品的外周作用较阿托品强而维持时间短，能抑制腺体分泌，解除毛细血管痉挛，改善微循环，扩张支气管，解除平滑肌痉挛；对大脑皮质有明显抑制作用，对呼吸中枢有兴奋作用。

2. 适应证　用于麻醉前给药，震颤麻痹，晕动病，躁狂性精神病，胃、肠、胆、肾平滑肌痉挛，胃酸分泌过多，感染性休克，有机磷农药中毒。

3. 用法用量　皮下或肌内注射，一次 0.3～0.5mg，极量一次 0.5mg，一日 1.5mg。

4. 不良反应　常有口干、眩晕，严重时瞳孔散大，皮肤潮红、灼热，兴奋，烦躁，谵语，惊厥，心跳加快。

5. 禁忌

（1）对本品过敏者禁用。

（2）青光眼患者禁用。

（3）严重心脏病、器质性幽门狭窄或麻痹性肠梗阻者禁用。

6. 注意事项

（1）前列腺肥大者慎用。

（2）皮下或肌内注射时要注意避开神经与血管。如需反复注射，不要在同一部位，应左右交替注射。

（3）孕妇及哺乳期妇女用药的安全性尚不明确。

（4）老年患者用药需注意呼吸和意识情况。

7. 药物相互作用

（1）不能与抗抑郁、治疗精神病和帕金森病的药物合用。

（2）其他参见阿托品。

8. 规格　氢溴酸东莨菪碱注射液：1ml：0.3mg；1ml：0.5mg。

三、山莨菪碱（Anisodamine）

1. 其他名称　654-2。

2. 药理作用　M胆碱受体阻断药，作用与阿托品相似或稍弱，有明显外周抗胆碱作用，能松弛平滑肌，解除微血管痉挛，故有解痉止痛和改善微循环作用。其扩瞳和抑制腺体分泌的作用是阿托品的1/20~1/10。因不能通过血脑屏障，故中枢作用较弱。

3. 适应证　用于感染中毒性休克、有机磷农药中毒、平滑肌痉挛、眩晕症。

4. 用法用量

（1）口服：一次5~10mg，一日3次。用于缓解疼痛时一次5mg，疼痛时服，必要时4小时后可重复一次。

（2）肌注：一次5~10mg，每日1~2次。

（3）静脉用药：①感染中毒性休克：依病情决定剂量，成人一次10~40mg，儿童一次0.3~2mg/kg，稀释后静脉注射，也可将本品5~10mg加于5%葡萄糖液200ml中静脉滴注，每隔10~30分钟重复给药，随病情好转延长给药间隔，直至停药，情况无好转可酌情加量。②有机磷农药中毒的解救用量视病情而定。

5. 不良反应　与阿托品相似，但毒性较低。可有口干、面红、轻度扩瞳、视近物模糊等，用量较大时可有心率加快及排尿困难，多在1~3小时内消失。

6. 禁忌

（1）颅内压增高、脑出血急性期、前列腺增生、尿潴留及青光眼患者禁用。

（2）哺乳期妇女禁用。

7. 注意事项

（1）严重肺功能不全、严重心力衰竭慎用。

（2）可延长胃排空时间，能增加很多药物的吸收，使发生不良反应的危险性增加。

（3）孕妇慎用。

8. 药物相互作用

（1）与甲氧氯普胺、多潘立酮等合用，各自效用降低。

（2）与哌替啶合用，有协同解痉和止痛作用。

（3）可拮抗去甲肾上腺素所致的血管痉挛。

（4）可拮抗毛果芸香碱的促分泌作用，但抑制强度低于阿托品。

9. 规格　注射液：5mg。片剂5mg。

四、托品卡胺（Tropicamide）

1. 其他名称　托品酰胺。

2. 药理作用　为M胆碱受体阻断药，作用类似阿托品。能阻滞乙酰胆碱引起的瞳孔括约肌及睫状肌的兴奋作用，使瞳孔括约肌及睫状肌松弛，出现扩瞳和调节麻痹。其0.5%溶液可引起瞳孔散大，1%溶液还可引起睫状肌麻痹。

3. 适应证　用于散瞳和调节麻痹。

4. 用法用量　0.5%~1%溶液滴眼，一次1滴，间隔5分钟滴第2次。

5. 不良反应

（1）有类似阿托品样作用，可使闭角型青光眼眼压急剧升高，也可能激发未被诊断的闭角型青光眼。

（2）本药1%溶液可能产生暂时的刺激症状。若溶液浓度过高或滴药次数过多，可引起口干、便秘、排尿困难、心动过速等不良反应。

（3）偶有报道可导致过敏性休克。

6. 禁忌

（1）闭角型青光眼者禁用。

（2）婴幼儿有脑损伤、痉挛性麻痹及先天愚型综合征者禁用。

7. 注意事项

（1）前列腺增生患者慎用。

（2）为避免药物经鼻黏膜吸收，滴眼后应压迫泪囊部2～3分钟。

（3）婴幼儿对本药极为敏感，药物吸收后可引起眼周局部皮肤潮红、口干等。

（4）高龄患者易产生阿托品样毒性反应，也可能激发未被诊断的闭角型青光眼，一经发现应立即停药。

（5）FDA对本药的妊娠安全性分级为 C 级。

（6）药物对哺乳的影响尚不明确。

（7）如出现口干、颜面潮红等阿托品样毒性反应，应立即停用，必要时予拟胆碱类药物解毒。

（8）如出现过敏症状或眼压升高应停用。

8. 药物相互作用　尚不明确。

9. 规格　滴眼液：6ml：15mg；6ml：30mg。

五、樟柳碱（Anisodine）

1. 药理作用　本品具有明显的中枢抗胆碱作用，它和乙酰胆碱在 M 胆碱受体部位竞争，阻止乙酰胆碱与 M 胆碱受体结合，从而阻断神经冲动传递，达到干扰由胆碱能神经传递引起的生理功能。能解除血管痉挛，改善微循环，有抗震颤、解痉、平喘、抑制腺体分泌、散瞳及对抗有机磷酸酯类农药中毒的作用。作用强度较阿托品为弱，而毒性小。

2. 适应证　用于偏头痛、血管性头痛、视网膜血管痉挛、缺血性视神经病变、神经系统炎症及脑血管所引起的急性瘫痪、震颤麻痹等，亦可用于有机磷酸酯类农药中毒的解毒。

3. 用法用量　口服。常用量：一次 1～4mg，一日 1～10mg。

4. 不良反应

（1）可有口干、头昏、面红、瞳孔散大、尿失禁、疲乏等。

（2）偶见暂时性黄疸、意识模糊，减药或停药后可自行消失。

5. 禁忌　青光眼、出血性疾病、脑出血急性期患者禁用。

6. 注意事项

（1）心脏病、严重心衰、心律失常患者及儿童慎用。

（2）孕妇及哺乳期妇女用药的安全性尚不明确。

7. 规格　片剂：1mg；3mg。

六、颠茄（Belladonna）

1. 药理作用　①抗 M 胆碱作用：能抑制乙酰胆碱的毒蕈碱样作用，主要抑制节后胆碱能神经支配的自主性效应器部位乙酰胆碱的活动，无胆碱能神经供应但受乙酰胆碱支配的平滑肌的活动也被抑制。节后胆碱能神经支配的胆碱受体位于平滑肌、心肌、窦房结和房室结以及外分泌腺等处。较大量的颠茄也能减少胃肠道的运动和分泌，降低输尿管和膀胱的张力，对胆总管和胆囊仅略为松弛。②止呕吐：主要在于能降低迷路中受体的应激性，以及抑制前庭与小脑间神经通道的传导。③抗晕眩：可能作用于大脑皮层或在皮层外围的球囊筛区和椭圆囊筛区。

2. 适应证　用于胃及十二指肠溃疡，胃肠道、肾、胆绞痛等。

3. 用法用量　口服，常用量，一次 0.3~1ml，一日 1~3ml；极量，一次 1.5ml，一日 4.5ml。

4. 不良反应

（1）较常见便秘、出汗减少、口鼻咽喉及皮肤干燥、视力模糊、排尿困难（尤其老年人）。

（2）少见眼睛痛、眼压升高、过敏性皮疹或疱疹。

5. 注意事项

（1）对阿托品或其他颠茄生物碱不耐受，对颠茄也可不耐受。

（2）幼儿及儿童对颠茄的阿托品样毒性反应极为敏感。痉挛性麻痹与脑损害的幼儿及儿童，对颠茄的反应增强，应用时要严密观察。环境温度较高时，可有体温急骤升高的危险，原因是汗腺分泌活动受抑制，多见于婴幼儿。脸红反应则系皮下血管扩张所致。

（3）老年病患者应用一般常用量即可出现烦躁、震颤、昏睡或谵妄等症状。老年人特别容易发生抗毒蕈碱样不良反应，如便秘、口干和尿潴留（尤其是男性）。也易诱发未经诊断的青光眼。一经发现，应即停药。

（4）下述疾病应慎用：①脑损害，尤其是儿童，颠茄的中枢神经作用可加强。②心脏病特别是心律失常、充血性心力衰竭、冠心病、二尖瓣狭窄等。③先天愚型，可出现瞳孔散大及心率加快。④反流性食管炎，食管与胃的运动减弱，下食管括约肌松弛，可使胃排空延迟，从而促成胃潴留，并增加胃－食管的反流。⑤胃肠道阻塞性疾患，如贲门失弛缓症和幽门梗阻等，可因肌运动和张力的削弱而引起梗阻及胃潴留。⑥青光眼（闭角型或潜在型），颠茄可诱发闭角型青光眼的急性发作，20 岁以上患者青光眼潜在，有诱发的危险。⑦急性出血伴有心血管功能不全者，心率加速可能对病情不利。⑧肝功能中度损害，可减少减慢颠茄的代谢。⑨膈疝合并反流性食管炎，颠茄可使症状加重。⑩高血压，可因用药而加重。⑪甲状腺功能亢进，心动过速更甚。⑫老年衰弱患者，肠道松弛无力，或已有麻痹性肠梗阻先兆，有导致完全性肠梗阻的危险。⑬肺部疾患，特别是婴幼儿及衰弱患者，支气管分泌减少，痰浓缩后有支气管栓子形成。⑭重症肌无力者，乙酰胆碱的生理作用被抑制后的病情可加重。⑮自主神经疾病等患者，尿潴留和睫状肌麻痹可加重。⑯前列腺肥大、非阻塞性（膀胱张力减低）及尿路阻塞性疾病，可能导致完全性尿潴留。⑰中度肾功能损害，颠茄排泄减少而发生不良反应。⑱小儿痉挛性麻痹，对颠茄的效应可增加。⑲可加重心动过速。⑳溃疡性结肠炎，用药量大时肠能动度降低，可导致麻痹性肠梗阻，且可诱发及加重中毒性巨结肠症。

6. 药物相互作用

（1）与尿碱化药伍用时，包括碳酸酐酶抑制药等，颠茄排泄延迟，疗效、毒性都可因此而加强。

（2）与金刚烷胺、美克洛嗪、吩噻嗪类药、其他抗胆碱药、扑米酮、普鲁卡因胺、三环类抗抑郁药等伍用时，颠茄的毒副反应可加剧。

（3）与制酸药、吸附性止泻药等伍用时，颠茄吸收减少，疗效削弱，二者服用的时间应隔开 1 小时以上。

（4）与可待因或美沙酮等伍用时可发生严重便秘，导致麻痹性肠梗阻或（和）尿潴留。

（5）与甲氧氯普胺伍用时，其促进胃肠运动的作用可被颠茄所拮抗。

（6）与单胺氧化酶抑制剂（包括呋喃唑酮、丙卡巴肼等）伍用时，颠茄在肝脏的解毒被阻断，因而可加强其抗 M 胆碱作用的不良反应，另外，这种抑制剂本身也有抗 M 胆碱作用。

7. 规格　酊剂：500ml。

七、曲司氯铵（Trospium Chloride）

1. 药理作用　人工合成的具有四个铵基结构的托品酸衍生物，属副交感神经阻滞药，作用类似于阿托品，主要通过与内源性神经递质乙酰胆碱竞争性结合突触后膜 M 受体而起作用，对有副交感神经支配的器官起着降低副交感神经张力、去除因副交感神经引起的平滑肌痉挛的作用，对胃肠、胆道和泌尿道也有一定作用。本品脂溶性低而不易通过血脑屏障，不会产生中枢神经系统副作用。

2. 适应证　用于治疗由于逼尿肌不稳定或逼尿朋反射亢进引起的尿频、尿急和急迫性尿失禁等症。

3. 用法用量　口服，饭前空腹用水整片冲服。每日 2 次，每次 20mg。

严重肾功能不全［肌酐清除率在 $10 \sim 30ml/（min \cdot 1.73m^2）$］患者的推荐剂量为每日或隔日 20mg。

4. 不良反应　在服用曲司氯铵治疗期间可出现抗胆碱能样副作用，如口干、消化不良和便秘等。

5. 禁忌　以下情况时禁用：对曲司氯铵活性成分和其他成分过敏；尿潴留，前列腺增生伴尿潴留；闭角型青光眼（高眼压）；心动过速（心率快，有时心律不规则）；重症肌无力（表现为劳累状况下肌肉快速疲劳）；严重的溃疡性结肠炎；毒性巨结肠；需透析的肾功能不全［肌酐清除率小于 $10ml/（min \cdot 1.73m^2）$］。

6. 注意事项

（1）慎用于以下患者：幽门梗阻等有胃肠道梗阻的患者；尿流梗阻有形成尿潴留危险者；自主神经功能障碍者；食道裂孔疝伴反流性食道炎者；甲状腺功能亢进、冠心病及充血性心力衰竭等非正常性的心率快速的患者。

（2）由于本品尚无肝损害患者使用的有效资料，因此不推荐在此类患者应用该药。

（3）本品主要通过肾脏而被清除，在肾功能不全患者使用时可导致本品血浆浓度的急剧升高，因此肾功能轻度和中度受损患者应慎用本品。

（4）在开始服用本品前，应排除以下疾病：心血管疾病、肾脏疾病、烦渴症和泌尿系感染及肿瘤等可导致尿频、尿急和急迫性尿失禁的器质性疾患。

（5）因本品中含有小麦淀粉赋形剂，有腹腔疾患的患者在使用本药前应咨询医生。

（6）原则上讲，存在眼调节障碍的患者会降低处理道路交通和使用机器的能力。但是本品的实验结果并未显示存在影响和驾驶能力关联的身体机能的作用（视觉定位、一般反应能力、压力反应能力、集中能力和运动协调能力）。

7. 药物相互作用

（1）加强药物的抗胆碱能作用，如金刚烷胺、三环类抗抑郁药、奎尼丁、抗组胺和维拉帕米；加强拟交感药物的心动加速作用；降低如甲氧氯普胺和西沙比利等药物的正性动力作用。

（2）由于本品可影响胃肠道的动力和分泌，因此不能排除本品会影响同时服用的其他药物的吸收。

（3）由于不能排除瓜耳胶、考来烯胺等药物抑制本品的吸收，因此不推荐这些药物与本品同用。

（4）体外试验显示，本品可影响与药物代谢有关的细胞色素酶 P450 的代谢（CYP1A2、2A6、2C9、2C19、2D19、2D6、2E1、3A4）。对其他的代谢无影响。

8. 规格　片剂：20mg。

八、双环维林（Dicyclomine）

1. 药理作用　本品为抗胆碱药，其作用与阿托品相似而较弱，并有局部麻醉作用。

2. 适应证　用于胃及十二指肠溃疡，胃酸过多，及胆、胃肠道、尿道痉挛等。

3. 用法用量　口服：每次 10 ~ 20mg，每日 3 ~ 4 次或睡前服。

4. 禁忌　青光眼、前列腺肥大及幽门梗阻患者忌用

5. 注意事项　参见阿托品。

6. 规格　片剂：10mg。

第三节　拟肾上腺素药

一、萘甲唑啉（Naphazoline）

1. 药理作用　拟肾上腺素药，有收缩血管作用。

2. 适应证

（1）滴眼液用于过敏性结膜炎。

（2）滴鼻液用于过敏性及炎症性鼻充血、急慢性鼻炎等。

3. 用法用量

（1）滴眼：一次 1 ~ 2 滴，一日 2 ~ 3 次。

（2）治鼻充血：用其 0.05 ~ 0.1% 溶液，每侧鼻孔滴 2 ~ 3 滴。

4. 不良反应

（1）偶有眼部疼痛、流泪等轻度刺激作用。

（2）连续长期使用易引起反跳性充血。

5. 禁忌　对本品过敏者、青光眼或其他严重眼病患者、萎缩性鼻炎患者禁用。

6. 注意事项

（1）高血压和甲状腺功能亢进患者慎用。

（2）儿童、老年人、孕妇及哺乳期妇女慎用。

（3）滴眼液在使用过程中，如发现眼红、疼痛等症状应停药。

（4）滴鼻液过浓，滴药过多，或误吞药液，均可引起中毒，对小儿尤须小心。

（5）滴鼻液滴药的间隔时间，最好不少于 4 小时。

（6）滴鼻液不宜长期使用，否则可能引起萎缩性鼻炎。

7. 药物相互作用　单胺氧化酶抑制剂或拟交感药物不能与本品同用。

8. 规格　滴眼液：0.012%。滴鼻液：0.05%；0.1%。

二、米多君（Midodrine）

1. 药理作用　本品在体内形成活性代谢物脱甘氨酸米多君，后者为肾上腺素 α_1 受体激动剂，可通过兴奋动脉和静脉 α 受体而使血管收缩，进而升高血压。本品能增加各种原因导致的体位性低血压患者立位、坐位和卧位的收缩压和舒张压。改善循环容量不足引起的症状（如晨起精神不振、乏力、头晕、眼花等）。

本品不会激动心脏肾上腺素 β 受体，且基本不能透过血脑屏障，因而不会影响中枢神经系统的功能，但用药后由于反馈作用，心率可能下降。可使膀胱内括约肌张力增高，导致排尿延迟。

2. 适应证　用于治疗各种原因引起的低血压症，尤其是血液循环失调引起的体位性低血压。还可用于压力性尿失禁的辅助治疗。

3. 用法用量　成人和 12 岁以上儿童口服。

（1）低血压：开始剂量一次 2.5mg，一日 2～3 次。必要时可逐渐增至一次 10mg，一日 3 次。

（2）血液循环失调：一次 2.5mg，一日 2 次，早、晚服用。必要时一次 2.5mg，一日 3 次。个别患者可减至一次 1.25mg，一日 2 次。

（3）尿失禁：开始剂量一次 2.5mg，一日 2 次。必要时可逐渐增至一次 5mg，一日 2～3 次。

4. 不良反应

（1）常见的不良反应：卧位和坐位时的高血压，主要发生于头皮的感觉异常和瘙痒，皮肤竖毛反应（鸡皮疙瘩），寒战，尿失禁，尿潴留和尿频。

（2）少见的不良反应：头痛，头胀，面部血管扩张，脸红，思维错乱，口干，神经质或焦虑及皮疹。

（3）偶发的不良反应：视野缺损，眩晕，皮肤过敏，失眠，嗜睡，多形性红斑，口疮，皮肤干燥，排尿障碍，乏力，背痛，心口灼热，恶心，胃肠不适，胃肠胀气及腿痛性痉挛。

5. 禁忌　禁用于严重器质性心脏病、急性肾脏疾病、嗜铬细胞瘤或甲状腺功能亢进的患者。

6. 注意事项

（1）尿潴留、有眼内压增高危险、使用可引起心率减慢的药物的患者应慎用本品。

（2）动物实验中，本品可使家兔胚胎的存活率降低。妊娠期应用本品时，须充分权衡利弊。FDA 对本药的妊娠安全性分级为 C 级。

（3）尚不清楚本品是否可分泌到母乳中，哺乳期妇女应谨慎使用本品。

（4）12 岁以下儿童不宜使用本品。

（5）体位性低血压患者应监测卧位和立位的收缩压、舒张压以及心率。

7. 药物相互作用

（1）强心苷类与本品同时使用时，可能导致心动过缓、房室传导阻滞或心律失常。

（2）与阿托品、保钠的糖皮质激素、血管收缩药（如伪麻黄碱、麻黄碱等）可能增强本品的升压效应。

（3）肾上腺素 α 受体阻滞剂，如哌唑嗪、特拉唑嗪和多沙唑嗪，能拮抗本品的作用，也可使心动过缓加重。

（4）与三环类抗抑郁药、抗组胺药、甲状腺激素及单胺氧化酶抑制药合用，可引起高血压、心律失常和心动过速。

8. 规格　片剂：2.5mg。

第四节　α、β 受体阻断药

一、拉贝洛尔（Labetalol）

1. 药理作用　本品具有选择性 α_1 受体和非选择性 β 受体拮抗作用，两种作用均有降压效应，对 β 受体的作用比 α 受体强。通过抑制心肌及血管平滑肌的收缩反应发挥降压作用。在降压同时伴有心率减慢、冠脉流量增加、外周血管阻力下降。大剂量时具有膜稳定作用，内源性拟交感活性甚微。本品降压强度与剂量及体位有关，立位血压下降较卧位明显，不伴反射性心动过速和心动过缓。

2. 适应证

（1）用于治疗各种类型高血压，尤其是高血压危象。也适用于伴有冠心病的高血压。

（2）用于外科手术前控制血压。

（3）用于嗜铬细胞瘤的降压治疗。

（4）用于妊娠高血压。

3. 用法用量

（1）静脉注射：一次 25～50mg，加 10% 葡萄糖注射液 20ml，于 5～10 分钟内缓慢推注，如降压效果不理想可于 15 分钟后重复一次，直至产生理想的降压效果。总剂量不超过 200mg。

（2）静脉滴注：本品 100mg 加 5% 葡萄糖注射液或 0.9% 氯化钠注射液 250ml，静脉滴注速度为 1～4mg/min，直至取得较好效果，然后停止滴注。有效剂量为 50～200mg，但对嗜铬细胞瘤患者可能需 300mg 以上。

（3）口服：一次 100mg，一日 2～3 次，2～3 天后根据需要加量。饭后服。极量为每日 2 400mg。

4. 不良反应　患者偶有头昏、胃肠道不适、疲乏、感觉异常、哮喘加重等症。个别患者有体位性低血压。

5. 禁忌

（1）支气管哮喘患者禁用。

（2）心源性休克、心脏传导阻滞（Ⅱ～Ⅲ度房室传导阻滞）禁用。

（3）重度或急性心力衰竭、窦性心动过缓等患者禁用。

6. 注意事项

（1）有下列情况应慎用：过敏史、充血性心力衰竭、糖尿病、肺气肿或非过敏性支气管炎、肝功能不全、甲状腺功能低下、雷诺综合征或其他周围血管疾病、肾功能减退。

（2）静脉用药时患者应卧位，滴注切勿过速，以防降压过快。注射毕应静卧 10～30 分钟。

（3）本品尿中代谢产物可造成尿儿茶酚胺和香草基杏仁酸（VMA）假性升高；本品可使尿中苯异丙胺试验呈假阳性。

（4）孕妇（妊娠高血压除外）慎用。FDA 对本药的妊娠安全性分级为 C 级。

（5）本药少量可自乳汁分泌，哺乳期妇女慎用。

（6）儿童用药的安全性和有效性尚不明确。

7. 药物相互作用

（1）本药与三环抗抑郁药同时应用可产生震颤。

（2）本品可减弱硝酸甘油的反射性心动过速，但降压作用可协同。

（3）本品可增强氟烷对血压的作用。

8. 规格　注射液：5ml：50mg；20ml：200mg。片剂：100mg。

二、卡维地洛（Carvedilol）

1. 药理作用　本品具有选择性 α_1 受体和非选择性 β 受体阻滞作用。通过阻滞突触后膜 α_1 受体，从而扩张血管、降低外周血管阻力；阻滞 β 受体，抑制肾素分泌，阻断肾素－血管紧张素－醛固酮系统，产生降压作用。无内在拟交感活性，具有膜稳定特性。对心排血量及心率影响不大，极少产生水钠潴留。

2. 适应证

（1）用于轻、中度原发性高血压：可单独用药，也可和其他降压药合用，尤其是噻嗪类利尿剂。

（2）治疗有症状的充血性心力衰竭：可降低死亡率和心血管事件的住院率，改善患者一般情况并减慢疾病进展。卡维地洛可做标准治疗的附加治疗，也可用于不耐受 ACEI 或没有使用洋地黄、肼屈嗪、硝酸盐类药物治疗的患者。

（3）用于心绞痛。

3. 用法用量　口服。

（1）高血压：推荐起始剂量一次 6.25mg，一日 2 次，如果可耐受，以服药后 1 小时的立位收缩压作为指导，维持该剂量7~14天，然后根据谷浓度时的血压，在需要的情况下增至一次12.5mg，一日2次，甚至可一次25mg，一日2次。一般在7~14天内达到完全的降压作用。总量不超过50mg/d。

（2）有症状的充血性心力衰竭：接受洋地黄类药物、利尿剂和ACEI治疗患者必须先用这些药物稳定病情后再使用本药。推荐起始剂量一次3.125mg，一日2次，口服2周，如果可耐受，可增至一次6.25mg，一日2次。此后可每隔2周剂量加倍至患者可耐受的最大剂量。最大推荐剂量：<85kg者，一次25mg，一日2次；≥85kg者，一次50mg，一日2次。每次剂量增加前，需评估患者有无心力衰竭加重或血管扩张的症状。一过性心力衰竭加重或水钠潴溜须用增加利尿剂剂量处理，有时需减少卡维地洛剂量或暂时中止卡维地洛治疗。卡维地洛停药超过两周时，再次用药应从一次3.125mg、每日2次开始，然后以上述推荐方法增加剂量。血管扩张的症状，开始可通过降低利尿剂剂量处理。若症状持续，需降低ACEI（如使用）剂量，然后如需要再降低卡维地洛剂量，在这些情况下，卡维地洛不能增加剂量，直到心力衰竭加重或血管扩张的症状稳定。

4. 不良反应

（1）中枢神经系统：偶尔发生轻度头晕、头痛、乏力，特别是在治疗早期；抑郁、睡眠紊乱、感觉异常罕见。

（2）心血管系统：治疗早期偶尔有心动过缓、体位性低血压，很少有晕厥；外周循环障碍（四肢发凉）不常见，可使原有间歇性跛行或有雷诺现象的患者症状加重；水肿和心绞痛不常见；个别患者可出现房室传导阻滞和心衰加重。

（3）呼吸系统：可诱导有痉挛或呼吸困难倾向的患者发病；罕见鼻塞。

（4）消化系统：偶有恶心、腹泻、腹痛和呕吐，便秘少见。

（5）皮肤：少见变态反应性皮疹，个别患者可出现荨麻疹、瘙痒、扁平苔藓样皮肤反应。可能发生银屑样皮肤损害或使原有的病情加重。

（6）血液：偶见血清转氨酶改变，血小板减少，白细胞减少等。

（7）代谢：由于本药具有β受体阻断剂的特性，因此不能排除以下可能：潜伏的糖尿病变成临床糖尿病，临床糖尿病恶化，或者血糖反向调节受抑制。心力衰竭患者偶尔出现体重增加和高胆固醇血症。

（8）其他：偶见四肢疼痛，罕见口干。

5. 禁忌

（1）严重心衰，NYHA分级Ⅳ级失代偿性心功能不全，需要静脉使用正性肌力药物患者。

（2）哮喘、伴有支气管痉挛的慢性阻塞性肺疾病的患者。

（3）Ⅱ度或Ⅲ度房室传导阻滞患者。

（4）病态窦房结综合征。

（5）心源性休克。

（6）严重心动过缓。

（7）严重肝功能不全患者。

（8）对本品过敏者。

（9）糖尿病酮症酸中毒、代谢性酸中毒。

6. 注意事项

（1）下列情况慎用：甲状腺功能亢进者，外周血管疾病患者，嗜铬细胞瘤患者，不稳定或继发性高血压患者，变异性心绞痛患者，糖尿病患者，已用洋地黄、利尿剂及 ACEI 控制病情的充血性心力衰竭患者，伴有低血压（收缩压 <100mmHg）、缺血性心脏病和弥漫性血管疾病和（或）肾功能不全的充血性心力衰竭患者，手术患者。

（2）妊娠妇女用药研究尚不充分，只有卡维地洛对胎儿的有益性大于危险性时，方可使用。FDA 对本药的妊娠安全性分级为 C 级。

（3）是否分泌入人类的乳汁尚不清楚。使用前应权衡利弊，用药期间暂停哺乳。

（4）18 岁以下患者的安全性和疗效尚不明确。

（5）用于伴有低血压（收缩压 <100mmHg）、缺血性心脏病和弥漫性血管疾病和（或）肾功能不全的充血性心力衰竭患者，可引起可逆性肾功能障碍。此类患者在加量时建议监测肾功能，如肾功能恶化，需停药或减量。

（6）伴有糖尿病的充血性心力衰竭患者使用时，可能会使血糖难以控制。在开始使用阶段，应定期监测血糖并相应调整降糖药的用量。

（7）嗜铬细胞瘤患者在使用 β 受体阻滞剂之前应先使用 α 受体阻滞剂。

（8）有支气管痉挛倾向的患者可能会发生呼吸道阻力增加，从而导致呼吸窘迫，在开始使用阶段及增加剂量期间应密切观察。

（9）可能掩盖甲状腺功能亢进的症状，不能突然停用，应逐渐减量，并密切观察。

（10）可能影响驾驶车辆和操作机器的能力，在开始用药、剂量改变时更为明显。

（11）应避免突然停药，尤其是缺血性心脏病患者。必须 1～2 周以上逐渐停药。

7. 药物相互作用

（1）可加强其他降压药物（如利血平、甲基多巴、可乐定、钙拮抗剂、肾上腺素仪受体阻滞药）及有降压副作用的药物（巴比妥酸盐、吩噻嗪、三环抗抑郁药）的降压作用，加重不良反应。

（2）西咪替丁等肝药酶抑制药可使本品在体内分解作用减弱，可能会导致本品血药浓度增高。

（3）与胺碘酮合用，对心脏的效应增强，可出现低血压、心动过缓或心脏停搏。

（4）可能增强胰岛素或口服降糖药降低血糖的作用，而低血糖的症状和体征（尤其是心动过速）可能被掩盖或减弱而不易被发现。

（5）能抑制环孢素的代谢，使后者的毒性增加。

（6）与洋地黄类药物合用，可增加后者血药浓度，可出现房室传导阻滞等毒性症状。

（7）非甾体类抗炎药能减弱本品的降压作用。

（8）利福平等肝药酶诱导剂可诱导本药的代谢，从而减弱本品的作用。

（9）与麻醉药有协同作用，可导致负性肌力和低血压等。

（10）能阻滞肾上腺素 β 受体，从而引起心动徐缓并拮抗肾上腺素的作用。

8. 规格　片剂：20mg。胶囊剂：10mg。

三、阿罗洛尔（Arotinolol）

1. 药理作用　本药具有 α 及 β 受体阻断作用，其作用比值约为 1 ∶ 8。通过适宜的 α

受体阻断作用，在不使末梢血管阻力升高的情况下，通过 β 受体阻断作用产生降压效果；通过 β 受体阻断作用抑制亢进的心功能，减少心肌耗氧量，同时通过 α 受体阻断作用减少冠状动脉阻力，发挥抗心绞痛作用；具抗心律失常作用；通过对骨骼肌 $β_2$ 受体阻断作用，呈现抗震颤作用。

2. 适应证

（1）原发性高血压（轻度～中度）。

（2）心绞痛。

（3）心动过速性心律失常。

（4）原发性震颤。

3. 用法用量　口服。

（1）原发性高血压（轻度～中度）、心绞痛、心动过速性心律失常：一次 10mg，每日 2 次。根据患者年龄、症状等适当增减剂量，疗效不明显时，可增至每日 30mg。

（2）原发性震颤：一次 5mg，每日 2 次。疗效不明显时，可采用一次 10mg、每日 2 次的维持量。根据患者年龄、症状等适当增减，但一日不得超过 30mg。

4. 不良反应

（1）少见乏力、胸痛、头晕、稀便、腹痛、转氨酶升高等。

（2）罕见心悸、心动过缓、气促、心衰加重、周围循环障碍、抑郁、失眠、食欲缺乏、消化不良、支气管痉挛、皮疹、荨麻疹等。

5. 禁忌

（1）严重心动过缓（明显窦性心动过缓）、房室传导阻滞（Ⅱ、Ⅲ度）、窦房传导阻滞者。

（2）糖尿病酮症酸中毒及代谢性酸中毒者。

（3）有可能出现支气管哮喘、支气管痉挛的患者。

（4）心源性休克的患者。

（5）充血性心力衰竭的患者。

（6）孕妇或有怀孕可能的妇女。

6. 注意事项

（1）下列患者应慎用：①有充血性心力衰竭可能的患者。②特发性低血糖症，控制不充分的糖尿病，长时间禁食状态的患者。③低血压患者。④肝功能、肾功能不全的患者。⑤周围循环障碍的患者。

（2）长期给药时，须定期进行心功能检查，注意肝功能、肾功能、血象等。

（3）本品可分泌入乳汁，不宜用于哺乳期妇女。

（4）尚未确立本药对早产儿、新生儿、乳儿及婴幼儿的安全性，不宜应用。

（5）手术前 48 小时内不宜给药。

（6）服药期间应避免驾驶车辆及机械作业。

（7）嗜铬细胞瘤患者单独应用本药时，可引起血压急剧升高，应同时给予用 α 受体阻断剂。

（8）不宜突然停药，须逐步减量，尤其对心绞痛患者。

7. 药物相互作用

（1）与降糖药合用，可增强降血糖作用。

（2）与钙拮抗剂合用，可相互增强作用。

（3）与抑制交感神经系统作用的药物合用，可致过度抑制。

（4）与丙吡胺、普鲁卡因胺、阿义马林合用，可致心功能过度抑制。

（5）本品可增强可乐定停药后的反跳现象。

8. 规格　片剂：5mg；10mg。

第五节　α 受体阻断药

一、酚妥拉明（Phentolamine）

1. 药理作用　短效的非选择性 α 受体阻滞剂，对 α_1、α_2 受体均有作用，能拮抗血液循环中肾上腺素和去甲肾上腺素的作用，使血管扩张而降低周围血管阻力；拮抗儿茶酚胺效应，用于诊治嗜铬细胞瘤，但对正常人或原发性高血压患者的血压影响甚少；能降低外周血管阻力，使心脏后负荷降低，左心室舒张末压和肺动脉压下降，心搏出量增加，可用于治疗心力衰竭。

2. 适应证

1）预防和治疗嗜铬细胞瘤所致的高血压发作，包括手术切除时出现的阵发性高血压，也用于协助诊断嗜铬细胞瘤。

2）预防和治疗因去甲肾上腺素静脉给药外溢而引起的皮肤坏死。

3）心力衰竭时减轻心脏负荷。

4）用于血管痉挛性疾病，如雷诺综合征、手足发绀等。

5）用于感染性休克。

3. 用法用量

（1）成人

1）静脉注射：①酚妥拉明试验：静脉注射 5mg，也可先注入 2.5mg，若反应阴性，再给 5mg，如此则出现假阳性的机会可以减少，也减少血压剧降的危险性。②嗜铬细胞瘤手术：术前 1～2 小时静脉注射 5mg，术时静脉注射 5mg 或滴注 0.5～1mg/min，以防手术时肾上腺素大量释出。③血管痉挛性疾病：一次 5～10mg，20～30 分钟后可按需要重复给药。

2）静脉滴注：①防止皮肤坏死：在每 1 000ml 含去甲肾上腺素溶液中加入本品 10mg 静脉滴注，作为预防之用。②心力衰竭时减轻心脏负荷：0.17～0.4mg/min。③抗休克：0.3mg/min。

3）肌肉注射：血管痉挛性疾病，一次 5～10mg，20～30 分钟后可按需要重复给药。

4）局部浸润：用于防止皮肤坏死。已发生去甲肾上腺素外溢，用本品 5～10mg 加 10ml 0.9% 氯化钠注射液作局部浸润，此法在外溢后 12 小时内有效。

（2）儿童：①酚妥拉明试验：一次 1mg，亦可按体重 0.1mg/kg 或体表面积 3mg/m²，静脉注射。②嗜铬细胞瘤手术：术前 1～2 小时静脉注射或肌肉注射 1mg，亦可按体重

0.1mg/kg 或体表面积 3mg/m^2，必要时可重复；术时静脉注射 1mg，亦可按体重 0.1mg/kg 或体表面积 3mg/m^2。

4. 不良反应

（1）心血管系统：常见的有体位性低血压、心动过速、心律失常、面色潮红，极少见突发胸痛（心肌梗死）。

（2）呼吸系统：鼻塞、胸闷。

（3）消化系统：常见恶心、呕吐、消化不良、腹泻。

（4）精神神经系统：晕倒和乏力较少见；神志模糊、头痛、共济失调、言语含糊等极少见。

（5）皮肤：常见皮疹、瘙痒。

5. 禁忌

（1）严重动脉粥样硬化者。

（2）严重肝、肾功能不全者。

（3）胃炎、胃及十二指肠溃疡者。

（4）对本品过敏者。

6. 注意事项

（1）心绞痛、心肌梗死、冠状动脉供血不足患者慎用，存在心力衰竭时可考虑使用。

（2）老年人对其降压作用敏感，肾功能较差，应用本品时需慎重。

（3）尚缺乏妊娠妇女用药的研究，只有在必须使用时，确定对胎儿利大于弊后，方可在妊娠期使用。FDA 对本药的妊娠安全性分级为 C 级。

（4）尚不知本品是否经乳汁分泌，但为慎重起见，哺乳期妇女应停药或者暂停哺乳。

（5）进行酚妥拉明试验时，在给药前、静脉注射给药后 3 分钟内每 30 秒、以后 7 分钟内每分钟测一次血压，或在肌肉注射后 30~45 分钟内每 5 分钟测一次血压。

（6）进行酚妥拉明试验时应平卧于安静和略暗的室内，静脉注射速度应快，一旦静脉穿刺对血压的影响过去，即予注入。表现为阵发性高血压或分泌儿茶酚胺不太多的嗜铬细胞瘤的患者，可能出现假阴性；尿毒症或使用了降压药、巴比妥类、阿片类镇痛药、镇静药都可造成酚妥拉明试验假阳性，故试验前 24 小时应停用；用降压药者必须待血压回升至治疗前水平方可给药。

7. 药物相互作用

（1）与拟交感胺类药物合用，可抵消或减弱后者的周围血管收缩作用。

（2）与胍乙啶合用，体位性低血压或心动过缓的发生率增高。

（3）与二氮嗪合用，使二氮嗪抑制胰岛素释放的作用受抑制。

（4）与纳洛酮合用，可及时改善呼吸衰竭导致的心脑功能低下，减少并发症，提高治愈率。

（5）与多巴胺合用治疗伴有强烈血管收缩的休克患者，可以提高疗效。

（6）抗高血压药（利血平、降压灵等）、镇静催眠药（苯巴比妥、格鲁米特、甲喹酮等）可加强本药的降压作用，酚妥拉明试验前 2 周应停用利血平等抗高血压药，试验前 24 小时停用镇静催眠药，以免出现假阳性。

（7）抗组胺药与本品有协同作用。

（8）东莨菪碱与本品有协同作用，合用时可增强 α 受体阻断作用。

（9）与强心苷合用时，可使其毒性反应增强。

（10）普萘洛尔可阻滞本品降压和增强心率的效应。

8. 规格　注射液：1ml：10mg。

二、妥立唑林（Tolazoline）

1. 药理作用　短效 α 受体阻滞剂。对 α 受体的阻断作用比酚妥拉明弱，通过阻断 α 受体以及直接舒张血管而具有降压作用，但降压作用不稳定，通常降低肺动脉压及血管阻力；具有拟交感活性，使心脏兴奋，心肌收缩力加强，心率加快，心排血量增加；还有胆碱能样作用，能增强消化器官的蠕动，增进唾液和胆汁分泌，及组胺样促进胃液分泌作用。

2. 适应证

（1）用于治疗经给氧和（或）机械呼吸系统动脉血氧浓度仍达不到理想水平的新生儿持续性肺动脉高压症。

（2）用于外周血管痉挛性疾病（如雷诺病），也可用于血栓闭塞性脉管炎。

（3）用于肾上腺嗜铬细胞瘤的诊断以及此病骤发高血压危险的治疗。

（4）用于治疗感染性休克和心源性休克，在补充血容量的基础上使用本药能解除微循环障碍。

（5）用于治疗视网膜中央动脉痉挛或栓塞、视网膜色素变性、黄斑变性、视网膜脉络炎、视神经炎等，亦可用于青光眼的激发试验。

（6）局部浸润注射用于因静脉滴注去甲肾上腺素发生的血管外漏，以拮抗其收缩血管作用，防止组织坏死。

3. 用法用量

（1）静脉给药：①肺动脉高压的新生儿：初始剂量为 1～2mg/kg，10 分钟内静脉推注。通过头皮静脉或回流至上腔静脉的其他静脉注射，使本品最大量到达肺动脉。维持剂量为 0.2mg/（kg·h），静脉滴注。动脉血气稳定后逐渐减量，必要时在维持输注中可重复初始剂量。负荷量为 1mg/kg。对肾功能不全和少尿患儿应适当减低维持量且减慢输液速度。②诊断肾上腺嗜铬细胞瘤：静脉注射 5mg，每 30 秒测血压一次，2～4 分钟内血压下降 35/25mmHg 以上者为阳性。肾功能不全者应减量。做此诊断试验曾有致死报道，故应特别谨慎。

（2）肌肉注射：一次 25mg。肾功能不全者应减量。

（3）皮下注射：①一般用法：一次 25mg。②因静脉滴注去甲肾上腺素发生的血管外漏：5～10mg 溶于 10～20ml 生理盐水中皮下浸润注射。

（4）结膜下注射：一次 10mg，每 1～2 日 1 次。肾功能不全者应减量。

（5）球后注射：一次 10～25mg，每 1～2 日 1 次。肾功能不全者应减量。

4. 不良反应

（1）常见的不良反应：①胃肠道出血：严重者可能致命。②低氯性碱中毒。③直立性低血压：新生儿中常见。④急性肾功能不全。⑤血小板减少。⑥心动过速。

（2）较少见的不良反应：①恶心、呕吐、腹泻和上腹痛。②竖毛活动增加，引起鸡皮现象。③周围血管扩张，皮肤潮红。④反射性心动过速，曾有发生心律失常和心肌梗死的报道。

（3）罕见瞳孔扩大。

（4）动脉内注射时，注射肢体有烧灼感。

5. 禁忌　缺血性心脏病、低血压、脑血管意外以及对本品过敏者禁用。

6. 注意事项

（1）慎用于二尖瓣狭窄、酸中毒、消化性溃疡的患者。

（2）由于本品主要通过肾脏排泄，肾功能障碍时应减量。

（3）FDA对本药的妊娠安全性分级为 C 级。哺乳期妇女用药尚不明确。

（4）继发于胃的高分泌状态而致低氯性碱中毒时应停用，并补充氯化钾。

（5）预先使用抗酸剂可防止胃肠道出血的发生。

（6）新生儿出现直立性低血压时，患儿应取头低位及静脉补液。不宜用肾上腺素或去甲肾上腺素，以免血压过度下降引起随后血压过度反跳。如果扩容不能维持血压，给予多巴胺（可能需要大剂量）与本品同时静脉滴注。

（7）对新生儿不应使用含有苯甲醇的稀释液，因一种致命的中毒综合征包括代谢性酸中毒、中枢性神经系统抑制、呼吸障碍、肾衰竭、低血压、癫痫及颅内出血，与苯甲醇的使用有关。

（8）使用本品期间需随访全血细胞计数、动脉血气分析、血压、心电图、血电解质、胃抽吸物的潜血试验、肾功能（包括尿量）。

（9）为理想地控制用量，应使用微量泵输入。

7. 药物相互作用

（1）本品可拮抗大剂量多巴胺所致的外周血管收缩作用。

（2）本品可降低麻黄碱的升压作用。

（3）大剂量的本品与肾上腺素或去甲肾上腺素合用可导致反常性的血压下降随后发生反跳性的剧烈升高。

（4）与间羟胺合用，降低其升压作用。

（5）应用本品后，再应用甲氧明或去甲肾上腺素将阻滞后者的升压作用，可能出现严重的低血压。

8. 规格　注射液：1ml：25mg。

三、酚苄明（Phenoxybenzamine）

1. 药理作用　为作用时间长的 α 受体阻滞剂（α_1、α_2）。作用于节后肾上腺素 α 受体，使周围血管扩张，血流量增加。还可选择性地松弛前列腺组织及膀胱颈平滑肌，而不影响膀胱逼尿肌的收缩，从而缓解梗阻。

2. 适应证

（1）嗜铬细胞瘤的治疗、诊断和术前准备。

（2）周围血管痉挛性疾病。

（3）前列腺增生引起的尿潴留。

（4）休克。

3. 用法用量

（1）口服给药

1）成人：①周围血管痉挛性疾病，嗜铬细胞瘤的治疗、诊断和术前准备：开始时一次 10mg，一日 2 次，隔日增加 10mg，直至获得预期临床疗效，或出现轻微 α 受体阻断效应。维持量一次 20～40mg，每日 2 次。②前列腺增生引起的尿潴留：开始 1～3 日，一次 5mg，一日 1 次，以后改为一次 5mg，一日 2 次。

2）儿童：开始时一次 0.2mg/kg，一日 2 次，或一次 6～10mg/m²，一日 1 次，以后每隔 4 日增量 1 次，直至取得疗效。维持量一日 0.4～1.2mg/kg 或 12～36mg/m²，分 3～4 次口服。

（2）静脉注射：一日 0.5～1mg/kg。

（3）静脉滴注：成人：①用于心力衰竭和休克：0.5～1mg/kg，加入 5% 葡萄糖注射液 250～500ml 中静滴（2 小时滴完），一日总量不超过 2mg/kg。②用于嗜铬细胞瘤术前：0.5～1mg/kg，加入 5% 葡萄糖注射液 250～500ml 中静滴（2 小时滴完），术前应用 3 天，必要时麻醉诱导时给药 1 次。一日总量不宜超过 2mg/kg。

4. 不良反应　常见体位性低血压、鼻塞、口干、瞳孔缩小、反射性心跳加快和胃肠刺激。少见神志模糊、倦怠、头痛、阳痿、嗜睡，偶可引起心绞痛和心肌梗死。

5. 禁忌

（1）低血压患者禁用。

（2）心绞痛、心肌梗死患者禁用。

（3）对本品过敏者禁用。

6. 注意事项

（1）脑供血不足者、代偿性心力衰竭者、冠状动脉功能不全者、肾功能不全者、上呼吸道感染者慎用。

（2）老年人对其降压作用敏感，且肾功能较差，应用时需慎重。

（3）本品对妊娠的影响尚未做充分研究，对孕妇只有非常必要时才能使用本品。FDA 对本药的妊娠安全性分级为 C 级。

（4）尚不知本品是否经乳汁分泌，但为慎重起见，哺乳期妇女不宜应用或者停止哺乳。

（5）用药期间需定时测血压。

（6）开始治疗嗜铬细胞瘤时，建议定时测定尿儿茶酚胺及其代谢物，以决定用药量。

（7）本品局部刺激性强，不应皮下或肌肉注射给药。

（8）给药须按个体化原则，根据临床反应和尿中儿茶酚胺及其代谢物含量调整剂量。

（9）反射性心率加快可加用 β 受体阻滞剂。

（10）与食物或牛奶同服可减少胃肠道刺激。

（11）酚苄明过量时，不能使用肾上腺素，否则会进一步加剧低血压。

7. 药物相互作用

（1）与拟交感胺类合用，升压效应减弱或消失。

（2）与胍乙啶合用，易发生体位性低血压。

（3）与二氮嗪合用时拮抗后者抑制胰岛素释放的作用。

（4）本品可阻断左旋去甲肾上腺素引起的体温过高，亦可阻断利血平引起的体温过低。

（5）β受体阻滞剂可抑制β受体介导的代偿性心率加快，增强本品的首剂降压反应，两药合用，本品用量应减少。

（6）与甲基多巴合用，可导致完全尿失禁。

8. 规格　片剂：10mg。注射剂：1ml：10mg。

第六节　β受体阻断药

一、普萘洛尔（Propranolol）

1. 其他名称　心得安。

2. 药理作用　非选择性β受体阻滞剂，有膜稳定作用，无内在拟交感活性。

（1）抗高血压：阻断心脏的β_1受体，降低心排血量；抑制肾素释放，降低血浆肾素浓度；阻断中枢β受体，降低外周交感活性；减少去甲肾上腺素释放；促进前列环素生成。

（2）治疗心律失常：能阻止儿茶酚胺对窦房结、心房起搏点及普肯野纤维4期自发除极，从而降低自律性。还能通过增加K^+外流、抑制Na^+内流而发挥膜稳定作用，减慢房室结及浦肯野纤维的传导速度。

（3）治疗心绞痛：阻滞β受体，使心肌收缩力下降，收缩速度减慢；通过减慢传导速度，使心脏对运动或应激的反应减弱，从而降低心肌耗氧，增加患者运动耐量。

（4）治疗嗜咯细胞瘤及甲状腺功能亢进：拮抗儿茶酚胺的效应。

3. 适应证

（1）作为二级预防，降低心肌梗死死亡率。

（2）高血压（单独或与其他抗高血压药合用）。

（3）心绞痛。

（4）控制室上性快速心律失常、室性心律失常，特别是与儿茶酚胺有关或洋地黄引起的心律失常。可用于洋地黄疗效不佳的房扑、房颤心室率的控制，也可用于顽固性期前收缩，改善患者的症状。

（5）减低肥厚型心肌病流出道压差，减轻心绞痛、心悸与昏厥等症状。

（6）配合α受体阻滞剂用于嗜铬细胞瘤患者控制心动过速。

（7）用于控制甲状腺功能亢进症的心率过快，也可用于治疗甲状腺危象。

4. 用法用量

（1）高血压：口服，初始剂量5mg，每日3~4次，可单独使用或与利尿剂合用。剂量可逐渐增加，日最大剂量200mg。

（2）心绞痛、心肌梗死：开始时5~10mg，每日3~4次；每3日可增加10~20mg，可渐增至每日200mg，分次服。

（3）心律失常：每日10~30mg，分3~4次服。饭前、睡前服用。

（4）肥厚型心肌病：每次10~20mg，每日3~4次。按需要及耐受程度调整剂量。

（5）嗜铬细胞瘤：每次10~20mg，每日3~4次。术前用3天，一般应先用α受体阻滞剂，待药效稳定后加用普萘洛尔。

（6）儿童一般每日 0.5～1mg/kg，分次口服。

5. 不良反应　应用本品可出现眩晕、神志模糊（尤见于老年人）、精神抑郁、反应迟钝等中枢神经系统不良反应；头昏（低血压所致）；心率过慢（＜50 次/分）。较少见的有支气管痉挛及呼吸困难、充血性心力衰竭。更少见的有发热和咽痛（粒细胞缺乏）、皮疹（过敏反应）、出血倾向（血小板减小）。不良反应持续存在时，须格外警惕雷诺综合征样四肢冰冷、腹泻、倦怠、眼口或皮肤干燥、恶心、指趾麻木、异常疲乏等。

6. 禁忌

（1）支气管哮喘。

（2）心源性休克。

（3）心脏传导阻滞（Ⅱ～Ⅲ度房室传导阻滞）。

（4）重度或急性心力衰竭。

（5）窦性心动过缓。

7. 注意事项

（1）本品口服可空腹或与食物共进，后者可延缓肝内代谢，提高生物利用度。

（2）β 受体阻滞剂的耐受量个体差异大，用量必须个体化。首次用本品时需从小剂量开始，逐渐增加剂量并密切观察用药后反应以免发生意外。

（3）注意本品血药浓度不能完全预示药理效应，故还应根据心率及血压等临床征象指导临床用药。

（4）冠心病患者使用本品不宜骤停，否则可出现心绞痛、心肌梗死或室性心动过速。

（5）甲亢患者用本品也不可骤停，否则使甲亢症状加重。

（6）长期用本品者撤药须逐渐递减剂量，至少经过 3 天，一般为 2 周。

（7）长期应用本品可在少数患者出现心力衰竭，倘若出现，可用洋地黄类和（或）利尿剂纠正，并逐渐递减剂量，最后停用。

（8）本品可引起血糖变化，应定期检查血糖。

（9）服用本品期间应定期检查血常规、血压、心功能、肝肾功能等。

（10）下列情况慎用本品：有过敏史、充血性心力衰竭、糖尿病、肺气肿或非过敏性支气管哮喘、肝功能不全、甲状腺功能低下、雷诺综合征或其他周围血管疾病、肾功能衰退等。

（11）本品可通过胎盘进入胎儿体内，有报道妊娠高血压者用后可导致宫内胎儿发育迟缓，分娩时无力造成难产，新生儿可产生低血压、低血糖、呼吸抑制及心率减慢，尽管有报道对母亲及胎儿均无影响，但必须慎用，不宜作为孕妇第一线治疗用药。FDA 对本药的妊娠安全性分级为 C 级，如在妊娠中、晚期为 D 级。本品可少量从乳汁中分泌，故哺乳期妇女慎用。

（12）因老年患者对药物代谢与排泄能力差，使用本品时应适当调节剂量。

8. 药物相互作用

（1）与利血平合用，可导致体位性低血压、心动过缓、头晕、晕厥。

（2）与单胺氧化酶抑制剂合用，可致极度低血压。

（3）与钙拮抗剂合用，特别是静脉注射维拉帕米，要十分警惕本品对心肌和传导系统的抑制。

（4）与肾上腺素或拟交感胺类合用，可引起显著高血压、心率过慢，也可出现房室传导阻滞。

（5）与异丙肾上腺素、茶碱、黄嘌呤合用，可使后者疗效减弱。

（6）与氟哌啶醇合用，可导致低血压及心脏停搏。

（7）与洋地黄合用，可发生房室传导阻滞而使心率减慢，需严密观察。

（8）与苯妥英钠、苯巴比妥和利福平合用可加速本品清除。

（9）与氯丙嗪合用可增加两者的血药浓度。

（10）可降低安替比林、利多卡因的清除率，使后者血药浓度增加。

（11）与甲状腺素合用导致 T_3 浓度降低。

（12）与西咪替丁合用可降低本品肝代谢，延缓消除，增加本品血药浓度。

（13）可影响血糖水平，故与降糖药同用时，需调整后者的剂量。

（14）可使去极化肌松药药效增强，作用时间延长。

9. 规格　片剂：10mg。

二、噻吗洛尔（Timolol）

1. 其他名称　噻吗心安。

2. 药理作用　非选择性 β 受体阻滞剂，没有明显的内源性拟交感活性和局麻作用，对心肌无直接抑制作用。其降血压机制与普萘洛尔相同，作用强度为后者 8 倍。对高眼压患者和正常人均有降低眼内压作用。其降低眼内压的确切机理尚不清楚，眼压描记和房水荧光光度研究提示本品的降眼压作用与减少房水生成有关。

3. 适应证

（1）原发性高血压病。

（2）心绞痛或心肌梗死后的治疗。

（3）预防偏头痛。

（4）对原发性开角型青光眼具有良好的降低眼内压疗效。对于某些继发性青光眼、高眼压症、部分原发性闭角型青光眼以及其他药物及手术无效的青光眼，加用本品滴眼可进一步增强降眼压效果。

4. 用法用量

（1）口服：①高血压：开始剂量一次 2.5～5mg，一日 2～3 次，根据心率及血压变化可增减量。维持量通常为 20～40mg。最大量一日 60mg。增加药物的间期至少为 7 天。②心肌梗死：开始一次 2.5mg，一日 2 次，可渐增至每日总量 20mg。③偏头痛：一次 10mg，一日 2 次。根据临床反应及耐受性可逐渐增至一日总量 30mg，6～8 周无效则应停用。

（2）滴眼：用于治疗青光眼。0.25% 滴眼液一次 1 滴，一日 1～2 次。如疗效不佳，可改用 0.5% 滴眼液一次 1 滴，一日 1～2 次。如眼压已控制，可改为一日 1 次。

5. 不良反应

（1）滴眼液最常见的不良反应是眼烧灼感及刺痛。

（2）心血管系统：心动过缓，心律失常。

（3）神经系统：头晕，加重重症肌无力的症状，感觉异常，嗜睡，失眠，噩梦，抑郁，精神错乱，幻觉。

（4）呼吸系统：支气管痉挛，呼吸衰竭，呼吸困难，鼻腔充血，咳嗽，上呼吸道感染。

（5）内分泌系统：掩盖糖尿病患者应用胰岛素或降糖药后的低血糖症状。

6. 禁忌

（1）支气管哮喘或有支气管哮喘病史者、严重慢性阻塞性肺疾病患者禁用。

（2）窦性心动过缓、Ⅱ度或Ⅲ度房室传导阻滞、明显心衰、心源性休克患者禁用。

（3）对本品过敏者禁用。

7. 注意事项

（1）下列情况慎用：有过敏史、充血性心力衰竭、糖尿病、肺气肿或非过敏性支气管哮喘、肝功能不全、甲状腺功能低下、雷诺综合征或其他周围血管疾病、肾功能衰退等。

（2）当出现呼吸急促、脉搏明显减慢、过敏等症状时，应立即停用本品。

（3）使用中若出现脑供血不足症状时应立即停药。

（4）注意本品血药浓度不能完全预示药理效应，故还应根据心率及血压等临床征象指导临床用药。

（5）正在服用儿茶酚胺耗竭药（如利血平）者，使用本品时应严密观察。

（6）本品不宜单独用于治疗闭角型青光眼。

（7）与其他滴眼液联合使用时，需间隔 10 分钟以上。

（8）使用滴眼液，定期复查眼压，根据眼压变化调整用药方案。

（9）停药时应在大约 2 周的时间内逐渐减量，避免高血压反弹或心绞痛复发及发生其他严重心血管事件。

（10）孕妇用药的安全性尚未确定。FDA 对本药的妊娠安全性分级为 C 级。

（11）可在哺乳期妇女乳汁中检测到本品，因对授乳婴儿具有多种潜在不良反应，需根据使用的重要性决定终止哺乳或终止用药。

（12）儿童用药的安全性和疗效尚未确定。

8. 药物相互作用

（1）与苯妥英钠、苯巴比妥和利福平合用可加速本品清除。

（2）与氯丙嗪合用可增加两者的血药浓度。

（3）与儿茶酚胺耗竭药（如利血平）同用，可引起低血压和明显的心动过缓。

（4）本品与洋地黄类和钙通道拮抗剂合用可进一步延长房室传导时间。

（5）可降低安替比林、利多卡因的清除率，使后者血药浓度增加。

（6）与肾上腺素或拟交感胺类合用，可引起显著高血压、心率过慢，也可出现房室传导阻滞。

（7）可影响血糖水平，与降糖药合用需调整后者剂量。

9. 规格　片剂：2.5mg；5mg。滴眼液：5ml：12.5mg；5ml：25mg。

三、索他洛尔（Sotalol）

1. 药理作用　非选择性 β 受体阻滞剂，没有内在拟交感活性和膜稳定作用。可抑制肾素释放，减慢心率（负性频率效应），减弱收缩力（负性肌力效应），减少心肌耗氧和做功。通过延长复极相而均一延长心脏组织动作电位时程，延长心房、心室和旁路的有效不应期，在心电图上可出现 PR、QT 和 QTc 间隔延长，QRS 时间无明显改变。还可抗心肌缺血，降低收缩压和舒张压。

2. 适应证 用于心律失常、心绞痛、心肌梗死和高血压。

3. 用法用量 首剂为一日160mg，分2次口服，间隔约12小时，如有必要，经评估可增至一日240~320mg。大多数患者一日160~320mg，分2次口服。某些伴有危及生命的顽固性室性心律失常，一日480~640mg，但需权衡利弊才能使用。

4. 不良反应

(1) 暂时的呼吸困难，疲劳，眩晕，头痛，发热，心动过缓和（或）低血压，通常药量减少后会消失。

(2) 最严重的不良反应是致心律失常作用，可表现为原有心律失常加重或出现新的心律失常，严重时可出现扭转性室性心动过速、心室颤动，多与剂量大、低钾、QT延长、严重心脏病变等有关。

(3) 可出现胸痛，心悸，水肿，晕厥，晕厥前症候群，心衰；皮疹；恶心或呕吐，腹泻，消化不良，腹痛，胃肠胀气；肌肉痉挛；睡眠障碍，抑郁，感觉异常，情绪改变，焦虑，性功能紊乱；视力障碍，味觉异常，听力障碍。

5. 禁忌

(1) 对本品过敏者禁用。

(2) 支气管哮喘或慢性阻塞性肺疾病、心源性休克、使用产生心肌抑制的麻醉剂、窦性心动过缓、病窦综合征、Ⅱ度和Ⅲ度房室阻滞（除非装有起搏器）、未控制的充血性心衰、肾衰、QT间期延长综合征患者禁用。

6. 注意事项

(1) 用洋地黄控制的心力衰竭、肾功能不全、糖尿病或有自发性低血糖发生史的患者慎用。

(2) 避免与能延长QT间期的药（吩噻嗪、三环类抗抑郁药、特非那定和阿司咪唑）合用。

(3) 应用本品前应做电解质检查，低血钾和低血镁患者应在纠正后再用本品，对于长期腹泻或同时用利尿剂的患者尤需注意。与排钾利尿剂合用时应注意补钾。

(4) 用药过程需注意心率及血压变化。

(5) 应监测心电图QT间期变化，超过450ms应停药。

(6) FDA对本药的妊娠安全性分级为B级，如在妊娠中、晚期为D级。分别给予大鼠和兔人最大推荐剂量的100倍和22倍的本品，未见胎儿受损的迹象，但尚未对孕妇进行充分有效的研究，孕妇只有当利大于弊时才能使用。本品在乳汁中有分泌，哺乳期妇女慎用。

(7) 18岁以下患者用药的安全有效性尚未确定。

7. 药物相互作用

(1) 与其他Ⅰa、Ⅱ、Ⅲ类抗心律失常药同用时有协同作用。

(2) 与钙拮抗剂同用时可加重传导障碍，进一步抑制心室功能，降低血压。

(3) 与儿茶酚胺类药（如利血平、胍乙啶）同用可产生低血压和严重心动过缓。

(4) 可引起血糖增高，需调整胰岛素和口服降糖药的剂量。

(5) 与排钾利尿剂合用，可发生低钾血症或低镁血症，增加尖端扭转型室速发生的可能。

（6）对地高辛血清浓度无明显影响，但两者合用常引起致心律失常。

8. 规格　片剂：40mg。

四、左布诺洛尔（Levobunolol）

1. 药理作用　非选择性 β 受体阻滞剂，无内在拟交感作用。降眼压机制主要通过减少房水生成，对房水经葡萄膜巩膜外流、房水流出易度及巩膜上静脉压无影响。

2. 适应证　对原发性开角型青光眼具有良好的降低眼内压疗效。对于某些继发性青光眼、高眼压症、手术后未完全控制的闭角型青光眼以及其他药物及手术无效的青光眼，加用本品滴眼可进一步增强降眼压效果。

3. 用法用量　滴眼，一次 1 滴，一日 1~2 次。滴于结膜囊内，滴后用手指压迫内眦角泪囊部 3~5 分钟。

4. 不良反应

（1）约 1/3 的患者出现暂时性眼烧灼及眼刺痛。5% 的患者出现结膜炎。一些患者出现心率减慢及血压下降。

（2）少见不良反应：心律变化，呼吸困难，虹膜睫状体炎，头痛，头晕，一过性共济失调，嗜睡，瘙痒及荨麻疹。

（3）罕见不良反应：①全身症状：无力，胸痛。②心血管系统：心动过缓，心律失常，低血压，晕厥，心脏传导阻滞，脑血管意外，心衰，心绞痛，心悸，心搏停止。③消化系统：恶心，腹泻。④神经系统：抑郁，精神错乱，加重重症肌无力的症状，感觉异常。⑤皮肤：过敏反应，包括局部和全身皮疹，脱发，Steven – Johnson 综合征。⑥呼吸系统：支气管痉挛，呼吸衰竭，呼吸困难，鼻腔充血。⑦内分泌系统：掩盖糖尿病患者应用胰岛素或降糖药后的低血糖症状。⑧泌尿生殖器系统：阳痿。

5. 禁忌

（1）支气管哮喘或有支气管哮喘史者、严重慢性阻塞性肺疾病患者禁用。

（2）窦性心动过缓、Ⅱ及Ⅲ度房室传导阻滞、明显心衰、心源性休克患者禁用。

（3）对本品过敏者禁用。

6. 注意事项

（1）慎用于已知有全身 β 受体阻滞剂禁忌的患者，包括异常心动过缓、Ⅰ度以上房室传导阻滞。先天性心衰应得到适当控制后，才能使用本品。

（2）有明显心脏疾病患者应用本品应监测脉搏。

（3）慎用于对其他 β 受体阻滞剂过敏者。

（4）已有肺功能低下的患者慎用。

（5）慎用于自发性低血糖患者及接受胰岛素或降糖药治疗的患者，因 β 受体阻滞剂可掩盖低血糖症状。

（6）不易单独用于治疗闭角型青光眼。

（7）与其他滴眼液联合使用时，需间隔 10 分钟以上。

（8）本制剂含氯化苯烷胺，戴软性角膜接触镜者不宜使用。

（9）使用中若出现脑供血不足症状时应立即停药。

（10）重症肌无力患者，用本品滴眼时需遵医嘱。

（11）定期复查眼压，根据眼压变化调整用药方案。

（12）孕妇用药的安全性尚未确立，应慎用。尚不清楚本品是否通过乳汁分泌，哺乳期妇女使用应权衡利弊。

（13）儿童用药的安全性和疗效尚未确立。

7. 药物相互作用

（1）与肾上腺素合用可引起瞳孔扩大。

（2）正在服用儿茶酚胺耗竭药（如利血平）者，使用本品时应严密观察，因可引起低血压和明显的心动过缓，后者可引起头晕、晕厥或直立性低血压。

（3）不主张两种局部 β 受体阻滞剂同时应用。

（4）与钙通道拮抗剂合用可引起房室传导阻滞，左心室衰竭及低血压。

（5）与洋地黄类和钙通道拮抗剂合用可进一步延长房室传导时间。

（6）吩噻嗪类药物可增加 β 受体阻滞剂的降血压作用。

8. 规格　滴眼液：5ml：25mg；10ml：50mg。

五、卡替洛尔（Carteolol）

1. 药理作用　非选择性 β 肾上腺受体阻滞剂，具有内在拟交感活性，无膜稳定作用。降眼压主要通过减少房水生成，对房水经葡萄膜巩膜外流、房水流出易度及巩膜上静脉压无影响。

2. 适应证　青光眼、高眼压症。

3. 用法用量　滴眼，一日 2 次，一次 1 滴。滴于结膜囊内，滴后用手指压迫内眦角泪囊部 3～5 分钟。效果不明显时，改用 2% 制剂，每日 2 次，每次 1 滴。

4. 不良反应

（1）约 1/4 的患者出现暂时性眼烧灼感、眼刺痛感及流泪、结膜充血水肿。

（2）一些患者出现下列不良反应：视物模糊、畏光、上睑下垂、结膜炎、角膜着色及中度角膜麻醉。

（3）长期连续用于无晶体眼或有眼底疾患者时，偶在眼底黄斑部出现浮肿、混浊，故需定期测定视力，进行眼底检查。

（4）一些患者出现心率减慢及血压下降。

（5）偶见心律失常、心悸、呼吸困难、无力、头痛、头晕、失眠、鼻窦炎。

（6）罕见不良反应：晕厥，心脏传导阻滞，脑血管意外，心衰；恶心；抑郁；过敏反应，包括局部和全身皮疹，脱发；支气管痉挛，呼吸衰竭。

5. 禁忌

（1）支气管哮喘或有支气管哮喘病史者、严重慢性阻塞性肺疾病患者禁用。

（2）窦性心动过缓、Ⅱ 及 Ⅲ 度房室传导阻滞、明显心衰、心源性休克患者禁用。

（3）对本品过敏者禁用。

6. 注意事项

（1）慎用于已知有全身 β 受体阻滞剂禁忌证的患者，包括异常心动过缓、Ⅰ 度以上房室传导阻滞。

（2）有明显心脏疾病患者应用本品应监测心率。

（3）慎用于对其他 β 受体阻滞剂过敏者。

（4）已有肺功能低下的患者慎用。

（5）慎用于自发性低血糖患者及接受胰岛素或降糖药治疗的患者，因 β 受体阻滞剂可掩盖低血糖症状。

（6）不宜单独用于治疗闭角型青光眼。

（7）与其他滴眼液联合使用时，需间隔 10 分钟以上。

（8）本制剂含氯化苯烷铵，戴软性角膜接触镜者不宜使用。

（9）定期复查眼压，根据眼压变化调整用药方案。

（10）孕妇用药的安全性尚未确立，应慎用。FDA 对本药的妊娠安全性分级为 C 级。尚不清楚本品是否通过乳汁分泌，哺乳期妇女使用应权衡利弊。

（11）儿音用药的安全性和疗效尚未确立，慎用。

7. 药物相互作用

（1）与肾上腺素合用可引起瞳孔扩大。

（2）正在服用儿茶酚胺耗竭药（如利血平）者，使用本品时应严密观察，因可引起低血压和明显的心动过缓。

（3）不主张两种局部 β 受体阻滞剂同时应用。

（4）与钙通道拮抗剂合用可引起房室传导阻滞、左心室衰竭及低血压。

（5）与洋地黄类和钙通道拮抗剂合用可进一步延长房室传导时间。

（6）吩噻嗪类药物可增加 β 受体阻滞剂的降血压作用。

8. 规格 滴眼液：5ml：50mg；5ml：100mg。

六、阿替洛尔（Atenolol）

1. 药理作用 选择性 β_1 受体阻滞剂，不具有膜稳定作用和内源性拟交感活性。不抑制异丙肾上腺素的支气管扩张作用。具有降血压、治疗心绞痛和抗心律失常作用，机制同普萘洛尔。

2. 适应证 主要用于治疗高血压、心绞痛、心肌梗死，也可用于心律失常、甲状腺功能亢进、嗜铬细胞瘤。

3. 用法用量 口服。

（1）一般常用量：开始每次 6.25～12.5mg，一日 2 次，按需要及耐受性逐渐增至每日 50～200mg。

（2）心绞痛：每次 12.5～25mg，一日 2 次，按需要及耐受性逐渐增至每日 50～200mg。

（3）高血压：每次 25mg，一日 2 次，按需要及耐受性逐渐增至每日 100mg。

（4）肾功能损害时，肌酐清除率小于 15ml/（min·1.73m^2）者，每日 25mg；15～35ml/（min·1.73m^2）者，每日最多 50mg。

（5）儿童应从小剂量开始，0.25～0.5mg/kg，每日 2 次。

4. 不良反应

（1）在心肌梗死患者中，最常见的不良反应为低血压和心动过缓。

（2）其他不良反应有头晕、四肢冰冷、疲劳、乏力、肠胃不适、精神抑郁、脱发、血小板减少症、银屑病样皮肤反应、银屑病恶化、皮疹及干眼等。

（3）罕见引起敏感患者的心脏传导阻滞。

5. 禁忌

（1）Ⅱ～Ⅲ度心脏房室传导阻滞患者禁用。

（2）心源性休克患者禁用。

（3）病窦综合征及严重窦性心动过缓患者禁用。

6. 注意事项

（1）本品的临床效应与血药浓度可不完全平行，剂量调节以临床效应为准。

（2）肾功能损害时剂量须减少。

（3）有心力衰竭症状的患者用本品时，与洋地黄或利尿药合用，如心力衰竭症状仍存在，应逐渐减量使用。

（4）停药过程至少3天，常为2周，如有撤药症状，如心绞痛发作，则暂时处理，待稳定后渐停用。

（5）与饮食共进不影响其生物利用度。

（6）可改变因血糖降低而引起的心动过速。

（7）患有慢性阻塞性肺疾病的高血压患者慎用。

（8）本药可使末梢动脉血液循环失调，患者可能对用于治疗过敏反应常规剂量的肾上腺素无反应。

（9）本品可通过胎盘屏障并出现在脐带血液中，缺乏妊娠头3个月使用本药的研究资料，不除外胎儿受损的可能。妊娠妇女较长时间服用本药，与胎儿宫内生长迟缓有关。妊娠期妇女慎用。FDA对本药的妊娠安全性分级为D级。本药在乳汁中有明显泌出，哺乳期妇女服用时应谨慎小心。

（10）老年患者所需剂量可以减少，尤其是肾功能衰退的患者。

7. 药物相互作用

（1）与利血平合用，可导致体位性低血压、心动过缓、头晕、晕厥。

（2）与肾上腺素或拟交感胺类合用，可引起显著高血压、心率过慢，也可出现房室传导阻滞。

（3）与异丙肾上腺素、茶碱、黄嘌呤合用，可使后者疗效减弱。

（4）与洋地黄合用，可发生房室传导阻滞而使心率减慢，需严密观察。

（5）与其他抗高血压药物及利尿剂并用，能加强其降压效果。

（6）β受体阻滞剂会加剧停用可乐定引起的高血压反跳，如两药联合使用，本药应在停用可乐定前几天停用，如果用本药取代可乐定，应在停止服用可乐定数天后才开始本药的疗程。

（7）可使去极化肌松药药效增强，作用时间延长。

8. 规格　片剂：12.5mg；25mg；50mg；100mg。

七、美托洛尔（Metoprolol）

1. 药理作用　β_1受体阻滞药，无膜稳定作用。其阻滞β受体的作用约与普萘洛尔相等，对β_1受体的选择性稍逊于阿替洛尔。本品对心脏的作用如减慢心率、抑制心收缩力、降低自律性和延缓房室传导时间等与普萘洛尔、阿替洛尔相似，其降低运动试验时升高的血压和心率的作用也与普萘洛尔、阿替洛尔相似。其对血管和支气管平滑肌的收缩作用较普萘洛尔弱，因此对呼吸道的影响也较小，但仍强于阿替洛尔。本品也能降低血浆肾素活性。

2. 适应证　用于治疗高血压、心绞痛、心肌梗死、肥厚型心肌病、心律失常、甲状腺功能亢进等。近年来尚用于心力衰竭的治疗，此时应在有经验的医师指导下使用。

3. 用法用量

（1）口服

1）高血压、心绞痛、心律失常、肥厚型心肌病、甲状腺功能亢进：一般一次 25 ~ 50mg，一日 2 ~ 3 次。

2）急性心肌梗死：主张在早期即最初的几小时内使用，即刻使用在未能溶栓的患者中可减小梗死范围、降低短期（15 天）死亡率（此作用在用药后 24 小时既出现）。在已经溶栓的患者中可降低再梗死率与再缺血率，若在 2 小时内用药还可以降低死亡率。一般用法：先静脉注射本品一次 2.5 ~ 5mg（2 分钟内），每 5 分钟 1 次，共 3 次，总剂量为 10 ~ 15mg。之后 15 分钟开始口服 25 ~ 50mg，每 6 ~ 12 小时 1 次，共 24 ~ 48 小时，然后口服一次 50 ~ 100mg，一日 2 次。

心肌梗死后若无禁忌应长期使用（一次 50 ~ 100mg，一日 2 次），可以降低心源性死亡率，包括猝死。

3）不稳定性心绞痛：主张早期使用，用法与用量可参照急性心肌梗死。

4）心力衰竭：应在使用洋地黄和（或）利尿剂等抗心力衰竭的治疗基础上使用本药。起初一次 6.25mg，一日 2 ~ 3 次，以后视临床情况每数日至一周一次增加 6.25 ~ 12.5mg，一日 2 ~ 3 次，最大剂量可用至一次 50 ~ 100mg，一日 2 次。最大剂量一日不超过 300mg。

（2）静脉注射：用于室上性快速型心律失常。开始时以 1 ~ 2mg/min 的速度静脉给药，用量可达 5mg；如病情需要，可间隔 5 分钟重复注射，总剂量 10 ~ 15mg（静脉注射后 4 ~ 6 小时，心律失常已经控制，用口服制剂维持，一日 2 ~ 3 次，每次剂量不超过 50mg）。

4. 不良反应

（1）循环系统：肢端发冷，心动过缓，雷诺现象，心力衰竭，房室传导时间延长，心律失常，水肿，晕厥。

（2）胃肠系统：腹痛，恶心，呕吐，腹泻，便秘，转氨酶升高。

（3）神经系统：疲劳，头痛，头晕，睡眠障碍，感觉异常，梦魇，抑郁，记忆力损害，精神错乱，神经质，焦虑，幻觉。

（4）呼吸系统：气急，支气管哮喘或有气喘症状者可发生支气管痉挛。

（5）血液系统：血小板减少。

（6）皮肤：皮肤过敏反应，银屑病加重，光过敏。

（7）眼：视觉损害，眼干和（或）眼刺激。

（8）耳：耳鸣。

（9）其他：胸痛，体重增加，多汗，脱发，味觉改变，可逆性性功能异常。

5. 禁忌　下列情况患者禁用：心源性休克；病态窦房结综合征；Ⅱ、Ⅲ度房室传导阻滞；不稳定性、失代偿性心力衰竭患者（肺水肿、低灌注或低血压），持续地或间歇地接受 β 受体激动剂治疗的患者；有症状的心动过缓或低血压；心率 < 45 次/分、P - Q 间期 > 0.24 秒或收缩压 < 100mmHg 的怀疑急性心肌梗死的患者；伴有坏疽危险的严重外周血管疾

病患者；对本品中任何成分或其他β受体阻滞剂过敏者。

6. 注意事项

（1）突然停药可能会使慢性心力衰竭病情恶化并增加心肌梗死和猝死的危险，应尽可能逐步撤药，整个撤药过程至少用2周时间，每次剂量减半，直至最后减至25mg，停药前最后的剂量至少给4天。若出现症状，建议更缓慢地撤药。

（2）大手术之前是否停用β受体阻滞剂意见尚不一致，β受体阻滞后心脏对反射性交感神经兴奋的反应降低使全麻和手术的危险性增加，但可用多巴酚丁胺或异丙肾上腺素逆转。尽管如此，对于要进行全身麻醉的患者最好停止使用本药，如有可能应在麻醉前48小时停用，除非有特殊情况，如甲状腺毒症和嗜铬细胞瘤。

（3）在治疗过程中可能会发生眩晕和疲劳，驾驶车辆和操作机械时应慎用。

（4）妊娠期使用β受体阻滞剂可引起各种胎儿问题，包括胎儿发育迟缓。β受体阻滞剂对胎儿和新生儿可产生不利影响，尤其是心动过缓，在妊娠或分娩期间不宜使用。FDA对本药的妊娠安全性分级为C级，如在妊娠中晚期给药为D级。

7. 药物相互作用

（1）巴比妥类药物（对戊巴比妥做过研究）可通过酶诱导作用使本品的代谢增加。

（2）普罗帕酮可增加本品血药浓度，引起血压下降。

（3）奎尼丁可使本品清除率下降，不良反应增加。

（4）与维拉帕米合用时有相加的负性肌力作用，可引起心动过缓、血压下降、充血性心力衰竭和传导阻滞。

（5）与胺碘酮合用有可能发生明显的窦性心动过缓。

（6）与非甾体类抗炎药合用，可使血压升高。

（7）苯海拉明、羟氯喹可改变本品药动学参数，增强药效，增加不良反应。

（8）与钙离子拮抗剂合用，对房室传导和窦房结功能能有相加的抑制作用。

（9）与肾上腺素合用，可引起高血压和心动过缓。

（10）与可乐定合用，有可能加重可乐定突然停用时所发生的反跳性高血压。

（11）利福平可诱导本品的代谢，导致血药浓度降低。

（12）与西咪替丁、肼屈嗪、帕罗西汀、氟西汀和舍曲林合用，本品的血浆浓度会增加。

（13）与单胺氧化酶抑制剂合用，可致极度低血压。

（14）与地高辛合用可导致房室传导时间延长，且本品可使后者血药浓度升高。

（15）可使去极化肌松药药效增强，作用时间延长。

8. 规格　片剂：25mg；50mg；注射液：5ml：5mg。

八、倍他洛尔（Betaxolol）

1. 药理作用　肾上腺素β受体阻滞剂，无细胞膜稳定作用和内源性拟交感活性。通过抑制房水产生以及增加房水流出而降低眼压，可降低青光眼或其他眼病引起的眼压升高。可使具有β受体的视盘和视网膜血管保持内源性舒张，从而增加灌注压，改善微循环，保护视野。

2. 适应证　用于慢性开角型青光眼和（或）高眼压症患者的治疗。

3. 用法用量　滴患眼，每次 1 ~ 2 滴，每天 2 次。

4. 不良反应

（1）眼部：可能出现一过性的不适感。偶有视物模糊、点状角膜炎、异物感、畏光、流泪、痒、干燥、红斑、炎症、分泌物增多、灼痛、视力敏锐度降低、过敏反应、水肿、角膜敏感性降低及瞳孔大小不一。

（2）心血管系统：偶有心动过缓、心脏传导阻滞及充血性心力衰竭。

（3）呼吸系统：偶有呼吸困难、支气管痉挛。

（4）中枢神经系统：偶有失眠、眩晕、头昏、头痛、抑郁、嗜睡。

（5）其他：偶有荨麻疹、中毒性表皮坏死、脱毛、舌炎、肌无力。

5. 禁忌

（1）对本品过敏者、窦性心动过缓、Ⅰ度以上房室传导阻滞、有心源性休克或心衰史患者禁用。

（2）孕妇禁用。

6. 注意事项

（1）糖尿病、肝肾疾病、周围血管疾病、甲状腺功能低下、肺功能异常患者慎用。

（2）进行全身麻醉的患者最好停止使用本药，如有可能应在麻醉前 48 小时停用。

（3）FDA 对本药的妊娠安全性分级为 C 级，如在妊娠中、晚期为 D 级。本品可经乳汁排泌，哺乳期妇女慎用。

（4）儿童用药安全性尚不明确，慎用。

7. 药物相互作用

（1）若同时口服其他肾上腺素受体阻滞剂可能产生药物相加反应。

（2）若正在服用促进儿茶酚胺代谢药物（如利血平），则肾上腺素受体阻滞剂有造成相加反应的可能性，因而出现低血压或心动过缓。

（3）与非甾体类抗炎药合用，本品降压作用减弱。

（4）与缩瞳药和碳酸酐酶抑制药合用对降低眼压有相加作用。

8. 规格　滴眼液：5ml：12.5mg（以倍他洛尔计）。

九、比索洛尔（Bisoprolol）

1. 药理作用　选择性肾上腺素 β_1 受体阻滞剂，无内在拟交感活性和膜稳定作用。与 β_1 受体的亲和力比 β_2 受体大 11 ~ 34 倍。对支气管 β_2 受体也有一定程度的阻滞作用，但仅在大剂量时可能出现，一般无临床意义。具有抗高血压、抗心绞痛作用，机制与普萘洛尔相似。

2. 适应证　用于原发性高血压、心绞痛的治疗。

3. 用法用量　口服。

（1）高血压：起始剂量 5mg，一日 1 次，某些患者（支气管哮喘）起始剂量 2.5mg。疗效不佳可增至 10mg。

（2）心绞痛：起始剂量 2.5mg，一日 1 次，最大一日剂量 10mg。

4. 不良反应

（1）神经系统：头晕、头痛、感觉异常、迟钝、嗜睡、焦虑、注意力不集中、记忆力减退、口干、多梦、失眠、压抑。

（2）心血管系统：心悸或其他心律失常、肢体冰冷、跛行、低血压、胸痛、心功能不全、憋气。

（3）消化系统：腹痛、消化不良、恶心、呕吐、腹泻。

（4）呼吸系统：支气管痉挛、呼吸困难。

（5）运动系统：关节痛、背颈部痛、肌肉痉挛、抽动或震颤。

（6）皮肤黏膜：痤疮、湿疹、皮肤刺激、瘙痒、脸红、出汗、脱发、血管水肿、剥脱性皮炎、皮肤血管炎。

（7）特殊感觉：视觉紊乱、眼痛、流泪异常、耳鸣、耳痛、味觉异常。

（8）其他：疲乏、无力、胸痛、水肿、体重增加。

5. 禁忌　心源性休克、房室传导障碍（Ⅱ度和Ⅲ度房室传导阻滞）、病窦综合征、窦房阻滞、严重窦性心动过缓、血压过低、支气管哮喘患者禁用。

6. 注意事项

（1）血糖浓度波动较大的糖尿病患者及酸中毒患者宜慎服。

（2）肺功能不全、严重肝肾功能不全患者慎用。

（3）中断治疗时应逐日递减剂量，与其他降压药合用时常需减量。

（4）本品的降压作用可能减弱患者驾车或操纵机器能力，尤其在初服时或转换药物时以及与酒精同服时为甚，但不致直接影响人的反应能力。

（5）孕妇不宜使用本品。必须使用时，为防止新生儿心动过缓、低血压、低血糖，应在预产期 72 小时前停用本品。若需继续服用，新生儿在娩出后 72 小时内应密切监护。FDA 对本药的妊娠安全性分级为 C 级，如在妊娠中、晚期用药为 D 级。尚不明确是否随乳汁分泌，哺乳期妇女慎用。

（6）儿童用药安全性尚不明确，不宜服用。

7. 药物相互作用

（1）本品与利血平、甲基多巴、可乐定或氯苯醋胺咪联用可减慢心率。

（2）与非甾体类抗炎药合用，可使血压升高。

（3）与地高辛合用时，地高辛血药浓度可升高，可导致房室传导时间延长。

（4）与胺碘酮合用有可能发生明显的窦性心动过缓。

（5）与钙离子拮抗剂合用，对房室传导和窦房结功能有相加的抑制作用。

（6）与维拉帕米合用时有相加的负性肌力作用，可引起心动过缓、血压下降、充血性心力衰竭和传导阻滞。

8. 规格　片剂：5mg。胶囊剂：5mg。

十、美替洛尔（Metipranolol）

1. 药理作用　非选择性肾上腺素 β 受体阻滞剂，无内在拟交感活性和膜稳定作用。降眼压作用主要是通过特异的 β 受体阻滞作用，减少房水生成，亦可轻微增加房水的排出。

2. 适应证　治疗开角型青光眼、手术后未完全控制的闭角型青光眼和高眼压症。

3. 用法用量　每日滴眼 2 次，每次 1 滴。开始治疗时，先用低剂量治疗，如未能达到疗效可改用较高剂量。

4. 不良反应

（1）眼部：轻微而短暂的烧灼感、刺痛感，结膜炎，过敏性眼睑炎，视物模糊，畏光，流泪，角膜敏感性降低，可逆性葡萄膜炎。

（2）心血管系统：可出现心动过缓、心功能不全加重、血压下降、周围循环障碍、心绞痛加剧。

（3）呼吸系统：可使呼吸道阻力增加。

（4）胃肠道：可出现胃肠不适、恶心、呕吐、便秘、口干。

（5）肌肉骨骼：可出现肌痉挛和肌无力。

（6）皮肤：少数患者可出现皮疹、接触性皮炎、皮肤刺激等反应。

5. 禁忌　房室传导障碍（Ⅱ度和Ⅲ度房室传导阻滞）、严重窦性心动过缓、支气管哮喘、阻塞性肺气肿、充血性心力衰竭患者禁用。

6. 注意事项

（1）糖尿病、甲状腺功能亢进、重症肌无力、脑血管功能障碍或周围血管疾病患者慎用。

（2）可透过胎盘，孕妇使用应权衡利弊。可经乳汁分泌，哺乳期妇女使用应权衡利弊。

（3）儿童用药的安全性尚不明确。

（4）避免突然停药，至少用 1～2 周的时间逐渐撤药。

7. 药物相互作用

（1）含肾上腺素或毛果芸香碱的滴眼剂可增强本品的降眼压作用。

（2）与含肾上腺素的药物合用，可引起瞳孔散大。

（3）同时口服其他肾上腺素受体阻滞剂可能产生药物相加反应。

（4）与钙拮抗剂或消耗儿茶酚胺的药物合用，可引起低血压、心动过缓。

8. 规格　滴眼液：0.1%；0.3%；0.6%。

十一、艾司洛尔（Esmolol）

1. 药理作用　快速起效的作用时间短的选择性肾上腺素 β_1 受体阻滞剂。其主要作用于心肌的 β_1 受体，大剂量时对气管和血管平滑肌的 β_2 受体也有阻滞作用。在治疗剂量无内在拟交感作用或膜稳定作用。抗心律失常主要通过抑制肾上腺素对心脏起搏点的刺激以及减慢房室结传导而发挥作用，其主要作用部位是窦房结与房室结传导系统。抗高血压的机制未完全明确，与普萘洛尔相似，但在产生同等 β 受体阻滞作用时，比美托洛尔、普萘洛尔等其他选择性和非选择性 β 受体阻滞药更能降低血压。

2. 适应证

（1）控制心房颤动、心房扑动时心室率。

（2）围术期高血压。

（3）窦性心动过速。

3. 用法用量

（1）控制心房颤动、心房扑动时心室率：先静脉注射负荷量 0.5mg/（kg·min），约 1 分钟，随后静脉点滴维持量，自 0.05mg/（kg·min）开始，4 分钟后若疗效理想则继续维持，若疗效不佳可重复给予负荷量并将维持量以 0.05mg/（kg·min）的幅度递增。维持量最大可加至 0.3mg/（kg·min），但 0.2mg/（kg·min）以上的剂量未显示能带来明显的好处。

（2）围术期高血压或心动过速：①即刻控制剂量为 1mg/kg，于 30 秒内静注，继续予 0.15mg/（kg·min）静脉点滴，最大维持量为 0.3mg/（kg·min）。②逐渐控制剂量同室上性心动过速治疗。③治疗高血压的用量通常较治疗心律失常用量大。

4. 不良反应　大多数不良反应为轻度、一过性。最重要的不良反应是低血压。有报道使用艾司洛尔单纯控制心室率发生死亡。

（1）心血管系统：低血压（无症状性低血压、症状性低血压），偶见心动过缓、胸痛、心脏传导阻滞。

（2）精神神经系统：可见头晕、头痛、嗜睡、注意力不集中、易激惹等，偶见乏力、感觉异常、焦虑或抑郁、幻想等。

（3）呼吸系统：气管痉挛、呼吸困难、鼻充血。

（4）胃肠道：可见恶心、呕吐，偶见口干、便秘、腹部不适或味觉倒错。

（5）皮肤：潮红，注射部位水肿、红斑、硬结，偶见血栓性静脉炎。

（6）其他：偶见尿潴留、言语障碍、视力异常、肩背痛、寒战、发热等。

5. 禁忌　支气管哮喘或有支气管哮喘病史、严重慢性阻塞性肺疾病、窦性心动过缓、Ⅱ～Ⅲ度房室传导阻滞、难治性心功能不全、心源性休克、对本品过敏者禁用。

6. 注意事项

（1）高浓度给药（>10mg/ml）会造成严重的静脉反应，包括血栓性静脉炎，20mg/ml 的浓度在血管外可造成严重的局部反应甚至坏死，故应尽量经大静脉给药。

（2）本品酸性代谢产物经肾消除，半衰期约 3.7 小时，肾病患者约为正常人的 10 倍，故肾衰患者使用本品需注意监测。

（3）糖尿病患者应用时应小心，因本品可掩盖低血糖反应。

（4）用药期间需监测血压、心率、心功能变化。

（5）曾做过本品对大鼠的致畸研究，给予 3mg/（kg·min）的剂量静脉点滴，每天持续 30 分钟，未发现对孕兔、胎鼠的毒性及致畸作用。但 10mg/（kg·min）的剂量对孕鼠产生毒性，并致死。对兔子的致畸研究发现，给予 1mg/（kg·min）的剂量静脉点滴，每天持续 30 分钟，未发现对孕兔、胎兔的毒性及致畸作用，但 2.5mg/（kg·min）的剂量对孕兔产生毒性，并致胎兔死亡率增加。尚无合适的人类的有关此问题的研究，孕妇慎用。尚不知本品是否经乳汁分泌，哺乳期妇女应慎用。

（6）本品在小儿应用未经充分研究。

（7）本品在老年人应用未经充分研究。但老年人对降压、降心率作用敏感，肾功能较差，应用本品时需慎重。

7. 药物相互作用

（1）与非甾体类抗炎药合用，可使血压升高。

（2）与华法林合用，本品的血药浓度似会升高，但临床意义不大。

（3）与地高辛合用时，地高辛血药浓度可升高，可导致房室传导时间延长。

（4）与吗啡合用时，本品的稳态血药浓度会升高。

（5）与琥珀胆碱合用可延长琥珀胆碱的神经肌肉阻滞作用。

（6）本品会降低肾上腺素的药效。

（7）本品与维拉帕米合用于心功能不良患者会导致心脏停搏。

（8）与胺碘酮合用有可能发生明显的窦性心动过缓。

（9）与维拉帕米合用时有相加的负性肌力作用，可引起心动过缓、血压下降、充血性心力衰竭和传导阻滞。

（10）与钙离子拮抗剂合用，对房室传导和窦房结功能有相加的抑制作用。

8. 规格　注射液：2ml：200mg。

第十四章 神经系统其他药物

第一节 中枢兴奋药

一、尼可刹米 (Nikethamide)

1. 其他名称 可拉明、二乙烟酰胺。

2. 药理作用 选择性兴奋延髓呼吸中枢，也可作用于颈动脉体和主动脉体化学感受器，反射性地兴奋呼吸中枢，并提高呼吸中枢对二氧化碳的敏感性，使呼吸加深加快。对血管运动中枢有微弱兴奋作用，剂量过大可引起惊厥。

3. 适应证 用于中枢性呼吸抑制及各种原因引起的呼吸抑制。

4. 用法用量 皮下注射、肌内注射、静脉注射。成人：一次 $0.25 \sim 0.5g$，必要时 $1 \sim 2$ 小时重复用药。极量一次 $1.25g$。小儿：6个月以下，一次 $75mg$；1岁，一次 $0.125g$；$4 \sim 7$ 岁，一次 $0.175g$。

5. 不良反应 常见面部刺激症、烦躁不安、抽搐、恶心、呕吐等。大剂量时可出现血压升高、心悸、出汗、面部潮红、呕吐、震颤、心律失常、惊厥甚至昏迷。

6. 禁忌 抽搐及惊厥患者禁用。

7. 注意事项

（1）作用时间短暂，应视病情间隔给药。

（2）对孕妇及哺乳的影响尚不明确。

8. 药物相互作用 与其他中枢兴奋药合用，有协同作用，可引起惊厥。

9. 规格 注射液：$1.5ml$：$0.375g$；$2ml$：$0.5g$。

二、洛贝林 (Lobeline)

1. 其他名称 祛痰菜碱、山梗菜碱。

2. 药理作用 可刺激颈动脉体和主动脉体化学感受器（均为 N_1 受体），反射性地兴奋呼吸中枢而使呼吸加快，但对呼吸中枢并无直接兴奋作用。对迷走神经中枢和血管运动中枢也同时有反射性的兴奋作用；对自主神经节先兴奋而后阻断。

3. 适应证 主要用于各种原因引起的中枢性呼吸抑制。临床上常用于新生儿窒息，一氧化碳、阿片中毒等。

4. 用法用量

（1）静脉注射：①成人：常用量：成人一次 $3mg$；极量：一次 $6mg$，一日 $20mg$。②儿童：小儿一次 $0.3 \sim 3mg$，必要时每隔30分钟可重复使用；新生儿窒息可注入脐静脉 $3mg$。

（2）皮下或肌内注射：①成人：常用量：成人一次 $10mg$；极量：一次 $20mg$，一日

50mg。②儿童：一次 1 ~ 3mg。

5. 不良反应　可有恶心、呕吐、呛咳、头痛、心悸等。大剂量用药，可出现心动过缓，剂量继续增大可出现心动过速、传导阻滞、呼吸抑制甚至惊厥。

6. 注意事项　静脉给药应缓慢。对孕妇及哺乳的影响尚不明确。

7. 药物相互作用　尚不明确。

8. 规格　注射液：1ml：3mg；1ml：10mg。

三、贝美格（Bemegride）

1. 其他名称　美解眠。

2. 药理作用　能直接兴奋呼吸中枢及血管运动中枢，使呼吸增加，血压微升。

3. 适应证　用于巴比妥类及其他催眠药的中毒，也用于减小硫喷妥钠麻醉深度，以加快其苏醒。

4. 用法用量

（1）静脉注射：每 3 ~ 5 分钟注射 50mg，至病情改善或出现中毒症状。

（2）静脉滴注：每次 50mg，临用前加 5% 葡萄糖注射液 250 ~ 500ml 稀释后静脉滴注。

5. 不良反应　可引起恶心、呕吐。

6. 禁忌　吗啡中毒者禁用。

7. 注意事项

（1）静脉注射或静脉滴注速度不宜过快，以免产生惊厥。

（2）对孕妇及哺乳的影响尚不明确。

8. 药物相互作用　尚不明确。

9. 规格　注射液：10ml：50mg；20ml：50mg。

四、多沙普仑（Doxapram）

1. 其他名称　二苯吗啉吡酮、吗啉吡咯酮。

2. 药理作用　呼吸兴奋剂，作用比尼可刹米强。小量时通过颈动脉体化学感受器反射性兴奋呼吸中枢，大量时直接兴奋延髓呼吸中枢，使潮气量加大，呼吸频率增快有限。大剂量兴奋脊髓及脑干，但对大脑皮层似无影响，在阻塞性肺疾病患者发生急性通气不全时，应用此药后，潮气量、血二氧化碳分压、氧饱和度均有改善。

3. 适应证　用于呼吸衰竭。

4. 用法用量

（1）静脉注射：按体重一次 0.5 ~ 1mg/kg，不超过 1.5mg/kg，如需重复给药，至少间隔 5 分钟。每小时用量不宜超过 300mg。

（2）静脉滴注：按体重一次 0.5 ~ 1mg/kg，临用前加葡萄糖氯化钠注射液稀释后静脉滴注，直至获得疗效，总量不超过一日 3g。

5. 不良反应

（1）可见头痛、无力、呼吸困难、心律失常、恶心、呕吐、腹泻、尿潴留、胸痛、胸闷、血压升高等，用药局部可发生血栓性静脉炎。

（2）少见呼吸频率加快、喘鸣、精神紊乱、呛咳、眩晕、畏光、出汗、感觉奇热等。

6. 禁忌 惊厥、癫痫、重度高血压、嗜铬细胞瘤、甲状腺功能亢进、冠心病、颅内高压、严重肺部疾病患者禁用。

7. 注意事项

（1）用药时常规测定血压和脉搏，以防止药物过量。

（2）静脉注射漏到血管外或静脉滴注时间太长，均能导致血栓静脉炎或局部皮肤刺激。

（3）剂量过大时，可引起心血管不良反应，如血压升高、心率加快甚至出现心律失常。

（4）静脉滴注速度不宜太快，否则可引起溶血。

（5）孕妇慎用：FDA 对本药的妊娠安全性分级为 B 级。

（6）本品是否经乳汁分泌尚不清楚，哺乳期妇女慎用。

（7）12 岁以下儿童用药的有效性和安全性尚未明确，应慎用。

8. 药物相互作用

（1）能促使儿茶酚胺的释放增多，在全麻药如氟烷、异氟烷等停用 10～20 分钟后，才能使用。

（2）与咖啡因、哌甲酯、匹莫林、肾上腺素受体激动药等合用，可能出现紧张、激动、失眠甚至惊厥或心律失常。

（3）与单胺氧化酶抑制药丙卡巴肼以及升压药合用时，可使血压明显升高。

（4）与碳酸氢钠合用，本品血药浓度升高，毒性明显增强。

（5）肌松药可使本品的中枢兴奋作用暂不体现。

9. 规格 注射液：5ml：0.1g。

五、二甲弗林（Dimefline）

1. 其他名称 回苏灵。

2. 药理作用 对呼吸中枢有较强兴奋作用，作用强度约为尼可刹米的 100 倍。用药后可见肺换气量明显增加，二氧化碳分压下降。

3. 适应证 常用于麻醉、催眠药物所引起的呼吸抑制，各种疾病引起的中枢性呼吸衰竭，以及手术、外伤等引起的虚脱和休克。

4. 用法用量

（1）口服：一次 8～16mg，一日 2～3 次。

（2）肌内注射：一次 8mg。

（3）静脉注射：一次 8～16mg，临用前加 5% 葡萄糖注射液稀释后缓慢注射。

（4）静脉滴注：一般一次 8～16mg；用于重症患者，一次 16～32mg。临用前加氯化钠注射液或 5% 葡萄糖注射液稀释后静脉滴注。

5. 不良反应 恶心、呕吐及皮肤烧灼感等。

6. 禁忌

（1）有惊厥病史者、肝肾功能不全者禁用。

（2）孕妇及哺乳期妇女禁用。

7. 注意事项

（1）安全范围较窄，剂量掌握不当易致抽搐或惊厥。

（2）儿童大剂量易发生抽搐或惊厥，应谨慎。

（3）老年患者慎用。

（4）静脉给药速度应缓慢。

8. 药物相互作用 尚不明确。

9. 规格 片剂：8mg。注射液：2ml：8mg。

六、甲氯芬酯（Meclofenoxate）

1. 其他名称 氯酯醒、遗尿丁。

2. 药理作用 能促进脑细胞的氧化还原代谢，增加对糖类的利用，对中枢抑制患者有兴奋作用。

3. 适应证 外伤性昏迷、酒精中毒、新生儿缺氧症、儿童遗尿症。

4. 用法用量

（1）口服：成人一次 0.1～0.2g，一日 3 次；儿童一次 0.05～0.1g，一日 3 次。

（2）静脉注射或静脉滴注：临用前用注射用水或 5% 葡萄糖注射液稀释成 5%～10% 溶液使用。成人一次 0.1～0.25g，一日 3 次；儿童一次 60～100mg，一日 2 次，可注入脐静脉。

（3）肌内注射：成人昏迷状态一次 0.25g，每 2 小时 1 次；新生儿缺氧症一次 60mg，每 2 小时 1 次。

5. 不良反应 胃部不适、兴奋、失眠、倦怠、头痛。

6. 禁忌 精神过度兴奋、有锥体外系症状患者及对本品过敏者禁用。

7. 注意事项

（1）高血压患者慎用。

（2）孕妇及哺乳期妇女用药安全性尚不明确。

8. 药物相互作用 尚不明确。

9. 规格 胶囊剂：0.1g。注射液：0.1g；0.25g。

第二节 镇痛药

一、吗啡（Morphine）

1. 药理作用 阿片受体激动剂，有强大的镇痛作用，同时也有明显的镇静作用，并有镇咳作用（因其可致成瘾而不用于临床）。对呼吸中枢有抑制作用，使其对二氧化碳张力的反应性降低，过量可致呼吸衰竭而死亡。兴奋平滑肌，增加肠道平滑肌张力引起便秘，并使胆道、输尿管、支气管平滑肌张力增加。可使外周血管扩张，尚有缩瞳、镇吐等作用（因其可致成瘾而不用于临床）。

2. 适应证 适用于其他镇痛药无效的急性锐痛，如严重创伤、战伤、烧伤、晚期癌症等疼痛。心肌梗死而血压尚正常者，应用本品可使患者镇静，并减轻心脏负担。应用于心源性哮喘可使肺水肿症状暂时有所缓解。麻醉和手术前给药可保持患者宁静进入嗜睡状态。因对平滑肌的兴奋作用较强，故不能单独用于内脏绞痛（如胆、肾绞痛等），而应与阿托品等有效的解痉药合用。

根据世界卫生组织和国家食品药品监督管理局提出的癌痛治疗三阶梯方案的要求,吗啡是治疗重度癌痛的代表性药物。注射液不适宜慢性重度癌痛患者长期使用。

3. 用法用量

(1) 普通片:首次剂量范围可较大,每日 3~6 次,临睡前一次剂量可加倍。①常用量:一次 5~15mg,一日 15~60mg。②极量:一次 30mg,一日 100mg。③对于重度癌痛患者,应按时口服,个体化给药,逐渐增量,以充分缓解癌痛。

(2) 缓释片、控释片:必须整片吞服,不可掰开或嚼碎。成人每隔 12 小时服用 1 次,用量应根据疼痛的严重程度、年龄及服用镇痛药史决定用药剂量,个体间可存在较大差异。最初应用者,宜从每 12 小时服用 10mg 或 20mg 开始,根据镇痛效果调整剂量,以达到缓解疼痛的目的。

(3) 注射液:①皮下注射:成人常用量:一次 5~15mg,一日 15~40mg。极量:一次 20mg,一日 60mg。②静脉注射:成人镇痛时常用量 5~10mg。用作静脉全麻按体重不得超过 1mg/kg,不够时加用作用时效短的本类镇痛药,以免苏醒迟延、术后发生血压下降和长时间呼吸抑制。③手术后镇痛注入硬膜外间隙,成人自腰脊部位注入,一次极限 5mg,胸脊部位应减为 2~3mg,按一定的间隔可重复给药多次。注入蛛网膜下腔,一次 0.1~0.3mg。原则上不再重复给药。④对于重度癌痛患者,首次剂量范围较大,每日 3~6 次,以预防癌痛发生及充分缓解癌痛。

4. 不良反应

(1) 心血管系统:可致外周血管扩张,产生直立性低血压,偶可产生轻度心动过缓或心动过速。鞘内和硬膜外给药可致血压下降。

(2) 呼吸系统:可能会导致某些患者(开胸术后)出现肺不张和感染。少见支气管痉挛和喉头水肿。严重的可抑制呼吸甚至出现呼吸停止。

(3) 精神神经系统:可出现嗜睡、注意力分散、思维能力减弱、表情淡漠、抑郁、烦躁不安、惊恐畏惧、视力减退、视物模糊或复视,甚至妄想、幻觉。

(4) 胃肠道:常见恶心、呕吐、便秘、腹部不适、腹痛、胆绞痛、胆管内压上升等。

(5) 泌尿系统:可见少尿、尿频、尿急、排尿困难。

(6) 戒断症状:对本品成瘾或有依赖性的患者,突然停用或给予麻醉拮抗剂可出现戒断症状。

5. 禁忌

(1) 呼吸抑制已显示发绀、颅内压增高和颅脑损伤、支气管哮喘、肺源性心脏病代偿失调、甲状腺功能减退、皮质功能不全、前列腺肥大、排尿困难及严重肝功能不全、休克尚未纠正控制前、炎性肠梗阻等患者禁用。

(2) 孕妇、临盆产妇及哺乳期妇女禁用。

6. 注意事项

(1) 未明确诊断的疼痛,尽可能不用本品,以免掩盖病情,贻误诊断。

(2) 可干扰对脑脊液压升高的病因诊断,这是本品使二氧化碳滞留,脑血管扩张的结果。

(3) 可使血浆淀粉酶和脂肪酶均升高,可持续 24 小时。

（4）对血清碱性磷酸酶、丙氨酸氨基转移酶、门冬氨酸氨基转移酶、胆红素、乳酸脱氢酶等测定有一定影响，应在本品停药 24 小时以上方可进行以上项目测定，以防可能出现假阳性。

（5）因对平滑肌的兴奋作用较强，故不能单独用于内脏绞痛（如胆、肾绞痛），而应与阿托品等有效的解痉药合用，单独使用反使绞痛加剧。

（6）应用大量吗啡进行静脉全麻时，常和神经安定药并用，诱导中可发生低血压，手术开始遇到外科刺激时血压又会骤升，应及早对症处理。

（7）吗啡注入硬膜外间隙或蛛网膜下腔后，应监测呼吸和循环功能，前者 24 小时，后者 12 小时。

（8）可通过胎盘屏障到达胎儿体内，致胎儿成瘾，能对抗催产素对子宫的兴奋作用而延长产程，故禁用于孕妇、临盆产妇。FDA 对本药的妊娠安全性分级为 D 级。

（9）少量经乳汁排出，禁用于哺乳期妇女。

（10）在儿童体内清除缓慢，半衰期长，易致呼吸抑制，慎用。

（11）在老人体内清除缓慢，半衰期长，易致呼吸抑制，慎用。

（12）连用 3～5 天即产生耐受性，1 周以上可成瘾，故不宜长期使用，但在慢性癌痛的第三阶梯用药时例外。

（13）注射液不得与氨茶碱、巴比妥类药钠盐等碱性液、溴或碘化合物、碳酸氢盐、氧化剂（如高锰酸钾）、植物收敛剂、氢氯噻嗪、肝素钠、苯妥英钠、呋喃妥因、新生霉素、甲氧西林、氯丙嗪、异丙嗪、哌替啶、磺胺嘧啶、磺胺甲基异噁唑以及铁、铝、镁、银、锌化合物等接触或混合，以免发生混浊甚至出现沉淀。

7. 药物相互作用

（1）与吩噻嗪类、镇静催眠药、单胺氧化酶抑制剂、三环抗抑郁药、抗组织胺药等合用，可加剧及延长吗啡的抑制作用。

（2）可增强香豆素类药物的抗凝血作用。

（3）与西咪替丁合用，可能引起呼吸暂停、精神错乱、肌肉抽搐等。

（4）可增强硫酸镁静脉给药后的中枢抑制作用。

（5）可增强氮芥、环磷酰胺的毒性。

（6）静脉注射或肌肉注射可增强筒箭毒碱的神经肌肉阻断作用。

（7）与 M 胆碱受体阻断药合用，便秘可加重，并可增加麻痹性肠梗阻和尿潴留的危险性。

（8）降压药、利尿药与本药合用，可发生直立性低血压。

8. 规格　片剂：5mg；10mg。缓释片、控释片：10mg；30mg。注射液：0.5ml：5mg；1ml：10mg。

二、哌替啶（Pethidine）

1. 其他名称　杜冷丁。

2. 药理作用　阿片受体激动剂，是人工合成的强效镇痛药。与吗啡相似，通过激动中枢神经系统的 μ 及 κ 受体而产生镇痛、镇静作用，效力约为吗啡的 1/10～1/8，但维持时间较短；具呼吸抑制作用，无吗啡的镇咳作用。能短时间提高胃肠道括约肌及平滑肌的张力，减少胃肠蠕动，但引起便秘及尿潴留发生率低于吗啡。对胆道括约肌的兴奋作用使胆道压力升高，但亦较吗啡弱。有轻微的阿托品样作用，可引起心率增快。

3. 适应证　适用于各种剧痛，如创伤性疼痛、手术后疼痛；麻醉前用药，局麻及静吸复合麻醉辅助用药等。对内脏绞痛应与阿托品配伍应用。用于分娩止痛时，须监护对新生儿的抑制呼吸作用。麻醉前给药、人工冬眠时，常与氯丙嗪、异丙嗪组成人工冬眠合剂应用。用于心源性哮喘，有利于肺水肿的消除。

慢性重度疼痛的晚期癌症患者不宜长期使用。

4. 用法用量

（1）片剂：镇痛：成人常用量：一次 50～100mg，一日 200～400mg；极量：一次 150mg，一日 600mg。小儿一次 1.1～1.76mg/kg。对于重度癌痛患者，首次剂量视情况可以大于常规剂量。

（2）注射液

1）镇痛：成人肌肉注射常用量：一次 25～100mg，一日 100～400mg；极量：一次 150mg，一日 600mg。静脉注射：成人一次 0.3mg/kg。

2）分娩镇痛：阵痛开始时肌肉注射，常用量：25～50mg，每 4～6 小时按需重复；极量：一次 50～75mg。

3）麻醉用药：麻醉前用药，30～60 分钟前按体重肌肉注射 1～2mg/kg。麻醉维持中，按 1.2mg/kg 计算 60～90 分钟总用量，配成稀释液，成人一般每分钟静滴 1mg，小儿滴速相应减慢。

4）小儿基础麻醉：在硫喷妥钠 3～5mg/kg 应用 10～15 分钟后，追加哌替啶 1mg/kg 加异丙嗪 0.5mg/kg，稀释至 10ml 缓慢静注。

5）手术后镇痛：硬膜外间隙注药，24 小时总用量按 2.1～2.5mg/kg。

6）晚期癌症患者解除中重度疼痛：应个体化给药，剂量可较常用量为大，应逐渐增加剂量，直至疼痛满意缓解，但不提倡使用。

5. 不良反应

（1）可出现轻度的眩晕、出汗、口干、恶心、呕吐、心动过速及直立性低血压等。

（2）治疗剂量时可出现脑脊液压力升高、胆管内压升高。静脉注射后可出现外周血管扩张、血压下降。

（3）严重时可出现呼吸困难、焦虑、兴奋、疲倦、排尿困难、尿痛、震颤、发热、咽痛。

6. 禁忌　室上性心动过速、颅脑损伤、颅内占位性病变、慢性阻塞性肺疾患、支气管哮喘、严重肺功能不全等禁用。

7. 注意事项

（1）肝功能损伤者、甲状腺功能不全者、老年人慎用。

（2）未明确诊断的疼痛，尽可能不用本品，以免掩盖病情贻误诊治。

（3）务必在单胺氧化酶抑制药（如呋喃唑酮、丙卡巴肼等）停用 14 天以上方可给药，而且应先试用小剂量（1/4 常用量），否则会发生难以预料的严重的并发症，临床表现为多汗、肌肉僵直、血压先升高后剧降、呼吸抑制、发绀、昏迷、高热、惊厥，终致循环衰竭而死亡。

（4）注意勿将药液注射到外周神经干附近，否则产生局麻或神经阻滞。

（5）能通过胎盘屏障，用于产妇分娩镇痛时剂量应酌减。FDA 对本药的妊娠安全性分级为 C 级，长期或大剂量使用时的妊娠安全性分级为 D 级。

（6）能分泌入乳汁，哺乳期间使用时剂量应酌减。

（7）1 岁以内小儿通常不应静脉注射本品或行人工冬眠，婴幼儿慎用。

（8）耐受性和成瘾性介于吗啡和可待因之间，通常连续使用不能超过 10 天，否则易产生耐受性。

（9）可使血浆淀粉酶和脂肪酶均升高。

（10）对血清碱性磷酸酶、丙氨酸氨基转移酶、门冬氨酸氨基转移酶、胆红素、乳酸脱氢酶等测定有一定影响，应在本品停药 24 小时以上方可进行以上项目测定，以防可能出现假阳性。

8. 药物相互作用

（1）与芬太尼因化学结构有相似之处，两药可有交叉敏感。

（2）能使香豆素、茚满二酮等抗凝药物增效，并用时后者应按凝血酶原时间而酌减。

（3）吩噻嗪类药、巴比妥类药、三环抗抑郁药、硝酸酯类抗心绞痛药等可增强本品作用。

（4）与西咪替丁合用，可能引起意识混乱、定向障碍和气喘等。

（5）可增强硫酸镁静脉给药后的中枢抑制作用。

（6）与 M 胆碱受体阻断药合用，便秘可加重，并可增加麻痹性肠梗阻和尿潴留的危险性。

（7）降压药、利尿药与本药合用，可发生直立性低血压。

（8）与全麻药、局麻药（静脉给药）、吩噻嗪类中枢抑制药及三环类抗抑郁药合用，呼吸抑制和（或）低血压可更明显，便秘发生率上升，药物依赖性也更容易产生。

（9）注射液不能与氨茶碱、巴比妥类药钠盐、肝素钠、碘化物、碳酸氢钠、苯妥英钠、磺胺嘧啶、磺胺甲噁唑、甲氧西林配伍，否则发生浑浊。

9. 规格 片剂：25mg；50mg。注射液：1m：50mg；2ml：100mg。

三、美沙酮（Methadone）

1. 其他名称 阿米酮、非那酮。

2. 药理作用 人工合成阿片受体激动剂。起效慢，作用时间长。镇痛效能与吗啡相当；能产生呼吸抑制、镇咳、降温、缩瞳的作用，但欣快作用不如吗啡；镇静作用较弱，但重复给药仍可引起明显的镇静作用。其特点为口服有效，抑制吗啡成瘾者的戒断症状的作用期长，重复给药仍有效。耐受性及成瘾发生较慢，戒断症状略轻，但脱瘾较难。

3. 适应证

（1）适用于慢性疼痛。对急性创伤疼痛少用。

（2）用于各种阿片类药物的戒毒治疗，尤其是用于海洛因依赖，也用于吗啡、阿片、哌替啶、二氢埃托啡等的依赖。

4. 用法用量

（1）片剂：①疼痛：成人每次 5～10mg，一日 10～15mg；极量：一次 10mg，一日

20mg。②脱瘾治疗：剂量应根据戒断症状严重程度和患者躯体状况及反应而定。开始剂量15～20mg，可酌情加量。剂量换算为1mg美沙酮替代4mg吗啡、2mg海洛因、20mg哌替啶。

（2）注射液：肌肉注射或皮下注射。三角肌注射血浆峰值高，作用出现快，因此可采用三角肌注射。每次2.5～5mg，一日10～15mg。极量：一次10mg，一日20mg。

5. 不良反应

（1）主要有性功能减退，男性服用后精液减少，且可有乳腺增生。

（2）亦有眩晕、恶心、呕吐、出汗、嗜睡等，也可引起便秘及药物依赖。

（3）可使脑脊液压力升高。

（4）能促使胆道括约肌收缩，使胆管系的内压上升。

6. 禁忌

（1）呼吸功能不全者禁用。

（2）妊娠、分娩期间禁用。

7. 注意事项

（1）注射液仅供皮下或肌肉注射，不得静注，能释放组胺，忌作麻醉前和麻醉中用药。

（2）妊娠期间本药能渗透过胎盘屏障，引起胎儿染色体变异，死胎和未成熟新生儿多。本药成瘾的产妇所分娩的新生儿，常出现迟延的戒断症状，在出生后6～7天才发现，持续6～17日不等，这些新生儿尿内药物浓度，可10～16倍于血液，又常伴有低血糖，处理上有一定困难。

（3）对哺乳期妇女用药的安全性尚不明确。

（4）可使血浆淀粉酶和脂肪酶均升高。

（5）对血清碱性磷酸酶、丙氨酸氨基转移酶、门冬氨酸氨基转移酶、胆红素、乳酸脱氢酶等测定有一定影响，应在本品停药24小时以上方可进行以上项目测定，以防可能出现假阳性。

8. 药物相互作用

（1）氟伏沙明和氟康唑可增加本品的血药浓度

（2）异烟肼、吩噻嗪类、尿液碱化剂可减少本品的排泄，合用时需酌情减量。

（3）与其他镇痛药、镇静催眠药、抗抑郁药等合用时，可加强这些药物的作用。

（4）与抗高血压药合用，可致血压下降过快，严重的可发生昏厥。

（5）苯妥英钠和利福平等能促使肝细胞微粒体酶的活性增强，因而本品在体内的降解代谢加快，用量应相应增加。

（6）注射液与碱性液、氧化剂、糖精钠以及苋菜红等接触，药液显混浊。

（7）与女性避孕药同用，可终日疲倦乏力。

（8）与颠茄合用，可发生严重便秘。

9. 规格　片剂：2.5mg。注射液：1ml：5mg。

四、芬太尼（Fentanyl）

1. 药理作用　强阿片类镇痛药。镇痛作用机制与吗啡相似，为阿片受体激动剂，作用强度为吗啡的60～80倍。与吗啡和哌替啶相比，本品作用迅速，维持时间短，不释放组胺，对心血管功能影响小，能抑制气管插管时的应激反应。本品对呼吸的抑制作用弱于吗啡，但静脉注射过快则易抑制呼吸。纳洛酮等能拮抗本品的呼吸抑制和镇痛作用。有成瘾性。

2. 适应证

（1）用于麻醉前、中、后的镇静与镇痛，是目前复合全麻中常用的药物。①用于麻醉前给药及诱导麻醉，并作为辅助用药与全麻药及局麻药合用于各种手术。氟哌利多2.5mg和本品0.05mg的混合液，麻醉前给药，能使患者安静，对外界环境漠不关心，但仍能合作。②用于手术前、后及手术中等各种剧烈疼痛。

（2）用于治疗中度到重度慢性疼痛。

3. 用法用量

（1）注射液

1）静脉注射：成人全麻时初量：①小手术0.001～0.002mg/kg（以芬太尼计，下同）。②大手术0.002～0.004mg/kg。③体外循环心脏手术时按0.02～0.03mg/kg计算全量，维持量可每隔30～60分钟给予初量的一半或连续静滴，一般每小时0.001～0.002mg/kg。④全麻同时吸入氧化亚氮时0.001～0.002mg/kg。⑤局麻镇痛不全，作为辅助用药时0.001 5～0.002mg/kg。

2）肌肉注射：成人：麻醉前用药或手术后镇痛，按0.000 7～0.001 5mg/kg肌肉或静脉注射。小儿：镇痛，2岁以下无推荐剂量，2～12岁按0.002～0.003mg/kg肌肉或静脉注射。

3）硬膜外给药：成人手术后镇痛，初量0.1mg，加氯化钠注射液稀释到8ml，每2～4小时可重复，维持量每次为初量的一半。

（2）贴剂：剂量应根据患者的个体情况而决定，并应在给药后定期进行剂量评估。

应在躯干或上臂未受刺激及未受辐射的平整皮肤表面上贴用。最好选择无毛发部位，如有毛发，应在使用前剪除（勿用剃须刀剃除）。在使用前可用清水清洗贴用部位，不能使用肥皂、油剂、洗剂或其他有机溶剂，因其可能会刺激皮肤或改变皮肤的性质。在使用本贴剂前皮肤应完全干燥。

应在打开密封袋后立即使用。在使用时需用手掌用力按压2分钟，以确保贴剂与皮肤完全接触，尤其应注意其边缘部分。

可以持续贴用72小时。在更换贴剂时，应更换粘贴部位。几天后才可在相同的部位重复贴用。

1）初始剂量选择：初始剂量应依据患者使用阿片类药物的既往史确定，包括对阿片类药物的耐受性、患者的身体状况和医疗状况。

不能在使用芬太尼贴剂后的24小时内即评价其最佳镇痛效果。这是因为在使用本贴剂最初24小时内血清芬太尼的浓度逐渐升高。在首次使用贴剂时，应逐渐停止以前的镇痛治疗直至芬太尼产生镇痛效果。

2）剂量的调整及维持治疗：每72小时应更换一次贴剂。应根据个体情况调整剂量直至达到足够的镇痛效果。如果镇痛不足，可在初次使用后每3天进行一次剂量调整。剂量增加的幅度通常为25μg/h。但同时应考虑附加的其他疼痛治疗（口服吗啡90mg/d≈芬太尼25μg/h）及患者的疼痛状态。当剂量大于50μg/h时，可以使用一片以上的贴剂。患者可能定时需要短效镇痛药，以缓解突发性疼痛。在芬太尼剂量超过300μg/h时，一些患者可能需要增加或改变阿片类药物的用药方法。

3）治疗的终止：去除贴剂后，由于芬太尼浓度逐渐降低，应逐渐开始其他阿片类药物的替代治疗，并从低剂量起始，缓慢加量。一般来说，任何阿片类镇痛药都应逐步停药，以避免出现戒断症状。一些患者在更换药品或剂量调整时可能出现阿片类药物戒断症状。

4. 不良反应

（1）一般不良反应为眩晕、视物模糊、恶心、呕吐、低血压、胆道括约肌痉挛、喉痉挛及出汗等。偶有肌肉抽搐。

（2）严重副反应为呼吸抑制、窒息、肌肉僵直及心动过缓，如不及时治疗，可发生呼吸停止、循环抑制及心脏停搏等。

（3）使用透皮贴剂进行镇痛时，有引起死亡和由于本品过量而导致的其他严重不良反应的报道；也可出现局部皮肤反应，如发红等。

（4）能促使胆道括约肌收缩，使胆管系的内压上升。

（5）可使脑脊液压力升高。

（6）本品有成瘾性，但较哌替啶轻。轻度的戒断症状有呵欠、打喷嚏、流涕、冒汗、食欲缺乏；中度为神经过敏、难以入眠、恶心呕吐、腹泻、全身疼痛、原因不明的低热；严重时表现为激动、不安、发抖、震颤、胃痉挛痛、心动过速、极度疲乏等，最终可导致虚脱。

5. 禁忌

（1）支气管哮喘、呼吸抑制、对本品特别敏感的患者以及重症肌无力患者禁用。

（2）2 岁以下儿童禁用。

（3）禁止与单胺氧化酶抑制剂（如苯乙肼、帕吉林等）合用。

（4）贴剂不应用于急性或手术后疼痛的治疗，因为在这种情况下不能在短期内调整芬太尼的用量，并且可能会导致严重的或威胁生命的通气不足。

6. 注意事项

（1）心律失常、肝肾功能不良、慢性阻塞性肺疾病、呼吸储备力降低及脑外伤昏迷、颅内压增高、脑肿瘤等易陷入呼吸抑制的患者慎用。

（2）务必在单胺氧化酶抑制药停用 14 天以上方可给药，而且应先试用小剂量（1/4 常用量），否则会发生难以预料的、严重的并发症，临床表现为多汗、肌肉僵直、血压先升高后剧降、呼吸抑制、发绀、昏迷、高热、惊厥，终致循环虚脱而死亡。

（3）因为血清芬太尼浓度在停止使用贴剂 17（13～22）小时后降低大约 50%，所以出现严重不良反应的患者应在停止使用后继续观察 24 小时。

（4）不能将贴剂分拆、切割或以任何其他方式损坏，因为这样会导致芬太尼的释放失控。

（5）注射液有一定的刺激性，不得误入气管、支气管，也不得涂敷于皮肤和黏膜。

（6）硬膜外注入镇痛时，一般 4～10 分钟起效，20 分钟脑脊液的药物浓度达到峰值，同时可有全身瘙痒，作用时效 3.3～6.7 小时，而且仍有呼吸频率减慢和潮气量减小的可能，处理应及时。

（7）本品决非静脉全麻药，虽然大量快速静脉注射能使意识消失，但患者的应激反应依然存在，常伴有术中知晓。

（8）快速推注可引起胸壁、腹壁肌肉僵硬而影响通气。

（9）严禁用药后驾驶及操作机器。

（10）动物实验显示了一些生殖毒性，尚不知对人体的潜在风险。除非确实需要，否则不应在妊娠期使用。可透过胎盘，可能导致新生儿呼吸抑制，不建议在分娩过程中使用。FDA 对本药的妊娠安全性分级为 C 级。芬太尼可被分泌至母乳，可能会使新生儿或婴儿出现镇静或呼吸抑制，对哺乳的妇女不推荐使用。

（11）在儿童中使用的有效性和安全性尚未明确。

（12）年老、体弱的患者首次剂量应适当减量，根据首次剂量的效果确定剂量的增加量。

（13）可使血清淀粉酶和脂肪酶均升高。

（14）对血清碱性磷酸酶、丙氨酸氨基转移酶、门冬氨酸氨基转移酶、胆红素、乳酸脱氢酶等测定有一定影响，应在本品停药 24 小时以上方可进行以上项目测定，以防可能出现假阳性。

7. 药物相互作用

（1）同时应用其他中枢神经系统抑制剂，包括阿片类药物、镇静剂、催眠药、全身麻醉剂、吩噻嗪类药物、安定类药物、骨骼肌松弛剂、镇静性抗组胺药及酒精饮料，可产生相加性抑制作用，可能发生肺通气不足、低血压及深度的镇静或昏迷。合用时应慎重并适当调整剂量。

（2）芬太尼与 CYP3A4 强抑制剂（如利托那韦）合用，会使芬太尼血浆浓度升高，从而加强或延长芬太尼的治疗效果和不良反应，也可能引起严重的呼吸抑制。

（3）与肌松药合用时，肌松药的用量应相应减少。肌松药能解除本品引起的肌肉僵直，但有呼吸暂停时，又可使呼吸暂停的持续时间延长。

（4）与 M 胆碱受体阻断药合用时，不仅使便秘加重，还可有发生麻痹性肠梗阻和尿潴留的危险。

（5）静注硫酸镁后的中枢抑制作用，会因同时使用本品而加剧。

（6）与钙离子拮抗剂及 β 受体阻滞药合用，可引起严重的低血压。

8. 规格 注射液：1ml：0.05mg；2ml：0.1mg。

五、舒芬太尼（Sufentanil）

1. 药理作用 强效阿片类镇痛药，特异性 μ 阿片受体激动剂，对 μ 受体的亲和力比芬太尼强 7～10 倍。舒芬太尼的麻醉镇痛效力比芬太尼强，引起的心血管抑制较弱，而且有较宽的安全范围。

2. 适应证 作为复合麻醉的镇痛用药，作为全身麻醉的麻醉诱导和维持用药。

3. 用法用量 应该根据个体反应和临床情况的不同来调整使用剂量，须考虑如下因素：患者的年龄、体重、一般情况和同时使用的药物等。剂量也取决于手术难度和持续时间以及所需要的麻醉深度。在计算进一步的使用剂量时应考虑初始用药的作用。

在诱导麻醉期间可以加用氟哌利多以防止恶心和呕吐的发生。

静脉注射或静脉滴注给药。用药的时间间隔长短取决于手术的持续时间。根据个体的需要可重复给予额外的（维持）剂量。

（1）当作为复合麻醉的一种镇痛成分进行诱导应用时，按 $0.1 \sim 5.0 \mu g/kg$ 作静脉注射或者静脉滴注。当临床表现显示镇痛效应减弱时可按 $0.15 \sim 0.7 \mu g/kg$ 追加维持剂量。

（2）在以枸橼酸舒芬太尼为主的全身麻醉中，舒芬太尼成人用药总量可为 $8 \sim 30 \mu g/kg$，当临床表现显示镇痛效应减弱时可按 $0.35 \sim 1.4 \mu g/kg$ 追加维持剂量；$2 \sim 12$ 岁儿童用药总量建议为 $10 \sim 12 \mu g/kg$，如果临床表现镇痛效应降低时，可给予额外的剂量 $1 \sim 2 \mu g/kg$。

非代偿性甲状腺功能减退、肺部疾患（尤其是那些呼吸贮备降低的疾病）、肝和（或）肾功能不全、肥胖和酒精中毒等患者，其用药量应酌情给予。对这些患者，建议做较长时间的术后观察。

对体弱患者、老年患者以及已经使用过能抑制呼吸的药物的患者，应减少用量。而对那些接受过阿片类药物治疗的或有过阿片类滥用史的患者，则可能需要使用较大的剂量。

4. 不良反应

（1）典型的阿片样症状，如呼吸抑制、呼吸暂停、骨骼肌强直（胸肌强直）、肌阵挛、低血压、心动过缓、恶心、呕吐、眩晕、缩瞳和尿潴留。在注射部位偶有瘙痒和疼痛。

（2）其他较少见的不良反应有：①咽部痉挛。②过敏反应和心搏停止。因在麻醉时使用其他药物，很难确定这些反应是否与舒芬太尼有关。③偶尔可出现术后恢复期的呼吸再抑制。

5. 禁忌

（1）对舒芬太尼或其他阿片类药物过敏者禁用。

（2）分娩期间，或实施剖宫产手术期间婴儿剪断脐带之前，静脉内禁用本品，因为舒芬太尼可以引起新生儿的呼吸抑制。

（3）本品禁用于新生儿、妊娠期和哺乳期的妇女。如果哺乳期妇女必须使用舒芬太尼，则应在用药后 24 小时方能再次哺乳婴儿。

（4）禁与单氨氧化酶抑制剂同时使用。在使用舒芬太尼前 14 天内用过单胺氧化酶抑制剂者，禁用本品。

（5）急性肝性卟啉病禁用。

（6）因用其他药物而存在呼吸抑制者禁用。

（7）患有呼吸抑制疾病的患者禁用。

（8）低血容量、低血压患者禁用。

（9）重症肌无力患者禁用。

6. 注意事项

（1）对脑血流量减少的患者，应避免快速静脉注射给药。

（2）深度麻醉的呼吸抑制，可持续至术后或复发。呼吸抑制往往与剂量相关，可用特异性拮抗剂（如纳洛酮）使其完全逆转。由于呼吸抑制持续的时间可能长于其拮抗剂的效应，有可能需要重复使用拮抗剂。麻醉期间的过度换气可能减少呼吸中枢对二氧化碳的反应，也会影响术后呼吸的恢复。

（3）舒芬太尼可以导致肌肉僵直，包括胸壁肌肉的僵直，可以通过缓慢地静脉注射加以预防（通常在使用低剂量时可以奏效），或同时使用苯二氮䓬类药物及肌肉松弛药。

（4）如果术前所用的抗胆碱药物剂量不足，或与非迷走神经抑制的肌肉松弛药合并使用时，可能导致心动过缓甚至心搏停止。心动过缓可用阿托品治疗。

（5）对甲状腺功能低下、肺病疾患、肝肾功能不全、老年人、肥胖、酒精中毒和使用过其他已知对中枢神经系统有抑制作用的药物的患者，在使用时均需要特别注意。建议对这些患者做较长时间的术后观察。

（6）使用本品后，患者不能驾车与操作机械。

（7）舒芬太尼用于 2 岁以下儿童的有效性和安全性的资料非常有限。

（8）FDA 对本药的妊娠安全性分级为 C 级。

7. 药物相互作用

（1）同时使用巴比妥类制剂、阿片类制剂、镇静剂、神经安定类制剂、酒精及其他麻醉剂或其他对中枢神经系统有抑制作用的药物，可能导致本品对呼吸和中枢神经系统抑制作用的加强。

（2）同时给予高剂量的本品和高浓度的氧化亚氮时可导致血压、心率降低以及心输出量的减少。

（3）一般建议麻醉或外科手术前两周，不应该使用单胺氧化酶抑制剂。

（4）本品主要由细胞色素的同工酶 CYP3A4 代谢。实验资料提示 CYP3A4 抑制剂，如红霉素、酮康唑、伊曲康唑和替若那韦（tironavir）会抑制舒芬太尼的代谢，从而延长呼吸抑制作用。如果必须与上述药物同时应用，应该对患者进行特殊监测，并且应降低本品的剂量。

8. 规格　注射液：1ml：50μg；2ml：100μg；5ml：250μg（以舒芬太尼计）。

六、瑞芬太尼（Remifentanil）

1. 药理作用　强效、超短效阿片受体激动剂。选择性作用于 μ 阿片受体，具镇痛、呼吸抑制、镇静、肌张力增强和心动过缓等阿片样药理效应，起效快，维持时间短，与用药量及时间无关，且阿片样作用不需药物逆转。本品相对效价为芬太尼的 50～100 倍。

2. 适应证　用于全麻诱导和全麻中维持镇痛。

3. 用法用量　静脉滴注。成人负荷剂量 0.5～1μg/kg，给药时间应大于 60 秒；维持剂量 0.25μg/（kg·min），或间断静脉推注 0.25～1μg/kg。65 岁以上老年患者用药时初始剂量为成人剂量的一半，持续静滴给药剂量应酌减。2～12 岁儿童用药与成人一致。

4. 不良反应　典型的不良反应有恶心、呕吐、呼吸抑制、心动过缓、低血压和肌肉强直，上述不良反应在停药或降低输注速度后几分钟内即可消失。

可能出现的还有寒战、发热、眩晕、视觉障碍、头痛、呼吸暂停、瘙痒、心动过速、高血压、激动、低氧血症、癫痫、潮红和过敏。

5. 禁忌

（1）已知对本品中各种组分或其他芬太尼类药物过敏的患者禁用。

（2）重症肌无力及易致呼吸抑制患者禁用。

（3）禁与单胺氧化酶抑制药合用。

（4）禁与血、血清、血浆等血制品经同一路径给药。

（5）支气管哮喘患者禁用。

6. 注意事项

（1）心律失常、慢性阻塞性肺疾病、呼吸储备力降低及脑外伤昏迷、颅内压增高、脑肿瘤等易陷入呼吸抑制的患者慎用。

（2）在推荐剂量下，本品能引起肌肉强直。肌肉强直的发生与给药剂量和给药速率有关，因此，单剂量注射时应缓慢给药，给药时间应不低于 60 秒。提前使用肌肉松弛药可防止肌肉强直的发生。

（3）本品务必在单胺氧化酶抑制药（如呋喃唑酮、丙卡巴肼）停用 14 天以上方可给药，而且应先试用小剂量，否则会发生难以预料的严重的并发症。

（4）使用本品出现呼吸抑制时应妥善处理，包括减小输注速率 50% 或暂时中断输注。本品即使延长给药时间也未发现引起再发性呼吸抑制，但由于合用麻醉药物的残留作用，在某些患者身上停止输注后 30 分钟仍会出现呼吸抑制，因此，保证患者离开恢复室前完全清醒和足够的自主呼吸非常重要。

（5）本品能引起剂量依赖性低血压和心动过缓，可以预先给予适量的抗胆碱能药（如葡糖吡咯或阿托品）抑制这些反应。低血压和心动过缓可通过减小本品输注速率或合用药物来处置，在合适的情况下使用输液、升压药或抗胆碱能药。

（6）肝肾功能受损的患者不需调整剂量。肝肾功能严重受损的患者对瑞芬太尼呼吸抑制的敏感性增强，使用时应监测。

（7）本品可通过胎盘屏障，产妇应用时有引起新生儿呼吸抑制的危险。FDA 对本药的妊娠安全性分级为 C 级。

（8）本品可经母乳分泌，不推荐哺乳期妇女使用。在必须使用时，医生应权衡利弊。

（9）因尚没有临床资料，2 岁以下儿童不推荐使用。

（10）本品主要用于全身麻醉，但不推荐单独使用。

（11）禁止硬膜外和鞘内给药。

（12）本品能引起呼吸抑制和窒息，需在呼吸和心血管功能监测及辅助设施完备的情况下给药。

7. 药物相互作用

（1）本品与硫喷妥、异氟烷、丙泊酚及咪达唑仑等麻醉药有协同作用，同时给药时，后者剂量减至 75%。

（2）中枢神经系统抑制药物与本品也有协同作用，合用时应慎重，并酌情减量。

8. 规格　注射剂：1mg（以瑞芬太尼计）。

七、丁丙诺啡（Buprenorphine）

1. 其他名称　叔丁啡、布诺啡。

2. 药理作用　阿片受体的部分拮抗 - 激动剂。镇痛作用强于哌替啶、吗啡，其起效慢，持续时间长。对呼吸有抑制作用，但临床未见严重呼吸抑制发生。也能减慢心率，使血压轻度下降，对心排血量无明显影响。药物依赖性近似吗啡。可通过胎盘和血 - 脑脊液屏障。

3. 适应证　用于各类手术后疼痛、癌症疼痛、烧伤后疼痛、脉管炎引起的肢痛及心绞痛和其他内脏痛，也可作为戒瘾的维持治疗。

4. 用法用量

（1）注射液：肌肉注射，一次 0.15 ~ 0.3mg，可每隔 6 ~ 8 小时或按需注射。疗效不佳时可适当增加用量。静脉注射，缓慢推注，其余参见肌肉注射。

（2）舌下片：舌下含服，每次 0.2 ~ 0.8mg，每隔 6 ~ 8 小时 1 次。

5. 不良反应

（1）常见头晕、嗜睡、恶心、呕吐、头痛等。

（2）可见出汗、皮疹、肝细胞坏死或黄疸。

（3）罕见直立性低血压、晕厥、呼吸抑制。

6. 禁忌

（1）对本品有过敏史、重症肝损伤、脑部损害、意识模糊及颅内压升高患者禁用。

（2）6 岁以下儿童、孕妇、哺乳期妇女以及轻微疼痛或疼痛原因不明者禁用。

7. 注意事项

（1）呼吸机能低下或紊乱者、已接受其他中枢神经抑制剂治疗者和高龄与虚弱者慎用。

（2）与受体亲和力高，常规剂量拮抗剂如纳洛酮，对已引起的呼吸抑制无用，推荐使用呼吸兴奋剂（如多沙普仑）。

（3）动物实验有难产、哺乳困难和胎儿生存率低等报道。药物可通过胎盘，可经乳汁分泌，故孕妇及哺乳期妇女不宜使用。FDA 对本药的妊娠安全性分级为 C 级。

（4）如出现肝细胞坏死或黄疸，应停药。

8. 药物相互作用

（1）与另一种阿片受体激动剂合用，可引起这些药物的戒断症状。

（2）与单胺氧化酶抑制剂有协同作用。

9. 规格　注射液：1ml：0.15mg；1ml：0.3mg。舌下片：0.2mg；0.4mg。

八、二氢埃托啡（Dihydroetorphine）

1. 其他名称　双氢埃托啡、双氢乙烯啡。

2. 药理作用　高效镇痛药，是阿片受体的纯激动剂，与 μ、δ、κ 受体的亲和力都远远大于吗啡，特别对 μ 受体的亲和力大于 δ 和 κ 受体上千倍。其镇痛作用的量 - 效关系与吗啡一样呈直线型，药理活性强度比吗啡强 6 000 ~ 10 000 倍。故安全系数（即治疗指数）比吗啡大，生理依赖性潜力比吗啡明显为轻。二氢埃托啡还具有镇静和解痉的中枢作用。对呼吸的抑制作用相对比吗啡轻，在规定的镇痛剂量下很少发生呼吸抑制（0.83%），当超剂量使用时可明显抑制呼吸。长期应用同样有耐受性的产生，也有依赖现象。本品的主要不足为镇痛有效时间较短。

3. 适应证　适用于各种重度疼痛的止痛，如创伤性疼痛、手术后疼痛、急腹痛、痛经、晚期癌症疼痛，包括使用吗啡、哌替啶无效的剧痛。也可作为麻醉诱导前用药及静脉复合麻醉、阻滞麻醉辅助用药等。

4. 用法用量

（1）片剂：舌下含化。常用剂量，每次 20 ~ 40μg，视需要可于 3 ~ 4 小时后重复给药。极量，每次 60μg，一日 180μg。一般连续用药不得超过 3 日。晚期癌症患者长期应用对本品产生耐受性时，可视需要适当增加剂量，最大可用至每次 100μg，一日 400μg。

（2）注射液

1）用于止痛：肌肉注射 10 ~ 20μg，10 分钟左右疼痛可获明显减轻。视需要可于 3 ~ 4 小时后重复用药。急性剧痛时可行静脉滴注，每小时 0.1 ~ 0.2μg/kg。持续滴注时间不超过

24 小时，以免耐受和依赖。允许使用最大剂量，肌肉注射每次 30μg，一日 90μg。连续用药一般不超过 3 天。

2）用于麻醉：①全身静脉内麻醉：气管插管后，在辅助或控制呼吸下，每小时静注 0.4 ~ 0.5μg/kg，手术毕前 1 小时停用，总量不超过 3μg/kg。由于该药无睡眠作用，必须定时给予地西泮或羟基丁酸钠维持患者入睡。同时滴注 1% 普鲁卡因，可减少本品用量。需肌肉松弛者应常规给予肌松剂。②静吸复合麻醉：气管插管辅助或控制呼吸下，每小时静注 0.2 ~ 0.3μg/kg，持续吸入氧化亚氮（50%）或低浓度恩氟烷及异氟烷，也可同时静滴恩氟烷、1% 普鲁卡因及间断吸入恩氟烷、异氟烷控制过高血压，需肌松者按常规注射肌松剂。③辅助阻滞麻醉或局麻不全时用药：由于患者未建立人工气道管理，首次用药应减量，可先静脉注射 5 ~ 10μg，严密观察 10 分钟，若无呼吸抑制，必要时再追注 10μg。术中至少间隔 2 小时再静注 10μg。

5. 不良反应

（1）少数患者可出现头晕、恶心、呕吐、乏力、出汗，卧床患者比活动患者反应轻。这些反应可不经任何处理而自愈。

（2）偶见呼吸抑制。

（3）本品有耐受性和依赖性。

6. 禁忌

（1）脑外伤神志不清或肺功能不全者禁用。

（2）婴幼儿、未成熟新生儿禁用。

7. 注意事项

（1）肝、肾功能不全者慎用本品，或酌减用量。

（2）非剧烈疼痛者，如牙痛、头痛、风湿痛、痔疮痛或局部组织小创伤痛等不宜使用本品，以免产生不良反应。

（3）不得用作海洛因成瘾脱毒治疗的替代药。

（4）片剂只可舌下含化，不可将药片吞服，否则影响止痛效果。

（5）注射液严禁静脉快速推注，以免呼吸骤停。用于麻醉静脉给药太快或用量大于 0.4μg/kg 时，易出现呼吸抑制，甚至呼吸暂停，因此应做常规气管内插管或行人工呼吸。

（6）本品无致畸、致突变作用。对哺乳的影响尚不明确。

（7）呼吸减慢至每分钟 10 次左右，用呼吸兴奋药尼可刹米可纠正，也可用吸氧纠正。

8. 药物相互作用

（1）中枢神经系统抑制药与本品有协同作用，如用于晚期肿瘤患者镇痛，同服地西泮可使作用时间延长，但会加重呼吸抑制。

（2）尼可刹米、洛贝林可部分拮抗本品的呼吸抑制作用。

9. 规格　片剂：20μg；40μg。注射液：1ml：20μg。

九、羟考酮（Oxycodone）

1. 药理作用　阿片受体纯激动剂。对脑和脊髓的阿片受体具有亲和力，作用类似吗啡。主要药理作用是镇痛，其他药理作用包括抗焦虑、止咳和镇静。

2. 适应证　用于缓解持续的中度到重度疼痛。

3. 用法用量 每 12 小时服用 1 次，用药剂量取决于患者的疼痛严重程度和既往镇痛药用药史。

疼痛程度增加，需要增大给药剂量以达到疼痛的缓解。对所有患者而言，恰当的给药剂量是能 12 小时控制疼痛，且患者能很好地耐受。当脱离给药方案的需求超出每日 2 次，表明应增加该药的药剂量。每次剂量调整的幅度是在上一次用药剂量的基础上增长 25% ~ 50%。

首次服用阿片类药物或用弱阿片类药物不能控制其疼痛的中重度的疼痛的患者，初始用药剂量一船为 5mg，每 12 小时服用 1 次。继后，根据病情调整剂量，直至理想止痛。大多数患者的最大用药剂量为 200mg/12h，少数患者可能需要更高的剂量。

已接受口服吗啡治疗的患者，改用本品的每日用药剂量换算比例：口服本品 10mg 相当于口服吗啡 20mg。

4. 不良反应

（1）常见不良反应：便秘（缓泻药可预防便秘）、恶心、呕吐、头晕、瘙痒、头痛、口干、多汗、思睡和乏力。如果出现恶心和呕吐反应，可用止吐药治疗。

（2）偶见不良反应：厌食、紧张、失眠、发热、精神错乱、腹泻、腹痛、血管舒张、消化不良、感觉异常、皮疹、焦虑、欣快、抑郁、呼吸困难、体位性低血压、寒战、噩梦、思维异常、呃逆。

（3）罕见不良反应：眩晕、抽搐、胃炎、定向障碍、面红、情绪改变、心悸（在戒断综合征的情况下）、幻觉、支气管痉挛、吞咽困难、嗳气、肠梗阻、味觉反常、激动、遗忘、张力过高、感觉过敏、张力过低、不适、肌肉不自主收缩、言语障碍、震颤、视觉异常、戒断综合征、闭经、性欲减退、阳痿、低血压、室上性心动过速、晕厥、脱水、水肿、口渴、皮肤干燥、荨麻疹、过敏性反应、类过敏性反应、瞳孔缩小。可能发生排尿困难、胆道痉挛或输尿管痉挛。

5. 禁忌

（1）缺氧性呼吸抑制、颅脑损伤、麻痹性肠梗阻、急腹症、胃排空延迟、慢性阻塞性肺疾病、肺源性心脏病、慢性支气管哮喘、高碳酸血症、已知对羟考酮过敏、中重度肝功能障碍、重度肾功能障碍（肌酐清除率 < 10ml/min）、慢性便秘者禁用。

（2）孕妇及哺乳期妇女禁用。

6. 注意事项

（1）甲状腺功能低下者应适当减低用药剂量。

（2）慎用于下列情况：颅内高压、低血压、低血容量、胆道疾病、胰腺炎、肠道炎性疾病、前列腺肥大、肾上腺皮质功能不全、急性酒精中毒、慢性肝肾疾病和疲劳过度的年长或体弱的患者。

（3）可能出现麻痹性肠梗阻的患者，不宜服用，一旦发生或怀疑发生麻痹性肠梗阻时，应立即停药。

（4）由于用药剂量和个体对药物敏感程度等因素影响，羟考酮可能改变患者的反应能力。因此，如果患者的反应能力受到药物的影响，不得从事驾驶或操作机器等工作。

（5）羟考酮可随母乳分泌．并可能引起新生儿呼吸抑制。

（6）目前，尚缺乏 18 岁以下患者的用药资料，因此不推荐用于 18 岁以下的患者。

（7）必须整片吞服，不得掰开、咀嚼或研磨。如果掰开、嚼碎或研磨药片，会导致羟考酮的快速释放与潜在致死量的吸收。

（8）手术前或手术后24小时内不宜使用。

7. 药物相互作用

（1）单胺氧化酶抑制剂可使本品作用增强，导致意识紊乱、焦虑、呼吸抑制和昏迷出现的可能性增加。不推荐两药合用，停用单胺氧化酶抑制剂至少2周，才能使用本品。

（2）本品与下列药物有叠加作用：镇静剂、麻醉剂、催眠剂、酒精、抗精神病药、肌肉弛缓剂、抗抑郁药、吩噻嗪类和降压药。

（3）部分羟考酮经 CYP2D6 酶作用，代谢成为羟氢吗啡酮，某些药物（如抗抑郁剂、胺碘酮和奎尼丁等心血管药物）可能阻断该代谢途经。然而，合用具有抑制 CYP2D6 酶作用的奎尼丁，并未影响羟考酮的药效。可能抑制羟考酮代谢的其他药物包括甲氰咪胍、酮康唑和红霉素等。

8. 规格　控释片：5mg；10mg；20mg；40mg。

十、布桂嗪（Bucinnazine）

1. 其他名称　强痛定。

2. 药理作用　速效镇痛药，镇痛作用为吗啡的1/3，但比解热镇痛药强，为氨基比林的4～20倍。对皮肤、黏膜、运动器官（包括关节、肌肉、肌腱等）的疼痛有明显的抑制作用，对内脏器官疼痛的镇痛效果较差。无抑制肠蠕动作用，对平滑肌痉挛的镇痛效果差。与吗啡相比，本品不易成瘾，但有不同程度的耐受性。

3. 适应证　适用于偏头痛、三叉神经痛、牙痛、炎症性疼痛、神经痛、月经痛、关节痛、外伤性疼痛、手术后疼痛以及癌症疼痛（属二阶梯镇痛药）等。

4. 用法用量

（1）片剂：口服。成人每次30～60mg，一日90～180mg；小儿每次1mg/kg；疼痛剧烈时用量可酌增。对于慢性中重度癌痛患者，剂量可逐渐增加，首次及总量可以不受常规剂量的限制。

（2）注射液：皮下或肌肉注射，成人每次50～100mg，一日1～2次。疼痛剧烈时用量可酌增。对于慢性中重度癌痛患者，剂量可逐渐增加，首次及总量可以不受常规剂量的限制。

5. 不良反应

（1）少数患者可见有恶心、眩晕或困倦、黄视、全身发麻感等，停药后可消失。

（2）引起依赖性的倾向与吗啡类药相比为低，据临床报道，连续使用本品，可耐受和成瘾，故不可滥用。

6. 注意事项　孕妇及哺乳期妇女用药的安全性尚不明确。

7. 药物相互作用　尚不明确。

8. 规格　片剂：30mg。注射液：2ml：50mg；2ml：100mg。

十一、曲马多（Tramadol）

1. 其他名称　反胺苯环醇。

2. 药理作用 非阿片类中枢性镇痛药，但与阿片受体有很弱的亲和力，对 μ 受体的亲和力相当于吗啡的 1/6000，对 κ 和 δ 受体的亲和力仅为 μ 受体的 1/25。曲马朵系消旋体，其（+）对映体作用于阿片受体，而（-）对映体则抑制神经元突触对去甲肾上腺素的再摄取，并增加神经元外 5-羟色胺浓度，从而影响痛觉传递而产生镇痛作用，其作用强度为吗啡的 1/8～1/10。有镇咳作用，强度为可待因的 50%。不影响组胺释放，也无致平滑肌痉挛的作用。

3. 适应证 用于急、慢性疼痛，中、轻度癌症疼痛，骨折或各种术后疼痛，牙痛。亦用于心脏病突发性疼痛、关节痛、神经痛及分娩痛。

4. 用法用量

（1）口服：成人：用于中度疼痛，一次 50～100mg，必要时 4～6 小时后可重复使用。连续使用不超过 48 小时，累计使用不超过 800mg。治疗癌痛时可考虑使用相对较大的剂量。儿童：14 岁以上儿童同成人。1 岁以上儿童单次剂量 1～2mg/kg。

（2）肌肉注射：成人：一次 50～100mg，必要时可重复，日剂量不超过 400mg。儿童：14 岁以上儿童同成人。1 岁以上儿童单次剂量 1～2mg/kg。

（3）皮下注射：成人：一次 50～100mg，必要时可重复，日剂量不超过 400mg。

（4）静脉注射：成人：一次 100mg，缓慢注射。日剂量不超过 400mg。儿童：14 岁以上儿童同成人。1 岁以上儿童单次剂量 1～2mg/kg。

5. 不良反应

（1）可出现恶心、呕吐、出汗、口干、眩晕、嗜睡等症状。

（2）少数病例对心血管系统也有影响，如出现心悸、心动过速、体位性低血压和循环性虚脱，尤其在患者直立、疲劳情况下更易出现。

（3）可见头痛、便秘、胃肠功能紊乱、皮肤瘙痒、皮疹。运动无力、食欲减退、排尿紊乱极少发生。

（4）精神方面副作用极少见，也因人而异，包括情绪的改变（多数是情绪高昂，但有时也表现为心境恶劣）、活动的改变（多数是活动减少，有时是增加）、认知和感觉能力的改变（判断和理解障碍）。

（5）个别病例报道过惊厥，但这种情况一般出现于注射大剂量的盐酸曲马朵或与神经阻滞剂合用时。

（6）过敏性休克亦不能完全排除。

6. 禁忌 酒精、安眠药、镇痛剂或其他精神药物中毒者禁用。

7. 注意事项

（1）肝肾功能不全者、心脏疾患者酌情减量使用或慎用。

（2）长期使用不能排除产生耐药性或药物依赖性的可能。禁止作为对阿片类有依赖性患者的代用品，因不能抑制吗啡的戒断症状。

（3）有药物滥用或依赖性倾向的患者不宜使用。

（4）妊娠期间长期使用，可导致药物依赖，新生儿出生后出现戒断症状。孕妇用药应权衡利弊。FDA 对本药的妊娠安全性分级为 C 级。

（5）乳汁中药物浓度为母体血药浓度的 0.1%，哺乳期妇女用药应权衡利弊。

（6）1 岁以下婴儿慎用。

（7）用药期间不宜驾驶和操作机械。

（8）缓释制剂应吞服，勿嚼碎。

8. 药物相互作用

（1）与中枢神经系统抑制剂（如地西泮等）合用时，镇静和镇痛作用增强，需减量。

（2）与巴比妥类药物合用可延长作用时间。

（3）与地高辛合用，可增加地高辛的不良反应。

（4）与单胺氧化酶抑制剂合用，可引起躁狂、昏迷、惊厥甚至严重的呼吸抑制导致死亡，故不得与单胺氧化酶抑制剂同用。

（5）卡马西平可降低本品的血药浓度，从而减弱本品的镇痛作用。

9. 规格　片剂：50mg。胶囊剂：50mg。缓释片剂：100mg。缓释胶囊剂：100mg。注射液：2ml：50mg；2ml：100mg。

十二、普瑞巴林（Pregabalin）

1. 其他名称　乐瑞卡。

2. 药理作用　普瑞巴林与中枢神经系统中 $\alpha_2 - \delta$ 亚基的位点（电压门控钙通道的一个辅助性亚基）有高度亲和力。普瑞巴林的作用机制尚不明确，但是转基因小鼠和结构相关化合物（例如加巴喷丁）的研究结果提示，在动物模型中的镇痛及抗惊厥作用可能与普瑞巴林与 $\alpha_2 - \delta$ 亚基的结合有关。

体外研究显示，普瑞巴林可能通过调节钙通道功能而减少一些神经递质的钙依赖性释放。虽然普瑞巴林是抑制性神经递质 $\gamma -$ 氨基丁酸（GABA）的结构衍生物，但它并不直接与 $GABA_A$、$GABA_B$ 或苯二氮䓬类受体结合，不增加体外培养神经元的 $GABA_A$ 反应，不改变大鼠脑中 GABA 浓度，对 GABA 摄取或降解无急性作用。但是研究发现，体外培养的神经元长时间暴露于普瑞巴林，GABA 转运蛋白密度和功能性 GABA 转运速率增加。普瑞巴林不阻滞钠通道，对阿片类受体无活性，不改变环加氧酶活性，对多巴胺及 5 - 羟色胺受体无活性，不抑制多巴胺、5 - 羟色胺或去甲肾上腺素的再摄取。

3. 适应证　治疗外周神经痛以及辅助性治疗局限性部分癫痫发作。

4. 用法用量　本品可与食物同时服用，也可单独服用。

起始剂量为每次75mg，每日 2 次，或者每次 50mg，每日 3 次。可在 1 周内根据疗效及耐受性增加至每次 150mg，每日 2 次。由于本品主要经肾脏排泄清除，肾功能减退的患者应调整剂量。

5. 不良反应　最常出现的不良反应为头晕和嗜睡。

6. 禁忌　对本品所含活性成分或任何辅料过敏者禁用。

7. 注意事项

（1）本品可能引起外周水肿，心功能Ⅲ或Ⅳ级的充血性心衰患者应慎用。

（2）本品相关的头晕及嗜睡可能影响驾驶或操作机械的能力。

（3）服用后可出现肌酸激酶升高，如疑似或确诊为肌病或肌酸激酶显著升高时，应停用本品。

（4）本品可能引起躯体依赖性。

（5）孕妇慎用，哺乳妇女用药期间应停止哺乳。

（6）17 岁以下的患者不宜使用。

（7）如需停用普瑞巴林，建议至少用 1 周时间逐渐减停。

8. 药物相互作用

（1）不被细胞色素 P450 系统代谢，因此，很少与其他药物发生相互作用。不影响抗癫痫药（如丙戊酸钠、苯妥英钠、拉莫三嗪、卡巴西平、苯巴比妥、托吡酯）、口服避孕药、口服降糖药、利尿剂、胰岛素等的药动学。

（2）本品与氧可酮同用时，其识别功能降低，运动功能损伤增强。

（3）与劳拉西泮和乙醇有相加作用。

9. 规格　片剂：75mg。

十三、佐米曲普坦（Zolmitriptan）

1. 药理作用　佐米曲普坦是一种选择性 5 – HTIB/ID 受体激动剂。通过激动颅内血管（包括动静脉吻合处）和三叉神经系统交感神经上的 5 – HTIB/ID 受体，引起颅内血管收缩并抑制炎症神经肽的释放。

2. 适应证　适用于伴有或不伴有先兆症状的偏头痛的急性治疗。

3. 用法用量　治疗偏头痛发作的推荐剂量为 2.5mg。如果 24 小时内症状持续或复发，再次服药仍有效。如需二次服药，时间应与首次服药时间最少相隔 2 小时。服用本品 2.5mg，头痛减轻不满意者，在随后的发作中，可用 5mg。通常服药 1 小时内效果最明显，偏头痛发作期间无论何时服用本品，都同样有效，建议发病后尽早服用。反复发作时，建议 24 小时内服用总量不超过 15mg。本品不作为偏头痛的预防性药物。肾损害患者使用本品无须调整剂量。

4. 不良反应　本品耐受性好。不良反应很轻微或缓和、短暂，且不需治疗亦能自行缓解。可能的不良反应多出现在服药后 4 小时内，继续用药未见增多。最常见的不良反应包括：偶见恶心、头晕、嗜睡、温热感、无力、口干。感觉异常或感觉障碍已见报道。咽喉部、颈部、四肢及胸部可能出现沉重感、紧缩感和压迫感（心电图上没有缺血改变的证据），还可出现肌痛、肌肉无力。

5. 禁忌　禁用于对本品任何成分过敏的患者。血压未经控制的患者不应使用。

6. 注意事项

（1）本品仅应用于已诊断明确的偏头痛患者。要注意排除其他严重潜在性神经科疾病。尚无偏瘫性或基底动脉性偏头痛患者使用本品的资料，不推荐使用。

（2）症状性帕金森综合征或患者与其他心脏旁路传导有关的心律失常者不应使用本品。

（3）此类化合物（5HTID 激动剂）与冠状动脉的痉挛有关，因此，临床试验中未包括缺血性心脏病患者。故此类患者不推荐使用本品。由于还可能存在一些未被识别的冠状动脉疾病患者，所以建议开始使用 5HTID 激动剂，治疗前先做心血管的检查。

（4）与使用其他 5HTID 激动剂类似，服用佐米曲普坦后，心前区可出现非典型心绞痛的感觉，但是临床试验中，此类症状与心律失常或心电图上显示的缺血改变无关。

（5）目前尚无肝损害者使用本品的临床或药代动力学的经验，不推荐使用。

（6）使用本品不会损害患者驾驶及机械操纵的能力，但仍要考虑到本品可能引起嗜睡。

（7）儿童及 65 岁以上老年人用药的安全性和有效性尚未确定。

（8）孕妇用药应权衡利弊：FDA 对本药的妊娠安全性分级为 C 级。动物实验显示本药可泌入乳汁，哺乳妇女慎用。

7. 药物相互作用

（1）没有证据表明使用偏头痛预防性药物（例如 β 受体阻滞剂、口服双氢麦角碱、苯噻啶）对本品的疗效有任何影响。急性对症治疗，如使用对乙酰氨基酚、甲氧氯普胺及麦角胺不影响本品的药代动力学及耐受力。

（2）司来吉兰（一种单胺氧化酶 B 抑制剂）和氟西汀（一种选择性 5－羟色胺再摄取抑制剂）对本品的药代动力学参数没有影响。使用本品治疗 12 小时内应避免使用其他 5HTID 激动剂。使用吗氯贝胺（一种特殊的单胺氧化酶 A 抑制剂）后，佐米曲普坦的曲线下面积有少量增加（26%），活性代谢物的曲线下面积有 3 倍增加。因而对于使用单胺氧化酶 A 抑制剂的患者，建议 24 小时内服用本品的最大量为 7.5mg。

（3）与西咪替丁、口服避孕药合用时，也可使本品的血药浓度增加。

（4）与普萘洛尔合用可延缓本品的代谢。

8. 规格　片剂：2.5mg。

第三节　解热、镇痛抗炎药

一、阿司匹林（Aspirin）

1. 其他名称　乙酰水杨酸、醋柳酸。

2. 药理作用　非甾体类抗炎药。具有以下作用：

（1）镇痛作用：主要是通过抑制前列腺素及其他能使痛觉对机械性或化学性刺激敏感的物质（如缓激肽、组胺）的合成，属于外周性镇痛药。但不能排除中枢镇痛（可能作用于下丘脑）的可能性。

（2）解热作用：可能通过作用于下丘脑体温调节中枢引起外周血管扩张，皮肤血流增加，出汗，使散热增加而起解热作用。此种中枢性作用可能与前列腺素在下视丘的合成受到抑制有关。

（3）抗炎作用：可能由于本品作用于炎症组织，通过抑制前列腺素或其他能引起炎性反应的物质（如组胺）的合成而起抗炎作用。抑制溶酶体酶的释放及白细胞趋化性等也可能与其有关。

（4）抑制血小板聚集的作用：通过抑制血小板的环氧酶，减少前列腺素的生成而起作用。

3. 适应证

（1）镇痛、解热：缓解轻度或中度的疼痛，如头痛、牙痛、神经痛、肌肉痛及月经痛，也用于感冒和流感等退热。本品只能缓解症状，不能治疗引起疼痛和发热的病因，故需同时应用其他药物对病因进行治疗。

（2）抗炎、抗风湿：为治疗风湿热的常用药物。用药后可解热，使关节疼痛等症状缓解，同时使血沉下降，但不能改变风湿热的基本病理变化，也不能治疗和预防风湿性心脏损害及其他合并症。

（3）关节炎：除风湿性关节炎外，本品也用于治疗类风湿关节炎，可改善症状，但须同时进行病因治疗。此外，本品也用于骨关节炎、强直性脊柱炎、痛风性关节炎、幼年型关节炎以及其他非风湿性炎症的骨骼肌肉疼痛，也能缓解症状。但近年在这些疾病已很少应用本品。

（4）抑制血小板黏附聚集：不稳定性心绞痛（冠状动脉血流障碍所致的心脏疼痛）；急性心肌梗死；预防心肌梗死复发；动脉血管的手术后（动脉外科手术或介入手术后，如主动脉冠状动脉静脉搭桥术）；预防大脑一过性的血流减少（短暂性脑缺血发作）和已出现早期症状（如面部和手臂肌肉一过性瘫痪或一过性失明）后的脑梗死。

（5）儿童皮肤－黏膜－淋巴结综合征（川崎病）。

4. 用法用量

（1）成人：口服。

1）解热、镇痛：一次 0.3 ~ 0.6g，一日 3 次。必要时可每 4 ~ 6 小时 1 次，但 24 小时不超过 2g。

2）抗炎、抗风湿：一日 3 ~ 6g，分 4 次服。

3）抑制血小板聚集：应用小剂量，通常为一次 0.075 ~ 0.15g，一日 1 次。在急性心肌梗死或血管重建手术开始可以用较高剂量（0.16 ~ 0.325g）作为负荷剂量，以后改为常用低剂量。

肠溶片：不稳定性心绞痛，一日 0.075 ~ 0.3g，建议每日 0.1g。急性心肌梗死，一日 0.1 ~ 0.16g，建议每日 0.1g。预防心肌梗死复发，一日 0.3g。动脉血管术后，一日 0.1 ~ 0.3g，建议每日 0.1g。预防一过性脑缺血发作，一日 0.03 ~ 0.3g。建议每日 0.1g。

（2）小儿：口服。

1）解热、镇痛：①每日 $1.5g/m^2$，分 4 ~ 6 次口服，或每次 5 ~ 10mg/kg，必要时可每 4 ~ 6 小时 1 次。②泡腾片：1 ~ 3 岁，体重 10 ~ 15kg，一次 50 ~ 100mg；4 ~ 6 岁，体重 16 ~ 21kg，一次 150 ~ 200mg；7 ~ 9 岁，体重 22 ~ 27kg，一次 200 ~ 250mg；10 ~ 12 岁，体重 28 ~ 32kg，一次 300mg。若症状持续，可每 4 ~ 6 小时给药 1 次，24 小时内给药不超过 4 次。③肠溶片：8 ~ 14 岁，一次 300mg，可隔 4 ~ 6 小时给药 1 次，24 小时内不超过 1.2g；14 岁以上同成人剂量。④栓剂：1 ~ 6 岁，一次 100mg，如发热或疼痛持续不缓解，可间隔 4 ~ 6 小时给药 1 次，24 小时内不超过 400mg；6 岁以上，一次 150 ~ 300mg，一日 2 次。

2）抗风湿：每日 80 ~ 100mg/kg，分 3 ~ 4 次服，如 1 ~ 2 周未获疗效，可根据血药浓度调整剂量。

3）儿童皮肤－黏膜－淋巴结综合征（川崎病）：开始每日 80 ~ 100mg/kg，每日 3 ~ 4 次；退热 2 ~ 3 天后改为每日 30mg/kg，每日 3 ~ 4 次；症状解除后减少剂量至每日 3 ~ 5mg/kg，每日 1 次，连续服用 2 月或更久；血小板增多、血液呈高凝状态期间，一日 5 ~ 10mg/kg，顿服。

5. 不良反应　一般用于解热镇痛的剂量很少引起不良反应。长期大量用药（治疗风湿热），尤其当药物血浓度 > 200μg/ml 时较易出现不良反应。血药浓度愈高，不良反应愈明显。

（1）中枢神经系统：出现可逆性耳鸣、听力下降、头晕、头痛、精神障碍等，多在服用一定疗程，血药浓度达 200 ~ 300μg/ml 后出现。少见眩晕。

（2）过敏反应：出现于 0.2% 的患者，表现为哮喘、荨麻疹、血管神经性水肿或休克。多为易感者，服药后迅速出现呼吸困难，严重者可致死亡，称为阿司匹林哮喘。有的是阿司匹林过敏、哮喘和鼻息肉三联症，往往与遗传和环境因素有关。

（3）肝、肾功能损害：与剂量大小有关，尤其是剂量过大使血药浓度超过 250μg/ml 时易发生。损害均是可逆性的，停药后可恢复，但有引起肾乳头坏死的报道。

（4）胃肠道：对胃黏膜有直接刺激作用，胃肠道不良反应最常见，表现为恶心、呕吐、上腹部不适或疼痛等，停药后多可消失。少见胃肠道出血、溃疡或穿孔。

（5）血液系统：长期使用可使凝血因子Ⅱ减少，凝血时间延长，出血倾向增加。本品引起的胃肠道出血可导致缺铁性贫血。可促使葡萄糖-6-磷酸脱氢酶缺陷患者发生溶血性贫血。服大剂量本品治疗风湿性关节炎的患者可出现叶酸缺乏性巨幼细胞贫血。本品还有引起再生障碍性贫血、粒细胞减少、血小板减少的报道。

（6）代谢及内分泌系统：小剂量用药能引起血浆皮质激素浓度受抑制、血浆胰岛素浓度升高及尿酸排泄减少，易感者可出现痛风发作；中至大剂量用药可引起糖尿病患者的血糖降低；大剂量用药能引起血清胆固醇浓度降低。

6. 禁忌

（1）活动性溃疡病或其他原因引起的消化道出血。

（2）血友病或血小板减少症。

（3）有阿司匹林或其他非甾体抗炎药过敏史者，尤其是出现哮喘、神经血管性水肿或休克者。

（4）孕妇及哺乳期妇女。

7. 注意事项

（1）下列情况应慎用：①有哮喘及其他过敏性反应时。②葡萄糖-6-磷酸脱氢酶缺陷者（本品偶见引起溶血性贫血）。③痛风（本品可影响排尿酸药的作用，小剂量时可能引起尿酸滞留）。④肝功能减退时（可加重肝脏毒性反应，加重出血倾向，肝功能不全和肝硬化患者易出现肾脏不良反应）。⑤心功能不全或高血压（大量用药时可能引起心力衰竭或肺水肿）。⑥肾功不全时（有加重肾脏毒性的危险）。

（2）对诊断的干扰：①长期每日用量超过 2.4g 时，硫酸铜尿糖试验可出现假阳性，葡萄糖酶尿糖试验可出现假阴性。②可干扰尿酮体试验。③当血药浓度超过 130μg/ml 时，用比色法测定血尿酸可得假性高值，但用尿酸氧化酶法则不受影响。④用荧光法测定尿 5-羟吲哚醋酸（5-HIAA）时可受本品干扰。⑤尿香草基杏仁酸（VMA）的测定，由于所用方法不同，结果可高可低。⑥由于本品抑制血小板聚集，可使出血时间延长。剂量小到 40mg/d 也会影响血小板功能，但是临床上尚未见小剂量（<150mg/d）引起出血的报道。⑦肝功能试验，当血药浓度超过 250μg/ml 时，丙氨酸氨基转移酶、门冬氨酸氨基转移酶及血清碱性磷酸酶可有异常改变，剂量减小时可恢复正常。⑧大剂量应用，尤其是血药浓度超过 300μg/ml 时，凝血酶原时间可延长。⑨每天用量超过 5g 时血清胆固醇可降低。⑩由于本品作用于肾小管，使钾排泄增多，可导致血钾降低。⑪大剂量应用本品时，用放射免疫法测定血清甲状腺素（T₄）及三碘甲腺原氨酸（T₃）可得较低结果。⑫由于本品与酚磺酞在肾小管竞争性排泄，而使酚磺酞排泄减少（即 PSP 排泄试验）。

（3）长期大量用药时应定期检查血细胞比容、肝功能及血清水杨酸含量。

（4）本品易于通过胎盘：动物实验在妊娠头 3 个月应用本品可致畸胎，如脊椎裂、头颅裂、面部裂、腿部畸形，以及中枢神经系统、内脏和骨骼的发育不全。也有报道在人类应用本品后发生胎儿缺陷者。此外，在妊娠后 3 个月长期大量应用本品可使妊娠期延长，也有增加过期产综合征及产前出血的危险。在妊娠的最后 2 周应用，可增加胎儿出血或新生儿出血的危险。在妊娠晚期长期用药也有可能使胎儿动脉导管收缩或早期闭锁，导致新生儿持续性肺动脉高压及心力衰竭。曾有报道，在妊娠晚期因过量应用或滥用本品而增加了死胎或新生儿死亡的发生率（可能由于动脉导管闭锁、产前出血或体重过低）。FDA 对本药的妊娠安全性分级为 C 级，妊娠晚期足量给药时为 D 级。

（5）本品可在乳汁中排泄，故长期大剂量用药时婴儿有可能产生不良反应。

（6）儿童患者（尤其有发热及脱水时）使用本品易出现毒性反应。急性发热性疾病，尤其是流感及水痘患儿使用本品，可能发生 Reye's 综合征，但在国内尚不多见。12 岁以下儿童慎用。

（7）老年患者由于肾功能下降，服用本品易出现毒性反应。

8. 药物相互作用

（1）与其他非甾体抗炎药同用时疗效并不加强，因为本品可以降低其他非甾体抗炎药的生物利用度。本品与对乙酰氨基酚长期大量同用有引起肾脏病变（包括肾乳头坏死、肾癌或膀胱癌）的可能。

（2）与任何可引起低凝血酶原血症、血小板减少、血小板聚集功能降低或胃肠道溃疡出血的药物同用时，可有加重凝血障碍及引起出血的危险。

（3）与抗凝药（香豆素、肝素等）、溶栓药（链激酶、尿激酶）同用，可增加出血的危险。

（4）尿碱化药（碳酸氢钠等）、抗酸药（长期大量应用）可增加本品自尿中排泄，使血药浓度下降。但当本品血药溶度已达稳定状态而停用碱性药物，又可使本品血药浓度升高到毒性水平。碳酸酐酶抑制药可使尿碱化，但可引起代谢性酸中毒，不仅能使血药浓度降低，而且使本品透入脑组织中的量增多，从而增加毒性反应。

（5）尿酸化药可减低本品排泄，使其血药浓度升高。本品血药浓度已达稳定状态的患者加用尿酸化药后可能导致本品血药浓度升高，毒性反应增加。

（6）糖皮质激素可增加本品的排泄，同用时为了维持本品的血药浓度，必要时应增加本品的剂量。本品与糖皮质激素长期同用，尤其是大量应用时，有增加胃肠道溃疡和出血的危险性。不主张两种药物同时应用。

（7）胰岛素或口服降糖药物的降糖效果可因与本品同用而加强和加速。

（8）与甲氨蝶呤同用时，可减少甲氨蝶呤与蛋白的结合，减少其从肾脏的排泄，使血药浓度升高而增加毒性反应。

（9）丙磺舒或磺吡酮的排尿酸作用，可因同时应用本品而降低；当水杨酸盐的血药浓度超过 $50\mu g/ml$ 时即明显降低，超过 $150\mu g/ml$ 时更甚。丙磺舒可降低水杨酸盐自肾脏的清除率，从而使后者的血药浓度升高。

9. 规格　片剂：0.025g；0.1g。肠溶片：0.025g；0.1g。泡腾片：0.1g。栓剂：0.1g；0.3g。

二、对乙酰氨基酚（Paracetamol）

1. 其他名称　扑热息痛。

2. 药理作用　乙酰苯胺类解热镇痛药。通过抑制下丘脑体温调节中枢前列腺素的合成，起解热的作用，其解热作用强度与阿司匹林相似。通过抑制中枢神经系统前列腺素的合成以及阻断痛觉神经末梢的冲动而产生镇痛作用，作用较阿司匹林弱。本品无明显抗炎作用。

3. 适应证　用于退热，缓解轻中度疼痛如头痛、关节痛、神经痛等。

4. 用法用量

（1）口服：成人，一次 0.3~0.6g，根据需要一日 3~4 次，一日用量不宜超过 2g。退热治疗一般不超过 3 天，镇痛给药不宜超过 10 天。儿童，一次 10~15mg/kg，每 4~6 小时 1 次。3~12 岁下儿童每 24 小时不超过 5 次剂量，疗程不超过 5 天。

（2）直肠给药：成人，一次 0.3g，若持续高热或疼痛，可间隔 4~6 小时重复一次，24 小时内不超过 1.2g。3~12 岁下儿童，一次 0.15~0.3g，一日 1 次。

5. 不良反应　常规剂量下，对乙酰氨基酚的不良反应很少，偶尔可引起恶心、呕吐、出汗、腹痛、皮肤苍白等，少数病例可发生过敏性皮炎（皮疹、皮肤瘙痒等）、粒细胞缺乏、血小板减少、高铁血红蛋白血症、贫血、肝肾功能损害等，很少引起胃肠道出血。

6. 禁忌　严重肝肾功能不全患者及对本品过敏者禁用。

7. 注意事项

（1）酒精中毒、患肝病或病毒性肝炎（有增加肝脏毒性的危险）、肾功能不全者（长期大量使用，有增加肾脏毒性的危险）应慎用。

（2）对阿司匹林过敏者一般对本品不发生过敏反应。但有报告在因阿司匹林过敏发生哮喘的患者中，少数患者可在服用本品后发生支气管痉挛。

（3）若服用本品后出现红斑或水肿症状，应立即停药。

（4）对诊断的干扰：①血糖测定：应用葡萄糖氧化酶/过氧化酶法测定时可得假性低值，而用己糖激酶/6－磷酸脱氢酶法测定时则无影响。②血清尿酸测定：应用磷钨酸法测定时可得假性高值。③尿5－羟吲哚醋酸测定：用亚硝基萘酚试剂做定性过筛试验时可得假阳性结果，定量试验不受影响。④肝功能试验：大剂量或长期使用时，凝血酶原时间、血清胆红素、血清乳酸脱氢酶、血清转氨酶均可增高。

（5）本品可透过胎盘和在乳汁中分泌，故孕妇及哺乳期妇女不推荐使用。FDA 对本药的妊娠安全性分级为 B 级。

（6）3 岁以下儿童因其肝、肾功能发育不全，应避免使用。

（7）老年患者由于肝、肾功能发生减退，本品半衰期有所延长，易发生不良反应，应慎用或适当减量使用。

8. 药物相互作用

（1）在长期饮酒或应用其他肝酶诱导剂，尤其是应用巴比妥类或抗惊厥药的患者，长期或大量服用本品时，更有发生肝脏毒性的危险。

（2）本品与氯霉素合用，可延长后者的半衰期，增强其毒性。

（3）与抗凝血药合用，可增强抗凝血作用，故要调整抗凝血药的用量。

（4）长期大量与阿司匹林或其他非甾体抗炎药合用时，有明显增加肾毒性的危险。

（5）与抗病毒药齐多夫定合用时，可增加其毒性，应避免同时应用。

9. 规格　片剂：0.3g。胶囊剂：0.3g。混悬液：30ml：0.96g；100ml：3.2g。滴剂：10ml：1g。栓剂：0.15g；0.3g。

三、贝诺酯（Benorilate）

1. 药理作用　为对乙酰氨基酚与阿司匹林的酯化物，具解热、镇痛及抗炎作用。其作用机制基本同阿司匹林及对乙酰氨基酚，主要通过抑制前列腺素的合成而产生镇痛抗炎和解热作用。作用时间较阿司匹林及对乙酰氨基酚长。

2. 适应证　用于急慢性风湿性关节炎、类风湿关节炎、痛风性关节炎以及发热、头痛、神经痛、手术后疼痛等。

3. 用法用量　口服。

（1）解热镇痛：成人一次 0.5～1g，一日 3～4 次，疗程不超过 10 天。老年人用药一日不超过 2.6g，疗程不超过 5 天。

（2）活动性类风湿及风湿性关节炎：口服混悬液一次 20ml，早晚各 1 次；或一次 10ml，一日 3～4 次。

（3）幼年类风湿关节炎：口服混悬液一次 5ml，一日 3～4 次。

4. 不良反应

（1）胃肠道反应较轻，可有恶心、烧心、消化不良及便秘，也有报道引起腹泻者。

（2）可引起皮疹。

（3）可引起嗜睡、头晕及定向障碍等神经精神症状。

（4）在小儿急性发热性疾病，尤其是流感及水痘患儿有引起 Reye's 综合征的危险，但中国尚不多见。

（5）长期用药可影响肝功能，并有引起肝细胞坏死的报道。

（6）长期应用有可能引起药物性肾病。

（7）用量过大时，有些患者可发生耳鸣或耳聋。

5. 禁忌　肝肾功能不全、对阿司匹林和对乙酰氨基酚以及其他非甾体抗炎药引起过哮喘、鼻炎及鼻息肉综合征者禁用。

6. 注意事项

（1）交叉过敏：对阿司匹林或其他非甾抗炎药过敏者对本品也可能过敏。

（2）作为抗风湿药物较长期应用时须谨慎。

（3）尚无本品致畸的报道，但本品有引起出血的危险，孕妇慎用。

（4）本品及代谢物可经乳汁分泌，哺乳期妇女慎用。

（5）老年人应用本品时，应注意防止肾脏受损。

7. 药物相互作用

（1）与口服抗凝药合用时，可增加出血危险。

（2）与水痘疫苗合用，发生 Reye's 综合征的危险性增加，接种 6 周内不应使用本品。

8. 规格　片剂：0.2g；0.5g。口服混悬液：50ml：10g。

四、吲哚美辛（Indometacin）

1. 其他名称　消炎痛。

2. 药理作用　本品具有抗炎、解热及镇痛作用，其作用机理为通过对环氧化酶的抑制而减少前列腺素的合成。制止炎症组织痛觉神经冲动的形成，抑制炎性反应，包括抑制白细胞的趋化性及溶酶体酶的释放等。作用于下丘脑体温调节中枢，引起外周血管扩张及出汗，使散热增加，产生退热作用。这种中枢性退热作用也可能与在下丘脑的前列腺素合成受到抑制有关。

3. 适应证

（1）关节炎，可缓解疼痛和肿胀。

（2）软组织损伤和炎症。

（3）解热。

（4）其他：用于治疗偏头痛、痛经、手术后痛、创伤后痛等。

4. 用法用量　口服。

（1）成人：①抗风湿：初始剂量一次 25 ～ 50mg，一日 2 ～ 3 次，一日最大量不超过150mg。②镇痛：首剂一次 25 ～ 50mg，继之 25mg，一日 3 次，直到疼痛缓解。③退热：一次 6.25 ～ 12.5mg，一日不超过 3 次。

（2）小儿：一日 1.5 ～ 2.5mg/kg，分 3 ～ 4 次，待有效后减至最低量。

5. 不良反应

（1）消化系统：出现消化不良、胃痛、胃烧灼感、恶心反酸等症状，出现溃疡、胃出血及胃穿孔。

（2）神经系统：出现头痛、头晕、焦虑及失眠等，严重者可有精神行为障碍或抽搐等。

（3）泌尿系统：出现血尿、水肿、肾功能不全，在老年人多见。

（4）皮肤：各型皮疹，最严重的为大疱性多形性红斑（Stevens – Johnson 综合征）。

（5）血液系统：造血系统受抑制而出现再生障碍性贫血、白细胞减少或血小板减少等。

（6）过敏反应：哮喘、血管性水肿及休克等。

6. 禁忌

（1）活动性溃疡病，溃疡性结肠炎及有此病史者，癫痫，帕金森病及精神病患者，肝肾功能不全者，对本品或对阿司匹林或其他非甾体抗炎药过敏者，血管神经性水肿或支气管哮喘者禁用。

（2）孕妇及哺乳期妇女禁用。

（3）14 岁以下小儿禁用。

7. 注意事项

（1）下列情况应慎用：①心功能不全及高血压等患者（导致水钠潴留）。②血友病及其他出血性疾病患者（使出血时间延长，加重出血倾向）。③再生障碍性贫血、粒细胞减少等患者（对造血系统有抑制作用）。

（2）交叉过敏反应：本品与阿司匹林有交叉过敏性。由阿司匹林过敏引起的喘息患者，应用本品时可引起支气管痉挛。对其他非甾体类抗炎镇痛药过敏者也可能对本品过敏。

（3）本品解热作用强，通常一次服 6.25mg 或 12.5mg 即可迅速大幅度退热，故应防止大汗和虚脱，应补充足量液体。

（4）本品因对血小板聚集有抑制作用，可使出血时间延长，停药后此作用可持续1天，用药期间血尿素氮及血肌酐含量也常增高。

（5）用药期间应定期检查血象及肝、肾功能。个案报道提及本品能导致角膜色素沉着及视网膜改变（包括黄斑病变），遇有视力模糊时应立即做眼科检查。

（6）为减少药物对胃肠道的刺激，本品宜于饭后服用或与食物或制酸药同服。

（7）本品不能控制疾病过程的进展，故必须同时应用能使疾病过程改善的药物。由于本品的毒副反应较大，治疗关节炎一般已不作首选用药，仅在其他非甾体类抗炎药无效时才考虑应用。

（8）本品用于妊娠的后3个月时可使胎儿动脉导管闭锁，引起持续性肺动脉高压，孕妇禁用。FDA对本药的妊娠安全性分级为B级，如持续使用超过48小时或在妊娠34周以后用药为D级。

（9）本品可自乳汁排出，对婴儿可引起毒副反应。

（10）儿童对本品较敏感，有使用本品后因潜在性感染被激发而死亡者。在幼儿体内代谢缓慢，对幼儿血小板聚集的抑制作用较强。可诱导幼儿动脉导管闭锁，产生严重的全身性中毒反应。14岁以下小儿禁用。

（11）老年患者易发生不良反应，应慎用。

8. 药物相互作用

（1）与对乙酰氨基酚长期合用可增加肾脏毒性，与其他非甾体类抗炎药同用时消化道溃疡的发病率增高。

（2）与阿司匹林或其他水杨酸盐同用时并不能加强疗效，而胃肠道不良反应则明显增多。由于抑制血小板聚集的作用加强，可增加出血倾向。

（3）饮酒或与皮质激素、促肾上腺皮质激素同用，可增加胃肠道溃疡或出血的危险。

（4）与洋地黄类药物同用时，可使洋地黄的血药浓度升高（因抑制从肾脏的清除）而增加毒性，需调整洋地黄剂量。

（5）与肝素、口服抗凝药及溶栓药合用时，本品可竞争性结合蛋白，使抗凝作用加强。同时本品有抑制血小板聚集作用，有增加出血的潜在危险。

（6）与胰岛素或口服降糖药合用，可加强降糖效应，须调整降糖药物的剂量。

（7）与呋塞米同用时，可减弱后者排钠及抗高血压作用。

（8）与氨苯蝶啶合用时可致肾功能减退（肌酐清除率下降、氮质血症）。

（9）与硝苯地平或维拉帕米同用时，可致后二者血药浓度增高，因而毒性增加。

（10）丙磺舒可减少本品自肾及胆汁的清除，增高血药浓度，使毒性增加，合用时须减量。

（11）与秋水仙碱、磺吡酮合用时可增加胃肠溃疡及出血的危险。

（12）与锂盐同用时，可减少锂自尿液排泄，使血药浓度增高，毒性加大。

（13）本品可使甲氨蝶呤血药浓度增高，并延长高血浓度时间。正在用本品的患者如需作中或大剂量甲氨蝶呤治疗，应于24～48小时前停用本品，以免增加其毒性。

（14）与抗病毒药齐多夫定同用时，可使后者清除率降低，毒性增加。同时本品的毒性也增加，故应避免合用。

9. 规格 片剂：25mg。胶囊剂：25mg。肠溶片：25mg。

五、双氯芬酸（Diclofenac）

1. 药理作用 非甾体类抗炎镇痛药，可抑制炎症渗出，减轻红肿，减轻炎症递质致炎致痛的增敏作用。其作用机理为抑制环氧化酶活性，从而阻断花生四烯酸向前列腺素的转化。同时，它也能促进花生四烯酸与甘油三酯结合，降低细胞内游离的花生四烯酸浓度，而间接抑制白三烯的合成。

本品对前列腺素合成的抑制作用强于阿司匹林和吲哚美辛等。

2. 适应证

（1）缓解类风湿关节炎、骨关节炎、脊柱关节病、痛风性关节炎、风湿性关节炎等各种关节炎的关节肿痛症状。

（2）治疗非关节性的各种软组织风湿性疼痛，如肩痛、腱鞘炎、滑囊炎、肌痛及运动后损伤性疼痛等。

（3）治疗急性轻、中度疼痛，如手术后、创伤后、劳损后、痛经、牙痛、头痛等。

（4）对成人和儿童的发热有解热作用。

3. 用法用量

（1）成人：每日剂量为 100～150mg。对轻度患者或需长期治疗的患者，每日剂量为 75～100mg。通常将每日剂量分 2～3 次服用。对原发性痛经，通常每日剂量为 50～150mg，分次服用。必要时可在若干个月经周期之内提高剂量达到最大剂量 200mg/d。症状一旦出现应立即开始治疗，并持续数日，治疗方案依症状而定。

（2）小儿：一日 0.5～2.0mg/kg，最大量为 3mg/kg，分 3 次服。

4. 不良反应

（1）胃肠道反应为最常见的不良反应，约见于 10% 服药者，主要为胃不适、烧灼感、反酸、纳差、恶心等，停药或对症处理即可消失。其中少数可出现溃疡、出血、穿孔。

（2）神经系统表现有头痛、眩晕、嗜睡、兴奋等。

（3）可起浮肿、少尿、电解质紊乱等不良反应，轻者停药并相应治疗后可消失。

（4）其他少见的有血清转氨酶一过性升高，极个别出现黄疸、皮疹、心律失常、粒细胞减少、血小板减少等，停药后均可恢复。

5. 禁忌

（1）对本品过敏者禁用。

（2）对阿司匹林或其他非甾体类抗炎药引起哮喘、荨麻疹或其他变态反应的患者禁用。

（3）胃肠道溃疡者禁用。

（4）12 个月以下的儿童禁用。

6. 注意事项

（1）有肝、肾功能损害或溃疡病史者慎用。

（2）本品可通过胎盘，动物实验表明，本品对胎鼠有毒性，但不致畸，孕妇慎用。FDA 对本药的妊娠安全性分级为：口服给药 B 级，眼部用药 C 级，如在妊娠晚期或临近分娩时为 D 级。

（3）少量本品活性物质可进入乳汁，哺乳期妇女慎用。

（4）本品可能诱导或加重老年人胃肠道出血、溃疡和穿孔，老年患者慎用。

7. 药物相互作用

（1）饮酒或与其他非甾体类抗炎药同用时增加胃肠道不良反应，并有致溃疡的危险。长期与对乙酰氨基酚同用时可增加对肾脏的毒副作用。

（2）与阿司匹林或其他水杨酸类药物同用时，药效不增强，而胃肠道不良反应及出血倾向发生率增高。

（3）与肝素、香豆素等抗凝药及血小板聚集抑制药同用时有增加出血的危险。

（4）与呋塞米同用时，后者的排钠和降压作用减弱。

（5）与维拉帕米、硝苯地平同用时，本品的血药浓度增高。

（6）可增高地高辛的血药浓度，同用时须注意调整地高辛的剂量。

（7）可增强抗糖尿病药（包括口服降糖药）的作用。

（8）与抗高血压药同用时可影响后者的降压效果。

（9）丙磺舒可降低本品的排泄，增加血药浓度，从而增加毒性，故同用时宜减少本品剂量。

（10）可降低甲氨蝶呤的排泄，增高其血药浓度，甚至可达中毒水平，故本品不应与中或大剂量甲氨蝶呤同用。

（11）与锂剂合用时，本品可能会增高其血药浓度。

（12）与糖皮质激素类药合用时，可能会增加副作用的发生。

8. 规格　肠溶片：25mg。

六、萘普生（Naproxen）

1. 药理作用　为非甾体类抗炎药，具镇痛、抗炎、解热作用，通过抑制前列腺素合成而起作用。本品疗效与布洛芬基本相同；在治疗风湿性关节炎和类风湿关节炎时，疗效与阿司匹林类似。

2. 适应证　用于治疗风湿性和类风湿性关节炎、骨关节炎、强直性脊柱炎、痛风、关节炎、腱鞘炎。亦可用于缓解扭伤、挫伤、损伤以及痛经等所致的疼痛。

3. 用法用量　口服。

（1）片剂、胶囊剂

1）成人：①抗风湿：一次 0.25~0.5g，早晚各 1 次。②止痛：首次 0.5g，以后每次 0.25g，必要时每 6~8 小时 1 次。③痛风性关节炎急性发作：首次 0.75g，以后每次 0.25g，每 8 小时 1 次，直到急性发作停止。④痛经：首次 0.5g，以后每次 0.25g，每 6~8 小时 1 次。

2）小儿：抗风湿，一次 5mg/kg，一日 2 次。

（2）缓释片、缓释胶囊剂：一次 0.5g，一日 1 次。

4. 不良反应

（1）皮肤瘙痒、呼吸短促、呼吸困难、哮喘、耳鸣、下肢水肿、胃烧灼感、消化不良、胃痛或不适、便秘、头晕、嗜睡、头痛、恶心及呕吐等。

（2）视力模糊或视觉障碍、听力减退、腹泻、口腔刺激或痛感、心慌及多汗等。

（3）胃肠出血、肾脏损害（过敏性肾炎、肾病、肾乳头坏死及肾衰竭等）、荨麻疹、过敏性皮疹、精神抑郁、肌肉无力、出血或粒细胞减少及肝功损害等。

5. 禁忌　对本品或同类药有过敏史者，对阿司匹林或其他非甾体类抗炎药引起过哮喘、鼻炎及鼻息肉综合征者，胃、十二指肠活动性溃疡患者禁用。

6. 注意事项

（1）下列情况应慎用：有凝血机制或血小板功能障碍时、哮喘、心功能不全或高血压、肝肾功能不全。

（2）交叉过敏：对阿司匹林或其他非甾体类抗炎药过敏者对本品也可能过敏。

（3）对诊断的干扰：可影响尿 5 - 羟吲哚醋酸及 17 - 酮类固醇的测定值。

（4）长期用药应定期进行肝肾功能、血象及眼科检查，并须根据患者对药物的反应而调整剂量，一般应用最低的有效量。

（5）本品对胎儿的影响研究尚不充分，由于其他非甾体抗炎药可使胎儿动脉导管早闭，又因可抑制前列腺素合成导致难产或产程延长，孕妇不宜应用。

（6）本品分泌入乳汁中的浓度相当于血药浓度的 1%，哺乳期妇女不宜用。

（7）本品在老年患者体内消除半衰期延长，用量应酌减。

7. 药物相互作用

（1）饮酒或与其他非甾体类抗炎药同用时，胃肠道的不良反应增多，并有溃疡发生的危险。

（2）与肝素及香豆素等抗凝药同用，出血时间延长，可出现出血倾向，并有导致消化性溃疡的可能。

（3）可降低呋塞米的排钠和降压作用。

（4）可抑制锂随尿液排泄，使锂的血药浓度升高。

（5）与丙磺舒同用时，本品的血药浓度升高，可增加疗效，但毒性反应也相应加大。

（6）与抗高血压药同用时可影响后者的降压效果。

（7）可降低甲氨蝶呤的排泄，增高其血药浓度，甚至可达中毒水平，故本品不应与中或大剂量甲氨蝶呤同用。

（8）可增强口服降糖药的作用。

8. 规格　片剂：0.1g；0.125g；0.25g。胶囊剂：0.125g；0.2g；0.25g。缓释片：0.25g；0.5g。缓释胶囊剂：0.25g。

七、布洛芬（Ibuprofen）

1. 药理作用　为非甾体类抗炎镇痛药，具镇痛、抗炎、解热作用。其作用机制通过对环氧化酶的抑制而减少前列腺素的合成，由此减轻因前列腺素引起的组织充血、肿胀，降低周围神经痛觉的敏感性。通过下丘脑体温调节中枢而起解热作用。

2. 适应证

（1）缓解类风湿关节炎、骨关节炎、脊柱关节病、痛风性关节炎、风湿性关节炎等各种慢性关节炎的急性发作期或持续性的关节肿痛症状。

（2）治疗非关节性的各种软组织风湿性疼痛，如肩痛、腱鞘炎、滑囊炎、肌痛及运动后损伤性疼痛等。

（3）急性的轻、中度疼痛，如手术后、创伤后、劳损后、原发性痛经、牙痛、头痛等。

（4）急性上呼吸道感染等引起的发热。

3. 用法用量

（1）成人

1）抗风湿：一次 0.4 ~ 0.8g，一日 3 ~ 4 次。类风湿关节炎比骨关节炎用量要大些。最大限量一般为每天 2.4g。

2）轻或中等疼痛及痛经的止痛：一次 0.2 ~ 0.4g，每 4 ~ 6 小时 1 次。最大限量一般为每天 2.4g。缓释胶囊，一次 0.3g，早晚各 1 次。

3）发热：一次 0.2g，一日 3 ~ 4 次。

4）抗炎：缓释胶囊，一次 0.3g，早晚各 1 次。

（2）小儿：12 岁以上儿童同成人（除风湿性疾病外）。

1）发热：混悬液，一日 20mg/kg，分 3 次服用。混悬滴剂，一次 5 ~ 10mg/kg，需要时每 6 ~ 8 小时重复使用，每 24 小时不超过 4 次。

2）疼痛：混悬液，一日 30mg/kg，分 3 次服用。混悬滴剂用法用量同发热。

3）风湿性疾病：用于 12 岁以上儿童，混悬液，一次 0.3 ~ 0.4g，一日 3 ~ 4 次。

4. 不良反应

（1）消化道症状包括消化不良、胃烧灼感、胃痛、恶心、呕吐，停药上述症状消失，不停药者大部分亦可耐受。少数（＜15）出现胃溃疡和消化道出血，亦有因溃疡穿孔者。

（2）神经系统症状如头痛、嗜睡、晕眩、耳鸣少见，出现在 1% ~ 3% 患者。

（3）肾功能不全很少见，多发生在有潜在性肾病变者。但少数服用者可出现下肢浮肿。

（4）其他少见症状有皮疹、支气管哮喘发作、肝酶升高、白细胞减少等。

5. 禁忌　对阿司匹林或其他非甾体类抗炎药过敏者禁用。

6. 注意事项

（1）有下列情况者应慎用：①原有支气管哮喘者（可加重）。②心功能不全、高血压（可致水潴留、水肿）。③血友病或其他出血性疾病包括凝血障碍及血小板功能异常（用药后出血时间延长，出血倾向加重）。④有消化道溃疡病史者。⑤肾功能不全者。

（2）对血小板聚集有抑制作用，可使出血时间延长，但停药 24 小时即可消失。

（3）可使血尿素氮及血清肌酐含量升高，肌酐清除率下降。

（4）长期用药时应定期检查血象及肝、肾功能。

（5）用于晚期妊娠妇女可使孕期延长，引起难产及产程延长。FDA 对本药的妊娠安全性分级为 B 级，妊娠晚期为 D 级。

7. 药物相互作用

（1）饮酒或与其他非甾体类抗炎药同用时增加胃肠道副作用，并有致溃疡的危险。长期与对乙酰氨基酚同用时可增加对肾脏的毒副作用。

（2）与阿司匹林或其他水杨酸类药物同用时，药效不增强，而胃肠道不良反应及出血倾向发生率增高。

（3）与肝素、香豆素等抗凝药及血小板聚集抑制药同用时有增加出血的危险。

（4）与呋塞米同用时，后者的排钠和降压作用减弱。

（5）与维拉帕米、硝苯地平同用时，本品的血药浓度增高。

（6）可增高地高辛的血药浓度，同用时须注意调整地高辛的剂量。

（7）可增强抗糖尿病药（包括口服降糖药）的作用。

（8）与抗高血压药同用时可影响后者的降压效果。

（9）丙磺舒可降低本品的排泄，增加血药浓度，从而增加毒性。

（10）可降低甲氨蝶呤的排泄，增高其血药浓度，甚至可达中毒水平，不应与中或大剂量甲氨蝶呤同用。

8. 规格　片剂：0.1g；0.2g。缓释胶囊剂：0.3g。混悬液：60ml：1.2g；100ml：2g。混悬滴剂：15ml：0.6g。

八、洛索洛芬（Loxoprofen）

1. 药理作用　为非甾体类抗炎镇痛药，具有镇痛、抗炎及解热作用，其镇痛作用很强。本品为前体药物，经消化道吸收后转化为活性代谢物，通过抑制环氧化酶，减少前列腺素的合成，抑制中性粒细胞向炎症部位的趋向性及趋向因子的形成而发挥作用。

2. 适应证

（1）下述疾患及症状的消炎和镇痛：类风湿关节炎、骨性关节炎、腰痛症、肩关节周围炎、颈肩腕综合征。

（2）手术后、外伤后及拔牙后的镇痛和消炎。

（3）急性上呼吸道感染（包括伴有急性支气管炎的急件上呼吸道感染）的解热和镇痛。

3. 用法用量　口服。应随年龄及症状适宜增减剂量。

（1）消炎和镇痛：成人每次60mg，一日3次。出现症状时可一次口服60~120mg。

（2）急性上呼吸道感染的解热和镇痛：出现症状时，成人每次60mg，一日2次，一日最多180mg。

4. 不良反应

（1）消化系统：可出现嗳气、恶心、呕吐、食欲缺乏、消化不良、胃部不适、胃灼热、腹胀、腹痛、腹泻、便秘及口腔炎等，偶可出现消化性溃疡，也可出现消化道出血。

（2）神经精神系统：可出现失眠、嗜睡和头晕，偶可出现头痛等。

（3）血液系统：可出现嗜酸粒细胞增多，偶可出现溶血性贫血、血小板减少、白细胞减少、再生障碍性贫血等严重不良反应。

（4）泌尿系统：可见浮肿，偶可引起急性肾衰竭、肾病综合征、间质性肾炎等严重不良反应。

（5）肝脏：可出现丙氨酸氨基转移酶、门冬氨酸氨基转移酶、碱性磷酸酶升高，偶可引起肝损伤。还可出现伴有黄疸的肝功能障碍、突发性肝炎等严重不良反应。

（6）皮肤：可出现皮疹、皮肤瘙痒，偶可出现荨麻疹，也可引起大疱性多形性红斑等严重不良反应。

（7）其他：可出现发热、心悸、体温过度下降、虚脱及四肢湿冷，也可引起休克等严重不良反应。

5. 禁忌

（1）消化性溃疡患者、严重血液学异常患者、严重肝功能损害者、严重肾功能损害患者、严重心功能不全患者、对本品过敏患者、阿司匹林哮喘者禁用。

（2）妊娠晚期妇女禁用。

6. 注意事项

（1）有消化性溃疡史患者、血液异常或有其既往史患者、肝损害或有其既往史患者、肾损害或有其既往史患者、心功能异常患者、有过敏症既往史患者、支气管哮喘患者慎用。

（2）长期用药时，应定期进行尿液检查、血液检查及肝功能检查等。若出现异常应减量或停止用药。

（3）密切观察患者病情，注意不良反应的发生。有时会出现体温过度下降、虚脱及四肢变冷等，因此伴有高热的高龄者或合并消耗性疾患的患者尤应注意。

（4）有可能掩盖感染症状，故用于感染引起的炎症时，应合用适当抗菌药并注意观察，慎重给药。

（5）因动物实验（大鼠）有延迟分娩及有胎仔动脉导管狭窄的报告，妊娠晚期妇女禁用。

（6）哺乳期妇女避免用药，必须用药时，应停止哺乳（大鼠实验报告本品能泌入乳汁）。

（7）尚未确立低出生体重儿、新生儿、婴儿、乳儿、幼儿或儿童用药的安全性，不推荐儿童使用。

（8）高龄者易出现不良反应，故应从低剂量开始给药，并观察患者状态，慎重用药。

7. 药物相互作用

（1）与香豆素类抗凝血药（华法林）合用时，会增强该药的抗凝血作用，必要时应减量。

（2）与磺酰脲类降血糖药（甲苯磺丁脲等）合用时，会增强该药的降血糖作用，必要时应减量。

（3）与新喹诺酮类抗菌药（依诺沙星等）合用时，有可能增强该类药的诱发痉挛作用。

（4）与锂制剂（碳酸锂）合用时，可能使血中锂浓度上升而引起锂中毒，必要时应减量。

（5）与噻嗪类利尿药（氢氟噻嗪及氢氯噻嗪等）合用时，有可能减弱该类药的利尿及降压作用。

8. 规格　片剂：60mg。胶囊剂：60mg。

九、吡罗昔康（Piroxicam）

1. 药理作用　为非甾体类抗炎药，具有镇痛、抗炎及解热作用。本品通过抑制环氧化酶使组织局部前列腺素的合成减少及抑制白细胞的趋化性和溶酶体酶的释放而起到药理作用。本品治疗关节炎时的镇痛、消肿等疗效与吲哚美辛、阿司匹林、萘普生相似。

2. 适应证　用于骨关节炎、类风湿关节炎和强直性脊柱炎的症状缓解。作为非甾体类抗炎药用于以上适应证时，本品不作为首选药物。

3. 用法用量　口服。成人一次20mg，一日1次，或一次10mg，一日2次，饭后服用。每日最大剂量不超过20mg。

4. 不良反应

（1）恶心、胃痛、纳减及消化不良等胃肠道不良反应最为常见，其中3.5%需为此撤药。服药量超过一日20mg时胃溃疡发生率明显增高，有的合并出血，甚至穿孔。

（2）中性粒细胞减少、嗜酸性粒细胞增多、血尿素氮增高、头晕、眩晕、耳鸣、头痛、全身无力、水肿、皮疹或瘙痒等，发生率 1% ~ 3%。

（3）肝功能异常、血小板减少、多汗、皮肤瘀斑、脱皮、多形性红斑、中毒性上皮坏死、大疱性多形性红斑（Stevens - Johnson 综合征）、皮肤对光过敏反应、视力模糊、眼部红肿、高血压、血尿、低血糖、精神抑郁、失眠及精神紧张等，发生率 <1%。

5. 禁忌

（1）对本品过敏、消化性溃疡、慢性胃病患者禁用。

（2）儿童禁用。

（3）孕妇禁用。

6. 注意事项

（1）交叉过敏：对阿司匹林或其他非甾体类抗炎药过敏的患者，对本品也可能过敏。

（2）下列情况应慎用：①有凝血机制或血小板功能障碍时。②哮喘。③心功能不全或高血压。④肾功能不全。⑤老年人。

（3）饭后给药或与食物或抗酸药同服，可减少胃肠道刺激。

（4）一般在用药开始后 7 ~ 12 天，还难以达到稳定的血药浓度，疗效的评定常须在用药 2 周后。

（5）用药期间如出现过敏反应、血象异常、视力模糊、精神症状、水潴留及严重胃肠反应时，应立即停药。

（6）长期用药者应定期检查肝、肾功能及血象。

（7）能抑制血小板聚集，作用比阿司匹林弱，但可持续到停药后 2 周。术前和术后应停用。

（8）本品应由具有治疗经验的医生开具处方。

（9）应用本品治疗的受益性和耐受性应在 14 天内复查确定，如有必要继续治疗，应进行更频繁的检查。

（10）观察研究的证据显示，本品引起的严重皮肤反应的风险高于其他非昔康类非甾体类抗炎药物。在治疗过程的早期，患者的风险似乎更高，在大多数病例中，不良反应发生于治疗的第一个月。在首次出现皮疹、黏膜病变或其他高敏反应时，应终止本品治疗。

（11）FDA 对本药的妊娠安全性分级为 C 级，如在妊娠晚期或临近分娩时为 D 级。妊娠的后 3 个月服药的孕妇可抑制分娩，造成难产，同时可出现胃肠道毒性反应。此外，在妊娠后期长期用药可能致胎儿动脉导管早期闭锁或狭窄，以致新生儿出现持续性肺动脉高压和心力衰竭。

（12）本品可引起乳汁分泌减少，与用药量有关，哺乳期妇女不宜用。

7. 药物相互作用

（1）饮酒或与其他非甾体类抗炎药、钙离子通道阻滞药同服时，胃肠道不良反应增加。

（2）与香豆素等抗凝药同用时，后者效应增强，出血倾向显著，用量宜调整。

（3）与阿司匹林同用时，本品的血药浓度可下降到一般浓度的 80%，同时胃肠道溃疡形成和出血倾向的危险性增加。

（4）与锂制剂（碳酸锂）合用时，可能使血中锂浓度上升而引起锂中毒，必要时应减量。

（5）可降低甲氨蝶呤的排泄，增高其血药浓度，使其毒性增加。

（6）与磺酰脲类降血糖药（甲苯磺丁脲等）合用时，会增强该药的降血糖作用。

（7）与左氧氟沙星、氧氟沙星合用，可抑制氨酪酸对中枢的抑制作用，使中枢的兴奋性增高，癫痫发作的危险性增加。

8. 规格　片剂：10mg；20mg。胶囊剂：10mg；20mg。

十、氯诺昔康（Lornoxicam）

1. 药理作用　非甾体类抗炎镇痛药，系噻嗪类衍生物，具有较强的镇痛和抗炎作用。它的作用机制包括：①通过抑制环氧化酶活性进而抑制前列腺素合成。但是本品并不抑制5-脂质氧化酶的活性，因此不抑制白三烯的合成，也不将花生四烯酸向5-脂质氧化酶途径分流。②激活阿片神经肽系统，发挥中枢性镇痛作用。还具有解热作用。

2. 适应证　急性轻度至中度疼痛和由某些类型的风湿性疾病引起的关节疼痛和炎症。

3. 用法用量

（1）片剂：①急性轻度或中度疼痛：每日剂量为8~16mg，分2~3次服用。每日最大剂量为16mg。②风湿性疾病引起的关节疼痛和炎症：每日剂量为12mg，分2~3次服用。

（2）注射剂：起始剂量8mg。如8mg不能充分缓解疼痛，可加用一次8mg。有些病例在术后第一天可能需要另加8mg，即当天最大剂量为24mg。其后剂量为8mg，每日2次。每日剂量不应超过16mg。

本品只能由医师或护士做肌肉（＞5秒）或静脉（＞15秒）注射。在注射前必须将本品冻干粉用随药提供的注射用水溶解。

4. 不良反应

（1）最常见为胃肠道反应，如恶心、呕吐、胃烧灼感、胃痛及消化不良等。

（2）可引起眩晕、头痛、嗜睡、皮肤潮红或注射部位疼痛、发热、刺痛等。

（3）可能出现胃肠胀气、腹泻、味觉障碍、口干、躁动、血压升高、心悸、寒战、多汗、白细胞减少、血小板减少及排尿障碍等。

（4）个别可出现消化道出血、胃溃疡及穿孔。

5. 禁忌

（1）对非甾体类抗炎药（如乙酰水杨酸）过敏、对本品过敏、水杨酸诱发的支气管哮喘、急性胃肠出血或急性胃或肠溃疡、严重心功能不全、严重肝功能不全、血小板计数明显减低患者禁用。

（2）孕妇及哺乳期妇女禁用。

6. 注意事项

（1）以下情况的患者慎用：①肝、肾功能受损者。②有胃肠道出血或十二指肠溃疡病史者。③凝血障碍者。④哮喘患者。

（2）长时间使用必须定期检查血象及肝肾功能。

（3）在脊椎麻醉或硬膜外麻醉时同时使用消炎镇痛药和肝素会增加脊椎和硬膜外水肿的危险。

（4）18岁以下患者缺乏临床研究资料，不推荐使用。

（5）只要不影响肝肾功能，老人不必减少剂量。否则应减小每天的服用剂量。

7. 药物相互作用

（1）与香豆素等抗凝药同用时，后者效应增强，出血倾向显著，用量宜调整。

（2）与磺酰脲类降血糖药（甲苯磺丁脲等）合用时，会增强其降血糖作用。

（3）与噻嗪类利尿药（氢氯噻嗪等）合用时，有可能减弱该类药的利尿及降压作用。

（4）与锂制剂（碳酸锂）合用时，可能使血中锂浓度上升而引起锂中毒，必要时应减量。

（5）可降低甲氨蝶呤的排泄，增高其血药浓度，使其毒性增加。

（6）西咪替丁可减少本品代谢，使本品血药浓度升高。

（7）与地高辛同用，后者清除率降低，中毒危险性增加。

（8）与环孢素合用，后者中毒危险性增加。

（9）与其他非甾体类药物、钙离子通道阻滞药同服时，胃肠道不良反应增加。

（10）与左氧氟沙星合用，发生癫痫危险性增加。

8. 规格　片剂：8mg。注射剂：8mg。

十一、美洛昔康（Meloxicam）

1. 药理作用　非甾体类抗炎药，具有消炎、止痛和退热的作用。可选择性抑制环氧化酶2参与前列腺素的合成，而对环氧化酶1的抑制作用较轻。

2. 适应证　用于骨关节炎症状加重时的短期症状治疗以及类风湿关节炎和强直性脊柱炎的长期症状治疗。

3. 用法用量　口服。每日剂量不得超过15mg。

（1）骨关节炎症状加重时：一次7.5mg，一日1次，如果症状没有改善，必要时，剂量可增至一次15mg，一日1次。

（2）类风湿关节炎和强直性脊柱炎：一次15mg，一日1次，根据治疗后反应，剂量可减至一次7.5mg，一日1次。

严重肾衰竭需透析的患者，剂量不应超过每天7.5mg。轻度至中度肾功能不全的患者（肌酐清除率大于25ml/min）、肝功能不全的患者无需调整剂量。

4. 不良反应

（1）血液和淋巴系统：常见贫血，少见血细胞计数失调、白细胞减少、血小板减少、粒细胞缺乏症。

（2）免疫系统：罕见过敏性或过敏样反应。

（3）精神系统：罕见情绪障碍、失眠和做噩梦。

（4）神经系统：常见轻微头晕、头痛，少见眩晕、耳鸣、嗜睡。

（5）眼：罕见视力障碍（包括视力模糊）。

（6）心脏：少见心悸。

（7）血管：少见血压升高、潮红。

（8）呼吸道、胸廓和纵隔：罕见个别患者在服用后出现哮喘发作。

（9）胃肠道：常见消化不良、恶心、呕吐、腹痛、便秘、胀气、腹泻；少见胃肠道出血、消化性溃疡、食管炎、口炎；罕见胃肠道穿孔、胃炎、结肠炎、消化性溃疡、胃肠道出血。

（10）肝胆系统：少见短暂的转氨酶或胆红素升高；罕见肝炎。

（11）皮肤和皮下组织：常见瘙痒、皮疹；少见荨麻疹；罕见 Stevens – Johnson 综合征和毒性表皮坏死松解、血管性水肿、大疱性多形性红斑、光过敏。

（12）肾脏和泌尿系统：少见血清肌酐或尿素氮升高；罕见肾衰。

（13）全身系统：常见水肿（包括下肢水肿）。

5. 禁忌

（1）对本品过敏者，使用其他非甾体类抗炎药后出现哮喘、鼻腔息肉、血管水肿或荨麻疹等症状的患者，活动性消化性溃疡患者或有消化性溃疡再发史的患者，严重肝功能不全者，非透析性严重肾功能不全者，胃肠道出血，脑出血或其他出血症的患者，严重的未控制的心衰患者禁用。

（2）孕妇禁用。

（3）15 岁以下儿童禁用。

6. 注意事项

（1）凝血障碍者，因体液潴留和水肿而加重高血压或心脏疾病的患者，肾血流和血容量减少的患者，轻中度肝功能不全患者，正使用抗凝药的患者慎用。

（2）和其他非甾体类抗炎药一样，可能会掩盖基础感染性疾病的症状。

（3）如果出现视觉障碍、嗜睡、眩晕或发生其他中枢神经系统障碍，避免驾驶和操作机器。

（4）虽然临床前试验中未观察到致畸作用，但孕妇禁用。FDA 对本药的妊娠安全性分级为 C 级，如在妊娠晚期或临近分娩时为 D 级。

（5）本品可泌入乳汁，哺乳妇女应避免使用。

（6）儿童用药安全性尚不明确。

7. 药物相互作用

（1）同时使用两种或两种以上的 NSAID 可能通过协同作用而增加胃肠道溃疡和出血的可能性。

（2）与口服抗凝剂、肝素、溶栓剂合用，可增加出血的可能。

（3）可增加锂的血浆浓度，建议在开始使用、调节和停用本品时监测血浆锂水平。

（4）与甲氨蝶呤合用，会增加甲氨蝶呤的血液毒性。

（5）可降低保钾利尿药的利尿作用，可能导致高钾血症或中毒性肾损害。

（6）与抗高血压药（β 受体阻滞剂、ACE 抑制剂、血管舒张药、利尿剂）合用，可通过抑制致血管舒张作用的前列腺素使得抗高血压药作用降低。

（7）在胃肠道中考来烯胺与本品结合可加快本品的消除。

（8）与环孢素合用，会提高环孢素的肾毒性。

（9）与口服降糖药的相互作用不能排除，可能会导致低血糖。

8. 规格　片剂：75mg。胶囊剂：7.5mg。

十二、塞来昔布（Celecoxib）

1. 其他名称　塞来考昔。

2. 药理作用　非甾体类抗炎药，具有抗炎、镇痛和退热的作用。通过抑制环氧化酶 2（COX – 2）来抑制前列腺素生成而起效。本品对环氧化酶 1（COX – 1）没有抑制作用。

3. 适应证

（1）用于缓解骨关节炎、成人类风湿关节炎的症状和体征。

（2）治疗成人急性疼痛。

（3）作为常规疗法（如内镜监测、手术）的一项辅助治疗，可减少家族性腺瘤息肉患者的腺瘤性结直肠息肉的数目。

4. 用法用量

（1）骨关节炎：口服200mg，每日1次，或每次100mg，每日2次。

（2）类风湿关节炎：每次100~200mg，每日2次。

（3）急性疼痛：第1天首剂400mg，必要时，可再服200mg，随后根据需要，每日2次，每次200mg。

（4）家族性腺瘤息肉：患者在接受本品治疗时，应继续其常规的治疗。口服，一次400mg，每日2次，与食物同服。

中度肝功能损害患者（Child－PughⅡ级）本品的每日推荐剂量应减少大约50%。

5. 不良反应

（1）胃肠道系统：本品所致的胃肠道不良反应（出血、溃疡、穿孔）危险性较其他非甾体类抗炎药低，长期用药不良反应发生的危险性增加。还可见腹痛、腹泻、消化不良、胃肠胀气、恶心等。

（2）心血管系统：高血压加重、心绞痛、冠状动脉病变、心肌梗死。

（3）神经系统：腿抽筋、张力亢进、感觉迟钝、偏头痛、神经痛、神经病、感觉异常、眩晕。

（4）呼吸系统：支气管炎、支气管痉挛、支气管痉挛恶化、咳嗽、呼吸困难、喉炎、肺炎。

（5）泌尿系统：蛋白尿、膀胱炎、排尿困难、血尿、尿频、肾结石、尿失禁、泌尿道感染。

（6）肝胆系统：肝功能异常、丙氨酸氨基转移酶升高、门冬氨酸氨基转移酶升高。

（7）血液系统：贫血。

（8）皮肤及其附属器：秃发、皮炎、指甲病变、光敏反应、瘙痒症、红斑皮疹、斑丘疹、皮肤病变、皮肤干糙、多汗、风疹。

（9）视力：视觉模糊、白内障、结膜炎、眼睛痛、青光眼。

6. 禁忌　对本品过敏者，对磺胺过敏者，服用阿司匹林或其他非甾体类抗炎药后诱发哮喘、荨麻疹或过敏反应的患者，冠状动脉搭桥手术围术期疼痛患者，有活动性消化道溃疡（出血）的患者，重度心力衰竭患者禁用。

7. 注意事项

（1）支气管哮喘、过敏性鼻炎、荨麻疹患者，肾功能不全者，高血压或心脏疾病患者慎用。

（2）尚无孕妇用药的研究资料，妊娠早中期用药应权衡利弊。妊娠晚期可导致胎儿动脉导管提前闭合，应避免使用本品。FDA对本药的妊娠安全性分级为C级，如在妊娠晚期或临近分娩时为D级。

（3）能否经哺乳妇女的乳汁分泌尚不清楚，用药应权衡利弊。

（4）目前尚无 18 岁以下患者应用本品的疗效和安全性资料。

（5）老年患者和年轻患者在药物的疗效和安全性方面未见明显的差异。老年患者发生致命性胃肠道事件和急性肾衰竭的报告多于年轻患者。

8. 药物相互作用

（1）与氟康唑合用，本品血药浓度升高 2 倍。

（2）和锂合用，锂血药浓度升高，锂中毒危险性增加。

（3）与呋塞米和血管紧张素转化酶抑制剂合用，可使以上药物降压和利尿作用降低。

（4）同阿司匹林联合使用时胃肠道的溃疡和其他并发症的发生率会增加，但本品不能替代阿司匹林在预防心血管事件方面的治疗。

（5）与华法林或其同类药合用，可增加出血危险。

9. 规格　胶囊剂：0.1g；0.2g。

第五篇

作用于循环系统的药物

第十五章　抗心律失常药

在正常情况下，心脏的冲动来自窦房结，依次经心房、房室结、房室束及浦肯耶纤维，最后传至心室肌，引起心脏节律性收缩。在病理状态时或在药物的影响下，冲动形成失常，或传导发生障碍，或不应期异常，就产生心律失常，如窦性心动过速，心动过缓、室性或室上性心动过速、过早搏动（早搏）、心房扑动、心房或心室颤动等。

抗心律失常药物众多，尤其是近年来这类药物进展较快，应用时需根据各药的作用特点及心律失常的原因选用相应的药物。

抗心律失常药物可粗分为两大类：治疗快速心律失常和缓慢心律失常药物。前者又可分为下列四类：

Ⅰ类：钠通道拮抗药（膜稳定药）。能拮抗钠通道，抑制 0 相去极化速率，并延缓复极过程。本类又可根据其作用特点分为三组：

Ⅰa组：对 0 相去极化与复极过程抑制均强的药物。有奎尼丁、普鲁卡因胺、乙酰卡尼、吡丙胺等。

Ⅰb组：对 0 相去极及复极的抑制作用均弱的药物。有利多卡因、苯妥英钠、美西律、阿普林定、妥卡尼、莫雷西嗪等。

Ⅰc组：明显抑制 0 相去极化，对复极的抑制作用较弱的药物。有恩卡尼、芬卡尼、氟卡尼、普罗帕酮等。

Ⅱ类：β肾上腺素受体拮抗药。有普萘洛尔、阿替洛尔、美托洛尔等。

Ⅲ类：延长动作电位时程的药物。有胺碘酮、溴苄铵等。

Ⅳ类：钙通道拮抗药。有维拉帕米，地尔硫䓬等。

一般情况下，在心动过速时需应用抑制心脏自律性的药物（如奎尼丁、普鲁卡因胺等）；心房颤动时需应用抑制房室间传导的药物（如奎尼丁、普萘洛尔等）；房室传导拮抗时则需应用能改善传导的药物（如苯妥英钠、阿托品等）；对于自律性过低所引起的心动过缓型心律失常则应采用肾上腺素或阿托品类药物。

一、奎尼丁（Quinidine）

为金鸡纳皮所含生物碱，是奎宁的异构体。

1. ATC 编码　C01BA01。

2. 性状　常用其硫酸盐，为白色细针状结晶；无臭；味极苦；遇光渐变色；水溶液显右旋性，并显中性或碱性反应。在沸水或乙醇中易溶，在氯仿中溶解，在水中略溶，在乙醚中几乎不溶。

3. 药理学　属 I a 类抗心律失常药。可延长心肌的不应期，降低自律性、传导性和心肌收缩力，减少异位节律点冲动的形成。

4. 适应证　主要用于阵发性心动过速、心房颤动和早搏等。

5. 用法和用量

（1）口服：第 1 天，每次 0.2g，每 2 小时 1 次，连续 5 次；如无效而又无明显毒性反应，第 2 天增至每次 0.3g、第 3 天每次 0.4g，每 2 小时 1 次，连续 5 次。每日总量一般不宜超过 2g。恢复正常心律后，改给维持量，每日 0.2 ~ 0.4g。若连服 3 ~ 4 日无效或有毒性反应者，应停药。

（2）静脉注射：在十分必要时采用静脉注射，并须在心电图观察下进行。每次 0.25g，以 5% 葡萄糖液稀释至 50ml 缓慢静脉注射。

6. 不良反应　服后有恶心、呕吐、腹泻、头痛、耳鸣、视觉障碍等，特异体质者服药后可有呼吸困难、发绀、心室颤动和心室停搏。

7. 禁忌证　严重心肌损害的患者和妊娠期妇女禁用。

8. 注意　①用于纠正心房颤动、心房扑动时，应先给洋地黄苷饱和量，以免心律转变后心跳加快，导致心力衰竭。②每次给药前应仔细观察心律和血压改变，并避免夜间给药。在白天给药量较大时，夜间也应注意心律及血压。③患心房颤动的患者，用药过程中，当心律转至正常时，可能诱发心房内血栓脱落，产生栓塞性病变，如脑栓塞、肠系膜动脉栓塞等，应严密观察。④对于有应用奎尼丁的指征，但血压偏低或处于休克状态的患者，应先提高血压、纠正休克，然后再用。如血压偏低是由于心动过速、心脏排血量小所造成，则应一面提高血压，一面使用奎尼丁。⑤静脉注射常引起严重的低血压，有较大的危险性，须注意。

9. 药物相互作用　本品与地高辛联合应用时，应减少地高辛的用量（因本品减少地高辛排泄而增加地高辛的血浓度）。

10. 制剂　片剂：每片 0.2g。葡萄糖酸奎尼丁注射液：每支 0.5g（10ml）。

二、普鲁卡因胺（Procainamide）

$$NH_2 \text{—} \bigcirc \text{—} CO\text{—}NH\text{—}CH_2\text{—}CH_2\text{—}N(C_2H_5)_2$$

1. 其他名称　普鲁卡因酰胺。

2. ATC 编码　C01BA02。

3. 性状　常用其盐酸盐，为白色或淡黄色结晶性粉末；无臭；有引湿性。熔点 165 ~ 169℃，在水中易溶，在乙醇中溶解，在氯仿中微溶，在乙醚中极微溶解。

4. 药理学　属Ⅰa类抗心律失常药。能延长心房的不应期，降低房室的传导性及心肌的自律性。但对心肌收缩力的抑制较奎尼丁弱。

5. 适应证　用于阵发性心动过速、频发早搏（对室性早搏疗效较好）、心房颤动和心房扑动，常与奎尼丁交替使用。

6. 用法和用量

（1）口服：一日 3 ~ 4 次，每次 0.5 ~ 0.75g，心律正常后逐渐减至一日2 ~ 6 次，每次 0.25g。

（2）静脉滴注：每次 0.5 ~ 1g，溶于5% ~ 10%葡萄糖溶液100ml 内，开始10 ~ 30分钟内点滴速度可适当加快，于 1 小时内滴完。无效者，1 小时后再给 1 次，24 小时内总量不超过2g。静脉滴注仅限于病情紧急情况，如室性阵发性心动过速，尤其在并发有急性心肌梗死或其他严重心脏病者，应经常注意血压、心率改变，心律恢复后，即可停止点滴。

（3）静脉注射：每次 0.1 ~ 0.2g。

（4）肌内注射：每次 0.25 ~ 0.5g。

7. 不良反应　有厌食、呕吐、恶心及腹泻等不良反应，特异体质患者可有发冷、发烧、关节痛、肌痛、皮疹及粒细胞减少症等；偶有幻视、幻听、精神抑郁等症状出现。

8. 禁忌证　严重心力衰竭、完全性房室传导阻滞、束支传导阻滞或肝、肾功能严重损害者禁用。

9. 注意

（1）静脉滴注可使血压下降，发生虚脱，应严密观察血压、心率和心律变化。

（2）心房颤动及心房扑动的病例，如心室率较快，宜先用洋地黄类强心药，控制心室率在每分钟70 ~ 80 次以后，再用本药或奎尼丁。

（3）用药 3 天后，如仍未恢复窦性心律或心动过速不停止，则应考虑换药。

（4）有用普鲁卡因胺的指征但血压偏低者，可先用升压药（如间羟胺），提高血压后再用。

10. 药物相互作用

（1）与其他抗心律失常药合用时，效应相加。

（2）与降压药合用，尤其静注本品时，降压作用可增强。

（3）与拟胆碱药合用时，本品可抑制这类药对横纹肌的效应。

（4）与神经肌肉阻滞药（包括去极化型和非去极化型阻滞药）合用时，神经肌肉接头的阻滞作用增强，时效延长。

11. 制剂　片剂：每片 0.125g；0.25g。注射液：每支 0.1g（1ml）；0.2g（2ml）；0.5g（5ml）；1g（10ml）。

三、丙吡胺（Disopyramide）

1. 其他名称　双异丙吡胺，吡二丙胺，异脉停，达舒平，诺佩斯，NORPACE，RYTH-MODAN。

2. ATC 编码　C01BA03。

3. 性状　常用其磷酸盐，为白色或类白色结晶性粉末；无臭；味苦。熔点 206～209℃。在水中易溶，在乙醇中微溶，在冰醋酸中溶解。

4. 药理学　属Ⅰa 类抗心律失常药。可延长不应期、抑制心脏兴奋的传导，作用比奎尼丁强。静脉注射后 5～10 分钟见效，口服吸收较好，经 2 小时血药浓度达高峰。$t_{1/2}$ 为 6～7 小时。

5. 适应证　用于房性早搏、阵发性房性心动过速、房颤、室性早搏等，对室上性心律失常的疗效似较好。

6. 用法和用量　口服，每次 0.1～0.15g，一日 0.4～0.8g。最大剂量不超过 800mg/d。静脉注射，每次 1～2mg/kg，最大剂量每次不超过 150mg，用葡萄糖注射液 20ml 稀释后在 5～10 分钟内注完。必要时，可在 20 分钟后重复 1 次。静脉滴注，每次 100～200mg，以 5% 葡萄糖注射液 500ml 稀释，一般滴注量为每小时 20～30mg。

7. 不良反应　可有口干、恶心、胃部不适等，偶见轻度房室传导阻滞。

8. 禁忌证　病态窦房结综合征、重度房室传导阻滞及青光眼患者禁用。

9. 注意　前列腺肥大和轻度心力衰竭患者慎用。

10. 药物相互作用

（1）与其他抗心律失常药合用时，可进一步延长传导时间，抑制心功能。

（2）中至大量乙醇与之合用由于协同作用，低血糖及低血压发生机会增多。

（3）与华法林合用时，抗凝作用可更明显。

（4）与药酶诱导剂如苯巴比妥、苯妥英钠及利福平同用，可诱导本品的代谢，在某些患者中本品可诱导自身的代谢。

11. 制剂　片剂：每片 100mg。注射液：每支 50mg（2ml）；100mg（2ml）。

四、利多卡因（Lidocaine）

1. ATC 编码　C01BB01，C05AD01，D04AB01，N01BB02，R02AD02，S01HA07，S02DA01。

2. 药理学　属Ⅰb 类抗心律失常药。主要作用于浦氏纤维和心室肌，抑制 Na^+ 内流，促进 K^+ 外流；降低 4 相除极坡度，从而降低自律性；明显缩短动作电位时程，相对延长有效不应期及相对不应期；降低心肌兴奋性；减慢传导速度；提高室颤阈。

静脉注射后 15 分钟左右生效，2 小时达峰效应。与血浆蛋白结合率 50% ~ 80%。$t_{1/2}$ 为 1~2 小时。在肝内被代谢，代谢物仍具药理活性。约 10% 原形药由肾排泄。

3. 适应证　本品适用于心肌梗死、洋地黄中毒、锑剂中毒、外科手术等所致的室性早搏、室性心动过速和心室颤动。

4. 用法和用量　静脉注射，1~2mg/kg，继以 0.1% 溶液静脉滴注，每小时不超过 100mg。也可肌内注射，4~5mg/kg，60~90 分钟重复 1 次。

5. 不良反应　常见的不良反应有头晕、嗜睡、欣陕、恶心、呕吐、吞咽困难、烦躁不安等。剂量过大时可引起惊厥及心搏骤停。

6. 禁忌证　严重心脏传导阻滞（包括Ⅱ或Ⅲ度房室传导阻滞，双束室阻滞）及严重窦房结功能障碍者禁用。

7. 药物相互作用　与奎尼丁、普鲁卡因胺、普萘洛尔、美西律或妥卡尼合用时，本品的毒性增加，甚至引起窦性停搏。

8. 制剂　注射液：每支 0.1g（5ml）；0.4g（20ml）。

五、苯妥英钠 （Phenytoin Sodium）

1. 药理学　属Ⅰb 类抗心律失常药。作用与利多卡因相似，但膜效应与细胞外 K^+ 浓度心肌状态及血药浓度有关：当细胞外 K^+ 浓度低时，低浓度的药物可增加 0 相除极速率，加快房室传导和心室内传导；当细胞外 K^+ 浓度正常或升高时，高浓度的药物则起抑制作用（但明显弱于其他抗心律失常药），能降低心肌自律性，缩短动作电位时程，相对延长有效不应期。此外，尚有抑制 Ca^{2+} 内流的作用。

2. 适应证　用于洋地黄中毒苷所引起的室上性和室性心律失常及对利多卡因无效的心律失常。

3. 用法和用量　口服：每次 0.1 ~ 0.2g，一日 2~3 次；口服极量：每次 0.3g，一日 0.5g。静脉注射：每次 0.125 ~ 0.25g，缓慢注入，一日总量不超过 0.5g。

4. 不良反应　口服时可有恶心、呕吐、嗜睡等不良反应。

5. 禁忌证　严重心衰、心动过缓、低血压、严重房室传导阻滞者禁用。

6. 注意　静脉注射过快可出现低血压、心动过缓、房室传导阻滞，甚至心搏骤停、呼吸抑制。

7. 药物相互作用　同抗癫痫药的苯妥英钠。

8. 制剂　片剂：每片 0.05g；0.1g。注射用苯妥英钠：每支 0.125g；0.25g。

六、阿普林定（Aprindine）

1. 其他名称　安搏律定，茚满丙二胺，茚丙胺，AMIDONAL。

2. ATC 编码　C01BB04。

3. 药理学　属 I b 类抗心律失常药，并有局部麻醉作用（局麻作用较利多卡因强）。减慢心房、心室肌和浦氏纤维 0 相上升速度，减慢心房和心室的传导。降低自律性。心房心室，房室结不应期延长。口服吸收良好，t_{max} 为 2 小时。

4. 适应证　可用于室性及房性早搏、阵发性室上性心动过速、房颤等，对各种快速型心律失常有较好疗效。

5. 用法和用量　用于治疗心律失常时可口服，首次 100mg，必要时 200mg，其后每 6 小时 50～100mg，24 小时内总量不超过 300mg；第 2～3 天各 100～150mg，分 2～3 次服。维持量为每日 50～100mg，分 2 次服。静脉滴注，首次 100～200mg，用 5%～10% 葡萄糖注射液 100～200ml 稀释，滴速 2～5mg/min，30 分钟滴完，24 小时总量不超过 300mg。急症病例可在心电图监护下增加药量至 10～15mg/min；也可在输液时将未经稀释的药液直接注入输液管，每次 20mg（2ml），于 30～60 秒钟内注入静脉，每隔 1～2 分钟注入 1 次，总量达 200mg 为止，如无效，1 小时及 6 小时后可再次给药各 100mg，总量不超过 400mg，奏效后改口服维持。

6. 不良反应　由于其治疗量与中毒量相当接近，常见中枢神经系统的不良反应有眩晕、感觉异常、手颤，严重时可出现癫痫样抽搐。此外，尚可见胃肠道反应。

7. 禁忌证　窦性心动过缓、中重度房室传导阻滞及癫痫患者禁用。

8. 注意　老年患者、帕金森病及肝、肾功能不全者慎用。

9. 制剂　片剂　每片 25mg；50mg。注射液：每支 100mg（10ml）。

七、美西律（Mexiletine）

1. 其他名称　慢心律，脉律定，脉舒律，MEXITIL，K-1173。

2. ATC 编码　C01BB02。

3. 性状　常用其盐酸盐，系白色或类白色结晶性粉末；几乎无臭，味苦。熔点 200～204℃。在水或乙醇中易溶，在乙醚中几乎不溶。

4. 药理学　属 I b 类抗心律失常药。具有抗心律失常、抗惊厥及局部麻醉作用。对心肌的抑制作用较小。

5. 适应证　用于急、慢性室性心律失常，如室性早搏、室性心动过速、心室颤动及洋地黄苷中毒引起的心律失常。

6. 用法和用量

（1）口服：每次 50～200mg，一日 150～600mg，或每 6～8 小时 1 次。以后可酌情减量维持。

（2）静脉注射、静脉滴注：开始量 100mg，加入 5% 葡萄糖注射液 20ml 中，缓慢静脉注射（3～5 分钟）。如无效，可在 5～10 分钟后再给 50～100mg 一次。然后以 1.5～2mg/min 的速度静脉滴注，3～4 小时后滴速减至 0.75～1mg/min，并维持 24～48 小时。

7. 不良反应　可有恶心、呕吐、嗜睡、心动过缓、低血压、震颤、头痛、眩晕等。大剂量可引起低血压、心动过缓、传导阻滞等。

8. 禁忌证　禁用于①Ⅱ或Ⅲ度房室传导阻滞及双束支阻滞（除非已安装起搏器）；②心源性休克。

9. 注意

（1）本品在危及生命的心律失常患者中有使心律失常恶化的可能。在程序刺激试验中，此种情况见于 10% 的患者，但不比其他抗心律失常药高。

（2）本品可通过胎盘屏障，也可从乳汁分泌，妊娠期妇女及哺乳期妇女使用时应权衡利弊。

（3）对诊断的干扰：过量时心电图可产生 P－R 间期延长及 QRS 波增宽。门冬氨酸氨基转移酶增高。偶有抗核抗体阳性。

（4）下列情况应慎用：①室内传导阻滞；②严重窦性心动过缓；③严重肝或肾功能障碍；④肝血流量减低；⑤严重心衰或低血压；⑥癫痫。

10. 药物相互作用

（1）与其他抗心律失常药可能有协同作用，可用于顽固心律失常，但不宜与Ⅰb类药合用。

（2）在急性心肌梗死早期，吗啡使本品吸收延迟并减少，可能与胃排空延迟有关。

（3）肝药酶诱导剂如苯妥英钠、苯巴比妥、利福平可加快本品代谢，降低血药浓度。

（4）西咪替丁可使本品血浓度发生变化，应进行血药浓度监测。

（5）阿托品可延迟本品的吸收，但不影响本品的吸收量，可能因胃排空迟缓所致。

（6）止吐药如甲氧氯普胺增加胃排空，可增加本品的吸收速度。

11. 制剂　片剂：每片 50mg；100mg；250mg。胶囊剂：每粒 50mg；100mg；400mg。注射液：100mg（2ml）。

八、莫雷西嗪（Moracizine）

1. 其他名称　吗拉西嗪，乙吗噻嗪，安脉静，Aetmozine，Ethmozine，Moricizine。

2. ATC 编码　C01BG01。

3. 性状　为白色或乳白色结晶性粉末，熔点 198℃（分解）。溶于水，难溶于乙醇。遇光变深色。

4. 药理学 属于Ⅰ类抗心律失常药。作用与奎尼丁相似，具有显著的抗心律失常作用。但其毒性小，不良反应轻微，耐受性好。治疗指数远比奎尼丁、普鲁卡因胺为高，宜于长期使用。主要作用是加速复极的第2、3相，从而缩短动作电位时间和延长有效不应期。也有与剂量有关而减低0相最大去极速率的作用，大剂量可减慢传导速度。口服单剂300mg时，一般经40～115分钟生效，至少维持3小时。可分布于组织，血中极少，心肌中浓度最高。

5. 适应证 用于治疗房性和室性早搏、阵发性心动过速、心房颤动或扑动。对冠心病、心绞痛、高血压等患者的心律失常疗效较好。

6. 用法和用量

（1）口服：首次剂量300mg，维持量每日600mg，一般每次200～300mg，一日3次。

（2）肌内注射或静脉注射：以2.5%溶液2ml，加于0.5%普鲁卡因1～2ml中肌内注射，或加于10ml氯化钠注射液或5%葡萄糖液中于2～5分钟内缓慢静脉注射，每日2次。对阵发性心动过速，可缓慢静脉注射2.5%溶液4ml。

7. 不良反应 个别有恶心、瘙痒、头晕、头痛等。肌内注射有局部疼痛；静脉注射有短暂眩晕和血压下降。

8. 禁忌证 禁用于：①Ⅱ或Ⅲ度房室传导阻滞及双束支传导阻滞且未安装起搏器者。②心源性休克。

9. 注意 Ⅰ度房室阻滞和室内阻滞、肝或肾功能不全、严重心衰患者慎用。

10. 药物相互作用 ①西咪替丁可使本品血药浓度增加1.4倍，同时应用时本品应减少剂量。②本品可使茶碱类药物清除增加，半衰期缩短。③与华法林共用时可改变后者对凝血酶原时间的作用，在华法林稳定抗凝的患者开始用本品或停用本品时应进行监测。

11. 制剂 片剂：每片200mg。注射液：每支50mg（2ml）。

九、普罗帕酮（Propafenone）

1. 其他名称 丙胺苯丙酮，心律平，Fenopraine，RYTMONORM，BAXARYTMON。

2. ATC编码 C01BC03。

3. 性状 常用其盐酸盐，为白色结晶性粉末；无臭，味苦。熔点171～174℃。在乙醇、氯仿或冰醋酸中微溶。在水中极微溶解。

4. 药理学 ①对心血管系统的作用：它是一类新型结构、Ⅰ类抗心律失常药。在离体动物心肌的实验结果指出，0.5～1μg/ml时可降低收缩期的去极化作用，因而延长传导，动作电位的持续时间及有效不应期也稍有延长，并可提高心肌细胞阈电位，明显减少心肌的自发兴奋性。它既作用于心房、心室（主要影响浦肯耶纤维，对心肌的影响较小），也作用于兴奋的形成及传导。临床资料表明，治疗剂量（口服300mg及静脉注射30mg）时可降低心肌的应激性，作用持久，PQ及QRS均增加，延长心房及房室结的有效不应期。它对各种类型的实验性心律失常均有对抗作用。抗心律失常作用与其膜稳定作用及竞争性 β 受体拮抗作用有关。它尚有微弱的钙拮抗作用（比维拉帕米弱 100 倍），并能干扰钠快通道。尚有轻度的抑制心肌作用，增加末期舒张压，减少搏出量，其作用均与用药的剂量成正比。它还有轻度降压和减慢心率作用。②离体实验表明普罗帕酮能松弛冠状动脉及支气管平滑肌。③它具有与普鲁卡因相似的局部麻醉作用。

本品口服后自胃肠道吸收良好，服后 2~3 小时抗心律失常作用达峰效。作用可持续 8 小时以上，其 $t_{1/2}$ 为 3.5~4 小时。

5. 适应证　用于预防或治疗室性或室上性异位搏动，室性或室上性心动过速，预激综合征，电转复律后室颤发作等。经临床试用，疗效确切，起效迅速，作用时间持久，对冠心病、高血压所引起的心律失常有较好的疗效。

6. 用法和用量　口服，每次 100~200mg，一日 3~4 次。治疗量，一日 300~900mg，分 4~6 次服用。维持量，一日 300~600mg，分 2~4 次服用。由于其局部麻醉作用，宜在餐后与饮料或食物同时吞服，不得嚼碎。

必要时可在严密监护下缓慢静脉注射或静脉滴注，1 次 70mg，每 8 小时 1 次。一日总量不超过 350mg。

7. 不良反应　不良反应较少，主要者为口干，舌唇麻木，可能是由于其局部麻醉作用所致。此外，早期的不良反应还有头痛、头晕、闪耀；其后可出现胃肠道障碍，如恶心、呕吐、便秘等。老年患者用药后可能出现血压下降。也有出现房室阻断症状。有两例在连续服用两周后出现胆汁淤积性肝损伤的报道，停药后 2~4 周各酶的活性均恢复正常。有报道个别患者出现房室传导阻滞，QT 间期延长，PR 间期轻度延长，QRS 时间延长等。

8. 禁忌证　窦房结功能障碍、Ⅱ 或 Ⅲ 度房室传导阻滞、双束支传导阻滞（除非已有起搏器）、肝或肾功能障碍患者禁用。心源性休克患者禁用。

9. 注意　①心肌严重损害者慎用。②严重的心动过缓，肝、肾功能不全，明显低血压患者慎用。③如出现窦房性或房室性传导高度阻滞时，可静脉注射乳酸钠、阿托品、异丙肾上腺素或间羟肾上腺素等解救。

10. 药物相互作用　①其他抗心律失常药，包括维拉帕米、胺碘酮及奎尼丁等，可能增加本品不良反应。②降压药可使本品的降压作用增强。③本品使华法林血浓度升高。

11. 制剂　片剂：每片 50mg；100mg；150mg。注射液：每支 17.5mg（5ml）；35mg（10ml）。

十、胺碘酮（Amiodarone）

1. 其他名称　乙胺碘呋酮，安律酮，可达龙，ATLANSIL，SEDACORON，CORDARONE。

2. ATC 编码　C01BD01。

3. 性状　常用其盐酸盐，为白色至微带黄色结晶性粉末；无臭，无味，熔点 158 ~ 162℃。在氯仿中易溶，在乙醇中溶解，在丙酮中微溶，在水中几乎不溶。

4. 药理学　原为抗心绞痛药，具有选择性冠脉扩张作用，能增加冠脉血流量，降低心肌耗氧量。近年发现具有抗心律失常作用，属Ⅲ类药物，能延长房室结、心房和心室肌纤维的动作电位时程和有效不应期，并减慢传导。

5. 适应证　用于室性和室上性心动过速和早搏、阵发性心房扑动和颤动、预激综合征等。也可用于伴有充血性心力衰竭和急性心肌梗死的心律失常患者。对其他抗心律失常药如丙吡胺、维拉帕米、奎尼丁、β 受体拮抗剂无效的顽固性阵发性心动过速常能奏效。还用于慢性冠脉功能不全和心绞痛。

6. 用法和用量　口服，每次 0.1 ~ 0.2g，一日 1 ~ 4 次；或开始每次 0.2g，一日 3 次。餐后服。3 天后改用维持量，每次 0.2g，一日 1 ~ 2 次。

7. 不良反应　不良反应主要有胃肠道反应（食欲不振、恶心、腹胀、便秘等）及角膜色素沉着偶见皮疹及皮肤色素沉着，停药后可自行消失。

8. 禁忌证　房室传导阻滞、心动过缓、甲状腺功能障碍及对碘过敏者禁用。

9. 制剂　片剂：每片 0.2g。胶囊剂：每粒 0.1g；0.2g。注射液：每支 150mg（3ml）。

十一、溴苄铵（Bretylium）

1. 其他名称　甲苯磺酸溴苄乙铵，特兰新，DARENTHIN，BRETYLAN。

2. ATC 编码　C01BD02。

3. 性状　常用其甲苯磺酸酯，为白色结晶性粉末，熔点 97 ~ 99℃。可溶于水、乙醇等。

4. 药理学　属Ⅲ类抗心律失常药物。为抗肾上腺素药，能提高心室致颤阈，并能直接加强心肌收缩力，改善房室传导。

5. 适应证　用于各种病因所致的室性心律失常，如频发性早搏、阵发性室性心动过速、心室扑动和颤动，尤其适用于锑剂所致阿 – 斯综合征。此外，对由于器质性心脏病、电解质紊乱、酸碱失去平衡或由于洋地黄、奎尼丁等药物中毒所引起的心律失常，也有一定疗效。

6. 用法和用量　静脉注射或肌内注射：剂量为 3 ~ 5mg/kg，静脉注射时以 5% 葡萄糖注射液稀释后缓慢推注，在 10 ~ 20 分钟内注完。必要时，4 ~ 6 小时后再用。也可在静脉注射出现疗效后，以肌内注射维持。治疗锑剂所引起的阿 – 斯综合征：每日口服 3 次，每次 0.1g，以后递增至有效量后，即以该剂量维持，但每天最高剂量不超过 1.5g。

7. 不良反应　有时有胸闷、心慌、恶心、呕吐、腹部不适等反应，注射后可有暂时升压现象，但均较轻微。

8. 注意　①钙离子可能与本品有拮抗作用，不宜合用。②因本品到达作用高峰较慢（用药后 2 ~ 3 小时），故宜尽早用药。

9. 制剂　片剂：每片 0.1g。注射液：每支 0.25g（2ml）。

十二、门冬氨酸钾镁（Potassium Magnesium Aspartate）

1. 其他名称　脉安定，潘南金，ASPARA，PANANGIN，PERIKURSAL。

2. 药理学　能改善心肌收缩功能，并能减低氧消耗，改善心肌细胞的能量代谢，对洋地黄类中毒引起的心律失常有效。

3. 适应证　用于早搏、阵发性心动过速、心绞痛、心力衰竭等。此外还可用于急性黄疸型肝炎、肝细胞功能不全、其他急慢性肝病、低钾血症等。

4. 用法和用量　静脉滴注：一日量 10～20ml，用时以 10 倍量的输液稀释后缓慢滴注。

5. 禁忌证　高钾血症、严重肾功能障碍、严重房室传导阻滞患者禁用。

6. 注意　滴注过快会引起恶心、呕吐、面部潮红、血管痛、血压下降。

7. 制剂　注射液：每支 10ml，含钾盐及镁盐各 500mg。

十三、腺苷（Adenosine）

1. 其他名称　ADENOCARD，ADENOCOR。

2. ATC 编码　C01EB10。

3. 药理学　能产生短暂的负性肌力、传导和速率作用。因产生一过性房室传导阻滞，因而能成功地终止房室结参与折返的阵发性室上性心动过速。对诊断心房扑动、结内折返、心房颤动或多旁道传导有一定价值。另外，使用本品后正常冠状动脉的血流量增加，而狭窄冠状动脉的血流轻度增加或不增加，从而可增大正常动脉供血组织和狭窄动脉供血组织之间放射性核素分布的差异，故本药用于核素心肌血流灌注显像。

在体内代谢迅速，起效快，作用时间短，一般仅 10～20 秒。消除半衰期＜10 秒。

4. 适应证　用于阵发性室上性心动过速。室上性心动过速的鉴别诊断用药。核素心肌血流灌注显像的药物负荷试验用药。

5. 用法和用量　成人：静脉注射。①室上性心动过速：首剂为 6mg，在 2 秒内直接静脉快速推注，然后以氯化钠注射液快速冲洗。如心动过速未终止，可在 1～2 分钟后给第二剂和第三剂各 12mg；也可以先给初始剂量 3mg，如心动过速仍然存在，可间隔 1～2 分钟给第二剂 6mg，第三剂 12mg。每次给药不超过 12mg。②核素心肌血流显像：按每分钟 140μg/kg 静脉给药，总量为 0.84mg/kg，在 6 分钟内输注完。

6. 不良反应　快速注射后不良反应十分常见，但一般持续时间很短暂。主要有：一过性心律失常、可有心悸、高血压、低血压以及心绞痛样胸痛；头痛、眩晕、头昏、头部压迫感；胃肠道不适、腹痛、恶心、呕吐；胸部紧缩感、呼吸困难；明显颜面发红，烧灼感等。

7. 禁忌证　严重房室传导阻滞者或病态窦房结综合征（未置心脏起搏器者）、心房颤动或心房扑动伴异常旁路、哮喘患者禁用。

8. 注意　高血压、低血压、心肌梗死、不稳定心绞痛患者慎用。

9. 药物相互作用　①双嘧达莫可减少本药的代谢，增强药效。②本品与卡马西平合用，可加重心脏传导阻滞。③本品的作用可被茶碱和其他甲基黄嘌呤类药物如咖啡因等拮抗。

10. 制剂　注射液：每支 6mg（2ml）。

其他抗心律失常药，如安他唑啉、阿义马林、劳拉义明、普拉马林、英地卡尼、吡西卡尼、瑞卡南、地丙苯酮、丁萘夫汀、阿齐利特、烯丙尼定、氯非铵、司巴丁、卡泊酸、蝙蝠葛碱，本章不做讲述。

第十六章　防治心绞痛药

心绞痛是冠状动脉粥样硬化性心脏病（冠心病）的一个重要临床症状。其发生原因一般认为是由于冠状动脉粥样硬化，引起管腔狭窄，心肌血液供应不足，造成心肌需氧与供氧之间的平衡失调。目前应用的抗心绞痛药，其作用或者是减轻心脏的工作负荷，以降低心肌的需氧量；或是扩张冠状动脉，促进侧支循环的形成，以增加心肌的供氧量，从而缓解心绞痛。

防治心绞痛药包括如下几类：①硝酸酯、亚硝酸酯类，以硝酸甘油为代表；②β受体拮抗药，如普萘洛尔等；③钙通道拮抗药，如普尼拉明（心可定）、硝苯地平、维拉帕米、哌克昔林等；④其他抗心绞痛的药，如吗多明（脉导敏）、双嘧达莫（潘生丁）、卡波罗孟（延通心）等；⑤中草药及其制剂，如丹参、川芎、毛冬青的有效成分等。

一、硝酸甘油（Nitroglycerin）

$$
\begin{array}{l}
CH_2-O-NO_2 \\
| \\
CH-O-NO_2 \\
| \\
CH_2-O-NO_2
\end{array}
$$

1. 其他名称　Nitroglycerol，Glyceryl Trinitrate。

2. ATC 编码　C01DA02。

3. 性状　近无色不透明油状液体，略有挥发性，但几乎无臭，有窜透性香甜味。每 1ml 约重 1.6g。稍溶于水（1 : 800），易溶于乙醇。

4. 药理学　可直接松弛血管平滑肌特别是小血管平滑肌，使周围血管舒张，外周阻力减小，回心血量减少，心排血量降低，心脏负荷减轻，心肌氧耗量减少，因而心绞痛得到缓解。此外尚能促进侧支循环的形成。舌下含服 1 片（0.3mg 或 0.6mg），约 2 ~ 5 分钟即发挥作用，作用大约维持 30 分钟。对其他平滑肌也有松弛作用，尚可用于解除胆绞痛、幽门痉挛、肾绞痛等，但作用短暂，临床意义不大。

5. 适应证　用于防治心绞痛。

6. 用法和用量　根据不同的临床需求，硝酸甘油可以通过舌下含服给药、黏膜给药、口服给药、透皮给药，或静脉途径给药。

（1）用于治疗急性心绞痛：可给予硝酸甘油片舌下含服，舌下喷雾给药，或黏膜给药。片剂（每片 0.3 ~ 0.6mg）置于舌下。必要时可重复含服。喷雾给药，则可每次将 0.4 ~ 0.8mg（1 ~ 2 揿）喷至舌下，然后闭嘴，必要时可喷三次。硝酸甘油黏膜片应置于上唇和齿龈之间，一次 1 ~ 2mg。

（2）用于稳定性心绞痛的长期治疗：通常透皮剂的形式给予。将膜敷贴于皮肤上，药物以恒速进入皮肤。作用时间长，几乎可达 24 小时。

（3）用于控制性降压或治疗心力衰竭：静脉滴注，开始剂量按每分钟 5μg，可每 3 ~ 5

分钟增加 5μg/min 以达到满意效果。如在 20μg/min 时无效可以 10μg/min 递增，以后可 20μg/min，一俟有效则剂量渐减小和给药间期延长。

7. 不良反应　①常见的有：由体位性低血压引起的眩晕、头晕、昏厥、面颊和颈部潮红；严重时可出现持续的头痛、恶心、呕吐、心动过速、烦躁，皮疹、视力模糊，口干则少见。②过量时的临床表现，按发生率的高低，依次为：口唇指甲青紫、眩晕欲倒、头胀、气短、高度乏力，心跳快而弱、发热，甚至抽搐。

8. 禁忌证　低血压、青光眼、梗阻性心肌病患者禁用。

9. 注意　④用药后有时出现头胀、头内跳痛、心跳加快，甚至昏厥。初次用药可先含半片，以避免和减轻不良反应；②心绞痛发作频繁的患者，在大便前含服，可预防发作；③本药不可吞服；④长期连续服用可产生耐受性。

10. 药物相互作用

（1）与普萘洛尔联合应用，可有协同作用，并互相抵消各自缺点。但后者可引起血压下降，从而导致冠脉流量减少，有一定危险，须加注意。

（2）与乙酰胆碱、组胺、去甲肾上腺素、其他拟交感胺类药（去氧肾上腺素、麻黄碱或肾上腺素）用时，疗效可减弱。

（3）中度或过量饮酒时，本品可导致血压过低。

（4）与三环类抗抑郁药同用时，可加剧抗抑郁药的低血压和抗胆碱效应。

11. 制剂　片剂：每片 0.3mg；0.5mg；0.6mg。

缓释硝酸甘油片（长效硝酸甘油片，疗痛脉，NITROMACK RETARD）：每片含 2.5mg。口服，每 12 小时一片，作用可延续 8~10 小时。

硝酸甘油喷雾剂（永保心灵，NITROLINGUAL SPRAY）：发作时喷于口腔黏膜或舌上 1~2 次，每次 0.4mg。

注射液：1mg（1ml）；2mg（1ml）；5mg（1ml）；10mg（1ml）。

硝酸甘油膜：每格含硝酸甘油 0.5mg，每次 1 格，舌下含服。

硝酸甘油贴膜（硝酸甘油贴膏，硝酸甘油透皮治疗系统，Nitroglycerin Film，NITRODERMTTS，NITRODISC，NITRODISK，TRANSDERM NITRO，NITR - DURⅡ，NITRO - DUR，DEPONIT）。

上述系列产品均系将硝酸甘油制成膜状的新剂型，制剂由表面层（不透过药物）、药槽（含硝酸甘油）、控制膜（渗透药物的半透膜）、保护层构成。使用时撕去保护层，贴在皮肤上即可。由于控制膜以均匀恒速释放药物，经皮吸收，可使血药浓度恒定，达到延长、恒定药物作用以及避免肝首关效应的目的。

药量和药膜与皮肤接触面大小成正比。疗效可保持 24 小时，除去药膜，1 小时内血药浓度迅速下降。连续使用应更换贴用部位。根据个体差异选择适宜规格，并调整剂量。

二、戊四硝酯（Pentaerythrityl Tetranitrate）

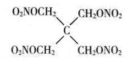

1. 其他名称　硝酸戊四醇酯，长效硝酸甘油，硝酸季戊醇，四硝基季戊醇，NIIROPEN-

TYTRIT，PENTANITROL，PENTRITOL，PERITRATE。

2. ATC 编码　C01DA05。

3. 性状　为无色结晶或结晶性粉末。稍溶于水（1：700）、乙醇，溶于丙酮。

4. 药理学　作用与硝酸甘油相似，但缓慢而持久，一般在服用 40 分钟后开始起作用，可维持 4~6 小时。

5. 适应证　用于预防心绞痛的发作。

6. 用法和用量　口服，一日 3~4 次，每次 10~30mg。

7. 不良反应　服后有时出现头痛、视力紊乱、昏睡、恶心。

8. 禁忌证　青光眼患者禁用。

9. 药物相互作用、注意参见硝酸甘油。

10. 制剂（片剂）　每片 10mg；20mg。

复方戊四硝酯片（复硝片，复方硝酸甘油片，Nitropent Co.）：每片含戊四硝醇 20mg，硝酸甘油 0.5mg。用于预防和缓解心绞痛的发作，既有速效又有长效。口服或口含，每次 1 片，1 日 3 次。为求速效，可嚼碎服下。

三、硝酸异山梨酯（Isosorbide Dinitrae）

1. 其他名称　硝异梨醇，硝酸脱水山梨醇酯，异舒吉，消心痛，Sorbide Nitrate，ISOKET，SORBITRATE，CARVASIN，NITOROL。

2. ATC 编码　C01DA08　C05AE02。

3. 性状　为白色结晶性粉末；无臭。熔点 68~72℃。在丙酮或氯仿中易溶，在乙醇中略溶，在水中微溶。

4. 药理学　作用与硝酸甘油相似，但较持久（能维持 4 小时以上），口服后 0.5 小时见效，含服 2~3 分钟见效。

5. 适应证　急性心绞痛发作的防治。

6. 用法和用量（片剂）　急性心绞痛发作时缓解心绞痛，舌下给药，一次 5mg；预防心绞痛发作，口服，一日 2~3 次，一次 5~10mg，一日 10~30mg；治疗心力衰竭，口服一次 5~20mg，6~8 小时一次。外用乳膏：一次 0.6g，均匀涂布在心前区约 5cm×5cm，一日 1 次。缓释片：每日 2 次，每次 1 片。静脉滴注：每小时 2mg，剂量须根据患者反应而调节，且必须密切监测患者脉搏、心率及血压。喷雾吸入：每次 1.25~3.75mg。

7. 不良反应　可有头痛反应，应由小剂量开始，以后逐渐增量，此外尚可见面部潮红、灼热感、恶心、眩晕、出汗甚至虚脱等反应。偶发生皮疹，甚至剥脱性皮炎。

8. 禁忌证　青光眼患者禁用。

9. 注意　长期应用可发生耐受性；和其他硝酸酯类有交叉耐药性。

10. 药物相互作用　参见硝酸甘油。

11. 制剂　普通片：每片 2.5mg；5mg；10mg。缓释片：每片 20mg；40mg。注射液：10mg（10ml）。喷雾剂：250mg/200 次。乳膏：1.5g（10g）。

四、单硝酸异山梨酯 （Isosorbide Mononitrste）

1. 其他名称　异乐定，安心脉，长效心痛治 - 20，鲁南欣康，可力新，Isosorbide 5 - mononitrate，ELANTAN，ETIMONIS，PENTACARD - 20，ISM0 - 20，CORANGIN MONOMACK。

2. ATC 编码　C01DA14。

3. 药理学　在研究硝酸异山梨酯的体内代谢物时，发现经肝脱硝酸后可生成 2 - 或 5 - 硝酸山梨酯，而 5 - 硝酸化合物仍保持原有的作用，但无肝首关效应。

本品的作用与硝酸异山梨酯相同。口服后吸收迅速，且良好，t_{max} 为 1 小时，生物利用度为 100%。$t_{1/2}$ 约为 5 小时。作用持续时间 8 小时。肝、肾功能低下者无需减量。

4. 适应证　用于冠心病的长期治疗和预防心绞痛发作，也用于心肌梗死后的治疗。

5. 用法和用量　口服，一日 20mg，每日 2 次，必要时可增至每日 3 次，饭后服。缓释片：一次 1 片，一日 2 次，不宜嚼碎。

6. 不良反应、禁忌证、注意、药物相互作用同硝酸异山梨酯。

7. 制剂　片剂：每片 20mg；40mg；60mg。缓释片：每片 40mg。

五、奥昔非君 （Oxyfedrine）

1. 其他名称　安心酮，安蒙痛，奥昔麻黄碱，心酮胺，麻黄苯丙酮，MYOFEDRIN，IL-DAMAN，MODACOR。

2. ATC 编码　C01DX03。

3. 药理学　为去甲麻黄碱衍生物。有选择性激动 β 受体的作用及直接扩张冠脉的作用，可降低冠脉血流量，减少心室容积及壁张力，改善心肌供氧耗氧平衡，增加心肌收缩及心率加快。

口服后易吸收，4 ~ 8 分钟起效，作用持续时间 4 ~ 6 小时。有少量可在肝中被代谢成去甲麻黄碱等。由肾排泄。

4. 适应证　用于心绞痛、心肌梗死，更适用于心功能不全的心绞痛。

5. 用法和用量　口服，每次 8～16mg，一日 3 次，饭前服。静脉注射：每次 4mg，缓慢注射。

6. 不良反应　口服时可有胃肠道不良反应症状，头晕、心悸、室性早搏、皮疹等。

7. 注意　高血压伴有心动过速者慎用。

8. 药物相互作用　不宜与 β 受体拮抗药合用。

9. 制剂　片剂：每片 8mg。注射液：每支 4mg（2ml）。

六、依他苯酮（Etafenone）

1. 其他名称　乙胺苯乙酮，BAXACOR，DIALICOR，PAGANO – COR。

2. ATC 编码　C01DX07。

化构类似奥昔非君，作用亦相似。用于治疗心绞痛及冠脉功能不全。口服，一次 10～30mg，每日 3 次。静脉注射或肌内注射：一次 10～20mg，每日 2～3 次。可有胃肠道不良反应、下肢水肿、面部潮红等。

七、卡波罗孟（Carbocromen）

1. 其他名称　延通心，卡波孟，乙氧香豆素，乙胺香豆素，隐痛散，CHROMONAR，INTENSAIN，CROMENE。

2. ATC 编码　C01DX05。

3. 性状　为白色或微黄色结晶性粉末，味略苦，熔点 159～160℃。易溶于水、乙醇、氯仿等。

4. 药理学　对冠状血管有选择性的扩张作用，作用开始慢，持续时间长。长期服用能促进侧支循环形成。此外又能抑制血小板的聚集，防止血栓形成。

5. 适应证　用于慢性冠脉功能不全及预防心绞痛的发作。还可用于预防手术、麻醉时引起的冠脉循环障碍及心律失常。

6. 用法和用量　口服，一次 75～150mg，一日 3 次。重症时，于开始可一次口服 150mg，一日 4 次；待症状改善后减至一次口服 75mg，一日 3～4 次。肌内注射或静脉注射：一次 20～40mg，一日 1～2 次。必要时可静脉滴注，一次 40～80mg。喷雾吸入：每次撤吸 2～3 次（相当于本品 3～5mg），一日 3 次。

7. 不良反应　可产生食欲不振、恶心、呕吐、失眠、头痛等反应。

8. 注意　静脉注射过快可引起短暂面部潮红、胸部热感、心悸等，静脉注射液宜以5%葡萄糖注射液10～20ml稀释后慢慢注射（3～5分钟注完）。

9. 制剂　片剂：每片75mg。注射液：每支40mg（2ml）。气雾剂：每瓶14g（含本品350mg，可供揿吸200次左右）。

八、乙氧黄酮（Efloxatem）

H5C₂OOCCH₂O

1. 其他名称　乙酯黄酮，心脉舒通，立可定，RECORDIL，Oxyflavil。
2. ATC编码　C01DX13。
3. 性状　为白色针晶或晶末，无臭无味。易溶于氯仿，微溶于乙醇，在水中几乎不溶。
4. 药理学　为冠脉扩张剂，能选择性地扩张冠脉，增加冠脉血流量，但不增加心肌耗氧量。可促进侧支循环的形成，对周围血管、呼吸、血压、心率、心输出量、心脏功能等无影响。此外尚有降低血脂的作用。
5. 适应证　用于治疗慢性冠脉功能不全、心绞痛等。与硝酸甘油合用，对自觉症状的改善效果更好。防止心肌梗死可长期使用。
6. 用法和用量　治疗量：每次60mg，一日2～3次。对重症患者剂量可酌增加。预防及维持量：每次30～60mg，一日2～3次。
7. 不良反应　偶有恶心、呕吐、面部潮红、失眠等。
8. 制剂　片剂：每片30mg。

九、曲美他嗪（Trimetazidine）

1. 其他名称　冠脉舒，心康宁，万爽力，三甲氧苄嗪，VASTAREL，IDAPTAN，VAS-TAZIN，VASOREL。
2. ATC编码　C01EB15。
3. 性状　为白色结晶或结晶性粉末，味苦，熔点235～238℃，极易溶于水，稍难溶于乙醇，几不溶于乙醚、苯、丙酮。
4. 药理学　为作用较强的抗心绞痛药，其起效较硝酸甘油慢，但作用持续时间较长。具有对抗肾上腺素、去甲肾上腺素及加压素的作用，能降低血管阻力，增加冠脉血流量及周围循环血流量，促进心肌代谢及心肌能量的产生。同时能减低心脏工作负荷。降低心肌耗氧量及心肌能量的消耗，从而改善心肌氧的供需平衡。尚能增加对强心苷的耐受性。
5. 适应证　用于冠脉功能不全、心绞痛、陈旧性心肌梗死等。对伴有严重心功能不全者可与洋地黄苷并用。

6. 用法和用量　口服，一次 2~6mg，一日 3 次，饭后服；总剂量每日不超过 18mg。常用维持量为一次 1mg，一日 3 次。静脉注射：一次 8~20mg，加于 25% 葡萄糖注射液 20ml 中。静脉滴注：8~20mg，加于 5% 葡萄糖注射液 500ml 中。

7. 不良反应　个别可有头晕、食欲不振、皮疹等。

8. 禁忌证　新近心肌梗死患者禁用。

9. 制剂　片剂：每片 2mg；3mg。注射液：每支 4mg（2ml）。

十、地拉䓬（Dilazep）

1. 其他名称　地拉齐普，克冠，克冠二氮䓬，双酯嗪，扩冠嗪，CORMELIAN，CORA-TOLINE。

2. ATC 编码　C01DX10。

3. 性状　为白色或类白色结晶性粉末，无臭、味苦，熔点 193~197℃。易溶于水，溶于冰醋酸、氯仿，难溶于乙醇，几不溶于乙醚。

4. 药理学　为抗缺血性心脏病药物，具有明显、持久的选择性扩张冠脉作用，能降低冠脉阻力，从而增加冠脉血流量。尚能促进冠脉的侧支循环，并具有抑制血小板聚集的作用。其作用机制是抑制体内腺苷分解酶，阻止腺苷的分解代谢，从而发挥腺苷的扩张冠脉作用。口服吸收良好，经 2~6 小时达血药峰浓度，$t_{1/2}$ 约为 24 小时。其在心肌的浓度比在脑或其他组织高 2~6 倍。

5. 适应证　用于冠脉功能不全、心绞痛，并用于心肌梗死的预防及其恢复期。与强心苷并用可增强对慢性心力衰竭的控制效果。

6. 用法和用量　口服，每次 60mg，一日 3 次，2 个月为一疗程。静脉注射：一次 10mg，加于 25% 葡萄糖注射液中，一日 1~2 次。

7. 不良反应　偶有头晕、胃肠道不适等。

8. 禁忌证　新近心肌梗死患者禁用。

9. 制剂　片剂：每片 30mg。注射液：每支 10mg（1ml）。

十一、双嘧达莫（Dipyridamole）

1. 其他名称　潘生丁，双嘧哌胺醇，哌醇定，PERSANTIN。

2. ATC 编码　B01AC07。

3. 性状　为黄色结晶性粉末；无臭；味微苦。在氯仿中易溶，在乙醇中溶解，在丙酮中微溶，在水中几乎不溶；在稀酸中易溶。

4. 药理学　对冠状血管有较强的扩张作用，可显著增加冠脉流量，增加心肌供氧量。临床上用于冠心病，但对疗效评价不一。有人认为，因本品主要扩张冠脉的小阻力血管，而在心肌缺血区小阻力血管已代偿性地扩张以维持其最大的血液供应，因此，应用本品不仅不能扩张缺血区的血管，改善其供血情况，反而会使缺血区的血液流向非缺血区，对心肌梗死患者不利。对心绞痛患者短期亦难见效，只有在长期使用后，可能由于促进侧支循环形成而逐渐发挥疗效。能抑制血小板聚集，防止血栓形成。

5. 适应证　弥散性血管内凝血症，血栓栓塞性疾病。防止冠心病发展。

6. 用法和用量　口服，每次 25～100mg，一日 3 次，饭前 1 小时服。在症状改善后，可改为每日 50～100mg，2 次分服。

7. 不良反应　可有头痛、眩晕、恶心、呕吐、腹泻等。

8. 注意　①不宜与葡萄糖以外的其他药物混合注射。②有出血倾向患者慎用。

9. 药物相互作用　与肝素合用可引起出血倾向。

10. 制剂　片剂：每片 25mg。

十二、丹参

为唇形科植物丹参（Salvia miltiorrhiza Bge.）的干燥根。近来报道其地上部分亦含有类似的有效成分，据治疗和安全性实验认为它可代替以丹参根制成注射液。

1. 成分　含脂溶性的多种丹参酮类及水溶性的原儿茶酚醛和儿茶酚的衍生物。丹参酮类包括若干个单体，其中隐丹参酮、二氢丹参酮Ⅰ、羟基丹参酮ⅡA、丹参酮ⅡB 和丹参酸甲酯均有体外抑菌作用。对结核杆菌（$H_{37}RV$）的抑制作用以丹参新醌甲最强（最低抑菌浓度为 0.78μg/ml）。

2. 药理学　动物实验表明，本品具有扩张冠脉、增加血流量、耐缺氧、增强心肌收缩力、减慢心率、改善心脏功能、抑制凝血、促进组织修复、降低血脂、抑菌等作用。

本品所含总丹参酮对金黄色葡萄球菌、溶血性链球菌及结核杆菌均有抑制作用，对耐青霉素 G 的金黄色葡萄球菌也有效，此外并有抗炎作用及降低体温的作用。

3. 适应证　其制剂如丹参舒心片、复方丹参注射液，用于心绞痛及急性心肌梗死，对改善心绞痛症状及心电图有一定疗效（疗程较长者疗效更显著）。用于脑血栓形成的后遗症亦有效。此外，还可用于血栓闭塞性脉管炎、硬皮病、视网膜中央动脉栓塞、神经性耳聋、贝赫切特综合征（白塞综合征）及结节性红斑等。临床上用总丹参酮治疗骨关节化脓性感染、一般软组织感染、扁桃体炎等，有较好疗效，常用丹参酮片。

4. 制剂、用法和用量　丹参舒心片，每片含丹参提取物 0.2g，用于心绞痛、胸闷、心悸等，每次服 2 片，一日 3 次，连服 1～2 月。

复方丹参滴丸：由丹参、三七及冰片组成，每丸重 25mg。口服或舌下含服，一日 3 次，一次 10 丸。

复方丹参注射液：每 1ml 相当于丹参、降香（Dalbergia odorifera T. Chen）各 1g。实验证明本复方制剂能增强小鼠耐缺氧能力，提高其存活率；能增加冠脉流量，改善心脏功能和心肌供血。此外并有减慢心率、镇静、安眠和短暂降压作用。现用于心绞痛、心肌梗死、脑缺氧、脑栓塞、神经衰弱等，肌内注射：用于轻症患者，每次 2ml，一日 2 次，2～4 周为一疗程。静脉滴注：一日 1 次，以本品 8～16ml 加入 5% 葡萄糖注射液 100～500ml 滴注，2～4 周为一疗程。

冠心二号片（冠心片）：为复方片剂，其一日量相当于丹参 9g，赤芍、红花、川芎各 4.5g，降香 3g。用于心绞痛治疗，每次服 6～8 片，一日 3 次。一疗程 1 年或 1 年以上。

丹参注射液：每 1ml 相当生药 1～1.5g。用于治疗贝赫切特综合征和结节性红斑时，每日 1～2 次，每次肌内注射 2ml，用 30～90 日；或每日 1 次以 8～16ml 加入 5% 葡萄糖氯化钠注射液 500ml 内静脉滴注，用 15～30 日。亦可用于心绞痛、心肌梗死、脑缺氧等。

丹参酮片：每片含 0.2g，口服，一日 3 次，一次 2～4 片。

十三、丹参酮ⅡA 硫酸钠（Sodium Tanshinon ⅡA Silate）

是从丹参（Salvia miltiorrhiza Bge.）中分离的二萜醌类化合物丹参酮ⅡA 经磺化而得的一种水溶性物质。

1. 药理学　能增加冠脉血流量，改善缺氧后引起的心肌代谢紊乱，从而提高心肌耐缺氧的能力。还有显著保护红细胞膜的作用。对心肌梗死模型动物有缩小梗死面积的效应。在一定剂量下尚有增强心肌收缩力的作用。其毒性很小。

2. 适应证　用于冠心病心绞痛、胸闷及心肌梗死，对室性早搏也可使用。对冠心病患者的疗效与复方丹参注射液相似。

3. 用法和用量　肌内注射、静脉注射或静脉滴注：每日 1 次 40～80mg。注射用 25% 葡萄糖注射液 20ml 稀释，静脉滴注用 5% 葡萄糖注射液 250～500ml 稀释。

4. 不良反应　部分患者肌内注射时可有局部疼痛。个别有皮疹反应，停药后即可消失。

5. 制剂　注射液，每支 10mg（2ml）。

十四、川芎嗪（Ligustrazine）

为伞形科植物川芎（Ligusticum chuanxiong Hort.）的成分之一，现由人工合成。

1. 其他名称　Tetramethylpyrazine。

2. 性状　常用其盐酸盐或磷酸盐。其盐酸盐为白色或类白色结晶性粉末，有臭、味苦，熔点 91℃，可升华。易溶于水，溶于乙醇、氯仿，极微溶于苯。磷酸盐不易升华，较为稳定。

3. 药理学　具有抗血小板聚集的作用，并对已聚集的血小板有解聚作用；尚能扩张小动脉，改善微循环和脑血流，产生抗血栓形成和溶血栓的作用。由于磷酸盐比较稳定，故易于保存，且口服也有效。

4. 适应证　适用于闭塞性血管疾病、脑血栓形成、脉管炎、冠心病、心绞痛等。对缺血性脑血管病的急性期、恢复期及其后遗症，如脑供血不足、脑血栓形成、脑栓塞、脑动脉硬化等均有较好疗效，能改善这些疾病引起的偏瘫、失语、吞咽困难、肢体麻木、无力、头痛、头晕、失眠、耳鸣、步态不稳、记忆力减退等症状。

5. 用法和用量　口服，磷酸盐片剂每次 2 片，一日 3 次，1 个月为 1 疗程。肌内注射：盐酸盐注射液每次 2ml，每日 1~2 次。磷酸盐注射液每次 2~4ml，一日 1~2 次，15 天为一疗程，宜缓慢注射。静脉滴注：盐酸盐注射液每日 1 次 2~4ml，或磷酸盐注射液每日 1 次，4~6ml，均稀释于 5%~10% 葡萄糖注射液（或氯化钠注射液、低分子右旋糖酐注射液）250~500ml 中缓慢滴注，宜在 3~4 小时内滴完，10~15 天为一疗程。

6. 不良反应　口服偶有胃部不适、口干、嗜睡等，饭后服用可避免或减少不良反应。注射一般无明显毒副反应。

7. 禁忌证　对脑出血及有出血倾向的患者禁用。

8. 注意　对少量出血与闭塞性脑血管病鉴别诊断困难时应慎用。

9. 制剂　片剂：每片含川芎嗪磷酸盐 50mg。注射液：盐酸盐注射液，每支 40mg（2ml）；磷酸盐注射液，每支 50mg（2ml）。

十五、葛根素（Puerarin）

系从豆科植物野葛［Pueraria lobata（Willd.）Ohwi］根中提出的黄酮苷。

1. 药理学　为血管舒张药，有舒张冠状动脉和脑血管作用，可使正常和痉挛的冠状动脉舒张、降低心肌耗氧量，改善微循环；因可抑制凝血酶诱导的血小板中 5 - HT 释放而具有抗血小板聚集的作用。另有报道，葛根素具有 β 受体拮抗作用，能降低眼压。与 0.5% 噻吗洛尔滴眼液相似，作用缓慢，但较长。

健康志愿者的 $t_{1/2\alpha}$ 和 $t_{1/2\beta}$ 分别为 10.3 分钟和 74.0 分钟；平均滞留时间（MRT）为 1.28

小时；V_d 为 0.298L/kg；属于开放二室模型。血浆蛋白结合率为 24.6%。药物在各组织的分布以肝、肾、心脏和血浆中较高；睾丸、肌肉和脾脏次之；并可通过血脑屏障进入脑内，但含量较低。

2. 适应证　用于辅助治疗冠心病、心绞痛、心肌梗死，视网膜动、静脉阻塞、突发性耳聋、血性脑血管病、小儿病毒性心肌炎、糖尿病等。眼科用于原发性开角型青光眼、高眼压症、原发性闭角型青光眼、继发性青光眼。

3. 不良反应　①个别患者在用药开始时出现暂时性腹胀、恶心等消化道反应，继续用药自行消失。②偶见急性血管内溶血、寒战、发热、黄疸、腰痛、尿色加深等。需立即停药，及时治疗。

4. 禁忌证　禁用于严重肝、肾功能不全，心力衰竭和其他严重器质性疾病、出血、贫血、头部创伤、脑出血、严重低血压或血容量不足的患者以及对本药硝酸盐类药物过敏或过敏体质者。

5. 注意　①血容量不足者应在短期内补足血容量后使用本品。有出血倾向者慎用。②使用本品者应定期监测胆红素、网织红细胞、血红蛋白及尿常规。

6. 制剂、用法和用量　注射液，每支 100mg（2ml）；250mg（5ml）。静脉滴注：每次 20～600mg，加入 5% 葡萄糖注射液 250～500ml 中静脉滴注，每日一次，10～20 天为一疗程，可连续使用 2～3 个疗程。超过 65 岁的老人连续使用总剂量不超过 5g。

注射用葛根素：每支 0.1g。

葛根素葡萄糖注射液：每瓶 0.2g（100ml）；0.25g（100ml）；0.3g（150ml）；0.3g（250ml）；0.5g（250ml）。各种规格均含葡萄糖 5%。静脉滴注：每次 0.4～0.6g，每日 1 次，15 日为一疗程。

滴眼液：1%，一次 1～2 滴，滴入眼睑内，闭目 3～5 分钟。首日 3 次，以后一日 2 次，早晚各一次。偶有一过性异物感或刺激感。

十六、愈风宁心片

为从豆科植物野葛 [Pueraria lobata（Willd.）Ohwi] 的根中提取的总黄酮所制成的片剂。其中有黄豆苷元、黄豆苷、葛根素等。具有增加脑血流量及冠脉血流量的作用。可用于缓解高血压症状（颈项强痛）、治疗心绞痛及突发性耳聋，有一定疗效。每次 5 片，一日 3 次。片剂：每片含总黄酮 60mg。

十七、银杏叶提取物（Ginkgo Biloba Leaf Extract）

为银杏（Ginkgo biloba）的干燥叶（银杏叶）的提取物。其中主要含总黄酮及白果总内酯。按国际通用标准，总黄酮及白果总内酯相应地不低于 24% 及 6%。

1. 其他名称　银杏叶浸膏，舒血宁，冠心酮，梯波宁，天保宁，银可络，达纳康，6911，EGb761，TEPONIN，TEBONIN，TANAKAN，ROKAN。

2. 药理学　银杏提取物具有扩张冠脉血管、脑血管，增加冠脉流量及脑血流量，改善心脑功能的作用。有改善脑缺血所产生的症状和记忆功能。有解除支气管平滑肌痉挛的作用，此作用可能与白果内酯对血小板活化因子的拮抗有关。

3. 适应证　用于治疗冠心病心绞痛、脑血管痉挛、脑供血不全、记忆力衰退等。也适用于支气管哮喘、老年性痴呆等病。

4. 用法和用量　口服，每次 20～40mg，每日 3 次。肌内注射：每次 7～15mg，每日 1～2 次。静脉滴注：每日 87.5～175mg。

5. 不良反应　口服时可偶有食欲减退、便稀、腹胀等反应。肌内注射或静脉滴注时可能出现皮肤反应或刺激现象。

6. 制剂　常用的制剂有片剂、缓释糖衣片、口服液、强化滴剂、酊剂、注射液及静脉滴注剂等。使用时请详阅其产品说明书。

十八、环维黄杨星 D（Cyclovirobuxine D）

其他名称：环常绿黄杨碱 D

是从中国黄杨及其同属植物提得的有效成分。能降低心肌氧耗量，轻度增加冠脉血流量，增强心肌收缩力。还有抗血小板聚集作用。

用于治疗冠心病心绞痛。常用其片剂（又名黄杨宁），每片 0.5mg。口服，每次 1.5～2.0mg，一日 3 次。

少数患者服后有轻微四肢麻木、头晕、恶心、腹泻、皮疹等不良反应。

十九、地奥心血康

为中药提取物复方制剂，主要含 8 种甾体皂苷。具有活血化瘀，行气止痛功能，能扩张冠状动脉、增加冠脉流量、降低心肌耗氧量、改善心肌缺血、降低血黏滞度、减少血小板聚集、降低甘油三酯等。

用于冠心病、心绞痛，能改善症状。服药初期可有口干、胃肠道不适、头晕等不良反应。

口服，一次 0.2g，一日 3 次，有效后可改为 1 次 0.1g，一日 3 次。常用其胶囊、片剂、颗粒和软胶囊（均为 0.1g）；口服液每支 0.1g（10ml）。

二十、辅酶 I（Nadide）

系自新鲜面包的酵母中提取，经分离精制所得的黄色粉末。含有烟酰胺、腺嘌呤、二核苷酸等，平均含量 73.32%。对热不稳定。

1. 其他名称　烟酰胺腺嘌呤二核苷酸，Nicotinamide Adenine，Dinucleotide，NAD，Co-enzyme I。

2. 药理学　辅酶 I 是生物体内必需的一种辅酶，在生物氧化过程中起着传递氢的作用，能活化多种酶系统，促进核酸、蛋白质、多糖的合成及代谢，增加物质转运和调节控制，改善代谢功能。

3. 适应证　用于冠心病，可改善冠心病的胸闷、心绞痛等症状。

4. 用法和用量　肌内注射，每日 1 次 5mg，溶于 0.9% 氯化钠注射液 2ml，14 天为一疗程。大多应用 2 个疗程。

5. 不良反应　偶见口干、头晕、恶心等。

6. 制剂　注射用辅酶 I；每支 5mg。

其他防治心绞痛药，如苯碘达隆、曲匹地尔、伊莫拉明、海索苯定、尼可地尔、美普地尔、环磷腺苷、双丁酰环磷腺苷、冠心舒、硝酸异戊酯、亚硝酸辛酯、丁四硝酯、硝乙醇胺、凯林、醋柳黄酮、薯蓣皂苷，本章不做讲述。

第十七章 降血压药

高血压病是危害人类健康的常见病。一般认为，在安静休息时，成年人血压持续大于 18.7/12.0kPa（140/90mmHg）者就是高血压。高血压可分为原发性高血压和继发性高血压。无论原发性或继发性高血压，其共同的病理基础是小动脉痉挛性收缩，周围血管阻力增加，从而使血压升高。

应用降压药来降低血压虽不能解决高血压病的病因治疗问题，但及时而恰当地进行降压，确能减轻因高血压引起的头痛、头昏、心悸、失眠等症状，并可减少由于持续性的高血压所引起的心、脑、肾等重要生命器官的功能障碍和器质性病变。因此，合理应用降压药仍然是目前治疗高血压的重要措施之一。

降血压药按其作用可分为如下几类：

（1）中枢性降压药：如可乐定、甲基多巴等。

（2）肾上腺素受体拮抗药：如 β 受体拮抗药普萘洛尔、α_1 受体拮抗药哌唑嗪及 α、β 受体拮抗药拉贝洛尔等。

（3）影响交感神经递质的药物：如利血平等。

（4）神经节阻断药：如美加明等。

（5）钙拮抗药：如硝苯地平等。

（6）周围血管扩张药：如肼屈嗪等。

（7）肾素抑制剂：阿利吉仑。

（8）血管紧张素转换酶抑制药及血管紧张素 II 受体拮抗药：如卡托普利及氯沙坦等。

（9）钾离子通道开放剂：如吡那地尔。

（10）利尿降压药：如氢氯噻嗪等。

（11）其他：如吲达帕胺、酮色林等。

其中，β 受体拮抗药及 α、β 受体拮抗药，钙拮抗药，利尿降压药请参阅相关章节。

一、可乐定（Clonidine）

1. 其他名称　氯压定，可乐宁，血压得平，110 降压片，CATAPRES，CATAPRESAN。

2. ATC 编码　C02AC01。

3. 性状　常用其盐酸盐，为白色结晶性粉末；无臭。在水或乙醇中溶解，在氯仿中微溶解，在乙醚中几乎不溶。

4. 药理学　激动延髓腹外侧核吻侧端的 I_1 咪唑啉受体。使外周交感神经的功能降低从而引起降压。其降压作用多在服药后 0.5～1 小时出现，2～3 小时达最高峰，可持续 4～6 小时。对多数高血压病有效，对原发性高血压疗效较好。在降压明显时不出现体位性低血压。与利尿剂（如氢氯噻嗪）或其他降压药（如利血平）合用，比单服本品疗效有明显提高。

5. 适应证　本品预防偏头痛亦有效。亦能降低眼压，可用于治疗开角型青光眼。

6. 用法和用量

（1）治高血压：口服，常用量，每次服 0.075～0.15mg，一日 3 次。可逐渐增加剂量，通常维持剂量为每日 0.2～0.8mg。极量，一次 0.6mg。缓慢静脉注射：每次 0.15～0.3mg，加于 50% 葡萄糖注射液 20～40ml 中（多用于三期高血压及其他危重高血压病）注射。

（2）预防偏头痛：一日 0.1mg，分 2 次服，8 周为一疗程（第 4 周以后，一日量可增至 0.15mg）。

（3）治青光眼：用 0.25% 液滴眼。低血压患者慎用。

7. 不良反应

（1）多为口干、便秘、嗜睡、乏力、心动徐缓，少数患者出现头晕、头痛、恶心、便秘、食欲不振等，男性偶有阳痿主诉，停药后很快消失，多不影响治疗。

（2）有水钠潴留现象，长期使用须同时并用利尿剂。

8. 注意　不可突然停药（尤其是 >1.2mg/d 时），以免引起交感神经亢进的撤药症状。

9. 制剂　片剂：每片 0.075mg；0.15mg。

贴片：每片 2mg。揭去保护层，贴于耳后无发干燥皮肤。成年患者首次使用一片（2.5cm²），然后根据血压下降幅度调整每次贴用面积（减少或增加），如已增至 3 片（75cm²）仍无效果，且不良反应明显，则应考虑停药。贴用 3 天后换用新贴片。

注射液：每支 0.15mg（1ml）。

滴眼液：12.5mg（5ml）。

复方可乐定：每丸（片）含本品 0.075mg、降压灵 4mg、氢氯噻嗪 25mg、芦丁 20mg、维生素 C 50mg、吡斯的明 30mg。每服 1 丸，一日 1～2 次。疗效较可乐定片好而不良反应较轻（吡斯的明能减轻口干、乏力等不良反应）。

珍菊降压片（菊乐宁降压片）：为由本品及珍珠层、野菊花、槐米、氢氯噻嗪等中西药物配制而成，每片内含可乐定 30μg，用于各类高血压，尤适用于二期高血压。每次 1 片，一日 3 次。对顽固性病例可增至每次 2 片，一日 3 次。待血压基本稳定后，改为每次 1 片，一日 1～2 次予以维持。合并痛风的患者慎用。

降压气雾剂：为含本品及环戊噻嗪、维生素 E 等的复方制剂，每瓶 14g，含可乐定 3mg。对原发性高血压疗效较好。降压速度快，不良反应比单用可乐定小，偶尔出现头晕、嗜睡等。对肝性脑病患者禁用。用法和用量：治疗量每日 3 次，每次喷射 2 下吸入。维持量：待血压降至正常后，每日 1 次，每次喷射 2 下。

二、哌唑嗪（Prazosin）

1. 其他名称　脉宁平，Furazosin，HYPOVASE，MINIPRESS。
2. ATC 编码　C02CA01。
3. 性状　常用其盐酸盐，为白色或类白色结晶性粉末；无臭，无味。在乙醇中微溶，在水中几乎不溶。
4. 药理学　为选择性突触后 α_1 受体拮抗剂，能松弛血管平滑肌，产生降压效应。它不影响 α_2 受体，不会引起明显的反射性心动过速，也不增加肾素的分泌。口服吸收良好，半小时起效，t_{max} 为 1～2 小时，$t_{1/2}$ 2～3 小时，作用可持续 6～10 小时。
5. 适应证　用于治疗轻、中度高血压，常与 β 受体拮抗剂或利尿剂合用，降压效果更好。由于本品既能扩张容量血管，降低前负荷，又能扩张阻力血管，降低后负荷，可用于治疗中、重度慢性充血性心力衰竭及心肌梗死后心力衰竭。对常规疗法（洋地黄类、利尿剂）无效或效果不显著的心力衰竭患者也有效。
6. 用法和用量　口服，开始每次 0.5～1mg，一日 1.5～3mg，以后逐渐增至一日 6～15mg，分次服用。对充血性心力衰竭，维持量通常为每日 4～20mg，分次服用。
7. 不良反应　首次服用可有恶心、眩晕、头痛、嗜睡、心悸、体位性低血压，称为"首剂现象"，可于睡前服用或自 0.5mg 开始服用以避免之。偶有口干、皮疹、发热性多关节炎等。
8. 禁忌证　对本品过敏者禁用。
9. 注意　严重心脏病、精神病患者慎用。
10. 制剂　片剂：每片 0.5mg；1mg；2mg；5mg。

三、特拉唑嗪（Terazosin）

1. 其他名称　四喃唑嗪，高特灵，降压宁，马沙尼，HEITRIN，HYTRINEX，HYTRIN，VASOCARD。
2. ATC 编码　G04CA03。
3. 性状　常用其盐酸盐，为白色或微黄白色结晶性粉末；无臭。较难溶于冰醋酸或水，难溶于甲醇、乙醇或氯仿，极难溶于无水醋酸，在丙酮或乙醚中几乎不溶。
4. 药理学　为选择性突触后 α_1 受体拮抗药，其降压作用与哌唑嗪相似，但持续时间较长。它还可以降低血浆总胆固醇、低密度脂蛋白、极低密度脂蛋白及提高高密度脂蛋白。此外，在体实验表明，它能抑制去羟肾上腺素所致的前列腺组织痉挛，从而可以改善前列腺肥大患者的尿流动力学及临床症状。

口服后吸收良好，生物利用度约 90%。t_{max} 为 1 小时。血浆蛋白结合率为 90%～94%。主要在肝内代谢。$t_{1/2}$ 约 12 小时。

5. 适应证　用于高血压，也可用于良性前列腺增生。

6. 用法和用量　口服，开始时，一次不超过 1mg，睡前服用，以后可根据情况逐渐增量，一般为一日 8～10mg；一日最大剂量 20mg，用于前列腺肥大，一日剂量为 5～10mg。

7. 不良反应　与哌唑嗪同，但"首剂现象"较少。常见的不良反应为头痛、头晕、乏力、鼻塞等。

8. 禁忌证　严重肝、肾功能不全患者禁用。12 岁以下儿童、妊娠期妇女、哺乳期妇女禁用。

9. 制剂　片剂：每片 0.5mg；1mg；2mg；5mg；10mg。

四、多沙唑嗪（Doxazosin）

1. 其他名称　CARDURA。

2. ATC 编码　C02CA04。

3. 药理学　作用及作用机制与特拉唑嗪相似，有降压和调节血脂作用。口服吸收完全（95%），t_{max} 为 2～3 小时，生物利用度 65%。血浆蛋白结合率 95%。经肝代谢，约 50%。$t_{1/2}$ 约 11 小时。

4. 适应证　用于高血压。

5. 用法和用量　开始时，口服，一日 1 次 0.5mg，根据情况可每 1～2 周逐渐增加剂量至一日 2mg，然后再增量至一日 4～8mg。

不良反应、注意同特拉唑嗪。

6. 制剂　常用甲磺酸盐的片剂：每片 0.5mg；1mg；2mg；4mg；8mg。

五、乌拉地尔（Urapidil）

1. 其他名称　优匹敌，Eupressyl，EBRANTIL。

2. ATC 编码　C02CA06。

3. 药理学　化学结构与哌唑嗪并不同，具有拮抗突触后 α_1 受体的作用和拮抗外周 α_2 受体的作用，但以前者为主。此外，它尚有激活中枢 5 – 羟色胺 1A 受体的作用，可降低延脑心血管调节中枢的交感反馈而降低血压。对静脉的舒张作用大于对动脉的作用，在降压时并不影响颅内血压。尚可降低心脏前后负荷和平均肺动脉压，改善心搏出量和心输出量，降低肾血管阻力，对心率无明显影响。

口服缓释胶囊后，生物利用度为 72%。与血浆蛋白结合率约 80%。主要在肝内代谢，部分代谢产物仍可能有降压活性。$t_{1/2}$ 约 5 小时。

4. 适应证　用于各类型的高血压（口服）。可与利尿降压药、β 受体拮抗药合用；也用于高血压危象及手术前、中、后对高血压升高的控制性降压（静脉注射）。

5. 用法和用量　口服，开始时一次 60mg，早晚各服 1 次，如血压逐渐下降，可减量为每次 30mg。维持量一日 30～180mg。

静脉注射：一般剂量为 25～50mg，如用 50mg，应分 2 次给药，其间隔为 5 分钟。

静脉滴注：将 250mg 溶于输液 500ml 中，开始滴速为 6mg/min，维持剂量滴速平均为 120mg/h。

6. 不良反应　偶见头痛、头晕、恶心、疲乏、心悸、心律失常、瘙痒、失眠等。体位性低血压较哌唑嗪少，无首剂反应。

7. 禁忌证　妊娠期妇女、哺乳期妇女禁用。主动脉峡部狭窄或动静脉分流的患者禁用静脉注射。

8. 制剂　缓释胶囊剂，每胶囊 30mg；60mg。注射液：每支 25mg（5ml）；50mg（10ml）。

六、利血平（Reserpine）

为含于国产萝芙木及印度萝芙木根中的一种生物碱。

1. 其他名称　血安平，蛇根碱，SERPASIL。

2. ATC 编码　C02AA02。

3. 性状　为白色淡黄褐色的结晶或白色结晶性粉末；无臭，几乎无味。在氯仿中易溶，在丙酮或苯中微溶，在水、甲醇、乙醇或乙醚中几乎不溶。

4. **药理学** 兼有降血压作用及安定作用，能降低血压、减慢心率，对精神病性躁狂症状有安定之效。一方面能使交感神经末梢囊泡内的神经递质（去甲肾上腺素）释放增加，另一方面阻止它再摄入囊泡；因此囊泡内的神经递质逐渐减少或耗竭，使交感神经冲动的传导受阻，因而表现出降压作用。其降压作用的特点为缓慢、温和而持久。服药后 2～3 日至 1 周，血压缓缓下降，数周后达到最低点。停药后血压在 2～6 周内回升。

5. **适应证** 对于轻度至中等度的早期高血压，疗效显著（精神紧张病例疗效尤好），长期应用小量，可将多数患者的血压稳定于正常范围内，但对严重和晚期病例，单用本品疗效较差，常与肼屈嗪、氢氯噻嗪等合用，以增加疗效。

6. **用法和用量** 作为降压药，每日服 0.25～0.5mg，一次顿服或 3 次分服。如长期应用，须酌减剂量只求维持药效即可。作为安定药，每日量 0.5～5mg。亦可肌内注射或静脉注射。

7. **不良反应** 大剂量可引起震颤麻痹。长期应用则能引起精神抑郁症。胃及十二指肠患者用本品后可能引起出血，妊娠期应用可增加胎儿呼吸系合并症。

8. **注意** 如用药久不见效，则宜与其他降压药如氢氯噻嗪、肼屈嗪等合用，而不可增加本品剂量，因增加剂量并不能增加疗效，且每日量超过 0.5mg 时，可增强不良反应，如鼻塞、嗜睡、腹泻等。

9. **制剂** 片剂：每片 0.25mg。注射液：每支 1mg（1ml）。

安达血平片（阿达芬，ADELSERPIN）：每片含利血平 0.1mg，双肼屈嗪 10mg。用途同利血平。每次服 1～2 片，一日 3 次。

新降片：每片含利血平 0.04mg、双肼屈嗪 4mg、夏天无提取物 250mg、杞子根 5g 的提取物、珍珠母 5g 的提取物、车前子 2.5g 的提取物，适用于原发性或继发性高血压。每次服 2 片，一日 3 次，通常以一个月为一疗程。一疗程后如已经稳定，用量可减至每日 1～2 次，每次 1 片。

降压静片：每片含利血平 0.1mg、双肼屈嗪 10mg、氢氯噻嗪 12.5mg。口服：每日 2～3 次，每次 1～2 片。

复方利血平片：每片含利血平 0.125mg、双肼屈嗪 12.5mg、氢氯噻嗪 12.5mg、氯化钾 100mg。口服，每次 1～2 片，一日 1～2 次。

复降片（复方降压片）：每片含利血平 0.031 25mg，双肼屈嗪 3.125mg，氢氯噻嗪 3.125mg，异丙嗪 2.083mg，维生素 B_1、维生素 B_6、泛酸钙各 1mg，氯化钾 30mg，三硅酸镁 30mg。每次服 1～2 片，一日 3 次。

脉舒静：每片含利血平 0.15mg、氢氯噻嗪 10mg、罗通定 5mg、维生素 B_6 10mg、甲基橙皮苷 10mg、氯化钾 30mg。适用于各种高血压症。每次服 2 片，一日 3 次，待血压恢复正常时用维持量，一日 1～2 片。

阿达芬（ADELPHANE，ESIDREX）：含利血平 0.1mg、双肼屈嗪 10mg 及氢氯噻嗪 10mg。

复方利血平氨苯蝶啶片（复方降压平，北京降压 0 号）：每片含硫酸双肼屈嗪 12.5mg、利血平 0.1mg、氢氯噻嗪 12.5mg、氨苯蝶啶 12.5mg。口服：每次 1 片，每日 1 次。

七、肼屈嗪（Hydralazine）

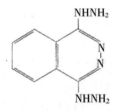

1. 其他名称　肼苯达嗪，肼酞嗪，APRESOLINE。

2. ATC 编码　C02DB02。

3. 性状　常用其盐酸盐，为白色或淡黄色结晶性粉末；无臭。在水中溶解，在乙醇中微溶，在乙醚中极微溶解。

4. 药理学　具有中等强度的降血压作用，其特点为：舒张压下降较显著，并能增加肾血流量。其降压作用于用药后 30～40 分钟开始出现。降压作用主要是使小动脉扩张，外周总阻力降低，以致血压下降。

5. 适应证　现多用于肾性高血压及舒张压较高的患者。单独使用效果不甚好，且易引起不良反应，故多与利血平、氢氯噻嗪、胍乙啶或普萘洛尔合用以增加疗效。

6. 用法和用量　口服或静脉注射、肌内注射。一般开始时用小量，每次 10mg，每日 3～4 次，用药 2～4 日。以后用量逐渐增加。维持量，一日 30～200mg，分次服用。

7. 不良反应　服后可出现耐药性及头痛、心悸、恶心等不良反应。本品长期大剂量使用，可引起类风湿关节炎和系统性红斑狼疮样反应。

8. 注意　冠心病、脑动脉硬化、心动过速及心功能不全患者慎用。

9. 制剂　片剂：每片 10mg；25mg；50mg。缓释片：每片 50mg。注射液：每支 20mg（1ml）。

八、双肼屈嗪（Dihydralazine）

1. 其他名称　双肼苯达嗪，双肼酞嗪，血压达静，NEPRESOL。

2. ATC 编码　C02DB01。

3. 性状　常用其硫酸盐，为白色或微黄色结晶性粉末，无水物为黄色粉末；无臭，味微苦。在沸水中略溶，在水中或乙醇中微溶。

4. 药理学　与肼屈嗪作用相似，但较缓慢、持久。

5. 适应证　用途同肼屈嗪。与其他降压药合用效果较好。

6. 用法和用量　口服，一次 12.5～25mg，一日 25～50mg。发生耐受性后，可加大到每次 50mg，一日 3 次。

7. 不良反应

（1）服后可出现头痛、头胀、脚软，有时可见面部发热、胃部不适、食欲减退、心悸以及恶心、体位性低血压等，但较肼屈嗪轻。

（2）长期使用大剂量时（每次用 50mg），可产生类风湿关节炎乃至系统性红斑狼疮样反应，必须立即停药，并用皮质激素治疗。

8. 禁忌证　冠心病、脑动脉硬化及心动过速者禁用。

9. 药物相互作用　本品宜与利血平或氯噻嗪类药物合用，可降低利血平等的用量，并可避免引起对本品的耐受性。亦可与 β 受体拮抗剂合用，对降压起协同作用，并能互相抵消不良反应。

10. 制剂　片剂：每片 12.5mg；25mg。注射用双肼屈嗪：25mg。

安速降压片：每片含本品 4mg，普萘洛尔 10mg、呋塞米（速尿）5mg、黄豆苷元 25mg，以及氯氮平（利眠宁）、氯化钾、维生素 B_1、维生素 B_6、三硅酸镁等。用于各期原发性高血压及合并冠心病的高血压，也可用于肾性高血压。成人每次 2 片，一日 3 次。待血压降下后，可酌情减至每日 1 次。服药后偶有口干、嗜睡、胃部不适、稀便等不良反应，但一般无须停服。哮喘、心功能不全、房室传导阻滞、心动过缓、急性心肌梗死等患者禁用，慢性气管炎患者慎用。

九、米诺地尔（Minoxidil）

1. 其他名称　长压定，敏乐啶，LONITEN。

2. ATC 编码　C02DC01。

3. 性状　为白色或类白色结晶性粉末。在冰醋酸中溶解，在乙醇中略溶，在氯仿或水中微溶，在丙酮中极微溶解。

4. 药理学　直接作用于血管平滑肌，开放 ATP 敏感性钾通道而降低血压，起效快，作用持久，一次用药可维持作用 24 小时以上。

5. 适应证　可用于顽固性高血压及肾性高血压，其降压作用比肼屈嗪强。不引起体位性低血压，长期用药未见药效降低。配制溶液外用尚有促进毛发生长作用，曾用于治疗秃发。

6. 用法和用量　开始口服每次 2.5mg，1 日 2 次，以后逐增至一次 5～10mg，一日 2～3 次。

7. 不良反应　可有心动过速、钠潴留、多毛症。肾功能不全者需加用利尿剂。

8. 禁忌证　嗜铬细胞瘤患者禁用。

9. 注意　肺源性心脏病、心绞痛、慢性充血性心力衰竭及严重肝功能不全患者慎用。

10. 药物相互作用　本品与普萘洛尔等合用有协同作用，且可互抵二者的不良反应。

11. 制剂　片剂：每片 2.5mg。

十、硝普钠（Sodium Nitroprusside）

$$Na_2[Fe(CN)_5NO]$$

1. 其他名称　Sodium Nitroferrcyanide。

2. ATC 编码　C02DD01。

3. 性状　为红棕色结晶或粉末；无臭或几乎无臭。在水中易溶，在乙醇中微溶。

4. 药理学　为强有力的血管扩张剂，扩张周围血管使血压下降，作用迅速，给药后 5 分钟即见效，停药后作用能维持 2～15 分钟。

5. 适应证　用于其他降压药无效的高血压危象，疗效可靠，且由于其作用持续时间较短，易于掌握。用于心力衰竭，能使衰竭的左心室排血量增加，心力衰竭症状得以缓解。

6. 用法和用量　临用前，先用 5% 葡萄糖注射液溶解，再用 5% 葡萄糖注射液 250～1 000ml 稀释。静脉滴注，每分钟 1～3μg/kg。开始时速度可略快，血压下降后可渐减慢。但用于心力衰竭、心源性休克时开始宜缓慢，以 10 滴/分钟为宜，以后再酌情加快速度。用药不宜超过 72 小时。

7. 不良反应

（1）用药过程中可出现恶心、呕吐、精神不安、肌肉痉挛、头痛、厌食、皮疹、出汗、发热等。长期或大剂量使用，特别在肾衰竭患者，可能引起硫氰化物储蓄而导致甲状腺功能减退，亦可出现险峻的低血压症，故须严密监测血压。

（2）溶液须临用前配制，并于 12 小时内用完；由于见光易变质，滴注瓶应用黑纸遮住，避光使用；除用 5% 葡萄糖注射液稀释外，不可加其他药物。

（3）用于心力衰竭时，开始剂量宜小（一般是 25μg/min），逐渐增量。平均滴速：血压高者为 186（25～400）μg/min，血压正常者为 71（25～150）μg/min。停药时应逐渐减量，并加用口服血管扩张剂，以免出现"反跳"症状。用药期间，应严密监测血压、心率，以免产生严重不良反应。

8. 禁忌证　妊娠期妇女禁用。

9. 注意　肾功能不全及甲状腺功能低下者慎用。

10. 制剂　注射用硝普钠，每支 50mg。

十一、二氮嗪（Diazoxide）

1. 其他名称　降压嗪，氯甲苯噻嗪，HYPERSTAT。

2. ATC 编码　C02DA01。

3. 药理学　激活 ATP 敏感性钾通道，松弛血管平滑肌，降低周围血管阻力，使血压急剧下降。一次快速静脉注射本品 300mg，可在 5 分钟内出现降压高峰，使血压降至正常水平，并可维持 2～18 小时或更长一些。在降压的同时，并不降低心输出量，故脑、肾、冠脉的血流量不变。

4. 适应证　适用于高血压危象的急救。还能抑制胰脏 B 细胞分泌胰岛素，可用作升血糖药，用于幼儿特发性低血糖症、由于胰岛细胞瘤引起的严重低血糖。

5. 用法和用量　临用时将本品溶于专用溶剂内，患者取卧位快速静脉注射。症状缓解后再改以口服降压药维持。快速静脉注射，一次 200～400mg，在 15～20 秒钟内注完。抢救高血压危象时，可在 0.5～3 小时内再注射 1 次，一日总量不超过 1 200mg。

6. 不良反应

（1）可引起水钠潴留，多次重复使用可能引起水肿、充血性心力衰竭，过量可引起低血压症甚至导致休克，均应及时予以处理。

（2）对糖尿病患者或多次注射本品的患者，为防止血糖上升，可用胰岛素或口服降血糖药以控制血糖。

（3）用药后可能出现一时性脑或心肌缺血、发热感、头痛、恶心、失眠、便秘、腹部不适感、听觉异常、静脉灼痛感等。

7. 禁忌证　充血性心力衰竭、糖尿病、肾功能不全的重型高血压患者及哺乳期妇女禁用。

8. 注意　不宜与其他药物及输液配伍。

9. 制剂　注射用二氮嗪：每支 300mg，附专用溶剂 20ml。

十二、阿利吉仑（Aliskiren）

1. ATC 编码　C09XA02。

2. 药理学　为口服有效的、非肽类肾素抑制剂，通过抑制肾素，防止血管紧张素原转换成血管紧张素 I，进而抑制血管紧张素 II 和醛固酮的生成。与血管紧张素转换酶（ACE）抑制剂及血管紧张素（AT）II 受体拮抗剂不同，阿利吉仑不引起血浆肾素活性代偿升高。口服吸收差，生物利用度：2.5%，口服 1～3 小时达血浆峰浓度。高脂肪食物会降低本药的吸收。血浆蛋白结合率：50%。几乎不被代谢，1.4% 的口服剂量经细胞色素 P450 同工酶 CYP3A4 代谢。主要经粪便和尿液以原形药排泄。消除半衰期：24～40 小时。

3. 适应证　用于治疗高血压。

4. 用法和用量　成人：≥18 岁：每日 150mg，1 次顿服，如需要可增加到每日 300mg 顿服。

5. 不良反应　腹泻、腹痛、消化不良、胃食管反流、低血压、头痛、头昏、疲劳、背痛、咳嗽、皮疹、尿酸增加、痛风、肾结石、高钾血症和剂量相关性血红蛋白降低。罕见血管神经性水肿和癫痫发作。

6. 禁忌证　妊娠及哺乳期妇女禁用，对本品过敏者禁用。

7. 注意　严重肾损伤、肾血管性高血压、钠或血容量不足者，18 岁以下儿童慎用。出现严重的持续性腹泻应停止用药。常规监测电解质和肾功能，特别是糖尿病、肾脏疾病或心衰患者。

8. 药物相互作用 与其他降压药联用，增加发生低血压的风险。与厄贝沙坦联用，本药的血浓度降低。与阿托伐他汀和酮康唑联用，本药血浓度升高。与呋塞米合用，后者的血浓度显著降低。与保钾利尿剂、钾补充剂和能够提高血清钾浓度的药物（如肝素）联用，增加发生高钾血症的风险。非甾体抗炎药可降低本品的效应。

9. 制剂 片剂：每片 150mg。

10. 贮法 15～30℃贮存。

十三、卡托普利（Captopril）

$$HSCH_2CHCON-COOH$$
$$\overset{CH_3}{|}$$

1. 其他名称 甲巯丙脯酸，巯甲丙脯酸，开富林，开博通，刻甫定，Tensiomin，CAPOTEN，LOPIRIN，SQ 14225。

2. ATC 编码 C09AA01。

3. 性状 白色或类白色结晶性粉末；有类似蒜的特臭，味咸。在甲醇、乙醇或氯仿中易溶，在水中溶解。熔点 104～110℃。

4. 药理学 为血管紧张素转换酶（ACE）抑制剂，对多种类型高血压均有明显降压作用，并能改善充血性心力衰竭患者的心脏功能。对不同肾素分型高血压患者的降压作用以高肾素和正常肾素两型最为显著；对低肾素型在加用利尿剂后降压作用亦明显。其降压机制为抑制血管紧张素转换酶活性、降低血管紧张素Ⅱ水平、舒张小动脉等。口服起效迅速，t_{max} 为 1 小时，$t_{1/2}$ 约 4 小时，作用维持 6～8 小时。增加剂量可延长作用时间，但不增加降压效应。

5. 适应证 用于治疗各种类型高血压，特别是常规疗法无效的严重高血压。由于本品通过降低血浆血管紧张素Ⅱ和醛固酮水平而使心脏前、后负荷减轻，故可用于顽固性慢性心力衰竭，对洋地黄、利尿剂和血管扩张剂无效的心力衰竭患者也有效。

6. 用法和用量 口服，一次 25～50mg，一日 75～150mg。开始时每次 25mg，一日 3 次（饭前服用）；渐增至每次 50mg，一日 3 次。每日最大剂量为 450mg。儿童，开始每日 1mg/kg，最大 6mg/kg，分 3 次服。

7. 不良反应 常见有皮疹、瘙痒、味觉障碍。个别有蛋白尿、粒细胞缺乏症、中性粒细胞减少，但减量或停药后可消失或避免。约 20% 患者发生持续性干咳。

8. 禁忌证 过敏体质者禁用。

9. 注意 肾功能不全患者慎用。

10. 制剂 片剂：每片 12.5mg；25mg；50mg；100mg。

复方卡托普利片：每片含卡托普利 10mg，氢氯噻嗪 6mg。

十四、依那普利（Enalapril）

$$(CH_2)_2CHNHCHCON-COOH$$
$$\overset{|}{COOC_2H_5} \quad \overset{CH_3}{|}$$

1. 其他名称　恩纳普利，苯丁酯脯酸，苯酯丙脯酸，益压利，悦宁定，开富特，INNO-VACE，INOVORIL，VASOTEC，RENTTEC，MK 421。

2. ATC 编码　C09AA02。

3. 药理学　为不含巯基的强效血管紧张素转换酶抑制剂，它在体内水解为依那普利拉（苯丁羧脯酸，enalaprilat）而发挥作用，比卡托普利强 10 倍，且更持久。其降压作用慢而持久。其血流动力学作用与卡托普利相似，能降低总外周阻力和肾血管阻力，能增加肾血流量。

口服后吸收迅速，t_{max} 为 0.5～2 小时。在体内可被水解，但水解产物仍具药理活性。

4. 适应证　用于高血压及充血性心力衰竭的治疗。

5. 用法和用量　口服 10mg，日服 1 次，必要时也可静脉注射以加速起效。可根据患者情况增加至日剂量 40mg。

6. 不良反应　不良反应较少，少数患者可出现干咳、头痛、头晕、乏力、腹泻、皮疹、味觉消失、蛋白尿、白细胞减少、血管神经性水肿等。

7. 禁忌证　严重双侧肾动脉狭窄及妊娠期妇女禁用。

8. 制剂　片剂：每片 5mg；10mg；20mg。

十五、贝那普利（Benazepeil）

1. 其他名称　苯那普利，洛汀新，CIBACENE，LOTENSIN，ZINADRIL BRIEM。

2. ATC 编码　C09AA07。

3. 药理学　为不含巯基的强效、长效血管紧张素转换酶抑制剂，在体内水解成有活性的代谢物贝那普利拉（benazeprilat）而起作用。其降压效果与卡托普利、依那普利相似。

口服后吸收迅速，但生物利用度低（约 28%）。服后 t_{max} 为 0.5 小时；活性代谢物的 t_{max} 为 1.5 小时。与食物同服时，其吸收可受影响。药物及代谢物的血浆蛋白结合率约 95%。其代谢物在血浆呈双相消除，初始 $t_{1/2}$ 约 3 小时，终末相 $t_{1/2}$ 约 22 小时。主要从尿和胆汁排泄。

4. 适应证　用于各型高血压和充血性心力衰竭患者。对正在服用地高辛和利尿药的充血性心力衰竭患者可使心输出量增加，全身和肺血管阻力、平均动脉压、肺动脉压及右房压下降。

5. 用法和用量　用于降压，口服，开始剂量为每日 1 次 10mg，然后可根据病情渐增剂量至每日 40mg，一次或分 2 次服用。严重肾功能不全者或心衰患者或服用利尿药的患者，初始剂量为每日 5mg，充血性心力衰竭患者，每日剂量为 2.5～20mg。

6. 不良反应　不良反应与依那普利相似，但较少、较轻。

7. 注意　肾动脉狭窄者、心衰、冠状动脉或脑动脉硬化患者慎用。

8. 制剂　片剂：每片 5mg；10mg；20mg。

复方制剂：CIBADREX 含贝那普利及氢氯噻嗪。

十六、培哚普利（Perindopril）

1. 其他名称　哌林多普利，普吲哚酸，雅施达，CONVERSUM，PROCAPTAN，COVER-SYL，ACETRIL。

2. ATC 编码　C09AA04。

3. 药理学　为不含巯基的强效、长效血管紧张素转换酶抑制剂，在肝内代谢为有活性的培哚普利拉（perindoprilat）而起作用。作用产生较慢。口服后吸收迅速，t_{max} 为 1 小时。生物利用度 65% ~95%，食物对吸收影响明显。$t_{1/2}$ 约 30 小时。

4. 适应证　用于治疗高血压。

5. 用法和用量　口服，一日 1 次 4mg，可根据病情增至一日 8mg。老年患者及肾功能低下患者酌情减量。

6. 注意　与依那普利相似。

7. 制剂　片剂：每片 2mg；4mg。

十七、缬沙坦（Valsartan）

1. 其他名称　DIOVAN。

2. ATC 编码　C09CA03。

缬沙坦也属于非肽类、口服有效的血管紧张素 Ⅱ（AT）受体拮抗剂。它对 Ⅰ 型受体（AT_1）有高度选择性，可竞争性地拮抗而无任何激动作用。它还可抑制 AT_1 受体所介导的肾上腺球细胞释放醛固酮，但对钾所致的释放，缬沙坦没有抑制作用，这也说明缬沙坦对 AT_1 受体的选择性作用。经各种类型的高血压动物模型的体内试验均表明缬沙坦具有良好的降压作用，对心收缩功能及心率无明显影响。对血压正常的动物则不产生降压作用。

口服后吸收迅速，生物利用度为 23%。与血浆蛋白结合率为 94% ~97%。约有 70% 自粪排出，30% 自肾排泄，均呈原形。$t_{1/2\beta}$ 约为 9 小时。与食物同时服用并不影响其疗效。高血压病患者一次服用后 2 小时血压开始下降，4~6 小时后达最大降压效应。降压作用可持续 24 小时。连续用药后 2~4 周血压下降达最大效应。可与氢氯噻嗪合用，降压作用可以增强。

3. 适应证　用于治疗高血压。

4. 用法和用量　常口服其胶囊剂，每粒含 80mg 或 160mg。每次 80mg，每日 1 次，亦可根据需要增加至每次 160mg，或加用利尿药。也可与其他降压药合用。

5. 不良反应　有头痛、头晕、咳嗽、腹泻、恶心、腹痛、乏力等。也可发生中性粒细胞减少症。偶有肝功能指标升高。

6. 注意　钠和血容量不足、肾动脉狭窄及肝、肾功能不全的患者慎用。

十八、厄贝沙坦（Irbesartan）

1. 其他名称　伊贝沙坦，安博维。

2. ATC 编码　C09CA03。

3. 药理学　为血管紧张素 Ⅱ 受体拮抗剂，对 AT_1 受体产生不可逆的或非竞争性的抑制，因而减轻血管紧张素 Ⅱ 的缩血管和促增生作用，降压时对心率影响很小。

口服生物利用度 60%~80%，蛋白结合率 90%，t_{max} 为 4~6 小时，$t_{1/2}$ 为 11~15 小时。

4. 适应证　用于治疗原发性高血压。

5. 用法和用量　口服每次 150mg，每日 1 次，对血压控制不佳者可加至 300mg 或合用小剂量噻嗪类利尿药。

6. 不良反应　头痛、头晕和疲倦，很少发生干咳，血红蛋白和血细胞比容轻度下降。

7. 注意　肾功能损害和心力衰竭患者可出现高钾血症。对进行血液透析和年龄超过 75 岁的患者，起始量可用 75mg。合用 ACEI 和保钾利尿药时，可使血钾升高。

8. 制剂　片剂：每片 150mg。

十九、坎地沙坦（Candesartan）

1. ATC 编码　C09CA06。

2. 药理学　常用其酯（candesartan cilexetil），口服后吸收过程中分解为有活性的坎地沙坦。为长效 AT_1 受体拮抗剂，具有选择性高、强效的特点，作用可维持 24 小时以上，除降压外，长期应用还可逆转左室肥厚，对肾脏也有保护功能。

口服生物利用度为 42%，食物不影响其吸收，血浆蛋白结合率为 99.5%，口服后在体内代谢为坎地沙坦，有活性。其 $t_{1/2}$ 为 3～11 小时，自肾及胆汁排出体外。

3. 适应证　用于高血压治疗。

4. 用法和用量　口服坎地沙坦酯（片剂），每次 8～16mg，每日 1 次。也可与氨氯地平、氢氯噻嗪合用。中、重度肝、肾功能不全患者应适当调整剂量。

5. 不良反应　不良反应较少，有头痛、眩晕、疲乏等。

6. 注意　钠和血容量不足、肾动脉狭窄和肝、肾功能不全患者慎用。

二十、替米沙坦（Telmisartan）

1. ATC 编码　C09CA07。

2. 性状　本品为白色或类白色片。

3. 药理学　为一种口服起效的、特异性血管紧张素 Ⅱ 受体（AT_1 型）拮抗剂，与血管紧张素 Ⅱ 受体 AT_1 亚型呈高亲和性结合，结合作用持久，且无任何部分激动剂效应。首剂后 3 小时内降压效应逐渐明显，在治疗开始后 4 周可获得最大降压效果，并可在长期治疗中维持。对于高血压患者，可降低收缩压及舒张压而不影响心率。

口服后吸收迅速，绝对生物利用度平均值约为 50%。与食物同时摄入时，药时曲线下面（$AUC_{0\sim\infty}$）减少 6%（40mg 剂量）到 19%（160mg 剂量）。空腹或饮食状态下服用 3 小时后血浆浓度近似。AUC 的轻度降低不会引起疗效降低。大部分与血浆蛋白结合（> 99.5%），主要是白蛋白与 $\alpha-1$ 酸性糖蛋白。平均稳态表观分布容积（V_{ss}）约为 500L。与葡萄糖苷酸结合代谢，结合产物无药理学活性。按照二次幂药代动力学消除，最终消除半衰期 >20 小时。几乎完全随粪便排泄，主要以未改变的化合物形式排出。累积尿液排泄小于剂量的 2%。总血浆消除率约 1 000ml/min，与肝血流（约 1 500ml/min）相比较高。

4. 适应证　用于原发性高血压的治疗。

5. 用法和用量　每日 1 次，每次 1 片，40mg/片。

6. 不良反应　可出现肌肉疼痛、胸痛、流感样症状；腹痛、腹泻、消化不良、胃肠功能紊乱；眩晕；湿疹等。与其他血管紧张素Ⅱ拮抗剂相似，极少数病例报道出现血管性水肿、荨麻疹。

7. 注意　主要经胆汁排泄，所以不得用于胆汁淤积、胆道阻塞性疾病或严重肝功能障碍的患者。轻或中度肝功能不全的患者，每日用量不应超过 40mg。

8. 禁忌证　对本品活性成分及任一种赋形剂成分过敏者，妊娠中末期及哺乳者，胆道阻塞性疾病患者，严重肝功能不全患者，严重肾功能不全患者（肌酐消除率 <30ml/分钟）禁用。

9. 药物相互作用

（1）锂剂与本品合用，可引起可逆性的血锂水平升高。如需合用，则合用期间应监测血钾水平。

（2）ACE 抑制剂、保钾类利尿药、钾离子补充剂、含钾的盐替代品、环孢素 A 或其他药物如肝素钠可升高血钾，本品与上述药物合用，可致血钾水平升高。

（3）本品可升高地高辛平均波谷血药浓度 20%，因此两药合用须监测地高辛血浆浓度。

（4）本品可加强其他抗高血压药物的降压效果。

（5）巴氯芬、氨磷汀等可加强本品的降压效果。另外，酒精、巴比妥类药物、镇静安眠药或抗抑郁药与本品合用可增强体位性低血压效应。

（6）当与本品合用时，辛伐他汀代谢物（辛伐他汀酸）的 C_{max} 有轻度升高（1.34 倍）且消除加速。

10. 制剂　片剂：每片 40mg。

11. 贮法　室温，遮光，密封保存。

二十一、吲达帕胺（Indapamide）

1. 其他名称　吲达胺，吲满胺，钠催离，寿比山，INDAMOL，LOZIDE，LOZOL，NATRI-LIX，VEROXIL，ARIFON。

2. ATC 编码　C03BA11。

3. 性状 为类白色针状结晶或结晶性粉末；无臭，无味。在丙酮或冰醋酸中易溶，在乙醇或醋酸乙酯中溶解，在氯仿或乙醚中微溶，在水或稀盐酸中几乎不溶。

4. 药理学 具有利尿作用和钙拮抗作用，为一种新的强效、长效降压药。其对血管平滑肌有较高选择性，使外周血管阻力下降，产生降压效应，这与阻滞钙内流有关。对血管平滑肌的作用大于利尿作用，但不致引起体位性低血压、潮红和心动过速。口服后 2 ~ 3 小时起效，$t_{1/2}$ 13 小时。由于本品脂溶性大，不同于其他利尿药，仅少量从尿中排泄。

5. 适应证 对轻、中度原发性高血压具有良好疗效。单独服用降压效果显著，不必加用其他利尿剂。可与 β 受体拮抗剂合并应用。

6. 用法和用量 口服，一次 2.5mg，一日 1 次。维持量可 2 天 1 次 2.5mg。

7. 不良反应 个别有眩晕、头痛、恶心、失眠等，但不影响继续治疗。高剂量时利尿作用增强，可有低血钾。

8. 注意 严重肝、肾功能不全者慎用。

9. 制剂 片剂：每片 2.5mg。

二十二、环轮宁 （Cycleanine）

1. 其他名称 溴化二甲基轮环藤宁，Dimethobromide。

2. 性状 由千金藤属植物地不容（Stephania epigegae）分离而得的轮环藤宁，经季铵化所得的二甲基溴化物。为粉红色粉末，熔点 260℃，含溴 19.56% ~ 19.74%，易溶于水。

3. 药理学 为神经节阻断剂，具有明显降压作用，并伴有心率减慢。其降压机制与阻断交感神经节、释放组胺和降低总外周阻力等作用有关。此外，还具有非去极化型肌松作用，其作用强度约为右旋筒箭毒碱的 1/4，这也有利于降压效应。

4. 适应证 用于心血管和脑外科、颌面外科及一般外科手术，做手术麻醉期间控制血压之用，其效果满意。静脉注射后 1 ~ 4 分钟血压开始下降，2 ~ 5 分钟降至坪值；有效降压时间为 8 ~ 20 分钟。停药后约 5 分钟血压自行回升，8 ~ 20 分钟恢复至原水平。其降压效应的可控性和可逆性均较好，且对心、肾、肝功能均无影响，因此是一种较好的控制性降压药。

5. 用法和用量 静脉注射：在全麻期间根据指征以不同方法用药。

（1）单次静脉注射，成人 0.4 ~ 1.2mg/kg，小儿 0.8 ~ 1.2mg/kg。如果静脉注射后血压下降不理想或降压作用消失，则可重复静脉注射，用量为开始时的 1/2 ~ 2/3。

（2）连续静脉滴注 0.05 ~ 0.2% 等渗液，开始时一般为 30 滴/分钟，逐渐加快至 100 滴/分钟，最快为 150 滴/分钟。

（3）单次静脉注射 0.5mg/kg，继以 0.05% ~ 0.1% 注射液连续静脉滴注维持；也可在连续静脉滴注基础上，酌量补充单次静脉注射。

6. 注意　静脉注射常可引起呼吸抑制（多数患者于手术完毕时，自发呼吸即已恢复）。应用新斯的明可加速呼吸抑制的恢复。心率略有减慢、瞳孔扩大，在停药后 4 ~ 6 小时可恢复，一般不影响视力。少数有颜面潮红。

第六篇

作用于呼吸系统的药物

第十八章　平喘药

第一节　β受体激动剂

一、沙丁胺醇（Salbutamol）

1. 其他名称　阿布叔醇、爱纳乐、爱纳灵、喘乐宁、喘宁蝶、达芬科闯、惠百适、康尔贝宁、优尔纾宁、舒喘灵、柳氨醇、律克、品川、其苏、全宁碟、全特宁、萨姆、赛比舒、沙博特、舒布托、舒喘宁、万托林。

2. 药理作用　本品为选择性肾上腺素 β_2 受体激动剂，能选择性地激动支气管平滑肌上的肾上腺素 β_2 受体，有较强的支气管扩张作用，其作用机制部分是通过激活腺苷酸环化酶，增强细胞内环磷腺苷的合成，从而松弛平滑肌，并可通过抑制肥大细胞等致敏细胞释放过敏反应介质，解除支气管痉挛。本品用于支气管哮喘患者时，其支气管扩张作用与异丙肾上腺素相等。本品对心脏的肾上腺 β_1 受体的激动作用较弱，其增加心率作用仅为异丙肾上腺素的 1/10。

此外，本品可松弛一些其他器官（如子宫、血管等）的平滑肌，可降低子宫肌肉对刺激的应激性，抑制子宫收缩，有利于妊娠，还可降低眼内压。

3. 适应证

（1）用于防治支气管哮喘、喘息性支气管炎和肺气肿患者的支气管痉挛等。

（2）本品雾化吸入溶液还可用于运动性支气管痉挛及常规疗法无效的慢性支气管痉挛。

（3）还用于改善充血性心力衰竭。

（4）亦用于预防高危妊娠早产、先兆流产、胎儿宫内生长迟缓。

4. 用法用量

（1）成人

1）口服给药：一次 2~4mg，一日 3 次。缓释及控释制剂，一次 8mg，一日 2 次，早、晚服用。

2）气雾吸入：每 4~6 小时 200~500μg，1 次或分 2 次吸入，2 次吸入时间隔 1 分钟。

3）喷雾吸入：①间歇性治疗：一次 2.5～5mg，一日 4 次，从低剂量开始，以注射用生理盐水稀释至 2ml 或 2.5ml，喷雾可持续约 10 分钟。部分患者可能需要 10mg 的较大剂量，可不经稀释，取 10mg 直接置入喷雾装置中，雾化吸入，直至支气管得到扩张为止，通常需要 3～5 分钟。②连续性治疗：以注射用生理盐水稀释成 50～100mg/ml 的溶液，给药速率通常为 1mg/h，最大可增至 2mg/h。

4）粉雾吸入：一次 0.2～0.4mg，一日 4 次。

5）肌内注射：一次 0.4mg，必要时 4 小时可重复注射。

6）静脉注射：一次 0.4mg，用 5% 葡萄糖注射液或生理盐水 20ml 稀释后缓慢注射。

7）静脉滴注：一次 0.4mg，用 5% 葡萄糖注射液 100ml 稀释后滴注。

（2）老人剂量：老年人使用时从小剂量开始，逐渐加大剂量。

（3）儿童

1）口服给药：一次 0.6mg，一日 3～4 次。缓释及控释制剂，一次 4mg，一日 2 次，早、晚服用。

2）喷雾吸入：间歇性治疗，1.5～12 岁以下儿童，一次 2.5mg，一日 4 次，从低剂量开始，以注射用生理盐水稀释至 2ml 或 2.5ml。部分儿童可能需要增至 5mg，由于可能发生短暂的低氧血症，可考虑辅以氧气治疗。

3）粉雾吸入：一次 0.2mg，一日 4 次。

5. 不良反应

（1）较常见的不良反应有震颤、恶心、心悸、头痛、失眠、心率增快或心搏异常强烈。

（2）较少见的不良反应有头晕、目眩、口咽发干。

（3）罕见肌肉痉挛、过敏反应（表现为异常支气管痉挛、血管神经性水肿、荨麻疹、低血压和晕厥）。

（4）还可见低钾血症（剂量过大时）及口咽刺激感。长期用药亦可形成耐受性，不仅疗效降低，且可能使哮喘加重。

6. 禁忌

（1）对本品或其他肾上腺素受体激动药过敏者。

（2）对氟利昂过敏的患者禁用本品气雾剂。

7. 注意事项

（1）通常预防用药时口服给药，控制发作时用气雾或粉雾吸入。

（2）本品缓释及控释制剂应用温水整片吞服，不得咀嚼。

（3）本品雾化吸入溶液一般剂量无效时，不能随意增加药物剂量或使用次数，反复过量使用可导致支气管痉挛，如有发生应立即停药，更改治疗方案。

（4）增加使用吸入的 β_2 受体激动剂可能是哮喘恶化的征象，若出现此情况，需重新评估对患者的治疗方法，考虑合用糖皮质激素治疗。

（5）用药期间应监测血钾浓度。

（6）使用本品预防早产的妇女，有患肺水肿的危险，应密切监测心肺功能。

（7）以下情况应慎用：①高血压患者。②糖尿病患者。③冠状动脉供血不足患者。④甲状腺功能亢进患者。⑤老年人。⑥孕妇及哺乳期妇女，FDA 对本药的妊娠安全性分级为 C 级。⑦惊厥患者慎用本品雾化吸入溶液。

8. 药物相互作用

（1）与其他肾上腺素受体激动剂或茶碱类药物合用时，可增强对支气管平滑肌的松弛作用，但也可增加不良反应。

（2）可增强泮库溴铵、维库溴铵所引起的神经肌肉阻滞的程度。

（3）单胺氧化酶抑制剂、三环类抗抑郁药、抗组胺药、甲状腺素等可增加本品的不良反应。

（4）与磺胺类药物合用时，可降低磺胺类药物的吸收。

（5）肾上腺素 β 受体阻滞药（如普萘洛尔）能拮抗本品的支气管扩张作用，故两者不宜合用。

（6）与氟烷在产科手术中合用时，可加重子宫收缩无力，导致大出血。

（7）与洋地黄类药合用时，可增加洋地黄类药物诱发心律失常的危险性。

（8）与皮质类固醇、利尿剂等合用时，可加重血钾浓度降低的程度。

（9）与甲基多巴合用时，可出现严重的急性低血压反应。

9. 规格　片剂：2mg。胶囊剂：2mg；4mg；8mg。缓释片（胶囊）：4mg；8mg。控释片（胶囊）：4mg；8mg。糖浆剂：10ml：4mg。气雾剂：0.1mg × 200 喷。粉雾剂（胶囊）：0.2mg；0.4mg。雾化吸入溶液：20ml：100mg。注射剂：2ml：0.4mg。

二、特布他林（Terbutaline）

1. 其他名称　比艾、别力康纳、博利康尼、博力康尼都保、布瑞平、川婷、喘康速、菲科坦、慧邦、间羟舒丁肾上腺素、间羟舒喘灵、间羟嗽必妥、叔丁喘宁、苏顺、特林、伊坦宁。

2. 药理作用　本品是选择性肾上腺素 β_2 受体激动剂，与肾上腺素 β_2 受体结合后，可使细胞内环磷腺苷（cAMP）升高，从而舒张支气管平滑肌。并能抑制内源性致痉挛物质的释放及内源性介质引起的水肿，提高支气管黏膜纤毛廓清能力。对于哮喘患者，本品 2.5mg 的平喘作用与 25mg 麻黄碱相当。

试验证明，本品对心脏肾上腺素 β_1 受体的作用极小，对心脏的兴奋作用仅及异丙肾上腺素的 1/100、硫酸沙丁胺醇（喘乐宁）的 1/10。但临床应用时（特别是大量或注射给药）仍有明显心血管系统不良反应，因本品尚能激动血管平滑肌肾上腺素 β_2 受体，舒张血管，使血流量增加，通过压力感受器反射地兴奋心脏。

此外，连续静滴本品可激动子宫平滑肌肾上腺素 β_2 受体，抑制自发性子宫收缩和催产素引起的子宫收缩。

3. 适应证

（1）用于治疗支气管哮喘、慢性喘息性支气管炎、阻塞性肺气肿和其他伴有支气管痉挛的肺部疾病。

（2）静脉滴注可用于预防早产及胎儿窒息。

4. 用法用量

（1）成人

1）口服给药：①平喘：片剂：一次 2.5 ~ 5mg，一日 3 次。一日最大量不超过 15mg。胶囊剂、颗粒剂：一次 1.25mg，一日 2 ~ 3 次，1 ~ 2 周后可加至一次 2.5mg，一日 3 次。口服溶液：一次 1.5～3mg，一日 3 次。②预防早产及胎儿窒息：用于静脉滴注后维持治疗。在停止静脉滴注前 30 分钟给予 5mg，以后每 4 小时口服 1 次。一日极量为 30mg。

2）静脉注射：必要时每 15～30 分钟注射 0.25mg，4 小时内总剂量不能超过 0.5mg。

3）静脉滴注：①平喘：一日 0.5～0.75mg，分 2～3 次给药。使用本品注射液时，需先将注射液 0.25mg 或 0.5mg 用生理盐水 100ml 稀释后缓慢（2.5μg/min）滴注。②预防早产及胎儿窒息：开始时滴速为 2.5μg/min，以后每 20 分钟增加 2.5μg/min，直至宫缩停止或滴速达到 17.5μg/min，以后可每 20 分钟减 2.5μg/min，直至最低有效滴速，维持 12 小时。若再出现宫缩，可再按上述方法增加滴速控制。

4）皮下注射：一次 0.25mg，如 15～30 分钟无明显临床改善，可重复注射 1 次，但 4 小时内总量不能超过 0.5mg。一日最大剂量为 1mg。

5）气雾吸入：每 4～6 小时 0.25～0.5mg，可 1 次或分 2 次吸入，2 次吸入间隔时间为 1 分钟。

6）雾化吸入：一次 5mg（2ml）加入雾化器中，24 小时内最多给药 4 次。如雾化器中药液未一次用完，可在 24 小时内使用。

7）粉雾吸入：一次 0.25～0.5mg，每 4～6 小时 1 次，严重者可增至一次 1.5mg，一日最大量不超过 6mg。需要多次吸入时，每吸间隔时间 2～3 分钟。

（2）老年人：老年患者应从小剂量开始用药。

（3）儿童

1）口服给药：12 岁以上儿童：一日 65μg/kg，分 3 次服用。

2）雾化吸入：①体重大于 20kg 者：雾化溶液，一次 5mg（2ml）加入雾化器中，24 小时内最多给药 4 次。如雾化器中药液未一次用完，可在 24 小时内使用。②体重小于 20kg 者：雾化溶液，一次 2.5mg（1ml），24 小时内最多给药 4 次。如雾化器中药液未一次用完，可在 24 小时内使用。

3）粉雾吸入：5～12 岁，一次 0.25～0.5mg，每 4～6 小时 1 次，严重者可增至一次 1mg，一日最大量不超过 4mg。需要多次吸入时，每吸间隔时间 2～3 分钟。

（4）肾功能不全者：中度肾功能不全患儿用量为常规用量的 1/2。轻度肾功能不全者不必调整剂量。

5. 不良反应　本品引起的不良反应发生率低，多为轻度，可耐受，不影响继续治疗。

（1）中枢神经系统：可见震颤（连续用药数日后自行消失）、神经质、情绪变化、失眠、头晕、头痛，偶见嗜睡。

（2）心血管系统：可见心悸（减量后会好转）、心动过速。

（3）代谢及内分泌系统：偶见高血糖和乳酸过多，并可能使血钾浓度降低。大剂量用药可使有癫痫病史者发生酮症酸中毒。大剂量静脉给药可使糖尿病和酮症酸中毒加重。

（4）呼吸系统：可见鼻塞、胸部不适，少见呼吸困难，偶有超敏反应及支气管痉挛发作的报道。

（5）肌肉骨骼系统：可见肌肉痉挛，偶见肌张力增高。

（6）肝脏：偶见氨基转移酶升高。

（7）胃肠道：可见口干、恶心、呕吐等。

（8）过敏反应：偶见皮疹、荨麻疹、过敏性脉管炎。

（9）其他：可见疲乏、面部潮红、出汗及注射局部疼痛。长期应用可形成耐药，使疗效降低。

6. 禁忌

（1）对本品过敏者。

（2）对其他拟交感胺类药过敏者。

7. 注意事项

（1）用于治疗哮喘时推荐短期间断应用，以吸入为主，只在重症哮喘发作时才考虑静脉给药。使用本品的同时应注意使用肾上腺皮质激素等抗炎药。

（2）以下情况应慎用：①心血管疾病患者（包括冠心病、原发性高血压、心律失常）。②糖尿病患者。③癫痫患者。④对拟交感胺类药物敏感性增加者（如未经适当控制的甲亢患者）。⑤老年患者慎用本品粉雾剂和气雾剂。⑥孕妇及哺乳期妇女。FDA对本药的妊娠安全性分级为 C 级。⑦12 岁以下儿童不推荐使用除吸入粉雾剂外的其他制剂。

8. 药物相互作用

（1）与其他肾上腺素受体激动剂合用，可使疗效增加，但不良反应也可能加重。

（2）单胺氧化酶抑制药、三环类抗抑郁药、抗组胺药、甲状腺素等可增加本品的不良反应。正使用单胺氧化酶抑制药及三环类抗抑郁药或停用 2 周以内的患者应慎用本品。

（3）与拟交感胺类药合用，对心血管系统会产生有害影响，故不推荐两者联用。

（4）与咖啡因或解充血药合用，可能增加心脏的不良反应。

（5）与琥珀酰胆碱合用，可增强后者的肌松作用。

（6）肾上腺素 β 受体阻断药（如醋丁洛尔、阿替洛尔、拉贝洛尔、美托洛尔、纳多洛尔、吲哚洛尔、普萘洛尔、噻吗洛尔等）能拮抗本品的作用，使疗效降低，还可能使哮喘患者产生严重的支气管痉挛。

（7）与茶碱合用时，可降低茶碱的血药浓度，增强舒张支气管平滑肌作用，但可能加重心悸等不良反应。

（8）使用非保钾利尿药（如噻嗪类利尿药）能引起心电图改变和低钾血症，服用（尤其是超剂量服用）肾上腺素 β 受体激动药可使症状急性恶化，其结果的临床意义尚不明确，本品与非保钾利尿药联用时需谨慎。

9. 规格　片剂：2.5mg；5mg。胶囊剂：1.25mg；2.5mg。颗粒剂：1.25mg。口服溶液：100ml：30mg。注射液：1ml：0.25mg；2ml：0.5mg。硫酸特布他林氯化钠注射液：100ml（硫酸特布他林 0.25mg、氯化钠 900mg）。注射用硫酸特布他林：0.25mg；1mg。气雾剂：2.5ml：25mg；2.5ml：50mg；10ml：100mg。吸入粉雾剂：0.5mg（每吸）。雾化溶液：2ml：5mg。

三、班布特罗（Bambuterol）

1. 其他名称　奥多利、邦尼、帮备、贝合健、啡爽、孚美特、汇杰、罗利。

2. 药理作用　本品为支气管扩张药，在体内转化为特布他林，可提高药物的吸水性以及在首过效应中水解代谢时的稳定性，从而延长作用维持时间。特布他林通过激动肾上腺素 β_2 受体，使支气管产生松弛作用；并抑制内源性致痉挛物质释放，抑制由内源性介质引起的水肿；还可提升支气管纤毛的廓清能力。

3. 适应证　用于治疗支气管哮喘、哮喘性支气管炎、阻塞性肺气肿及其他伴有支气管痉挛的肺部疾病。

4. 用法用量　成人口服给药，推荐起始剂量为 10mg，每晚睡前服用。根据临床疗效，在 1~2 周后可增加到 20mg。肾小球滤过率（GFR）小于 50ml/min 的患者，建议初始剂量用 5mg。老年患者应减小初始剂量。

5. 不良反应　本药不良反应较其他同类药物为轻，可见有震颤、头痛、精神紧张、强直性肌肉痉挛、心悸和心动过速等，其严重程度与剂量正相关，大部分在治疗 1~2 周后会自然消失。极少数患者可能出现氨基转移酶轻度升高以及口干、头晕和胃部不适等。

6. 禁忌

（1）对本品、特布他林及其他拟交感胺类药过敏者。

（2）特发性肥厚性主动脉瓣下狭窄患者。

（3）快速型心律失常患者。

（4）肝硬化或肝功能不全者。

7. 注意事项

（1）肝硬化患者或严重肝功能不全者本品转化为特布他林时有严重阻碍，应直接给予特布他林或其他肾上腺素 β_2 受体激动药。

（2）下列情况应慎用：①新近发生过心肌梗死者。②高血压患者。③糖尿病患者。④甲状腺功能亢进者。⑤对拟交感胺类药物敏感性增加者。⑥孕妇及哺乳期妇女。

8. 药物相互作用

（1）本品可能延长琥珀胆碱对肌肉的松弛作用。

（2）与皮质激素、利尿药合用，可加重血钾降低的程度。

（3）肾上腺素 β_2 受体激动药会增加血糖浓度，从而降低降糖药物作用，因此患有糖尿病者，服用本品时应调整降糖药物剂量。

（4）肾上腺素 β 受体阻滞剂（醋丁洛尔、阿替洛尔、拉贝洛尔、美托洛尔、纳多洛尔、吲哚洛尔、普萘洛尔、噻吗洛尔）能拮抗本品的作用，使其疗效降低。

（5）单胺氧化酶抑制剂、三环类抗抑郁药、抗组胺药、甲状腺素等可能增加本品的不良反应。

（6）与其他支气管扩张药合用时，可增加不良反应。

9. 规格　片剂：10mg；20mg。胶囊剂：10mg。颗粒剂：2g：100mg。口服液：100ml：100mg。

四、丙卡特罗（Procaterol）

1. 其他名称　川迪、曼普特、美喘清、美普清、普鲁卡地鲁、普鲁喹醇、异丙喹喘宁、希思宁。

2. 药理作用　本品为肾上腺素 β_2 受体激动剂，对支气管的 β_2 受体具有高度选择性，其支气管扩张作用强而持久。同时具有较强的抗过敏作用，抑制速发型的气道阻力增加，抑制迟发型的气道反应性增高。豚鼠肺切片试验显示，本品对用白蛋白诱发组胺释放的抑制作用比异丙肾上腺素强 10 倍，比舒喘灵强 100 倍。人体试验表明，本品能抑制哮喘患者以乙酰胆碱喷雾剂诱发的支气管收缩反应，并有轻微增加支气管纤毛运动的作用。

3. 适应证 适用于支气管哮喘、哮喘性支气管炎、伴有支气管反应性增高的急性支气管炎和慢性阻塞性肺疾病所致的喘息症状。

4. 用法用量

（1）成人

1）口服给药：一次 $50\mu g$，一日 1 次，临睡前服用，或一次 $50\mu g$，一日 2 次，早晨及临睡前口服。

2）气雾吸入：一次吸入 $10\sim20\mu g$，一日 3 次，10 日为一疗程，可连续 3 个疗程或视病情需要而定。

3）直肠给药：以栓剂 $100\mu g$ 塞肛，每晚 1 次或早晚各 1 次。

（2）老年人：一般高龄者生理功能降低，注意减量。

（3）儿童

1）口服给药：6 岁以上儿童：每晚睡前 1 次服 $25\mu g$，或一次 $25\mu g$，早晚（睡前）各服 1 次。6 岁以下儿童：一次 $1.25\mu g/kg$，一日 2 次。可依据年龄和症状的严重程度调整剂量。

2）气雾吸入：一次 $10\mu g$。

5. 不良反应 本品引起的不良反应较少。

（1）心血管系统：可引起面部潮红、血压升高、室性心律不齐、心动过速。偶有心电图改变。

（2）精神神经系统：可引起紧张、头痛、震颤、嗜睡、眩晕、失眠、肌肉颤动、耳鸣等。

（3）呼吸系统：有时出现气管、咽喉异常感，偶见鼻塞，较少发生呼吸困难。

（4）胃肠道：可引起恶心、胃部不适、口渴等。

（5）血液：偶见血小板减少。

（6）过敏反应：偶见皮疹。

（7）其他：可见一过性血钾降低。长期应用可形成耐药性，疗效降低。

6. 禁忌 对本品及肾上腺素受体激动药过敏者禁用。

7. 注意事项

（1）本品对变应原引起的皮肤反应有抑制作用，故进行皮肤试验时，应提前 12 小时终止服用本品。

（2）下列情况应慎用：①甲状腺功能亢进。②高血压患者。③冠心病等心脏病患者。④糖尿病患者。⑤孕妇及哺乳期妇女。

8. 药物相互作用

（1）本药与肾上腺素及异丙肾上腺素等儿茶酚胺类合用时会引起心律失常、心率增加，故应避免与上述药物合用。

（2）合用茶碱类药时，可增加舒张支气管平滑肌作用，但不良反应也增加。

（3）与单胺氧化酶抑制剂及三环类抗抑郁药合用，可增加本品的不良反应。

（4）与黄嘌呤衍生物、甾体激素及利尿药合用时有增加肾上腺素 β_2 受体激动剂降低血钾的作用，对重症哮喘患者应特别注意。低氧血症在血钾低下时增加了对心率的作用，在这种情况下要对血清钾进行监测。

（5）非选择性肾上腺素 β_2 受体阻断药可部分或全部拮抗本品的作用。

9. 规格　片剂：$25\mu g$；$50\mu g$。胶囊剂：$25\mu g$。口服溶液：$500ml$：$2.5mg$。气雾剂：$2mg$（每揿）。

五、沙美特罗（Salmeterol）

1. 其他名称　喘必灵、祺泰、强力安喘通、司多米、施立碟、施立稳。

2. 药理作用　本品为长效选择性肾上腺素 β_2 受体激动剂。其作用机理是通过刺激细胞内的腺苷酸环化酶提高 cAMP 水平，从而使支气管平滑肌松弛，并抑制细胞（特别是肥大细胞）的速发型超敏反应介质释放。本品能够持续停留在作用部位，可产生 12 小时的支气管扩张作用。吸入本品 $25\mu g$ 引起的支气管扩张程度与吸入沙丁胺醇 $200\mu g$ 相当。作用特点：①直接作用于呼吸道平滑肌受体，使平滑肌扩张，并增强其纤毛的黏液清除功能。②作用于炎症细胞表面的 β_2 受体，如肺泡巨噬细胞、肥大细胞、嗜酸性粒细胞、中性粒细胞和淋巴细胞，对该类炎症细胞的激活具有抑制作用。且有阻止肺组织释放组胺和白介素的作用，从而抑制炎症递质。③抑制哮喘患者吸入抗原诱发的气道反应性增高，和 IgE 引起的皮肤红斑反应。

3. 适应证

（1）慢性支气管哮喘（包括夜间哮喘和运动型哮喘）的预防和维持治疗，特别适于防治夜间哮喘发作。

（2）慢性阻塞性肺疾病（包括肺气肿和慢性支气管炎）伴气道痉挛时的治疗。

4. 用法用量

（1）成人

1）气雾吸入：一次 $50\mu g$，一日 2 次；严重病例一次 $100\mu g$，一日 2 次；甚至可用至一次 $200\mu g$，一日 2 次。

2）粉雾吸入：一次 $50\mu g$，一日 2 次。

（2）儿童

1）气雾吸入：一次 $25\mu g$，一日 2 次。

2）粉雾吸入：一次 $25\mu g$，一日 2 次。

5. 不良反应　本品耐受性好，不良反应轻微。

（1）最常见恶心、呕吐、倦怠、不适、肌痉挛、颤抖。

（2）还可见血钾过低、心动过速、速发型过敏反应（如皮疹、气道痉挛）、异常的支气管痉挛（这时须改用其他治疗方法）。

（3）较少见头痛、心悸。

（4）极少见震颤反应（常是暂时性的，与剂量有关，经定期使用后即可减弱），极少数患者在吸入本品后可发生咽喉痉挛、刺激或肿胀，表现为喘鸣和窒息等。

6. 禁忌　对本品过敏者、主动脉瓣狭窄者、心动过速者、严重甲状腺功能亢进者禁用。

7. 注意事项

（1）由于起效相对较慢，故不适用于急性哮喘发作患者，不适用于重度或危重哮喘发作患者。

（2）不适用于冠心病、高血压、心律失常、惊厥、甲状腺毒症的哮喘患者及对所有拟交感神经药物高度敏感的哮喘患者。

（3）虽然本品具有抗炎作用，但不能取代糖皮质激素口服及吸入制剂的使用，临床常需与糖皮质激素类抗炎药物合用，以增强疗效。

（4）同其他吸入性药物相同，使用本品治疗后可出现异常的支气管痉挛反应，使喘鸣加剧，须立即停药，并使用短效肾上腺素 β_2 受体激动药（如沙丁胺醇）。

（5）FDA 对本药的妊娠安全性分级为 C 级。

8. 药物相互作用

（1）本品与茶碱类等支气管扩张药合用可产生协同作用，合用时应注意调整剂量。

（2）与黄嘌呤衍生物、激素、利尿药合用，可加重血钾降低。

（3）与单胺氧化酶抑制药合用，可增加心悸、激动或躁狂发生的危险性，两者不宜合用。

（4）与三环类抗抑郁药合用可增强心血管兴奋性，两者不宜合用。

（5）与非选择性肾上腺素 β 受体阻滞药合用，可降低本药疗效，两者不宜合用。

（6）与保钾利尿剂合用，尤其本品超剂量时，可使患者心电图异常或低血钾加重，合用时须慎重。

9. 规格　羟萘酸沙美特罗气雾剂：$25\mu g \times 200$ 揿。沙美特罗气雾剂：$25\mu g \times 60$ 揿；$25\mu g \times 120$ 揿。蝶式吸入剂：每个药泡含本药 $50\mu g$。粉雾剂胶囊：$50\mu g$。

六、福莫特罗（Formoterol）

1. 其他名称　安通克、安咳通、奥克斯都保、福莫待若。

2. 药理作用　本品结构类似延胡索素，为长效选择性肾上腺素 β_2 受体激动药，具有强力而持续的支气管扩张作用，且呈剂量依赖关系。能使第 1 秒用力呼气量（FEV_1）、用力肺活量（FVC）和呼气峰流速（PER）增加。并在吸入数分钟后可扩张支气管，减少气道阻力，此作用明显比同等剂量的沙丁胺醇和特布他林强。本品还有抗过敏及抑制毛细血管通透性作用，能抑制肺肥大细胞释放组胺，其作用与组胺 H_1 受体拮抗药、肥大细胞稳定药酮替芬类似。

3. 适应证　用于缓解支气管哮喘、急性支气管炎、喘息性支气管炎或肺气肿等气道阻塞性疾病所引起的呼吸困难。尤其适用于需要长期服用肾上腺素 β_2 受体激动药的患者和夜间发作的哮喘患者。

4. 用法用量

（1）成人

1）吸入给药：吸入给药剂量应个体化，常规剂量为一次 $4.5 \sim 9\mu g$，一日 $1 \sim 2$ 次。严重患者，一次 $9 \sim 18\mu g$，一日 $1 \sim 2$ 次。早晨或（和）晚间给药，哮喘夜间发作可于晚间给药 1 次。一日最大剂量为 $36\mu g$。

2）口服给药：一次 $40 \sim 80\mu g$，一日 2 次。也可根据年龄、症状的不同适当增减。

（2）老年人：高龄患者通常伴有生理功能性低下，应适当减量。

（3）儿童：口服给药，一日 $4\mu g/kg$，分 $2 \sim 3$ 次口服。

5. 不良反应

（1）心血管系统：常见心悸，偶见心动过速、室性期前收缩、面部潮红、胸部压迫感等。

（2）神经系统：常见头痛，偶见震颤、兴奋、发热、嗜睡、盗汗等，罕见耳鸣、麻木感、不安、头昏、眩晕等。

（3）消化系统：偶见恶心、呕吐、嗳气、腹痛、胃酸过多等。

（4）肌肉骨骼系统：常见震颤，偶见肌肉痉挛。

（5）呼吸道：罕见支气管痉挛。

（6）过敏反应：偶见瘙痒，罕见皮疹，出现时应停药。

（7）其他：偶见口渴、疲劳、倦怠感等，罕见低钾（或高钾）血症。

6. 禁忌

（1）对本品过敏者。

（2）对吸入乳糖过敏者禁用本品干粉吸入剂。

7. 注意事项

（1）本品不宜用于治疗急性支气管痉挛。

（2）正确使用本品无效时应停药。

（3）以下情况应慎用：①肝功能不全者。②肾功能不全者。③低钾血症患者。④糖尿病患者。⑤嗜铬细胞瘤患者。⑥甲状腺功能亢进症患者。⑦肥厚性梗阻性心脏病、特发性主动脉瓣狭窄、高血压、颈内动脉 - 后交通动脉动脉瘤或其他严重心血管疾病（如心肌缺血、心动过速、严重心衰、QT 间期延长等）患者。

（4）FDA 对本药的妊娠安全性分级为 C 级。

8. 药物相互作用

（1）与皮质类固醇类药、利尿药合用可能因低钾血症而导致心律不齐，应监测血钾值。

（2）与肾上腺素及异丙肾上腺素等儿茶酚胺类药物合用时，容易引起心律不齐，甚至可能导致心脏停搏，应通过减量等方法慎重给药。

（3）可增强由泮库溴铵、维库溴铵产生的神经肌肉阻滞作用。

（4）与黄嘌呤衍生物（茶碱、氨茶碱等）合用，可能因低钾血症而导致心律不齐，应监测血钾值。

（5）与单胺氧化酶抑制药合用，可增加出现室性心律失常、轻度躁动的危险，并可加重高血压反应。

（6）与洋地黄类药物合用可增加后者诱导的心律失常的易患性，合用应谨慎。

（7）与呋喃唑酮、甲基苄肼合用可加重高血压反应。

（8）与抗组胺药（特非那定）、三环类抗抑郁药合用可延长 QT 间期，增加出现室性心律失常的危险。

（9）与左旋多巴、甲状腺素、缩宫素合用，可降低心脏对 β_2 拟交感神经药物的耐受性。

（10）乙醇可降低心脏对 β_2 拟交感神经药物的耐受性。

9. 规格　干粉吸入剂：1g：10mg（4.5μg×60 吸）；1g：20mg（9.0μg×60 吸）。片剂：20μg；40μg。干糖浆：500mg：20μg；500mg：40μg。

七、妥洛特罗（Tulobuterol）

1. 其他名称　喘舒、阿米迪、丁氯喘、氯丁喘胺、叔丁氯喘通、妥布特罗、息克平。

2. 药理作用　本品为选择性肾上腺素 β_2 受体激动剂，对支气管平滑肌具有较强而持久的扩张作用。对心脏兴奋作用较弱。离体动物实验表明，其松弛气管平滑肌作用是氯丙那林的 2～10 倍，作用维持时间较异丙肾上腺素长 10 倍多，而对心脏的兴奋作用是异丙肾上腺素的 1/1 000。临床试验表明，本品除有明显平喘作用外，还有一定的止咳、祛痰作用。

3. 适应证　主要用于防治支气管哮喘及喘息型支气管炎等。

4. 用法用量　成人口服给药，一次 0.5～2mg，一日 3 次。

5. 不良反应

（1）偶有心悸、手指震颤、心动过速、头晕、恶心、胃部不适等反应，一般停药后即可消失。

（2）偶有过敏反应，表现为皮疹，发现后须立即停药。

6. 禁忌　对本品过敏者禁用。

7. 注意事项　以下情况应慎用：①肝功能不全者。②肾功能不全者。③甲状腺功能亢进者。④心血管疾病如高血压、心律失常、冠状动脉病变及特发性肥厚性主动脉瓣狭窄患者。⑤糖尿病患者。⑥使用洋地黄者。⑦低钾血症患者。⑧嗜铬细胞瘤患者。⑨孕妇。

8. 药物相互作用

（1）与肾上腺素、异丙肾上腺素合用，可加强本品心脏兴奋作用，易致心律失常，故应避免合用。

（2）与单胺氧化酶抑制药合用，可出现心动过速、躁狂等不良反应，应避免同用。

9. 规格　片剂：0.5mg；1mg。

八、甲氧那明（Methoxyphenamine）

1. 其他名称　克之、阿斯美、奥索克新、喘咳宁、甲氧苯丙胺、甲氧非那明、哮喘宁。

2. 药理作用　本品为肾上腺素 β 受体激动药，作用类似于麻黄碱，主要激动肾上腺素 β 受体，对肾上腺素 α 受体作用极弱，能舒张支气管平滑肌，平喘作用较麻黄碱强，对心血管系统和中枢神经系统的影响较弱。此外尚具有轻度抗组胺、镇静和抑制咳嗽中枢的作用。

3. 适应证

（1）用于咳嗽以及支气管哮喘，适于不能耐受麻黄碱者。

（2）用于过敏性鼻炎和荨麻疹。

4. 用法用量

（1）成人：①口服给药：一次 50～100mg，一日 3 次。②肌内注射：一次 20～40mg。③灌肠给药：一次 20mg。

（2）儿童：①口服给药：5 岁以上儿童，一次 25～50mg，一日 3 次。②灌肠给药：一次 5～10mg。

5. 不良反应　偶有口干、恶心、眩晕、头痛、失眠、心悸等。

6. 禁忌　尚不明确。

7. 注意事项　甲状腺功能亢进、糖尿病、高血压、冠心病患者慎用。

8. 药物相互作用

（1）本品与可待因、茶碱、水合氯醛等药物合用，有协同作用，可增强疗效。

（2）本品与单胺氧化酶抑制药合用，可引起血压过度升高，甚至产生高血压危象，应禁止合用。

9. 规格　片剂：50mg。注射液：2ml：40mg。

九、氯丙那林（Clorprenaline）

1. 其他名称　喘通、氯喘、氯喘通。

2. 药理作用　本品为肾上腺素 β_2 受体激动剂，对支气管有明显的扩张作用，平喘效果比异丙肾上腺素略弱，但对心脏毒性明显降低，对心脏的兴奋作用仅为异丙肾上腺素的 $1/10 \sim 1/3$。

3. 适应证　用于缓解支气管哮喘、喘息型支气管炎、慢性支气管炎合并肺气肿患者的支气管痉挛，起到平喘并改善肺功能的作用。

4. 用法用量　成人常规剂量：①口服给药：一次 $5 \sim 10$mg，一日 3 次。预防哮喘夜间发作可于睡前加服 $5 \sim 10$mg。②气雾吸入：一次 $6 \sim 10$mg。

5. 不良反应　少数患者可见口干、轻度心悸、手指震颤、头晕等。

6. 禁忌　对本品过敏者。

7. 注意事项

（1）用药初期 $1 \sim 3$ 日，个别患者可见心悸、手指震颤、头痛及胃肠道反应，继续服药，多能自行消失。

（2）避免与单胺氧化酶抑制剂及三环类抗抑郁药同时应用。

（3）本品有抑制过敏引起的皮肤反应作用，故评估皮肤试验反应时，应考虑到本药对反应的影响。

（4）以下情况应慎用：①心律失常者。②高血压患者。③甲状腺功能亢进者。④心、肾功能不全者。⑤老年患者。

8. 药物相互作用

（1）本品与肾上腺素及异丙肾上腺素等儿茶酚胺类并用时会引起心律失常、心率增加，故应避免与上述药物并用。

（2）并用茶碱类药时，可增加舒张支气管平滑肌作用，但不良反应也增加。

9. 规格　片剂：5mg。气雾剂：2%。

第二节　M胆碱受体拮抗剂

【异丙托溴铵】（Ipratropium Bromide）

1. 其他名称　异丙阿托品、爱喘乐定量喷雾剂、溴化异丙托品、异丙托品、爱喘乐。

2. 药理作用　本品为抗胆碱类药，具有较强的支气管平滑肌松弛作用，对慢性阻塞性肺疾病有平喘作用，其作用较明显，起效快，持续时间较长。本品还具有控制黏液腺体的分泌及改善纤毛运动的作用，从而减少痰液阻塞以改善通气，同时痰液的减少也减轻对支气管的刺激所引起的支气管痉挛。与肾上腺素 β 受体兴奋剂（如异丙基肾上腺素）相比，本品对心血管的副作用小，与 $β_2$ 受体兴奋剂（如舒喘灵）相比，本品对痰量的调节作用较强。

3. 适应证

（1）用于缓解慢性阻塞性肺疾病（如慢性支气管炎、肺气肿等）引起的支气管痉挛、喘息症状，并可作为维持用药。

（2）用于防治支气管哮喘，尤其适用于因不能耐受肾上腺素 β 受体激动药所致肌肉震颤、心动过速的患者。

4. 用法用量

（1）成人

1）气雾吸入：①一般用法：一次 40μg，一日 3 ~ 4 次，或每隔 4 ~ 6 小时 1 次。②严重发作：一次 40 ~ 60μg，每 2 小时可重复 1 次。

2）雾化吸入：一次 100 ~ 500μg，用生理盐水稀释至 3 ~ 4ml，置雾化器中吸入，至症状缓解，剩余的药液应废弃。

（2）儿童

1）气雾吸入：14 岁以上儿童同成人。

2）雾化吸入：应用本品溶液剂。14 岁以下者：一次 50 ~ 250μg，用生理盐水稀释至 3 ~ 4ml，置雾化器中吸入，一般一日 3 ~ 4 次，必要时每隔 2 小时重复 1 次。14 岁以上者：同成人。

5. 不良反应

（1）心血管系统：少见心动过速、心悸。

（2）中枢神经系统：常见头痛，可有头晕、神经质。

（3）呼吸系统：可见咳嗽、局部刺激，极少见支气管痉挛。

（4）肌肉骨骼系统：可有震颤。

（5）泌尿生殖系统：少见尿潴留（已有尿道梗阻的患者发生率增加）。

（6）胃肠道：常见口干，可有恶心、呕吐，少见口苦、胃肠动力障碍（尤其对于纤维囊泡症的患者，停药后可恢复正常）。

（7）眼：可有视物模糊，少见眼部调节障碍。

（8）过敏反应：极少见过敏反应，表现为恶心、头晕、皮疹、荨麻疹、皮肤或黏膜肿胀、喉痉挛、血压下降、舌唇和面部神经血管性水肿及过敏症等，大多数患者对其他药物或食物尤其是大豆有既往过敏史。

6. 禁忌

（1）对本品及阿托品和其衍生物过敏者。

（2）幽门梗阻者。

7. 注意事项

（1）本品雾化溶液不能与含有防腐剂苯扎氯铵的色苷酸钠雾化吸入液在同一个雾化器中使用，可以与祛痰药盐酸氨溴索雾化吸入液、盐酸溴己新雾化吸入液和非诺特罗雾化吸入液共同使用。

（2）有青光眼易患性的患者应用本品时应使用眼罩保护眼睛。与眼结膜充血和角膜水肿相关的眼痛或不适、视物模糊、虹视或有色成像等可能是急性闭角型青光眼的征象，若上述症状加重，需用缩瞳药。

（3）气雾剂含有大豆卵磷脂，故对上述物质过敏者不能使用本品气雾剂。

（4）本品误入眼内时，会出现瞳孔散大和轻度、可逆的视力调节紊乱，一旦出现此症状以及其他严重的眼部并发症发生，可予以缩瞳治疗。

（5）以下情况应慎用：①闭角型青光眼患者。②前列腺增生者。③膀胱颈梗阻者。

（6）FDA 对本药的妊娠安全性分级为 B 级。

8. 药物相互作用

（1）本品与非诺特罗、色甘酸钠、茶碱、沙丁胺醇等合用，可相互增强疗效。

（2）金刚烷胺、吩嗪类抗精神病药、三环类抗抑郁药、单胺氧化酶抑制药以及某些抗组胺药可增强本品的作用。

（3）肾上腺素 β 受体激动药或黄嘌呤制剂可增强本品的支气管扩张作用。有闭角型青光眼病史的患者合用本品与 β 受体激动药时，可增加急性青光眼发作的危险。

（4）本品与其他治疗慢性阻塞性肺疾病的常用药物包括拟交感神经性支气管扩张药、甲基黄嘌呤、类固醇、色甘酸钠等合用，药物间无不良相互作用。

9. 规格　气雾剂：10ml（20μg×200 喷）。雾化溶液剂：2ml：0.5mg；2ml：0.5mg；20ml：5mg（0.025%）。

第三节　磷酸二酯酶抑制剂

一、氨茶碱（Aminophylline）

1. 其他名称　胺非林、茶碱乙二胺盐、茶碱乙烯双胺、乙二氨茶碱、乙二胺茶碱。

2. 药理作用　为茶碱与二乙胺的复盐，其药理作用主要来自茶碱，乙二胺使其水溶性增强。①松弛支气管平滑肌，也能松弛肠道、胆道等多种平滑肌，对支气管黏膜的充血、水肿有缓解作用。②增加心排出量，扩张输出和输入肾小动脉，增加肾小球滤过率和肾血流量，抑制远端肾小管重吸收钠和氯离子。③增加离体骨骼肌的收缩力；在慢性阻塞性肺疾病情况下，改善肌收缩力。

3. 适应证

（1）用于支气管哮喘、慢性喘息型支气管炎、慢性阻塞性肺气肿等缓解喘息症状。

（2）用于心源性哮喘。

4. 用法用量

（1）成人

1）口服给药：一次 100～200mg，一日 300～600mg；极量为一次 500mg，一日 1g。

2）肌内注射：一次 250～500mg；极量为一次 500mg，一日 1g。

3）静脉注射：一次 125～250mg，一日 500～1 000mg，每 125～250mg 用 50% 葡萄糖注射液稀释至 20～40ml，注射时间不得少于 10 分钟；极量为一次 500mg，一日 1g。

4）静脉滴注：一次 250～500mg，一日 500～1 000mg，用 5% 或 10% 葡萄糖注射液稀释后缓慢滴注；极量为一次 500mg，一日 1g。

5）直肠给药：一次 250～500mg，一日 1～2 次。宜于睡前或便后使用。

（2）老年人：55 岁以上者应酌情减量。

（3）儿童

1）口服给药：一次 3～5mg/kg，一日 3 次。

2）静脉注射：一次 2～4mg/kg，用 5% 或 25% 葡萄糖注射液稀释后缓慢注射。

3）静脉滴注：①一般用量：一次 2～3mg/kg，用 5% 葡萄糖注射液 500ml 稀释后滴注。②新生儿呼吸暂停：负荷量为 4～6mg/kg，12 小时后给予维持量，一次 1.5～2mg/kg，一日 2～3 次。

5. 不良反应

（1）常见恶心、呕吐、胃部不适、食欲减退等。也可见头痛、烦躁、易激动、失眠等。

（2）少数患者可出现过敏反应，表现为接触性皮炎、湿疹或脱皮。少数患者由于胃肠道刺激，可见血性呕吐物或柏油样便。

（3）可导致心律失常和（或）使原有心律失常加重。

（4）肌内注射可引起局部红肿、疼痛。

6. 禁忌　对本品过敏的患者、活动性消化性溃疡患者和未经控制的惊厥性疾病患者禁用。

7. 注意事项

（1）本品严禁与下列药物配伍静脉使用：葡萄糖酸钙、异戊巴比妥钠、维生素 B_6、氨苄西林、泛酸钙、盐酸氯酯醌、琥珀酸钠、氯霉素、庆大霉素、溴化钙、盐酸氯丙嗪、头孢噻吩、青霉素、苯巴比妥钠、毒毛花苷 K、四环素及其盐酸盐、肾上腺素、去甲肾上腺素、促皮质激素、毛花苷 C、万古霉素、水解蛋白、盐酸羟嗪、维生素 C、酒石酸吉他霉素、酚磺乙胺。

（2）本品的有效血药浓度范围窄，个体差异大，应根据血药浓度调整剂量或延长用药间隔时间。长期使用本品者的用量常须大于一般患者用量。具体用量应根据标准体重计算，因茶碱不分布于体内脂肪组织，理论上给予茶碱 0.5mg/kg，即可使茶碱血药浓度升高 1μg/ml。用于慢性病的治疗，测定用药 3 日的血茶碱浓度以 10～20μg/ml 为宜。

（3）使用影响茶碱代谢的药或茶碱清除率降低者用药时应谨慎。长期高热可使茶碱排出减少减慢。

（4）不同制剂给药时注意：①肠溶片：吸收延缓，生物利用度极不规则，不宜使用。②栓剂：经直肠给药后，吸收缓慢，生物利用度尚不确定，且可引起局部刺激，故仅偶用于短期非急症的治疗。给药后 6～8 小时内应避免再次使用。如给药后 12 小时内再口服或注射本品，须注意观察患者的反应，因栓剂经直肠给药后吸收速度的快慢不一致。

（5）不同给药途径时注意：①口服给药：空腹时（餐前半小时至 1 小时，或餐后 2 小时）服药，吸收较快；如在进餐时或餐后服用，可减少对胃肠道的刺激，但吸收较慢。②保留灌肠：吸收迅速，生物利用度确定，但可引起局部刺激。多次给药可致药物在体内蓄积，从而引起毒性反应，尤其是婴幼儿和老年人。③肌内注射：因可刺激局部引起疼痛，目前已少用。必须肌内注射时，须与 2% 盐酸普鲁卡因合用。④静脉注射：需稀释至浓度低于 25mg/ml。注射速度一般以不高于 10mg/min 为宜，或再次稀释后改用静脉滴注。

（6）使用常规剂量时，如发生急性不良反应，应立即停止给药 5～10 分钟或减慢给药速度。

（7）FDA 对本药的妊娠安全性分级为 C 级。

8. 药物相互作用

（1）与其他茶碱类药或其他黄嘌呤类药合用，可使本品作用增强，不良反应增多。

（2）与美西律合用，可使茶碱清除率减低，血药浓度升高，需调整剂量。

（3）与地尔硫䓬、维拉帕米合用，可干扰茶碱在肝内的代谢，使本品血药浓度升高，毒性增强。

（4）与某些抗菌药（大环内酯类的红霉素、罗红霉素、克拉霉素；喹诺酮类的依诺沙星、环丙沙星、氧氟沙星、左氧氟沙星；克林霉素、林可霉素等）合用，可使茶碱清除率降低，血药浓度升高，甚至出现毒性反应，其中尤以与红霉素、依诺沙星合用作用更显著。故与以上药物合用时，本品应适当减量或监测其血药浓度。

（5）与西咪替丁合用，可使本品在肝脏的清除率降低，血药浓度升高，甚至出现毒性反应。

（6）与别嘌醇合用，可使本品血药浓度升高，并引起恶心、呕吐、心悸等不良反应。

（7）普罗帕酮对本品代谢有竞争性抑制作用，可使茶碱血药浓度升高，甚至引起中毒，必要时适当调整本品用量。

（8）妥卡尼对本品代谢有轻度抑制作用，可使其清除率降低，半衰期延长。

（9）与咖啡因合用，可使本品的半衰期延长，其作用与毒性增强。

（10）与大蒜新素合用，可使茶碱代谢减慢，半衰期延长，合用时本品应减量。

（11）与口服避孕药合用，可使本品血浆清除率降低。

（12）与麻黄碱及其他拟交感胺类支气管扩张药合用，具有协同作用，但毒性也增加。

（13）与普萘洛尔等非选择性肾上腺素 β 受体阻断药合用，药理作用相互拮抗，本品的支气管扩张作用可能受到抑制，同时可使本品清除率降低，血药浓度升高。

（14）本品可提高心肌对洋地黄类药物的敏感性，合用时洋地黄毒性增强。

（15）与氟烷合用，易导致心律失常。

（16）硫酸镁可拮抗本品所致的室性心律失常。

（17）与碱性药物合用，可使本品排泄减少。

（18）与酸性药物合用，可使本品排泄增加。

（19）与稀盐酸合用，可使本品在小肠的吸收减少。

（20）活性炭可吸附肠道内的本品及其代谢物，从而使茶碱血药浓度降低。

（21）与泼尼松合用，可使本品的生物利用度降低。

（22）与巴比妥类、利福平、卡马西平及其他肝微粒体酶诱导药合用，可使茶碱的代谢和清除加速，血药浓度降低。

（23）与异丙肾上腺素、异烟肼、呋塞米合用，可使本品的血药浓度降低。

（24）与苯妥英钠合用，可使本品代谢加速，两者血药浓度均降低，合用时本品用量应酌情增加，并监测血药浓度。

（25）与锂盐合用时，可加速肾脏对锂的排出，使锂剂疗效降低。

（26）本品可使青霉素灭活、失效。

（27）与氯胺酮合用，可降低机体的惊厥阈值，从而促发惊厥。

9. 规格　片剂：50mg；100mg；200mg。缓释片：100mg。肠溶片：50mg；100mg；200mg。注射剂（肌内注射用）：2ml：125mg；2ml：250mg；2ml：500mg。注射剂（静脉注射用）：2ml：250mg；2ml：500mg；10ml：250mg。氯化钠注射液：100ml（无水茶碱200mg、氯化钠900mg）。注射用氨茶碱：250mg；500mg。栓剂：250mg；360mg。

二、茶碱（Theophylline）

1. 其他名称　埃斯马隆、舒弗美、二氧二甲基嘌呤、葆乐去辉、长效茶碱、希而文、优舒特。

2. 药理作用　本品对呼吸道平滑肌有直接松弛作用。其作用机理比较复杂，过去认为通过抑制磷酸二酯酶，使细胞内 cAMP 含量增加所致。近来认为茶碱的支气管扩张作用部分是由于内源性肾上腺素与去甲肾上腺素释放的结果，此外，茶碱是嘌呤受体阻滞剂，能对抗腺嘌呤等对呼吸道的收缩作用。茶碱能增强膈肌收缩力，尤其在膈肌收缩无力时作用更显著，因此有益于改善呼吸功能。

3. 适应证

（1）适用于支气管哮喘、急性支气管炎、喘息型支气管炎、阻塞性肺气肿等，以缓解喘息症状。也适用于慢性支气管炎和肺气肿伴有的支气管痉挛的症状。

（2）可用于心源性哮喘、心源性水肿。

（3）还可用于胆绞痛。

4. 用法用量

（1）成人

1）口服给药：①片剂：一次 100～200mg，一日 300～600mg；极量：一次 300mg，一日 1g。②缓释片：病情稳定或非急性哮喘状态的患者，起始剂量为一次 400mg，一日 1 次，晚间用 100ml 开水送服。根据疗效、血药浓度及患者对药物耐受情况调整剂量，可以每隔 3 日增加 200mg，但最大剂量一日不超过 900mg，分 2 次服用。③控释片：一次 100～200mg，一日 200～400mg。④缓释胶囊：一般一日 200mg，病情较重者或慢性患者加服 200mg（上午 8～9 点），但需根据个体差异，从小剂量开始，逐渐增加用量。最大用量不宜超过一日 600mg。剂量较大时，可每日早晚 2 次分服，并尽量根据血药浓度调整剂量。⑤控释胶囊：一次 200～300mg，每 12 小时 1 次。

2）静脉滴注：使用本品葡萄糖注射液，一次 200mg，一日 1～2 次，每次滴注时间不得小于 30 分钟。

（2）儿童：口服给药。①缓释片：12 岁以下儿童，一日 10～16mg/kg，分 2 次服。12 岁以上儿童，用法用量同成人。②缓释胶囊：3 岁以上儿童可按 100mg 开始治疗，一日最大剂量不应超过 10mg/kg。③控释胶囊：1～9 岁一次 100mg，9～12 岁一次 200mg，12～16 岁一次 200mg，均为每 12 小时 1 次。

5. 不良反应

（1）口服可致胃灼热、恶心、呕吐、心律失常、食欲缺乏、腹胀，还可见血清尿酸测定值增高；长期服用可致头痛、失眠及心悸。

（2）局部刺激性大，肌注可引起局部疼痛、红肿，治疗量时可致失眠或不安。

6. 禁忌

（1）对本品及其衍生物过敏者。

（2）活动性消化性溃疡患者。

（3）未经控制的惊厥性疾病患者。

（4）急性心肌梗死伴血压下降者。

（5）未治愈的潜在癫痫患者。

7. 注意事项

（1）静脉滴注时，应避免与维生素 C、促皮质素、去甲肾上腺素、四环素类盐酸盐配伍。

（2）使用本品时应避免饮用含大量咖啡因的饮料，避免大量食用巧克力，以避免增加本品的不良反应。

（3）本品缓释制剂不适用于哮喘持续状态或急性支气管痉挛发作的患者。

（4）控释片的药片结构特殊，勿碎嚼，否则会破坏其疗效；控释胶囊应整个吞服，或将胶囊中的小丸倒入温水中吞服。

（5）本品代谢慢，用药剂量应个体化。

（6）餐后服用肠溶片可改善胃部不适。

（7）本品可致心律失常，或使原有的心律失常恶化，对心律异常者或心律有任何显著变化者均应进行监测。

（8）治疗量的本品导致失眠不安时，可用镇静药对抗。

（9）以下情况应慎用：①高血压患者。②心律失常患者。③急性心肌损伤患者。④心肌梗死患者。⑤心力衰竭患者。⑥冠状动脉硬化患者。⑦肺源性心脏病患者。⑧甲状腺功能亢进者。⑨低氧血症患者。⑩持续高热者。⑪有癫痫病史者。⑫有消化性溃疡病史者。⑬胃炎患者。⑭肝、肾疾病患者。⑮酒精中毒者。⑯本药清除率降低者。⑰肥胖者。

（10）FDA 对本药的妊娠安全性分级为 C 级。

8. 药物相互作用

（1）某些抗菌药物（如大环内酯类的红霉素、罗红霉素、克拉霉素、醋竹桃霉素；喹诺酮类的依诺沙星、环丙沙星、氧氟沙星；克林霉素、林可霉素等）、美西律、西咪替丁、雷尼替丁、别嘌醇（大剂量）、卡介苗、流感病毒疫苗可降低本品清除率，增高其血药浓度，甚至出现毒性，其中尤以依诺沙星最为显著。当与上述药物合用时，本品应适当减量。

（2）地尔硫䓬、维拉帕米、咖啡因、己酮可可碱、氟康唑、他克林、噻苯咪唑、噻氯匹定、维洛沙嗪、双硫仑、羟乙桂胺、普萘洛尔、口服避孕药、黄嘌呤类药等可增强本品的作用和毒性。

（3）本品与沙丁胺醇合用有协同作用，同时也增加不良反应。

（4）与麻黄碱及其他拟交感胺类支气管扩张药合用可使毒性增强。

（5）阿糖腺苷可升高本品的血药浓度。

（6）抗甲状腺药可减慢机体对本品的代谢，从而使本品血药浓度升高，作用增强。

（7）干扰素可降低本品的清除率。

（8）本品能增强呋塞米的利尿作用。

（9）本品与利舍平合用，可使心率加快。

（10）本品与非选择性肾上腺素 β 受体阻断药有拮抗作用，此外，合用时本品的清除率会降低。

（11）稀盐酸、硫糖铝可减少本品的吸收。

（12）氨鲁米特可增加本品的清除率。

（13）巴比妥类（如苯巴比妥、戊巴比妥）、苯妥英、卡马西平及其他肝微粒体酶诱导剂，可增加本品的肝脏代谢，加快其清除；同时，本品也干扰苯妥英的吸收，导致两者血药浓度均下降，合用时应调整剂量。

（14）活性炭、磺吡酮、利福平、甲状腺激素、异丙肾上腺素（静注）可降低本品的血药浓度。

（15）与锂盐合用，可使锂盐的肾排泄增加，影响锂盐的作用。

9. 规格　片剂：100mg；250mg；400mg。控释片：100mg；250mg；400mg。缓释胶囊（以无水茶碱计）：50mg；100mg；200mg；300mg。控释胶囊：50mg；100mg；200mg；300mg。葡萄糖注射液：100ml（茶碱200mg、葡萄糖5g）。

三、二羟丙茶碱（Diprophyllin）

1. 其他名称　阿圣诺奇、胺羟丙茶碱、奥苏芬、澳苏芬、喘定、甘油茶碱、济民克定、舒也、双羟丙茶碱、天泉息宁、新赛林。

2. 药理作用　本品平喘作用比茶碱稍弱，心脏兴奋作用仅为氨茶碱的 1/20～1/10，对心脏和神经系统的影响较小，尤适用于伴心动过速的哮喘患者。本品对呼吸道平滑肌有直接松弛作用，其作用机制与茶碱相同。过去认为通过抑制磷酸二酯酶，使细胞内 cAMP 含量提高所致。近年认为茶碱的支气管扩张作用部分是由于内源性肾上腺素与去甲肾上腺素释放的结果。此外，茶碱是嘌呤受体阻滞剂，能对抗腺嘌呤等对呼吸道的收缩作用。茶碱能增强膈肌收缩力，尤其在膈肌收缩无力时作用更显著，因此有助于改善呼吸功能。

3. 适应证　用于支气管哮喘、喘息型支气管炎、阻塞性肺气肿等喘息症状的缓解。也可用于心源性哮喘，尤适用于伴有心动过速以及不能耐受茶碱的哮喘患者。

4. 用法用量

（1）成人

1）口服给药：一次 100～200mg，一日 3 次。一次最大量为 500mg。

2）肌内注射：一次 250～500mg，一日 3～4 次。

3）静脉注射：一次 250～500mg，一日 3～4 次。注射时应加入 25%（或 50%）葡萄糖注射液 20～40ml 中，于 15～20 分钟徐缓注入。

4）静脉滴注：一次 250～750mg，加入 5%（或 10%）葡萄糖注射液或生理盐水中静滴，一日总量小于 2g。

5）直肠给药：一次 250～500mg，一日 2～3 次。

肌酐清除率（Ccr）为 50ml/min 的患者，用药剂量为肾功能正常者的 75%；Ccr 为 10～50ml/min 的患者，用药剂量为肾功能正常者的 50%；Ccr 为 10ml/min 以下的患者，用药剂量为肾功能正常者的 25%。血液透析时的剂量为常规剂量的 1/3。

（2）儿童：使用本品氯化钠注射液时，一次 2～4mg/kg，缓慢静脉滴注。

5. 不良反应

（1）心血管系统：可引起心悸、心动过速、期前收缩、显著的低血压、面部潮红、室性心律失常等，严重者可出现心力衰竭。

（2）中枢神经系统：可引起头痛、烦躁、易激动、失眠、兴奋过度等，甚至导致阵挛性的、全身性的癫痫发作。

（3）代谢及内分泌系统：可导致高血糖。

（4）泌尿生殖系统：可引起蛋白尿、肉眼或镜下血尿以及多尿症状。

（5）胃肠道：可引起口干、恶心、呕吐、上腹疼痛、呕血、腹泻、食欲减退等。

6. 禁忌

（1）对本品或其他茶碱类药过敏者。

（2）活动性消化性溃疡患者。

（3）未经控制的惊厥性疾病患者。

7. 注意事项

（1）哮喘急性严重发作的患者不宜首选本品。

（2）茶碱类药物可致心律失常和（或）使原有的心律失常恶化；若患者心率过快和（或）有其他心律的任何异常改变均应密切注意。

（3）正使用其他黄嘌呤衍生物的患者慎用本品。

（4）用量需根据患者的症状和反应进行调整。

（5）静滴太快可引起一过性低血压和周围循环衰竭。

（6）以下情况应慎用：①严重心脏病（包括充血性心力衰竭、急性心肌损害、肺源性心脏病等）患者。②高血压患者。③严重低氧血症患者。④青光眼患者。⑤甲状腺功能亢进者。⑥持续发热患者。⑦有消化性溃疡病史者。⑧肝脏疾病患者。⑨肾脏疾病患者。⑩酒精中毒者。

8. 药物相互作用

（1）本品与麻黄碱或其他拟交感胺类支气管扩张药合用会产生协同作用。

（2）与苯妥英钠、卡马西平、西咪替丁、咖啡因或其他黄嘌呤类药等合用，可增加本品作用和毒性。

（3）与克林霉素、林可霉素及某些大环内酯类、喹诺酮类抗生素合用时，可降低本品在肝脏的清除率，使血药浓度升高，甚至出现毒性反应，应在给药前后调整本品的用量。

（4）丙磺舒能升高本品的血药浓度，有导致过量中毒的危险，还会与本品竞争肾小管分泌，使本品半衰期延长。

（5）与普萘洛尔合用时，本品的支气管扩张作用可能受到抑制。

（6）碳酸锂可加速本品清除，使本品疗效降低。本品还可使锂的肾排泄增加，影响锂盐的作用。

9. 规格　片剂：100mg；150mg；200mg；250mg。糖浆剂：5ml：100mg。栓剂：250mg；500mg；750mg。注射用二羟丙茶碱：250mg；500mg；750mg。注射液：1ml：250mg；2ml：250mg；1ml：500mg。氯化钠注射液：100ml（二羟丙茶碱250mg、氯化钠900mg）。葡萄糖注射液：100ml（二羟丙茶碱250mg、葡萄糖5g）；250ml（二羟丙茶碱250mg、葡萄糖12.5g）。

第十九章　镇咳药

咳嗽是呼吸道受到刺激时所产生的一种保护性反射活动，即呼吸道感受器（化学感受器、机械感受器和牵张感受器）受到刺激时，神经冲动沿迷走神经传到咳嗽中枢，咳嗽中枢被兴奋后，其神经冲动又沿迷走神经和运动神经传到效应器（呼吸道平滑肌、呼吸肌和喉头肌），并引发咳嗽。

轻度咳嗽有利于排痰，一般不需用镇咳药。但严重的咳嗽，特别是剧烈无痰的干咳可影响休息与睡眠，甚至使病情加重或引起其他并发症。此时须在对因治疗的同时，加用镇咳药。由于可能引起痰液增稠和潴留，止咳药应避免用于慢性肺部感染，由于可能增加呼吸抑制的风险也应避免用于哮喘。

一般说来，药物抑制咳嗽反射的任一环节均可产生镇咳作用。目前常用的镇咳药按其作用部位可分为两大类。①中枢性镇咳药：此类药直接抑制延脑咳嗽中枢而产生镇咳作用，其中吗啡类生物碱及其衍生物如可待因、福尔可定、羟蒂巴酚等因具有成瘾性而又称为依赖性或成瘾性止咳药，此类药物往往还具有较强的呼吸抑制作用；而右美沙芬、喷托维林、氯哌司汀、普罗吗酯等，则属于非成瘾性或非依赖性中枢镇咳药，且在治疗剂量条件下对呼吸中枢的抑制作用不明显。中枢性镇咳药多用于无痰的干咳。②外周性（末梢性）镇咳药：凡抑制咳嗽反射弧中感受器、传入神经、传出神经以及效应器中任何一环节而止咳者，均属此类。如甘草流浸膏、糖浆可保护呼吸道黏膜；祛痰药可减少痰液对呼吸道的刺激而止咳；平喘药可缓解支气管痉挛而止咳；那可丁、苯佐那酯的局麻作用可麻醉呼吸道黏膜上的牵张感受器而发挥止咳作用等。有些药如苯丙哌林兼具中枢性及外周性镇咳作用。

一、可待因 （Codeine）

1. 其他名称　甲基吗啡，Methylmorphine，PAVERAL。
2. ATC 编码　R05DA04。
3. 性状　常用其磷酸盐，为白色细微的针状结晶性粉末。无臭，有风化性，水溶液显酸性反应。在水中易溶，在乙醇中微溶，在三氯甲烷或乙醚中极微溶解。
4. 药理学　能直接抑制延脑的咳嗽中枢，止咳作用迅速而强大，其作用强度约为吗啡的 1/4。也有镇痛作用，约为吗啡的 1/12～1/7，但强于一般解热镇痛药。其镇静、呼吸抑制、便秘、耐受性及成瘾性等作用均较吗啡弱。

口服吸收快而完全，其生物利用度为 40% ~ 70%。一次口服后，约 1 小时血药浓度达高峰，$t_{1/2}$ 约为 3 ~ 4 小时。易于透过血脑屏障及胎盘，主要在肝脏与葡萄糖醛酸结合，约 15% 经脱甲基变为吗啡。其代谢产物主要经尿排泄。

5. 适应证　①各种原因引起的剧烈干咳和刺激性咳嗽，尤适用于伴有胸痛的剧烈干咳。由于本品能抑制呼吸道腺体分泌和纤毛运动，故对有少量痰液的剧烈咳嗽，应与祛痰药并用。②可用于中等度疼痛的镇痛。③局部麻醉或全身麻醉时的辅助用药，具有镇静作用。

6. 用法和用量

（1）成人：①常用量：口服或皮下注射，一次 15 ~ 30mg，一日 30 ~ 90mg。缓释片剂一次 1 片（45mg），一日 2 次；②极量：一次 100mg，一日 250mg。

（2）儿童：镇痛，口服，每次 0.5 ~ 1.0mg/kg，一日 3 次，或一日 3mg/kg；镇咳，为镇痛剂量的 1/3 ~ 1/2。

7. 不良反应　一次口服剂量超过 60mg 时，一些患者可出现兴奋、烦躁不安、瞳孔缩小、呼吸抑制、低血压、心率过缓。小儿过量可致惊厥，可用纳洛酮对抗。亦可见恶心、呕吐、便秘及眩晕。

8. 禁忌证　多痰患者禁用，以防因抑制咳嗽反射，使大量痰液阻塞呼吸道，继发感染而加重病情。

9. 注意　①长期应用亦可产生耐受性、成瘾性。②妊娠期应用本品可透过胎盘使胎儿成瘾，引起新生儿戒断症状，如腹泻、呕吐、打哈欠、过度啼哭等。分娩期应用可致新生儿呼吸抑制。③缓释片必须整片吞服，不可嚼碎或掰开。

10. 药物相互作用

（1）本品与抗胆碱药合用时，可加重便秘或尿潴留的不良反应。

（2）与美沙酮或其他吗啡类中枢抑制药合用时，可加重中枢性呼吸抑制作用。

（3）与肌肉松弛药合用时，呼吸抑制更为显著。

（4）本品抑制齐多夫定代谢，避免二者合用。

（5）与甲喹酮合用，可增强本品的镇咳和镇痛作用。

（6）本品可增强解热镇痛药的镇痛作用。

（7）与巴比妥类药物合用，可加重中枢抑制作用。

（8）与西咪替丁合用，可诱发精神错乱，定向力障碍及呼吸急促。

11. 制剂　普通片剂，每片 15mg；30mg。缓释片剂，每片 45mg。注射液，每支 15mg（1ml）；30mg（1ml）。糖浆剂，0.5%，10ml，100ml。

含有可待因的复方制剂：

可愈糖浆（Codeine and Guaifenesin Syrup）：每 10ml 中含磷酸可待因 20mg，愈创甘油醚 200mg。

菲迪克止咳糖浆（Pheticol Cold and Cough Syrup）：每 5ml 含磷酸可待因 5mg，盐酸麻黄碱（或伪麻黄碱）7mg，愈创木酚磺酸钾 70mg，盐酸曲普利定 0.7mg。

联邦止咳露糖浆（Amticol Syrup）：每 5ml 溶液中含磷酸可待因 5mg，盐酸麻黄碱 4mg，氯苯那敏 1mg，氯化铵 110mg。

联邦小儿止咳露（Isedyl Cough Syrup）：每 5ml 溶液中含磷酸可待因 5mg，盐酸异丙嗪 5mg，盐酸麻黄碱 4mg，愈创木酚磺酸钾 50mg。

二、福尔可定（Pholcodine）

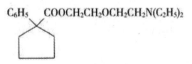

1. 其他名称　吗啉吗啡，福可定，吗啉乙基吗啡，Morpholinylethylmorphine，Homoco-deine，PHOLCOD，ETHNINE，PHOLDINE，ADAPHOL，PHOLEVAN。

2. ATC 编码　R05DA08。

3. 性状　为白色或类白色的结晶性粉末；无臭，味苦；水溶液显碱性反应。在乙醇、丙酮或三氯甲烷中易溶，在水中略溶，在乙醚中微溶，在稀盐酸中溶解。

4. 药理学　本品与磷酸可待因相似，具有中枢性镇咳作用，也有镇静和镇痛作用，但成瘾性较磷酸可待因弱。

5. 适应证　用于剧烈干咳和中等度疼痛。

6. 不良反应　偶见恶心、嗜睡等。可致依赖性。

7. 禁忌证　禁用于痰多者。

8. 用法和用量　口服，常用量，一次 5～10mg，一日 3～4 次；极量，一日 60mg。

9. 注意　新生儿和儿童易于耐受此药，不致引起便秘和消化紊乱。

10. 制剂　片剂：每片 5mg；10mg；15mg；30mg。

复方福尔可定口服溶液（Compound Pholcodine Oral Solution）：每 1ml 含福尔可定 1mg，盐酸苯丙烯啶 0.12mg，盐酸伪麻黄碱 3mg，愈创甘油醚 10mg，海葱流浸液 0.001ml，远志流浸液 0.001ml。

复方福尔可定口服液（Compound Pholcodine Oral Solution）：每支 10ml 含福尔可定 10mg，盐酸伪麻黄碱 30mg，马来酸氯苯那敏 4mg。

11. 贮法　本品有引湿性，遇光易变质。应密封，在干燥处避光保存。

三、喷托维林（Pentoxyverine）

$$C_6H_5 \quad COOCH_2CH_2OCH_2CH_2N(C_2H_5)_2$$

1. 其他名称　维静宁，咳必清，托可拉斯，Carbetapentane，TOCLASE。

2. ATC 编码　R05DB05。

3. 性状　常用其枸橼酸盐，为白色或类白色的结晶性或颗粒性粉末；无臭，味苦。在水中易溶，在乙醇中溶解，在三氯甲烷中略溶，在乙醚中几乎不溶。熔点 88～93℃。

4. 药理学　本品对咳嗽中枢有选择性抑制作用，尚有轻度的阿托品样作用和局麻作用，大剂量对支气管平滑肌有解痉作用，故它兼有中枢性和末梢性镇咳作用。其镇咳作用的强度约为可待因的 1/3。但无成瘾性。一次给药作用可持续 4~6 小时。

5. 适应证　用于上呼吸道感染引起的无痰干咳和百日咳等，对小儿疗效优于成人。

6. 用法和用量　口服，成人，每次 25mg，一日 3~4 次。

7. 不良反应　偶有轻度头晕、口干、恶心、腹胀、便秘等不良反应，乃其阿托品样作用所致。

8. 注意　①青光眼及心功能不全伴有肺淤血的患者慎用。②痰多者宜与祛痰药合用。

9. 制剂　片剂：每片 25mg。滴丸：每丸 25mg。冲剂：每袋 10g。糖浆剂：0.145%；0.2%；0.25%。

喷托维林氯化铵糖浆（Pentoxyverine Citrate and Ammonium Chloride Syrup）：每 100ml 内含喷托维林 0.2g，氯化铵 3g（含 25mg 喷托维林）。口服，一次 10ml，一日 3 或 4 次。

喷托维林愈创甘油醚片：含枸橼酸喷托维林 25mg，愈创甘油醚 0.15g。口服，一次 1 片，一日 3 次。

四、氯哌斯汀 （Cloperastine）

1. 其他名称　氯哌啶，氯苯息定，咳平，咳安宁，Chloperastine，HUSTAZOL，NITOS-SIL，SEKISAN。

2. ATC 编码　R05DB21。

3. 性状　为白色或类白色结晶性粉末，无臭，味苦有麻木感。在水中易溶解。熔点 145~156℃。

4. 药理学　为非成瘾性中枢性镇咳药，主要抑制咳嗽中枢，还具有 H_1 受体拮抗作用，能轻度缓解支气管平滑肌痉挛及支气管黏膜充血、水肿，这亦有助于其镇咳作用。本品镇咳作用较可待因弱，但无耐受性及成瘾性。服药后 20~30 分钟生效，作用可维持 3~4 小时。

5. 适应证　用于急性上呼吸道炎症、慢性支气管炎、肺结核及肺癌所致的频繁咳嗽。

6. 不良反应　偶有轻度口干、嗜睡等不良反应。

7. 用法和用量　口服，成人，每次 10~30mg，一日 3 次；儿童，每次 0.5~1.0mg/kg，一日 3 次。

8. 制剂　片剂：每片 5mg；10mg。

9. 贮法　遮光密封保存。

五、苯丙哌林 （Benproperine）

1. 其他名称　咳快好，咳哌宁，二苯哌丙烷，咳福乐，COFREL，PIREXYL，BLASCO-RID。

2. ATC 编码　R05DB02。

3. 性状　常用其磷酸盐，为白色或类白色粉末；微带特臭，味苦。在水中易溶，在乙醇、三氯甲烷或苯中略溶，在乙醚或丙酮中不溶。熔点 148～153℃。

4. 药理学　本品为非麻醉性镇咳剂，具有较强镇咳作用。药理研究结果证明，狗口服或静注本品 2mg/kg 可完全抑制多种刺激引起的咳嗽，其作用较可待因强 2～4 倍。本品除抑制咳嗽中枢外，尚可阻断肺－胸膜的牵张感受器产生的肺－迷走神经反射，并具有罂粟碱样平滑肌解痉作用，故其镇咳作用兼具中枢性和末梢性双重机制。

本品口服易吸收，服后 15～20 分钟即生效，镇咳作用可持续 4～7 小时。本品不抑制呼吸，不引起胆道及十二指肠痉挛或收缩，不引起便秘，未发现耐受性及成瘾性。

5. 适应证　用于治疗急性支气管炎及各种原因如感染、吸烟、刺激物、过敏等引起的咳嗽，对刺激性干咳效佳。有报道本品的镇咳疗效优于磷酸可待因。

6. 不良反应　偶见口干、胃部烧灼感、食欲不振、乏力、头晕和药疹等不良反应。

7. 用法和用量　成人，口服，一次 20～40mg，一日 3 次；缓释片一次 1 片，一日 2 次。儿童用量酌减。

8. 禁忌证　对本品过敏者禁用。

9. 注意　①服用时需整片吞服，切勿嚼碎，以免引起口腔麻木。②妊娠期妇女应在医师指导下应用。

10. 制剂　片（胶囊）剂，每片（粒）20mg。泡腾片：每片 20mg。缓释片剂：每片 40mg。口服液：10mg/10ml；20mg/10ml。冲剂：每袋 20mg。

11. 贮法　密闭、避光保存。

六、二氧丙嗪（Dioxopromethazine）

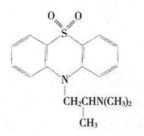

1. 其他名称　双氧异丙嗪，克咳敏，Oxymeprazrne，PROTHANON。

2. 性状　其盐酸盐为白色至微黄色粉末或结晶性粉末；无臭，味苦。在水中溶解，在乙醇中极微溶解。

3. 药理学　本品具有较强的镇咳作用，并具有抗组胺、解除平滑肌痉挛、抗炎和局部麻醉作用，还可增加免疫功能，尤其是细胞免疫。

4. 适应证　用于慢性支气管炎，镇咳疗效显著。双盲法对照试验指出，本品 10mg 的镇咳作用约与可待因 15mg 相当。多于服药后 30～60 分钟显效，作用持续 4～6 小时或更长。尚可用于过敏性哮喘、荨麻疹、皮肤瘙痒症等。未见耐药性与成瘾性。

5. 用法和用量　口服。常用量：每次 5mg，一日 2 次或 3 次；极量：一次 10mg，一日 30mg。

6. 不良反应　常见困倦、乏力等不良反应。

7. 禁忌证　高空作业及驾驶车辆、操纵机器者禁用。

8. 注意　①治疗量与中毒量接近，不得超过极量。②癫痫、肝功能不全者慎用。

9. 制剂　片剂：每片 5mg。颗粒剂：每袋 3g（含 1.5mg 二氧丙嗪）。

复方二氧丙嗪茶碱片（Compound DioxopromethazineHydrochloride Tablets）：每片含盐酸二氧丙嗪 5mg，茶碱 55mg，盐酸克仑特罗 15μg。

七、右美沙芬（Dextromethorphan）

1. 其他名称　美沙芬，右甲吗喃，Dexmetrorphen，ROMILAR，TUSSADE，SEDATUSS，Mothorphan。

2. ATC 编码　R05DA09。

3. 性状　本品氢溴酸盐为白色或类白色结晶性粉末，无味或微苦，溶于水、乙醇，不溶于乙醚。熔点 125℃左右。

4. 药理学　本品为吗啡类左吗喃甲基醚的右旋异构体，通过抑制延髓咳嗽中枢而发挥中枢性镇咳作用。其镇咳强度与可待因相等或略强。无镇痛作用，长期应用未见耐受性和成瘾性。治疗剂量不抑制呼吸。

口服吸收好，15～30 分钟起效，作用可维持 3～6 小时。血浆中原形药物浓度很低。其主要活性代谢产物 3–甲氧吗啡烷在血浆中浓度高，$t_{1/2}$ 为 5 小时。

5. 适应证　用于干咳，适用于感冒、急性或慢性支气管炎、支气管哮喘、咽喉炎、肺结核以及其他上呼吸道感染时的咳嗽。

6. 用法和用量　口服，成人，每次 10～30mg，一日 3 次。一日最大剂量 120mg。

7. 不良反应　偶有头晕、轻度嗜睡、口干、便秘等不良反应。

8. 禁忌证　妊娠 3 个月内妇女及有精神病史者禁用。

9. 注意　妊娠期妇女及痰多患者慎用。

10. 药物相互作用　①与奎尼丁、胺碘酮合用，可增高本品的血药浓度，出现中毒反应。②与氟西汀、帕罗西汀合用，可加重本品的不良反应。③与单胺氧化酶抑制剂并用时，可致高烧、昏迷等症状。④与其他中枢抑制药合用可增强本品的中枢抑制作用。⑤酒精可增强本品的中枢抑制作用。

11. 制剂　普通片剂，每片 10mg；15mg。分散片，每片 15mg。缓释片，每片 15mg；30mg。胶囊剂，每粒 15mg。颗粒剂，每袋 7.5mg；15mg。糖浆剂，每瓶 15mg（20ml）；150mg（100ml）。注射剂，每支 5mg。

复方美沙芬片：每片含对乙酰氨基酚 0.5g、氢溴酸右美沙芬 15mg、盐酸苯丙醇胺

12.5mg、氯苯那敏 2mg。用于流行性感冒、普通感冒及上呼吸道感染，可减轻发烧、咳嗽、咽痛、头痛、周身痛、流涕、打喷嚏、眼部发痒、流泪、鼻塞等症状。口服，每次 1~2 片，一日 3~4 次。12 岁以下儿童遵医嘱服。主要不良反应为嗜睡，偶有头晕、口干、胃不适及一过性转氨酶（ALT）升高。肝病患者慎用。

复方氢溴酸右美沙芬糖浆（Dextromethorphane HydrobromideCompound Syrupus）：每 10ml 内含氢溴酸右美沙芬 30mg，愈创甘油醚 0.2g。

12. 贮法　遮光密闭保存。

八、福米诺苯（Fominoben）

1. 其他名称　胺酰苯吗啉，OLEPTAN，NOLEPTAN，FINATEN。

2. 性状　白色或类白色粉末，无臭，味苦，具强烈刺激味。在酸中易溶，在乙醇中略溶，在三氯甲烷中微溶，在水中极微溶解。熔点 206~208℃（熔融时分解）。

3. 药理学　本品镇咳特点是抑制咳嗽中枢的同时，具有呼吸中枢兴奋作用。其镇咳作用与可待因接近。呼吸道阻塞和呼吸功能不全者使用本品后，可改善换气功能，使动脉氧分压升高，二氧化碳分压降低。

4. 适应证　用于各种原因引起的慢性咳嗽及呼吸困难，用于小儿顽固性百日咳，奏效较二氢可待因快，且无成瘾性。在某些病例本品还能促进支气管的分泌，降低痰液的黏滞性，有利于咳痰。

5. 用法和用量　口服，每次 80~160mg，一日 2~3 次。静脉注射，40~80mg，加入 25% 葡萄糖溶液中缓慢注入。

6. 注意　大剂量时可致血压降低。

7. 制剂（片剂）　每片 80mg。注射剂：每支 40mg（1ml）。

九、苯佐那酯（Benzontate）

$$CH_2(CH_2)_3NH-\!\!\!\!\bigcirc\!\!\!\!-COOCH_2CH_2(OCH_2CH_2)_nOCH_3$$

(n≒8)

1. 其他名称　退嗽，退嗽露，TESSALONTE，VENTUSSIN。

2. ATC 编码　R05DB01。

3. 性状　为淡黄色黏稠液体，可溶于冷水，但不溶于热水。能溶于大多数有机溶剂内。

4. 药理学　本品化学结构与丁卡因相似，故具有较强的局部麻醉作用。吸收后分布于呼吸道，对肺脏的牵张感受器及感觉神经末梢有明显抑制作用，抑制肺-迷走神经反射，从而阻断咳嗽反射的传入冲动，产生镇咳作用。本品镇咳作用强度略低于可待因，但不抑制呼吸，支气管哮喘患者用药后，反能使呼吸加深加快，每分通气量增加。口服后 10～20 分钟开始产生作用，持续 2～8 小时。

5. 适应证　用于急性支气管炎、支气管哮喘、肺炎、肺癌所引起的刺激性干咳、阵咳等，也可用于支气管镜、喉镜或支气管造影前预防咳嗽。

6. 用法和用量　口服，每次 50～100mg，一日 3 次。

7. 不良反应　有时可引起嗜睡、恶心、眩晕、胸部紧迫感和麻木感、皮疹等不良反应。

8. 禁忌证　多痰患者禁用。

9. 注意　服用时勿嚼碎，以免引起口腔麻木。

10. 制剂　糖衣丸或胶囊剂：每粒 25mg；50mg；100mg。

十、那可丁（Narcrotine）

1. 其他名称　Noscapine。

2. ATC 编码　R05DA07。

3. 性状　为白色结晶性粉末或有光泽的棱柱状结晶，无臭。常用其盐酸盐。在三氯甲烷中易溶，苯中略溶，乙醇或乙醚中微溶，在水中几乎不溶。熔点 174～177℃。

4. 药理学　本品通过抑制肺牵张反射、解除支气管平滑肌痉挛，而产生外周性镇咳作用。尚具有呼吸中枢兴奋作用。无成瘾性。

5. 适应证　用于阵发性咳嗽。

6. 用法和用量　口服，每次 15～30mg，一日 2～3 次，剧咳可用至每次 60mg。

7. 不良反应　偶有恶心、头痛、嗜睡等反应。

8. 注意　①大剂量可引起支气管痉挛。②不宜用于多痰患者。

9. 制剂　片剂：每片 10mg；15mg。糖浆剂：每瓶 1 000ml。

阿斯美胶囊（强力安喘通胶囊）：每粒胶囊含那可丁 7mg，盐酸甲氧那明 12.5mg，氨茶碱 25mg，氯苯那敏 2mg。口服，成人，一次 2 粒，一日 3 次；15 岁以下儿童减半。

十一、左丙氧芬（Levopropoxyphene）

其他名称：左旋扑嗽芬，挪尔外，NOVRAD。

为非成瘾性中枢镇咳药，其作用约为可待因的 1/5，无镇痛和抑制呼吸作用。每次服 50～100g，一日 3 次。偶有头痛、头晕、恶心等反应。片剂（胶囊）：50mg。

十二、布他米酯（Butamirate）

1. 其他名称　咳息定，SINECOD。

2. ATC 编码　R05DB13。

为中枢性镇咳药，镇咳效力强于可待因，适用于各种原因所致干咳。每次服 10mg，一日 3 次。偶有恶心、腹泻等反应。片剂：10mg。

十三、地美索酯（Dimethoxanate）

1. 其他名称　咳散，咳舒，咳吩嗪，咳舒平，COTHERA。

2. ATC 编码　R05DB28。

镇咳作用比可待因弱，兼有局麻及微弱的解痉作用，无成瘾性。口服 5～10 分钟即起效，维持 3～7 小时。对急性呼吸道炎症引起的咳嗽效果较好，亦可用于支气管镜检查时的剧咳。每次服 25～50mg，一日 3 次。有头晕、唇麻、嗜睡等不良反应；不宜用于多痰患者；肝功能减退者慎用。片剂：25mg。

十四、替培啶（Tipepidine）

1. 其他名称　安嗽灵，必嗽定，双噻哌啶，阿斯维林，压嗽灵，Tipedine，ASVERIN，ANTUPEX。

2. ATC 编码　R05DB24。

有较强的镇咳作用，同时也有祛痰作用，能促进支气管分泌及气管纤毛的运动而使痰液变稀并易于咳出。适用于急慢性支气管炎引起的咳嗽。每次服 30mg（枸橼酸盐），一日 3 次。偶有头晕、胃不适、嗜睡、瘙痒等反应。片剂：15mg；30mg。

十五、依普拉酮（Eprazinone）

1. 其他名称　双苯丙哌酮，易咳嗪，咳净酮，MUCITUX，RESPLENE。

2. ATC 编码　R05CB04。

兼具中枢性和末梢性镇咳作用。其等效镇咳剂量约为可待因的 2 倍。尚具镇静作用、局麻作用、抗组胺和抗胆碱作用。此外，尚有较强的黏痰溶解作用。用于急慢性支气管炎、肺炎、肺结核等症。每次服 40～80mg，一日 3 次或 4 次。偶有头晕、口干、恶心、胃不适等不良反应。片剂：40mg。

十六、地布酸钠（Sodium Dibunate）

其他名称：咳宁，双丁萘磺钠，KEUTEN，BECANTEX。

除抑制咳嗽中枢外，本品还能抑制咳嗽冲动的传入途径，并有一定的祛痰作用，无成瘾性。适用于上呼吸道感染引起的咳嗽。每次 30～100mg，一日 3 次，餐后及睡前服，必要时可增至一日 6 次，最大剂量可用至每日 1～2g。大剂量能引起呕吐、腹泻、食欲不振等症状。片剂：30mg。

十七、氯苯达诺（Clofedanol）

1. 其他名称　敌退咳，氯苯胺丙醇，Chlophedianol，TUSSIPLEGYL，DETIGON。
2. ATC 编码　R05DB10。

除有中枢性镇咳作用外，还有抗组胺作用和阿托品样作用，能减轻支气管痉挛和黏膜充血性水肿，无成瘾性。适用于呼吸道急性感染引起的干咳或阵咳，常与祛痰药合用。每次服25～50mg，一日 3～4 次。小儿酌减。偶有荨麻疹、头晕、恶心等反应。不宜单独用于多痰的患者。片剂：25mg。

十八、异米尼尔（Isoaminile）

1. 其他名称　异丙苯戊腈，咳得平，PEROGAN，DIMYRIL，MUCALAN。
2. ATC 编码　R05DB04。

其止咳作用主要通过抑制咳嗽中枢，其局麻作用和松弛支气管平滑肌作用亦与止咳作用有关。无成瘾性。用于各种原因引起的咳嗽。每次服40mg，一日 3 次。偶有恶心，食欲不振、便秘等胃肠道反应及药疹。片剂：20mg；40mg。

十九、羟蒂巴酚（Drotebanol）

其他名称：羟甲吗喃醇，羟甲吗啡，Oxymethebanol，METEBANYL。

成瘾性中枢性镇咳药，其镇咳有效量仅为可待因的 1/10，作用迅速而持久，口服作用可持续 6～8 小时，皮下注射作用可持续 4～8 小时。其成瘾性、抑制呼吸等不良反应较可待因弱。对急慢性支气管炎、肺结核、肺癌引起的咳嗽有效，尤适用于干咳。口服，每次2mg，一日 3 次。皮下或肌内注射，每次 2mg，一日 2 次。偶有口干、食欲不振、恶心、呕吐、便秘、眩晕、嗜睡、头痛等不良反应。片剂：2mg。注射剂：2mg。

二十、普诺地嗪（Prenoxdiazin）

1. 其他名称　哌乙噁唑，LIBEXIN，TIBEXIN，VAROXIL。
2. ATC 编码　R05DB18。

为末梢性镇咳药，镇咳作用可能与其局麻作用和解除支气管平滑肌痉挛作用有关。用于上呼吸道感染、慢性支气管炎、支气管肺炎、哮喘及肺气肿所致咳嗽。也可与阿托品并用于气管镜检查。成人每次100mg，儿童每次25～50mg，一日3次。服用时不可嚼碎，以免引起口腔黏膜麻木感。片剂：25mg；100mg。

二十一、普罗吗酯（Promolate）

其他名称：咳必定，咳吗宁，Morphethylbutyne，MEBUTUS。

为非成瘾性中枢性镇咳药，其镇咳作用强度较可待因弱。本品尚能缓解气管平滑肌痉挛，并有一定的镇静作用。用于治疗各种原因引起的咳嗽，对轻、中度咳嗽的疗效较重度者为好。口服，每次200～250mg，一日3次。偶有口干，恶心，胃部不适。片剂：250mg。胶囊剂：200mg。

二十二、奥昔拉定（Oxeladin）

1. 其他名称　咳乃定，压咳定，NEOBEX，PECTAMOL，SILOPENTOL，PECTAMON。
2. ATC 编码　R05DB09。

非成瘾性中枢性镇咳药，能选择性地抑制咳嗽中枢，而对呼吸中枢无抑制作用。尚有表面麻醉作用和罂粟碱样解痉作用。可用于各种原因引起的咳嗽，其镇咳疗效不如可待因。口服，每次10～20mg，一日4次。可引起恶心、嗜睡、头晕等不良反应，心功能不全及肺淤血患者慎用。片剂10mg；20mg。

二十三、左羟丙哌嗪（Levodropropizine）

1. 其他名称 LEVOTUSS, DANKA。
2. ATC 编码 R05DB27。

为新型外周性镇咳药，兼有抗过敏和抑制支气管收缩作用，中枢及心血管不良反应较羟丙哌 嗪少。用于各种原因所致咳嗽。口服，每次 60mg，一日 3 次。胶囊：60mg。

二十四、齐培丙醇（Zipeprol）

1. 其他名称 镇咳嗪，双苯哌丙醇，MIRSOL, RESPILENE。
2. ATC 编码 R05DB27。

为非麻醉性中枢性镇咳药，其镇咳作用不及可待因，但优于喷托维林。尚有局麻作用和松弛支气管平滑肌作用，并有较弱的抗胆碱、抗组胺作用。本品在体外尚有黏痰溶解作用。用于各种原因引起的咳嗽。口服，每次 75mg，一日 3 次。片剂：75mg。

第七篇

作用于消化系统的药物

第二十章 泻药与止泻药

第一节 泻药

一、硫酸镁（Magnesium Sulfate）

1. 其他名称　干燥硫酸镁、苦盐、硫苦、泻利盐、泻盐、药用硫酸镁、硫酸镁晶胃、麻苦乐儿。

2. 药理作用

（1）镁离子可抑制中枢神经的活动，抑制运动神经－肌肉接头乙酰胆碱的释放，阻断神经肌肉连接处的传导，降低或解除肌肉收缩作用，同时对血管平滑肌有舒张作用，使痉挛的外周血管扩张，降低血压，因而对子痫有预防和治疗作用。对子宫平滑肌收缩也有抑制作用，可用于治疗早产。

（2）导泻作用：本品口服吸收少，在肠内形成一定的渗透压，使肠内保有大量的水分，刺激肠蠕动而起导泻作用。

（3）利胆作用：小剂量硫酸镁可刺激十二指肠黏膜，反射性地引起胆总管括约肌松弛，胆囊收缩，加强胆汁引流，促进胆囊排空，起利胆作用。

（4）对心血管系统的作用：注射给药，过量镁离子可直接舒张外周血管平滑肌及引起交感神经节冲动传递障碍，从而使血管扩张，血压下降。此外，静脉用药能延长心脏传导系统的有效不应期，提高室颤阈值，并使心肌复极均匀，减少或消除折返激动，有利于快速型室性心律失常的控制。

（5）消炎消肿：本品50%溶液外用热敷患处，有消炎消肿的作用。

3. 适应证

（1）主要作为抗惊厥药，用于妊娠高血压综合征。降低血压，治疗先兆子痫和子痫。也用于治疗早产。

（2）用于低镁血症的预防与治疗，尤其是急性低镁血症伴肌肉痉挛、手足抽搐等症状。也用于全静脉内营养，预防镁缺乏。

（3）作为容积性泻药，口服用于治疗便秘、肠内异常发酵、食物或药物中毒（与活性炭合用）。也可用于驱虫前肠道准备。

（4）作为利胆解痉药，用于十二指肠引流，可治疗阻塞性黄疸及慢性胆囊炎，也可用于治疗胆绞痛。

（5）用于室性心动过速，包括尖端扭转型室性心动过速及室颤的预防，对洋地黄、奎尼丁中毒引起的室性心动过速也有效。

（6）用于发作频繁且其他治疗效果不好的心绞痛患者，对伴有高血压的患者效果较好。

（7）用于尿毒症、破伤风、高血压脑病、急性肾性高血压危象。

（8）外用热敷可消炎消肿。

4. 用法用量

（1）成人

1）肌内注射：①抗惊厥：一次 1g。②轻度妊娠高血压综合征：一次 5g，根据病情一日 4 次或每 4 小时 1 次。③先兆子痫和子痫：将本品 1～2.5g 配成 25%～50% 注射液，根据病情决定剂量，最多一日肌内注射 6 次，并监测心电图、肌腱反射、呼吸和血压。④防治低镁血症：轻度镁缺乏，一次 1g，一日总量为 2g。重度镁缺乏，一次 0.03g/kg。

2）静脉注射：静脉注射应缓慢，严格掌握剂量。①中重度妊娠高血压综合征、先兆子痫、子痫：首次剂量为 2.5～4g，以 25% 葡萄糖注射液 20ml 稀释，缓慢注入（时间不少于 5 分钟），极量为 4g。以后用静脉滴注维持，滴速约为 2g/h 或 0.03g/（kg·h），一日总量不超过 30g。用于先兆子痫和子痫，也可将 1～2g 硫酸镁配成 10%～20% 注射液，推注速度不超过 0.1g/min。②早产：首次负荷量为 4g，以 25% 葡萄糖注射液 20ml 稀释后，5 分钟内缓慢静脉注射，此后用 25% 硫酸镁注射液 60ml，加于 5% 葡萄糖注射液 1 000ml 中静脉滴注，速度为 2g/h，直到宫缩停止后 2 小时。③心律失常：首次注射 2g，给药时间不少于 2 分钟，以后以 0.003～0.02/min 静脉滴注。

3）静脉滴注：①抗惊厥：一次 1～2.5g，以 5% 葡萄糖注射液稀释至浓度为 1% 的溶液后缓慢滴注。②轻度妊娠高血压综合征：以 1.5～2g/h 的速度静脉滴注，一日 15g。③重度妊娠高血压综合征：参见"静脉注射"项下相关内容。④治疗先兆子痫和子痫：4g 硫酸镁加入 5% 葡萄糖注射液（或生理盐水）250ml 内，滴注速度不超过 4ml/min。也可参照静脉注射项相关内容。⑤早产：参见"静脉注射"项下相关内容。⑥防治低镁血症：将 2.5g 硫酸镁溶于 5% 葡萄糖注射液（或生理盐水）中，缓慢滴注 3 小时。⑦心律失常：参见"静脉注射"项下相关内容。⑧全静脉内营养：一日 0.03～0.06g/kg。

4）口服给药：①导泻：一次 5～20g，清晨空腹服用，同时饮 100～400ml 水，也可用水溶解后服用。②利胆：一次 2～5g，一日 3 次，饭前或两餐间服。也可配制成 33% 或 50% 的溶液服用。

镁主要经肾脏排泄，肾功能不全者应酌情减量。老年患者宜减量使用。

（2）儿童

1）肌内注射：用于抗惊厥，一次 0.02～0.04/kg，25% 溶液可作深层肌内注射。

2）静脉滴注：全静脉内营养，一日 0.03g/kg。

5. 不良反应

（1）静脉注射硫酸镁常引起潮红、出汗、口干等症状，快速静脉注射时可引起恶心、呕吐、心慌、头晕，个别出现眼球震颤，减慢注射速度症状可消失。

（2）肾功能不全，用药剂量大，可发生血镁积聚，血镁浓度达 5mmol/L 时，可出现肌肉兴奋性受抑制，感觉反应迟钝，膝腱反射消失，呼吸开始受抑制，血镁浓度达 6mmol/L 时可发生呼吸停止和心律失常、心脏传导阻滞，浓度进一步升高，可使心跳停止。

（3）连续使用硫酸镁可引起便秘，部分患者可出现麻痹性肠梗阻，停药后好转。

（4）极少数血钙降低，再现低钙血症。

（5）镁离子可自由透过胎盘，造成新生儿高血镁症，表现为肌张力低、吸吮力差、不活跃、哭声不响亮等，少数有呼吸抑制现象。

（6）少数孕妇出现肺水肿。

6. 禁忌

（1）对本品过敏者禁用本品注射液。

（2）严重心功能不全者（心脏传导阻滞、心肌损害等）禁用本品注射液。

（3）严重肾功能不全者（肌酐清除率低于 20ml/min）禁用本品注射液。

（4）肠道出血患者禁用本品导泻。

（5）经期妇女及孕妇禁用本品导泻。

（6）急腹症患者禁用本品导泻。

（7）哺乳期妇女禁用。

7. 注意事项

（1）与硫酸镁配伍禁忌的药物有硫酸多黏菌素 B、硫酸链霉素、葡萄糖酸钙、盐酸多巴酚丁胺、盐酸普鲁卡因、四环素、青霉素和萘夫西林。

（2）应用硫酸镁注射液前须查肾功能，如肾功能不全应慎用，用药量应减少。

（3）有心肌损害、心脏传导阻滞时应慎用或不用。

（4）每次用药前和用药过程中，定时做膝腱反射检查，测定呼吸次数，观察排尿量，抽血查血镁浓度值。出现膝腱反射明显减弱或消失，或呼吸次数每分钟少于 14～16 次，每小时尿量少于 25～30ml 或 24 小时少于 600ml，应及时停药。

（5）用药过程中突然出现胸闷、胸痛、呼吸急促，应及时听诊，必要时行胸部 X 线摄片检查，以便及早发现肺水肿。

（6）如出现急性镁中毒现象，可用钙剂静注解救，常用的为 10% 葡萄糖酸钙注射液 10ml 缓慢注射。

8. 药物相互作用

（1）本品与钙化醇合用易致高镁血症。

（2）保钾利尿药可增加血清、淋巴细胞和肌肉中的镁和钾，合用时易致高镁血症和高钾血症。

（3）保胎治疗时，本品与肾上腺素 β 受体激动药利托君同时使用，心血管不良反应增加。

（4）有与拉贝洛尔合用时发生明显的心动过缓，停用本品后症状能得到缓解的报道。

（5）本品可促进甲芬那酸的吸收。

（6）与活性炭配制口服吸附解毒剂，可减少毒物吸收并加速排泄。

（7）本品可与氯化钡形成不溶性无毒硫酸钡排出，可用于口服氯化钡中毒的治疗。

（8）本品可提高尿激酶的溶栓疗效，缩小梗死面积，减少并发症，并有益于缺血再灌注损伤的防治。

（9）与双氢吡啶类钙通道阻滞药（如硝苯地平、非洛地平等）合用，可导致降压作用和神经肌肉阻滞效应增强。

（10）本品可增强顺阿曲库铵的神经肌肉阻滞作用。

（11）本品可加强氯氮䓬、氯丙嗪的中枢抑制作用。

（12）与氨基糖苷类抗生素（如庆大霉素）合用可增加神经肌肉阻滞作用，应避免两者合用。如必须应用，应考虑到其相互影响可能导致呼吸抑制，并备好人工呼吸设施。

（13）已洋地黄化的患者应用本品时可发生严重的心脏传导阻滞甚至心脏停搏。

（14）本品可降低奎尼丁经肾的排泄，其机制可能与尿液碱化有关。

（15）与土霉素、加替沙星和诺氟沙星等合用，可形成不吸收性复合物，降低后者的吸收水平，使后者血药浓度降低。

（16）本品可使灰黄霉素吸收减少，血药浓度降低。

（17）本品可降低双香豆素、地高辛或异烟肼等药的作用。

（18）同时静脉注射钙剂，可拮抗本品对抗抽搐的疗效。

（19）本品可降低缩宫素刺激子宫作用。

9. 规格　注射用硫酸镁：2.5g。注射液：10ml：1g；10ml：2.5g；20ml：2g。葡萄糖注射液：100ml（硫酸镁 1g、葡萄糖 5g）；250ml（硫酸镁 2.5g、葡萄糖 12.5g）。结晶粉：500g。溶液：10ml：3.3g。

二、比沙可啶（Bisacodyl）

1. 其他名称　必洒可敌、鞣酸双醋苯啶、双吡甲胺、双醋苯啶、比沙可定、吡啶亚甲双酚酯、比沙可淀、变爽、通秘、便塞停。

2. 药理作用　本品为接触性缓泻药，通过与肠黏膜的直接接触，刺激其感觉神经末梢，引起肠反射性蠕动增加而导致排便。

3. 适应证

（1）用于急慢性便秘和习惯性便秘的治疗。

（2）用于腹部 X 线检查或内镜检查前清洁和排空肠道。

（3）用于手术前后清洁肠道。

4. 用法用量

（1）成人

1）口服给药：一次 5～10mg，一日 1 次。

2）直肠给药：一次 10mg，一日 1 次。

（2）儿童

1）口服给药：6 岁以上儿童剂量为成人的一半。

2）直肠给药：6～12 岁儿童一次 5mg，一日 1 次。

5. 不良反应

（1）偶可引起明显的腹部绞痛，停药后即消失。

（2）直肠给药有时有刺激性。

（3）有报道可引起过度腹泻。

6. 禁忌

（1）对本品过敏者禁用。

（2）急腹症（如阑尾炎、胃肠炎、直肠出血、肠梗阻等）患者（尤其是粪块阻塞所致）禁用。

（3）炎症性肠病患者禁用。

（4）严重水电解质紊乱者禁用。

（5）肛门破裂或痔疮溃疡患者禁用。

（6）孕妇禁用。

（7）6岁以下儿童禁用本品片剂。

7. 注意事项

（1）应避免将本品粉末吸入或与眼睛、皮肤黏膜接触。

（2）为避免对胃的刺激，服用本品片剂时应整片吞服，不得咀嚼或压碎。

（3）进食1小时内不能服用本品，服用本品前后2小时不得服牛奶或制酸药。

（4）不宜长期用药。长期用药可能引起结肠功能紊乱、电解质紊乱、对泻药的依赖性及结肠黑变病。

（5）用于儿童时应考虑到可能影响正常的排便反射功能。

8. 药物相互作用

（1）低血钾可诱发尖端扭转性心律失常，故不宜与可产生尖端扭转性心律失常药物合用，如抗心律失常药胺碘酮、溴苄胺、丙吡胺、奎尼丁类、索他洛尔等和非抗心律失常药阿司咪唑、苄普地尔、舒托必利、特非那定、长春胺等。

（2）由于低血钾可诱发洋地黄类药物的毒性作用，故本品与洋地黄类药物合用时，应监测血钾。

9. 规格　片剂：5mg；10mg。栓剂：5mg；10mg。泡腾散剂：5mg。

三、酚酞（Phenolphthalein）

1. 其他名称　非诺夫他林、酚夫、果导、酚酞。

2. 药理作用　主要作用于结肠，口服后在小肠碱性肠液的作用下慢慢分解，形成可溶性钠盐，从而刺激肠壁内神经丛，直接作用于肠平滑肌，使肠蠕动增加，同时又能抑制肠道内水分的吸收，使水和电解质在结肠蓄积，产生缓泻作用。其作用缓和，很少引起肠道痉挛。

3. 适应证

（1）用于治疗习惯性顽固性便秘。

（2）在结肠镜、直肠镜检查或X线检查时，用于清洁肠道。

4. 用法用量

（1）成人

1）口服给药：一次50～200mg，重症患者一次200mg，可根据患者的具体情况增减剂量。极量为一次500mg，一日1g。

2）直肠给药：本品栓剂，一次100mg，一日1～2次。

（2）儿童：口服给药，2～5岁儿童，一次15～20mg；6岁以上儿童，一次25～50mg。可根据患者的具体情况增减剂量。

5. 不良反应　由酚酞引起的过敏反应临床上罕见，偶能引起皮炎、药疹、瘙痒、灼痛及肠炎、出血倾向等。

6. 禁忌

（1）充血性心力衰竭患者。

（2）高血压患者。

（3）阑尾炎患者。

（4）直肠出血未明确诊断者。

（5）粪块阻塞、肠梗阻患者。

（6）心、肾功能不全者。

（7）婴儿。

（8）哺乳期妇女。

7. 注意事项

（1）酚酞可干扰酚磺酞排泄试验（PSP），使尿色变成品红或橘红色，同时酚磺酞排泄加快。

（2）长期应用可使血糖升高、血钾降低。

（3）长期应用可引起对药物的依赖性。

（4）幼儿应慎用。

8. 药物相互作用　与碳酸氢钠、氧化镁等碱性药物合用，可引起粪便变色。

9. 规格　片剂：50mg；100mg。栓剂：100mg。

四、甘油（Glycerol）

1. 其他名称　丙三醇。

2. 药理作用　甘油是一种天然生成的三价醇，具有以下三方面的作用：①软化、润滑大便，使易于排出。另外，甘油还可刺激直肠收缩，引起排便反射。②脱水：甘油溶液为强力高渗性溶液。静脉注射给药后，甘油可升高血浆渗透压，渗透作用使水从血管外流向血浆，故可降低颅内压。同样，甘油升高血浆渗透压也可引起眼内压降低。③吸湿作用：甘油外用能使局部组织软化，可用于湿润皮肤，增加皮肤柔韧性，防治手足皲裂。

3. 适应证

（1）栓剂用于便秘，尤其适用于小儿及年老体弱者便秘的治疗。

（2）注射液用于降低颅内压和眼压。

（3）外用可防治冬季皮肤干燥皲裂。

4. 用法用量

（1）成人

1）口服给药：降低眼压和颅内压：口服50%甘油溶液（含0.9%氯化钠），一次200ml，一日1次。必要时一日2次，但要间隔6～8小时。

2）直肠给药：用于便秘，使用栓剂，一次1粒（大号栓）塞入肛门，也可用50%甘油溶液灌肠。

3）外用：涂于皮肤表面或患处。

（2）儿童：直肠给药，用于便秘，使用栓剂，一次1粒（小号栓）塞入肛门。

5. 不良反应　口服有轻微不良反应，如头痛、咽部不适、口渴、恶心、呕吐、腹泻及血压轻微下降等，空腹服用较明显。本品高浓度（30%以上）静滴可引起溶血和血红蛋白尿，浓度不超过10%不会引起此种不良反应。

6. 禁忌

（1）糖尿病患者禁用。

（2）颅内活动性出血患者禁用。

（3）头痛、恶心、呕吐患者禁用。

7. 注意事项

（1）严禁同氧化剂配伍。

（2）可在溶液中加入柠檬汁或速溶咖啡以改善其口味；亦可加入碎冰块，用吸管吸食，以减轻恶心、呕吐等胃肠道症状。

（3）心、肝、肾病患者慎用。

8. 规格　栓剂：大号2.67g；小号1.33g。稀甘油：5ml；10ml。溶液：10%甘油生理盐水溶液；10%甘油葡萄糖溶液；10%甘油、10%甘露醇复方溶液；50%甘油溶液。

五、聚乙二醇4000（Macrogol 4000）

1. 其他名称　长松、福松、开噻特、秘通宝、润可隆、优塞乐。

2. 药理作用　大分子聚乙二醇4000是线性长链聚合物，通过氢键固定水分子，使水分保留在结肠内，增加粪便含水量并软化粪便，恢复粪便体积和重量至正常，促进排便的最终完成，从而改善便秘症状。

3. 适应证　用于便秘。

4. 用法用量　口服给药，一次10g，一日1~2次；或一日20g，一次顿服。将药物溶于水中后服用。亦可根据患者情况适当增减剂量。

5. 不良反应

（1）当大剂量服用时，有出现腹泻的可能，停药后24~48小时内即可消失，随后可减少剂量继续治疗。

（2）对肠功能紊乱患者，有出现腹痛的可能。

（3）罕有过敏性反应，如皮疹、荨麻疹和水肿。

6. 禁忌

（1）对本品过敏者禁用。

（2）炎症性肠病（如溃疡性结肠炎、克罗恩病）患者禁用。

（3）肠梗阻患者禁用。

（4）诊断未明确的腹痛患者禁用。

7. 注意事项

（1）本品既不含糖也不含多元醇，可以用于糖尿病或需要无乳糖饮食的患者。

（2）本品与其他药物需合用时，至少应间隔2小时以上。

（3）老人、高血压患者及心功能不佳的患者皆可使用本品。

8. 药物相互作用　尚不明确。

9. 规格　散剂：10g。

六、蓖麻油（Castor Oil）

1. 其他名称　药用蓖麻油、Oleum Ricini。

2. 药理作用　本品系刺激性缓泻药。口服后在小肠上部被脂肪水解酶水解成蓖麻油酸和甘油。蓖麻油酸可抑制水和电解质的吸收，并刺激小肠，增加蠕动而呈现导泻作用。

3. 适应证

（1）用于便秘。

（2）用于术前或诊断检查前清洁肠道。

（3）用于器械润滑。

4. 用法用量　口服给药，成人一次 10~20ml，总量不超过 60ml。小于 2 岁的婴儿，一次 1~5ml；2 岁以上，一次 5~15ml。

5. 不良反应　常见恶心、呕吐，可见短时便秘、腹痛、脱水、电解质失衡。

6. 禁忌　妇女及经期妇女。

7. 注意事项

（1）本品油剂宜早餐前加温后服用。

（2）本品乳剂冷冻后可增强药效，且应空腹服用。作为缓泻药时服后应喝下一整杯水。

（3）本品不宜用于清除肠道内脂溶性毒物，如磷、苯等。

（4）本品与果汁或碳酸饮料同服可增加无味蓖麻油的适口性。

8. 药物相互作用

（1）缓泻药与甘草合用可增加低钾血症发生的概率。

（2）缓泻药与左醋美沙朵合用可增加延长 QT 间期的风险。

（3）缓泻药与氟哌利多合用可增加心脏毒性（QT 间期延长、心脏停搏等）。

（4）本品能促进驱肠虫药在肠内的吸收，驱虫时忌用本品导泻。

第二节　止泻药

一、地芬诺酯（Diphenoxylate）

1. 其他名称　苯乙哌啶、氰苯哌酸乙酯、氰苯哌酯、苯乙派啶。

2. 药理作用　本品是人工合成的具有止泻作用的阿片生物碱，具有较弱的阿片样作用，无镇痛作用，现已代替阿片制剂成为应用广泛而有效的非特异性止泻药。对肠道作用类似吗啡，直接作用于肠平滑肌，通过抑制肠黏膜感受器，降低局部黏膜的蠕动反射，从而减弱肠蠕动。同时增加肠道节段性收缩，使肠内容物通过延迟，从而促进肠内水分的回收。

3. 适应证　适用于急慢性功能性腹泻及慢性肠炎等。

4. 用法用量　口服给药，成人一次 2.5~5mg，一日 2~4 次，腹泻得到控制时即应减少剂量。2~5 岁一次用溶液 4ml，一日 3 次；5~8 岁一次用溶液 4ml，一日 4 次；8~12 岁一次用溶液 4ml，一日 5 次。

5. 不良反应 偶见口干、恶心、呕吐、头晕、头痛、嗜睡、失眠、抑郁、烦躁、皮疹、腹胀、大肠扩张及肠梗阻等，减量或停药后即消失。儿童对本品比较敏感，可能出现呼吸抑制等不良反应。

6. 禁忌 2 岁以下儿童禁用。

7. 注意事项

（1）本品不能用作细菌性痢疾的基本治疗药物。可与抗菌药物合用于菌痢，以帮助控制腹泻症状。

（2）本品长期大量服用可产生欣快感，也可能出现药物依赖性。

（3）FDA 对本药的妊娠安全性分级为 C 级。

8. 药物相互作用

（1）本品可以增强巴比妥类、阿片类和其他中枢抑制药的作用。

（2）本品可以减慢肠蠕动，可影响其他药物的吸收，使呋喃妥因的吸收增加一倍。

9. 规格 复方地芬诺酯片：每片含盐酸地芬诺酯 1.5mg，硫酸阿托品 0.025mg。复方地芬诺酯溶液：每 5ml 含盐酸地芬诺酯 1.5mg，硫酸阿托品 0.025mg。

二、洛哌丁胺（Loperamide）

1. 其他名称 苯丁哌胺、氯苯哌酰胺、若卜那密得、氯哌拉米、洛哌胺、盐酸洛哌胺、易蒙停。

2. 药理作用 本品化学结构类似氟哌啶醇和哌替啶，但治疗量对中枢神经系统无任何作用。对肠道平滑肌的作用与阿片类相似。可抑制肠道平滑肌的收缩，减少肠蠕动。还可减少肠壁神经末梢释放乙酰胆碱，通过胆碱能和非胆碱能神经元局部的相互作用，直接抑制蠕动反射。本品可延长食物在小肠的停留时间，促进水、电解质及葡萄糖的吸收，抑制前列腺素、霍乱毒素和其他肠毒素引起的肠过度分泌。此外，本品还可增加肛门括约肌的张力，可抑制大便失禁或便急。

3. 适应证

（1）用于各种原因引起的非感染性急慢性腹泻的对症治疗（如溃疡性结肠炎、克罗恩病、非特异性结肠炎、肠易激综合征、短肠综合征等）。尤其适用于临床上其他止泻药效果不显著的慢性功能性腹泻。对胃、肠部分切除术后和甲状腺功能亢进引起的腹泻也有较好疗效。

（2）用于回肠造瘘术患者，可增加粪便稠度以减少排便次数和排便量。也可用于肛门直肠手术后的患者，以抑制大便失禁。

4. 用法用量

（1）成人：口服给药。①急性腹泻：初始剂量为一次 4mg，以后每次腹泻后口服 2mg，直到腹泻停止。一日总量不超过 16mg。如连服 5 日无效则停药。②慢性腹泻：初始剂量为一次 4mg，以后逐渐调整剂量至粪便正常，一日可服 2~12mg（显效后每日给予 4~8mg 维持）。

肝功能减退者用量应酌减。

（2）儿童：口服给药。急性腹泻：5~8 岁一次 2mg，一日 2 次；8~12 岁一次 2mg，一日 3 次。小儿一日极量为 6mg/20kg。

5. 不良反应 不良反应轻，可出现过敏如皮疹等，消化道症状如口干、腹胀、食欲不振、胃肠痉挛、恶心、呕吐、便秘，以及头晕、头痛、乏力等。

6. 禁忌

（1）对本品过敏者禁用。

（2）肠梗阻、胃肠胀气或便秘等患者禁用。

（3）严重脱水者禁用。

（4）溃疡性结肠炎的急性发作期患者禁用。

（5）假膜性肠炎患者禁用。

（6）5 岁以下儿童禁用。

（7）伴有高热和脓血便的急性菌痢患者禁用。

7. 注意事项

（1）对于伴有肠道感染的腹泻，必须同时应用有效的抗生素治疗。

（2）腹泻患者常发生水和电解质丧失，应适当补充水和电解质。

（3）用药过程中出现便秘或 48 小时仍无效者应停药。

（4）本品全部由肝脏代谢，肝功能障碍者，可导致体内药物相对过量，应注意中枢神经系统中毒反应。

（5）以下情况应慎用：①严重中毒性腹泻患者。②溃疡性结肠炎患者。③严重肝功能损害者。

（6）FDA 对本药的妊娠安全性分级为 B 级。

8. 药物相互作用 尚未发现本品与其他药物同时服用时有相互作用。

9. 规格 颗粒剂：1g：1mg。胶囊剂：1mg；2mg。溶液：1ml：0.2mg。

三、蒙脱石（Smectite）

1. 其他名称 必奇、封泻宁、复合硅铝酸盐、司迈特、思克特、思密达。

2. 药理作用 本品具有层纹状结构及非均匀性电荷分布，对消化道内的病毒、病菌及其产生的毒素有固定、抑制作用；对消化道黏膜有覆盖能力，并通过与黏液糖蛋白相互结合，从质和量两方面修复、提高黏膜屏障对攻击因子的防御功能。

3. 适应证

（1）用于急慢性腹泻，尤其对儿童急性腹泻治疗效果较好。

（2）用于胃食管反流、食管炎、胃炎和结肠炎。

（3）胃肠道疾病（如食管、胃、十二指肠、结肠疾病）所致疼痛的辅助治疗。

（4）肠易激综合征。

（5）肠道菌群失调。

4. 用法用量

（1）成人

1）口服给药：一次 3g，一日 3 次。用于慢性腹泻时，剂量酌减。

2）保留灌肠：结肠炎和肠易激综合征，一次 3～9g，倒入 50～100ml 温水中充分稀释，一日 1～3 次。

（2）儿童：口服给药。1岁以下，一日3g，分3次服用；1～2岁，一日3～6g，分3次服用；2岁以上，一日6～9g，分3次服用。

5. 不良反应　偶见便秘，大便干结。

6. 注意事项

（1）将本品倒入50ml温水中充分稀释，摇匀服用。

（2）服用时间：①胃炎、结肠炎、肠易激综合征患者宜餐前服用。②腹泻患者宜两餐间服用。③胃食管反流、食管炎患者宜餐后服用。

（3）治疗急性腹泻，应注意纠正脱水。

（4）除相互作用中提及的药物外，当本品与其他药物合用时，应在服用本品前1小时服用其他药物。

7. 药物相互作用

（1）与诺氟沙星合用可提高对致病性细菌感染的疗效。

（2）本品可减轻红霉素的胃肠道反应，提高红霉素的疗效。

（3）本品不影响地高辛、阿司匹林、保泰松、氨苄西林及诺氟沙星等药物的生物利用度。

8. 规格　散剂：3g。

四、消旋卡多曲（Racecadotril）

1. 其他名称　杜拉宝。

2. 药理作用　消旋卡多曲是脑啡肽酶抑制剂。脑啡肽酶可降解脑啡肽，本品可选择性、可逆性的抑制脑啡肽酶，从而保护内源性脑啡肽免受降解，延长消化道内源性脑啡肽的生理活性，减少水和电解质的过度分泌。口服消旋卡多曲作用于外周脑啡肽酶，不影响中枢神经系统的脑啡肽酶活性，且对胃肠道蠕动和肠道基础分泌无明显影响。

3. 适应证　作为口服补液或静脉补液的辅助治疗，用于1月以上婴儿和儿童的急性腹泻。

4. 用法用量　口服，每日3次，每次按体重服用1.5mg/kg。单日总剂量不超过6mg/kg。连续服用不得超过7天。必要时给予口服补液或静脉补液。

婴儿服用剂量：1～9月龄（体重＜9kg），每次10mg，每日3次；9～30月龄（体重9～13kg），每次20mg，每日3次。

5. 不良反应　偶见嗜睡、皮疹、便秘、恶心和腹痛等。

6. 禁忌

（1）肝肾功能不全者禁用。

（2）不能摄入果糖，对葡萄糖或半乳糖吸收不良，缺少蔗糖酶、麦芽糖酶的患者禁用。

（3）对消旋卡多曲过敏的患者禁用。

7. 注意事项

（1）连续服用本品5天后，腹泻症状仍持续者应采用其他治疗方案。

（2）本品可以和食物、水或母乳一起服用，注意溶解混合均匀。

（3）本品请勿一次服用双倍剂量。

8. 药物相互作用

（1）红霉素、酮康唑等 CYP3A4 抑制剂可能减少消旋卡多曲的代谢，增加毒性。

（2）利福平等 CYP3A4 诱导剂可能降低消旋卡多曲的抗腹泻作用。

9. 规格　颗粒剂：10mg。口腔崩解片：6mg。

第二十一章 胃肠解痉药与助消化药

第一节 胃肠解痉药

一、东莨菪碱（Scopolamine）

1. 其他名称 东莨菪胺、亥俄辛、金玛特、可弥特、使保定。

2. 药理作用 本品为外周作用较强的抗胆碱药，阻断 M 胆碱受体。本品的外周作用较阿托品强而维持时间短，对呼吸中枢具兴奋作用，对相应皮质具抑制作用，能抑制腺体分泌，解除毛细血管痉挛，改善微循环，扩张支气管，解除平滑肌痉挛。

3. 适应证

（1）用于全身麻醉前给药、晕动病、震颤麻痹、狂躁性精神病、有机磷农药中毒等。

（2）用于抢救极重型流行性乙型脑炎呼吸衰竭（常伴有剧烈频繁的抽搐）。

（3）眼部用药主要用于对阿托品过敏或仅需较短时间麻痹睫状肌的患者。

4. 用法用量

（1）口服给药：每次 0.2～0.6mg，每日 0.6～1mg；极量：每次 0.6mg，每日 2mg。

（2）皮下注射：每次 0.2～0.5mg；极量：每次 0.5mg，每日 1.5mg。

（3）静脉滴注：抢救乙型脑炎呼吸衰竭：用 10% 葡萄糖注射液 30ml 稀释后静脉滴注，常用量为 0.02～0.04mg/kg，用药间歇时间一般为 20～30 分钟，用药总量最大达 6.3mg。

（4）静脉注射：抢救乙型脑炎呼吸衰竭：以 1ml 含药 0.3mg 的注射液直接静脉注射，常用量为 0.02～0.04mg/kg，用药间歇时间一般为 20～30 分钟，用药总量最大达 6.3mg。

（5）经眼给药：0.5% 滴眼液滴眼，次数酌情增减。

5. 不良反应

（1）心血管系统：心动过速是常见的不良反应，尤其用量较大时。还有引起低血压的报道。

（2）中枢神经系统：大剂量使用时，可引起眩晕、坐立不安、震颤、疲乏和运动困难。经皮肤给药也可引起嗜睡、坐立不安、记忆障碍、幻觉。儿童出现定向力障碍、易激惹、幻觉和震颤的概率比成人高。有引起昏迷、高热、惊厥的报道。还有经皮肤给药后导致精神病的报道。

（3）消化系统：口干是最常见的不良反应，还可发生便秘。

（4）泌尿生殖系统：可引起排尿困难和尿潴留，老年患者尤应注意。

（5）眼：长时间用眼部制剂可引起局部刺激，即结膜炎、血管充血、水肿和湿疹性皮炎。此外，也可发生幻视。本品有散瞳作用，可引起视物模糊和畏光。较大剂量时，还可发生睫状体麻痹。经皮肤给药可发生眼睛干涩、发红或瘙痒，还可导致急性闭角型青光眼。有引起瞳孔大小不等及内斜视的报道。

（6）皮肤：皮肤贴片外用可引起皮疹、红斑、接触性皮炎等。

（7）戒断症状：某些患者停用东莨菪碱皮肤贴片后出现戒断症状，包括眩晕、恶心、呕吐、头痛和平衡障碍。用药超过3日者，这些戒断症状较常见。

6. 禁忌

（1）对本品有过敏史者禁用。

（2）青光眼患者禁用。

（3）前列腺肥大者禁用。

7. 注意事项

（1）为避免经眼给药时引起全身吸收，可在滴眼后用手指在泪囊上加压2~3分钟。

（2）用药前应估计前房深度，避免诱发闭角型青光眼。

（3）用于眼科时，本品的毒性反应发生率较其他抗胆碱药高，故不宜作为首选药物。

（4）用药期间避免驾驶或从事有危险的活动。

（5）以下情况应慎用：①儿童和老年患者。②充血性心力衰竭、冠心病、高血压、心动过速患者。③甲状腺功能亢进患者。④回肠造口术后或结肠造口术后。⑤轻度肝脏或肾脏疾病。

（6）FDA对本药的妊娠安全性分级为C级。

8. 药物相互作用

（1）普鲁卡因胺与本品同用，可能对房室结传导产生相加的抗迷走神经作用。

（2）对于晕动病，预防性用药效果好，与苯海拉明合用可增加疗效。

（3）本品与西沙必利同用时，会抵消西沙必利的胃肠动力作用，使西沙必利失效。

9. 规格　片剂：0.2mg；0.3mg。注射液：1ml：0.3mg；1ml：0.5mg。滴眼液：0.5%。眼膏：0.15%；0.5%；1%。贴片：每贴含1.5mg。

二、山莨菪碱（Anisodamine）

1. 其他名称　京通泰、氢溴酸山莨菪碱、盐酸山莨菪碱。

2. 药理作用　本品是我国从茄科植物山莨菪中分离出的生物碱，现临床常用制剂为人工合成的山莨菪碱氢溴酸盐。本品是作用于M胆碱受体的抗胆碱药，有明显外周抗胆碱作用，作用与阿托品相似或稍弱，能松弛平滑肌，解除微血管痉挛，故有镇痛和改善微循环作用。其扩瞳和抑制腺体分泌的作用是阿托品的1/20~1/100因不能通过血脑屏障，故中枢作用较弱。与阿托品相比，具有选择性较高、毒副作用较低的优点。

3. 适应证

（1）用于缓解胃肠道、胆管、胰管、输尿管等痉挛引起的绞痛。

（2）用于感染中毒性休克（如暴发型流行性脑脊髓膜炎、中毒性痢疾等）。

（3）用于血管痉挛和栓塞引起的循环障碍（如脑血栓、脑栓塞、脑血管痉挛、血管神经性头痛、血栓闭塞性脉管炎等）。

（4）用于抢救有机磷农药中毒。

（5）用于各种神经痛（如三叉神经痛、坐骨神经痛等）。

（6）用于眩晕症。

（7）用于眼底疾病（如中心性视网膜炎、视网膜色素变性、视网膜动脉血栓等）。

（8）用于突发性耳聋。

4. 用法用量

（1）成人

1）口服给药：①一般用法：一次 5～10mg，一日 3 次。②胃肠道痉挛绞痛：服用本品氢溴酸盐，一次 5mg，疼痛时服，必要时 4 小时后可重复 1 次。

2）肌内注射：①一般慢性疾病：一次 5～10mg，一日 1～2 次，可连用 1 个月以上。②严重三叉神经痛：必要时可加大剂量至一次 5～20mg。

3）静脉注射：①抢救感染中毒性休克：根据病情决定剂量。一次 10～40mg，需要时每隔 10～30 分钟重复给药，随病情好转逐渐延长给药间隔时间，直至停药。如病情无好转可加量。②血栓闭塞性脉管炎：一次 10～15mg，一日 1 次。

4）静脉滴注：治疗脑血栓，一日 30～40mg，加入 5% 葡萄糖注射液中滴注。

（2）儿童：静脉注射用于抢救感染中毒性休克，一次 0.3～2mg/kg。其余参见成人"静脉注射"项下内容。

5. 不良反应

（1）常见口干、面红、轻度扩瞳、视近物模糊等。

（2）少见有心率加快及排尿困难，多在 1～3 小时消失，长期应用无蓄积中毒。

（3）用量过大时可出现阿托品样中毒症状。

6. 禁忌

（1）对本品过敏者。

（2）颅内压增高者。

（3）出血性疾病（如脑出血急性期等）患者。

（4）青光眼患者。

（5）前列腺增生者。

（6）尿潴留者。

（7）哺乳期妇女。

7. 注意事项

（1）本品不宜与地西泮在同一注射器中应用，为配伍禁忌。

（2）皮肤或黏膜局部使用本品，无刺激性。

（3）本品可延长胃排空时间，故能增加很多药物的吸收率，使发生不良反应的危险性增加。

（4）治疗感染性休克时，在应用本品的同时，其他治疗措施（如与抗菌药合用）不能减少。

（5）若口干明显时可口含酸梅或维生素 C 缓解。静脉滴注过程中，若排尿困难，可肌内注射新斯的明 0.5～1mg 或氢溴酸加兰他敏 2.5～5mg 以解除症状。

（6）以下情况应慎用：①严重心力衰竭者。②心律失常患者。③严重肺功能不全者。

8. 药物相互作用

（1）盐酸哌替啶与本品合用可增强抗胆碱作用。

（2）维生素 K 与本品合用治疗黄疸型肝炎，在降低氨基转移酶、消退黄疸方面优于常规治疗。

（3）本品可拮抗西沙必利对胃肠道的动力作用。

（4）因为本品阻断 M 受体，减少唾液分泌，可使舌下含化的硝酸甘油、戊四硝酯、硝酸异山梨酯的崩解减慢，从而影响吸收，作用减弱。

（5）与甲氧氯普胺、多潘立酮等合用，各自的效用降低。

（6）本品可拮抗去甲肾上腺素所致的血管痉挛。

（7）本品可拮抗毛果芸香碱的促分泌作用，但抑制强度低于阿托品。

（8）本品可减少抗结核药的肝损害。

9. 规格　片剂：5mg；10mg。注射液：1ml：5mg；1ml：10mg；1ml：20mg。氢溴酸山莨菪碱片：5mg。氢溴酸山莨菪碱注射液：5mg。

三、阿托品（Atropine）

1. 其他名称　迪善、颠茄碱。

2. 药理作用　本品为抗 M 胆碱受体药，具有松弛内脏平滑肌的作用，从而解除平滑肌痉挛，缓解或消除胃肠平滑肌痉挛所致的绞痛，对膀胱逼尿肌、胆管、输尿管、支气管都有解痉作用，但对子宫平滑肌的影响较少。虽然可透过胎盘屏障，但对胎儿无明显影响，也不抑制新生儿呼吸。治疗剂量时，对正常活动的平滑肌影响较小，但对过度活动或痉挛的内脏平滑肌则有显著的解痉作用。大剂量可抑制胃酸分泌，但对胃酸浓度、胃蛋白酶和黏液的分泌影响很小。随用药剂量增加可依次出现如下反应：腺体分泌减少、瞳孔扩大和调节麻痹、心率加快、膀胱和胃肠道平滑肌的兴奋性降低、胃液分泌抑制；中毒剂量则出现中枢症状。本品对心脏、肠和支气管平滑肌的作用比其他颠茄生物碱更强、更持久。麻醉前用药可减少麻醉过程中支气管黏液分泌，预防术后引起肺炎，并可消除吗啡对呼吸的抑制。经眼给药时，可阻断眼部 M 胆碱受体，从而使瞳孔括约肌和睫状肌松弛，形成扩瞳。

3. 适应证

（1）用于多种内脏绞痛：对胃肠绞痛、膀胱刺激症状（如尿频、尿急等）疗效较好，但对胆绞痛或肾绞痛疗效较差。

（2）用于迷走神经过度兴奋所致的窦房传导阻滞、房室传导阻滞等缓慢性心律失常，也可用于继发于窦房结功能低下而出现的室性异位节律。

（3）用于抗休克：①改善微循环，治疗严重心动过缓、晕厥合并颈动脉窦反射亢进以及Ⅰ度房室传导阻滞。②治疗革兰阴性杆菌引起的感染中毒性休克（中毒性痢疾休克、肺炎休克等）。

（4）作为解毒剂，可用于锑剂中毒引起的阿－斯综合征、有机磷农药中毒、氨基甲酸酯类农药中毒、急性毒蕈碱中毒、乌头中毒、钙通道阻滞药过量引起的心动过缓。

（5）用于麻醉前以抑制腺体分泌，特别是呼吸道黏液分泌。

（6）可减轻帕金森病患者的强直及震颤症状，并能控制其流涎及出汗过多。

（7）眼用制剂可用于：①葡萄膜炎（包括虹膜睫状体炎）。②检查眼底前、儿童验光配镜屈光度检查前及白内障手术前后的散瞳。③弱视和斜视的压抑疗法。

4. 用法用量

（1）成人

1）口服给药：一次 0.3~0.6mg，一日 3 次。极量：一次 1mg，一日 3 次。

2）静脉注射：①一般情况：一次 0.3~0.5mg，一日 0.5~3mg。一次用药的极量为 2mg。②抗休克：一次 1~2mg，或 0.02~0.05mg/kg，用 50% 葡萄糖注射液稀释后于 5~10 分钟注射，每 15~30 分钟 1 次，2~3 次后如情况未好转可逐渐增加用量，直到患者面色潮红、四肢温暖、瞳孔中度散大，收缩压在 10kPa（75mmHg）以上时，逐渐减量至停药。③抗心律失常：一次 0.5~1mg，按需可每 1~2 小时 1 次，最大用量为 2mg。④解毒：锑剂引起的阿－斯综合征：一次 1~2mg，15~30 分钟后再注射 1mg，如患者未再发作，按需每 3~4 小时皮下或肌内注射 1mg。有机磷农药中毒：一次 1~2mg（严重有机磷农药中毒时可加大 5~10 倍），每 10~20 分钟重复 1 次，至发绀消失，继续用药至病情稳定后用维持量，有时需连用 2~3 日。

3）静脉滴注：抗休克改善微循环：一次 0.02~0.05mg/kg，用葡萄糖注射液稀释后滴注。

4）肌内注射：①一般情况：参见"静脉注射"项下相关内容。②麻醉前用药：术前 0.5~1 小时给予，单次 0.5mg。③解毒：锑剂引起的阿－斯综合征：参见"静脉注射"项下相关内容。有机磷农药中毒：参见"静脉注射"项下相关内容。乌头中毒及钙通道阻滞药过量中毒：一次 0.5~1mg，每 1~4 小时 1 次，至中毒症状缓解。

5）皮下注射：①一般情况：参见"静脉注射"项下相关内容。②缓解内脏绞痛：一次 0.5mg。③麻醉前用药：单次 0.5mg。④解毒：参见"静脉注射"项下相关内容。

6）经眼给药：①眼用凝胶：滴入结膜囊，一次 1 滴，一日 3 次。②滴眼液：滴入结膜囊，一次 1 滴，一日 1~2 次。③眼膏：用细玻璃棒涂少许在下穹隆，一日 1~2 次。

（2）儿童

1）口服给药：一次 0.01mg/kg，每 4~6 小时 1 次。

2）静脉注射：①抗心律失常：一次 0.01~0.03mg/kg。②抗休克：改善微循环：一次 0.03~0.05mg/kg。抢救感染中毒性休克：一次 0.03~0.05mg/kg，每 15~30 分钟 1 次，2~3 次后如情况未好转可逐渐增加用量，至情况好转后即减量或停药。

3）皮下注射：麻醉前用药：体重 3kg 以下，单次 0.1mg；7~9kg，单次 0.2mg；12~16kg，单次 0.3mg；20~27kg，单次 0.4mg；32kg 以上，单次 0.5mg。

4）经眼给药：①滴眼液：验光，检查前 1~3 日给予，一次 1 滴，一日 2 次。②眼膏：葡萄膜炎：用细玻璃棒涂少许在下穹隆，一日 1~3 次。验光：检查前 1~3 日给予，用细玻璃棒涂少许在下穹隆，一日 3 次。

5. 不良反应

（1）常见便秘、出汗减少（排汗受阻可致高热）、口鼻咽喉干燥、视物模糊、皮肤潮红、排尿困难（尤其是老年患者有发生急性尿潴留的危险）、胃肠动力低下、胃－食管反流。

（2）少见眼压升高、过敏性皮疹或疱疹。

（3）眼部用药后可出现皮肤黏膜干燥发热、面部潮红、心动过速、视物模糊、短暂的眼部烧灼感和刺痛、畏光、眼睑肿胀等，少数患者眼睑出现瘙痒、红肿、结膜充血等过敏反应。

6. 禁忌

（1）对本品或其他抗胆碱药过敏者。

（2）青光眼患者。

（3）前列腺增生患者。

（4）高热患者。

（5）急性五氯酚钠中毒者。

7. 注意事项

（1）20 岁以上患者存在潜隐性青光眼时，使用本品有诱发的危险。

（2）本品对正常眼压无明显影响，但对眼压异常或闭角、浅前房眼患者，应用后可使眼压明显升高而有激发青光眼急性发作的危险。角膜穿孔或有穿孔倾向的角膜溃疡患者慎用本品眼用制剂。

（3）前列腺增生引起的尿路感染（膀胱张力减低）及尿路阻塞性疾病的患者，使用本品后可导致完全性尿潴留。

（4）本品静脉注射宜缓慢。小量反复多次给药，虽可提高对部分不良反应的耐受，但同时疗效也随之减弱。

（5）由于用本品治疗儿童屈光不正时可出现毒性反应，故儿童用药宜选用眼膏，或浓度较低的滴眼液（如选 0.5% 的溶液而不用 1% 的溶液），以减少全身性吸收。用药后立即将过多的药液或药膏拭去。滴眼时压迫泪囊部以防吸收中毒。

（6）本品用于验光时因其作用持续过长，扩瞳可维持 1~2 周，调节麻痹也可维持 2~3 日，故现已被作用持续时间较短的合成代用品取代。只有儿童验光配眼镜时仍用，因儿童的睫状肌调节功能较强，须发挥充分的调节麻痹作用。

（7）本品用于幼儿、先天愚型患者、脑损害或痉挛状态患者时，应经常按需调整用量。

（8）用于缓慢性心律失常时，需谨慎调整本品剂量。剂量过大则引起心率加快，增加心肌耗氧量，并有引起室颤的危险。

（9）用药后可出现视物模糊（尤其是看近物体时），此时应避免驾驶、操作机器和进行其他任何有危险的活动。

（10）使用眼用制剂后瞳孔散大畏光，可在阳光和强烈灯光下戴太阳眼镜。

（11）本品长期滴眼引起局部过敏反应时，应立即停药，改用后马托品或东莨菪碱等。

（12）一般情况下，本品口服极量为一次 1mg；皮下或静脉注射极量为一次 2mg。用于抢救感染性中毒性休克、治疗锑引起的阿-斯综合征和有机磷农药中毒时，往往需用至接近中毒的大剂量，使之达到有效阿托品化，此时即出现瞳孔中度散大、面颊潮红、口干、心率加快、轻度不安等症状，此为正常的治疗反应。治疗有机磷农药中毒所需阿托品化剂量、维持量及总量与毒物种类、中毒程度、染毒途径、急救时机、合用的胆碱酯酶复活药、并发症、年龄及个体差异有关，用药期间须密切观察病情变化，及时调整剂量。

（13）治疗有机磷农药中毒时初量宜大，2~10mg 静脉小壶给入，每隔 10~20 分钟 1 次。出现阿托品化现象时（即上述轻度阿托品中毒表现）即减量维持，不可突然停药，以免症状反跳。

（14）FDA 对本药的妊娠安全性分级为 C 级。

8. 药物相互作用

（1）与异烟肼合用，本品的抗胆碱作用增强。

（2）与盐酸哌替啶合用，有协同解痉和止痛作用。

（3）与奎尼丁合用，可增强本品对迷走神经的抑制作用。

（4）胆碱酯酶复活药（碘解磷定、氯解磷定等）与本品有互补作用，合用时可减少本品用量和不良反应，增强治疗有机磷农药中毒的疗效。

（5）抗组胺药可增强本品的外周和中枢效应，也可加重口干或一过性声音嘶哑、尿潴留及眼压增高等不良反应。

（6）氯丙嗪可增强本品致口干、视物模糊、尿潴留及促发青光眼等不良反应。

（7）与金刚烷胺、吩噻嗪类药、扑米酮、普鲁卡因胺、三环类抗抑郁药合用，可增强本品的不良反应。

（8）与碱化尿液的药物（包括含镁或钙的制酸药、碳酸酐酶抑制药、碳酸氢钠、枸橼酸盐等）合用时，本品排泄延迟，作用时间和（或）毒性增加。

（9）与单胺氧化酶抑制药（包括呋喃唑酮、丙卡巴肼等）合用时，可发生兴奋、震颤或心悸等不良反应，必须合用时本品应减量。

（10）本品可增加地高辛、维生素 B_2、镁离子的吸收。本品中毒忌用硫酸镁导泻。

（11）本品可加重胺碘酮所致心动过缓。

（12）普萘洛尔可拮抗本品所致心动过速。

（13）地西泮、苯巴比妥钠可拮抗本品的中枢兴奋作用。

（14）含重金属离子的药物与本品合用易产生沉淀或变色反应，从而减弱药效。

（15）本品可拮抗丹参、人参的降压作用，且可部分拮抗罗布麻的降压作用。

（16）本品可解除槟榔中毒所致的毒蕈碱反应。

（17）本品可抑制麻黄的升压和发汗作用。

（18）本品可拮抗巴豆致肠痉挛的作用。

（19）本品可缓解大黄致腹痛和腹泻的作用。

（20）本品可使左旋多巴吸收量减少。

（21）在使用本品的情况下，舌下含化硝酸甘油、戊四硝酯、硝酸异山梨酯的作用可减弱。因本品阻断了 M 受体，减少唾液分泌，使舌下含化的硝酸甘油等崩解减慢，从而影响其吸收。

（22）甲氧氯普胺对食管下端括约肌的影响与本品相反，本品可逆转甲氧氯普胺引起的食管下端张力升高；反之，甲氧氯普胺可逆转本品引起的食管下端张力降低。

（23）抗酸药能干扰本品的吸收，故两者合用时宜分开服用。

9. 规格　片剂：0.3mg。注射液：1ml：0.5mg；1ml：1mg；1ml：2mg；1ml：5mg；2ml：1mg；2ml：5mg；2ml：10mg；2ml：20mg。滴眼液：10ml：50mg；10ml：100mg。眼膏：0.5%；1%；2%；3%。眼用凝胶：5g：50mg。

四、匹维溴铵（Pinaverium Bromide）

1. 其他名称　吡喹利乌、溴藜蒎吗啉。

2. 药理作用　匹维溴铵是作用于胃肠道的解痉剂，它是一种钙离子通道拮抗剂，通过抑制钙离子流入肠道平滑肌细胞发挥作用。动物实验中观察到，匹维溴铵可以直接或间接地减低致敏性传入的刺激作用。匹维溴铵没有抗胆碱能作用，也没有对心血管系统的副作用。

3. 适应证

（1）用于肠易激综合征相关症状（如腹痛、排便紊乱和肠道不适）的对症治疗。

（2）用于与胆道功能障碍有关的疼痛及胆囊运动障碍。

（3）用于钡剂灌肠前准备。

4. 用法用量　口服给药。

（1）一般剂量：一次 50mg，一日 3 次，进餐时服用。必要时，一次剂量可达 100mg，一日可达 300mg。

（2）用于钡灌肠准备时：检查前 3 日起一次 100mg，一日 2 次，在检查当日清晨再口服 100mg。

5. 不良反应　本药耐受性良好，少数患者有腹部不适、腹痛、腹泻或便秘，偶见皮疹或瘙痒。

6. 禁忌　孕妇及儿童禁用。

7. 注意事项

（1）本品应整片吞服，切勿掰碎、咀嚼或含化药片，同时宜进餐时服用，不宜睡前吞服。

（2）本品无明显的抗胆碱能不良反应，故可用于前列腺增生、尿潴留和青光眼患者的肠易激综合征。

8. 药物相互作用　体外研究表明，本品对氯化钡、乙酰胆碱、去甲肾上腺素和卡巴胆碱引起的平滑肌收缩有剂量依赖性的抑制作用。

9. 规格　片剂：50mg。

五、奥替溴铵（Otilonlum Bromide）

1. 其他名称　施巴敏、斯巴敏、屋替罗龙。

2. 药理作用　本品系胃肠解痉药，对于消化道平滑肌具有选择性和强烈的解痉挛作用，因此适用于所有的运动功能亢进、不同原因和不同部位以及由于平滑肌纤维病理性萎缩引起的痉挛反应。

3. 适应证　用于肠易激综合征、胃肠痉挛性疼痛。

4. 用法用量　口服，一次 40mg，一日 2 ~ 3 次。

5. 不良反应　临床剂量下尚未发现不良反应。

6. 禁忌　对本品过敏者禁用。

7. 注意事项　以下情况应慎用：①青光眼患者。②前列腺增生者。③幽门狭窄患者。

8. 药物相互作用　尚不明确。

9. 规格　片剂：40mg。

六、美贝维林（Mebeverine）

1. 其他名称　杜适林、麦皮凡林、Duopatdin。

2. 药理作用　本品是一亲肌性解痉药，直接作用于胃肠道平滑肌解除痉挛症状，同时不影响正常肠运动。该作用不通过自主神经系统，因此，无抗胆碱作用，因而本品也适用于前列腺肥大和青光眼患者。

3. 适应证　对症治疗由肠易激综合征引起的腹痛痉挛、肠功能紊乱和肠部不适，治疗由于器质性疾病继发引起的肠痉挛。

4. 用法用量

（1）成人口服：片剂，每次 135mg，每日 3 次；混悬液，每次 150mg，每日 3 次。

（2）儿童口服：10 岁以上同成人；9~10 岁者，混悬液每次 100mg，每日 3 次；4~8 岁者，混悬液每次 50mg，每日 3 次；3 岁者，混悬液每次 25mg，每日 3 次。

5. 不良反应　偶有过敏反应的报道，主要表现为皮疹和荨麻疹。

6. 禁忌

（1）对本品过敏者禁用。

（2）肠梗阻患者禁用。

（3）粪便嵌塞和结肠弛缓（如老年巨结肠症）患者禁用。

（4）严重肝功能不全者禁用。

7. 注意事项

（1）片剂宜于餐前 20 分钟服用，并应整片吞服，勿咀嚼。

（2）应注意对驾驶及操作机械者精神运动能力的影响。

（3）轻中度肝肾功能不全者慎用。囊性纤维化者及心脏疾病患者慎用。

（4）动物实验未显示胚胎毒性，尚无孕妇用药安全性资料，孕妇慎用。

（5）本品混悬液中含有苯甲酸，故勿接触眼、皮肤及其他黏膜。

（6）药物过量可引起中枢神经系统应激反应，无特异性解救药，建议洗胃及对症处理。

8. 规格　片剂：135mg。

七、曲美布汀（Trimebutine）

1. 其他名称　三甲氧苯丁氨酯、马来酸曲美布丁、马来酸三甲氧苯丁氯酯、舒丽启能、双迪。

2. 药理作用　本品为不同于胆碱能药物和抗多巴胺类药物的胃肠道功能调节药，具有对胃肠道平滑肌的双向调节作用。在胃肠道功能低下时，本品能作用于肾上腺素能受体，抑制去甲肾上腺素释放，从而增加运动节律；而在胃肠道功能亢进时，本品主要作用于 K 受体，从而改善运动亢进状态。其作用特点如下：

（1）对消化道运动的作用：①胃运动调节作用：当给切断胸部迷走神经的麻醉犬静脉注射 3mg/kg 后，可使胃的不规则运动趋于规律化。胃幽门部运动功能亢进时使其受抑制，运动功能低下时使其活动增强。②对消化系统推进性运动诱发作用：对人空肠内用药 4~6mg/kg 后发现，本品可诱发成人消化系统生理性消化道推进运动。③对胃排空功能的改善：本品不但可使胃排空功能的减弱得到改善，还可使胃排空功能亢进得到抑制。④肠运动调节作用：离体豚鼠结肠标本的实验证实，10^{-5}g/ml 本品对肌肉紧张度有调节作用，当其紧张度低下（低负荷时）时，本品可使其增强，当其紧张度亢进（高负荷时）时，本品可使其减弱。此外，300mg 本品可抑制肠易激综合征的心理劳累负荷引起的大肠运动亢进；对于新斯的明负荷引起的运动亢进患者，静脉给药 50mg 后，可使回肠、上行结肠、S 状结肠运动减至负荷前水平。⑤食管下端括约压（LESP）的调节作用：对麻醉犬的食管下端括约压实验证实，静脉给予本品 0.6mg/kg 能降低四肽促胃泌素负荷引起的内压上升，同时也能使肠促胰液素引起的内压降低得到回升。⑥对消化道平滑肌的直接作用：应用阿托品、酚妥拉明、心得安及河豚毒素后，本品仍能直接作用于胃平滑肌。对乙酰胆碱引起的豚鼠离体回肠的作用，本品可产生非竞争性抑制作用。

（2）末梢性镇吐作用：对犬的实验发现，尽管本品对阿扑吗啡诱发的呕吐抑制作用较弱，但对因硫酸铜诱发的呕吐，在静脉注射 3mg/kg 或口服 60mg/kg 后，可以明显延长诱发呕吐所需时间。

3. 适应证

（1）用于胃肠运动功能紊乱引起的食欲缺乏、恶心、呕吐、嗳气、腹胀、腹鸣、腹痛、腹泻、便秘等症状的改善。

（2）用于肠易激综合征。

4. 用法用量　口服给药。

（1）慢性胃炎：一次 0.1g，一日 3 次。可根据年龄、症状适当增减。

（2）肠道易激惹综合征：一次 0.1~0.2g，一日 3 次。

老年人宜减量给药。

5. 不良反应　偶有口渴、口内麻木、心动过速、困倦、眩晕、头痛、皮疹、丙氨酸氨基转移酶及门冬氨酸氨基转移酶升高等。

6. 禁忌　对本品过敏者禁用。

7. 注意事项

（1）出现皮疹患者应停药观察。

（2）孕妇、哺乳期妇女及儿童慎用。

8. 药物相互作用

（1）与普鲁卡因胺合用可对窦房结传导产生相加性的抗迷走神经作用。两者合用时，应监测心率和心电图。

（2）与西沙必利合用可发生药理拮抗作用，减弱西沙必利的胃肠蠕动作用。

9. 规格　片剂：0.1g；0.2g。胶囊剂：0.1g。

八、屈他维林（Drotaverine）

1. 其他名称　羟戊丁氨酯、诺仕帕、定痉灵、氢喹维林、氢乙罂粟碱。

2. 药理作用　本品为异喹啉类衍生物，是直接作用于平滑肌细胞的亲肌性解痉药。它通过抑制磷酸二酯酶，增加细胞内环磷酸腺苷的水平，抑制肌球蛋白轻链肌酶，使平滑肌舒张，从而解除痉挛，其作用不影响自主神经系统。

3. 适应证

（1）用于胃肠道平滑肌痉挛、肠易激综合征等，也用于减轻痢疾患者的里急后重症状。

（2）用于胆绞痛和胆道痉挛、胆囊炎、胆囊结石、胆道炎等。

（3）用于肾绞痛和泌尿道痉挛、肾结石、输尿管结石、肾盂肾炎、膀胱炎。

（4）用于子宫痉挛、痛经、先兆流产、子宫强直。

（5）用于冠状动脉功能不全、闭塞性动脉内膜炎、心绞痛。

4. 用法用量

（1）成人：①口服给药：一次 40~80mg，一日 120~240mg。②皮下注射：一次 40~

80mg，一日 3 次。③肌内注射：同皮下注射。④静脉注射：用于急性结石绞痛，可用 40 ~ 80mg（以葡萄糖注射液稀释）缓慢给药。

（2）儿童：口服给药。1 ~ 6 岁：一次 20 ~ 40mg，一日 80 ~ 120mg。6 岁以上：一次 40mg，一日 80 ~ 200mg。

5. 不良反应　偶有头晕、恶心。

6. 禁忌

（1）对本品过敏者禁用。

（2）严重心功能不全（如严重房室传导阻滞）者禁用。

（3）严重肝、肾功能不全者禁用。

（4）孕妇及哺乳期妇女禁用。

7. 药物相互作用　本品可能使左旋多巴的抗帕金森病作用减弱。

8. 规格　片剂：40mg。注射液：2ml：40mg。

第二节　助消化药

一、胃蛋白酶（Pepsin）

1. 其他名称　百布圣、蛋白酵素、胃酶、胃液素、酸腈酶、胃蛋白酵素。

2. 药理作用　本品为一种蛋白水解酶，能在胃酸参与下使凝固的蛋白质分解成胨、胨和少量多肽。

3. 适应证　用于胃蛋白酶缺乏或消化机能减退引起的消化不良症。

4. 用法用量　口服，一次 240 ~ 480U，一日 3 次。

5. 不良反应　未见不良反应。

6. 禁忌　对本品过敏者禁用。

7. 注意事项　本品应在餐前服用。

8. 药物相互作用

（1）不宜与抗酸药同服。

（2）在碱性环境中活性降低。

（3）本品与铝制剂相拮抗，不宜合用。

9. 规格　片剂：120U；240U。颗粒剂：480U。

二、胰酶（Pancreatin）

1. 其他名称　胰酵素、胰腺酶、胰液素、消得良、胰酶素。

2. 药理作用　本品为助消化药。胰蛋白酶能使蛋白转化为蛋白胨，胰淀粉酶使淀粉转化为糊精与糖，胰脂肪酶则使脂肪分解为甘油和脂肪酸。本品在中性或弱碱性条件下活性较强，在肠液中可消化淀粉、蛋白质及脂肪，从而起到促进消化和增进食欲的作用。

3. 适应证　用于各种原因引起的胰腺外分泌功能不足的替代治疗，以缓解消化不良或食欲减退等症状。

4. 用法用量　口服给药。成人一次 0.3～1g，一日 3 次，餐前服用。5 岁以上的儿童一次 0.3g，一日 3 次。

5. 不良反应

（1）本品可引起颊部及肛周疼痛、消化道的任何部位出血、过敏或刺激引起呼吸道症状（如喷嚏、流泪、皮疹、鼻炎甚至哮喘）。

（2）囊性纤维化的患者应用本品治疗时，可见尿中尿酸增多，且与剂量相关。

（3）偶见腹泻、便秘、胃不适感、恶心及皮疹。

6. 禁忌

（1）对本药过敏者。

（2）急性胰腺炎早期患者。

7. 注意事项

（1）胰酶有微臭但无腐败臭气，煮沸或遇酸即失去活力。

（2）本品口服常用肠溶制剂，以避免被酸灭活，但肠衣可能会影响胰酶在十二指肠和空肠上段的生物利用度。

（3）服用时不可嚼碎，以免药粉残留于口腔内，导致严重的口腔溃疡。

（4）胰腺外分泌功能测定前应至少停用本品 3 日。

（5）孕妇及哺乳期妇女慎用。

8. 药物相互作用

（1）与等量碳酸氢钠同服可增强疗效。

（2）西咪替丁能抑制胃酸分泌，增加胃和十二指肠内的 pH 值，故能防止胰酶失活，增强口服胰酶的疗效。因为所有的 H_2 受体拮抗药均可降低胃内酸度，故推测雷尼替丁、法莫替丁、尼扎替丁等与胰酶也存在此相互作用。合用时可能需要减少胰酶剂量。

（3）本品在酸性溶液中活性减弱，甚至被分解灭活，故忌与酸性药物同服。

（4）本品与阿卡波糖或米格列醇合用时，后者的药效降低，故应避免同时使用。

（5）胰酶可干扰叶酸的吸收，故服用胰酶的患者可能需要补充叶酸。

9. 规格　肠溶片：0.3g；0.5g。胶囊剂：0.15g。

第二十二章　作用于消化系统的其他药物

第一节　抗酸药

一、氢氧化铝（Aluminium Hydroxide）

1. 其他名称　水合氢氧化铝。

2. 药理作用　对胃酸的分泌无直接影响，对胃内已存在的胃酸起中和或缓冲的化学反应，可导致胃内 pH 值升高，从而使胃酸过多的症状得以缓解。其中和酸的能力比含镁制剂和碳酸钙为低，而比碳酸铝、碳酸双羟铝钠为高。另外，铝离子在肠内与磷酸盐结合成不溶解的磷酸铝自粪便排出。

3. 适应证

（1）能缓解胃酸过多而合并的反酸等症状，适用于胃及十二指肠溃疡病、反流性食管炎、上消化道出血等的治疗。

（2）与钙剂和维生素 D 合用时可治疗新生儿低钙血症。

（3）大剂量可用于尿毒症患者，以减少磷酸盐的吸收，减轻酸血症。

4. 用法用量　口服给药。

（1）凝胶剂：一次 0.2 ~ 0.32g，一日 3 次，一般于餐前 1 小时服。病情严重时剂量可加倍。

（2）片剂：一次 0.6 ~ 0.9g，一日 3 次，一般于餐前 1 小时服用。

5. 不良反应

（1）可引起恶心、呕吐、便秘等症状，长期大剂量服用，可致严重便秘，甚至粪结块引起肠梗阻。

（2）老年人长期服用，可影响肠道吸收磷酸盐，可导致骨质疏松；铝盐吸收后沉积于脑，可引起老年性痴呆。

（3）肾衰竭患者长期服用可引起骨软化、痴呆及小细胞性贫血等，特别是对接受血液透析的患者，可产生透析性痴呆，表现为肌肉疼痛抽搐、神经质或烦躁不安、味觉异常、呼吸变慢以及极度疲乏无力等症状。

6. 禁忌

（1）对本品过敏者禁用。

（2）骨折患者不宜服用（由于本品可导致血清磷酸盐浓度降低及磷自骨内移出）。

（3）低磷血症（如吸收不良综合征）患者不宜服用（否则会导致骨软化、骨质疏松症甚至骨折）。

（4）有胆汁、胰液等强碱性消化液分泌不足或排泄障碍者不宜使用。

7. 注意事项

（1）阑尾炎或急腹症时，服用氢氧化铝可使病情加重，可增加阑尾穿孔的危险。

（2）有便秘作用，甚至形成粪结块，故常与镁盐制剂合用。

（3）溃疡大出血时，氢氧化铝可与血液结成胶块，有阻塞肠腔引起肠梗阻的报道。

（4）长期服用时可导致血清磷酸盐浓度下降，磷自骨内移出，影响骨质的形成，应在饮食中酌加磷酸盐。

（5）氢氧化铝用量大时可吸附胆盐，因而减少脂溶性维生素的吸收，特别是维生素 A。

（6）肾功能不全者慎用。

8. 药物相互作用

（1）服药 1~2 小时内应避免摄入其他药物，因可能与氢氧化铝结合而降低吸收率，影响疗效。

（2）与西咪替丁、雷尼替丁同用，可使后者吸收减少，一般不提倡两药在 1 小时内同用。

（3）本品含多价铝离子，可与四环素类形成络合物而影响其吸收，故不宜合用。

（4）可通过多种机制干扰地高辛、华法林、双香豆素、奎宁、奎尼丁、氯丙嗪、普萘洛尔、吲哚美辛、异烟肼、维生素及巴比妥类的吸收或消除，使上述药物的疗效受到影响，应尽量避免同时使用。

（5）与肠溶片同用，可使肠溶衣加快溶解，对胃和十二指肠有刺激作用。

9. 规格　片剂：0.3g；0.5g。凝胶剂：100ml：4g。

二、碳酸氢钠（Sodium Bicarbonate）

1. 其他名称　莎波立、酸式碳酸钠、酸性碳酸钠、小苏打、重曹、重碳酸钠。

2. 药理作用

（1）治疗代谢性酸中毒：本品能直接增加机体的碱储备，其解离度大，可提供较多碳酸氢根离子（HCO_3^-）以中和氢离子（H^+），使血中 pH 值较快上升。

（2）碱化尿液：本品能使尿中 HCO_3^- 浓度升高，尿液 pH 值升高，从而使尿酸、血红蛋白等不易在尿中形成结晶或聚集，使尿酸结石或磺胺类药物得以溶解。

（3）制酸作用：本品口服后能迅速中和或缓冲胃酸，缓解胃酸过多引起的症状。对胃酸分泌无直接作用。

3. 适应证

（1）用于治疗代谢性酸中毒。

（2）用于碱化尿液，以预防尿酸性肾结石、减少磺胺类药物的肾毒性及防止急性溶血时血红蛋白的肾小管沉积。

（3）作为制酸药，可治疗胃酸过多引起的症状。

（4）静脉滴注本品可治疗某些药物中毒（如甲醇、巴比妥类及水杨酸类药等）。

（5）静脉用药也可用于高钾血症、早期脑栓塞、多种原因引起的休克（伴有酸中毒症状）、严重哮喘持续状态经其他药物治疗无效者。

（6）用作全静脉内营养要素之一，也用于配制腹膜透析液或血液透析液。

（7）外用可治疗真菌性阴道炎。

（8）滴耳可用于软化耵聍、冲洗耳道。

4. 用法用量

（1）成人

1）口服给药：①制酸：一次 0.3~1g，一日 3 次。②碱化尿液：首剂量 4g，以后每 4 小时 1~2g。③代谢性酸中毒：一次 0.5~2g，一日 3 次。

2）静脉滴注：①代谢性酸中毒：所需剂量按以下两个公式之一计算：补碱量（mmol）=（-2.3-实际测得的 BE 值）×0.25×体重（kg）；补碱量（mmol）=（正常 CO_2CP-实际测得的 CO_2CP）（mmol）×0.25×体重（kg）。如有体内丢失碳酸氢盐，则一般先给计算剂量的 1/3~1/2，于 4~8 小时内滴注完毕，以后根据血气分析结果等调整用量。②严重酸中毒：直接予本品 5% 注射液静脉滴注，2 小时内可使用 200~300ml，必要时于 4~5 小时后重复上述剂量的 1/2。③心肺复苏抢救：首剂量 1mmol/kg，以后根据血气分析结果等调整用量。④碱化尿液：单剂 2~5mmol/kg，滴注时间为 4~8 小时。⑤早期脑栓塞、休克（伴有水、电解质紊乱及酸碱平衡失调）：予本品 5% 注射液滴注（无须稀释），一次 100~200ml。

3）阴道给药：予本品 4% 溶液阴道冲洗或坐浴，一次 500~1 000ml，每晚 1 次，连用 7 日。

4）经耳给药：予本品 5% 溶液滴耳，一日 3~4 次。

（2）儿童

1）口服给药：①制酸：6~12 岁儿童，单次 0.5g，半小时后可重复给药 1 次。6 岁以下儿童尚无推荐剂量。②碱化尿液：一日 1~10mmol/kg。

2）静脉滴注：①代谢性酸中毒：参见成人"静脉滴注"项下相关内容。②严重酸中毒：直接用本品 5% 注射液 5~10ml/kg 滴注，必要时于 4~5 小时后重复上述剂量的 1/2。③心肺复苏抢救：首剂量 1mmol/kg，以后根据血气分析结果等调整用量。④早期脑栓塞、休克（伴有水、电解质紊乱及酸碱平衡失调）：予本品 5% 注射液滴注（无须稀释），一次 5ml/kg。

5. 不良反应

（1）心血管系统：大剂量静脉注射时可出现心律失常。

（2）消化系统：本品口服后在胃内产生大量二氧化碳，可引起呃逆、嗳气、胃胀等，并刺激溃疡面，对严重溃疡病患者有致胃、十二指肠溃疡穿孔的危险。胃内压和 pH 值的升高还可刺激胃幽门部，反射性地引起胃泌素释放，继发胃酸分泌增加。较少见胃痉挛、口渴。长期应用可出现食欲减退、恶心、呕吐等碱中毒症状。

（3）泌尿系统：长期应用本品可有尿频、尿急等。

（4）其他：大剂量静脉注射时可出现肌肉痉挛性疼痛，或引起低钾血症而致疲乏无力。长期应用可引起头痛。肾功能不全者或用量偏大时，可引起水肿、精神症状、肌肉疼痛或抽搐、口腔异味、呼吸缓慢等，主要由代谢性碱中毒所致。

6. 禁忌　限制钠摄入的患者禁用。

7. 注意事项

（1）本品不宜与重酒石酸间羟胺、四环素、庆大霉素、肾上腺素、多巴酚丁胺、苯妥英钠、钙盐等药物配伍。

（2）治疗强酸中毒时，不宜使用本品洗胃，因本品与强酸反应产生大量二氧化碳，可导致急性胃扩张，甚至引起胃破裂。

（3）口服本品后 1～2 小时内不宜服用其他药物。

（4）本品疗程不宜过长，以免发生代谢性碱中毒和钠大量潴留。用药 2 周以上无效或复发者不宜再使用本品。

（5）治疗轻至中度代谢性酸中毒时，宜口服给药；治疗重度代谢性酸中毒（如严重肾脏疾病、循环衰竭、心肺复苏、体外循环及严重的原发性乳酸性酸中毒、糖尿病酮症酸中毒等）时，则应静脉给药。

（6）在治疗溃疡病时，本品常与其他碱性药物及解痉药合用。

（7）口服用药应注意下列问题：①本品制酸作用迅速、强烈而短暂。②成人每日最大用量，60 岁以下者为 16.6g（200mmol 钠），60 岁以上者为 8.3g（100mmol 钠）。③用作制酸药并使用最大剂量时疗程一般不应超过 2 周。④用作制酸药，应于餐后 1～3 小时及睡前服用。

（8）因本品所致的腹胀、腹痛可影响疾病诊断，故有原因不明的消化道出血、疑为阑尾炎或其他类似疾病时不宜口服本品。

（9）静脉用药应注意下列问题：①静脉给药的浓度范围为 1.5%（等渗）～8.4%。②应从小剂量开始，根据血 pH 值 HCO_3^- 浓度变化决定追加剂量。③短期大量静脉滴注可致严重碱中毒、低钾血症和低钙血症。当高渗溶液用量每分钟超过 10ml 时，可导致高钠血症、脑脊液压力降低甚至颅内出血，新生儿及 2 岁以下小儿更易发生。因此，滴注本品 5% 注射液时，速度每分钟不能超过 8mmol（以钠计算）。在心肺复苏时，因存在致命的酸中毒，则应快速静脉滴注。

（10）下列情况时不能静脉给药：①代谢性或呼吸性碱中毒。②呕吐或持续胃肠引流。③低钙血症。

（11）本品经耳给药时，应大剂量使用，使耳内充满药液。

（12）以下情况应慎用：①少尿或无尿患者，因本品会增加钠负荷。②钠潴留并有水肿的患者，如肝硬化、充血性心力衰竭、肾功能不全者。③高血压患者，因钠负荷增加可能加重原发性高血压。

（13）FDA 对本药的妊娠安全性分级为 C 级。

8. 药物相互作用

（1）本品可增加左旋多巴的口服吸收率。

（2）本品可升高尿 pH 值而增强氨基糖苷类药物的疗效。

（3）与肾上腺皮质激素（尤其是具有较强的盐皮质激素作用者）、促肾上腺皮质激素、雄激素合用时，易致高钠血症和水肿。

（4）本品能显著提高磺胺类药及乙酰化代谢产物的溶解度，避免或减少磺胺结晶的形成。

（5）本品可减少苯丙胺、奎尼丁的肾脏排泄。可因碱化尿液而影响肾脏对麻黄碱的排泄。

（6）本品与胃蛋白酶合剂、维生素 C 等酸性药物合用，疗效均降低，故不宜合用。

（7）本品碱化尿液后能抑制乌洛托品转化成甲醛，从而降低其疗效，故不宜与乌洛托品合用。

（8）本品可增加肾脏对弱酸性药物（如苯巴比妥、水杨酸制剂等）的排泄，从而可降低后者的血药浓度。

（9）本品可减少抗凝药（如华法林）、H_2 受体拮抗剂（如西咪替丁、雷尼替丁等）、抗毒蕈碱药、四环素、口服铁剂的吸收。

（10）与锂制剂合用时，因钠负荷增加可增加锂的肾脏排泄，故锂制剂的用量应酌情调整。

（11）与排钾利尿药合用，导致低氯性碱中毒的危险性增加。

（12）与含钙药物、乳及乳制品合用，可致乳 – 碱综合征。

9. 规格　片剂：0.25g；0.3g；0.5g。注射液：10ml：0.5g；100ml：5g；250ml：12.5g。

三、铝碳酸镁（Hydrotalcite）

1. 其他名称　达喜、海地特、碱式碳酸铝镁、水化碳酸氢氧化镁铝、他尔特、泰德、泰尔赛克、威地镁、唯泰、胃达喜。

2. 药理作用　本品药理作用包括：①中和胃酸。本品可维持胃液 pH 值在 3 ~ 5 之间，中和99%的胃酸，使80%的胃蛋白酶失活，且抗酸作用迅速、温和、持久。②保护胃黏膜。本品可增加前列腺素 E_2 的合成，增强胃黏膜屏障作用。还可促使胃黏膜内表皮生长因子释放，增加黏液下层疏水层内磷脂的含量，防止 H^+ 反渗所引起的胃黏膜损害。③本品可吸附和结合胃蛋白酶，直接抑制其活性，有利于溃疡面的修复，还可结合胆汁酸和吸附溶血磷脂酰胆碱，防止这些物质损伤和破坏胃黏膜。动物实验表明，本品可抑制组胺、胆汁酸和盐酸诱导的胃溃疡；还因本品所含的铝、镁两种金属离子，抵消便秘和腹泻的不良反应。

3. 适应证

（1）用于急慢性胃炎、十二指肠球炎、胃溃疡、十二指肠溃疡，可缓解胃酸过多引起的胃灼痛、反酸、恶心、呕吐、腹胀等症状。

（2）用于反流性食管炎及胆汁反流。

（3）用于预防非甾体类药物的胃黏膜损伤。

4. 用法用量　口服给药，一般一次 0.5 ~ 1g，一日 3 次，于两餐之间及睡前服，十二指肠球部溃疡 6 周为一个疗程，胃溃疡 8 周为一个疗程。儿童用量减半，用法同成人。

5. 不良反应　本品不良反应少而轻微，仅少数患者有胃肠道不适、消化不良、呕吐、大便次数增多或糊状便，偶有口渴、食欲缺乏、腹泻。

6. 禁忌

（1）对本品过敏者禁用。

（2）高镁血症患者禁用。

7. 注意事项

（1）服药期间应避免同服酸性饮料（如果汁、葡萄酒等）。

（2）若患者血铝浓度过高，应停用本品。

8. 药物相互作用

（1）本品可影响或干抗抗凝药、H_2 受体阻断药、四环素类、鹅去氧胆酸等的吸收量，故两者合用必须间隔 1 ~ 2 小时。

（2）含铝和镁的抗酸药可能降低阿奇霉素、头孢泊肟匹酯、头孢托仑匹酯、酮康唑、阿扎那韦、喹诺酮类、吩噻嗪类、阿替洛尔、地高辛、氯喹、异烟肼、伊班膦酸等药物的吸收量，与这些药合用时应间隔 1～4 小时服药。

（3）含铝和镁的抗酸药应避免与霉酚酸、氯法齐明、左甲状腺素等药合用，因可使这些药血药浓度降低。

（4）抗酸药可增高胃内 pH 值，阻碍兰索拉唑颗粒溶解，导致其生物利用度下降，故抗酸药的服用时间应早于兰索拉唑至少 1 小时。

（5）抗酸药（尤其是含镁者）可降低米索前列醇的生物利用度，同时增加后者的不良反应。合用时注意监测米索前列醇引起的腹泻症状，严重者需停用抗酸药和（或）减少米索前列醇用量。

（6）含镁的抗酸药可促进格列本脲的吸收，引发低血糖，故不宜合用。

（7）含镁的抗酸药与骨化三醇合用，可导致高镁血症，故不宜合用。

（8）含铝的抗酸药与维生素 D_3 合用时，可导致铝的吸收增加、血药浓度升高，引起铝中毒，故不宜合用两药（尤其对于肾功能受损者）。

（9）含铝、钙或镁的抗酸药与聚磺苯乙烯合用，可导致血清二氧化碳浓度增高，易引发代谢性碱中毒，故应尽可能间隔两药的服用时间，或考虑经直肠给予聚磺苯乙烯。

（10）含镁的抗酸药在足量的情况下可导致尿液 pH 值显著增高而促进奎尼丁的重吸收，可能引发毒性反应（室性心律失常、低血压、心衰加重），故不宜合用。

（11）含铝、钙或镁的抗酸药可显著增高尿液的 pH 值，导致水杨酸盐类（如阿司匹林）的肾清除率增加、疗效下降。合用时需监测水杨酸盐类的治疗效果；停用抗酸药后，则需监测水杨酸盐类的毒性反应，酌情调整其用量。

（12）去羟肌苷咀嚼片或分散片与儿科用口服溶液因含有升高胃肠 pH 值的缓冲剂，故与含铝或镁的抗酸药合用时，抗酸作用引发的不良反应将增加，应避免合用。

9. 规格　片剂：0.5g。混悬液：200ml：20g。咀嚼片：0.5g。颗粒剂：2g：0.5g。

第二节　胃黏膜保护剂

一、胶体铋剂

（一）枸橼酸铋钾（Bismuth Potassium Citrate）

1. 其他名称　秘诺、次枸橼酸铋、德诺、迪乐、碱式柠檬酸铋钾、丽科得诺、卫特灵、仙乐、先瑞。

2. 药理作用　本品为抗溃疡药，作用方式独特，既不中和胃酸，也不抑制胃酸分泌，而通过以下几个方面起作用：①在胃液 pH 值条件下，本品可在溃疡表面或溃疡基底肉芽组织形成一种坚固的氧化铋胶体沉淀，形成保护性薄膜，从而隔绝胃酸、酶及食物对溃疡黏膜的侵蚀作用，促进溃疡组织的修复和愈合。体外试验证明，本品在酸性条件下能与蛋白质及氨基酸发生络合作用而凝结，而溃疡部位的氨基酸残基较正常黏膜丰富得多，因此本品更易沉积在溃疡黏膜上。②抗胃蛋白酶作用，本品能与胃蛋白酶发生络合而使其失活。③改变胃黏液成分，促进碳酸氢盐和黏液分泌，防止黏液糖蛋白被分解，增强胃黏膜屏障功能。④防止氢离子逆弥散。⑤刺激内源性前列腺素的释放，提高胃及十二指肠黏膜中前列腺素 E_2 浓度，并使唾液腺分泌的上皮生长因子富集于溃疡部位并保护其不受胃酸灭活，从而起到保护胃黏膜、促进溃疡组织修复和愈合的作用。⑥改善胃黏膜血流，杀灭幽门螺杆菌，延缓幽门螺杆菌对抗菌药耐药性的产生，这对治疗消化性溃疡和胃炎均有益。临床研究和应用证明本品对治疗胃、十二指肠溃疡，促进溃疡的愈合有较好的效果；对西咪替丁耐药的患者，使用本品治疗仍有 80% 以上的愈合率。

3. 适应证　用于慢性胃炎及缓解胃酸过多引起的胃痛、胃烧灼感和反酸。

4. 用法用量　口服给药，一次 0.3g，一日 4 次，餐前半小时及睡前服用。用于缓解胃酸过多引起的胃痛、胃烧灼感及反酸时，连续使用不得超过 7 日；用于胃、十二指肠溃疡及慢性胃炎时，4~8 周为一疗程，然后停药 4~8 周，如有必要可再继续服用 4~8 周。

5. 不良反应

（1）神经系统：少数患者可有轻微头痛、头晕、失眠等，但可耐受。当血铋浓度大于 $0.1\mu g/ml$ 时，有发生神经毒性的危险，可能导致铋性脑病，但目前尚未发现服用本品的患者血铋浓度超过 $0.05\mu g/ml$ 者。

（2）消化系统：服用本品期间，口中可能带有氨味，且舌、粪便可被染成黑色，易与黑粪症相混淆；个别患者服用时可出现恶心、呕吐、便秘、食欲减退、腹泻等消化道症状。以上表现停药后均可消失。

（3）泌尿系统：本品长期大剂量服用可能引起肾脏毒性，导致可逆性肾衰，并于 10 日内发作。

（4）骨骼肌肉：骨骼的不良反应常发生在不同的部位，与骨内铋的浓度过高有关。较常见的是与铋性脑病相关的骨性关节炎，常以单侧或双侧肩疼痛为先兆症状。

（5）其他：个别患者可出现皮疹。

6. 禁忌

（1）对本品过敏者禁用。

（2）严重肾功能不全者禁用。

（3）孕妇禁用。

7. 注意事项

（1）服药期间不得服用其他含铋制剂。

（2）正处于急性胃黏膜病变时的患者，不推荐使用本品。

（3）服药前后半小时须禁食，不得饮用牛奶、其他饮料（如含乙醇或含碳酸的饮料）及服用药物，否则会干扰本品治疗溃疡的作用。

（4）本品与阿莫西林或甲硝唑或奥美拉唑联合应用时，可增加对幽门螺杆菌的根除率。

（5）本品不宜大剂量长期服用，连续用药不宜超过 2 个月。长期使用本品的患者，应注意体内铋的蓄积。

8. 药物相互作用

（1）本品和四环素同时服用会影响四环素的吸收。

（2）制酸药可干扰本品的作用，不宜同时进服。

9. 规格　颗粒剂：1g：110mg（以铋计）；1.2g：110mg（以铋计）；1.2g：300mg（以铋计）。胶囊剂：300mg：110mg（以铋计）。片剂：300mg：110mg（以铋计）。

（二）阿尔维林（Alverine）

1. 其他名称 斯莫纳、使疼乐、乐健素。

2. 药理作用 本品在胃的酸性环境中形成弥散性的保护层覆盖于溃疡面上，阻止胃酸、酶及食物对溃疡的侵袭。本品还可降低胃蛋白酶活性，增加黏蛋白分泌，促进黏膜释放前列腺素，从而保护胃黏膜。另外，本品对幽门螺杆菌具有杀灭作用，因而可促进胃炎的愈合。

3. 适应证 各种原因所致的胃、肠功能紊乱，肠易激综合征。

4. 用法用量

（1）普通胶囊：成人 1～2 粒，每日 3 次；6～12 岁儿童 1 粒，每日 3 次。

（2）复方软胶囊：每次 1 粒，每日 2～3 次，饭前服。

5. 不良反应 服用本品可能发生如下不良反应：

（1）荨麻疹，有时伴有咽喉肿痛甚至发生休克。

（2）有时发生肝部病变，一旦停止服用本品，症状即可消失。

（3）过量服用可能会出现中枢神经系统兴奋的症状和低血压。

6. 禁忌 患者对枸橼酸阿尔维林或药物中其他成分过敏者禁止使用。

7. 注意事项 妊娠头 3 个月慎用。

8. 药物相互作用 三环类抗抑郁药及类似药、普鲁卡因胺或衍生物、组胺 H_1 受体拮抗药可加强本药的作用。全身性胆碱能药物可降低本药的作用。

9. 规格 普通胶囊剂：60mg。复方软胶囊：60mg（以阿尔维林计）。

（三）胶体果胶铋（Colloidal Bismuth Pectin）

1. 其他名称 U 比乐、华纳比乐、碱式果胶酸铋钾、唯舒敏、维敏。

2. 药理作用 本品是一种新型的胶体铋制剂，通过应用生物大分子果胶酸代替现有铋制剂中的小分子酸根（如碳酸根、硝酸根及枸橼酸根等），从而增强了本品的胶体特性，使其在酸性介质中能形成高黏度溶胶。该溶胶与溃疡面及炎症表面有强亲和力，可在胃黏膜表面形成一层牢固的保护膜，增强胃黏膜的屏障作用，故对消化性溃疡和慢性胃炎有较好的治疗作用。研究表明，与其他胶体铋制剂比较，本品的胶体特性好，特性黏数为胶体碱式枸橼酸铋钾的 7.4 倍，此外，本品对受损黏膜具有高度选择性，胶体碱式枸橼酸铋钾在受损组织中的铋浓度为正常组织中的 3.1 倍，而本品为 4.34 倍。

另一方面，本品可沉积于幽门螺杆菌的细胞壁，使菌体内出现不同程度的空泡，导致细胞壁破裂，并抑制细菌酶的活性，干扰细菌的代谢，使细菌对人体的正常防御功能变得更敏感，从而起到杀灭幽门螺杆菌、提高消化性溃疡的愈合率和降低复发率的作用。

此外，本品还可刺激胃肠黏膜上皮细胞分泌黏液，促进上皮细胞的自身修复，以及直接刺激前列腺素和表皮生长因子的产生，使溃疡面和糜烂面快速愈合而止血。另有文献报道，果胶本身也具有止血作用。

3. 适应证 用于治疗消化性溃疡（特别是幽门螺杆菌相关性溃疡），也可用于治疗慢性浅表性胃炎、慢性萎缩性胃炎及消化道出血。

4. 用法用量 口服给药。

（1）成人：①消化性溃疡和慢性胃炎：一次 150mg，一日 4 次，分别于三餐前 1 小时及临睡时服用。疗程一般为 4 周。②并发消化道出血：将日服剂量 1 次服用。方法为：将胶囊内药物取出，用水冲开搅匀后服用。

（2）儿童：口服给药，用量酌减。

5. 不良反应　偶见恶心、便秘等消化道症状。

6. 禁忌

（1）对本品过敏者禁用。

（2）肾功能不全者禁用。

（3）孕妇禁用。

7. 注意事项

（1）本品不宜与其他铋制剂同时服用，且不宜大剂量长期（7日以上）服用本品。

（2）本品宜在餐前1小时左右服用，以达最佳药效。

（3）服药期间，可出现大便呈无光泽的黑褐色，如无其他不适，当属正常现象，停药后1～2日内粪便色泽可转为正常。

8. 药物相互作用　与强力制酸药及 H_2 受体阻滞药同时服用，会降低本品疗效。

9. 规格　胶囊剂（以铋计）：40mg；50mg；100mg；300mg。

二、前列腺素及其衍生物

【米索前列醇】（Misoprostol）

1. 其他名称　米索、米索普鲁斯托尔、米索普特、喜克溃。

2. 药理作用　本品为前列腺素 E_1 衍生物，具有较强的抑制胃酸分泌的作用。能引起基础胃酸分泌和组胺、五肽胃泌素等引起的胃酸分泌，但机制尚未阐明，目前认为与影响腺苷酸环化酶的活性从而降低胃壁细胞环磷酸腺苷（cAMP）的水平有关。同时，本品还能抑制胃蛋白酶的分泌，刺激胃黏液及碳酸氢盐的分泌，促进磷脂合成，增加胃黏膜的血流量，加强胃黏膜屏障，从而具有保护胃黏膜的作用。此外，本品具有 E 类前列腺素的药理活性，可软化宫颈、增强子宫张力和宫内压。与米非司酮序贯应用，可显著增高和诱发早孕子宫自发收缩的频率和幅度，用于终止早孕。

大量动物实验证明，本品有防止溃疡形成的作用，可防止阿司匹林或吲哚美辛所致的胃出血或溃疡形成，其作用呈剂量依赖性。本品也可防止许多致坏死物质（如无水乙醇、25%氯化钠溶液、沸水、酸、碱等）引起的胃肠黏膜坏死，且所需剂量仅为抑制胃酸分泌剂量的1/10～1/100。

本品能促进吸烟者的溃疡愈合，且本品不升高血清胃泌素水平，对防止溃疡复发效果较好。

3. 适应证

（1）用于治疗胃、十二指肠溃疡和预防非甾体类抗炎药引起的出血性消化性溃疡。

（2）与抗孕激素药物米非司酮序贯应用，用于终止停经49日以内的早期妊娠。

4. 用法用量　口服给药。

（1）胃溃疡和十二指肠溃疡：一次0.2mg，一日4次，于餐前和睡前口服；4～8周为一个疗程。

（2）预防非甾体类抗炎药所致的消化性溃疡：一次0.2mg，一日2～4次，剂量应根据个体差异、临床情况不同而定。

（3）终止早期妊娠：停经小于或等于 49 日的健康早孕妇女要求药物流产时，给予米非司酮 150mg，分次服用（一次 25mg，一日 2 次，连服 3 日）；或一次口服米非司酮 200mg。服药前后应禁食 2 小时。服用米非司酮 36～48 小时后，再空腹顿服本品 0.6mg，门诊观察 6 小时。

5. 不良反应

（1）常见胃肠道不良反应，并呈剂量相关性。主要表现为稀便或腹泻，大多数不影响治疗，偶有较严重且持续时间长的情况，需停药。其他尚有轻度恶心、呕吐、腹部不适、腹痛、消化不良等。

（2）部分患者可出现眩晕、乏力。

（3）极个别妇女可出现皮疹、面部潮红、手掌瘙痒、寒战、一过性发热甚至过敏性休克。

6. 禁忌

（1）对前列腺素类药物过敏者。

（2）有使用前列腺素类药物禁忌者（如青光眼、哮喘、过敏性结肠炎及过敏体质等）。

（3）有心、肝、肾疾病患者和肾上腺皮质功能不全者。

（4）有脑血管或冠状动脉疾病患者。

（5）带宫内节育器妊娠和怀疑宫外孕者。

（6）孕妇。

7. 注意事项

（1）采用不超过 0.2mg 的单量，并与食物同服，可减少腹泻的发生率。

（2）本品用于终止早孕时，必须与米非司酮序贯配伍应用，且必须按药物流产常规的要求进行观察和随访。应用本品终止妊娠失败者，必须用人工流产终止妊娠。

（3）服用本品时必须在医院观察 4～6 小时。服药后，一般会较早出现少量阴道出血，部分妇女流产后出血时间较长。少数早孕妇女服用米非司酮后，即可自然流产，但仍然必须按常规服完本品。约 80% 的孕妇在使用本品后，6 小时内排出绒毛胎囊。约 10% 孕妇在服药后 1 周内排出妊娠物。

（4）本品用于消化性溃疡时，治疗是否成功不应以症状学进行判断。

（5）老年人可用常规剂量。

（6）低血压患者慎用。

（7）FDA 对本药的妊娠安全性分级为 X 级。

8. 药物相互作用

（1）抗酸药（尤其是含镁抗酸药）与本品合用时会加重本品所致的腹泻、腹痛等不良反应。

（2）有联用保泰松和本品后发生神经系统不良反应的报道，症状包括头痛、眩晕、潮热、兴奋、一过性复视和共济失调。

（3）与环孢素及泼尼松联用可降低肾移植排斥反应的发生率。

9. 规格　片剂：0.2mg。

三、其他治疗消化性溃疡药

(一) 硫糖铝 (Sucralfate)

1. 其他名称　迪光克、迪索、迪先、华迪、舒可捷、舒克菲、素得、速顺、维宁、胃溃宁、胃笑、渭依、蔗糖硫酸酯铝。

2. 药理作用　本品为蔗糖硫酸酯的碱式铝盐，是一种胃黏膜保护药，具有保护溃疡面、促进溃疡愈合的作用。其机制如下：①在酸性环境下，本品可离解为带负电荷的八硫酸蔗糖，并聚合成不溶性胶体，保护胃黏膜；能与溃疡或炎症处的带正电荷的渗出蛋白质结合，在溃疡面或炎症处形成一层薄膜，保护溃疡或炎症黏膜抵御胃酸的侵袭，促进溃疡愈合。且与溃疡病灶有较高的亲和力，约为正常黏膜的 6～7 倍。②能吸附胃蛋白酶，抑制该酶分解蛋白质。治疗剂量时，胃蛋白酶活性可下降约 30%。③有弱的中和胃酸作用。④吸附唾液中的表皮生长因子，并将其浓聚于溃疡处，促进溃疡愈合。⑤刺激内源性前列腺素 E 的合成，刺激表面上皮分泌碳酸氢根，从而起到细胞保护作用。另有学者报道，硫糖铝对食管黏膜亦有保护作用，故也可用于反流性食管炎。

在治疗消化性溃疡时，本品与 H_2 受体拮抗药的疗效无显著差异，但前者可降低溃疡病的复发率。另外，两者均可有效地预防上消化道出血的发生，且效果相当。

3. 适应证　用于治疗胃炎、胃及十二指肠溃疡。

4. 用法用量　口服给药，一次 1g，一日 3～4 次。也可根据不同剂型给药：①片剂、颗粒、胶囊：一次 1g，一日 3～4 次。4～6 周为一个疗程。②混悬液：一次 1g，一日 3～4 次，餐前 1 小时或空腹服用。③混悬凝胶：一次 1g，一日 2 次，于晨起、餐前 1 小时及睡前空腹服用。

5. 不良反应

(1) 可见口干、便秘；偶见眩晕、昏睡、腹泻、恶心、胃痛、消化不良、皮疹、瘙痒等。

(2) 长期及大剂量使用本品可引起低磷血症，可能出现骨软化。

6. 禁忌　习惯性便秘者禁用。

7. 注意事项

(1) 本品对严重十二指肠溃疡效果较差。用药之前应检查胃溃疡的良恶性。

(2) 本品在酸性环境中起保护胃、十二指肠黏膜作用，故不宜与碱性药合用。

(3) 须空腹摄入，餐前 1 小时与睡前服用效果最好。嚼碎或研成粉末后服下能发挥最大效应。

(4) 本品短期治疗即可使溃疡完全愈合，但愈合后仍可能复发。故治疗收效后，应继续服药数日，以免复发。

(5) 连续应用不宜超过 8 周。

(6) 甲状腺功能亢进、营养不良性佝偻病、低磷血症患者，不宜长期服用本品。

(7) 出现便秘时可加服少量镁乳等轻泻药，胃痛剧烈的患者可与适量抗胆碱药（如溴丙胺太林等）合用。

(8) 以下情况应慎用：①肝功能不全者。②肾功能不全者。③妊娠早期及哺乳期妇女。FDA 对本药的妊娠安全性分级为 B 级。

8. 药物相互作用

（1）本品可干扰脂溶性维生素（维生素 A、D、E 和 K）的吸收。

（2）本品可降低口服抗凝药（如华法林）、地高辛、喹诺酮类药（如环丙沙星、洛美沙星、诺氟沙星、司氟沙星）、苯妥英、布洛芬、吲哚美辛、氨茶碱、甲状腺素等药物的消化道吸收。

（3）本品可影响四环素的胃肠道吸收，其机制可能与四环素和铝离子形成相对不溶的螯合物有关，故应避免同时应用。如必须合用，应至少在服用四环素后 2 小时给予硫糖铝，而避免在服用四环素前给予硫糖铝。

（4）本品可明显影响阿米替林的吸收，但确切机制还不清楚。如需两药合用，应尽量延长两药间隔时间，并注意监测阿米替林的疗效，必要时增加阿米替林的剂量。

（5）与多酶片合用时，两者疗效均降低，这是由于本品可与多酶片中胃蛋白酶络合，降低多酶片的疗效；且多酶片中所含消化酶特别是胃蛋白酶可影响本品的疗效，故两者不宜合用。

（6）制酸药（如西咪替丁、H_2 受体拮抗药）可干扰本品的药理作用，本品也可减少西咪替丁的吸收，通常不主张两者合用。但临床为缓解溃疡疼痛也可合并应用制酸药，后者须在服用本药前半小时或服后 1 小时给予。

（7）抗胆碱药可缓解本品所致的便秘和胃部不适等不良反应。

9. 规格　片剂：0.25g；0.5g。胶囊剂：0.25g。颗粒剂：0.25g；1g。分散片：0.25g；0.5g。咀嚼片：0.5g；1g。混悬液：5ml：1g；10ml：1g；20ml：20g；200ml：40g。混悬凝胶剂：5ml：1g。

（二）甘草锌（Licorzine）

1. 其他名称　依甘锌。

2. 药理作用　本品系豆科植物甘草根中提取物与锌结合的有机锌制剂，为补锌抗溃疡药。甘草的抗溃疡成分能增加胃黏膜细胞的己糖胺成分，提高胃黏膜的防御能力，延长胃黏膜上皮细胞的寿命，加速溃疡愈合；锌参与纤维细胞的分裂及胶原合成，能促进胃黏膜分泌黏液，加强黏膜屏障功能，促进黏膜再生，加速溃疡愈合，有类似前列腺素的细胞保护作用。两者结合对抗溃疡可能有协同或相加作用。

3. 适应证

（1）用于口腔、胃、十二指肠及其他部位的溃疡症。

（2）用于促进创伤及烧伤的愈合。

（3）用于儿童厌食、异食癖、生长发育不良、肠病肢端性皮炎及其他儿童锌缺乏症。成人锌缺乏症也可用本品治疗。

（4）用于寻常型痤疮。

4. 用法用量

（1）成人：口服给药。①消化性溃疡：片剂一次 0.5g，颗粒剂一次 10g，一日 3 次，疗程 4～6 周。必要时可减半再服一个疗程以巩固疗效。②保健营养性补锌：片剂一日 0.25g，分 1～2 次服用；颗粒剂一次 1.5g，一日 2～3 次。③青春期痤疮、口腔溃疡及其他病症：片剂一次 0.25g，一日 3 次；颗粒剂一次 5g，一日 2～3 次。治疗青春期痤疮疗程为 4～6 周，愈后可给予片剂一次 0.25g，或颗粒剂一次 5g，一日 1 次，再服用 4～6 周，以减少复发。

（2）儿童：口服给药，一日按体重 0.5 ~ 1.5mg/kg 元素锌计算，分 3 次餐后服用。或按以下方法服药：①片剂：小于 1 岁一次 0.04g，一日 2 次；1 ~ 5 岁，一次 0.75g，一日 2 ~ 3 次；6 ~ 10 岁，一次 1.5g，一日 2 ~ 3 次；11 ~ 15 岁，一次 2.5g，一日 2 ~ 3 次。②颗粒：大于 1 岁的儿童用法用量参见片剂。

5. 不良反应　成人治疗消化性溃疡时，由于用量较大，疗程较长，个别患者可出现排钾潴钠和轻度水肿等不良反应，停药后可自行消失。治疗其他疾病时由于用量较小，较少出现不良反应。

6. 禁忌　尚不明确。

7. 注意事项

（1）可通过限制钠盐摄入、加服氢氯噻嗪和枸橼酸钾等对症处理，减轻本品所致的排钾潴钠等不良反应。

（2）以下情况应慎用：①心功能不全者。②肾功能不全者。③重度高血压患者。

8. 药物相互作用　本药可降低四环素、诺氟沙星、环丙沙星等药物的活性，故不宜同服。

9. 规格　片剂：0.08g（相当于元素锌 4mg）；0.25g（相当于元素锌 12.5mg）。颗粒剂：1.5g；5g。胶囊剂：0.125g；0.25g。

（三）替普瑞酮（Teprenone）

1. 其他名称　施维舒、戊四烯酮。

2. 药理作用　本品为萜烯类化合物，具有组织修复作用，能强化抗溃疡作用。本品对盐酸、阿司匹林及酒精等所致溃疡具有细胞保护作用，而 H_2 受体拮抗药和抗胆碱药则无此作用。本品的具体作用如下：①促进高分子糖蛋白及磷脂的生物合成：本品可促进胃黏膜微粒体中糖脂质中间体的生物合成，加速胃黏膜及胃黏液层中主要的黏膜修复因子即高分子糖蛋白的合成，提高黏液中的磷脂质浓度，从而提高黏膜的防御功能。②促进内源性前列腺素的合成：本品可通过改变磷脂的流动性而激活磷脂酶 A_2，使花生四烯酸的合成加快，从而促进内源性前列腺素的合成。③胃黏膜保护作用：通过促进胃黏液的分泌，维持黏液和疏水层的正常结构和功能，促进黏膜上皮细胞的复制能力，从而减轻胃黏膜的受损，并可保护已受损胃黏膜及溃疡组织，同时又通过增加前列腺素合成的间接保护作用，发挥对黏膜的全面保护作用。本品与 H_2 受体阻滞药合用可促进胃溃疡的愈合。

3. 适应证　用于胃溃疡，也可用于急性胃炎及慢性胃炎的急性加重期。

4. 用法用量　口服给药，一次 50mg，一日 3 次，餐后 30 分钟内服用。老年人的生理代谢功能有所降低，故需减量给药。

5. 不良反应　本品不良反应的发生率约为 2.22%，一般停药后即可消失。

（1）中枢神经系统：可见头痛等症状。

（2）消化系统：可见便秘、腹胀、腹泻、口渴、恶心、腹痛等症状，也可见天门冬氨酸氨基转移酶及丙氨酸氨基转移酶轻度升高。

（3）皮肤：可见皮疹等。

（4）其他：可见血清总胆固醇升高等。

6. 禁忌　尚不明确。

7. 注意事项　出现皮疹、全身瘙痒等皮肤症状时，应停药。

8. 药物相互作用　尚不明确。

9. 规格　片剂：50mg。胶囊剂：50mg。颗粒剂：1g：100mg。

（四）吉法酯（Gefarnate）

1. 其他名称　合欢香叶酯、惠加强 G。

2. 药理作用　本品系合成的异戊间二烯化合物，是一种胃黏膜保护药，具有促进溃疡修复愈合、调节胃肠功能和胃酸分泌、保护胃肠黏膜等作用。本品的作用机制不详，目前认为可能是直接作用于胃黏膜上皮细胞，增强其抗溃疡因子的能力。

3. 适应证　用于治疗胃、十二指肠溃疡及急慢性胃炎，也可用于空肠溃疡、结肠炎及胃痉挛等。

4. 用法用量

（1）成人：口服给药。①预防消化性溃疡及急、慢性胃炎等：一次 50mg，一日 3 次。②治疗消化性溃疡及急慢性胃炎等：一次 100mg，一日 3 次，一般疗程为 1 个月，病情严重者需 2~3 个月。病情好转后可服用维持剂量：一次 50~100mg，一日 3 次。

（2）儿童：口服给药，一次 50~100mg，一日 3 次。

5. 不良反应　本品耐受性较好，偶见心悸、胃肠道反应（如口干、恶心、便秘等），一般无需停药。

6. 禁忌　尚不明确。

7. 注意事项

（1）治疗期间应按时用药，不可提前中断疗程。

（2）服用本品后不良反应严重者应立即停药。

（3）有前列腺素类药物禁忌者（如青光眼患者）、孕妇及哺乳期妇女慎用。

8. 药物相互作用

（1）螺内酯可降低本品的吸收。

（2）阿米洛利可延缓本品的代谢和降低本品的疗效。

9. 规格　片剂：400mg：50mg。胶囊剂：50mg。

（五）瑞巴派特（Rebamipide）

1. 其他名称　惠宁、膜固思达、瑞巴匹特。

2. 药理作用　本品为胃黏膜保护药，具有保护胃黏膜及促进溃疡愈合的作用。具体包括：①抑制幽门螺杆菌作用：本品不具有细胞毒活性，而是通过阻止幽门螺杆菌黏附至胃上皮细胞、减少氧化应激、降低幽门螺杆菌产生的细胞因子浓度等而用于治疗幽门螺杆菌感染。②清除羟基自由基的作用：通过降低脂质过氧化等作用保护因自由基所致的胃黏膜损伤。③抑制炎性细胞浸润。此外，动物实验显示本品可增加大鼠的胃黏液量、胃黏膜血流量及胃黏膜前列腺素含量，并可促进大鼠胃黏膜细胞再生、使胃碱性物质分泌增多等。但对基础胃液分泌几乎不起作用，对刺激胃酸分泌也未显示出抑制作用。

3. 适应证

（1）用于胃溃疡。

（2）用于改善急性胃炎及慢性胃炎急性加重期的胃黏膜病变（如糜烂、出血、充血、水肿等）。

4. 用法用量　口服给药。

（1）胃溃疡：一次 0.1g，一日 3 次，早、晚及睡前服用。

（2）急性胃炎及慢性胃炎急性加重期胃黏膜病变（糜烂、出血、充血、水肿）的改善：一次 0.1g，一日 3 次。

5. 不良反应

（1）血液系统：可引起白细胞减少（不足 0.1%），也有血小板减少的报道。

（2）精神神经系统：有导致麻木、眩晕、嗜睡的报道。

（3）胃肠道：发生率不足 0.1% 的有味觉异常、嗳气、呃逆、呕吐、胃灼热、腹痛、腹胀、便秘、腹泻等。另有引起口渴的报道。

（4）肝脏：可引起丙氨酸氨基转移酶、天门冬氨酸氨基转移酶、γ-谷氨酰转肽酶、碱性磷酸酶值升高等肝功能异常（不足 0.1%）。另有出现黄疸的报道。

（5）代谢及内分泌系统：有引起乳腺肿胀、乳房疼痛、男性乳房肿大、诱发乳汁分泌的报道。

（6）呼吸系统：有引起咳嗽、呼吸困难的报道。

（7）过敏反应：发生率不足 0.1% 的表现可有皮疹（如荨麻疹、药疹样湿疹）及瘙痒等。

（8）其他：本品所致的月经异常、血尿素氮升高、水肿等的发生率不足 0.1%。另有引起心悸、发热、颜面潮红的报道。

6. 禁忌　对本品过敏者禁用。

7. 注意事项

（1）不推荐本品单独用于幽门螺杆菌感染。

（2）用药期间若出现瘙痒、皮疹或湿疹等过敏反应，或出现氨基转移酶显著升高或白细胞减少、血小板减少时应立即停药，并进行适当治疗。

（3）孕妇或计划妊娠妇女及哺乳期妇女慎用。

8. 药物相互作用　尚不清楚。

9. 规格　片剂：0.1g。

（六）伊索拉定（Irsogladine）

1. 其他名称　科玛诺。

2. 药理作用　本品为胃黏膜保护剂，通过强化胃黏膜上皮细胞间的结合，抑制上皮细胞的剥离、脱落和细胞间隙的扩大，增强黏膜细胞本身的稳定性，以发挥黏膜防御作用，抑制有害物质透过黏膜。其作用机制与提高胃黏膜细胞内 cAMP、前列腺素、还原型谷胱甘肽及黏液糖蛋白含量有关。实验表明，本品可抑制盐酸和乙醇所致的胃黏膜细胞障碍，尚有增加胃黏膜血流量的作用。作用有剂量依赖性。

3. 适应证　治疗胃溃疡，也可用于改善急性胃炎、慢性胃炎急性发作期的胃黏膜病变（糜烂、出血、充血、水肿）。

4. 用法用量　口服，一日 4mg，分 1~2 次服。随年龄、症状适当增减剂量。

5. 不良反应　偶有头晕、恶心、呕吐、便秘、腹泻、皮疹、食欲减退、上腹部不适，偶见氨基转移酶轻度可逆性升高。

6. 注意事项

（1）出现皮疹不良反应时应停药。

（2）老年患者应从小剂量（2mg/d）开始，根据反应情况适当调整剂量。

7. 规格 片剂：2mg。

第八篇

作用泌尿系统的药物

第二十三章　利尿药

第一节　高效能利尿药

一、呋塞米（Furosemide）

1. 其他名称　阿西亚、呋喃苯胺酸、腹安酸、乐晓、利尿磺胺、利尿灵、美朗宁、速尿、速尿灵。

2. 药理作用　本品为强效利尿剂，其作用机制如下：

（1）对水和电解质排泄的作用：能增加水、钠、氯、钾、钙、镁、磷等的排泄。与噻嗪类利尿药不同，呋塞米等袢利尿药存在明显的剂量－效应关系。随着剂量加大，利尿效果明显增强，且药物剂量范围较大。本类药物主要抑制肾小管髓袢厚壁段对氯化钠的主动重吸收，管腔液 Na^+、Cl^- 浓度升高，而髓质间液 Na^+、Cl^- 浓度降低，使渗透压梯度差降低，肾小管浓缩功能下降，从而导致水、Na^+、Cl^- 排泄增多。由于 Na^+ 重吸收减少，远端小管 Na^+ 浓度升高，促进 $Na^+ - K^+$ 和 $Na^+ - H^+$ 交换增加，K^+ 和 H^+ 排出增多。至于呋塞米抑制肾小管髓袢升支厚壁段重吸收 Cl^- 的机制，过去曾认为该部位存在氯泵，目前研究表明该部位基底膜外侧存在与 $Na^+ - K^+ - ATP$ 酶有关的 Na^+、Cl^- 配对转运系统，呋塞米通过抑制该系统功能而减少 Na^+、Cl^- 的重吸收。另外，呋塞米尚能抑制近端小管和远端小管对 Na^+、Cl^- 的重吸收，促进远端小管分泌 K^+。呋塞米通过抑制亨氏袢对 Ca^{2+}、Mg^{2+} 的重吸收而增加 Ca^{2+}、Mg^{2+} 排泄。短期用药能增加尿酸排泄，而长期用药则可引起高尿酸血症。

（2）对血流动力学的影响：呋塞米能抑制前列腺素分解酶的活性，使前列腺素 E_2 含量升高，从而具有扩张血管作用。扩张肾血管，降低肾血管阻力，使肾血流量尤其是肾皮质深部血流量增加，在呋塞米的利尿作用中具有重要意义，也是其用于预防急性肾衰竭的理论基础。另外，与其他利尿药不同，袢利尿药在肾小管液流量增加的同时肾小球滤过率不下降，可能与流经致密斑的氯减少，从而减弱或阻断了球－管平衡有关。呋塞米能扩张肺部容量静脉，降低肺毛细血管通透性，加上其利尿作用，使回心血量减少，左心室舒张末期压力降低，有助于急性左心衰竭的治疗。由于呋塞米可降低肺毛细血管通透性，为其治疗成人呼吸窘迫综合征提供了理论依据。

3. 适应证

（1）用于水肿性疾病，包括充血性心力衰竭、肝硬化、肾脏疾病（肾炎、肾病及各种原因所致的急慢性肾衰竭），尤其是在其他利尿药效果不佳时，应用本品仍可能有效。本品也可与其他药物合用于治疗急性肺水肿和急性脑水肿等。

（2）治疗高血压：本品不作为治疗原发性高血压的首选药物，但当噻嗪类药物疗效不佳，尤其当伴有肾功能不全或出现高血压危象时，本品尤为适用。

（3）预防急性肾衰竭：用于多种原因（休克、中毒、麻醉意外以及循环功能不全等）导致肾血流灌注不足时，在纠正血容量不足的同时及时应用本品，可减少急性肾小管坏死的机会。

（4）用于高钾血症及高钙血症。

（5）用于稀释性低钠血症，尤其是当血钠浓度低于 120mmol/L 时。

（6）用于抗利尿激素分泌调节综合征（SIADH）。

（7）用于急性药物、毒物中毒，如巴比妥类药物中毒等。

4. 用法用量

（1）成人

1）口服给药：①水肿性疾病：起始剂量为一次 20～40mg，一日 1 次，必要时 6～8 小时后追加 20～40mg，直至出现满意利尿效果。一日最大剂量可达 600mg，但一般应控制在 100mg 以内，分 2～3 次服用。部分患者可减少至 20～40mg，隔日 1 次，或一日 20～40mg，每周连续服药 2～4 日。②高血压：起始剂量为一日 40～80mg，分 2 次服用，并酌情调整剂量。③高钙血症：一日 80～120mg，分 1～3 次服。

2）静脉注射：①水肿性疾病：一般剂量：开始剂量为 20～40mg，必要时每 2 小时追加剂量，直至出现满意疗效。维持用药阶段可分次给药。急性左心衰竭：起始剂量 40mg，必要时每小时追加 80mg，直至出现满意疗效。②慢性肾功能不全：一日剂量一般为 40～120mg。③高血压危象：起始剂量为 40～80mg，伴急性左心衰竭或急性肾衰竭时，可酌情增加剂量。④高钙血症：一次 20～80mg。

3）静脉滴注：用于急性肾衰竭，以本品 200～400mg 加入氯化钠注射液 100ml 中，滴注速度不超过 4mg/min。有效者可按原剂量重复应用或酌情调整剂量，一日总剂量不超过 1g。利尿效果差时不宜再增加剂量，以免出现肾毒性，对急性肾衰功能恢复不利。

（2）儿童

1）口服给药：用于水肿性疾病，起始剂量为 2mg/kg，必要时每 4～6 小时追加 1～2mg/kg。

2）静脉注射：用于水肿性疾病，起始剂量为 1mg/kg，必要时每隔 2 小时追加 1mg/kg。一日最大剂量不超过 6mg/kg。

5. 不良反应

（1）常见者：与水、电解质紊乱有关，尤其是大剂量或长期应用时，如体位性低血压、休克、低钾血症、低氯血症、低氯性碱中毒、低钠血症、低钙血症以及与此有关的口渴、乏力、肌肉酸痛、心律失常等。

（2）少见者：有过敏反应（包括皮疹、间质性肾炎甚至心脏骤停）、视觉模糊、黄视症、光敏感、头晕、头痛、纳差、恶心、呕吐、腹痛、腹泻、胰腺炎、肌肉强直等，骨髓抑制导致粒细胞减少、血小板减少性紫癜和再生障碍性贫血，肝功能损害，指（趾）感觉异常，高糖血症，尿糖阳性，原有糖尿病加重，高尿酸血症。

（3）耳鸣、听力障碍多见于大剂量静脉快速注射时（每分钟剂量大于 4～15mg），多为暂时性，少数为不可逆性，尤其当与其他有耳毒性的药物同时应用时。

（4）在高钙血症时，可引起肾结石。

（5）尚有报道本药可加重特发性水肿。

6. 禁忌

（1）低钾血症患者。

（2）肝性脑病患者。

7. 注意事项

（1）交叉过敏：对磺胺药和噻嗪类利尿药过敏者，对本药可能亦过敏。

（2）对诊断的干扰：可致血糖升高、尿糖阳性，尤其是糖尿病或糖尿病前期患者，过度脱水可使血尿酸和尿素氮水平暂时性升高，血 Na^+、Cl^-、K^+、Ca^{2+} 和 Mg^{2+} 浓度下降。

（3）药物剂量应从最小有效剂量开始，然后根据利尿反应调整剂量，以减少水、电解质紊乱等副作用的发生。

（4）存在低钾血症或低钾血症倾向时，应注意补充钾盐。

（5）与降压药合用时，后者剂量应酌情调整。

（6）少尿或无尿患者应用最大剂量后 24 小时仍无效时应停药。

（7）随访检查：①血电解质，尤其是合用洋地黄类药物或皮质激素类药物、肝肾功能损害者。②血压，尤其是用于降压、大剂量应用或用于老年人。③肾功能。④肝功能。⑤血糖。⑥血尿酸。⑦酸碱平衡情况。⑧听力。

（8）下列情况应慎用：①无尿或严重肾功能损害者。②糖尿病患者。③高尿酸血症或有痛风病史者。④严重肝功能损害者（因水、电解质紊乱可诱发肝性脑病）。⑤急性心肌梗死（过度利尿可促发休克）。⑥胰腺炎或有此病史者。⑦有低钾血症倾向者（尤其是应用洋地黄类药物或有室性心律失常者）。⑧红斑狼疮患者（本药可加重病情或诱发狼疮活动）。⑨前列腺增生者。

（9）FDA 对本药的妊娠安全性分级为 C 级，如用于妊娠高血压患者为 D 级。

8. 药物相互作用

（1）肾上腺皮质激素、促肾上腺皮质激素及雌激素能降低本药的利尿作用，并增加电解质紊乱尤其是低钾血症的发生机会。

（2）非甾体类消炎镇痛药能降低本药的利尿作用，肾损害机会也增加，这与前者抑制前列腺素合成、减少肾血流量有关。

（3）与拟交感神经药物及抗惊厥药物合用，利尿作用减弱。

（4）与氯贝丁酯合用，两药的作用均增强，并可出现肌肉酸痛、强直。

（5）与多巴胺合用，利尿作用加强。

（6）饮酒及含酒精制剂和可引起血压下降的药物能增强本药的利尿和降压作用；与巴比妥类药物、麻醉药合用，易引起体位性低血压。

（7）本药可使尿酸排泄减少，血尿酸升高，故与治疗痛风的药物合用时，后者的剂量应适当调整。

（8）可降低降血糖药的疗效。

（9）可降低抗凝药物和抗纤溶药物的作用，主要由于利尿后血容量下降，致血中凝血因子浓度升高，以及利尿使肝血液供应改善、肝脏合成凝血因子增多有关。

（10）本药加强非去极化肌松药的作用，与血钾下降有关。

（11）与两性霉素、头孢菌素、氨基糖苷类等抗生素合用，肾毒性和耳毒性增加，尤其是原有肾损害时。

（12）与抗组胺药物合用时耳毒性增加，易出现耳鸣、头晕、眩晕。

（13）与锂合用肾毒性明显增加，应尽量避免。

（14）服用水合氯醛后静注本药可致出汗、面色潮红和血压升高，此与甲状腺素由结合状态转为游离状态增多，导致分解代谢加强有关。

（15）与碳酸氢钠合用发生低氯性碱中毒机会增加。

9. 规格　片剂：20mg；40mg。注射液：2ml：20mg。

二、布美他尼（Bumetanide）

1. 其他名称　丁胺速尿、丁苯氧酸、丁尿胺、丁脲胺、便多、丁氧苯酸、利了。

2. 药理作用　对水和电解质的排泄作用基本同呋塞米，其利尿作用为呋塞米的 $20 \sim 60$ 倍。主要抑制肾小管髓袢升支厚壁段对氯化钠的主动重吸收，对近端小管重吸收 Na^+ 也有抑制作用，但对远端肾小管无作用，故排钾作用小于呋塞米。

能抑制前列腺素分解酶的活性，使前列腺素 E_2 含量升高，从而具有扩张血管的作用。扩张肾血管，降低肾血管阻力，使肾血管血流量尤其是肾皮质深部血流量增加，在布美他尼的利尿作用中具有重要意义，也是其用于预防急性肾衰竭的理论基础。另外，与其他利尿药不同，袢利尿药在肾小管液流量增加的同时肾小球滤过率不下降，可能与流经致密斑的氯减少，从而减弱或阻断了球–管平衡有关。布美他尼能扩张肺部容量静脉，降低肺毛细血管通透性，加上其利尿作用，使回心血量减少，左心室舒张末期压力降低，有助于急性左心衰竭的治疗。由于布美他尼可降低肺毛细血管通透性，为其治疗成人呼吸窘迫综合征提供了理论依据。

3. 适应证　临床主要作为呋塞米的代用品，对某些呋塞米无效的患者可能有效。

（1）用于治疗水肿性疾病，包括充血性心力衰竭、肝硬化、肾脏疾病（肾炎、肾病及各种原因所致的急慢性肾衰竭），尤其是应用其他利尿药效果不佳时，应用本类药物仍可能有效。与其他药物合用治疗急性肺水肿和急性脑水肿等。

（2）用于高血压：在使用利尿药治疗高血压时，本品不作为治疗原发性高血压的首选药物，但当噻嗪类药物疗效不佳，尤其当伴有肾功能不全或出现高血压危象时，本品尤为适用。

（3）预防急性肾衰竭：用于多种原因导致的肾血流灌注不足，如休克、中毒、麻醉意外以及循环功能不全等，在纠正血容量不足的同时及时应用本品，可减少急性肾小管坏死的机会。

（4）用于高钾血症及高钙血症。

（5）用于稀释性低钠血症，尤其是当血钠浓度低于 120mmol/L 时。

（6）用于血管升压素分泌失调综合征（SIADH）。

（7）用于急性药物、毒物中毒，如巴比妥类药物中毒等。

4. 用法用量

（1）成人

1）口服给药：治疗水肿性疾病或高血压，起始剂量为 0.5 ~ 2mg，必要时每 4 ~ 5 小时重复 1 次；也可间隔用药，即每隔 1 ~ 2 日用药 1 日。一日最大剂量可达 10mg。

2）静脉注射：①治疗水肿性疾病或高血压：起始剂量为 0.5 ~ 1mg，必要时每 2 ~ 3 小时重复 1 次。一日最大剂量为 10mg。②治疗急性肺水肿及左心衰：一次 0.5 ~ 1mg，必要时 30 分钟重复 1 次。

3）静脉滴注：治疗急性肺水肿及左心衰，将本品 2 ~ 5mg 加入 5% 葡萄糖注射液 500ml 中静脉滴注，30 ~ 60 分钟滴完。

4）肌内注射：同静脉注射。

（2）儿童

1）口服给药：一次 0.01 ~ 0.02mg/kg，必要时每 4 ~ 6 小时给药 1 次。

2）静脉注射：一次 0.01 ~ 0.02mg/kg，必要时每 4 ~ 6 小时给药 1 次。

3）肌内注射：同静脉注射。

5. 不良反应

（1）常见者：与水、电解质紊乱有关，尤其是大剂量或长期应用时，如体位性低血压、休克、低钾血症、低氯血症、低氯性碱中毒、低钠血症、低钙血症以及与此有关的口渴、乏力、肌肉酸痛、心律失常等。

（2）少见者：有过敏反应（包括皮疹、甚至心脏骤停）、头晕、头痛、纳差、恶心、呕吐、腹痛、腹泻、胰腺炎、肌肉强直等，骨髓抑制导致粒细胞减少、血小板减少性紫癜和再生障碍性贫血，肝功能损害，指（趾）感觉异常，高糖血症，尿糖阳性，原有糖尿病加重，高尿酸血症。

（3）耳鸣、听力障碍多见于大剂量静脉快速注射时（每分钟剂量大于 4 ~ 15mg），多为暂时性，少数为不可逆性，尤其当与其他有耳毒性的药物同时应用时。

（4）在高钙血症时，可引起肾结石。

（5）尚有报道本药可加重特发性水肿。

（6）偶见未婚男性遗精和阴茎勃起困难。

（7）大剂量时可发生肌肉酸痛、胸痛。

（8）对糖代谢的影响可能小于呋塞米。

6. 禁忌　对本品或磺胺类药物过敏者。

7. 注意事项

（1）对诊断的干扰：可致血糖升高，尿糖阳性，尤其是糖尿病或糖尿病前期患者，过度脱水可使血尿酸和尿素氮水平暂时性升高，血 Na^+、Cl^-、K^+、Ca^{2+} 和 Mg^{2+} 浓度下降。

（2）随访检查：①血电解质，尤其是合用洋地黄类药物或皮质激素类药物、肝肾功能损害者。②血压，尤其是用于降压、大剂量应用或用于老年人。③肾功能。④肝功能。⑤血糖。⑥血尿酸。⑦酸碱平衡情况。⑧听力。

（3）动物实验提示本药能延缓胎儿生长和骨化。对新生儿和乳母的情况尚不清楚。能增加尿磷的排泄量，可干扰尿磷的测定。

（4）下列情况应慎用：①严重肾功能不全者。②糖尿病患者。③高尿酸血症或有痛风病史者。④严重肝功能不全者（因水、电解质紊乱可诱发肝性脑病）。⑤急性心肌梗死（过度利尿可促发休克）。⑥胰腺炎或有胰腺炎病史者。⑦有低钾血症或有低钾血症倾向者（尤其是应用洋地黄类药物或有室性心律失常者）。⑧前列腺增生者。

（5）FDA对本药的妊娠安全性分级为C级。

8. 药物相互作用

（1）肾上腺皮质激素、促肾上腺皮质激素及雌激素能降低本药的利尿作用，并增加电解质紊乱尤其是低钾血症的发生机会。

（2）非甾体类消炎镇痛药能降低本药的利尿作用，肾损害机会也增加，与前者抑制前列腺素合成，减少肾血流量有关。

（3）与拟交感神经药物及抗惊厥药物合用，利尿作用减弱。

（4）与氯贝丁酯合用，两药的作用均增强，并可出现肌肉酸痛、强直。

（5）与多巴胺合用，利尿作用加强。

（6）饮酒及含酒精制剂和可引起血压下降的药物能增强本药的利尿和降压作用；与巴比妥类药物、麻醉药合用，易引起体位性低血压。

（7）本药可使尿酸排泄减少，血尿酸升高，故与治疗痛风的药物合用时，后者的剂量应适当调整。

（8）可降低降血糖药的疗效。

（9）可降低抗凝药物和抗纤溶药物的作用，主要由于利尿后血容量下降，致血中凝血因子浓度升高，以及利尿使肝血液供应改善、肝脏合成凝血因子增多。

（10）本药加强非去极化肌松药的作用，与血钾下降有关。

（11）与两性霉素、头孢菌素、氨基糖苷类等抗生素合用，肾毒性和耳毒性增加，尤其是原有肾损害时。

（12）与抗组胺药物合用时耳毒性增加，易出现耳鸣、头晕、眩晕。

（13）与锂合用肾毒性明显增加，应尽量避免。

（14）服用水合氯醛后静注本药可致出汗、面色潮红和血压升高，此与甲状腺素由结合状态转为游离状态增多，导致分解代谢加强有关。

（15）与碳酸氢钠合用发生低氯性碱中毒机会增加。

9. 规格　片剂：1mg。注射液：2ml：0.5mg。

三、托拉塞米（Torasemide）

1. 其他名称　托拉沙得、托拉噻米、特苏平、维达通、优利德。

2. 药理作用　本品为磺酰脲吡啶衍生物，系袢利尿药。主要作用于髓袢升支粗段，抑制 $Na^+ - K^+ - 2Cl^-$ 转运系统，可增加钠、氯和水在尿中的排泄量。本品对肾小球滤过率、肾血流量、体内酸碱平衡无显著影响。此外，本品可加速毒物和药物的排泄、保护肾脏功能（减轻有毒物质对近曲小管上皮细胞的损害）。

3. 适应证

（1）用于治疗水肿性疾病：可用于充血性心力衰竭、肝硬化、肾脏疾病所致水肿。本品也可与其他药物合用治疗急性脑水肿。

（2）用于治疗原发性或继发性高血压。

4. 用法用量

（1）口服给药

1）充血性心力衰竭所致水肿：起始剂量为一次 10mg，每日 1 次，根据需要可将剂量增至一次 20mg，一日 1 次。

2）肝硬化所致水肿：起始剂量一次 5～10mg，一日 1 次，后可逐渐增量，但不超过一日 40mg。

3）急性或慢性肾衰竭所致水肿：起始剂量 5mg，单剂 20mg 可产生明显效果。

4）原发性高血压：起始剂量一次 5mg，一日 1 次。若用药 4～6 周内疗效不佳，剂量可增至一次 10mg，一日 1 次。若一日 10mg 的剂量仍未取得足够的降压作用，可考虑合用其他降压药。

（2）静脉给药

1）充血性心力衰竭及肝硬化所致水肿：初始剂量一次 5mg 或 10mg，一日 1 次，缓慢静脉注射，也可用 5% 葡萄糖注射液或生理盐水稀释后静脉输注；如疗效不满意可增至一次 20mg，一日 1 次，一日最大剂量为 40mg，疗程不超过 1 周。

2）肾脏疾病所致水肿：初始剂量一次 20mg，一日 1 次，以后根据需要可逐渐增至最大剂量一日 100mg，疗程不超过 1 周。

5. 不良反应

（1）常见不良反应有头痛、眩晕、疲乏、食欲减退、肌肉痉挛、恶心呕吐、高血糖、高尿酸血症、便秘和腹泻；长期大量使用可能发生水和电解质平衡失调。

（2）治疗初期和年龄较大的患者常发生多尿，个别患者由于血液浓缩而引起低血压、精神紊乱、血栓性并发症，及心或脑缺血引起心律失常、心绞痛、急性心肌梗死或昏厥等，低血钾可发生在低钾饮食、呕吐、腹泻、过多使用泻药和肝功能异常的患者。

（3）个别患者可出现皮肤过敏，偶见瘙痒、皮疹、光敏反应，罕见口干、肢体感觉异常、视觉障碍。

6. 禁忌

（1）对本品或磺酰脲类过敏患者禁用。

（2）无尿患者禁用。

（3）肝性脑病前期或肝性脑病患者禁用。

（4）低血容量、低钾或低钠血症患者禁用。

（5）严重排尿困难（如前列腺肥大）患者禁用（尿量增多可导致尿潴留和膀胱扩张）。

7. 注意事项

（1）使用本品者应定期检查电解质（特别是血钾）、血糖、尿酸、肌酐、血脂等。

（2）本品开始治疗前排尿障碍必须被纠正，特别对老年患者。治疗刚开始时要仔细观察电解质失衡、血容量的不足和血液浓缩的有关症状。

（3）肝硬化腹水患者应用本品进行利尿时，应住院进行治疗，这些患者如利尿过快，可造成严重的电解质紊乱和肝性脑病。

（4）本品与醛固酮拮抗剂或与保钾药物一起使用可防止低钾血症和代谢性碱中毒。

（5）前列腺肥大的患者排尿困难，使用本品尿量增多可导致尿潴留和膀胱扩张。

（6）在刚开始用本品治疗或由其他药物转为使用本品治疗或开始一种新的辅助药物治疗时，个别患者警觉状态受到影响（如在驾驶车辆或操作机器时）。

（7）本品必须缓慢静脉注射。本品不应与其他药物混合后静脉注射，但可根据需要用生理盐水或 5% 葡萄糖溶液稀释。

（8）如需长期用药建议尽早从静脉给药转为口服用药，静脉给药疗程限于 1 周。

（9）FDA 对本药的妊娠安全性分级为 B 级。

8. 药物相互作用

（1）本品引起的低钾可加重强心苷类的不良反应。

（2）本品可加强皮质类固醇和轻泻剂的钾消耗作用。

（3）非甾体类抗炎药（如消炎痛）和丙磺舒可降低本品的利尿和降压作用。

（4）本品可加强抗高血压药物的作用。

（5）本品连续用药或开始与一种血管紧张素转化酶抑制剂合并用药可能会使血压过度降低。

（6）本品可降低抗糖尿病药物的作用。

（7）在大剂量使用时可能会加重氨基糖苷类抗生素（如卡那霉素、庆大霉素、妥布霉素）、顺铂类制剂和头孢类的耳毒性与肾毒性。

（8）本品可加强箭毒样肌松药和茶碱类药物的作用。

（9）本品可减弱去甲肾上腺素和肾上腺素的作用。

（10）当患者使用大剂量水杨酸盐类时本品可增加水杨酸盐类的毒性。

9. 规格　片剂：2.5mg；5mg；10mg；20mg。胶囊剂：10mg。注射液：1ml：10mg；2ml：20mg；5ml：50mg。注射用托拉塞米：10mg；20mg。

第二节　中效能利尿药

一、氢氯噻嗪（Hydrochlorothiazide）

1. 其他名称　双氢氯噻嗪、氢氯苯噻、双氢氯散疾、双氢氯消疾、双氢氯消、双氢克尿噻。

2. 药理作用

（1）对水、电解质排泄的影响

1）利尿作用：尿钠、钾、氯、磷和镁等离子排泄增加，而尿钙排泄减少。本类药物作用机制主要抑制远端小管前段和近端小管（作用较轻）对氯化钠的重吸收，从而增加远端小管和集合管的 $Na^+ - K^+$ 交换，K^+ 分泌增多。本类药物都能不同程度地抑制碳酸酐酶活性，故能解释其对近端小管的作用。本类药还能抑制磷酸二酯酶活性，减少肾小管对脂肪酸的摄取和线粒体氧耗，从而抑制肾小管对 Na^+、Cl^- 的主动重吸收。

2）降压作用：除利尿排钠作用外，可能还有肾外作用机制参与降压，可能是增加胃肠道对 Na^+ 的排泄。

（2）对肾血流动力学和肾小球滤过功能的影响：由于肾小管对水、Na^+重吸收减少，肾小管内压力升高，以及流经远曲小管的水和Na^+增多，刺激致密斑通过管－球反射，使肾内肾素、血管紧张素分泌增加，引起肾血管收缩，肾血流量下降，肾小球入球和出球小动脉收缩，肾小球滤过率也下降。肾血流量和肾小球滤过率下降，以及对亨氏袢无作用，是本类药物利尿作用远不如袢利尿药的主要原因。

3. 适应证

（1）用于水肿性疾病（如充血性心力衰竭、肝硬化、肾病综合征、急慢性肾炎、慢性肾衰竭早期、肾上腺皮质激素和雌激素治疗所致的钠、水潴留），可排泄体内过多的钠和水，减少细胞外液容量，消除水肿。

（2）用于原发性高血压，可单独应用于轻度高血压，或作为基础降压药与其他降压药配合使用。

（3）用于中枢性或肾性尿崩症。

（4）用于肾石症，主要预防含钙盐成分形成的结石。

4. 用法用量　口服给药。

（1）成人

1）水肿性疾病：①一般用量：一日 25～100mg，分 1～3 次服用，需要时可增至一日 100～200mg，分 2～3 次服用。为预防电解质紊乱及血容量骤降，宜从小剂量（一日 12.5～25mg）开始，以后根据利尿情况逐步加量。近年多主张间歇用药，即隔日用药或每周 1～2 次用药，或连续服用 3～4 日，停药 3～4 日，以减少不良反应。②心源性水肿：开始用小剂量，一日 12.5～25mg，以免因盐及水分排泄过快而引起循环障碍或其他症状；同时注意调整洋地黄用量，以免钾的丢失而导致洋地黄中毒。

2）高血压：单用本品时，一日 25～100mg，分 1～2 次服用，并按降压效果调整剂量；与其他抗高血压药合用时，一次 10mg，一日 1～2 次。

老年人可从一次 12.5mg，一日 1 次开始，并按降压效果调整剂量。

（2）儿童：一日 1～2mg/kg 或 30～60mg/m²，分 1～2 次服用，并按疗效调整剂量。小于 6 个月的婴儿剂量可达一日 3mg/kg。

5. 不良反应　大多不良反应与剂量和疗程有关。

（1）水、电解质紊乱：较为常见。①低钾血症：较易发生，与噻嗪类利尿药排钾作用有关，长期缺钾可损伤肾小管，严重失钾可引起肾小管上皮的空泡变化，以及引起严重快速性心律失常等。②低氯性碱中毒或低氯低钾性碱中毒：噻嗪类特别是氢氯噻嗪常明显增加氯化物的排泄。③低钠血症：亦不罕见，导致中枢神经系统症状及加重肾损害。④脱水造成血容量和肾血流量减少亦可引起肾小球滤过率降低。上述水、电解质紊乱的临床常见反应有口干、烦渴、肌肉痉挛、恶心、呕吐和极度疲乏无力等。

（2）高糖血症：本药可使糖耐量降低，血糖升高，此可能与抑制胰岛素释放有关。

（3）高尿酸血症：干扰肾小管排泄尿酸，少数可诱发痛风发作。由于通常无关节疼痛，故高尿酸血症易被忽视。

（4）过敏反应：如皮疹、荨麻疹等，但较为少见。

（5）血白细胞减少或缺乏症、血小板减少性紫癜等亦少见。

（6）其他：如胆囊炎、胰腺炎、性功能减退、光敏感、色觉障碍等，但较罕见。

6. 禁忌　对本品、磺胺类药物过敏者禁用。

7. 注意事项

（1）交叉过敏：与磺胺类药物、呋塞米、布美他尼、碳酸酐酶抑制剂有交叉过敏反应。

（2）对诊断的干扰：可致糖耐量降低，血糖、尿糖、血胆红素、血钙、血尿酸、血胆固醇、甘油三酯、低密度脂蛋白浓度升高，血镁、钾、钠及尿钙降低。

（3）应从最小有效剂量开始用药，以减少副作用的发生，减少反射性肾素和醛固酮分泌。

（4）有低钾血症倾向的患者，应酌情补钾或与保钾利尿药合用。

（5）随访检查：①血电解质。②血糖。③血尿酸。④血肌酐、尿素氮。⑤血压。

（6）下列情况应慎用：①无尿或严重肾功能减退者（因本类药效果差，应用大剂量时可致药物蓄积，毒性增加）。②糖尿病患者。③高尿酸血症或有痛风病史者。④严重肝功能损害者（因本品可导致水、电解质紊乱，从而诱发肝性脑病）。⑤高钙血症患者。⑥低钠血症患者。⑦红斑狼疮患者（因本品可加重病情或诱发狼疮活动）。⑧胰腺炎患者。⑨交感神经切除者（因本品可致降压作用加强）。⑩有黄疸的婴儿。⑪孕妇及哺乳期妇女。FDA对本药的妊娠安全性分级为B级，如用于妊娠高血压患者为D级。

8. 药物相互作用

（1）肾上腺皮质激素、促肾上腺皮质激素、雌激素、两性霉素B（静脉用药）能降低本药的利尿作用，增加发生电解质紊乱的机会，尤其是低钾血症。

（2）非甾体类消炎镇痛药尤其是吲哚美辛，能降低本药的利尿作用，与前者抑制前列腺素合成有关。

（3）与拟交感胺类药物合用，利尿作用减弱。

（4）考来烯胺能减少胃肠道对本药的吸收，故应在口服考来烯胺1小时前或4小时后服用本药。

（5）与多巴胺合用，利尿作用加强。

（6）与降压药合用时，利尿、降压作用均加强。

（7）与抗痛风药合用时，后者应调整剂量。

（8）使抗凝药作用减弱，主要是由于利尿后机体血浆容量下降，血中凝血因子水平升高，加上利尿使肝脏血液供应改善，合成凝血因子增多。

（9）降低降糖药的作用。

（10）洋地黄类药物、胺碘酮等与本药合用时，应慎防因低钾血症引起的副作用。

（11）与锂制剂合用，因本药可减少肾脏对锂的清除，增加锂的肾毒性。

（12）乌洛托品与本药合用，其转化为甲醛受抑制，疗效下降。

（13）增强非去极化肌松药的作用，与血钾下降有关。

（14）与碳酸氢钠合用，发生低氯性碱中毒机会增加。

9. 规格　片剂：10mg；25mg；50mg。

二、吲哒帕胺（Indapamide）

1. 其他名称　长效降压片、磺胺酰胺吲哚、钠催离、寿比山、吲哒胺、吲达胺、吲满胺、吲满速尿、茚磺苯酰胺、吲满帕胺。

2. 药理作用　是一种磺胺类利尿剂，通过抑制远端肾小管皮质稀释段的再吸收水与电解质而发挥作用。降压作用未明，其利尿作用不能解释降压作用，因降压作用出现的剂量远小于利尿作用的剂量，可能的机制包括以下几个方面：调节血管平滑肌细胞的钙内流；刺激前列腺素 PGE_2 和前列腺素 PGI_2 的合成；减低血管对血管加压胺的超敏感性，从而抑制血管收缩。本品降压时对心排血量、心率及心律影响小或无。长期用本品很少影响肾小球滤过率或肾血流量。本药不影响血脂及碳水化合物的代谢。

3. 适应证

（1）用于治疗高血压：对轻、中度原发性高血压效果良好，可单独服用，也可与其他降压药合用。

（2）治疗充血性心力衰竭时的水钠潴留。

4. 用法用量　口服给药。

（1）高血压：①片剂、胶囊剂：一次 2.5mg，一日 1 次，早晨服用。一日不应超过 2.5mg。维持量为一次 2.5mg，隔日 1 次。②缓释片：一次 1.5mg，一日 1 次。

（2）水钠潴留：一次 2.5mg，一日 1 次。可在 1 周后增至一次 5mg，一日 1 次。

老年人用量酌减。高尿酸血症患者服药后，痛风发作可能增加，应根据血液中尿酸含量调整给药剂量。

5. 不良反应　本品大部分不良反应为剂量依赖性。

（1）低钠血症伴低血容量引起脱水和直立性低血压。伴发的氯离子缺失可导致继发性代偿性代谢性碱中毒，这种情况发生率很低，程度亦轻。

（2）治疗期间，血浆中尿酸和血糖增加：在痛风和糖尿病的患者中应用这些利尿剂时，必须非常慎重地考虑其适应证。

（3）血液学方面的病症，非常罕见，包括血小板减少症、白细胞减少症、粒细胞缺乏症、营养不良性贫血、溶血性贫血。

（4）高钙血症十分罕见。

（5）过敏反应主要是皮肤过敏，见于以往过敏或哮喘患者。

（6）斑丘疹、紫癜，可能加重原有的急性系统性红斑狼疮。

（7）恶心、便秘、口干、眩晕、疲乏、感觉异常、头痛等症状很少发生，而且大多随药物减量而缓解。

6. 禁忌

（1）对本品及磺胺类药过敏者禁用。

（2）严重肾功能不全者禁用。

（3）肝性脑病或严重肝功能不全者禁用。

（4）低钾血症患者禁用。

7. 注意事项

（1）为减少电解质平衡失调出现的可能，宜用较小的有效剂量，并应定期监测血钾、钠、钙及尿酸等，注意维持水与电解质平衡，尤其是老年人等高危人群，注意及时补钾。

（2）作利尿用时，最好每晨给药一次，以免夜间起床排尿。

（3）无尿或严重肾功能不全，可诱致氮质血症。

（4）糖尿病时可使糖耐量更差。

（5）痛风或高尿酸血症，此时血尿酸可进一步增高。

（6）肝功能不全，利尿后可促发肝性脑病。

（7）交感神经切除术后，此时降压作用会加强。

（8）应用本品而需做手术时，不必停用本品，但须告知麻醉医师。

（9）以下情况应慎用：①糖尿病患者。②肝功能不全者。③痛风或高尿酸血症患者。

（10）FDA 对本药的妊娠安全性分级为 B 级，如用于妊娠高血压患者为 D 级。

8. 药物相互作用

（1）本品与肾上腺皮质激素同用时利尿利钠作用减弱。

（2）本品与胺碘酮同用时由于血钾低而易致心律失常。

（3）本品与口服抗凝药同用时抗凝效应减弱。

（4）本品与非甾体抗炎镇痛药同用时本品的利钠作用减弱。

（5）本品与多巴胺同用时利尿作用增强。

（6）本品与其他种类降压药同用时降压作用增强。

（7）本品与拟交感药同用时降压作用减弱。

（8）本品与锂剂合用时可增加血锂浓度并出现过量的征象。

（9）与大剂量水杨酸盐合用时，已脱水的患者可能发生急性肾衰竭。

（10）与二甲双胍合用易出现乳酸酸中毒。

9. 规格　片剂：2.5mg。胶囊剂：2.5mg。缓释片：1.5mg。

第三节　低效能利尿药

一、螺内酯（Spironolactone）

1. 其他名称　螺内脂、螺旋内脂、螺旋内酯固醇、螺旋内酯甾醇、螺旋内酯甾酮、安体舒通。

2. 药理作用　本药结构与醛固酮相似，为醛固酮的竞争性抑制剂。作用于远曲小管和集合管，阻断 $Na^+ - K^+$ 和 $Na^+ - H^+$ 交换，结果 Na^+、Cl^- 和水排泄增多，K^+、Mg^{2+} 和 H^+ 排泄减少，对 Ca^{2+} 和 P^{3+} 的作用不定。由于本药仅作用于远曲小管和集合管，对肾小管其他各段无作用，故利尿作用较弱。另外，本药对肾小管以外的醛固酮靶器官也有作用。

3. 适应证

（1）与其他利尿药合用，治疗充血性水肿、肝硬化腹水、肾性水肿等水肿性疾病（其目的在于纠正上述疾病时伴发的继发性醛固酮分泌增多）。也用于特发性水肿的治疗。

（2）用于原发性醛固酮增多症的诊断和治疗。

（3）抗高血压的辅助药物。

（4）与噻嗪类利尿药合用，增强利尿效应，预防低钾血症。

4. 用法用量　口服给药。

（1）成人

1）水肿性疾病：开始时，一日 40～120mg，分 2～4 次服用，至少连服 5 日，以后酌情调整剂量。

2）高血压：开始时，一日 40 ~ 80mg，分次服用，至少用药 2 周，以后酌情调整剂量（但不宜与血管紧张素转化酶抑制剂合用，以免增加高钾血症的发生率）。

3）原发性醛固酮增多症：手术前患者，一日用量 100 ~ 400mg，分 2 ~ 4 次服用。不宜手术的患者，则选用较小剂量维持。

4）诊断原发性醛固酮增多症：长期试验，一日 400mg，分 2 ~ 4 次，连续 3 ~ 4 周。短期试验，一日 400mg，分 2 ~ 4 次服用，连续 4 日。

老年人对本品较敏感，开始用量宜偏小。

（2）儿童：用于治疗水肿性疾病，开始时，一日 1 ~ 3mg/kg 或 30 ~ 90mg/m^2，单次或分 2 ~ 4 次服用，连服 5 日后酌情调整剂量。一日最大剂量为 3 ~ 9mg/kg 或 90 ~ 270mg/m^2。

5. 不良反应

（1）常见者：①高钾血症：最为常见，尤其是单独用药、进食高钾饮食、与钾剂或含钾药物如青霉素钾等同用以及存在肾功能损害、少尿、无尿时；即使与噻嗪类利尿药合用，高钾血症的发生率仍可达 8.6% ~ 26%，且常以心律失常为首发表现，故用药期间必须密切随访血钾和心电图。②胃肠道反应：如恶心、呕吐、胃痉挛和腹泻；尚有报道可致消化性溃疡。

（2）少见者：①低钠血症：单独应用时少见，与其他利尿药合用时发生率增高。②抗雄激素样作用或对其他内分泌系统的影响：长期服用本药在男性可致男性乳房发育、阳痿、性功能低下，在女性可致乳房胀痛、声音变粗、毛发增多、月经失调、性机能下降。③中枢神经系统表现：长期或大剂量服用本药可发生行走不协调、头痛等。

（3）罕见者：①过敏反应：出现皮疹甚至呼吸困难。②暂时性血浆肌酐、尿素氮升高：主要与过度利尿、有效血容量不足引起肾小球滤过率下降有关。③轻度高氯性酸中毒。④肿瘤：有报道 5 例患者长期服用本药和氢氯噻嗪发生乳腺癌。

6. 禁忌

（1）高钾血症患者禁用。

（2）肾衰竭患者禁用。

7. 注意事项

（1）给药应个体化，从最小有效剂量开始使用，以减少电解质紊乱等副作用的发生。如每日服药一次，应于早晨服药，以免夜间排尿次数增多。

（2）用药前应了解患者血钾浓度，但在某些情况血钾浓度并不能代表机体内总钾量，如酸中毒时钾从细胞内转移至细胞外而易出现高钾血症，酸中毒纠正后血钾即可下降。

（3）本药起作用较慢，而维持时间较长，故首日剂量可增加至常规剂量的 2 ~ 3 倍，以后酌情调整剂量。与其他利尿药合用时，可先于其他利尿药 2 ~ 3 日服用。在已应用其他利尿药再加用本药时，其他利尿药剂量在最初 2 ~ 3 日可减量 50%，以后酌情调整剂量。在停药时，本药应先于其他利尿药 2 ~ 3 日停药。

（4）用药期间如出现高钾血症，应立即停药。

（5）应于进食时或餐后服药，以减少胃肠道反应，并可能提高本药的生物利用度。

（6）对诊断的干扰：①使荧光法测定血浆皮质醇浓度升高，故取血前 4 ~ 7 日应停用本药或改用其他测定方法。②使血浆肌酐、尿素氮（尤其是原有肾功能损害时）、肾素，血清镁、钾测定值升高。③尿钙排泄可能增多，而尿钠排泄减少。

（7）下列情况应慎用：①无尿或肾功能不全者。②肝功能不全。因本药引起电解质紊乱，可诱发肝性脑病。③低钠血症。④酸中毒。一方面酸中毒可加重或促发本药所致的高钾血症，另一方面本药可加重酸中毒。⑤乳房增大或月经失调者。⑥孕妇及哺乳期妇女。FDA对本药的妊娠安全性分级为 C 级，如用于妊娠高血压患者为 D 级。

8. 药物相互作用

（1）肾上腺皮质激素（尤其是具有较强盐皮质激素作用者）、促肾上腺皮质激素能减弱本药的利尿作用，而拮抗本药的潴钾作用。

（2）雌激素能引起水钠潴留，从而减弱本药的利尿作用。

（3）非甾体类消炎镇痛药，尤其是吲哚美辛，能降低本药的利尿作用，且合用时肾毒性增加。

（4）拟交感神经药物可降低本药的降压作用。

（5）多巴胺可加强本药的利尿作用。

（6）与引起血压下降的药物合用，利尿和降压效果均加强。

（7）与下列药物合用时，发生高钾血症的机会增加：含钾药物、库存血、血管紧张素转化酶抑制剂、血管紧张素 II 受体拮抗剂和环孢素等。

（8）与葡萄糖胰岛素液、碱剂、钠型降钾交换树脂合用，发生高钾血症的机会减少。

（9）本药可使地高辛半衰期延长。

（10）与氯化铵合用易发生代谢性酸中毒。

（11）与肾毒性药物合用，肾毒性增加。

（12）甘珀酸钠、甘草类制剂具有醛固酮样作用，可降低本药的利尿作用。

9. 规格　片剂：20mg。胶囊剂：20mg。

二、氨苯喋啶（Triamterene）

1. 其他名称　三氨蝶呤、三氨喋啶、三氨喋呤、氨苯蝶呤。

2. 药理作用　本品直接抑制肾脏远曲小管和集合管的 $Na^+ - K^+$ 交换，从而使 Na^+、Cl^-、水排泄增多，而 K^+ 排泄减少。

3. 适应证

（1）主要治疗水肿性疾病，包括充血性心力衰竭、肝硬化腹水、肾病综合征等，以及肾上腺糖皮质激素治疗过程中发生的水钠潴留，主要目的在于纠正上述情况时的继发性醛固酮分泌增多，并拮抗其他利尿药的排钾作用。常因患者对氢氯噻嗪疗效不明显时加用本品。

（2）用于治疗特发性水肿。

4. 用法用量　口服给药。

（1）成人：开始时，一日 25 ~ 100mg，分 2 次服。与其他利尿药合用时，剂量应减少。维持阶段可改为隔日疗法。一日最大剂量不超过 300mg。

（2）儿童：一日 2 ~ 4mg/kg 或 120mg/m²，分 2 次服，每日或隔日服用，以后酌情调整剂量。一日最大剂量不超过 6mg/kg 或 300mg/m²。

5. 不良反应

（1）常见的主要是高钾血症。

（2）少见的有：①胃肠道反应，如恶心、呕吐、胃痉挛和腹泻等。②低钠血症。③头晕、头痛。④光敏感。

（3）罕见的有：①过敏，如皮疹、呼吸困难。②血液系统损害，如粒细胞减少症甚至粒细胞缺乏症、血小板减少性紫癜、巨幼红细胞性贫血（干扰叶酸代谢）。③肾结石，有报道长期服用本药者肾结石的发生率为1/1 500。其机理可能是由于本药及其代谢产物在尿中浓度过饱和，析出结晶并与蛋白基质结合，从而形成肾结石。

6. 禁忌

（1）高钾血症患者禁用。

（2）无尿者禁用。

（3）严重或进行性加重的肾脏疾病患者禁用。

（4）严重肝脏疾病患者禁用。

7. 注意事项

（1）给药应个体化，从最小有效剂量开始使用，以减少电解质紊乱等副作用。

（2）如一日给药1次，则应于早晨给药，以免夜间排尿次数增多。

（3）服药期间如发生高钾血症，应立即停药，并做相应处理。

（4）应于进食时或餐后服药，以减少胃肠道反应，并可能提高本药的生物利用度。

（5）宜逐渐停药，防止反跳性钾丢失。

（6）下列情况应慎用：①肝肾功能不全者。②糖尿病患者。③低钠血症患者。④酸中毒患者。⑤高尿酸血症或有痛风病史者。⑥肾结石或有此病史者。

（7）多数患者可出现淡黄色荧光尿，此为用药后的正常反应。

（8）FDA对本药的妊娠安全性分级为C级，如用于妊娠高血压患者为D级。

8. 药物相互作用

（1）肾上腺皮质激素（尤其是具有较强盐皮质激素作用者）、促肾上腺皮质激素能减弱本药的利尿作用，而拮抗本药的潴钾作用。

（2）雌激素能引起水钠潴留，从而减弱本药的利尿作用。

（3）非甾体类消炎镇痛药，尤其是吲哚美辛，能降低本药的利尿作用，且合用时肾毒性增加。

（4）拟交感神经药物可降低本药的降压作用。

（5）多巴胺可加强本药的利尿作用。

（6）与引起血压下降的药物合用，利尿和降压效果均加强。

（7）与下列药物合用时，发生高钾血症的机会增加：含钾药物、库存血、血管紧张素转化酶抑制剂、血管紧张素Ⅱ受体拮抗剂和环孢素等。

（8）与葡萄糖胰岛素液、碱剂、钠型降钾交换树脂合用，发生高钾血症的机会减少。

（9）本药可使地高辛半衰期延长。

（10）与氯化铵合用易发生代谢性酸中毒。

（11）与肾毒性药物合用，肾毒性增加。

（12）甘珀酸钠、甘草类制剂具有醛固酮样作用，可降低本药的利尿作用。

（13）因可使血尿酸升高，与噻嗪类和袢利尿剂合用时可使血尿酸进一步升高，故应与治疗痛风的药物合用。

（14）可使血糖升高，与降糖药合用时，后者剂量应适当加大。

9. 规格　片剂：50mg。

三、阿米洛利（Amiloride）

1. 其他名称　氨氯吡咪、胍酰吡嗪、氨氯吡脒、脒氯嗪、必达通。

2. 药理作用　系保钾利尿药，作用于肾脏远曲小管，阻断钠－钾交换机制，促使钠、氯排泄而减少钾和氢离子分泌。作用不依赖于醛固酮。其本身促尿钠排泄和抗高血压活性减弱，但与噻嗪类或髓袢类利尿剂合用有协同作用。

3. 适应证

（1）主要用于治疗水肿性疾病。

（2）用于难治性低钾血症的辅助治疗。

（3）用于肾上腺腺瘤或腺癌所致的原发性醛固酮增多症术前准备，或不愿手术者。

（4）用于原发性醛固酮增多症。

（5）防治低血钾型家族性周期性麻痹。

（6）配合低钠饮食，用于治疗遗传性假性醛固酮增多症。

4. 用法用量　口服，开始时一次 2.5~5mg，一日 1 次，以后酌情调整剂量。一日最大剂量为 20mg。

5. 不良反应

（1）单独使用时高钾血症较常见。

（2）本品偶可引起低钠血症、高钙血症、轻度代谢性酸中毒。

（3）胃肠道反应可有口干、恶心、呕吐、腹胀等不良反应。

（4）还可见到头痛、头晕、胸闷、性功能下降等不良反应。

（5）过敏反应主要表现为皮疹甚至呼吸困难。

6. 禁忌

（1）对本品过敏者禁用。

（2）高钾血症患者禁用。

（3）严重肾功能不全者禁用。

7. 注意事项

（1）给药应个体化，从最小有效剂量开始使用，以减少电解质紊乱等副作用。

（2）如每日给药 1 次，应于早晨给药，以免夜间排尿数增多。

（3）应于进食时或餐后服药，以减少胃肠道反应。

（4）服药期间如发生高钾血症，应立即停药，并做相应处理。长期应用本品应定期检查血钾、钠、氯水平。

（5）本品的利尿作用、降压作用较轻，因此较少单独应用。常在应用其他利尿药考虑保钾时，才加用本品，常与氢氯噻嗪、呋塞米等合用。由于本品不经肝脏代谢，因此，可用于肝功能损害的患者，而不致于发生药物在体内蓄积（除非肝肾同时受损，如肝肾综合征患者）。

（6）多数患者可出现淡黄色荧光尿，此为用药后的正常反应。

（7）下列情况应慎用：①少尿患者。②肾功能不全患者。③糖尿病患者。④酸中毒和低钠血症患者。

（8）FDA 对本药的妊娠安全性分级为 B 级，如用于妊娠高血压患者为 D 级。

8. 药物相互作用

（1）肾上腺皮质激素（尤其是具有较强盐皮质激素作用者）、促肾上腺皮质激素能减弱本药的利尿作用，而拮抗本药的潴钾作用。

（2）雌激素能引起水钠潴留，从而减弱本药的利尿作用。

（3）非甾体类消炎镇痛药，尤其是吲哚美辛，能降低本药的利尿作用，且合用时肾毒性增加。

（4）拟交感神经药物可降低本药的降压作用。

（5）多巴胺可加强本药的利尿作用。

（6）与引起血压下降的药物合用，利尿和降压效果均加强。

（7）不宜与其他保钾利尿药或钾盐合用。与下列药物合用时，发生高钾血症的机会增加：含钾药物、库存血、血管紧张素转化酶抑制剂、血管紧张素 Ⅱ 受体拮抗剂和环孢素等。

（8）与葡萄糖胰岛素液、碱剂、钠型降钾交换树脂合用，发生高钾血症的机会减少。

（9）本药可使地高辛半衰期延长。

（10）与氯化铵合用易发生代谢性酸中毒。

（11）与肾毒性药物合用，肾毒性增加。

（12）甘珀酸钠、甘草类制剂具有醛固酮样作用，可降低本药的利尿作用。

9. 规格　片剂：2.5mg；5mg。

四、枸橼酸氢钾钠（Potassium Sodium Hydrogen Citrate）

1. 其他名称　Uralyt-U、友来特。

2. 药理作用　口服本品增加尿液 pH 值和枸橼酸根的排泄，减少尿液的钙离子浓度。这种由本品诱发的变化使尿液中形成结石的盐易形成结晶。所致的钙离子浓度的减少能降低尿液中能形成结石的钙盐饱和度。pH 值的升高能增加尿酸和胱氨酸结石的可溶性。

3. 适应证　用于溶解尿酸结石和防止新结石的形成。作为胱氨酸结石和胱氨酸尿的维持治疗。

4. 用法用量　除另有说明，日剂量为 4 标准量匙（每量匙为 2.5g，共 10g 颗粒），分 3 次饭后服用，早晨、中午各 1 量匙，晚上服 2 量匙。颗粒可以用水冲服。

新鲜尿液 pH 值必须在下列范围内：尿酸结石和促尿酸尿治疗 pH 6.2～6.8，胱氨酸结石 pH 7～8。如果 pH 值低于推荐范围，晚上剂量需增加半量匙；如果 pH 高于推荐范围，晚上需减少半量匙；如果服用前测出新鲜尿液 pH 值保持在推荐范围内，则可以确信已经找到恰当剂量。

尿液 pH 值的测量：每次服用前，从试纸中取出一条试纸，用新鲜尿液润湿，然后将润湿的试纸与比色板比较，记下 pH 值。将测出的 pH 值和服用颗粒的量匙数记录在表格上，每次就诊随身带上。本品所附试纸，不用于测定治疗胱氨酸结石患者的尿液 pH 值，为此，医生会建议使用一种 pH 值范围在 7.2～9 的特殊试纸，并使用随同此种试纸的记录表格。

5. 不良反应　偶有轻度胃肠道不适。

6. 禁忌

（1）急性或慢性肾衰竭患者，或当绝对禁用氯化钠时禁用。

（2）严重的酸碱平衡失调（碱代谢）或慢性泌尿道尿素分解菌感染患者禁用。

7. 注意事项

（1）在第一次使用该药之前应检查肾功能和血清电解质。

（2）请将药物储放在儿童接触不到的地方。

8. 药物相互作用

（1）任何细胞外钾浓度的增高都将降低心脏的糖代谢，而任何细胞外钾浓度的降低将增加心律失常的发生率。醛固酮的拮抗剂、保钾利尿剂、ACE 抑制剂、非甾体类抗炎药和外周止痛剂能够减少肾脏钾的排泄，请记住 1g 枸橼酸氢钾钠含有 0.172g 或 4.4mmol 钾。如果要求低钠饮食，请记住 1g 枸橼酸氢钾钠含有 0.1g 或 4.4mmol 钠（相当于 0.26g 氯化钠）。

（2）含有枸橼酸的药物与含铝的药物同时给药时会增加铝的吸收，如果必须使用这两种药物，两种药物的给药时间间隔至少需要 2 小时。

9. 规格　颗粒剂：100g：97.1g。

第二十四章　尿崩症用药

一、加压素（Vasopressin）

1. 其他名称　抗利尿激素、哈潘坦心、血管紧张肽、血管加压素、必压生。

2. 药理作用　本品对肾脏有直接的抗利尿作用，也能收缩周围血管，并引起肠道、胆囊及膀胱的收缩。本品几乎无催产作用。

3. 适应证

（1）用于中枢性尿崩症的治疗。

（2）用于脑外科手术或头颅创伤后多尿的初期治疗。

（3）用于其他药物疗效不佳的腹部肌肉松弛。

4. 用法用量　肌内注射，一次 4~10mg。初次剂量可自 2~4mg 开始，逐渐增加至有效量。中枢性尿崩症应视用药后多尿减轻情况以决定给药间隔时间。

5. 不良反应　剂量过大可发生水中毒及突发性严重多尿，少数病例发生严重过敏性皮疹、注射部位硬结。

6. 禁忌

（1）高血压、冠状动脉疾病、动脉硬化、心力衰竭患者禁用。

（2）孕妇禁用。

7. 注意事项

（1）注射前需振荡摇匀 5 分钟以上，使瓶底边缘无棕红色药粒沉淀。

（2）必须注射在肌肉内。

（3）上次注射的作用过后才可下一次用药。

（4）用药期间避免过量饮水。

8. 药物相互作用　尚不明确。

9. 规格　注射液：5ml：100mg。

二、去氨加压素（Desmopressin）

1. 其他名称　安立停、的斯加压缩、弥凝、依他停。

2. 药理作用　该药含醋酸去氨加压素，与天然激素精氨酸加压素的结构类似。它与精氨酸加压素的区别，主要是对 1-半胱氨酸作脱氨基处理和以 8-D-精氨酸取代 8-L-精氨酸。这些结构改变后，使临床剂量的醋酸去氨加压素的作用时间延长，而不产生加压的副作用。

3. 适应证

（1）主要用于治疗中枢性尿崩症。

（2）用于尿崩症的诊断和鉴别诊断。

（3）治疗 6 岁或以上患者的夜间遗尿症。

（4）用于肾脏浓缩功能试验。

（5）控制和预防轻度甲型血友病（FⅧ：C 缺乏症）、血管性血友病（vWD）患者在进行小型手术时的出血。

（6）用于先天性或药物诱发性血小板功能障碍、尿毒症、肝硬化等因素所致的出血时间延长，亦可使介入性治疗或诊断性手术前延长的出血时间缩短或恢复正常。

4. 用法用量

（1）成人

1）口服给药：①中枢性尿崩症：开始一次 100μg，一日 1～3 次，以后根据疗效调整剂量。多数患者的适宜剂量为一次 100～200μg，一日 3 次。②夜间遗尿症：首次用量为睡前 200μg，如疗效不显著可增至 400μg，连续使用 3 个月后停用此药至少 1 周，以便评估是否需要继续治疗。

2）静脉给药：①中枢性尿崩症：一次 1～4μg，一日 1～2 次。②治疗和预防出血：一般用量：一次 0.3μg/kg，溶于生理盐水 50～100ml 在 15～30 分钟内静脉滴注。若效果显著，可间隔 6～12 小时重复 1～2 次，若再多次重复此剂量，效果将会降低。甲型血友病：一次 16～32μg，溶于生理盐水 30ml 内快速滴入，每 12 小时 1 次。血管性血友病：按体重 0.4μg/kg，溶于生理盐水 30ml 内快速滴入，每 8～12 小时 1 次。

3）皮下注射：①中枢性尿崩症：一日 2～4μg，通常早晚各 1 次。②甲型血友病：剂量同静脉给药。③血管性血友病：用于轻度出血者，剂量同"静脉给药"。④肾脏浓缩功能试验：4μg。

4）经鼻给药：①中枢性尿崩症：鼻喷雾剂：开始时 10μg，睡前喷鼻，以后根据尿量每晚递增 2.5μg，直至获得良好睡眠。若全天尿量仍较大，可于早晨再加 10μg 喷鼻，并根据尿量调整用量，直至获得满意疗效。维持用药，一日 10～40μg，分 1～3 次喷鼻。滴鼻液：开始每次 10μg，逐渐调整到最适剂量，一日 3～4 次。②夜间遗尿症：开始时睡前每侧一次 10μg，一日总量 20μg。维持用药，根据患者反应调整用量，通常一日总量 10～40μg。③甲型血友病：剂量同静脉给药。④血管性血友病：用于轻度出血者，剂量同"静脉给药"。⑤肾脏浓缩功能试验：40μg。

（2）儿童

1）口服给药：用于治疗中枢性尿崩症，一次 100μg，一日 3 次。

2）静脉给药：用于治疗中枢性尿崩症，1 岁以下，一次 0.2～0.4μg，一日 1～2 次。建议首剂为 0.05μg。1 岁以上，一次 0.4～1μg，一日 1～2 次。

3）皮下注射：用于肾脏浓缩功能试验，1 岁以下 0.4μg，1 岁以上 1～2μg。

4）肌内注射：用于肾脏浓缩功能试验，同皮下注射。

5）经鼻给药：①中枢性尿崩症：3 个月以下婴儿的用药剂量目前尚无完整资料。3 个月～12 岁，开始时 5μg，睡前喷鼻，以后根据尿量每晚递增 2.5μg，直至获得良好睡眠。若全天尿量仍较大，可于早晨再加 5μg 喷鼻，并根据尿量调整剂量，直至获得满意疗效。维持用药，一日 2～4μg/kg 或一日 5～30μg 喷鼻（一日总量不超过 30μg），一日 1 次或分 2 次给药。②夜间遗尿症：6 岁以下儿童用药剂量目前尚无完整资料。6 岁以上儿童，开始时睡前每侧一次 10μg，一日总量为 20μg。维持用药则根据患者反应调整用量，一日总量 10～

40μg。③肾脏浓缩功能试验：1 岁以上儿童 10 ~ 20μg。

5. 不良反应

（1）使用醋酸去氨加压素时若不限制饮水可能会引起水潴留或低钠血症，伴随或不伴随以下迹象和症状：头痛、恶心、呕吐、血清钠降低、体重增加、抽搐。

（2）治疗夜间遗尿症和尿崩症时，常见的不良反应有头痛、腹痛和恶心；罕见皮肤过敏反应、低钠血症和情绪障碍；仅有个别全身过敏反应的报道。

6. 禁忌

（1）对本品过敏者禁用。

（2）ⅡB 型血管性血友病患者禁用。

（3）习惯性或精神性烦渴症患者禁用。

（4）心功能不全患者禁用。

（5）不稳定性心绞痛患者禁用。

（6）中重度肾功能不全患者禁用。

（7）抗利尿激素分泌异常综合征（SIADH）患者禁用。

（8）低钠血症患者禁用。

（9）急迫性失禁患者禁用。

（10）糖尿病患者禁用。

（11）器官病变导致的尿频或多尿患者禁用，如良性前列腺增生、尿道感染、膀胱结石、膀胱癌等。

7. 注意事项

（1）醋酸去氨加压素片用于治疗夜遗尿时，应在服药前 1 小时和服药后 8 小时限制饮水。若治疗时未严格控制饮水将出现水潴留和（或）低钠血症及其并发症状（头疼、恶心/呕吐和体重增加，更严重者可引起抽搐），此时应终止治疗直到患者完全缓解。

（2）老年人、血钠水平低和 24 小时尿量多（多于 3L）的患者发生低钠血症危险性较高。

（3）在以下情况下，应严格控制饮水并监测患者血钠水平：①与已知可导致抗利尿激素分泌异常综合征（SIADH）的药物（如三环类抗抑郁剂、选择性血清素再摄取抑制剂、氯丙嗪、卡马西平）合用时。②与非甾体抗炎药（NSAIDs）合用时。

（4）治疗期间，出现体液和（或）电解质失衡急性并发症（如全身感染、发热和肠胃炎）时，应立即停止治疗。

（5）以下情况应慎用：①水电解质紊乱的患者。②有颅内压升高危险的患者。③儿童。④孕妇。

8. 药物相互作用

（1）与已知可导致抗利尿激素分泌异常综合征（SIADH）的药物（如三环类抗抑郁剂、选择性血清素再摄取抑制剂、氯丙嗪、卡马西平）合用时，这类药物可加强抗利尿作用，引致体液潴留危险性升高。与非甾体抗炎药（NSAIDs）合用时，这类药物可能会引起水潴留或低钠血症。

（2）合用洛哌丁胺将导致醋酸去氨加压素的血浆浓度升高 3 倍，这将增加水潴留或低钠血症的危险。尽管尚未得到证实，但与其他减慢肠运动的药物合用时，可能也会有此作用。

（3）合用二甲硅油可能会降低醋酸去氨加压素的吸收。

（4）人体微粒体的体外研究已证实，醋酸去氨加压素不在肝脏中进行代谢。因此，醋酸去氨加压素与影响肝脏代谢的药物间相互作用的可能性不大。但没有进行过正式的体内药物相互作用的研究。

（5）醋酸去氨加压素的生物利用度在个体内和个体间均存在中度至高度的差异。用药同时或早于用药 1.5 小时食用脂肪摄入量为 27% 的标准餐，醋酸去氨加压素的吸收率会降低 40%。没有观察到食物对醋酸去氨加压素在药效学方面（尿量或渗透压）的影响。但不排除某些患者同时进食时影响药物作用的可能。

9. 规格　片剂：100μg；200μg。注射液：1ml：4μg；1ml：15μg；2ml：30μg。鼻喷雾剂：2.5ml：250μg（每喷 10μg）。滴鼻液：2.5ml：250μg。

三、垂体后叶素（Pituitrin）

1. 其他名称　必妥生、垂体后叶激素、脑垂体后叶素、脑垂体后叶粉、垂体素。

2. 药理作用　本品是由动物脑腺垂体中提取的水溶性成分，含催产素和加压素（抗利尿素）。催产素小剂量可增强子宫的节律性收缩，大剂量能引起子宫强直性收缩，使子宫肌层血管受压迫而止血，作用较麦角碱类强而维持时间短，故常与麦角碱类合用（可使本品作用持续 1 小时以上）。加压素能直接收缩小动脉及毛细血管（尤其对内脏血管），可降低门静脉压和肺循环压力，有利于血管破裂处血栓形成而止血。还能使肾小管和集合管对水分的重吸收增加。

3. 适应证

（1）因宫缩不良所致产后出血、产后子宫复旧不全。由于有升高血压作用，现产科已少用。

（2）肺出血。

（3）食管及胃底静脉曲张破裂出血。

（4）尿崩症。

4. 用法用量

（1）肌内注射

1）一般应用：一次 5～10U。对产后出血，必须在胎儿和胎盘均已娩出后再肌内注射 10U。

2）尿崩症：一次 5U，一日 2 次。

（2）静脉注射：紧急情况下也可将本品 5～10U 加入 5% 葡萄糖注射液 20ml 缓慢推注，同时应严密观察是否有不良反应出现。胎儿未娩出前禁用静脉推注。

1）肺出血：可用 5% 葡萄糖注射液 20ml 稀释后缓慢静脉注射，极量为一次 20U。大量咯血时，静脉注射 10U。

2）产后出血：作预防性应用，可在胎儿前肩娩出后即予 10U。

（3）静脉滴注：一般一次 5～10U，加入 5% 葡萄糖注射液 500ml 内缓慢滴入，一次极量为 20U，一日给药次数酌情决定。

1）肺出血：用生理盐水或 5% 葡萄糖注射液 500ml 稀释后缓慢滴注，极量为一次 20U。

2）催产：临盆后子宫收缩无力，以 5～10U 本品加入 5% 葡萄糖注射液 500ml 稀释后缓慢滴注，严密观察宫缩情况，并根据宫缩情况调整滴速。

3）胃肠道出血：加压素对食管静脉曲张出血及结肠憩室出血有效，对胃或小肠黏膜损伤出血效果较差。可用本品静滴，每分钟 0.1～0.5U。

5. 不良反应　用药后可引起血压升高、心悸、胸闷、心绞痛、尿量减少、尿急、面色苍白、出汗、恶心、腹痛等反应，还可引起血管神经性水肿、荨麻疹、支气管哮喘、过敏性休克，一旦出现过敏反应，应立即停药并对症处理。

6. 禁忌

（1）对本品过敏者禁用。

（2）妊娠高血压综合征患者禁用。

（3）高血压患者禁用。

（4）冠状动脉疾病患者禁用。

（5）心力衰竭患者禁用。

（6）肺源性心脏病患者禁用。

（7）有骨盆过窄、胎位不正、产道阻碍及剖宫产史（可发生胎儿窒息或子宫破裂）者禁用本品引产。

7. 注意事项

（1）因本品对子宫颈有强烈的兴奋作用，还有升压作用，故不宜用于引产或催产。

（2）静脉滴注时应注意药物浓度及滴速，一般为每分钟 20 滴。滴速过快或静脉推注均易引起腹痛或腹泻。

（3）用于产后子宫出血时，应在胎盘娩出后给药。

8. 药物相互作用

（1）与麦角碱类合用，可延长本品的作用时间。

（2）与氯磺丙脲、氯贝丁酯或卡马西平合用，能加强加压素的效应。

9. 规格　注射液：1ml：5U；1ml：10U。

四、索利那新（Solifenacin）

1. 其他名称　卫喜康。

2. 药理作用　索利那新是竞争性毒蕈碱受体拮抗剂，对膀胱的选择性高于唾液腺。毒蕈碱 M_3 受体在一些主要由胆碱介导的功能中起着重要作用，包括收缩膀胱平滑肌和刺激唾液分泌。琥珀酸索利那新通过阻滞膀胱平滑肌的毒蕈碱 M_3 受体来抑制逼尿肌的过度活动，从而缓解膀胱过度活动症伴随的急迫性尿失禁、尿急和尿频症状。

3. 适应证　膀胱过度活动症患者伴有的尿失禁和（或）尿频、尿急症状的治疗。

4. 用法用量　推荐剂量为每日 1 次，每次 5mg，必要时可增至每日 1 次，每次 10mg。必须整片用水送服，餐前或餐后均可服用。

5. 不良反应　由于索利那新的药理作用，可能引起轻（通常）、中度的抗胆碱副作用，其发生频率与剂量有关。报告最常见的不良反应是口干。其他不良反应包括嗜睡、味觉障碍、眩晕、头痛、视觉模糊、干眼、便秘、恶心、消化不良、腹痛等。

6. 禁忌

（1）尿潴留、严重胃肠道疾病（包括中毒性巨结肠）、重症肌无力或狭角性青光眼的患者禁用。

（2）处于下述风险情况的患者禁止服用本品：对本品活性成分或辅料过敏的患者；进行血液透析的患者；严重肝功能障碍的患者；正在使用酮康唑等强力 CYP3A4 抑制剂的重度肾功能障碍或中度肝功能障碍患者。

7. 注意事项

（1）使用索利那新治疗前应确认引起尿频的其他原因。若存在尿道感染，应开始适当的抗菌治疗。

（2）下列患者应谨慎使用：明显的下尿道梗阻，有尿潴留的风险；胃肠道梗阻性疾病；有胃肠蠕动减弱的危险；严重肾功能障碍（肌酐清除率 ≤ 30ml/min）；中度肝功能障碍（Child - Pugh 评分 7~9 分），这些患者用药时剂量不超过每日 1 次 5mg。

（3）对驾驶和操作机械的影响：像其他抗胆碱能药物一样，索利那新可能引起视力模糊、嗜睡和疲劳（不太常见），可能对驾驶和机械操作有负面影响。

8. 药物相互作用

（1）与其他抗胆碱药物合用可能引起更明显的治疗作用和副作用。在停止索利那新治疗开始使用其他抗胆碱药物之前，应设置约 1 周的间隔。同时使用胆碱能受体激动剂可能降低索利那新的疗效。

（2）索利那新能降低甲氧氯普胺和西沙必利等刺激胃肠蠕动的药品的作用。

（3）体外研究证明，治疗浓度时索利那新不抑制来源于人肝脏微粒体的 CYP 1A1/2、2C9、2C19、2D6 或 3A4，因此，索利那新不太可能影响通过这些 CYP 同工酶代谢的药物清除率。

（4）索利那新由 CYP3A4 代谢。同时给酮康唑、利托那韦、奈非那韦和伊曲康唑等强力 CYP3A4 抑制剂时，本品的最大剂量应限制在 5mg。

9. 规格　片剂：5mg。

第九篇

作用于血液系统的药物

第二十五章　抗贫血药

一、硫酸亚铁（Ferrous Sulfate）

1. 其他名称　硫酸低铁，Iron Sulfate。

2. 药理学　铁是红细胞合成血红素必不可少的物质，吸收到骨髓的铁，进入骨髓幼红细胞，聚集到线粒体中，与原卟啉结合形成血红素，后者再与珠蛋白结合而成为血红蛋白，进而发育为成熟红细胞。缺铁时，血红素生成减少，但由于原红细胞增殖能力和成熟过程不受影响，因此红细胞数量不少，只是每个红细胞中血红蛋白减少，致红细胞体积较正常小，故也称低色素小细胞性贫血。

铁盐以 Fe^{2+} 形式在十二指肠和空肠上段吸收，进入血液循环后，Fe^{2+} 被氧化为 Fe^{3+}，再与转铁蛋白结合成血浆铁，转运到肝、脾、骨髓等贮铁组织中去，与这些组织中的去铁铁蛋白结合成铁蛋白而贮存。缺铁性贫血时，铁的吸收和转运增加，可从正常的 10% 增至 20% ~ 30%。铁的排泄是以肠道、皮肤等含铁细胞的脱落为主要途径，少量经尿、胆汁、汗、乳汁排泄。

3. 适应证　用于慢性失血（月经过多、慢性消化道出血、子宫肌瘤出血、钩虫病失血等）、营养不良、妊娠、儿童发育期等引起的缺铁性贫血。用药后贫血症状迅速改善，用药一周左右即见网织红细胞增多，血红蛋白每日可增加 0.1% ~ 0.3%，约 4 ~ 8 周可恢复至正常。

4. 用法和用量　口服，成人，每次 0.3g，一日 3 次，餐后服用。

5. 不良反应

（1）对胃肠道黏膜有刺激性，可致恶心、呕吐、上腹痛、腹泻等，餐后服可减少胃肠道反应。

（2）大量口服可致急性中毒，出现胃肠道出血、坏死，严重时可引起休克，应立即救治。

6. 禁忌证　血红蛋白沉着症、含铁血黄素沉着症及不伴缺铁的其他贫血、肝、肾功能严重损害、对铁剂过敏者。

7. 注意　①下列情况患者慎用：酒精中毒、肝炎、急性感染、肠道炎症、胰腺炎及消化道溃疡。②铁与肠道内硫化氢结合，生成硫化铁，使硫化氢减少，减少了对肠蠕动的刺激作用，可致便秘，并排黑便。须预先对患者讲清，以免顾虑。③治疗期间需做下列检查：血红蛋白测定、网织红细胞计数、血清铁蛋白及血清铁测定。④由于恢复体内正常贮铁量需较长时间，故对重度贫血者需连续用药数月。注意去除贫血原因。

8. 药物相互作用　①与制酸药、磷酸盐类、含鞣酸的药物或饮料、西咪替丁、去铁胺、二巯丙醇、胰酶、胰脂肪酶合用影响铁的吸收。②与稀盐酸、维生素 C 合用，有助于铁的吸收。③与四环素类、氟喹诺酮药、青霉胺、锌制剂合用，影响合用药物的吸收。

9. 制剂　硫酸亚铁片：每片 0.3g。

硫酸亚铁缓释片：每片 0.25g；0.45g。口服，一次 0.45g，1 日 0.9g。

硫酸亚铁维生素复合物（福乃得）：每片含硫酸亚铁 525mg，维生素 B_{12} 25μg，维生素 B_6 5mg，维生素 B_2 6mg，维生素 B_1 6mg，泛酸钙 10mg，烟酰胺 30mg，维生素 C 500mg。用于原因明确的缺铁性贫血及 B 族维生素的补充。成人常规剂量，每日口服给药 1 次，每次 1 片，连服 4~6 周。

二、葡萄糖酸亚铁（Ferrous Gluconate）

1. 其他名称　Iron Gluconate。

2. 药理学　口服后经十二指肠吸收，对胃肠道刺激性小，作用温和、铁利用率高，起效快。

3. 适应证　用于各种原因引起的缺铁性贫血，如营养不良、慢性失血、月经过多、妊娠、儿童生长期等所致的缺铁性贫血。

4. 用法和用量　口服：预防，成人，每次 0.3g，一日 1 次；儿童，每次 0.1g，一日 2 次。治疗，成人，每次 0.3~0.6g，一日 3 次；儿童，每次 0.1~0.2g，一日 3 次。

5. 不良反应　偶有胃肠刺激症状，餐后服用可减轻胃肠刺激症状。

6. 禁忌证　参阅硫酸亚铁。

7. 注意　①服药后 2 小时内忌饮茶和进食含鞣酸的食物。②细菌感染患者不宜应用本品。③服药后排黑色粪便易与上消化道出血混淆。

8. 药物相互作用　参阅硫酸亚铁。

9. 制剂　片剂（糖衣片）：每片 0.1g；0.3g。胶囊剂：每粒 0.25g；0.3g；0.4g。糖浆：每瓶 0.25g（10ml）；0.3g（10ml）。

三、蔗糖铁（Iron Sucrese）

1. 其他名称　维乐福。

2. 药理学　本品以非离子型的氢氧化铁为多核核心，其外包绕大量非共价键蔗糖分子，组成了氢氧化铁蔗糖复合物，平均分子量为 43k。不易直接由肾脏排出（经肾排出在 5% 以下），几乎全部被利用且对肾脏无害。在生理条件下不会释放出铁离子。其结构与生理性铁蛋白相似。

给健康志愿者单剂量静脉注射含 100mg 铁的本品，10 分钟后铁的水平达到最高，平均为 538μmol/L。半衰期约为 6 小时。注射后的前 4 小时铁清除量不到全部清除量的 50%。在 24 小时后，血浆中铁的水平下降到注射前铁的水平，约 75% 的蔗糖被排泄。

3. 适应证 主要用于治疗口服铁不能有效缓解的缺铁性贫血。

4. 用法和用量

（1）以静脉滴注、缓慢静脉注射或直接注射到透析器的静脉端给药。

首次用药进行测试，成人用 1～2.5ml（20～50mg 铁），体重 >14kg 的儿童用 1ml（含20mg 铁），体重 <14kg 的儿童减半（1.5mg/kg）。应备有心肺复苏设备。如果在给药 15 分钟后未出现任何不良反应，继续给予剩余的药液。

（2）用量计算公式：所需总铁量（mg）=体重（kg）×〔Hb 目标值－Hb 实际值（g/L）〕×0.24 + 贮存铁量（mg）。

转换成本品总量（ml）=所需铁总量（mg）÷20mg/ml。

（注：①体重 ≤35kg：Hb 目标值 =130g/L，贮存铁量 =15mg/kg；②体重 >35kg：Hb 目标值 =150g/L，贮存铁量 =500mg；③系数 0.24 = 0.003 4×0.07×1 000；④若所需总铁量超过了允许的最大单次剂量，则分次给药。）

（3）失血和献血者所需补充铁量计算公式

补充铁量（mg）=失血的单位数×200

需要本品量（ml）=失血的单位数×10

如果已知失血量，静脉给予 200mg 铁可使 Hb 升高相当一个单位血（一个单位血 =400ml，含 Hb 150g/L 的血）。

静脉滴注：滴注速度为：100mg 铁滴注至少 15 分钟；200mg 铁至少滴注 30 分钟；300mg 铁至少滴注 1.5 小时；400mg 铁至少滴注 2.5 小时；500mg 铁至少滴注 3.5 小时。成人单次最大耐受量：将本品 25ml（500mg 铁）稀释于 500ml 生理盐水中，一周 1 次。

静脉注射：不用稀释，缓慢注射。速度为每分钟 1ml，一次最大注射剂量是 10ml。注射后应告诉患者伸展上肢。

（4）常用剂量：根据血红蛋白水平而定。①成年人和老年人：一周 2～3 次，一次 5～10ml（100～200mg 铁）②儿童：一周 2～3 次，一次 0.15ml/kg（3mg/kg 铁）。

5. 不良反应 较少引起过敏或过敏样反应。可见金属味、头痛、恶心、呕吐、腹泻、低血压；偶见肌肉痛、发热、风疹、面部潮红、四肢肿胀、呼吸困难等；静脉注射部位可见静脉炎和静脉痉挛。

6. 禁忌证 禁用于非缺铁性贫血；铁过量或铁利用障碍；已知对单糖或二糖铁复合物过敏者。

7. 注意 ①给药前须先确认其适应证。②妊娠前 3 个月的妇女不建议使用，中晚期应慎用。③慎用于严重肝功能异常者、急/慢性感染者。④有支气管哮喘病史者用药时易发生过敏反应。⑤铁过量会出现高铁血症。

8. 药物相互作用 不宜与口服铁剂同时应用，应在停用本品 5 天后再口服铁剂。

9. 制剂 蔗糖铁注射液：5ml：100mg（铁元素）。

四、叶酸（Folic Acid）

1. 其他名称 维生素 M，维生素 Bc，Vitamin M，Vitamin Bc。

2. 药理学 本品是由蝶啶、对氨基苯甲酸和谷氨酸组成的一种 B 族维生素，为细胞生长和分裂所必需的物质，在体内被叶酸还原酶及二氢叶酸还原酶还原为四氢叶酸。后者与多种一碳单位结合成四氢叶酸类辅酶，传递一碳单位，参与体内核酸和氨基酸的合成，并与维生素 B_{12} 共同促进红细胞的增殖和成熟。

口服后主要在近端空肠吸收，服后数分钟即出现于血液中。贫血患者吸收速度较正常人快。在肝中贮存量约为全身总量的 $1/3 \sim 1/2$。$t_{1/2}$ 约为 40 分钟。治疗量的叶酸约 90% 自尿中排泄，大剂量注射后 2 小时，即有 20% ~30% 出现于尿中。

3. 适应证　用于各种巨幼红细胞性贫血，尤适用于由于营养不良或婴儿期、妊娠期叶酸需要量增加所致的巨幼红细胞贫血。用于治疗恶性贫血时，虽可纠正异常血象，但不能改善神经损害症状，故应以维生素 B_{12} 为主，叶酸为辅。也用于妊娠期和哺乳期妇女的预防用药。

4. 用法和用量　口服：成人，每次 5 ~10mg，一日 5 ~30mg。肌内注射：每次 10 ~20mg。妊娠期和哺乳期妇女的预防用药：口服一次 0.4mg，一日 1 次。

5. 不良反应　不良反应较少，罕见过敏反应，长期服用可出现厌食、恶心、腹胀等。

6. 注意

（1）营养性巨幼红细胞贫血常合并缺铁，应同时补铁，并补充蛋白质及其他 B 族维生素。

（2）维生素 B_{12} 缺乏所致的贫血，应以维生素 B_{12} 为主，叶酸为辅。

（3）不宜静脉注射，因易引起不良反应。

（4）在叶酸拮抗剂甲氨蝶呤、乙胺嘧啶等所致的巨幼红细胞贫血时，因二氢叶酸还原酶遭受抑制，四氢叶酸生成障碍，故需用亚叶酸钙治疗。

7. 药物相互作用　①与维生素 C 合用，可抑制叶酸吸收。②与柳氮磺吡啶、胰酶合用，可减少合用药物的吸收。③与苯妥英钠、苯巴比妥、扑米酮合用，减弱合用药物的作用。④与甲氨蝶呤、乙胺嘧啶合用，药物疗效均可降低。

8. 制剂　叶酸片：每片 0.4mg；5mg。注射液：每支 15mg（1ml）。复方叶酸注射液：每支 1ml，含叶酸 5mg、维生素 B_{12} 30μg。肌内注射：每日 1 ~2ml。须避光保存。

五、维生素 B_{12}（Vitamin B_{12}）

1. 其他名称　氰钴胺，Cyanocobalamin。

2. 药理学　为细胞合成核苷酸的重要辅酶，参与体内甲基转换及叶酸代谢，促进 5 - 甲基四氢叶酸转变为四氢叶酸。缺乏时，可致叶酸缺乏，并因此导致 DNA 合成障碍，影响红细胞的发育与成熟。维生素 B_{12} 缺乏与叶酸缺乏所致贫血的血细胞形态学异常基本相似，二药可互相纠正血象的异常。本品还促使甲基丙二酸转变为琥珀酸，参与三羧循环。此作用关系到神经髓鞘脂类的合成及维持有鞘神经纤维功能完整，维生素 B_{12} 缺乏症的神经损害可能与此有关。

正常人每日需维生素 B_{12} 1μg，主要由食物提供，肠道微生物亦能合成少量。食物中的维生素 B_{12} 必须与胃黏膜壁细胞分泌的"内因子"（一种不耐热的糖蛋白）结合，形成复合物后，方不易被肠液消化，在回肠远端被吸收入血。恶性贫血患者的胃黏膜萎缩，内因子缺乏，导致维生素 B_{12} 吸收障碍。维生素 B_{12} 肌内注射后迅速吸收，1 小时后血浆含量达峰值，主要分布于肝脏，约占体内总量的 50% ~90%，少量经胆汁、胃液、胰液排入肠内，其中小部分可被再吸收入血。主要经肾排泄，大部分在最初 8 小时内排泄，剂量越大，排泄越多。

3. 适应证　用于治疗恶性贫血，亦与叶酸合用用于治疗各种巨幼红细胞性贫血、抗叶酸药引起的贫血及脂肪泻、全胃切除或胃大部切除。尚用于神经系统疾病（如神经炎、神经萎缩等）、肝脏疾病（肝炎、肝硬化等）等。

4. 用法和用量　肌内注射，成人，一日 0.025 ~ 0.1mg 或隔日 0.05 ~ 0.2mg。用于神经系统疾病时，用量可酌增。

5. 不良反应　可致过敏反应，甚至过敏性休克，不宜滥用。

6. 注意　①恶性贫血患者口服无效。②不可静脉给药。③痛风患者如使用本品，可发生高尿酸血症。

7. 药物相互作用　与氯霉素、考来烯胺合用，维生素 B_{12} 吸收减少。

8. 制剂　注射液：每支 0.05mg（1ml）；0.1mg（1ml）；0.25mg（1ml）；0.5mg（1ml）；1mg（1ml）。

六、腺苷钴胺（Cobamamide）

1. 其他名称　辅酶维 B_{12}，辅酶维生素 B_{12}，Coenzyme Vitamin B_{12}。

2. 药理学　是氰钴型维生素 B_{12} 的同类物，即其 CN 基被腺嘌呤核苷取代，成为 5' - 腺苷钴胺，它是体内维生素 B_{12} 的两种活性辅酶形式之一，是细胞生长繁殖和维持神经系统髓鞘完整所必需的物质。

肌内注射后吸收迅速而且完全，1 小时后血浆浓度达峰值，贮存于肝脏，主要从肾排出，大部分在最初 8 小时排出。

3. 适应证　主要用于巨幼红细胞性贫血、营养不良性贫血、妊娠期贫血，亦用于神经性疾患如多发性神经炎、神经根炎、三叉神经痛、坐骨神经痛、神经麻痹、营养性神经疾患以及放射线和药物引起的白细胞减少症。

4. 用法和用量　口服，成人，每次 0.5 ~ 1.5mg，一日 1.5 ~ 4.5mg。肌内注射，每日 0.5 ~ 1mg。

5. 不良反应　口服偶可引起过敏反应；肌内注射偶可引起皮疹、瘙痒、腹泻、过敏性哮喘、长期应用可出现缺铁性贫血。

6. 注意　①本品注射用制剂遇光易分解，启封或稀释后要尽快使用。②治疗后期可能出现缺铁性贫血，应补充铁剂。③不宜与氯丙嗪、维生素 C、维生素 K 等混合于同一容器中。④与葡萄糖液注射液有配伍禁忌。⑤与对氨基水杨酸钠不能并用。

7. 药物相互作用　①氯霉素减少其吸收。②考来烯胺可结合维生素 B_{12} 减少其吸收。

8. 制剂　片剂：每片 0.25mg。注射液：每支 0.5mg（1ml）。冻干粉针：0.5mg；1.0mg；1.5mg。

七、甲钴胺（Mecobalamin）

1. 其他名称　弥可保 Methycobal。

2. 药理学　为一种内源性的辅酶 B_{12}，在由同型半胱氨酸合成蛋氨酸的转甲基反应过程中起重要作用。易向神经细胞内的细胞器转移，促进核酸和蛋白质的合成；促进轴索内输送和轴索的再生；促进髓鞘的磷脂酰胆碱合成；恢复神经传导延迟和神经传导物质的减少；促进正红血母细胞的成熟、分裂，增加红细胞的产生，改善贫血状态。

一次性给药：健康人一次肌内以及静脉注射 500μg，达到最高血清中总 B_{12} 浓度的时间（t_{max}）是，肌内注射 0.9 ± 0.1 小时，静脉注射为给药后立刻 ~3 分钟，最高血清中总 B_{12} 浓度增加部分（$\triangle C_{max}$）各自为 22.4 ± 1.1，85.0 ± 8.9ng/ml。

连续给药：健康人一日静脉注射 500μg，连用 10 日，初次给药 24 小时后血药浓度值（3.9 ± 1.2ng/ml）与第二天给药 24 小时相比约达 1.4 倍（5.3 ± 1.8ng/ml），第三天给药后则达约 1.7 倍（6.8 ± 1.5ng/ml），该浓度一直持续到最后给药。

3. 适应证　用于治疗缺乏维生素 B_{12} 引起的巨幼细胞性贫血，也用于周围神经病。

4. 用法和用量　肌内注射或静脉注射。①成人巨红细胞性贫血：通常一次 500μg，一日 1 次，隔日 1 次。给药约 2 个月后，可维持治疗，一次 500μg，每 1 ~ 3 个月 1 次。②周围神经病：通常，成人一次 500μg，一日 1 次，一周 3 次，可按年龄、症状酌情增减。

5. 不良反应　偶见皮疹、头痛、发热感、出汗、肌内注射部位疼痛和硬结。可引起血压下降、呼吸困难等严重过敏反应。

6. 禁忌证　对本品过敏者禁用。

7. 注意　①避免同一部位反复肌内注射；避开神经分布密集的部位；针扎入时，如有剧痛、血液逆流的情况，应立即拔出针头，换部位注射。②妊娠及哺乳期妇女用药尚不明确。③老年患者因身体功能减退，应酌情减少剂量。

8. 制剂　注射液：1ml：500μg。

八、促红素（Erythropoietin）

1. 其他名称　红细胞生成素，促红细胞生成素，重组人促红素，怡泼津，利血宝，rHuEPO，Recombinant Human Erythropoietin，α – Epoietin，Epoetinalfa，EPOGEN，ERYPO。

2. 药理学　主要作用在于与红系祖细胞的表面受体结合，促进红系祖细胞增殖和分化，促进红母细胞成熟，增多红细胞数和血红蛋白含量；稳定红细胞膜，提高红细胞膜抗氧化酶功能。长期接受血液透析的患者应用本品后，血细胞比容增加。另外，本品还能改善血小板功能，对止血障碍有所改善。

在慢性肾衰的患者，一次静脉注射后，$t_{1/2}$ 为 4 ~ 13 小时；在长期血液透析的患者，一次静脉注射后，$t_{1/2}$ 为 8 ~ 12 小时；如重复用药，$t_{1/2}$ 可缩短为 6 小时。皮下注射 t_{max} 8 ~ 12 小时；有效浓度可维持 12 ~ 16 小时。生物利用度仅 20%，大部分在肝代谢。

3. 适应证　用于慢性肾衰和晚期肾病所致的贫血，也用于多发性骨髓瘤相关的贫血和骨髓增生异常综合征（MDS）及骨癌引起的贫血。对结缔组织病（类风湿关节炎和系统性红斑狼疮）所致的贫血也有效。

4. 用法和用量　可静脉注射或皮下注射，剂量应个体化，一般开始剂量为 50 ~ 150 单位/kg，每周 3 次。治疗过程中需视血细胞比容或血红蛋白水平调整剂量或调节维持量。建议以血细胞比容 30% ~ 33% 或血红蛋白 100 ~ 120g/L 为指标，调节维持量。

5. 不良反应　主要是血压升高，偶可诱发脑血管意外、癫痫发作。可见血尿素氮、尿酸、血肌酐、丙氨酸氨基转移酶（ALT）、天门冬氨酸氨基转移酶（AST）、碱性磷酸酶（ALP）、乳酸脱氢酶（LDH）升高。其他不良反应较小，如发热，恶心，头痛，关节痛、血栓等。偶可出现瘙痒、皮疹或荨麻疹等过敏反应和过敏性休克。

6. 禁忌证　对本品过敏者、血液透析难以控制的高血压患者、某些白血病、铅中毒患者及妊娠期妇女禁用。

7. 注意　①癫痫患者、脑血栓形成者慎用。②应用期间严格监测血压、血栓情况及血清铁含量。③治疗前后患者的最大血红蛋白浓度不超过120g/L。

8. 药物相互作用　与抗高血压药物、肝素合用时，合用药物的作用被减弱。

9. 制剂　重组人促红素注射液（CHO细胞）：每支2 000IU（1ml）；4 000IU（1ml）；10 000IU（1ml）。注射用重组人促红素（CHO细胞）：每支2 000IU；4 000IU；10 000IU。

九、琥珀酸亚铁（Ferrous Succinate）

其他名称：速力菲。

药理作用同硫酸亚铁，含铁量较高（35%）。口服给药后有较高的吸收率，生物利用度高。对胃肠道黏膜刺激性明显轻于硫酸亚铁。预防：普通成人每日0.1g；妊娠期妇女每日0.2g；儿童每日0.03～0.06g。治疗：成人一次0.1～0.2g，一日3次；儿童一次0.05～0.1g，一日1～2次餐后服。禁用于对铁过敏、血色病或含铁血黄素沉着症者。片剂：0.1g。胶囊：0.1g。

十、富马酸亚铁（Ferrous Fumarate）

其他名称：富马铁。

药理作用同硫酸亚铁，特点为含铁量较高，奏效较快，恶心、呕吐、便秘等不良反应较少。口服，一次0.2～0.4g，一日3次，疗程：轻症2～3周，重症3～4周。溃疡性结肠炎、肠炎、对铁过敏者忌用。片剂：0.2g；0.05g。胶囊剂：0.2g。

十一、右旋糖酐铁（Iron Dextran）

溶性铁，能供注射，适用于不能耐受口服铁剂的缺铁性贫血患者或需要迅速纠正缺铁者。深部肌内注射：每日1ml。禁用于严重肝、肾功能减退者。肌内注射可有局部疼痛；静脉注射偶可引起过敏性休克，且不可溢出静脉。注射液：每毫升含元素铁25mg。

十二、山梨醇铁（Iron Sorbitex）

其他名称：Iron Sorbitol。

同右旋糖酐铁，但吸收较快，局部反应较少。深部肌内注射，次1.5～2ml（相当于铁75～100mg）。

第二十六章　抗血小板药

一、双嘧达莫（Dipyridamole）

1. 其他名称　双嘧啶哌胺醇，潘生丁，PERSANTIN。剂量可减至一日 100 ~ 200mg。②本品与双香豆素抗凝药同用时出血并不增多或增剧。

2. 制剂　片剂：每片 25mg。

二、西洛他唑（Cilostazol）

1. 其他名称　PLETAAL。

2. 药理学　抑制血小板及平滑肌上磷酸二酯酶的活性、扩张血管、抑制血栓素 A_2 引起的血小板聚集，但不影响血小板的花生四烯酸代谢，对于由二磷酸腺苷或肾上腺素诱导引起的初级聚集及二级聚集均有抑制作用。不干扰血管内皮细胞合成前列环素。对血小板聚集作用是可逆的，停药后可迅速恢复。

3. 适应证　用于慢性动脉闭塞症引起的溃疡、疼痛、冷感和间歇性跛行等缺血性症状。

4. 用法和用量　口服，一日 2 次，每次 50 ~ 100mg。

5. 不良反应　主要不良反应为头痛、头晕及心悸等，个别患者可出现血压偏高。其次为腹胀、恶心、呕吐、胃不适、腹痛等消化道症状。少数反应出现肝功能异常，尿频，尿素氮、肌酐及尿酸值异常。偶见过敏反应，包括皮疹、瘙痒。其他偶有白细胞减少、皮下出血、消化道出血、鼻出血、血尿、眼底出血等。

6. 禁忌证　出血性疾病患者（如血友病、毛细血管脆性增加性疾病、活动性消化性溃疡、血尿、咯血、子宫功能性出血等或有其他出血倾向者）禁用。

7. 注意　①以下人群慎用：口服抗凝药或已服用抗血小板药物（如阿司匹林、噻氯匹定）者；严重肝肾功能不全者；有严重合并症，如恶性肿瘤患者；白细胞减少者；过敏体质，对多种药物过敏或近期有过敏性疾病者。②本品有升高血压的作用，服药期间应加强原有抗高血压的治疗。③妊娠期妇女、哺乳期妇女禁用。

8. 药物相互作用　①前列腺素 E_1 能与本品起协同作用，因增加细胞内环磷酸腺苷而增强疗效。②与 CYP3A4 抑制剂（地尔硫䓬、酮康唑、伊曲康唑、红霉素等）或 CYP2C19 抑制剂（奥美拉唑等）合用，可使本品血药浓度升高。

9. 制剂　片剂：每片 50mg。

三、噻氯匹定（Ticlopidine）

1. 其他名称　抵克力得，力抗栓，TICLID。

2. 药理学　对二磷酸腺苷（ADP）诱导的血小板聚集有较强的抑制作用；它对胶原、凝血酶、花生四烯酸、肾上腺素及血小板活化因子等诱导的血小板聚集亦有不同程度的抑制作用。它对血小板聚集还有一定的解聚作用，并可抑制血小板的释放反应，因而可阻止血小板聚集，减少血栓形成。此外，本品能与红细胞膜结合，降低红细胞在低渗溶液中的溶血倾向，增加红细胞的变形性和可滤性。本品也具有降低血液黏滞度、改善微循环的作用。

口服后易吸收，t_{max} 1～2 小时，$t_{1/2}$ 6 小时左右。血药峰值与最大效应间有 24～48 小时延迟，第 4～6 天达最大作用。

3. 适应证　用于预防脑血管、心血管及周围动脉硬化伴发的血栓栓塞性疾病。亦可用于体外循环心外科手术以预防血小板丢失，慢性肾透析以增加透析器的功能。

4. 用法和用量　口服，一次 0.25g，一日 1～2 次。宜就餐时服用。

5. 不良反应

（1）常见的不良反应为消化道症状（如恶心、腹部不适及腹泻）及皮疹，餐后服用可减少其发生。

（2）偶有中性粒细胞、血小板减少等报道。严重的粒细胞减少（少于 $450/mm^3$）发生率约为 0.8%，如有发生，应立即停药，并按粒性白细胞缺乏症处理。一般 1～3 周可恢复正常。

6. 禁忌证　近期出血者、近期溃疡病者、外科手术患者、出血时间延长者、对本品过敏者、有白细胞减少或血小板减少病史者均禁用。

7. 注意　①妊娠期妇女慎用。②严重肝功能损害患者，不宜使用；严重肾功能损害患者，导致血药浓度升高，使用本品应密切监测肾功能，必要时减量。

8. 药物相互作用　①本品与其他血小板聚集抑制药、溶栓药及导致低凝血酶原血症或血小板减少的药物合用，有加重出血的危险。②本品可使茶碱血药浓度升高。③本品可使环孢素血药浓度降低。

9. 制剂　片剂：每片 0.25g。

四、吲哚布芬（Indobufen）

1. 其他名称　易抗凝，IBUSTRIN，K-3920。

2. 药理学　可抑制某些血小板激活因子（如 ADP、5-HT、血小板因子 4、β-血小板球蛋白等）引起的释放反应以及影响花生四烯酸代谢而抗血小板聚集，但不影响 PGI_2 的血浓度。对血液凝固的各种参数无影响，但能中等程度地延长出血时间，停药后即可恢复。

口服后吸收迅速，血浆浓度达峰时间 2 小时；$t_{1/2}$ 为 8 小时；与血浆蛋白结合率为 99%。

3. 适应证　用于动脉硬化所致的缺血性心、脑血管和周围血管疾病，静脉血栓形成、血脂代谢障碍等；也可用于体外循环手术时防止血栓形成。

4. 用法和用量　每日剂量 200～400mg，分 2 次口服或肌内注射或静脉注射。老人及肾功能不全者宜减半。

5. 不良反应

（1）常见恶心、呕吐、消化不良、腹痛、便秘、头痛、头晕、皮肤过敏反应、齿龈出血及鼻出血等。如出现荨麻疹样皮肤过敏反应，应立即停药。

（2）少数病例可出现胃溃疡、胃肠出血及血尿。

6. 禁忌证　禁用于对本品过敏者、出血性疾病、凝血功能低下、妊娠期妇女及哺乳期妇女。

7. 注意 ①慎用于胃肠道活动性病变者、过敏性体质者、肾功能不全者、月经期妇女及老年患者。②治疗期间，必要时需进行出血时间测定。

8. 药物相互作用

（1）本品与水合氯醛及保泰松等非甾体类抗炎药合用，本品的游离血药浓度升高。

（2）阿司匹林与本品合用可增强抗凝效应，应避免同时服用。

（3）与扩血管药物合用，可增强疗效。

9. 制剂 片剂：每片200mg。注射液：每支200mg（2ml）。

五、氯吡格雷（Clopidogrel）

1. 其他名称 ISCOVER，PLAVIX。

2. 药理学 是血小板聚集抑制剂，选择性地抑制 ADP 与血小板受体的结合及抑制 ADP 介导的糖蛋白 GPⅡb/Ⅲa 复合物的活化，而抑制血小板聚集。也可抑制非 ADP 引起的血小板聚集。对血小板 ADP 受体的作用是不可逆的。

口服吸收迅速，血浆中蛋白结合率为98%，在肝脏代谢，主要代谢产物无抗血小板聚集作用。

3. 适应证 用于预防和治疗因血小板高聚集引起的心、脑及其他动脉循环障碍疾病，如近期发作的脑卒中、心肌梗死和确诊的外周动脉疾病。

4. 用法和用量 每日一次，每次75mg。

5. 不良反应 常见的不良反应为消化道出血、中性粒细胞减少、腹痛、食欲减退、胃炎、便秘、皮疹等。偶见血小板减少性紫癜。

6. 禁忌证 对本品过敏者、溃疡病患者及颅内出血患者禁用。

7. 注意 ①老年患者无需调整剂量。②可经乳汁分泌，故妊娠期妇女及哺乳期妇女用药应权衡利弊。③肝、肾功能损害者慎用。

8. 药物相互作用 ①阿司匹林、萘普生、华法林、肝素、溶栓药、月见草油、姜黄素、辣椒素黑叶母菊、银杏属、大蒜、丹参等可增加本品出血风险。②奥美拉唑可降低本品血药浓度，增加心血管事件风险。

9. 制剂 片剂：每片25mg。

六、替罗非班（Tirofiban）

1. 其他名称 欣维宁，AGGRASTAT。

2. 药理学 是一种非肽类血小板受体 GPⅡb/Ⅲa 高选择性拮抗剂，它能够与该受体结合，而竞争性阻断纤维蛋白原及血管性血友病因子（vWF）与血小板受体的结合，阻止血小板聚集、黏附等活化反应，有效地抑制血小板介导的血栓形成并延长出血时间。研究显示，它对各种因素诱发的血小板聚集都有抑制作用，对急性冠脉综合征（不稳定型心绞痛、心肌梗死）和行冠脉内介入治疗的患者也有抑制血小板聚集的作用，且抑制作用与剂量相关。以推荐剂量静脉给药时，在30分钟后对血小板聚集的抑制率可达90%。停用后，血小板的聚集功能恢复，即抑制是可逆的。持续静滴可使血栓不易形成。

持续静滴给药，血药浓度可达稳态。血浆蛋白结合率为65%，稳态 V_d 为 22～42L。药物在体内很少代谢，主要以原形经肾和胆汁排泄。尿类排泄率分别为给药剂量的65% 和

25%。$t_{1/2}$约 2 小时。

3. 适应证　用于急性冠脉综合征、不稳定型心绞痛和非 Q 波心肌梗死、急性心肌梗死和急性缺血性心脏猝死等，包括可用药控制的患者和需做 PTCA、血管成形术或动脉粥样硬化血管切除术的患者。替罗非班可减少急性冠脉综合征和冠脉内介入治疗后冠心病事件发生率，改善患者症状和预后。

4. 用法和用量　与肝素合用，静脉给药。开始 30 分钟给药速度为 0.4μg/（kg·min），然后速度减为维持量 0.1μg/（kg·min）。2～5 天为一疗程。患者至少给药 48 小时，此期间不进行手术治疗（除非患者发病为顽固性心肌缺血或新的心肌梗死）。

5. 不良反应　常见不良反应有出血，如颅内出血、腹膜内出血、心包出血，其他尚有恶心、发热、头痛、皮疹、荨麻疹，血红蛋白、血细胞比容、血小板减少，尿粪隐血发生率增加等。一般均较轻微，无需治疗，停药后即可消失。

6. 禁忌证　对本产品中任何成分过敏的患者，活跃的内出血或 30 天前有出血体质的历史，颅内出血史、颅内肿瘤、动静脉异常或动脉瘤，用本品前出现血小板减少症，30 天内有脑卒中史，严重高血压等。

7. 注意　①与其他影响出血的药物合用应小心，若压力不能控制出血时应停用替罗非班和肝素，在出血症状明显时，可减少肝素用量，若出血严重时，应停药。②使用中须严密观察出血反应并检测出血时间和血小板计数等。应减少血管和其他创伤。③严重肾功能不全的患者（肌酐消除率＜30ml/min）应以普通速度的一半给药。④除非明确需要，否则不应用于妊娠期妇女，哺乳期妇女在用药期间应停止哺乳。⑤不能与其他静脉注射的 GPⅡb/Ⅲa 受体拮抗剂合用。

8. 药物相互作用　与阿加曲班、阿司匹林、维生素 A、软骨素、低分子肝素、抗凝药、溶栓药等合用，有增加出血的危险。

9. 制剂　注射液：每瓶 5mg（100ml）。

七、沙格雷酯（Sarpogrelate）

1. 其他名称　安步乐克，ANPLAG。

2. 药理学　为 5－羟色胺（5－HT_2）受体选择性拮抗剂，其药理作用主要包括：

（1）能选择性拮抗血小板的 5－HT 受体，抑制 5－HT 引起的血小板聚集及血小板内 5－HT 的释放。

（2）可选择性拮抗血管平滑肌的 5－HT 受体，对抗 5－HT 引起的血管收缩和血小板聚集引起的血管收缩反应。

（3）具有抗血栓形成作用，动物实验表明，本品可抑制动脉注入月桂酸引起的大鼠动脉血栓形成及动脉闭塞症的发生。

（4）可改善外周循环，大鼠实验证实，本品对由 5－HT 引起的下肢侧支循环血流量的减少具有良好的改善作用。

（5）对作为红细胞变形性指标的红细胞过滤速度有改善作用。

健康成人单次口服本品 100mg，t_{max} 为 0.8 小时，C_{max} 为 0.54μg/ml，$t_{1/2}$ 为 0.7 小时。对 5－HT 与胶原诱导的血小板聚集的抑制作用，在服药后 1.5 小时达最高峰，并可持续 4～6 小时。用药后 24 小时内随尿及粪便的排泄率分别为 44.5% 和 4.2%（其中均未见原形药）。

3. 适应证　用于改善慢性动脉闭塞症所引起的溃疡、疼痛及冷感等缺血性症状。

4. 用法和用量　成人口服：一次100mg，一日3次，餐后服。可根据年龄、症状适当增减剂量。

5. 不良反应　主要不良反应为恶心、反酸、腹痛等。严重不良反应有脑出血、消化道出血、血小板减少、肝功能障碍等。

6. 禁忌证　禁用于出血患者、妊娠期妇女及可能已妊娠的妇女。

7. 注意　①下列情况谨慎用药：月经期间的患者，有出血倾向及有关因素的患者，正在服用抗凝剂（如华法林等）或有血小板聚集抑制作用的药物（如阿司匹林、噻氯匹定、西洛他唑等）的患者，肾脏严重受损者，老年患者。②服药期间应定期进行血液检查。

8. 药物相互作用　与抗凝药（如华法林等）或抑制血小板聚集药（如阿司匹林、西洛他唑）合用，可加剧出血或延长出血时间。

9. 制剂　片剂：每片100mg。

八、奥扎格雷（Ozagrel）

1. 其他名称　UNBLOT，XANBON，OKY-046。

2. 药理学　可抑制 TXA_2 合成酶，具有抗血小板聚集和解除血管痉挛的作用。能抑制脑血栓形成和脑血管痉挛。

静脉滴注后，血药浓度-时间曲线符合二室开放模型，半衰期为（1.22±0.44）小时，V_d 为（2.32±0.62）L/kg，AUC 为（0.47±0.08）（μg·h）/ml。受试者半衰期最长为1.93小时，血药浓度可测到停药后3小时。停药24小时，几乎全部药物经尿排出体外。

3. 适应证　用于治疗急性血栓性脑梗死及伴发的运动障碍，改善蛛网膜下腔出血手术后血管痉挛及其并发的脑缺血症状。

4. 用法和用量　常用制剂为奥扎格雷钠注射液，每支20mg。以生理盐水或葡萄糖注射液稀释后静脉滴注，一日80mg。如与其他抗血小板药合用时，本品剂量宜酌减。

5. 不良反应　可出现出血倾向；偶有过敏、肝功能障碍，血压下降、室上性期外收缩、头痛、胃肠道反应等。

6. 禁忌证　禁用于：①出血性脑梗死，或大面积脑梗死深昏迷者；②有严重心、肺、肝、肾功能不全，如严重心律不齐、心肌梗死者；③有血液病或有出血倾向者；④严重高血压，收缩压超过26.6kPa以上（即200mmHg以上）；⑤对本品过敏者。

7. 注意　①老年人、妊娠期妇女及哺乳期妇女应慎用。②本品与含钙溶液存在配伍禁忌。

8. 药物相互作用　与其他抗血小板药、溶栓药、抗凝血药合用有协同作用，可增强出血倾向。

9. 制剂　注射用奥扎格雷20mg、40mg；奥扎格雷注射液：每支20mg（1ml），40mg（2ml）。

九、曲克芦丁（Troxerutin）

1. 其他名称　羟乙基芦丁，维脑路通，维生素 P_4，Trioxyethylrutin，Venoruton。

2. 药理学　能抑制血小板的凝集，有防止血栓形成的作用。同时能对抗5-羟色胺、缓激肽引起的血管损伤，增加毛细血管抵抗力，降低毛细血管通透性，可防止血管通透性升高引起的水肿。对急性缺血性脑损伤有显著的保护作用。

3. 适应证　用于脑血栓形成和脑栓塞所致的偏瘫、失语以及心肌梗死前综合征、动脉硬化、中心性视网膜炎、血栓性静脉炎、静脉曲张、血管通透性升高引起的水肿等。

4. 用法和用量　口服：每次 300mg，一日 2～3 次。肌内注射：每次 100～200mg，一日 2 次，20 日为 1 疗程，可用 1～3 个疗程，每疗程间隔 3～7 日。静脉滴注：每次 400mg，每日 1 次，用 5%～10% 葡萄糖注射液稀释。

5. 不良反应　偶见有过敏反应、胃肠道障碍等。

6. 禁忌证　对本品过敏者禁用。

7. 注意　①用药期间避免阳光直射、高温及站立过久。②对儿童、妊娠期妇女、哺乳期妇女的影响尚不明确。

8. 制剂　片剂：每片 100mg。注射液：每支 100mg（2ml）。

第十篇

临床专科用药

第二十七章 妇产科内分泌药物治疗及避孕药

第一节 促性腺激素释放激素

下丘脑神经细胞具有神经及内分泌两种功能的特性。这类神经分泌细胞既能接受中枢神经发放的信号，又能像腺体分泌细胞那样分泌多肽激素。因此，下丘脑弓状核促性腺激素释放激素（GnRH）神经元的神经末梢不与另一神经末梢的突触或非神经性的效应细胞相沟通；而是通过纤维与垂体门脉毛细血管襻直接连接，向垂体门脉循环，定时、定量释放GnRH，调节着垂体前叶促性腺激素的正常释放。

一、GnRH 的分泌与功能

（一）GnRH 的分泌

已知 GnRH 的释放是以脉冲的形式释放的。由于 GnRH 的半衰期仅为 4～9min，在外周血中无法测定，只能通过测定血中的促性腺激素浓度变化，间接推断 GnRH 的释放。在正常月经周期中，LH 分泌脉冲在卵泡期为 90min，黄体后期为 220min 1 次，由此推测 GnRH 的脉冲周期可能亦是这样。

GnRH 的释放严密控制着垂体促性腺激素（GnTH）的释放。GnRH 脉冲式释放的频率或幅度发生改变，垂体 LH 和 FSH 的释放量和 LH 与 FSH 的比值即发生显著的改变。如 GnRH 的脉冲频率减慢，GnTH 的相应脉冲释放量增加，FSH 的增加量更为显著；反之，GnRH 的脉冲频率加快，GnTH 的释放量减少，FSH 减少更为迅速。GnRH 脉冲幅度显著加大时，亦能选择性地抑制 FSH 分泌。上述情况还提示：生殖周期中 LH 与 FSH 的分泌不一定需要有两种释放或抑制激素分别予以调节，GnRH 与卵巢激素的共同作用可分别调节 LH 和 FSH 分泌；此外还说明 LH 和 FSH 并非平行分泌。临床出现 LH 和 FSH 比值的改变可能（至少一部分）是由 GnRH 释放的脉冲频率发生改变所致。

GnRH 的脉冲释放频率及振幅除影响 LH 和 FSH 的释放量和两者的比值外，脉冲式的释放型对垂体 GnTH 细胞的反应性也有重要影响。如对哺乳动物（包括人类）持续滴注 GnRH，不但不能使血中 GnTH 浓度持续升高，反而下降；这一情况并不是由于 GnTH 细胞内的激素排空所致，而是在 GnRH 的持续作用下垂体细胞对其失敏（desensitization），处于一种对 GnRH 不反应状态（refractoriness）；在其他刺激因子作用下，仍能分泌 GnTH，说明细胞虽然对 GnRH 失敏，但并未丧失分泌功能。撤除 GnRH 的持续刺激后，GnTH 细胞的反应性可逐渐恢复，随着刺激停止时间的延长，反应性亦越来越强；恢复过程与细胞内激素的储存量无关。

（二）GnRH 功能

脉冲式的 GnRH 释放不但保持 GnTH 细胞的反应性，还能产生自身增强效应（self‑priming），即第二次 GnRH 脉冲作用于 GnTH 细胞时，可使其分泌更多的 GnTH。

GnRH 的脉冲式释放还受神经系统的高级中枢所调控。从大部分脑区，尤其是皮质和边缘系统，都有神经纤维和 GnRH 神经元发生突触联系，通过神经递质的作用调节 GnRH 的释放。中枢儿茶酚胺类及多巴胺是其中最主要的神经递质：在羊的实验中观察到去甲肾上腺素对新贮存的 GnRH 有促进释放作用（Domansk 1991），而 Havern（1991）发现中枢多巴胺神经元通过与弓状核 GnRH 神经元的突触联系，对 GnRH 脉冲频率有直接的抑制作用。还有不少研究结果都表明 GnRH 的分泌，反映了去甲肾上腺素能神经的兴奋与多巴胺能神经抑制两者的平衡，由此可知来自视、听、触等内外感受器信息，可通过上述中枢神经系统的神经递质，影响下丘脑的肽能神经元的活动，随之发生内分泌系统的变动，其中尤以生殖内分泌最为敏感，影响最为明显。

已知 β‑内啡肽（endophin）对痛觉、情绪、行为及神经内分泌调节等方面有广泛的生理功能，Conover 通过实验明确其可抑制 GnRH 脉冲幅度和加快脉冲上升速度，但对脉冲频率却无明显影响，表明情绪等精神因素可严重干扰女性生殖内分泌的正常功能；为此，在诊治妇科内分泌疾病时要重视患者精神状态的疏导，使患者树立战胜疾病的信心，愉快地配合治疗。通过这一针对性的心理治疗，治愈率定会相应提高。

二、促性腺激素释放激素类似物

促性腺激素释放激素类似物（gonadotropin releasing hormone analogue，GnRHa）是由 9 种不同类型的氨基酸所组成的十肽，其分子结构为如下：焦谷（氨酸）‑组‑色‑丝‑酪‑甘‑亮‑精‑脯‑甘酰胺（glycine‑NH$_2$）。

GnRH 的半寿期很短，临床应用很不方便，因而临床广泛应用人工合成的 GnRHa，其与天然 GnRH 的不同点在于：①将第 10 位的甘酰胺转换为乙基胺，成为九肽；提高了抵抗内肽酶降解的能力，使其活性成倍增强。②在第 6 位取代了甘氨酸残基，生物活性亦可呈几何级数的倍增，半寿期亦可大大延长等，目前在市场已有多种 GnRHa 问世。

（一）GnRHa 的种类

根据时效长短、给药途径可分两类。

1. 短效 GnRHa

（1）布舍瑞林（buserelin）：皮下注射液 1mg/ml；喷鼻液 1mg/ml，喷 1 次 100μg。

（2）那法瑞林（nafarelin）：喷鼻液 2mg/ml，喷 1 次 200μg。

（3）阿拉瑞林（alarelin 国产）：1mg/ml，皮下或肌内注射。

2. 长效 GnRHa

（1）戈舍瑞林（goserelin）：商品名，Zoladex（诺雷德），微囊注射剂 3.6mg。

（2）亮丙瑞林（leuporelin）：商品名，Enanton（抑那通），微囊注射剂 3.75mg。

（3）达菲瑞林（dapherelin）：微囊注射剂 3.75mg。

（二）GnRHa 的药理作用

小剂量、脉冲性输入时，可激发垂体功能，分泌促性腺激素，进而改善卵巢功能，促进排卵，以治疗闭经、无排卵性不孕等疾病。尤其通过自身增强效应，增加垂体细胞内 GnRH 受体的浓度和活性。

超生理剂量长期、持续性输入时，则使垂体细胞对其失敏，而致引起垂体和卵巢功能的抑制，造成低促性腺激素血症、低雌激素血症，产生药物性绝经。用以治疗一些雌激素依赖性疾病，如子宫内膜异位症、子宫肌瘤、性早熟等。

三、GnRHa 的临床应用

（一）诊断性应用

主要用于垂体兴奋试验：通过外源性 GnRHa 输入，检验垂体 LH 释放功能，鉴别下丘脑－垂体病变和评价内分泌治疗效果。

1. 方法　GnRHa（阿拉瑞林）25μg，临用时用生理盐水 2ml 溶解，静脉注射，在注射前及注射后 25min，45min，90min，180min，各抽血 3ml，取血清保存，进行放免测定 LH 值并绘制反应曲线。

2. 正常反应　注药后 15~30min，血 LH 释放达高峰，峰值为试验前基值的 3 倍以上（≥45mU/ml），然后下降。无 LH 峰值或峰值不足基值 3 倍者即为异常。

（二）治疗性应用

1. 小剂量、脉冲性 GnRHa 治疗　模拟生理性 GnRH 脉冲释放频率，应用自动控制的脉冲输入泵，经皮下或静脉输入微量 GnRHa 治疗下列疾病。

（1）促排卵：先应用套管穿刺针皮下穿刺置管后固定，与输入泵连接，调整脉冲频率和剂量，频率一般为 90min（60~120min），从月经周期第 2~5d 开始，首次剂量为 5μg/脉冲，每隔 5d，每脉冲增加 1μg，逐渐增加至 20μg/脉冲。30d 为一疗程。同时应用 B 超检测优势卵泡大小及血雌激素浓度，当优势卵泡≥18mm，E_2≥1 110pmol/L 的翌日予以肌内注射 hCG 5 000~10 000U 促排卵并指导妊娠。上述治疗连续 3 个周期仍不排卵者，则改为静脉输注。剂量为 2.5~25μg/90min。有人推荐，仅日间注射 1.5μg/120min。为防凝在静脉泵药液内加入 1：1 000 肝素，并注意保护局部防止感染和出血。

（2）青春期发育延迟：首先排除其他原因所致的性成熟延迟，最好通过 GnRH 应激试验证实系促性腺激素低下型性腺功能减退病例或神经性厌食患者可给予 GnRHa 治疗以促使下丘脑－垂体－卵巢－子宫轴系发育成熟。方法：GnRHa 10μg/90min，静脉脉冲输入。皮下注射或鼻腔滴入效果不理想。

（3）黄体功能不健全，多囊卵巢综合征或促性腺激素分泌异常引起月经不调。于月经第 5 天起，每天肌内注射 GnRHa 25μg，连续 10~15d，B 超监测，至卵泡成熟。卵泡发育不良者则于月经第 10 天起，25μg/d，至卵泡成熟。

2. GnRHa 常用超促排卵方案

(1) 长方案：适用于年轻且卵巢储备正常者，一般于前次月经周期第 21 天（黄体中期）开始用促性腺激素释放激素激动药（GnRHa）；月经来潮第 2 天超声、FSH、LH、E_2 等评价降调效果，于月经第 3 天开始每日注射促性腺激素（Gn）；当有 2 个直径达 18mm 或 3 个达 17mm 或 4 个达 16mm 卵泡时停用 Gn，当晚注射 hCG 5 000～10 000 U，34～36h 后采卵。长方案中 GnRHa 长效制剂（3.75mg）或短效制剂均可使用。可根据患者其身体情况选用短效 GnRHa 的全量、半量或长效 GnRHa 的全量、半量及 1/3。选用目的是在保持长方案使卵同步发育，避免过早内源性 LH 峰优点的同时，最大限度减少 GnRHa 对垂体的过度抑制，增加卵巢反应性和最终获卵数，减少 Gn 用药量及费用。月经来潮后可根据患者降调效果适当将全量短效 GnRHa 减为半量或更小剂量至 hCG。GnRHa 降调标准为 FSH、LH 均 < 5U/L，E_2 < 50pg/ml；卵泡大小：双侧卵巢内卵泡直径均 < 5mm；子宫内膜厚度：≤5mm。

(2) 短方案：适于年龄大、卵巢储备功能较差者；GnRHa 自月经第 2 天开始皮下注射 GnRHa 0.05～0.1mg/d 至 hCG，月经第 3 天开始给予 Gn，其他同长方案。

(3) 超短方案：适于年龄大、卵巢储备功能更差者及既往 COH 反应不良者。月经第 2 天开始给予 GnRHa 0.1mg/d，仅用 3～5d 停药；月经第 3 天开始予 Gn 300～375U/d，其他同长方案。

(4) 超长方案：适用于重度 PCOS、高 LH 及子宫内膜异位症者。月经周期第 1 天开始用长效 GnRHa，第 28 天视患者病情加用或不用第 2 支 GnRHa，直至达到完全降调节，适时开始给予 Gn。

自 1984 年促性腺激素释放激素激动药（GnRHa）降调节长方案引入 IVF 可控制超排卵（controlling ovarian hyperstimulation，COH）治疗获得成功后，基于此方案具有增加获卵数目，抑制内源性 LH 峰减少，取消周期，有利于临床工作计划性安排和提高临床妊娠率等优点，目前已广泛应用于临床。但随着不同 GnRHa 制剂、剂量和方案应用的数据积累与分析，针对患者具体情况选择合适的方案、剂型与剂量，尽可能避免 COH 的不良反应，改善卵子、胚胎质量和子宫内膜接受性，从而提高胚胎种植率和妊娠率则成为生殖医师努力的方向。

3. 大剂量、长期 GnRHa 治疗　通过垂体脱敏、抑制垂体 - 卵巢功能，用以治疗妇科性腺激素依赖性疾病。

(1) 子宫内膜异位症：临床多半应用长效 GnRHa，如戈舍瑞林（Zoiadex），或亮丙瑞林（抑那通），分别含 3.6mg，用基质包裹成 1.2mm×13mm 微柱缓释剂。于月经周期的第 2～3d 开始治疗。用 16 号针腹壁皮下注射，3.6mg/4 周，共 48 周。1 次注药后的前 3～5d 可出现一过性超生理量的 FSH、LH 的释放，此后由于垂体的脱敏，GnTH 及卵巢性激素急剧下降，1 个月后血 E_2 水平即达到绝经后妇女水平（≤30pg/ml）。据 Shaw 对比 307 例和丹那唑的疗效，按照美国生育协会（American Fertility Society，AFS）评分标准：AFS 评分下降 59.1%，异位病灶评分下降 81.4%，完全治愈率 46.3%，有效率 73%，妊娠率 29.2%。于停药后 47.4d（23～141d）月经复潮。但根据 Ventturinl（1990）少量（32 例）病例的治疗观察，停药 6 个月症状复发率：痛经 25%、性交痛 37.5%、盆腔痛 33%。国产阿拉瑞林为短效药物，价格较低廉，亦可用于治疗本病。治疗方法：在月经周期 2～7d 开始，150μg/d，皮下或肌内注射，共 6 个月。据汪倩（2000）的临床实验研究报道，患者的自觉症状及体征的改善率与戈舍瑞林组无明显差异，阿拉瑞林组的总有效率为 95%。据文献报道，在终止 GnRHa 治疗后 1 个月或月经恢复后，如给予 hMG/hCG 方案促排卵，可增加患者的受孕机会，一般停药 6 个月内妊娠率为 40% 左右。

（2）子宫肌瘤：戈舍瑞林治疗子宫肌瘤的方法、剂量与治疗子宫内膜异位症一样，3.6mg/4 周，共 6 次（24 周）。据报道，注药后第一周时肌瘤缩小 30%，24 周时缩小 55%，停药后 3 个月排卵恢复，但子宫体积又复增大。鉴于治疗后手术，术中出血和术后并发症发生率显著降低，故推荐于手术前先应用本法治疗以改善机体状况，有利于手术。

（3）特发性真性性早熟：治疗的两个目的是，首先暂停青春发育进一步发展，使早熟症状消退，其次是改善最终身高。GnRHa 最早用于治疗青春性早熟病症，抑制性成熟过早但功能正常的下丘脑垂体性腺轴的青春期激活，是临床证明具显著疗效的成熟方案。采用曲普瑞林治疗，每 4 周肌内注射 50～100μg/kg，疗程一般需要 1～2 年，女童在骨龄 12.0～12.5 岁时停止治疗。

（4）治疗多囊卵巢综合征：应用 GnRH 激动药后可抑制垂体性腺轴，使雄激素的水平降到极低，并发生闭经和子宫内膜萎缩等，同时极大地改善多囊卵巢综合征患者的高雄激素血症、不排卵和非正常的促性腺激素动力学症状。而对于接受了氯米芬治疗后仍未排卵或妊娠的多囊卵巢综合征患者，在进行促性腺激素治疗的同时少量加用 GnRH 激动药，亦可降低卵巢的过度刺激和多胎妊娠的危险。

（5）治疗乳腺癌：乳腺癌细胞上亦存有 GnRHa。有资料显示，在治疗激素敏感型和早期乳腺癌患者时，与化疗药物合用，利用 GnRH 激动药所致的"药物性卵巢切除作用"，可抑制某些化疗药所引起的雌激素反射性增高，产生可逆的药物性绝经，从而提高疗效改善预后。

4. 大剂量、长期 GnRHa 治疗的不良反应及其防治方案

（1）GnRHa 大剂量、长期治疗的不良反应：为低雌激素症状，如潮热、盗汗、阴道干涩、性欲低下、乳房萎缩、头痛、烦躁、失眠等更年期综合征症状，但这些患者一般都能耐受，在停药后 8 周能恢复至治疗前水平；可是由其引起的骨质丢失则是 GnRHa 治疗的主要缺陷。它与 GnRHa 不同制剂、剂量、应用时间长短及所致低雌激素状态的严重程度有关。大多数研究证实，GnRHa 应用 6 个月以上可致腰椎骨密度有较大程度的下降。据 Fogelman（1994）统计，在治疗期间腰椎骨密度可减少 4.5%。

（2）骨丢失等不良反应的防治：近年许多学者鉴于 GnRHa 治疗的不良反应是由于低雌激素状态所致，进行雌激素的"反加治疗（add back therapy）"是防治骨丢失的最符合逻辑的治疗方案。尤其 Barbierl（1992）提出了雌激素阈值学说为该疗法提供了理论根据。该学说认为人体组织对雌激素敏感性不同，通过临床试验已明确血清 E_2 浓度在 110～166pmol/L（30～45pg/ml）时，既不刺激内膜异位病灶生长而又能维持正常骨代谢和骨转换，不致引起骨质疏松。此后就有许多学者相继提出各种性激素替代治疗方案，如：治疗第 5 周开始加用 17-β 雌二醇 25μg×2/周 + 甲羟黄体酮 5mg/d，口服或结合雌激素（premarin）0.3mg/d + 甲羟黄体酮 5mg/d 序贯疗法等。为避免口服雌激素制剂造成肝脏首过效应，有建议应用经皮吸收的雌激素贴剂，使血清 E_2 水平保持稳定。许燕雪（1999）报道应用戈舍瑞林 3.6mg/4 周，连用 6 个周期治疗子宫内膜异位症的同时加用性激素反加治疗，即在治疗的第 5 周开始给予 17-β 雌二醇贴剂（25μg）2/周（相当于补充 E_2 25μg/d，使血清 E_2 水平维持在 184pmol/L 左右），并在每月的后 2 周口服甲羟黄体酮 10mg/d。不仅不影响对内膜异位症的

疗效，且可明显减轻 GnRHa 的不良反应。

第二节　垂体促性腺激素

垂体前叶（腺垂体）分泌着 7 种激素，其中嗜酸性细胞分泌生长激素及催乳素，嗜碱性细胞则分泌促肾上腺皮质激素（ACTH）、促甲状腺激素（TSH）及两种促性腺激素：尿促卵泡素（FSH）、黄体生成素（LH）。长期认为有两种促性腺激素细胞分别分泌 FSH 及 LH。近年已一致同意：FSH 及 LH 由同一种垂体促性腺激素细胞合成，但分别储存在不同的小泡（储备池）中，然后小泡渐渐移向细胞表面（释放池）最后释放入血液循环。FSH 与 LH 均为糖蛋白激素，有 2 个肽链亚基。已知 FSH、LH 与 TSH、hCG 的 α 亚基的氨基酸序列均一样，而 β 亚基则各有自己独特的结构，因此，各自的特异生物活性及各自的免疫反应均由 β 亚基决定。除垂体释放的 FSH 与 LH 外，还有垂体释放的催乳素（PRL）对女性生殖功能起重要的支配作用。这 3 种激素在正常月经周期的卵泡期和黄体期的分泌相互沟通，结伴而行。在卵泡期三者共同由垂体促性腺激素（GnTH）进行调节，而在黄体期可能还有其他因素加入，致使 FSH 与 LH 的分泌情况在黄体期相随不如卵泡期那样紧密；而 LH 与 PRL 的分泌波型始终紧紧相随。

一、促性腺激素的释放

（一）释放调节

GnTH 的释放是对下丘脑 GnRH 脉冲的反应，因此，亦呈间断脉冲式的释放，60～120min 1 次。成年人的 LH 分泌正常时约 90min 1 次。GnRH 脉冲频率或振幅的改变，可影响血浆中 FSH 与 LH 的量和两者间的比值；但同时亦受卵巢分泌的甾体激素的影响。

（二）反馈调节

在下丘脑、腺垂体及卵巢之间存在长环反馈、短环反馈及超短反馈，3 套反馈调节机制进行生理性自行调节，使上述三者激素间达到相互平衡。

1. 卵巢雌孕激素对 GnTH 的反馈调节　卵巢所分泌的性激素对垂体及下丘脑的反馈作用习惯称为"长环反馈"。

（1）雌激素（E_2）的反馈机制较为复杂，可能直接针对下丘脑及垂体或改变垂体对 GnRH 的反应敏感性。根据 E_2 在血中含量及作用时间不同具有正、负反应的双相反馈。在 E_2 低水平时，对 FSH 起负反馈作用，既敏感且反应迅速，如卵泡早期，GnRH 在低水平 E_2 的协调下，促进腺垂体合成和分泌 FSH，而 E_2 高水平时抑制 FSH 分泌亦很充分和持久。卵泡期抑制 FSH 的机制除了 E_2 水平逐渐升高以外，还和卵巢分泌的抑制素（inhibin）有关。但 E_2 对 LH 释放的反馈作用则随浓度与作用时间而不同。在卵泡晚期逐步升高的 E_2 水平对 LH 的分泌具有双相作用，即先表现为负反馈，待 E_2 升高到一定阈值（约 740pmol/L）并维持 36h 以上即起正反馈作用，随之出现 LH 峰。中期逐步升高的 E_2 水平可能通过促进 GnRH 自身分泌，提高脉冲的幅度，从而形成中期 LH 峰。

（2）孕激素（P）对 GnTH 的释放同样有促进和抑制的双相效应，取决于它的作用强度和作用时间。在月经周期前 10d 的血液中测到微量的 P，它是由排卵前的卵泡分泌的，在中期 LH 峰出现前 12h，血中 P 浓度显著升高。生理条件下，卵泡的颗粒细胞上的 LH 受体在 FSH 诱导下形成，并且被激活，使颗粒细胞在 E_2 峰值后 48~60h 合成 P，P 反过来刺激 FSH 的释放。有报道表明，单纯 E_2 不能诱导 FSH 峰的出现，但如 E_2 充分，轻度增加 P 的浓度就会形成一个 FSH 蜂。已知在排卵前几乎与 LH 峰同时出现的一中等程度 FSH 峰即为排卵前血清 P 浓度增加，通过 P 的正反馈作用触发而成。排卵后 P 的进行性升高，高浓度的 P 对 GnTH 分泌起负反馈效应，LH 峰值急剧下降。

2. 短环反馈及超短反馈 前者指 GnTH 反馈作用于下丘脑，仅有负反馈。切除卵巢后，血中 GnTH 浓度增加，而 GnRH 水平不提高，是由于 GnTH 对下丘脑的负反馈作用仍存在之故。超短反馈指垂体和下丘脑通过自身激素抑制自身激素的合成，这可能是大量激素抑制了合成激素酶系的活性的缘故。

二、促性腺激素的生理功能

GnTH 直接参与调节控制卵巢功能，包括：卵泡的生长发育，排卵，黄体形成和性腺激素的合成、分泌。

(一) 促进卵泡生长发育

1. 初级卵泡 其颗粒细胞膜上已具有高度亲和力的 FSH 受体，FSH 与其特异性受体结合后，促进颗粒细胞的增生，及促进卵泡液的分泌，使卵泡及其内腔持续增大。同时激活颗粒细胞质内的芳香化酶的活性，促进合成雌激素（E），以后在 FSH 与 E 的协同作用下，颗粒细胞的增生日益旺盛，FSH 受体在每个细胞膜上的密度也大大增加，导致卵泡产生 E 的能力日趋加强，以支持卵泡的持续增长和卵细胞的发育成熟。

2. 颗粒细胞膜上 LH 受体 在 E 和 FSH 协同调节下，颗粒细胞膜上的 LH 受体亦在逐渐增加。LH 可进一步增强芳香化酶的活性。在此期内，卵泡膜细胞上的 LH 受体数亦在增加。这一连锁反应形成卵巢周期中期的 E_2 峰。

3. 雌、孕激素的合成 卵巢在 FSH 及 LH 的双重作用下主要合成 E_2 及黄体酮（P）。前者先由卵泡膜细胞合成雄烯二酮（A_2），已证实 LH 加速这一合成过程。然后 A_2 弥散到卵泡腔为颗粒细胞所摄取，在芳香化酶作用下转变为 E。

在卵泡期仅仅分泌极微量黄体酮，在 LH 高峰前通过 LH 的作用，血 P 浓度开始上升。LH 高峰时，卵泡液中 P 浓度显著增加，而 E_2 浓度减少达一半，A_2 亦显著减少，这主要是卵泡膜细胞加强了由孕烯醇酮向黄体酮转化的功能，抑制了 A_2 合成。机体内的黄体酮主要由排卵后形成的黄体及妊娠后绒毛的合体细胞所合成。

(二) 触发排卵

卵泡发育成熟后，在高水平的 E_2 及一定浓度 P 的协同下，通过对腺垂体的正反馈，先后引发 FSH 及 LH 波峰。现已明确，排卵在 LH 峰值后 10~12h 发生。排卵是一极其复杂的过程，除 GnTH 的调控外，还有多种因素参与，包括卵巢旁分泌，如前列腺素、肿瘤坏死因子等。

(三) 黄体形成

排卵后，卵泡内的颗粒细胞对激素的反应性及合成甾体激素的能力发生很大变化。其中

FSH 是促使颗粒细胞黄体化的主要因素。它促进颗粒细胞分化成颗粒黄体细胞，并获得多种激素受体。黄体形成后，黄体化的颗粒细胞成为卵巢黄体酮的主要来源。而黄体功能要达到正常，最重要的是先前卵泡必须具有最佳的排卵前发育，尤其是颗粒细胞及卵泡膜细胞膜上 LH 受体的发育程度。这是因为颗粒细胞已从 FSH 优势调控细胞类型转为主要受 LH 或催乳素（PRL）调控。在这一转变过程中，GnTH 的调节起着重要作用。

动物实验发现，除 LH 和 FSH 能刺激黄体化颗粒细胞急剧增加黄体酮分泌外，PRL 可直接作用于黄体，并促进黄体酮的生成。

三、GnTH 的药物种类和制剂

1. 人绝经期尿促性腺激素（human menopausal gonadotropin，hMG）　系从绝经期妇女尿液中所提取，为冻干粉剂，每安瓿含 FSH 75U 及 LH 75U。供肌内或皮下注射。国内丽珠丽宝（珠海）生产，商品名：Menotrophin。外国商品名：Pergonal，价格较前者贵一倍有余。

2. 纯化促卵泡激素（pure FSH）　从绝经期妇女尿液中提取后纯化 FSH，每安瓿含 FSH 75U，而 LH < 0.7U。供肌内注射国外商品名：Metrodin（Serono）。丽申宝（uFSH - HP），是丽珠与上海天伟生物制药有限公司合作从绝经期妇女尿中提纯精制的天然 FSH。高纯度尿 FSH 制剂开始用于人类不孕症的治疗，但高纯度尿 FSH 仍含有少量尿蛋白杂质和 LH，且需要收集大量尿作为原料，大大限制了产品的稳定性和纯度。基因重组 DNA 技术带来重组 FSH 的出现。重组 FSH 注射液（普丽康），由荷兰生产，50 ~ 100U/支。

3. 人绒毛膜促性腺激素（human chorionic gonadotropin，hCG）　系从早孕妇女尿液中提取，生化和功能类似 LH。它们的分子结构：α - 亚基相同，而 β - 亚基不同。两者在血中的清除率不同：LH 的半衰期仅 3 ~ 5h，hCG 则为 2.32d。两者都有引起排卵及黄体化和维持黄体细胞的营养作用。当 hCG 给药后，体内 P 水平立即升高，很快触发一个内源性的 LH 峰，但不能在中期重建一个生理性的 FSH 峰。此外，hCG 与 LH 不同处还有：它能促进多黄体发育及引发超生理水平的 E_2 和 P 的分泌。这种对黄体过度刺激的药理作用会在人工促排卵的治疗过程中引起一种所谓"卵巢过度刺激综合征"的严重并发症，目前临床对此已给予高度重视。

国内丽珠丽宝（珠海）有注射用绒促性素，每安瓿含 1 000U、2 000U、5 000U，供肌内或皮下注射。外国商品有：profasi（serono）、pregnyl（organon），可惜价格昂贵。

四、GnTH 药物的临床应用

（一）hMG/hCG 疗法

为能正确而有目的地发挥 hMG 的治疗作用，首先要选择合适的治疗对象。

1. 适应证　本疗法适用于低促性腺激素卵巢功能低下性闭经、促性腺激素低下性排卵障碍，及为体外受精与胚胎移植（IVFET）技术取卵进行超排卵治疗等。

2. hMG 的应用

（1）用药前应作血清 FSH、LH、PRL 及 E_2 测定：于自然或人工周期第 5 天起肌内注射 hMG 75U/d（含 FSH 及 LH 各 75U）；7d 后根据 B 超卵泡发育及宫颈评分（应用 Insler 评分法：根据黏液量、拉丝度、羊齿状结晶程度及宫颈口开启情况四项，满分 12 分）情况调节药量。

（2）若卵巢无反应，则自第 2 周起，每隔 7d 增加 1 安瓿（75U），但每次剂量不能超过 225U（3 安瓿）。总量达 42 安瓿时，卵巢仍无反应，提示卵巢对这一治疗无反应，不再用药。据报道，每一疗程平均用药 33 安瓿，各病种所用 hMG 数不同，原发性闭经、继发性闭经及无排卵性稀发月经患者每疗程平均应用 hMG 分别为 42、30 及 20 安瓿。

3. FSH 的应用　重组 FSH 注射液或高纯尿 FSH 的治疗即可从月经第 3 天开始。在初始的 5d 起始剂量治疗中，根据患者年龄、卵巢功能及既往治疗情况，受试者将接受重组 FSH 注射液每日剂量 200U 或尿 FSH 每日剂量 225U。之后将根据每个受试者超声检测的结果调整剂量。

4. hCG 的应用

（1）时机的选择：在卵泡尚未发育成熟时切忌过早应用 hCG，以免引起卵泡过早黄体化和未破裂卵泡黄体化综合征而致诱导排卵失败。停用 hMG 的指标：B 超卵泡监测：优势卵泡直径 $\geq$ 18mm，或 2 个以上卵泡 $\geq$ 15~18mm；宫颈评分 10~12 分，有条件者还可检测血清 E_2 $\geq$ 1110pmol/L（300pg/ml）。

（2）用药方法：hMG 停药后 24~36h，1 次肌内注射 5 000~10 000U，排卵可发生于注药后 18~24h。近年有些学者主张在排卵后 3~5d，追加 hCG 5 000U 1 次，或于排卵后第 6，9，12 天，各肌内注射 hCG 1 500U 1 次，以期提高血浆黄体酮水平。但 hCG 重复注射剂量 $\geq$ 10 000U 者易并发卵巢过度刺激综合征（OHSS）。

5. 并发症防治　卵巢过度刺激综合征（ovarian hyperstimulation syndrome，OHSS）是 hMG/hCG 治疗的严重并发症，临床特征为：高雌素血症、体重突然增加，明显下腹胀痛，恶心呕吐、偶伴腹泻；重度：可有胸闷气急、平卧尤甚，出现胸腹水、尿量少，低血容量、血液浓缩、高凝状态、心肝肾功能不全、氮质血症、电解质酸碱平衡失调，直至出现肾衰、休克、DIC、呼吸困难综合征而至死亡。

（1）高危因素：①多囊卵巢患者，LH/FSH $\geq$ 3，排卵前 E_2 浓度 $\geq$ 3 670pmol/L，或 E_2 值在 2~3d 内成倍增加。②hCG 用量 $\geq$ 10 000U，尤其重复注射者。多发生于注射后 5~8d。③合并妊娠和多胎妊娠者，未孕者 OHSS 多半在 2~4 周自然消退；如合并妊娠则症状加重，病程迁延延长。④B 超监测卵泡发育，开始用药时，卵巢周边一批卵泡同时发育成主导卵泡，可见多个初级卵泡直径 2~8mm 围绕卵巢边缘呈栅栏状排列，这一 B 超图像称"项链"征。此后很易发展为 OHSS。⑤应用 GnRHa 者可能增加 OHSS 发病的危险性，因它可使内源性 LH、FSH 升高，导致更多卵泡发育而引起高雌激素血症；或由于直接刺激卵泡颗粒细胞而致雌激素高度增加。⑥与患者敏感性有关，再次治疗仍易复发。

（2）OHSS 的预防：①正确掌握用药适应证，加强 B 超监测及内分泌检测。②在使用 hCG 前，应分析有无发生 OHSS 的高危因素存在，尤其注意 B 超监测及血 E_2 测值；如发现卵巢有过度效应时，推迟应用 hCG 数天，并监测卵泡发育情况和 E_2 值。③当血雌激素浓度 $\leq$ 5 550pmol/L（1 500pg/ml）或优势卵泡直径在 17~22mm 时，注射 hCG，可预防 OHSS。④重复治疗时，应用纯化 FSH 代替 hMG。

（3）OHSS 的治疗：OHSS 的处理原则是：重症患者应住院治疗。①防止低血容量，首选右旋糖酐 40 500~1 000ml/d，静脉滴注。通过用药，可降低血液黏稠度，改善微循环，防止血栓形成，增加肾灌注量和尿量。但右旋糖酐降低血小板黏附有出血倾向者禁用。选用人血白蛋白，10g/d×（2~3）d，或血浆蛋白，疗效更为显著；但费用昂贵。②胸腔积液引起呼吸困难宜抽取胸水。③如增大的卵巢发生蒂扭转或卵巢囊肿破裂出血则需行剖腹手术。为防止增大卵巢破裂，宜以 B 超检测代替妇科检查。④有建议应用吲哚美辛阻断前列腺素合成，以减少毛细血管渗出；但临床效果不显著。⑤有报道应用小剂量多巴胺 2 ~ 3μg/（kg·min），持续静滴，输液量限制在 500ml/d。治疗后血细胞比容明显下降，尿量显著增加，自觉症状改善。⑥如出现 DIC、肾衰或呼吸困难综合征则应进行相应的特殊治疗。

（二）氯米芬（氯米芬，clomiphene）- hMG/hCG 治疗

1. 适应证　用于单纯应用氯米芬不能促排卵的多囊卵巢综合征患者。

2. 方法　于月经周期第 5 ~ 9d，口服氯米芬 100mg/d，后按上法序贯应用 hMG/hCG 治疗。

（三）溴隐亭（bromocriptine）- hMG/hCG 治疗

1. 适应证　适用于高催乳素血症并发低促性腺素血症患者。

2. 方法　为防止不良反应，开始服用小剂量，1.25mg/d，晚餐时服用，根据治疗反应、患者耐受性及血浆浓度，每 3 ~ 5d 增加剂量 1 次（每次增加 1.25mg）；平均服用剂量为 5 ~ 7.5mg/d，最多可 10mg/d，分 4 次口服。为减少药量、提高疗效、改善预后，早日恢复排卵和月经，可在血催乳素水平基本恢复正常后，伍用 hMG/hCG 治疗。

3. 不良反应　开始用药大多有恶心、头痛、眩晕、疲倦、腹痛、呕吐等，连续用药及在进餐时服用可以减轻，极少患者需中止用药。

第三节　催乳素及抗催乳素

一、催乳素

（一）合成和释放的调控

催乳素（prolactin，PRL）由垂体前叶嗜酸细胞中的泌乳滋养细胞所分泌，它受下丘脑分泌的催乳素抑制因子及脑内神经递质——多巴胺所调节，是唯一受到下丘脑所抑制的激素。下丘脑分泌的促甲状腺激素释放激素（TRH）有促进催乳素分泌增多的功能，有时这种反应较促进甲状腺激素分泌更显著，速度亦更快且敏感。此外，血管活性肠肽（vasoactive intestinal peptide）、血管紧张素Ⅱ等物质也有促催乳素释放功能。

催乳素与 GnTH 相似，亦呈脉冲式分泌，频率较慢，6 ~ 8h 有 1 次脉冲，睡眠、进食可促进 PRL 分泌，在初入睡的 1h 内迅速释放，初醒的 1h 内释放值又很快降低；其脉冲振幅总的说来以晚间最高，2 ~ 3 倍于白昼。

（二）生理作用

催乳素不局限于某一特定功能，而是控制着一系列生理功能，故又称其为多能激素或广谱激素。

1. 对乳腺功能的影响　在生理条件下，对乳腺功能较为突出。影响乳房发育的确切因素目前了解得还较少，已知在青春发育期，女孩的 PRL 值明显高于男孩。乳腺的发育受多种激素的影响，乳腺管的发育有赖于雌激素、皮质激素及生长激素；乳腺小泡的发育则需要

雌孕激素及催乳素。哺乳期间控制乳汁分泌的主要激素则为 PRL。乳汁中蛋白与脂肪的合成，除 PRL 外，还受生长激素、胰岛素及皮质激素的影响；而 PRL 还有促进脂蛋白利用的功能。哺乳时的乳头吸吮是维持 PRL 在一定水平的必要条件，周期性的 PRL 分泌依赖着吸吮的频率。

2. 对生理功能的影响　催乳素与 GnTH 一样对女性生殖功能起重要支配作用，是一种调节人类生殖功能不可缺少的激素。尤其排卵后，卵泡颗粒细胞对激素的反应性以及产生甾体激素的能力发生很大的变化，它从主要为 FSH 所调控的细胞类型转化为主要受 LH 或 PRL 调控。实验证明，在整个黄体期变化过程中都有 PRL 参与，妊娠早期黄体的维持需要垂体 PRL 的连续释放和密切配合。已知 PRL 有促黄体作用并维持 LH 受体数量及直接作用于黄体，LH 和 FSH 刺激黄体化颗粒细胞急剧增加黄体酮的分泌，而 PRL 则引起黄体酮较持久的分泌，其作用特点是反应较慢，提示 PRL 可能主要通过激活基因组而发挥作用。

3. 催乳素的释放　PRL 同样受性甾体激素的影响，其释放量以卵泡早期最低，中期升高，排卵期有一个释放小峰，黄体期有所下降，但仍略高于卵泡期。卵泡液中亦含有 PRL，卵泡越小，PRL 含量越高；卵泡发育接近成熟时，PRL 随之降低；如其中含量一直偏高，则将影响排卵。

（三）高催乳素血症的发病机制

高催乳素血症大体上分器质性及功能性两种类型。下丘脑－垂体病变属前者；功能性则可能因药物，利舍平、多巴胺抑制药等引起一过性的高 PRL 血症，有些特殊疾病，如多囊卵巢综合征、原发性甲状腺功能低下等可伴有高催乳素血症。

1. 催乳素对卵巢功能的影响　与其浓度的高低有密切关系，血清生理性浓度时，支持黄体发育，促进黄体酮合成等上述一系列功能；但在病理性高催乳素血症（血清 PRL 浓度 $\geqslant 50\mu g/L$）时，即可抑制 FSH/LH 的正常分泌；实验证明高浓度的 PRL 通过反馈机制刺激下丘脑释放出多巴胺，而改变了正常的 GnRH 分泌模式，引起 LH/FSH 比值的逆转；此外，高 PRL 血症还可引起颗粒细胞功能障碍，两者均可导致无排卵及闭经的发生。临床常有经持久剧烈运动调练的女运动员出现稀发月经或闭经症状，其原因是可能高运动量时，经 TRH 的刺激，导致 PRL 频率或反应性增加，引起 GnTH 分泌异常。

2. 高催乳素血症　可引起闭经或无排卵，但临床发现血中 PRL 水平与临床症状不完全相符现象，有时血 PRL 浓度升高，但不出现闭经、溢乳，仍有正常月经周期及生育功能；而血 PRL 水平仅稍有升高却发生月经失调及不孕情况。近年发现，PRL 的分子有 3 种异型结构，中分子量及大分子量 PRL 为聚集体，与其受体的结合力低，生物活性低，但仍有免疫效应，因而高催乳素血症中如这两类分子含量高，放射免疫分析血清 PRL 水平高，但不出现或仅有轻度症状。

目前尚无有关催乳素的药物问世。

二、抗催乳素药物——溴隐亭

（一）药理作用机制

溴隐亭（bromocriptine）是一种人工合成的多肽类麦角生物碱。口服胃肠道吸收率高时可达 90%，服药后 60min 显效，血药浓度在 3～4h 达高峰，抑制 PRL 的生物活性半衰期长达 20~30h。由于其高亲水性，在富有类脂的脑区及下丘脑的浓度，明显高于外周血。基于结构与多巴胺极为相似，故与多巴胺受体有较强的亲和力，因而具有多巴胺激动药特性，而抑制 PRL 的合成与分泌。此外，溴隐亭还直接作用于下丘脑及垂体，可使下丘脑局部多巴胺浓度增加，以促进 PRL 抑制因子的分泌，间接抑制垂体 PRL 的合成和释放，同时亦可直接抑制垂体前叶 PRL 细胞的功能阻抑其释放及合成。溴隐亭还通过多巴胺受体功能及反馈途径，阻止高 PRL 血症对 GnRH - GnTH 释放的负反馈作用，增加 GnTH 的释放，而致 LH 释放频率和振幅增加，出现排卵和性激素分泌增多。

（二）溴隐亭制剂

目前临床常用的制剂为口服片剂，成分为甲磺酸溴隐亭（bromocriptine mesylate），商品名：parlodel。每片含 2.5mg。

（三）临床应用

1. 适应证及用法

（1）脑垂体腺瘤、空泡蝶鞍综合征、颅咽管瘤等下丘脑 - 垂体病变所引起的病理性高催乳素血症。这类患者，尤其年轻不孕期盼生育者服用溴隐亭为首选治疗方法。从小剂量（1.25mg/d）开始，根据治疗反应及患者耐受性，每 3~5d 增加 1 次剂量，直至 5~7.5mg/d，分 3~4 次口服，在进餐时或饭后即刻服用，连续用药至泌乳停止，对于闭经及不孕患者要持续到月经恢复。据统计，停止溢乳的平均剂量为（192.5±133.25）mg，排卵平均剂量：（273.5±198.5）mg，月经恢复平均剂量：（440.5±427.5）mg，妊娠剂量：（599.25±454.9）mg。妊娠后在 1 个月内逐渐减量停药，≥95% 妊娠妇女在停药后能顺利度过妊娠期，小部分腺瘤患者可能在妊娠期症状恶化，仍需继续服用小剂量溴隐亭维持至足月，对胎、婴儿无不良影响。哺乳不加重症状恶化。分娩后症状恶化者应及时服用溴隐亭。

（2）产后抑乳：产后 4~6h 开始给予服用溴隐亭 2.5~5.0mg/d，连用 14d，停药后反跃性溢乳者可加服 7d。

2. 不良反应　常见为胃肠道反应，多出现于服药初期和大剂量时；以恶心、呕吐最为多见。少数病例出现眩晕、头痛、低血压现象；大剂量可出现嗜睡，或失眠，偶见精神症状：幻觉、精神错乱、视觉障碍、随意运动障碍、口干、便秘等。为减少不良反应应从小剂量开始，并在进餐中服药或配伍维生素 B_6。自发性或家族性震颤、消化道溃疡患者、精神障碍或有严重心血管病史者慎用。

3. 溴隐亭新型长效注射剂　克服了因口服造成的胃肠道功能紊乱。因其载体降解较快（＜3 个月），所以可以重复注射。这种制剂注射第 1 天即可使血 PRL 迅速下降，并可使 PRL 的水平维持在低水平达 28d，作用迅速及持久，适用于有明显胃肠道反应及较大腺瘤的患者。用法：50~100mg，28d 注射 1 次，起始剂量为 50mg。治疗 4 个月后 PRL 水平降至或接近正常范围。大多数患者腺瘤体积缩小，并有月经和性功能恢复。不良反应相同于口服溴隐亭，但程度较轻。

第四节 卵巢性甾体激素

一、卵巢甾体激素的合成

卵巢合成及分泌的甾体激素包括：雌激素、孕激素及雄激素，卵巢的卵泡组织及间质组织细胞都能吸收血中的胆固醇或从醋酸合成胆固醇作为基质进行甾体合成。首先将胆固醇转化为孕烯醇酮，后者即是性甾体激素的前体物质。再先后经脱氢酶及异构酶的作用形成黄体酮。黄体酮是合成雌激素及雄激素的中间体。以后根据细胞所含酶系的不同，合成不同的激素。

颗粒细胞由于缺乏 17α – 羟化酶合成停止在黄体酮阶段，更因缺乏血管，黄体酮只能通过弥散作用进入邻近富含上述酶系的卵泡膜细胞内，最终形成雄烯二酮。卵巢间质组织则是卵巢主要合成雄烯二酮的场所，是卵巢分泌雄激素的主要来源。卵泡颗粒细胞具有芳香化酶系统，能将上述部位合成的雄激素转化为雌激素。黄体期黄体化颗粒细胞（颗粒黄体细胞）及卵泡膜黄体细胞在 LH 及 PRL 支配下大量合成黄体酮及雌激素，此时卵泡内膜血管已进入黄体，故黄体酮及雌激素都能直接分泌入血循环。

二、性甾体激素的生理作用

（一）雌激素

雌激素不仅具有促进和维持女性生殖器官和第二性征的生理作用，还对机体的代谢、心血管系统、骨骼的生长及皮肤等都有显著的影响。分述如下。

1. 对下丘脑、垂体及卵巢的影响　雌激素通过正负反馈作用调控 GnRH 及 GnTH 的合成和释放，使之维持正常的生理作用，已于上节阐明，不再赘述。雌激素对卵巢本身的发育至关重要，卵泡的生长发育直至排卵、颗粒细胞和卵泡膜细胞合成甾体激素均需要雌激素的支持和调控。卵细胞的成长发育亦少不了雌激素。

2. 对性器官的影响　对副中肾管及泌尿生殖窦发育而来的性器官影响特别显著。

（1）促进输卵管的蠕动，增加其血供、促使内膜增生并出现纤毛细胞，以有利于卵细胞的输送。

（2）引起子宫内膜的增生，参与月经后内膜的修复和再生，并促使内膜发生典型的增生期改变，为黄体酮将其向分泌期改变、为孕卵值床作准备；子宫肌层的增生、肥大，子宫体积的增大亦是在雌激素的影响下完成的。

月经周期宫颈黏液的周期性变化是在雌激素影响下，促使子宫组织内的血供增加，摄取水分增多，而使黏液稀薄、细胞成分减少、分泌增多，同时宫颈口扩大、利于精子通过、上行。

（3）促进阴道上皮的增生、肥厚，增加上皮细胞的糖原含量，以维持阴道的酸性环境，加强阴道的自净作用，提高防御病原菌入侵的功能。

（4）起源于胚胎期泌尿生殖窦的尿道、膀胱三角区及其周围支持组织的张力也全赖雌激素的维持，当绝经后雌激素缺乏，可出现与生殖道相似的萎缩现象，而引起尿失禁、尿道综合征症状；尿道周围支持组织萎缩松弛，亦可致尿道黏膜翻出（尿道脱垂）、引起排尿异常。骨盆底的支持结构亦明显受到雌激素的影响，绝经后易发生阴道壁脱垂、子宫脱垂都因雌激素缺乏所致。

3. 对女性第二性征的影响　影响乳房发育的因素目前了解得还比较少，许多发育年龄、身高、体重都相同而乳房大小却有显著差异，因而决定乳房最终发育大小的基本因素是遗传基因，可是雌激素在催乳素、生长激素、胰岛素等激素的协同作用下，其分泌量对乳房的生长起重要作用。已知雌激素主要促进乳腺腺管的发育。雌激素对其他女性第二性征发育同样起重要作用，如体态、脂肪分布、骨盆形态、皮肤结构、声调等无不受雌激素的影响。在青春期后，开始积聚皮下脂肪，其量2倍于男性，并更多的积聚于臀部及髋部，而使这些部位丰满隆起；加上皮肤细嫩，骨盆部变得宽大，由此呈现出女性的体态特征。

4. 对机体代谢的影响

（1）雌激素对脂代谢的作用：雌激素可促进血液中胆固醇的降解和排泄，从而改变体内胆固醇的分布，对心血管有保护作用。文献报道，雌激素可以降低绝经后妇女血总胆固醇（TG）、低密度脂蛋白（LDL-C）及提高高密度脂蛋白（HDL-C）浓度，说明雌激素对脂代谢产生有利影响。

（2）雌激素对糖代谢的影响：雌激素具有促进糖类的代谢，可以降低胰岛素水平。因而对绝经后妇女进行雌激素替代疗法，通过减弱胰岛素拮抗，可使绝经后妇女对糖的不耐受性和高胰岛素血症有所改善。

（3）雌激素对骨质的影响：雌激素对骨代谢的作用主要是抑制破骨细胞数量及活性。降钙素（calcitonin）与雌激素相似，是一种抑制破骨细胞的激素，抑制骨吸收，增加骨密度。雌激素则刺激产生降钙素。此外，骨的钙、磷代谢除受维生素D、降钙素外，还受甲状旁腺的调节，雌激素则有拮抗甲状旁腺和降低骨骼对甲状旁腺敏感性，从而保护骨组织免予被过度吸收（甲状旁腺的分泌随年龄增加，导致骨的更新增高、骨吸收大于骨形成，使骨质丢失增加），并增加对降钙素的敏感性，促进钙沉积。所以在围绝经期或绝经期刚开始时，骨代谢处于高转换状态，呈潜在的骨丢失加速倾向，此时补充雌激素可抑制增高的骨转换，直至骨代谢达到新的平衡状态。生理状态下，雌激素对骨组织的合成与肾上腺皮质酮对骨组织的抗合成影响处于动态平衡。绝经后雌激素显著下降，相反，肾上腺皮质酮的分泌随年龄增长仅减少10%，因而两者相比，后者相对增加，亦即抗合成增加，肾小管内的 Iα 羟化酶合成 1,25 $(OH)_2D_3$ 减少，肠腔钙吸收减少、粪便排出增多，肾小管钙再吸收减少、尿排出增多，因而引起骨质疏松。

5. 对循环、血液系统的保护作用　心血管流行病学研究表明，绝经后妇女的冠心病发生率和死亡率比绝经前高4~5倍；临床实验研究发现：雌激素有保护血管内皮系统，增加血管舒张因子——前列环素的活性，改变动脉系统的张力，改善微循环的功能，从而增加血流速度及血流量，不仅增加了心肌血供，增强了心肌收缩性能，而且减轻心脏的后负荷。此外，还参与血脂调节，通过改善血管壁胶原和弹性蛋白的比例，保持血管壁弹性。由此可见，雌激素从多个环节来抑制动脉粥样硬化改变，能有效地保护心血管系统的正常功能。已知绝经后妇女血液中的凝血第Ⅶ因子及纤维蛋白原等凝血物质明显高于绝经前，纤溶酶原激活物的抑制药亦明显高于绝经前，由于处于相对的高凝状态，绝经后妇女发生血栓形成及心血管疾病的危险性增加。因此，外源性雌激素在降低绝经后妇女心血管病发生率的机制中，通过降低血浆纤维蛋白原等凝血因子浓度、降低血脂水平、减弱细胞聚集性而致血黏度下降，使血液循环状态得以改善亦是一个重要因素。

6. 对大脑及中枢神经的保护作用　近年发现雌激素有直接的神经营养、神经保护及促修复作用，能抵抗不良物质对神经细胞的损害。动物实验，大鼠摘除卵巢后，雌激素水平骤降，很快出现应激强、反应迟钝等表现。补充适量雌激素后，应激引起的损害症状以及减弱了的认知功能得到改善。临床亦发现女性老年痴呆患者体内雌激素水平明显降低，应用雌激素替代疗法能预防痴呆发生或延缓痴呆进展。

7. 其他作用　雌激素调节皮肤的代谢过程，使皮脂腺缩小，减少皮脂产生；又如对身体有些部位，如乳头、外阴部等处黑色素增多产生影响。雌激素和孕激素都能促使水和钠在体内潴留，经前期水肿即与此有关。但两者的发生机制不完全相同。雌激素促进血浆内液体进入细胞间隙，导致血浆容量下降，刺激肾素分泌，进而引起肾素－血管紧张素系统兴奋，血管紧张素原转化成血管紧张素Ⅰ增加，并在转换酶作用下形成血管紧张素Ⅱ增多，于是刺激醛固酮分泌，促进肾小管重吸收钠和水。还有发现雌激素可促进外周单核细胞合成白介素－1及白介素－6的功能。

（二）孕激素的生理作用

1. 对女性性器官的作用　孕激素在雌激素作用的基础上，保证受精卵的着床和维持妊娠。它阻止雌激素对子宫内膜增生的刺激，促使增生期内膜向分泌期内膜转化。这种特异性分泌样转变不仅在组织结构方面，在腺体分泌物的含量及成分方面亦有利于受精卵的着床和生长发育。对子宫肌层则使肌纤维松弛、肌细胞质内钾含量下降，对缩宫素作用的敏感性降低，从而减少子宫收缩，以保证妊娠继续发展。孕激素还可改变宫颈黏液的黏稠度，细胞成分增多，不利于精子的穿透。

2. 对乳腺的作用　在雌激素作用的基础上，孕激素促使乳腺腺泡进一步发育成熟，但抑制生乳过程，必须血中催乳素浓度增高，才开始生乳及泌乳。

3. 促使体温升高　孕激素能兴奋下丘脑的体温调节中枢而使体温有所升高，临床即以此为依据，通过测定基础体温用来监测有无排卵及孕激素的存在。

4. 对机体代谢的影响

（1）孕激素的一系列生理作用，与雌激素有时是相互拮抗、有时又是相互协调；如雌孕激素都能减少对葡萄糖的利用，使糖耐量降低，有些妇女在妊娠期出现糖耐量降低，可能与此有关。孕激素能促进水和钠在体内潴留，但与雌激素的这方面的潴钠作用的机制不同，由于黄体酮的结构与醛固酮的相似，而产生拮抗作用，减少肾小管钠和水的重吸收，由于钠和水的丢失，血容量下降，进而刺激肾素－血管紧张素－醛固酮轴的兴奋，促使醛固酮大量分泌，以致引起水和钠的潴留。上述是雌孕激素作用相互协调的例证。

（2）雌孕激素对机体代谢相互拮抗：孕激素有拮抗雌激素的血脂代谢改善作用。孕激素在血流动力学方面的影响亦与雌激素作用相反。据有人研究发现，外周皮肤血液循环在月经周期中有明显变化：黄体期手指末梢温度及平均血流量较排卵期低，提示孕激素能增加外周血管阻力及减少血流量。孕激素还拮抗了雌激素对血黏度的有利影响，黄体酮使血浆纤维蛋白原浓度明显升高，白蛋白／纤维蛋白原比值显著下降，而导致血黏度的升高。

（三）雄激素的生理作用

1. 对女性性器官的作用　雄激素（睾酮）一般作为雌激素的拮抗物对女性性器官发挥

作用，如减缓子宫及子宫内膜的生长增殖；阴道上皮的增厚；抑制垂体促性腺激素的分泌，亦可通过直接抑制卵巢功能而抑制排卵。但对外阴，如阴蒂、阴唇和阴阜、阴毛的生长发育有促进作用，此外对性欲有增强作用。

2. 对机体代谢的影响　雄激素有强烈的蛋白质合成作用，雌激素这方面的合成作用要微弱得多，而孕激素则相反，有微弱的蛋白分解作用。因而在青春期前及青春期，雄激素促使长骨基质的生长和钙的保留，但在青春期后与雌激素协同，促进骨骺的愈合而致身高停止生长。雄激素同样也能引起水钠的潴留，它是促进肾小管对钠、氯离子的重吸收而引起水肿。雄激素还参与造血功能，激发红细胞生成素的合成，刺激骨髓红细胞增生。

3. 其他生理功能　雄激素能促进皮脂腺的生长和分泌。青春期少女常有的痤疮即与雄激素的分泌有密切关系；雌孕激素对皮脂腺均无影响。女性如长期应用雄激素可发生声音低沉、毛发浓密、肌肉发达等男性化现象及性行为、性格的变态。孕期应用雄激素可引起女性胎儿男性化畸形。

三、性甾体激素药物的种类和剂型

（一）雌激素（E）类药物

E类制剂大致可分天然雌激素、半合成雌激素和合成雌激素。

1. 天然雌激素　卵巢所分泌的17β－雌二醇（简称雌二醇 E_2）、雌酮（E_1）和前两者的代谢产物——雌三醇（E_3）属之。

（1）雌二醇：是最主要的天然雌激素，生理作用最强，但半衰期短，注入体内迅速失效，除一些特殊剂型外，肌内注射、口服制剂均应用其衍生物。

1）苯甲酸雌二醇：为目前国内最常用的雌激素之一，为油溶剂，仅供肌内注射，吸收较慢，常用剂量1mg/次，1~3mg/d。

2）戊酸雌二醇：口服片剂：商品名 climen（先灵，补佳乐），每片 1mg，作为激素替代治疗，于月经周期第 5 天起，1~2mg/d，连用21d。

3）雌二醇凝胶制剂：商品名：爱斯妥（Oestrogel，法杏），外涂于双臂、前臂和肩部等处，勿涂于乳房和外阴部位。1.25~2.5g/d（含雌二醇 0.75~1.5mg），早晚各 1 次。涂于皮肤后吸收入体内，无首过效应，不经肝肠循环，避免了对肝脏的损害，适用于肝功能不良的患者，使用方便，无刺激性，干燥快，不污染衣物，不影响凝血酶因子Ⅲ，使血栓的危险降至最低，可以改善心血管功能，适用于糖尿病、肝病、心血管疾病及肥胖的患者。本品含少量乙醇，个别患者有局部刺激感，不影响药效，可继续使用。

4）雌二醇皮肤贴片（Estraderm）：商品名，更乐（Happier，上海华联），每片含4mg，贴于下腹部，每3d更换1次，贴片处的皮肤可有轻度发红和瘙痒症状。浙江亚太药厂出品雌二醇周效贴片，接触皮肤面积为10cm^2，每片含 $E_2$2.5mg（每天释放50μg），每7d更换1次。松奇（默克雅柏药业），每片含 $E_2$1.5mg，每7d更换1次。

（2）雌酮（E_1）

1）妊马雌酮（结合型雌激素，conjugatedestrogen）：是从孕马尿中提取的一种水溶性天然妊马雌酮，成分有：1/2 以上为雌酮硫酸钠，1/3 左右为孕烯雌酮硫酸钠等近 10 种雌激素成分。可供口服。国外商品名 Premarin，我国已有商品名：倍美力（苏州立达），系片剂，每片含 0.625mg。

2）倍美力阴道用软膏：每克软膏含倍美力 0.625mg。常用剂量：每日 0.5~2.0g 软膏，不应超过 2g。适用于因雌激素不足而引起的阴道和尿道黏膜干燥等有关组织的病变。

（3）雌三醇（E_3）：尼尔雌醇（nilestrol）是雌三醇的衍生物——戊炔雌三醇，为口服长效雌激素，在体内代谢为乙炔雌三醇和雌三醇，缓慢从尿中排泄。因此对机体的作用与雌三醇相似，药效选择性作用于阴道、尿道及外阴，而对子宫内膜作用很小，服药后能使阴道黏膜从原来的干燥转为湿润。商品名：维尼安（上海华联）片剂，2mg，服法：2mg，每 2 周 1 次。

2. 半合成雌激素

（1）乙炔雌二醇（炔雌醇 estinyl）：是在雌二醇的 C17 上代入一个乙炔基而成，为一强效的口服雌激素药物，活性为雌二醇的 7~8 倍，己烯雌酚的 20 倍。目前应用最广的短效避孕药及我国 I、II 号避孕片中即含有炔雌醇 0.035~0.06mg。

（2）炔雌醇环戊醚（简称炔雌醚 quinestrol）：是炔雌醇的 3-环戊醚衍生物，系一口服长效雌激素，与不同种类的孕激素配伍作为每月口服 1 次的避孕药，本品口服 4mg 后，储存于脂肪组织中，以后慢慢释放出来，经代谢变为炔雌醇的结合物，作用可维持 1 个月，以抑制排卵。临床亦有用以退奶，于产后 6h 内口服 4mg 1 次，必要时隔 4~6d 再服 1 次。已哺乳而要退奶者则口服 4mg 后，2d 后服第 2 次。

（3）丙烯雌烯三醇（allylestrenol）：是一种新型口服保胎药，商品名为"多力妈（turinal）"，因具有明显增强绒毛膜活性和内源性激素的作用，是治疗自然流产、习惯性流产等比较理想的药物。片剂，每片含 5mg，先兆流产：5mg，3 次/d；直至症状消失；习惯性流产：确定怀孕后，开始服药，5~10mg/d，直至危象期后的下 1 个月末。

3. 合成雌激素——非甾体雌激素　己烯雌酚（stilbestrol）为人工合成的非甾体雌激素，具有强大的雌激素作用，在体内代谢较慢，肌内注射效能较口服高 5 倍。现多用片剂口服，常用量为 0.25~1mg，1 次/d，大剂量可用 2mg，3 次/d。不良反应较天然雌激素严重，易引起恶心、呕吐、胃痛、头痛、眩晕，偶可发生皮炎。如每日剂量少于 0.5mg，不良反应即较少出现。哺乳妇女能耐受较大量己烯雌酚。

（二）孕激素类药物

孕激素均为甾体化合物，可分两大类：黄体酮及其衍生物一类及 19-去甲睾酮类（甲基睾酮）。临床除用于一般孕激素的适应证外，很多是目前常用的避孕药。

1. 黄体酮（progesteron，P）　最初应用的黄体酮是黄体提炼物，现时主要来源为人工合成。制剂有注射液，每支 10~20mg。注射剂在体内也很快消失，必须 24~48h 内重复注射。现已有微粒化黄体酮安琪坦可以口服，每胶囊 100mg。能改善因缺乏孕激素或黄体功能不足所致的各种症状，可对抗雌激素对子宫内膜的刺激作用。

2. 黄体酮衍生物——17-羟黄体酮类孕激素

（1）甲羟黄体酮（medroxyprogesterone）：又称甲黄体酮，国内商品名为甲羟黄体酮。为作用较强的孕激素，常用剂量：4~8mg/d。连服 10d 可使增生型子宫内膜转变为分泌型。雄激素作用不及甲睾酮的 1%，服用时无不良反应，优于 19-去甲睾酮类孕激素。

（2）醋酸甲羟黄体酮（medroxyprogesterone acetate）：片剂，有 100，150，250mg/片等规格。动物实验表明本品对移植性肿瘤，如乳腺癌、子宫内膜癌细胞株等有一定的抑制作用。用于术后、不能手术、复发、转移性激素依赖性肿瘤的辅助或姑息性治疗。子宫内膜癌及肾癌 0.2~0.4g/d，乳腺癌 0.4~0.8g/d，甚至达 1g/d。性激素治疗至少需 8~10 周才有反应。不良反应可能有乳房胀痛、溢乳、闭经、宫颈糜烂、嗜睡、疲劳、恶心及消化不良等。

（3）醋酸甲黄体酮（depo - medroxyprogesterone acetate）：生物学活性与内源性黄体酮极为相似，注射剂为微粒结晶的水混悬液，注射后储存在注射部位，缓慢释放入血中，药理作用可维持 3～4 个月。由于它抑制 LH、FSH 峰值而抑制排卵，临床常用作长效避孕针剂。注射后 5～6d 血浓度达峰值，故推荐注射时间在月经来潮 5d 内。市场有 Depo - provera 150（狄波 - 普维拉 150）问世，每支 150mg，3 个月注射 1 次。避孕的有效性高，接近 100%。不良反应：在应用早期（用药第 1、2 次期间），有些妇女可有少量不规则阴道流血，一般不需治疗。其他不良反应有头痛、眩晕、乳房胀痛、抑郁、性欲下降等。停药后一般要在6～10 个月后恢复排卵。

（4）甲地黄体酮（megestrol）：国内商品名为甲地黄体酮（妇宁片），为高效孕激素，无雌雄激素活性，抑制 GnTH 释放而具有显著排卵抑制作用，还能影响宫颈黏液黏稠度，因而临床主要用于短效口服避孕药。制剂：甲地黄体酮，每片 1mg，4mg。常用剂量：4mg 1次口服，4～12mg/d。

3. 19 - 去甲睾酮类孕激素　发现睾酮第 19 位上的甲基去除后即具有强孕激素作用后，有大量同类衍生物问世，目前临床较常用的有：

（1）炔诺酮（norethisterone）：国内商品名为妇康片，临床使用最广泛，为口服避孕药的主要成分，我国 I 号避孕药即系炔诺酮加炔雌醇而成。有轻微的雄激素作用（相当睾酮的 1/16），并具有抗雌激素作用（为黄体酮的 9 倍），但维持妊娠的作用则较微弱。临床鉴于它还具有抑制促性腺激素作用，常用于月经过多患者以有效地减少月经量。制剂：妇康片，每片 0.625mg，2.5mg 两种。常用剂量 1.25～5mg，1～2 次/d。

（2）孕三烯酮（三烯高诺酮，gestrinone）：商品名为内美通（nemestran），为 19 - 去甲睾酮的衍生物，具有较强的抗孕激素活性和中等抗雌激素作用，还能抑制垂体 FSH 及 LH 的分泌，并有轻度的雄激素活性。适用于治疗各类子宫内膜异位症。每粒胶囊含 2.5mg。于月经周期的第 1，4 天各服 2.5mg，以后每周 2 次，各 2.5mg，连用 6 个月为一疗程。其疗效优于丹那唑。不良反应有：月经不规则、肝功能损害、痤疮、多毛、食欲增加、体重增加、水肿、潮热、阴道干燥等。凡有心、肝、肾功能不全，及有代谢、栓塞性疾病者禁用。

（3）左炔诺黄体酮（levonorgestrel，LNG）：北京三厂产品名为毓婷，具有改变宫颈黏液黏稠度、干扰子宫内膜发育、影响卵子运行速度等作用而对受精卵的着床起强大的抑制作用。WHO 推荐作为紧急避孕药物，并肯定单一服用毓婷显著优于当前标准的 LNG 与炔雌醇复方激素方案（LNG 500μg + 炔雌醇 100μg）。应用方法：在未采取避孕措施同房而又需要紧急避孕的妇女在同房后的 72h 内服用毓婷 750μg，12h 之后再服 1 次，在性生活后越早服用首次剂量避孕效果越好。不良反应：恶心、呕吐、子宫异常出血、乳房触痛、头痛、眩晕、疲劳等。本品仅用于事后紧急避孕，不能作为常规的避孕药物。广州先灵产品有曼月乐，为宫内孕激素控释系统，1 次放置可维持 5 年有效，含 52mg 左炔诺黄体酮，每 24h 可释放 20μg 左炔诺黄体酮。本品为白色筒状物，架在 T 状体上，外罩不透明的套管。T 状体的一端有一小环，小环上系有尾丝，另一端为两臂。曼月乐在宫腔内主要发挥局部孕激素的作用，发挥强大的子宫内膜增生拮抗作用。同时宫颈黏液变黏稠阻止精子通过宫颈管。可用于避孕、功能失调性子宫出血月经过多的治疗及作为激素替代治疗的孕激素成分。不良反应：子宫异常出血、头痛、下腹痛、腰痛、乳痛、抑郁、恶心及水肿等。

（4）利维爱（livial）：化学结构：7-甲基异炔诺酮，商品名称：替勃龙（tibolone）是一人工合成的甾体激素。在体内分解为三种代谢产物，能分别与性激素受体结合而具有弱雌、孕、雄激素活性。通过多种环节的协同作用影响骨质代谢，而能更有效地维持骨密度，防止骨丢失。由于其与子宫内膜上的雌激素受体亲和力很小，不刺激子宫内膜增生；同样对乳腺亦无刺激作用。但能减轻其他低雌激素症状，如有效缓解更年期综合征潮热、出汗、阴道干燥萎缩、尿道综合征症状等，因具有弱雄激素活性而有改善情绪、提高性欲的疗效。对血脂代谢及血管紧张度、血黏稠度均有良好影响而可降低心血管发病率。故适用作绝经期性激素替代疗法。用量：2.5mg/d。

（5）妈富隆：是第三代口服避孕药，每片含去氧孕烯 0.15mg 和炔雌醇 0.03mg。妈富隆为一复方制剂，每片含去氧孕烯 150μg，炔雌醇 30μg。炔雌醇降低到 30μg，减少了不良反应的发生。妈富隆（去氧孕烯）是现代高选择的孕激素，在围绝经期用药，既可起到避孕效果，又能使雌激素水平上升，FSH、LH 下降，从而有效地预防并减轻围绝经期症状。月经第 1 天开始口服妈富隆，1 次/d，连用 21d，7d 后开始下一周期，3 个月 1 疗程，停 3～6 个月可开始下一疗程。妈富隆疗效确切，服用安全，简便、经济，值得推广。

（6）达英-35：是德国 Schering GmbH Und Co. Productions KG 公司产品，每片含醋酸环丙黄体酮 2mg，炔雌醇 35μg。达英-35 为口服避孕药，用于治疗 PCOS，可竞争双氢睾酮受体，抑制 5α 还原酶活性，并抑制促性腺激素分泌而减少卵巢雄激素的合成。另外，其雌激素成分（炔雌醇）可促肝脏合成性激素结合球蛋白（SHBG），降低血循环中的游离雄激素。达英-35 其中环丙黄体酮能与睾酮竞争皮脂腺上的雄激素受体，使睾酮不能与其受体结合，从而降低对皮脂腺刺激，减少皮脂分泌和毛囊导管角化物的堆积，治疗月经前加重的痤疮疗效显著。

（7）克龄蒙（climen）：有 2 组药片，前半期服用的 11 片 2mg 戊酸雌二醇 2mg，1 次/d，共 11 片；后半期服用的 10 片，由 2mg 戊酸雌二醇和 1mg 醋酸环丙黄体酮的复方片组成的制剂，供 HRT 周期性序贯服用。

（三）雄激素药物

1. 雄性化激素　多为睾酮衍生物，其雄性化作用强于蛋白同化作用。

（1）丙酸睾酮：是目前临床应用最广泛的雄性化激素。由于睾酮油剂注射后吸收排泄较快，雄激素功能较弱，其酯化后奏效迅速而强。制剂：注射液 25mg/ml，50mg/ml。每次肌内注射 25～50mg，2 次/周。妇科临床主要用于子宫出血。雄激素对子宫出血并无显著止血作用，但可减少出血量，故适用于更年期月经量过多的患者。普遍认为，雄激素为肌肉紧张药，疗效是药物直接作用于子宫肌层血管，使之收缩，减少子宫血流量的结果。

（2）甲睾酮：作用与天然睾酮相同，但口服有效。亦可从口腔黏膜吸收，为减少肝脏代谢失活，舌下含服更好，剂量可适当减少。片剂，每片 5mg，10mg。10～30mg/d，分次使用。大剂量（每月 300mg 以上）可引起女性男性化、水肿、肝损害、黄疸、头晕等。

（3）十一酸睾酮：商品名为十一酸睾酮（安雄，andriol）溶于油酸的胶囊，口服经肠道淋巴管吸收后，通过胸导管直接进入血循环。在体内代谢为天然睾酮，药效大大提高。每粒胶囊含 40mg，1～2 粒/d。为男性性腺功能减退进行睾酮替代疗法的首选药物。妇女适用于进行性乳腺癌及再生障碍性贫血。

（4）丹那唑（danazol）：是人工合成的 17α-乙炔睾酮（ethisterone）的衍生物，有微弱的雄激素作用，但具有抗孕激素作用，而无雌、孕激素活性。因具有抑制 GnRH 及 GnTH 分泌，直接抑制卵巢甾体激素的合成，竞争性地与子宫内膜细胞的雌激素受体结合，使体内雌激素水平下降，抑制子宫内膜及异位子宫内膜组织生长，是 20 世纪 80 年代治疗子宫内膜异位症的首选药物。此外，良性乳腺病，如乳痛症、经前期紧张综合征、乳腺小叶增生症，应用丹那唑治疗可明显改善症状，促进病情恢复。为胶囊制剂，每胶囊含 100mg，200mg。一般口服，400~800mg/d。

2. **蛋白同化激素** 能促进机体蛋白合成及抑制组织异化分解，降低钙磷排泄；而雄性化作用极小。适用于慢性消耗性疾病患者，如晚期乳腺癌、严重子宫功能性出血等。

（1）普拉睾酮（prasterone，化学名：脱氢表雄酮）：注射药：硫酸普拉酮钠（珠海丽宝）100mg/d，溶于 10ml 注射用水或 5% 葡萄糖注射液中，缓慢静脉注射。为促进子宫成熟的药物。对子宫成熟不全（宫颈管软化不全、退缩不全、子宫口开大不全）有促进成熟作用，无子宫收缩作用，是目前临床常用的促宫颈成熟药物，但起效较慢，需 3~7d 宫颈评分才有显著改变。

（2）苯丙酸诺龙：商品名为多乐宝灵（durabolin），注射液，每支 10mg，25mg。用量 25mg/1~2 周。

（3）羟甲烯龙：商品名康复龙（anadrol）片剂，每片 2.5mg，5~10mg/d，分 2~3 次服用。

（4）司坦唑醇：商品名康力农（androstanazole）蛋白同化作用较强，并具有减轻骨髓抑制作用，可用于白细胞减少、血小板减少等疾病患者。片剂，每片 2mg，用量：6mg/d，3 次分服。

四、性甾体激素的临床应用

性甾体激素的应用范围极为广泛，应用的适应证不胜枚举，现仅能择其要者举例如下。

（一）诊断性应用

1. **黄体酮试验** 通常在鉴别闭经病因时首先作这一试验，即肌内注射 20mg/d，持续 5d，停药后一般在 72h 前后出现月经，为阳性，提示患者卵巢仍有功能，有卵泡发育，能分泌一定量雌激素；如在一周内未行经，说明患者雌激素水平很低，卵巢应进一步作雌激素试验。

2. **雌激素试验** 即进行人工周期治疗，口服己烯雌酚 1mg/d，连服 21d，接着肌内注射黄体酮 20mg/d，连续 5d，停药一周内出现月经为阳性，提示患者缺乏雌激素，需要进一步测定 FSH、LH，以区别卵巢功能低落的原因是卵巢早衰还是高一级器官的问题。如为阴性，则系子宫性闭经。如患者不能耐受己烯雌酚，可应用苯甲酸雌二醇肌内注射，每 3d 用 1 次，2mg/次，共 7 次，以后再如上法应用黄体酮。也可口服戊酸雌二醇（2mg/d）或倍美力（premarin）0.625mg/d 连服 21d，接着服用甲羟黄体酮 10mg/d，共 5d 以代替肌内注射。

（二）治疗性应用

1. **青春期功能性子宫出血**

（1）己烯雌酚或苯甲酸雌二醇 2mg，每 6~8h 1 次，肌内注射，一般经 3~4 次注射

（24～36h）流血停止后以每3d递减1/3的幅度逐渐减量，并改为口服，直至维持量，己烯雌酚1mg/d，共用药21d，使患者有足够时间恢复体力，最后5d加用黄体酮20mg/d，肌内注射，使内膜转变为分泌型，易于剥离完整，缩短出血时间。

（2）在上述止血治疗的基础上，再进行3个疗程的雌孕激素人工周期治疗，模拟正常的卵巢激素合成分泌的节律，促使子宫内膜周期发育和剥脱，改善下丘脑－垂体－卵巢轴反馈功能，治程结束可出现反跳性排卵和重建规律月经。

（3）人工周期方法——雌孕激素序贯疗法：于月经第5天开始口服己烯雌酚0.5～1.0mg/d，共服21d，后10d加服甲羟黄体酮8～10mg/d或后5d加注黄体酮20mg/d，一般在停药48～72h行经（药物撤退性子宫出血）。再按上法进行第2疗程的人工周期。共进行3个疗程。

2. 有排卵周期的月经量过多和（或）持续时间过长（＞7d） 月经周期正常，但出血量多、持续时间长，而无器质性病变的这类患者一般对孕激素反应较好，可能由于纠正了黄体功能不全，促使内膜得以正常剥脱而致出血量减少。有些学者则认为有排卵周期的月经过多不易控制。对月经过多伴周期不规律者可给予：炔诺酮2.5～3.75mg，3次/d，连服20d。对月经过多经期延长，以减少月经量为主要目的者则应用药量递增法：即自月经第5日开始，第一周，2.5mg，3次/d；以后每周每次增加1片（0.625mg），即第2周，3.125mg，3次/d；第3周，3.75mg，3次/d。疗效好，且药价便宜，不良反应小，与某些新药比较具有独特的优点。但长期大量应用者其血液黏稠度有增高倾向。不宜连续用药超过3个月。

3. 经前期紧张综合征 病因复杂，至今仍不甚明了，多年来集中于E/P比例失调或戒断反应等方面，但应用孕激素治疗疗效不明显；给予雌孕激素合剂的口服避孕药，有些人服用后症状非但不见好转，甚至反而加重，因此，雌孕激素制剂临床已不作有效药物予以介绍。近年有人认为可能由于对内源性性激素过敏引起，因而对重症患者可应用丹那唑100～400mg/d，以200mg/d为佳，可减轻抑郁、烦躁、易怒、情绪波动、紧张、焦虑、好哭、乳房胀痛、乏力、头痛、失眠、出汗、饥饿感、心悸、眩晕等症状。可是费用较为昂贵。

4. 原发性痛经 是青春期少女中最常见的妇科疾病之一。凡未婚或愿意控制生育者则给予口服避孕片（复方炔诺酮片或复方甲地黄体酮片）为首选治疗药物；90%以上症状可获得缓解；可能由于内膜生长受到抑制，月经量减少，前列腺素量降到正常水平以下导致子宫活性减弱所致。服法：从月经来潮当天算起的第5天开始，每晚服1片，连服22d。

5. 子宫内膜异位症 本病是继发性痛经的主要原因，亦是常见的妇科疾病。异位的内膜与正常位置子宫内膜一样受雌孕激素影响，因而近几十年来一直应用性激素药物来治疗此病。最初模拟妊娠期变化，长期连续应用大剂量高效孕激素，抑制GnTH及卵巢性激素的分泌，从而使异位内膜蜕膜化，继之萎缩，故名之"假孕疗法"。

（1）炔诺酮：从一般剂量开始，5mg/d，每周增加5mg，4周后增至20mg/d为止，维持6～12个月。为防止发生突破性出血，有的学者主张联合应用雌激素，即加服炔雌醇0.05mg/d。其主要不良反应为：恶心呕吐、乳房胀痛、阴道排液及体重增加。治疗费用低廉是其主要优点。近年由于其疗效短暂，复发率较高，妊娠率较低，临床已较少应用。

（2）丹那唑：是20世纪80年代治疗子宫内膜异位症的首选药物，服药后抑制异位的子宫内膜细胞生长及腺体结构的形成同时，亦抑制正常子宫内膜的周期性生长而引起绝经，故称"假绝经疗法"。用法：从月经第1～2d开始，丹那唑200mg，3次/d，疗程则按病情而定，轻症 3~4 个月，中症 6~9 个月，重症 9~12 个月。子宫腺肌病及卵巢巧克力囊肿治疗反应差。治疗无效和复发病例多为剂量不足，疗程过短。这类患者应加大剂量延长疗程，或改用其他药物。主要不良反应有：体重增加、潮热、出汗、皮肤脂溢、痤疮、水肿、情绪变化、食欲变化等。开始服药前几周可有少量阴道流血，但不影响治疗效果。为了缩小病灶、松解病灶周围粘连、减少盆腔血供，便于手术操作、减少术中出血，亦可在手术前后 1~3 个月应用丹那唑治疗，剂量同上。

（三）月经的推迟或提前

有某些特殊情况，如结婚、高考、运动比赛等，当事人常常要求月经推迟或提前，用雌孕激素可人为地达到上述要求。但原则上应该尽量避免对下丘脑 - 垂体 - 卵巢轴的干扰。

1. 推迟月经来潮　在预期月经来临前 3d 开始，口服炔诺酮 5mg + 炔雌醇 0.05mg，1/d，直至允许行经前 2d 止。需要推迟月经较长时间者则可应用：己酸黄体酮 125mg + 戊酸雌二醇 2.5mg，肌内注射，1/周，在月经周期的第 21 天开始，可推迟正常月经数周。

2. 提前月经　原理是造成一个短期的不排卵月经周期。一般从月经周期第 3 天起口服：炔诺酮 5mg + 炔雌醇 0.05mg，1 次/d，服至第 12 天停药，停药后 48~72h 可出现无排卵性月经。

（四）用作避孕药物

目前应用最广泛的避孕药物均属甾体类激素。

1. 短效口服避孕药

（1）女用口服短效避孕药都以合成孕激素，配伍一定量的雌激素而成。两者合用效果较好，剂量可以减少，不良反应亦相应减少。国内口服短效避孕片除早期的口服避孕片Ⅰ号（含炔诺酮 0.625mg + 炔雌醇 0.035mg），Ⅱ号（含甲地黄体酮 1.0mg + 炔雌醇 0.035mg）外，又有口服避孕片 0 号（含炔诺酮 0.3mg、甲地黄体酮 0.5mg、炔雌醇 0.035mg）。剂量又有所减少。

（2）国外 20 世纪 80 年代开发了一种模拟月经周期中的生理变化，将孕激素剂量逐渐增加、分成 3 个不同阶段的新型复方避孕片，即所谓"三相片"，具有避孕效果满意、不规则出血少、胃肠道反应及乳房胀痛等不良反应发生率低等优点。我国市场亦有炔诺酮三相片问世。该药每 7 天为 1 阶段，每阶段所含炔雌醇量均为 0.035mg，而炔诺酮含量分别为 0.5mg，0.75mg，1.0mg，须按特定药片的排列顺序服用。服法与口服避孕片Ⅰ、Ⅱ号一样，从月经周期第 5 天开始服用，每晚 1 次，每次 1 片，连服 21d。

（3）我国尚有很多妇女因惧怕避孕药的不良反应而不愿服用。须知今天的避孕药已大大不同于早期的避孕药，其中所含的雌孕激素量已降低 80%~90%，因而不良反应已减少到极少程度。并且，避孕药的作用亦超出了控制生育的范围，它还可以调节月经周期，使月经周期有规律性，月经量减少，痛经现象减轻、甚至消失。乳房肿痛、腹胀等经前期综合征的症状亦可减少；不仅仅在月经期可有良好情绪，在整个月里情绪都会更好。此外，避孕药对于改善皮肤健康有好处，能使皮肤更加光洁，甚至已有商品出售，以治疗痤疮。同时还能延缓衰老。由于避孕药能释放微量性激素，保持平稳的雌激素水平，而能将更年期综合征的症状降低到最低限度。据调查长期服用避孕药可以延缓甚至防止妇女 30 岁以后开始的骨质丢失。服用避孕药还有防癌作用，可能是让人有意想不到的好处。据调查，它不但可预防子宫内膜癌，还可降低患卵巢癌的危险性达40%，如果长期服用，降低幅度甚至高达80%；服用避孕药还可抑制结肠直肠癌。

2. 紧急避孕药

（1）如同房时没有采取任何避孕措施，或避孕措施失败，可采取紧急避孕方法防止妊娠。据了解，目前我国每年人工流产妇女中，有1/3～1/2是由于未采取避孕措施而导致的非意愿妊娠。以往我国所采用的紧急避孕药称其为"事后片"，这一名称不能准确反映其在紧急情况下使用的特性和使用时间，国际上对这种避孕方法统一正确命名为紧急避孕。

（2）在我国农村紧急避孕药可能没有出售，在这种情况下亦可应用口服的短效避孕药（口服避孕片Ⅰ号或Ⅱ号），即在性交后72h内服用2片，12h后再服2片，其作用是防止排卵；如已经排卵，则可防止受精卵着床，但这种措施有效率仅为75%。

（3）应该强调，紧急避孕药仅对这次房事有补救作用，服药后需要采用可靠避孕措施，否则仍有可能受孕。由于1次使用的剂量较大，频繁使用不良反应及失败率相对增加，因此紧急避孕药只能偶尔使用，不能代替常规的避孕方法，至少不能每个月都服用紧急避孕药，长期经常服用，可打乱妇女的月经周期。

（4）除服用紧急避孕药外，其他紧急避孕方法还可在同房后120h内（5～7d内）放置带铜的宫内节育器（IUD）。带铜的IUD有杀伤精子、干扰其运动能力、阻止卵子受精或孕卵着床。采用此法紧急避孕，其失败率仅为0.1%；不但可对放器后的性生活起到保护作用，还可有效地安全避孕10年。

（5）原有的紧急避孕药：①速效探亲片（每片含消旋炔诺酮3mg）：也可当作紧急避孕药服用，每次半片，间隔12h再服半片。②复方左旋18甲或复方18甲短效口服避孕药：也可代替紧急避孕药使用。服用方法：无保护性性生活的72h内，尽早服用4片；间隔12h再服4片。但是，这些事后片、探亲避孕片都因用药剂量大、不良反应重，可接受性差，而基本被摒弃。近年WHO已肯定单一左炔诺黄体酮（LNG国产商品名：毓婷）作为紧急避孕药物，并显著优于当前标准的左炔诺黄体酮与炔雌醇复方用药。根据全球21个中心的临床试验研究报道：他们将2 000名在未采取避孕措施同房而又需要紧急避孕的妇女进行双盲随机对照研究，结果表明：在接受LNG 750μg，12h后重复1次的妇女组中，防止了85%的妊娠，恶心呕吐反应分别为23%和6%，而口服复方制剂（LNG 500μg加炔雌醇100μg，12h后重复1次）组的防止妊娠率、恶心、呕吐反应分别为57%、51%和19%。前者显著优于复方组。研究还发现抗孕激素——米非司酮单次服用25mg亦可获得更佳效果。

3. 长效避孕药

（1）我国虽有肯定，且建议推广应用的长效口服避孕药，如由18-炔诺黄体酮、炔雌醚配成的复方18甲长效口服避孕片，可起到长达1个月的避孕效果，可是愿意接受这项避孕方案的妇女极少，未获推广。同样每月注射1次的长效避孕针剂亦有3种获得准予推广使用，如复方己酸黄体酮（己酸黄体酮250mg，戊酸雌二醇5mg），可是接受这种避孕方法者亦较少。

（2）我国从国外引进的皮下埋植避孕药，商品名norplant，系由硅胶管、内装左旋18炔诺黄体酮组成，采用特制套管针，在局麻下埋入上臂或前臂内侧皮下，利用药物以相对稳定的剂量持续释放这一特性，使激素能持久维持接近0.25～0.5ng/ml的低血水平，避免了口服给药的高峰水平，且有持续5年的避孕效果。一般在5年以后取出埋植剂。取出后，药物的血内浓度可在 2d 内迅速降低，并恢复排卵。据统计约有 40% 在取出后 3 个月怀孕，90% 在取出 1 年后怀孕。由于每天释放的激素量很小，因此单纯孕激素避孕药所引起的不良反应，如月经失调（经期延长、月经频发、稀发、闭经，或经间点滴出血）、头晕、头痛、抑郁、痤疮、性欲改变、体重增加等虽可发生，但出现的频率较少。这一避孕方法目前仅在各大城市居民中有应用者。

（五）激素替代疗法

妇女进入更年期后，卵巢功能逐渐衰退，体内雌激素水平明显降低。由于妇女体内有很多部位的组织或器官有雌激素受体，当雌激素减少时，这些组织或器官即发生退行性变化，除泌尿生殖器官外，心脑血管、精神等方面亦出现一系列老年性症状，并逐渐发生骨质疏松、皮肤黏膜老化等病变。这些症状严重地困扰着广大中老年妇女。尤其随着社会的发展，人类平均寿命普遍提高，妇女绝经后的生活要占整个生命过程的 1/3，老年妇女的健康亦受到人们重视与关注，为提高老龄妇女生命质量，及时补充女性激素，即激素替代疗法的如何普遍开展，已成为当今探索的热点问题。

1. 疗效　临床研究结果显示，大部分绝经后受试妇女，每天用 1mg 戊酸雌二醇替代治疗，可使体内雌激素水平提高，血压降低，血脂改善，达到了保护血管作用。应用天然雌激素和甲羟黄体酮周期序贯疗法能有效缓解绝经期和围绝经期妇女的绝经期症状，并能改善血脂构成。在 1 周期治疗后，症状即有明显改善，随时间延长，改善更明显；在治疗 6 周期时，显著改善了血管收缩症状、精神症状和泌尿生殖系统萎缩症状，并显示血雌二醇水平上升到卵泡中期水平，低密度脂蛋白明显下降，改善了血脂构成。

2. 药物选择

（1）雌激素：一般尽量选用天然雌激素制剂，美国应用最多的是结合雌激素（premarin，我国市场出售的商品为倍美力），常用口服剂量为 0.625mg/d；戊酸雌二醇亦是天然短效雌激素，常用剂量为 1～2mg/d。尼尔雌醇是我国研制的口服长效新药，为 E_3 衍生物，2mg，每 2 周 1 次。缓解围绝经期各种症状的有效率可高达 90% 以上，且有改善血脂作用。利维爱（livial）由人工合成，进入体内降解产物分别具有雌、孕激素和微弱的雄激素作用，不必再加孕激素，对阴道、心血管、脂代谢、骨骼、大脑等器官均起正面作用，而对子宫内膜、乳房、肝脏作用很小。常用剂量 2.5mg/d。激素替代治疗中不应用己烯雌酚。

（2）孕激素：激素替代疗法中加用孕激素是为避免子宫内膜受雌激素过度刺激而转变成内膜癌，故只用于保留子宫的妇女。由于孕激素有抵消雌激素改善血脂的不良反应，这方面作用炔诺酮类孕激素比 17 - 酮羟黄体酮衍生物更显著，且有雄激素效应，故基本不采用这类孕激素。应用最多的是甲羟黄体酮，它的这种作用最轻。

（3）孕激素与雌激素序贯服用：停药后可出现撤退性子宫出血，而如持续连续服用，则内膜为静止状态及萎缩性子宫内膜。

（4）单纯含 E_2 的皮肤贴剂：由于药物避开了肝脏的首过效应而减轻肝脏负担，故可用于有慢性肝病和血栓史患者。制剂配备有缓释系统可保证药物以恒定速度释放。每周应用 1～2 贴使用方便，洗澡不受影响。

3. 替代疗法种类

（1）尼尔雌醇：2mg，每 2 周 1 次口服。保留有子宫的妇女，每用药 3 个月，需加服甲羟黄体酮 10mg/d，服 7gd；有阴道流血者，每 3 个月按上述方法重复应用，如用药不再出现阴道流血，可延长至每6个月服用甲羟黄体酮1次，服法同上。这一方案不良反应轻，阴道流血率低，仅少数人初期有乳腺胀痛、恶心，3个月后大都消失。疗效显著，对血脂有改善作用，在服药3个月后高密度脂蛋白显著升高，低密度脂蛋白明显下降；并可防止骨质丢失。服用方便、费用低廉更是特大优点，已在国内广泛推广。

（2）雌孕激素周期序贯疗法：前半期服用：结合雌激素0.625mg/d，连用14d，后半期加服甲羟黄体酮5mg/d，连用14d。市场有商品"倍美盈，premellecycle"，每疗程28片，栗色片含结合雌激素0.625mg，14片，前半期1～14d服，1次/d；淡蓝色片，含结合雌激素0.625mg＋甲羟黄体酮5mg，14片，后半期15～28d服，1次/d。服药后体内性激素水平与周期性变化基本与正常育龄妇女相似，停药后可出现撤退性子宫出血，酷似月经，可直至60岁（以后经量逐渐减少），因而除显著地改善精神—躯体症状外，特别在心理上有一种青春永在的安慰。亦适用于中、重度阴道和外阴萎缩妇女。用药期间需定期进行乳房检查，并注意发生高血压、高钙血症的可能性。对于绝经期时间较长、不愿在HRT中发生出血的妇女，不宜应用周期序贯疗法。近年有人为了减少出血次数主张先服单一的结合雌激素0.625mg/d，每3个月加服甲羟黄体酮5mg/d，连用13d。

（3）雌孕激素联合持续疗法：疗效不受持续服用孕激素影响，且由于长时间服用孕激素，反使子宫内膜萎缩而降低阴道流血率。市场有"倍美安，premelle"出售，每片含结合雌激素0.625mg＋甲羟黄体酮2.5mg，1片/d。注意事项同上。为减少用药剂量，北京协和医院采用隔日交替使用雌激素和孕激素，疗效稳定。

（4）妇复春胶囊：系国产药，主要成分：炔雌醇0.625μg，甲羟黄体酮0.25mg及适量的维生素A、D、E及钙等，符合第六届国际绝经会议提出的"小剂量雌激素加孕激素长期服用"的配伍原则。因为雌孕激素剂量极小、出现不良反应者极少、更为安全。每日早晨8：00以前服用2粒，可与其他药物同服，据报道，一般用药2周即能产生效果。

4. 治疗持续时间　由于激素替代治疗不仅局限于缓解更年期综合征症状，更重要的是防止骨质疏松症、冠心病的发生及改善绝经期高脂血症倾向。因此，激素替代治疗应持续较长时间，如5～10年。

5. 常见不良反应　单一雌激素替代治疗能增加患子宫内膜癌的风险经加用孕激素后已基本可以避免。可是与乳腺癌发病的风险关系，由于研究结果不一致，仍未明确。但已肯定应用目前的激素替代治疗方案短于5年者不增加患乳腺癌风险。据统计，50岁起应用HRT，疗程分别为5，10，15年，每1 000名妇女中累计增加发病人数仅2，6，12名。因此与HRT的其他疗效相比，显然是利大大的大于弊。其他不良反应，如突破性出血，一般发生于围绝经期，仅少数发生在绝经后，继续服药时间较久，一般不会再有阴道流血。胃肠道等不良反应随药物剂型及剂量的调整，已大为减少。只要重视服药后的随诊检查上述不良反应可以避免。要求每年全面检查1次，包括盆腔、乳腺的扫描，肝肾功能等。

6. 禁忌证　凡有栓塞病史（如心肌梗死）、慢性肝肾功能不全、子宫肌瘤、内膜癌、乳房癌、卵巢癌等雌激素依赖性肿瘤，肝脏肿瘤、严重高血压，糖尿病，严重静脉曲张、妊娠及不能坚持长期随诊者不宜应用。应强调注意患者的血脂状态，对已患有高三酰甘油血症的妇女须慎重。

鉴于上述情况，在采用激素替代治疗以前，必须先进行系统的体格检查，包括乳房常规扪诊检查，必要时需进行乳房X线钼靶检查；血脂、血糖、肝功能测定等；妇科检查有：

宫颈防癌涂片检查，双合诊及盆腔 B 超扫描等。

（六）子宫内膜癌激素治疗

子宫内膜癌的治疗以手术治疗为主，但临床常根据病情给予激素、放疗或化疗作为辅助治疗。对于组织分化好、雌孕激素受体阳性患者激素治疗效果较好。一般认为，孕激素可使内膜癌细胞向正常转化，并作用于内膜细胞，直接延缓 DNA 及 RNA 的合成，从而控制癌瘤的生长，还可增强癌细胞对放疗的敏感性，使早期患者肿瘤缩小、消失或分化好转，并有不良反应小，治疗简单方便等优点。

第五节　抗雌、孕、雄激素及抗生育药物

一、抗雌激素药物

抗雌激素药这一名词含义较广，包括以任何方式抑制或改变雌激素作用的化合物。其中最突出、临床应用最广泛的药物是氯米芬（clomiphene）及他莫昔芬（tamoxifen），分述如下。

（一）氯米芬

氯米芬系三苯乙烯衍生物，结构类似己烯雌酚，是一种非甾体类、具有微弱雌激素作用的抗雌激素药物，临床广泛用于促排卵。

1. 药理作用　从下丘脑 - 垂体 - 卵巢轴的 3 个不同层次促进女性生殖内分泌功能。

（1）直接作用于下丘脑 GnRH 神经元：它可竞争性与其胞质中雌激素受体结合，抑制内源性雌激素对其的负反馈作用，增加 GnRH 分泌的脉冲频率，从而调整 LH 与 FSH 比例。

（2）作用于垂体和卵巢：垂体对氯米芬的作用较之下丘脑更为敏感，是氯米芬更重要的靶器官，使垂体提高对 GnRH 的敏感性及反应性，增强 GnTH 的释放频率和振幅，并促进卵巢甾体激素合成酶系的活性，增加性激素的合成、分泌和增加 E_2 正反馈作用，从而促使卵泡的发育、成熟、排卵及形成黄体。

（3）影响子宫：使子宫内膜呈低雌激素性改变，宫颈黏液量减少、黏稠、拉丝度下降、羊齿状结晶消失。

2. 临床应用　多用于诱发排卵。

（1）一般用法

1）适用于有一定雌激素水平的排卵障碍者（有自然月经或孕激素试验阳性），亦可用于雄激素过多者，如多囊卵巢综合征。于月经周期（自然月经或黄体酮撤血）第 5 天起，50mg/d，共 5d。排卵多出现于周期的第 16～18d，因而要指导患者在停药第 5 天起隔日同房 1 次，共 1 周。应进行排卵监测，除基础体温测定、B 超观察卵泡发育情况外，还应注意宫颈黏液功能变化。

2）若无排卵，则于下个周期增加 50mg/d，最高剂量为 150～200mg/d。若有排卵而未受孕者，则继续按此剂量治疗，妊娠发生于治疗 3～6 个周期者占 80%，凡未妊娠者应停药分析原因。综合国内外文献，单一氯米芬治疗平均排卵率 73.9%，平均妊娠率 34.8%；Cramer（1979）按生命表法计算，排卵周期妊娠率仅 15.7%。为何排卵率与妊娠率相差这

样巨大？有些学者提出，可能卵母细胞或颗粒细胞受到氯米芬的负面影响，变性和不能受孕的卵子数增加或使细胞黄素化不足而引起黄体功能不健全，或由于氯米芬的抗雌激素作用使宫颈黏液不利于精子穿透。一些研究发现：内膜成熟延迟，宫颈黏液质量差，子宫的血流特征有所改变。加上氯米芬的半衰期较长（5d），这些负面作用更为之加强。因此治疗如在周期的较晚日期开始，其所具有的负面作用势必波及敏感的围着床期。Bijan（1999）将氯米芬治疗移前至周期第 1 天开始，剂量及服药天数则未作改变，并与常规治疗法（于周期第 5 ~ 9d 服药）对 45 例原因不明不孕症妇女进行随机对照研究（两组均于优势卵泡直径 17mm 时肌内注射 hCG 10 000U，注药后 24 ~ 40h 间进行宫腔内授精）。结果发现：前组于周期第 5 天，血 FSH、LH、E_2 浓度及子宫动脉搏动指数（pulsatility index）显著升高。排卵周期妊娠率达 25%，而对照组则无一例妊娠；提示氯米芬治疗开始于周期第 1 天的优越性。

（2）特殊用法：根据患者各自不同原因，采用相应对症的药物与氯米芬联合用药。

1）氯米芬 + 雌激素：用于因氯米芬的抗雌激素作用引起宫颈黏液数量少、黏稠，不利于精子穿过者。加用己烯雌酚 0.25mg/d，于月经周期第 8 ~ 15d，口服，这一阶段及小剂量服用，不干扰氯米芬的促排卵作用。

2）氯米芬 + 地塞米松：多囊卵巢综合征或血睾酮浓度增高者或单纯氯米芬治疗无效、不论是否伴有多囊卵巢综合征，可加用地塞米松。方法：在治疗前 2 周起或在治疗周期中（从月经周期第 1 天开始），每晚口服地塞米松 0.5mg 或泼尼松 5mg，排卵率可达 50% ~ 90%。

3）氯米芬 + 溴隐亭：适用于高催乳素血症者，血催乳素浓度正常的氯米芬耐药者亦可加用溴隐亭；高催乳素血症患者使用溴隐亭控制后仍无排卵亦可加用氯米芬。剂量依照血催乳素水平而定。一经妊娠立即停药。

4）氯米芬 + 他莫昔芬：经氯米芬治疗 6 个月效果不佳者可并用他莫昔芬。剂量为氯米芬 50mg，他莫昔芬 20mg，从周期第 5 天用至第 9 天。Suginami（1993）研究报道，不仅氯米芬用量减少，排卵率及妊娠率可提高 1 倍。

5）氯米芬 + hMG：目的在于矫正氯米芬的负/正反馈功能不足。用 hMG 治疗患者，如其雌激素水平正常，可加用氯米芬，不仅能减少 hMG 用量（约 50%），还能减少不良反应（包括卵巢过度刺激综合征、多胎妊娠率），方法与单纯氯米芬治疗及 hMG 治疗相同。排卵率可达 95%。下丘脑性闭经亦可试用这一方案，但氯米芬剂量要加大。

6）氯米芬 + hCG：氯米芬治疗后可因正反馈不良、LH 峰值不足而不排卵，或排卵后黄体功能不健全，可肌内注射 hCG 10 000U。一般在 B 超监测下，优势卵泡直径 17mm 以上时注射，或在氯米芬治疗结束后 6 ~ 8d（月经周期第 15 ~ 17d）1 次肌内注射。排卵发生于 24 ~ 36h。为辅助氯米芬诱导排卵后常发生黄体功能不健全的缺陷，可在排卵后第 5 天肌内注射 hCG 5 000U 或于排卵后第 4，6，8 天各肌内注射 2 000 ~ 3 000U。氯米芬除用于诱导排卵外，亦可用于治疗晚期乳腺癌、逆转增生过长或间变的子宫内膜及分化较好的子宫内膜腺癌。方法：200 ~ 300mg/d，连服 60d 或更久。Kikuchl（1993）报道：服用氯米芬可加强顺铂抑制人卵巢癌细胞的增生作用，并通过耐药癌细胞对顺铂的摄取增加 80% ~ 90% 而增强疗效。

氯米芬治疗可引起一些效应缺陷而致治疗效应下降。氯米芬诱发排卵后黄体功能不健全的发生率高达 50% 以上，表现为黄体期短和黄体酮分泌不足（黄体周期血黄体酮浓度 ≤48nmol/L，15ng/ml），因此，这类患者应予以辅助黄体治疗。氯米芬不良反应中还可发生未破裂卵泡黄素化综合征（30%左右）、宫颈黏液功能不全而致性交后试验异常（10%～15%）。

3. 不良反应　氯米芬治疗的不良反应很小，罕有影响继续用药者。常见不良反应有卵巢增大（15%）、血管舒缩性潮热（11%）、腹部不适（7.4%）及极少数的乳房触痛、恶心呕吐。

4. 并发症　应用大剂量氯米芬≥150mg/d时可出现卵巢过度刺激综合征（1%～5%）。尤其多囊卵巢综合征患者对克罗米芬相对敏感，宜从小剂量开始。由于克罗米芬治疗可使多个优势卵泡发育及排卵而致多胎妊娠率增高，发生率为8%～10%。与氯米芬剂量是否有关，尚无定论。流产率亦相对高于自然妊娠者（10.1%～25.3%）。

（二）他莫昔酚（三苯甲胺）

他莫昔酚（Tamoxifen，TAM）属三苯乙烯衍生物，也是一种非甾体类抗雌激素药物。长期作为乳腺癌的辅助治疗药物，近年在妇科领域中用以治疗雌激素依赖性良、恶性疾病的临床报道日益增多。

1. 药理作用　TAM可竞争性地与靶细胞胞质内雌激素受体（ER）结合，形成的复合物在胞核内长期潴留，影响胞质内ER的合成，ER无从补充、日益耗竭，致使靶细胞对雌激素敏感性下降，从而对雌激素产生拮抗作用。近年还发现不论是否雌激素靶组织都存在他莫昔芬抗雌激素结合部位，能与TAM相结合，并具有高亲和性，借此产生抗雌激素样效应。

2. 临床应用

（1）指征：乳腺癌、子宫内膜癌、子宫内膜异位症、功能性子宫出血伴内膜增生过长、子宫肌瘤等妇科性激素依赖性疾病和肿瘤。恶性肿瘤的有效率与肿瘤组织雌激素受体、孕激素受体的含量密切相关，双阳性者有效率可高达74%，而双阴性者≤10%。近年临床常应用他莫昔芬与黄体酮联合作为辅助治疗用于手术后的子宫内膜癌患者。上述治疗效果与内膜腺癌细胞有无雌、孕激素受体密切相关。PR（＋）者，孕激素治疗反应好，而ER（＋）可提高孕激素治疗的敏感性。这里联合应用的他莫昔芬作为非甾体类的抗雌激素药物，其本身具有极弱的雌激素作用，低浓度可刺激细胞增殖及产生孕激素受体，增强肿瘤对孕激素的敏感性，而有利于孕激素治疗。但具体剂量及服用多长时间至今尚无统一意见，有服黄体酮100mg/d及他莫昔芬20mg/d至少1年以上的报道。一般认为至少服用6个月，定期复查肝功能，肝功能良好者可服药1年以上。

（2）方法：20mg/d，口服，再根据治疗效应与耐受性调整剂量40～100mg/d，3～6个月为一疗程，以后改小剂量长程治疗，配合手术、放疗、化疗应用。

3. 不良反应　绝经前妇女应用时可能出现低雌激素症状：潮热、阴道干涩、性交痛等。

4. 并发症　由于TAM对绝经前、后妇女生殖内分泌和生殖器官的影响不同；内源性雌激素水平低下时，TAM对下丘脑和垂体功能起到雌激素激动药样作用；反之则起抑制药样作用。因此，绝经后妇女长期应用TAM可引起子宫内膜增生，并有诱发子宫内膜癌的危险，故绝经后妇女长程治疗时应加强监护。

二、抗孕激素药物——米非司酮

米非司酮（mifepristone，RU486）是一种强效的抗孕激素药物，同时具有抗糖皮质激素活性，其分子为甾体结构，但无孕激素、雄激素、雌激素及抗雌激素作用。它在分子水平与内源性黄体酮竞争结合受体，口服经胃肠道吸收，服药后0.7～1.5h血浆浓度即达到峰值，是目前临床主要的孕激素受体拮抗药，且于 80 年代为 WHO 认可作为流产药（abortion pill）。

1. 药理作用

（1）催经止孕：米非司酮主要作用于子宫内膜（蜕膜）的黄体酮受体，具有明显的催经止孕作用。它与子宫黄体酮受体的亲和力为黄体酮的 2～10 倍。米非司酮抗早孕的靶器官是子宫蜕膜，文献报道，蜕膜受其影响，血管充血、出血，毛细血管扩张，血管内淤血或血栓形成，血管受损破裂，造成间质片状出血，蜕膜与孕囊分离；继而，hCG 分泌下降，使黄体分泌黄体酮减少，更加速蜕膜的退变，而导致妊娠终止。黄丽丽（1997）的研究结果则提示，可能使蜕膜血管痉挛或使蜕膜血管发育受阻，减少蜕膜中血管的密度，影响蜕膜血供，使蜕膜细胞变性、坏死，失去对孕囊营养的支持功能，致孕囊从子宫排出。

（2）促宫颈成熟：米非司酮可促使子宫颈组织内的胶原纤维降解，最后发展为胶原溶解，宫颈软化。米非司酮还可提高子宫对前列腺素的敏感性及刺激子宫前列腺素的合成，并有诱导合成子宫缩宫素受体等作用，这些都能刺激诱发宫缩；在子宫体收缩牵拉作用下宫颈变短、扩张及消失，这一过程与足月分娩自然生理过程相似，为产科中晚期引产，提高了成功率。

（3）下丘脑 - 垂体 - 卵巢轴的抑制作用：米非司酮可使垂体 GnTH 水平降低而阻止卵泡发育；还可直接作用于卵巢颗粒细胞，促其凋亡。由于这些作用可对月经周期发生影响。又如在卵泡期用药则因延迟 LH 峰的出现而使月经周期延长。此外它还对卵巢有强力的溶黄体作用，而使黄体过早退化、萎缩，使黄体期缩短。

（4）其他：近年发现米非司酮不仅是高效黄体酮受体拮抗药和具有抑制糖皮质激素作用，而且还有抑制细胞信号表达、抑制端粒酶活性等多重药理作用。

2. 临床应用　由于米非司酮的药动学呈非线性特点，其血液中的药物浓度与临床应用剂量不成正比，且口服大剂量的生物利用度低于小剂量。因而在 200～800mg 剂量范围内药效（完全流产率）与剂量大小无关。临床发现，小剂量多次给药比大剂量 1 次给药效果显著。如近年应用米非司酮小剂量多次给药（50mg，2 次/d，连用 2d）配伍 PGE_1 类似物（米索前列醇）可达到完全流产率 95% 的效果。临床应用米非司酮治疗的疾病有如下几种。

（1）催经止孕及中晚期妊娠引产：临床常与前列腺素配伍用药，将在本章下一节前列腺素类药物阐述。

（2）子宫肌瘤：研究证实，除雌激素外，孕激素亦是子宫肌瘤发生的启动因子，在肌瘤发生、发展中起重要作用，如在妊娠期肌瘤常迅速长大；又如在应用 GnRHa 治疗、肌瘤萎缩过程中，加用甲羟黄体酮可使缩小的肌瘤迅速再增大，表明孕激素亦是促进子宫肌瘤生长的激素之一。这是应用米非司酮治疗子宫肌瘤的主要依据。方法：米非司酮 10mg/d，空腹口服，连续 3 个月，单发壁间肌瘤与多发肌瘤显效（瘤体缩小≥40%）分别为 76.5%，12.5%，有效（瘤体缩小 20%～40%）分别为 14.7%，12.5%（王金英，1999）。潘隆玉（1998）对子宫肌瘤患者应用不同剂量的米非司酮治疗进行疗效的对照研究，小剂量组 5mg/d，大剂量组 25mg/2d，均连续口服 3 个月；结果：小剂量组（30 例）子宫缩小及肌瘤缩小率分别为 90%，70%，瘤体较原体积平均缩小 47.9%；大剂量组（38 例）上述 3 个参数分别为 81.6%，78.5%，27.0%。小剂量组肌瘤缩小反而显著。所有病例服药期间均闭经。无严重不良反应，仅个别患者有轻微潮热、出汗。除个别患者外，停药后月经来潮，平均 15±3d。

（3）异位妊娠：米非司酮保守性治疗未破裂型输卵管妊娠已广泛应用于临床，并均获得良好疗效。治疗对象一般限制在：①患者无明显急腹症症状。②异位妊娠包块局限在输卵管内，未破裂。③血 β-hCG 浓度 <15ng/ml，盆腔包块直径 B 超检测 <6cm。用量：总量均为 600mg；有的是 100mg，2 次/d，连用 3d；有的是 75mg，2 次/d，连用 4d。两者的治愈率分别为 77.8%，87.2%。疗效与甲氨蝶呤［用量：0.4mg/（kg·d），持续 5d］肌内注射相比无显著差异。根据观察分析血 β-hCG 初值较低者显效快，初值 <10ng/ml 者值降至正常约需 7d。米非司酮治疗异位妊娠疗效虽好，但要严格掌握指征，在治疗过程中要严密观察。如囊胚较大，绒毛一时不能为药物致死，成为输卵管妊娠流产不全而反复出血，可造成输卵管血肿，随时可发生破裂而酿成大量内出血。

（4）更年期功血：由于米非司酮对下丘脑-垂体-卵巢轴的调节作用，在受体水平对抗孕激素，能引起子宫内膜明显的组织学变化，导致子宫内膜的萎缩，可导致女性闭经和更年期妇女的绝经。口服米非司酮 10mg/d，每个周期的总剂量是 150mg，50 岁以下用 1 个周期，在服药期间出现暂时性闭经，待贫血得以纠正，停药后月经恢复正常。将其用于更年期妇女功能性子宫出血的止血，效果较好，不良反应较少。

（5）绝经后取环：绝经后由于卵巢功能衰退，雌激素水平降低，生殖器官开始萎缩，子宫变小，宫颈变窄，宫腔与环失去比例，节育器在宫腔内压迫肌层，易发生错位，嵌顿，增加了取环的难度，甚者手术器械无法进入宫腔内操作，易发生疼痛、损伤等。术前口服米非司酮可软化宫颈，改善生殖器条件，提高取环手术成功率，减少患者痛苦。方法：取环前 2d，口服米非司酮 25mg，每 12h 1 次，共 100mg，第 3 天上午手术取环。

（6）子宫内膜异位症、子宫肌腺病：由于子宫内膜异位症的发病与卵巢周期性变化相关，米非司酮具有抑制排卵的作用，还可诱发黄体溶解，干扰子宫内膜完整性的功能，对垂体促性腺激素也有抑制作用，可使病灶内膜萎缩，并缓解其疼痛，是一种颇有前景的治疗方法。米非司酮 10mg/d，连服 6 个月，在用药的第 1 个月即闭经。50% 患者用药期间症状消失，约 50% 的患者雌激素保持在生理水平，疗效与丹那唑和促性腺激素释放激素类似物（GnRHa）相近。与 GnRHa 不同的是，长期应用米非司酮并不引起骨质疏松和血雌激素过低。

三、抗雄激素药物

抗雄激素药物妇科临床主要用于治疗女性高雄激素血症相关的疾病，如多囊卵巢综合征、卵泡膜细胞增殖症及许多分泌雄激素的卵巢肿瘤；但首先需要与肾上腺来源的高雄激素血症相鉴别，后者的主要疾病有先天性肾上腺皮质增生症、库欣病及肾上腺肿瘤。具有抗雄激素活性的药物种类繁多，列举如下。

（一）醋酸塞普隆（Cyproteron acetate，CPA）

为 17-羟黄体酮类衍生物，又名环丙黄体酮，是欧洲国家常用的抗雄激素药物。

1. 药理作用　CPA 具有很强的抗雄激素作用，也有孕激素活性。

（1）抗促性腺激素作用：通过负反馈作用抑制下丘脑-垂体系统，促使垂体对 GnRH 的敏感性和反应性减弱，抑制 GnTH 的分泌，使体内睾酮水平降低。

（2）抗雄激素作用：竞争性抑制睾酮、双氢睾酮与雄激素受体结合；还可从雄激素胞质受体复合物中替换出双氢睾酮（DHT）。CPA 也抑制 17β-脱氢酶（dehydrogenase）活性，减少睾酮合成及增加睾酮的代谢廓清率，降低睾酮活性。

（3）黄体酮作用：可储存于脂肪组织中缓慢释放，因而具有长效及高效孕激素作用。肌内注射的孕激素活性为黄体酮的 250 倍，口服活性更强。

2. 临床应用

（1）指征：女性高雄激素血症，包括：多囊卵巢综合征伴男性化、女性多毛症、先天性肾上腺皮质增生症伴男性化，女性异性早熟、痤疮等。血雄激素浓度正常，但由于组织对雄激素敏感而出现去女性化或女性男性化症状也是本药的适应证。对性欲亢进患者具有抗性欲的治疗效果。男性化肿瘤、妊娠、哺乳期禁服。

（2）小剂量周期疗法：与炔雌醇（EE）联合用药：CPA 2mg + EE 35 ~ 50μg，1 次/d，从月经周期第 5 ~ 25d。停药后出现月经（撤退性出血），再按上述方案连服数月，一般男性化症状在 3 个月缓解，多毛症状则需 6 个月后才能退化。

（3）卵泡期大剂量疗法：在卵泡期（月经周期第 5 ~ 14d）单用 CPA 50mg/d，连服 10d，抑制多毛疗效更显著。也可用于治疗肾上腺来源的多毛症，疗效较应用皮质激素好。

（4）除按上述卵泡期服用 CPA 50mg/d×10d 外，加服炔雌醇 35 ~ 50μg/d×20d（月经周期第 5 ~ 24d），主要用于多囊卵巢综合征患者，以调整月经和促排卵。

（5）对各种性变态：CPA 100 ~ 200mg/d，连服 1 ~ 3 周。

3. 不良反应　有头痛、乏力、胃肠道反应、性欲减退、体重增加等。如用药量为 50mg/d，则不良反应极少见。

（二）螺内酯（Spironolactone）

由于具有类似醛固酮的化学结构，从而与醛固酮竞争，干扰醛固酮促进肾小管钠的重吸收，增加钠、氯离子的排出而产生利尿。临床多用作低效利尿药。但同时亦具有抗雄激素活性而用以治疗女性高雄激素血症。

1. 药理作用

（1）抑制双氢睾酮与雄激素受体结合，而呈现抗雄激素作用。

（2）因具有弱孕激素作用，使血中睾酮和雄烯二酮水平下降。

（3）大剂量可抑制细胞内细胞色素 P450 活性，从而抑制睾酮的生物合成。

2. 临床应用

（1）指征：临床多用于治疗多囊卵综合征及多毛症。

（2）用法：常规剂量为 100 ~ 150mg/d。周期或连续用药；治疗 2 ~ 6 个月可出现满意疗效，但亦有人认为产生治疗作用的剂量在 25 ~ 50mg，2 次/d，若再增加剂量可出现某些不良反应。目前公认安全有效剂量：最低为 50mg/d，最高为 200mg/d。

3. 不良反应　因具有抗醛固酮作用，在用药于抗高雄激素血症时，可出现一些协同性治疗作用或不良反应。常见的不良反应有多尿、口干、头痛、乏力、倦怠、月经不规律，有时可出现乳房增大或乳房胀痛。一般患者耐受性良好，但剂量过大、用药时间过长，不良反应发生率增高。服药期间需要避孕，否则会使男胎女性化。

（三）西咪替丁

西咪替丁（cimetidine）为一种抗组胺 - H_2 拮抗药，临床多用于治疗消化性溃疡；还具有抗雄激素作用，可能抑制睾酮合成及在雄激素受体水平与双氢睾酮竞争受体降低双氢睾酮活性所致。在治疗多毛症及痤疮方面有一定价值。常用剂量：300mg，3 ~ 5 次/d，3 个月为一疗程。

由于药物在体内分布广泛，抗雄激素作用外其他药理作用复杂，不良反应虽较轻微，小剂量和中等剂量并不发生，大剂量则不良反应较多。消化系统方面有，腹泻、腹胀、口苦、口干等，中枢神经系统方面有，头晕、头痛、倦怠、乏力、嗜睡等，心血管系统反应有心动过缓、面部潮红、心律不齐等。此外，还有溢乳、性欲减退。极个别患者可出现皮疹、药热、巨型荨麻疹等变态反应，故哮喘和有过敏史者慎用。

四、抗生育药物——棉酚

棉酚系在 20 世纪 70 年代我国从棉子中的萘醛类药物精炼而成，临床应用的为甲酸棉酚或醋酸棉酚片剂（10～20mg/片），口服后，游离态棉酚在性器官的靶组织（如卵巢、子宫内膜、肌层）有较高浓度，影响其生物代谢和功能。由于药源丰富、经济价廉，抗生育作用显著，具有广泛开发价值。

（一）药理作用

1. 对卵巢作用　棉酚抑制卵泡发育和成熟，使闭锁卵泡增加，血浆雌二醇降低。大剂量可抑制排卵，性激素合成降低，并有溶黄体作用。最终导致卵巢重量减轻，性器官萎缩。由于解除了雌孕激素对下丘脑－垂体的负反馈作用，血清中 FSH、LH 浓度轻度增加。棉酚本身无抗雌激素作用。随着棉酚总剂量的增加和疗程的延长，闭经率亦随之增高。

2. 对子宫和子宫内膜作用　棉酚对子宫肌肉及子宫内膜甾体激素受体有选择性抑制作用，使其含量减少，致使子宫肌肉萎缩，内膜分泌转化不良和萎缩。

3. 对妊娠影响　棉酚对妊娠呈现抗着床、抗早孕作用。有抑制滋养叶细胞作用、停止孕卵桑椹胚和囊胚化过程，而致胚胎中止发育，流产率增加。

（二）临床应用

临床总有效率据统计≥95%，主客观症状和体征的缓解出现于治疗后 1～3 个月。总剂量越大、疗程越长，疗效越好。

1. 指征　女性性激素依赖性疾病：如子宫内膜异位症、子宫肌瘤、更年期功能性子宫出血及痛经。治疗以上 4 种疾病主要适用于围绝经期及≥35 岁妇女。不同年龄组妇女对棉酚的敏感性不同，越年轻越不敏感，越年长越敏感。

2. 用法　20mg/d，口服，连用 3 个月后，再连服 3 个月维持量，20mg，2/周，共 6 个月为一疗程。在治疗期间需加强监护，尤其应注意防治低钾。

（三）不良反应

主要是低雌激素反应和胃肠道反应。治疗可引起月经过少、月经稀发和闭经，其发生率与年龄有关。治疗性闭经一般发生于治疗 2～3 疗程后。停药后 3～6 个月可不同程度地恢复，年龄越轻，恢复越快。其他反应有乏力、心悸、恶心、水肿、头晕、潮红、食欲减退、失眠、口干等。大剂量长期治疗过程中可发生低血钾和低钾性肌无力症。

第六节　前列腺素

前列腺素最初认为由前列腺产生，故名。20 世纪 30 年代初期有人观察到人的精液对子宫有收缩作用，但未被重视。到 20 世纪 50 年代才重新引起广泛注意。前列腺素广泛存在于哺乳动物体内。几十年来人们就其化学结构、生化、代谢、功能进行了广泛深入研究，并研制开发了一系列前列腺素（PGs）的类似物，这些药物在妇产科领域中有广泛的应用价值。

一、化学结构及种类

1. 天然前列腺素　天然前列腺素的基本结构是长链的脂肪酸，有 20 个碳原子和一个含 5 个碳原子的碳环，按其结构的不同将前列腺素分为：A，B，C，D，E，F，G，H 和 I 9 类。根据碳链上双键的数目不同，分别在各类符号的右下角以数字代表，如 PGE_1、PGE_2。又如 PGF，有两种同分异构体，按第 9 位碳原子上羟基的位置而分别定为 α 和 β。天然前列腺素只存在 α 构型，如 $PGF_{2\alpha}$。

与女性生殖生理和生殖内分泌功能相关的 PGs 如下。

（1）PGE_2 和 $PGF_{2\alpha}$：是两种对女性生殖生理极为重要的 PGs。可在卵泡、子宫等组织合成，对子宫平滑肌均呈强烈收缩作用；可是对输卵管 PGE_2 呈舒张作用，$PGF_{2\alpha}$ 则起收缩作用。

（2）前列环素（PGI_2）：主要在卵泡、黄体、子宫、小动脉血管壁等处组织合成，具有血管舒张、抗血小板凝聚、抗血栓形成等功能。

（3）血栓烷（TXA_2）：系花生四烯酸在环氧化酶作用下生成。血小板对之有较强生成活性，是一种导致微血管收缩、强力促进血小板凝聚、血栓形成物质，半衰期极短，很快失活，转化为 TXB_2。正常情况下与 PGI_2 共同调节机体微循环和血流动力学功能，处于相对平衡状态。

2. 合成前列腺素　现已合成天然前列腺素的多种类似物，能抑制天然前列腺素的一种生物活性而保留或加强其另一种活性，使之更符合临床需要。妇产科临床最常用的有下列 4 种。

（1）卡前列甲酯（15 – 甲基 $PGF_{2\alpha}$ 甲酯，carboprost methylate）：阴道栓剂（每粒 1mg）。阴道给药有明显的子宫收缩作用及扩宫颈作用。需经 1 ~ 3h 生效，作用维持 8 ~ 10h。

（2）硫前列酮（sulprostone）：为 PGE_2 类似物，肌内注射制剂（每支 0.25mg，0.5mg）。肌内注射吸收迅速 20 ~ 30min 血浓度达峰值。软化和扩张宫颈管的作用优于卡前列甲酯；有较强子宫收缩作用，作用时间亦较长。

（3）吉美前列素（gemeprost）：为 PGE_1 衍生物，阴道栓剂（每粒 1mg）阴道给药后 th 血浓度达峰值，有强烈收缩子宫平滑肌，且有软化和扩张宫颈管作用，效力大于 $PGF_{2\alpha}$。

（4）米索前列醇（misoprostol）：为 PGE_1 类似物，口服片剂，每片 200μg，口服，每 2h 1 次，可达最大效应。其作用较吉美前列素及硫前列酮弱，单独应用不能诱发有效宫缩，与米非司酮合用，抗早孕有良好效果，不良反应较卡前列甲酯、硫前列酮小，使用方便为其最大优点。

二、药理作用

1. 对子宫肌层作用　PGE_2、$PGF_{2\alpha}$ 均可引起非孕子宫肌层的强烈收缩。妊娠子宫则随妊娠月份逐渐增加对 PGs 的敏感性；中孕子宫以增加肌层张力为主，晚孕则增加子宫平滑肌的收缩活性及增加宫缩的频度和强度。分娩活动的始发就是由雌激素、PGs 及缩宫素三者相互协调与增强所致。

2. 对子宫内膜作用　子宫内膜螺旋小动脉受 PGs（包括 PGE_2、$PGF_{2\alpha}$、$TXA_{2\alpha}$、PGI_2）的调节，PGs 的升高可导致子宫内膜的剥脱和出血。

3. 促进子宫颈成熟　宫颈局部的 PGs 通过激活胶原溶解酶，使宫颈胶原纤维松散、毛细血管增多、扩张、充血，使宫颈结缔组织软化。PGs 栓剂阴道给药后即可提高宫颈局部 PGs 的浓度，并通过阴道黏膜的吸收，还能引起子宫收缩。子宫颈在软化的基础上，通过子宫肌层的牵拉而致宫颈退缩消失、宫口开大，直至临产开始。

三、临床应用

1. 抗早孕　单纯 PGs 不能诱发强烈宫缩，疗效不满意，必须配伍米非司酮，合并用药后可显著提高早孕子宫对于外源性 PGs 的敏感性。服用米非司酮需在服药前后各禁食 th，有顿服及分次服药方法。

（1）顿服法：第 1 天空腹顿服米非司酮 200mg，服药后 36 ~ 48h，即第 3 天上午赴医院阴道放药。

（2）分次服药法：口服米非司酮 25mg，2 次/d，连服 3d。于第 4 天上午灌洗阴道并擦干后给卡前列甲酯栓 1mg 置于阴道后穹隆，卧床休息 1h；或空腹 1h 后口服米索前列醇 400 ~ 600μg。亦有建议：第 1 天服米非司酮 50mg，8 ~ 12h 后再服 25mg，第 2 天早晚各服米非司酮 25mg，第 3 天清晨服 25mg，1h 后加用 PGs。米非司酮分次服药法的总量均为 150mg。

（3）上述治疗后均需留院观察 4 ~ 6h，观察绒毛排出情况。凡未见绒毛排出者应嘱咐患者出现阴道流血即应来院检查。最晚在服药第 8 天到医院作 B 超检查，B 超证实为继续妊娠，即予以进行人工流产术。对用药后第 15 天阴道流血不止者宜抽血作 β - hCG 检测及 B 超检查，如证明宫腔内有绒毛残留，应做刮宫术，刮出组织做病理检查。

（4）禁忌证：①凡具有心血管、神经、呼吸、消化、内分泌、泌尿生殖道等系统慢性疾病者。②伴有与甾体激素有关的肿瘤，如子宫肌瘤、乳腺癌、卵巢癌等。③带器妊娠或在此次孕期前 1 个月服用甾体激素避孕者。④吸烟每天超过 10 支者。⑤妊娠剧吐或有妊娠期瘙痒症者均不宜采用本法。

（5）不良反应：常见不良反应有胃肠道反应，如恶心、呕吐、腹泻及宫缩痛，多在使用前列腺素后的 24h 内。

（6）缺点：有 5% ~ 10% 不完全流产需行清宫术。部分患者药物流产后子宫出血较多，或持续少量流血的时间较长。后者可能由于米非司酮的药物作用导致子宫蜕膜层血供欠佳，使蜕膜不能在短期内较快地剥脱就再生所致。因此本法导致的流产后出血时间长及具有潜在大出血危险的问题尚有待解决。有报道在服药的第 1、2 天加服活血化瘀的中药各 1 副，结果表明：宫腔蜕膜残留、出血量及出血持续天数显著改善，提示中药能活血化瘀，促进绒毛和蜕膜的完整排出。

2. 终止中期妊娠　如对≥38周的足月妊娠引产，或促进宫颈成熟。

（1）用药方法：清晨空腹米非司酮200mg顿服，24h后空腹米索前列醇400μg，以后每隔3h服用米索200μg，直至胎儿娩出。

（2）≥38孕周有终止妊娠指征而宫颈评分≤5分，用药旨在促进宫颈成熟者。有单用小剂量卡前列甲酯阴道栓剂的报道，用量为100μg/24h，连用2~3d，总量≤300μg。

（3）引产成功率90%，平均引产时间（37.2±7.1）h。与依沙吖啶中晚期引产效果相比，引产效果两者相似，但具有引产时间短、服药方便、安全等优点。

（4）小剂量卡前列甲酯促宫颈成熟的成功率达96.4%，单次给药就有82.1%的成功率。宫颈评分均值上升至7.44（6~11）分。有60.7%（17/28）用药后出现不同程度宫缩，且有21.4%临产后自然分娩，39.3%有轻微宫缩，数小时后消失。

（5）由于米非司酮可穿越胎盘进入胎儿体内，近年通过大样本的深入研究，初步发现米非司酮对胎儿的肝功能、激素受体表达、细胞信号及端粒酶活性有一定的功能性影响，因此晚孕引产活胎使用米非司酮还应慎重。

3. 过期流产　胚胎停止发育后2个月以上尚未排出，由于胎盘机化与子宫壁粘连紧密，不易分离，且稽留宫腔时间越长引起凝血障碍的可能性越大，处理颇为棘手。应用米非司酮配伍米索可获得良好效果。用法：米非司酮75mg/d（晨服50mg，12h后再服25mg），连服2d；第3天晨空腹服用米索600μg。据报道，87.5%（28/32）胚胎完全排出，除2例外，30例均在3d内结束妊娠，出血少；而与传统口服己烯雌酚预处理、静脉滴注缩宫素促进宫缩的处理方法比较有显著优越性。

第七节　长效注射型避孕药

一、长效醋酸甲羟黄体酮

注射用长效甲羟黄体酮（Depo - provera，Depo - medroxyprogesterone Acetate）是一种混悬于水的微结晶体，150mg/支，深部臀肌或三角肌注射，每3个月注射1次，避孕作用至少持续14周。避孕效果类似绝育术，连续应用5年的妊娠率为1/100妇女年。

（一）适应证

哺乳期妇女、癫痫性疾病、镰状细胞性贫血、短期（1年内）无计划妊娠者、不愿意接受皮下埋置药避孕者、希望应用不含雌激素的避孕药者。

（二）禁忌证

1. 绝对禁忌证　妊娠、原因不明生殖道出血、严重血栓栓塞性疾病、患有性激素依赖性肝脏肿瘤。

2. 相对禁忌证　肝脏疾病、严重的抑郁症、严重心血管疾病、希望快速恢复生育力者、难以接受注射型避孕药者。由于长效甲羟黄体酮无雌激素不良反应，因此先天性心脏病、镰状细胞性贫血、曾患血栓栓塞性疾病现已基本痊愈的妇女也可应用。

（三）作用机制

①长效甲羟黄体酮注射后增加血浆孕激素浓度，抑制LH高峰和排卵；增加宫颈黏液黏

稠度、阻止精子上游、干扰子宫内膜组织时相、抑制受精和孕卵植入；②由于长效甲羟黄体酮抑制 FSH 作用不完全，卵巢内仍有卵泡发育和低浓度雌激素生成，因此不会引起低雌激素不良反应（阴道干涩和乳腺萎缩等）；③为确保避孕效果，长效甲羟黄体酮必须于月经第 5d 内（尚未出现优势卵泡）进行第 1 次注射，并于注射开始后 1 周内采用其他避孕方法，以避免意外妊娠的发生；④长效甲羟黄体酮非避孕益处，包括减少月经量、改善贫血、降低异位妊娠、盆腔炎、子宫内膜异位症、子宫内膜癌和子宫肌瘤风险。

（四）不良反应和安全性

1. 不良反应　包括不规则性出血、乳房压痛、体重增加和抑郁等，因不良反应的停用率，第 1 年为 25%，第 2 年为 50%，第 3 年达 80%。甲羟黄体酮注射第 1 年内，不规则出血发生率较高（75%），以后逐渐降低，5 年后闭经率为 80%，高于 Norplant（10%）。如出现不规则性出血，可给予倍美力 0.625mg/d，或 17β – 雌二醇 1mg/d，口服，连用 7d；或服用短效联合型口服避孕药 1～3 周期。

2. 对生育力的影响　WHO 研究认为，长效甲羟黄体酮不会引起卵巢功能永久性抑制，停用后妊娠率恢复正常，如停止注射后 18 个月，90% 妇女恢复妊娠，多数妊娠发生于停药后 9 个月，因此不适于近期计划生育妇女采用。

3. 对代谢的影响　WHO 研究发现，长效甲羟黄体酮降低 HDL – C，而增加总胆固醇和 LDL – C，由此长期应用妇女应每年检测血脂变化，如出现异常应停止用药。长效甲羟黄体酮不影响糖代谢，也不增加中风、心肌梗死和静脉栓塞性疾病风险。长效甲羟黄体酮长期（≥3 年）应用可引起不同程度的骨丢失，但停用后骨丢失仍可恢复。

4. 对乳腺癌的影响　WHO 研究表明，长效甲羟黄体酮长期治疗不增加乳腺癌风险，也不增加宫颈上皮不典型增生、宫颈腺癌、腺鳞癌和肝癌风险。

二、复方 17α – 羟基己酸黄体酮

由 17α – 羟基己酸黄体酮（17α – Hydroxyprogesterone Caproate）250mg 和戊酸雌二醇（Estradiol Valerate）5mg 组成，称为 I 号避孕针，肌内注射，每月 1 次。

三、环式甲羟黄体酮

环式甲羟黄体酮（Cyclo – Provera，Cyclofem）由甲羟黄体酮 25mg 和雌二醇环戊丙酸酯（Estradiol Cypionate）5mg 组成，深部肌内注射，每月 1 次。避孕有效率与长效甲羟黄体酮相同，但不良反应低，停药后生育力快速恢复。

四、庚炔诺酮

庚炔诺酮（Norethindrone Enanthate）避孕针剂量为 200mg。肌内注射，每 2 个月 1 次，避孕作用和不良反应与长效甲羟黄体酮相同。联合剂型（Mesigyna），由庚炔诺酮 50mg 和戊酸雌二醇 5mg 组成，肌内注射，每月 1 次，可有效地控制月经周期，很少引起不规则出血，停用 1 个月后生育力恢复。

五、乙酰苯基二羟黄体酮和雌二醇庚酸酯

常规剂量型，由乙酰苯基二羟黄体酮（醋苯阿尔黄体酮，Dihydroxyprogesterone Aceto –

phenide）150mg 和雌二醇庚酸酯（Estradiol Enanthate）10mg 组成；低剂量型，由乙酰苯基二羟黄体酮 90mg 和雌二醇庚酸酯 6mg 组成。肌内注射，每月 1 次，对月经功能无明显影响。

六、复方炔诺酮微球囊避孕药

注射用微球（microspheres）或微胶囊（microcapsules）避孕药，由装有炔诺酮和炔雌醇，直径为 0.06~0.1mm，可生物降解的多聚消旋乳糖苷酸胶囊内组成。注射时，先将微球囊吸入 21 号注射器内，用 2.5ml 葡聚糖（Dextran）稀释和混匀，深部臀部肌内注射，续用期为几个月。注射后微球囊最初通过弥散方式释放药物，最后胶囊完全降解，因此微球囊一经注射后即不能被取出，停止注射生育力即可恢复。

微球囊避孕药有两种：①炔诺酮微球囊（含有 65mg 或 100mg），每天释放量与低剂量口服避孕药相同，避孕效果和不良反应类似长效甲羟黄体酮，但微球囊降解后激素水平快速降低，避孕作用也与之消失。停止注药后 2~3 个月排卵功能恢复。妊娠后，胎儿生长发育不会受残留释放的炔诺酮影响。②复方炔诺酮和炔雌醇微球囊，配伍小剂量雌激素后，注药后月经失调发生率降低。

第八节 长效埋置型避孕药

埋置型避孕药是一组采用医用高分子生物膜（或微球囊）包装高效和高选择性孕激素埋置于皮下组织内长期缓慢释放的避孕药。埋置型避孕药包括两类：①不能生物降解的埋置型避孕药，包括左炔诺黄体酮释放系统——Norplant - Ⅰ型（6 管系统）和 Norplant - Ⅱ型（2 管系统），依托孕烯埋置型避孕药（Implanon、Uniplant），为单管系统；②可生物降解的埋置型避孕药，包括左炔诺黄体酮的皮下埋置药——卡普龙诺（Capronor）和炔诺酮微胶囊（Norethindrone Pellets）皮下缓释系统——Anuelle。

一、Norplant

Norplant 是结晶型左炔诺黄体酮（Levonorgestrel，LNG）皮下埋置型避孕药，置入皮下后可缓慢释放低剂量孕激素，维持血浆相对稳定的血药浓度，呈现长期避孕作用。Norplant 置入皮下组织后起效快，取出后生育力恢复也快，临床应用依从性和顺应性较好。

Norplant 置入皮下组织后无急性期效应，也无紧急避孕药作用，实际有效避孕率接近理论有效避孕率，总妊娠率为 0.2/100 妇女年，优于其他类型避孕方法，不良反应轻微。Norplant 不影响肝、肾、血液、代谢和免疫功能，也不影响泌乳功能和婴幼儿发育，是哺乳期妇女最好的避孕方法。

（一）Norplant - Ⅰ

Norplant - Ⅰ 系统由 6 个细小硅胶囊组成。胶囊长 34mm，外径 2.4mm，囊腔内径 1.57mm，长度为 30mm。内装结晶左炔诺黄体酮 36mg。整个系统含有 216mg 左炔诺黄体酮。Norplant 胶囊药物性能稳定，药效维持 9 年以上。

1. 适应证 ①希望长期、有效避孕的妇女；②既往有月经过多和贫血的妇女；③不能耐受其他类型避孕药的妇女；④已生育，但又不希望绝育的妇女；⑤哺乳期妇女应于产后 3d 置入以不影响泌乳。

2. 相对禁忌证 吸烟、痤疮、抑郁症、高血压、偏头痛、胆囊疾病、血管性头痛、异位妊娠史、糖尿病妇女、高胆固醇血症、免疫相关性疾病、心脑血管疾病（包括心肌梗死、脑血管意外、冠心病、心绞痛、心脏瓣膜病变引起的血栓栓塞性疾病）和服用影响左炔诺黄体酮代谢药物，包括苯妥因（Phenytoin）、苯巴比妥（Phenobarbital）、卡马西平（Carbamazepine）和利福平（Rifampin）。

3. 药代动力学 左炔诺黄体酮从 Norplant 胶囊析出后被吸收入血。置入后 24h，血浆浓度达 $0.4 \sim 0.5 ng/ml$，可有效地防止妊娠，但为安全起见，置入后 3d 内仍应注意避孕，以免发生意外妊娠。Norplant 置入后头 $6 \sim 12$ 个月，左炔诺黄体酮释放量为 $85 \mu g/d$，以后降至 $50 \sim 30 \mu g/d$。置入 6 个月后血药浓度为 $0.35 ng/ml$，2.5 年后降至 $0.25 \sim 0.35 ng/ml$，第 5 年血浆浓度维持在 $0.25 ng/ml$。由于左炔诺黄体酮与性激素结合球蛋白（SHBG）有较高亲和力，因此血药浓度也受 SHBG 浓度的影响。Norplant 置入后 1 周，血浆 SHBG 快速降低，1 年后逐渐恢复到置入前水平的 50%。

Norplant 取出后 48h，血液左炔诺黄体酮浓度快速降低，取出后 1 个月内正常排卵功能恢复。取出后第 1 年内，妊娠率与未避孕妇女的妊娠率相同，对未来生育力、胎儿性比例、异位妊娠率、自然流产率、死胎率和先天畸形率无不利影响。停用 Norplant 后生育力恢复速度明显高于长效甲羟黄体酮，如停用 Norplant 后头 3 个月内，50% 妇女恢复排卵，而停用长效甲羟黄体酮后，18 个月才有 50% 妇女恢复排卵，90% 妇女需要促排卵治疗。

4. 作用机制 ①抑制下丘脑－垂体系统 GnRH－Gn 分泌，抑制卵泡发育和排卵；②拮抗雌激素对子宫内膜的作用，防止孕卵置入，引起子宫内膜萎缩；③抑制宫颈黏液功能、降低黏液分泌量、增加黏稠度，阻止精子穿透进入宫腔内。

5. 安全性

（1）异位妊娠：Norplant－Ⅰ置入后的异位妊娠发生率为 0.28/1 000 妇女年，低于 IUD。

（2）对月经的影响：Norplant－Ⅰ置入后第 1 年内，部分妇女可出现孕激素突破性出血，表现为月经间期出血、月经稀发、经量减少和淋漓状出血等。第 2 年后月经失调发生率明显降低。长期性不规则出血妇女，可服用雌激素（倍美力 1.25mg/d，或雌二醇 2mg/d，连服 7d），或服用 $1 \sim 3$ 个周期的短效避孕药（妈富隆、美欣乐、优思明）。Norplant－Ⅰ置入后第 1 年内闭经发生率≤10%，以后逐年减少。

（3）对代谢的影响：Norplant－Ⅰ对机体代谢功能无不利影响，碳水化合物代谢、肝功能、血凝功能、脂蛋白、糖代谢、胰岛素、免疫球蛋白水平、血液生化无明显变化。Norplant 不增加青春期少女骨量，但年长妇女置入 6 个月后，置入部位的前臂骨密度增加。

（4）对体重的影响：Norplant 引起食欲增加与左炔诺黄体酮雄激素活性有关，但对妇女体重无明显影响。

（5）对乳房的影响：Norplant－Ⅰ置入后双侧乳房疼痛与钠水潴留相关，但随着时间的延长，乳房痛逐渐减轻和消失。治疗乳房痛常用药物包括维生素 E、溴隐亭。另外，停用 Norplant－Ⅰ出现闭经和溢乳妇女则应测定血浆催乳素和排除其他引起溢乳的原因，并对症治疗。

（6）对皮肤黏膜的影响：Norplant－Ⅰ置入和取出切口微小、出血少、愈合快，极少留有瘢痕。痤疮和脂溢与左炔诺黄体酮潜在雄激素活性相关，多较轻微。置入 Norplant－Ⅰ后，外阴单纯疱疹感染发生率增加与长期点滴出血期间使用卫生巾相关，可局部或全身应用抗病毒药物治疗。

（7）对妇科肿瘤的影响：Norplant 置入妇女卵巢单纯性囊肿发生率升高，但多于 4 周内自然消退。如卵巢囊肿继续增大或出现并发症应积极治疗。左炔诺黄体酮及其硅胶赋形剂均无致癌作用。置入 Norplant 妇女子宫内膜癌、子宫内膜增生、卵巢癌发生率降低，对子宫颈癌和乳腺癌的影响尚待深入研究。

（8）对感染的影响：Norplant 无预防性传播疾病作用，如单纯疱疹、人乳突瘤病毒（HPV）、人免疫缺陷病毒（HIV）、淋病和衣原体感染发生率无明显升高。

（9）对心、脑血栓栓塞性疾病的影响：Norplant－Ⅰ不增加卒中、血栓性血小板减少性紫癜（thrombotic thrombocytopenia）、血小板减少和假性脑瘤（pseudotumor cerebri）发生率，也不增加心血管疾病发生率。

（10）停用率：Norplant－Ⅰ每年停用率为 10%～15%，与 IUD 相似，低于屏障法和口服避孕药。月经紊乱、头痛和体重变化是停用的主要原因。希望妊娠和不能耐受不良反应的妇女，多于置入后 2 年取出，但多数妇女坚持到 4～5 年后取出。其他停用的原因包括头痛、情绪变化、焦虑、神经过敏、抑郁、卵巢囊肿和下腹部疼痛，因皮肤病变（红斑、皮疹、皮炎和痤疮）的停用率仅占 0.8%。

（二）Norplant－Ⅱ

Norplant－Ⅱ系统也称为两管系统（LNGrod，the two rod system），由 2 只装有左炔诺黄体酮硅胶管组成。每根硅胶管末端用硅胶黏合剂封闭。硅胶管直径为 2.5mm，长度为 4.3cm，含有 LNG 75mg，每天释放药量与 Norplant－Ⅰ系统相同。Norplant－Ⅱ系统的有效率、妊娠率和续用率均与由 6 管组成的 Norplant－Ⅰ系统相同。临床研究证实，Norplant－Ⅱ系统的临床有效率和不良反应与 Norplant－Ⅰ系统相同，但置入和取出快捷和安全。

二、Implanon

Implanon（Uniplant）是依托孕烯（Etonogestrel，ENG）埋置型避孕药，由含有 68mg 依托孕烯的乙烯－醋酸乙烯基（EVA）共聚物核心和 0.06mm 醋酸乙烯基外膜组成，为新型、单管、埋植型避孕药械。Implanon 单管长度为 4.0cm，直径为 2.0mm。Implanon 适应证为已婚，已生育和希望避孕妇女，于月经第 5d 前埋植于前臂内侧皮下组织内。

依托孕烯（3－酮－去氧孕烯，3－keto－desogestrel）为高选择性孕激素，具有强烈抑制排卵和增加宫颈黏液黏稠度作用。Implanon 置入后 8h 依托孕烯释放量为 60μg/d，而后持续释放量为 30μg/d，完全抑制排卵作用可持续 3 年。依托孕烯半衰期为 25h，生物利用率为 94%～99%，无蓄积效应，60% 由尿排出，40% 经由粪便排出。Implanon 取出后 1 周血浆即难以测得依托孕烯活性。

Implanon 避孕有效率为 99.9%。续用率，6 个月、1 年和 2 年分别为 92%、81.5% 和 71%。避孕失败率低于联合型口服避孕药和含铜 T 型 IUD。Implanon 取出后 1 个月内排卵率为 40%，1 年内妊娠率为 95.8%。具有良好可接受性、有效性、安全性和可逆性。

Implanon 不良反应，包括不规则出血（27%）、点滴出血（23%）、闭经（24%）、月经过多（22.5%）、体重增加（>5kg，7.5%）。Implanon 置入或取出时偶尔发生前臂皮神经、尺神经损伤和置入物折断。

三、Capronor

卡普龙诺（Capronor）是一种可生物降解，持续释放左炔诺黄体酮的皮下埋置药。卡普龙诺胶囊由多聚 E - 聚己内酰胺（卡普隆）制成，直径 0.24cm，长度 2.5cm（短型），或 4cm（长型）。续用期为 1 年。短型胶囊含有 16mg LNG，长型胶囊含有 26mg LNG。卡普隆胶囊中析出左炔诺黄体酮速率高于硅胶囊 10 倍，因此置入后不久血浆 LNG 浓度可达 0.2 ~ 0.3ng/ml，置入的时间越长，血浆中左炔诺黄体酮浓度越高。长型胶囊抑制排卵率为 50%，但短型胶囊不能完全抑制排卵。Capronor 置入后 1 年内保持稳定，此后溶解消失，避孕效果和不良反应类似于 Norplant。

四、Anuelle

Anuelle 是可生物降解，填充炔诺酮胶囊（Norethindrone Pellets）皮下缓释系统，续用期为 3 年。胶囊由 10%胆固醇和 90%炔诺酮组成，如米粒大小。现行的 2 管、3 管、4 管剂型临床应用发现，注射后头几个月内，可出现月经紊乱，而后月经恢复正常。应用 4 管、5 管剂型者，闭经和无排卵多见。

第九节　联合口服避孕药

过去 50 年间，口服避孕药的研制从以下几个方面不断改进和发展：①降低炔雌醇（Ethinyl Estradiol，EE）剂量，从 50μg 减少至 30 ~ 20μg，以减少雌激素不良反应；②采用天然雌激素戊酸雌二醇（Estradiol Valerate）和 17β - 雌二醇（17β - Estradiol）替代人工合成炔雌醇和美雌醇（Mestranol，炔雌醇甲酯），与不同孕激素组成口服避孕药；③采用高选择性孕激素，包括环丙黄体酮（Cyproterone）、去氧孕烯（Desogestrel）、孕二烯酮（Gestodene）、地屈黄体酮（Dydrogesterone）、屈螺酮（Drosprenone）、地诺孕素（Dienogest）和诺美黄体酮（Nomegestrol），与低剂量炔雌醇组成口服避孕药；④研发高效、高选择性孕激素缓释型避孕药，如依托孕烯埋置型避孕药（Implanon）和左炔诺黄体酮宫内释放系统（LNG - IUS）等；⑤研发多相型（二相型、三相型和四相型）口服避孕药，包括二相型去氧孕烯/炔雌醇和环丙黄体酮/炔雌醇（Femilar）；三相型左炔诺黄体酮/炔雌醇（Triquilar）和四相型地诺孕素/戊酸雌二醇（Qlaira/Klaira/Natazia）避孕药。

一、组成

1. 雌激素　临床用于避孕药的雌激素均为高活性合成雌激素，包括己炔雌二醇（ethinyl estradiol，EE，炔雌醇）、17 - β - 雌二醇（17 - β - estradiol）和炔雌醚（ethinyl estradiol - 3 - methyl ether，EEME，己炔雌二醇 - 3 - 甲醚）等。避孕药应用雌激素的目的是负反馈抑制下丘脑 - 垂体轴 GnRH - Gn（FSH）分泌和控制卵泡成熟发育；维持正常子宫内膜增生和组织结构稳定性；协调与孕激素作用，维持周期性撤退性出血和防止孕激素突破性出血。由于雌激素对血凝和纤溶功能存在不利影响，因此避孕药研制朝向降低雌激素含量和发展单一孕激素制剂发展。从 20 世纪 60 年代开始，根据避孕药中雌激素含量和孕激素的种类不同，可将避孕药发展分为 3 个阶段。

（1）第 1 代口服避孕药，炔雌醇含量≥50μg。孕激素为第 1 代合成孕激素，19 - 去甲基睾酮衍生物，包括炔诺酮、甲地黄体酮等。

（2）第 2 代口服避孕药，炔雌醇含量为 30 ~ 35μg。孕激素为第 2 代合成孕激素，主要为环丙黄体酮和左炔诺黄体酮等。

（3）第 3 代口服避孕药，炔雌醇含量为 20 ~ 30μg。孕激素为高选择性孕激素，包括去氧孕烯、孕二烯酮、诺孕酯、地屈黄体酮和屈螺酮等。

2. 孕激素　临床用于避孕药的孕激素均为高活性合成孕激素。避孕药应用孕激素的目的，包括负反馈抑制下丘脑 - 垂体轴 Gn - RH - Gn（LH）分泌、遏制 LH 高峰和排卵；保护子宫内膜，对抗雌激素促进子宫内膜增生作用，预防子宫内膜发生癌变。

高组织选择性孕激素是组成避孕药的主要成分，包括反式黄体酮（Retro - progester - one）、地屈黄体酮（Dydrogesterone，Duphaston，达芙通）、醋酸甲羟黄体酮（Medroxypro - gesterone acetate，MPA）、甲地黄体酮（Megestrol Acetate，MA）、醋酸氯地黄体酮（Chlor - madinone acetate，CMA）、醋酸环丙黄体酮（Cyproterone acetate，CPA）；醋酸诺美黄体酮（Nomegestrol acetate，NA）、奈司黄体酮（Nesterone）、曲美黄体酮（Trimegestone）、炔诺酮（Norethisterone，Norethindrone，NET）、左炔诺黄体酮（Levo - Norgestrel，LNG）、去氧孕烯（Desogestrel）、孕二烯酮（Gestodene）、诺孕酯（Norgestimate）、地诺孕素（Dienogest）、依托孕烯（Etonogestrel）和螺内酯衍生物（Spirolactone Derivatives）屈螺酮（Drospirenone）等。

二、种类

现代避孕药制剂种类，包括雌、孕激素联合型口服避孕药（单相型、双相型、三相型和四相型）、联合型长效避孕药（针剂）；单一孕激素避孕药紧急避孕药、皮下埋置剂和子宫内缓释系统等。避孕药具有良好的避孕效果，但也有部分不良反应（与雌、孕激素剂量和作用相关）。另外，避孕药也具有某些非避孕性有益作用，包括改善痤疮、多毛、脂溢、痛经、月经失调、子宫内膜异位症、子宫腺肌病、经前综合征、排卵期出血、乳痛症等。

三、作用机制

1. 抑制排卵　雌、孕激素联合型口服避孕药（COC）负反馈抑制下丘脑和垂体 GnRH - Gn 分泌、LH 高峰和排卵而实现避孕，其中孕激素主要抑制 LH 高峰和排卵，而雌激素主要抑制 FSH 分泌、卵泡发育和成熟。

2. 阻抑受精　COC 中孕激素通过干扰宫颈黏液分泌和功能、子宫和输卵管收缩活性影响精子获能、活力和授精力，阻断精子与卵子结合和受精。

3. 抑制植入　COC 中孕激素通过抑制子宫内膜、宫颈黏液、输卵管分泌和活动性，干扰受精、孕卵输送和在子宫内膜植入过程同步化，使孕卵不能着床。COC 中雌激素的作用在于增强和协调孕激素对子宫内膜作用，防止突破性出血，其机制与增高子宫内膜细胞孕激素受体浓度相关，因此少量雌激素对维持 COC 避孕作用是必要的。

四、适应证

正常健康、生育期妇女和要求控制生育者。

五、禁忌证

①癫痫；②偏头痛；③尿卟啉症；④黄褐瘤病（xanthomatosis）；⑤过度肥胖；⑥镰形红细胞病；⑦已知或怀疑妊娠；⑧已知和怀疑乳腺癌；⑨急性和慢性肝肾疾病；⑩未明确诊断的阴道流血；⑪分娩后≤6个月，哺乳期妇女；⑫年龄≥35岁，长期吸烟妇女；⑬严重心血管疾病（动脉硬化、高血压病）；⑭内分泌疾病，包括糖尿病、甲状腺功能亢进、肾上腺皮质增生；⑮血液和出血性疾病，包括血栓栓塞性疾病、血小板减少和无力症；⑯妇科性激素依赖性肿瘤，包括子宫肌瘤、子宫内膜癌、绒癌和卵巢癌；⑰精神性疾病，包括抑郁症、精神分裂症和生活不能自理者。

六、避孕效果

现行的 COC 均从月经周期第 1 天开始服用，连服 21d，间隔 7d 开始下一周期治疗。按照规定服药是有效避孕的可靠保证，引起避孕失败主要原因或是漏服或是呕吐和腹泻引起的药物吸收不良，因此胃肠功能不良妇女应加服 7d 避孕药。

不同类型的避孕药的避孕效果相似而不同。与单相型雌孕激素联合型避孕药比较，双相和三相型避孕药并无明显优越性。严格按照程序服药时，即使性活跃妇女年失败率为 0.1%，而服用普通避孕药的妇女第 1 年的失败率为 3.0%。但单一孕激素避孕药避孕效果轻度降低（表 27-1）。

表 27-1　不同避孕方法的临床效果

避孕方法	妊娠率（%）	
	最低期望值	实际发生率
未避孕	85.0	85.0
复合避孕片	0.1	3.0
单纯孕激素	0.5	3.0
IUDs		
含黄体酮 IUD	1.5	2.0
含左炔诺黄体酮 IUD	0.6	0.8
T-铜 380A	0.1	0.1
埋植法	0.05	0.05
女性绝育	0.05	0.05
男性绝育	0.05	0.05
长效甲羟黄体酮	0.3	0.3
杀精剂	6.0	26.0
安全期		25.0
日历表	9.0	/

续 表

避孕方法	妊娠率（%）	
	最低期望值	实际发生率
排卵检测	3.0	/
基础体温	2.0	/
排卵后性交	1.0	/
性交中断	4.0	19.0
子宫颈帽		
经产妇	26.0	40.0
未产妇	9.0	20.0
避孕海绵		
经产妇	9.0	28.0
未产妇	6.0	18.0
隔膜和杀精剂	6.0	20.0
避孕套		
男用	3.0	14.0
女用	5.0	21.0

七、不良反应

1. 漏服 如果漏服避孕药，发现后应于 24h 内补服一片。如服药前 2 周漏服 2 片，则应在随后的 2d 内每天服 2 片。如于第 3 周漏服 2 片或在任何时候漏服 2 片以上时，则应采用其他避孕方法作为补救措施。

2. 突破性出血 现行 COC 主要引起孕激素突破性出血，是子宫内膜蜕膜化和不规则脱落的结果。突破性出血多发生于服药的最初几个月内，如第 1 个月发生率为 10% ~ 30%，第 3 个月≤10%，引起突破性出血多在 3 个月自然消失。吸烟妇女发生率较高。

如突破性出血发生于药物治疗周期结束之前可停药，间隔 7d 后开始新的服药周期。如果突破出血时间较长，或服药期间不规则出血则可通过补充外源雌激素控制出血。方法是每天加服倍美力 1. 25mg 或雌二醇 2mg，直到服药周期结束。如下一周期复又出现可同样处理，一般 1 ~ 2 个周期即可治愈。

需要指出，对于孕激素突破性出血加服 2 片或 3 片避孕药无助于控制出血，因现行 COC 中孕激素占主导地位，因此加服只能成倍增加孕激素引起的子宫内膜蜕膜化和血管的萎缩效应，而加用雌激素则是合乎逻辑和有效的治疗措施。

3. 闭经 服用避孕药期间出现闭经是卵巢功能抑制的结果，是暂时、无害和非永久性的，停药后可很快恢复。服用新型 COC 第 1 年，闭经发生率≤2%，几年后可达到 5%。因此有必要服药前告诉她们出现月经减少和闭经的可能。遇到 COC 引起的闭经首先要排除妊娠，然后再给予调经治疗，方法是于服药伊始加服倍美力 1. 25mg 或雌二醇 2mg，连续 21d，促进子宫内膜增生和恢复月经，以上治疗可坚持数个周期。

4. 偏头痛 偏头痛与卒中相关，因此真性血管性头痛和存在卒中高危因素（年长、吸烟、高血压）妇女为避孕药禁忌证。服药期间出现严重血管性头痛，包括长时间头痛、眩晕、恶心、呕吐、视物模糊、一过性失明和药物不能缓解者应及时停药，并对因治疗。

5. 影响避孕效果的药物　临床观察发现，某些药物可能影响 COC 避孕效果，包括利福平（Rifampin）、苯巴比妥（Phenobarbital）、苯妥因（苯妥英钠）、普里米酮（麦苏林）、卡马西平（痛痉宁，Tegretol）、乙琥胺（Ethosuximide）、灰黄霉素（Griseofulvin）、曲格列酮（Troglitazone）。

另一方面避孕药也可影响其他药物疗效，如 COC 增强地西泮（安定，Valium）、甲氨二氮䓬（利眠宁，Chlordiazeposide，Librium）、三环类抗抑郁药和茶碱（Theophylline）的作用，而减弱乙酰氨基酚（Acetaminophen）和阿司匹林的药效。

6. 系统性红斑狼疮　口服避孕药对系统性红斑狼疮的不利影响主要为雌激素所为，因此服用仅含有孕激素的避孕药是明智之举。病情稳定、无肾功能损害和高滴度抗磷脂抗体妇女仍可服用新型 COC。

7. 运动员与避孕药　运动员服用避孕药具有控制月经周期、避免意外妊娠、防止骨质疏松、减轻疲劳和严重腰背痛发生率。

八、安全性

基于目前临床应用的雌、孕激素联合型避孕药（COC）均为第 3 代合成孕激素去氧孕烯（地索高诺酮，Desogestrel）或孕二烯酮（Gestodene）为主的新型 COC，其避孕效果、不良反应、安全性均相对优于传统的第 1 代和第 2 代老式口服避孕药。虽然 1995 年 10 月，英国药品安全委员会曾发出一封关于含有去氧孕烯和孕二烯酮 COC 可能增加发生血栓栓塞性疾病风险的信件，并引发了一场世界范围内避孕药安全性学术争论（争论 1997 年结束），但最终明确了新型 COC 相对优于老式 COC 的结论。现将有关问题简介如下。

1. 血凝和纤溶功能　口服避孕药中主要影响血液凝固和纤溶功能的因素是雌激素剂量。传统、老式含大剂量炔雌醇（50μg）COC 可引起血浆凝血因子 V、Ⅷ、X 和纤维蛋白原的增加，但单相和多相含低剂量炔雌醇（35μg）COC 对凝血系统无明显影响。目前含有炔雌醇 30～35μg 的新型 COC 引起的凝血因子和血小板活性变化仍在正常范围内。含有炔雌醇 20μg 的 COC 对吸烟妇女凝血因子也无明显影响，但含有炔雌醇 20～30μg 的 COC 轻度增强纤溶功能活性。

目前学术争论的焦点是 COC 引起的心血管疾病是雌激素的急性期作用抑或与雌激素剂量相关的促进血栓栓塞形成作用，传统的合成孕激素与去氧孕烯和孕二烯酮的差异。

静脉血栓栓塞形成与 COC 中雌激素剂量相关，但停药后 3 个月危险性完全消失。吸烟增加发生动脉血栓的风险，但对静脉血栓形成无明显影响。如观察发现服用含大剂量炔雌醇（80～100μg）COC 第 1 年发生静脉栓塞风险增加 6 倍。据此，从 20 世纪 70 年代开始各国学者逐渐降低 COC 中雌激素含量，开发研制了由高选择性孕激素去氧孕烯和孕二烯酮和小剂量炔雌醇（20～30μg）组成新型 COC。

老式 COC 高血压发生率为 5%，而服用低剂量炔雌醇（30μg）–COC 则很少引起血压变化，如护士健康研究结果表明，新型 COC 高血压发生率每年为 41.5/1 万。曾患妊娠高血压和肾脏疾病妇女服用新型避孕药也不一定再次发生妊娠高血压综合征。

世界卫生组织（WHO）和亚洲、非洲、拉丁美洲和欧洲 17 个国家 21 个医学中心，通过流行病学调查，反复论证和缜密的统计学分析后认为：①应树立循证医学观念，克服避孕药研究中存在的设计和统计学偏倚影响，正确评价、宣传和应用新型 COC。②COC 不增加发生静脉血栓栓塞性疾病的风险率。由于去氧孕烯和孕二烯酮雄激素活性很低，因此适用于年长和存在静脉血栓栓塞高危因素妇女。③新型 COC 中炔雌醇含量≤50μg，不增加任何年龄、健康、不吸烟妇女发生心肌梗死风险率，但年龄增长、吸烟和高血压是高危因素。

2. 代谢功能

（1）脂代谢：单相避孕药增加血浆 LDL - 胆固醇和载脂蛋白 B 浓度和降低 HDL - 胆固醇和载脂蛋白 A 浓度，而三相左炔诺黄体酮片不影响 HDL - 胆固醇、LDL - 胆固醇、载脂蛋白 A、B 代谢。单相型诺孕酯和孕二烯酮改善脂蛋白代谢有利作用。三相型诺孕酯和孕二烯酮也呈现对 LDL/HDL 和载脂蛋白 B/A 比值呈现有益影响。概言之，低剂量孕激素对脂代谢无明显不利影响，其中单相型左炔诺黄体酮避孕药不良反应高于多相型避孕药。

（2）糖代谢：老式 COC 可引起胰岛素抵抗、空腹血糖、胰岛素、皮质醇升高和糖耐量试验异常，但目前应用的低剂量单相或多相 COC 对胰岛素和糖代谢无明显影响，即糖代谢变化仍处于非糖尿病范围之内。新型 COC 并不增加糖尿病发病率。良好控制的糖尿病患者仍可服用新型 COC，因其并不增加胰岛素需求量。病例对照性研究也未发现使用新型 COC 增加胰岛素依赖型糖尿病年轻妇女视网膜病或肾病发生率。

（3）肝胆功能：雌激素通过肝胆代谢和排泄，因此肝脏 DNA、RNA 合成、肝脏脂肪、肝酶、血清酶和血浆蛋白合成均受雌激素的影响，但新型 COC 并不增加严重肝脏疾病发生率。雌激素和大剂量孕激素偶可引起胆汁淤积、阻塞性黄疸和皮肤瘙痒，但为良性和可逆性，停药后自然消退。因此急、慢性胆道阻塞性肝脏疾病和胆囊疾病为禁忌证。

（4）其他：新型 COC 引起恶心、乳房不适、体重增加概率明显低于老式 COC，与消化性溃疡或肠炎也无相关性，但胃肠道吸收不良妇女服用避孕药影响药物吸收而有避孕失败之虞。新型 COC 很少引起皮肤和面部黄褐斑。

COC 可引起血沉加快、球蛋白和血浆总铁结合力增高，凝血酶原时间延长，但降低月经期突发性尿卟啉症。维生素代谢变化表现为血液维生素 A 轻度增高，而维生素 C、维生素 B_6 和叶酸浓度降低，但无须补充维生素。新型 COC 很少引起精神抑郁症，但一经发生应立即停药。COC 改善女性性功能，对听力、视力和音质也无明显影响。

3. 肿瘤

（1）子宫内膜癌：COC 降低子宫内膜癌发生率，服药 1 年后子宫内膜癌发生率降低50%，超过 3 年保护作用更明显，其对子宫内膜保护作用在停药后仍持续存在 20 年以上，这对于存在子宫内膜癌高危因素妇女尤为重要。COC 对子宫内膜癌常见的病理类型腺癌、腺角化癌和腺鳞癌同样呈现预防作用。

（2）卵巢癌：流行病学调查表明，COC 降低各种病理类型卵巢癌发生率40%，服药时间越长作用越显著，即使停药后 10～15 年保护作用依然存在。但欲使卵巢发生率降低80%则至少需要连续服药 10 年以上。

COC 对卵巢癌高危倾向妇女（BRCA Ⅰ、Ⅱ 基因携带者和阳性家族史）呈现保护作用，连续服药 10 年时的上皮类卵巢癌发生率可降低至正常妇女人群患病水平。

（3）宫颈癌：美国疾病控制和预防中心（CDC）研究认为，新型 COC 并不增加宫颈浸润癌发生率，而原位癌增加与 COC 使用者频繁进行阴道细胞学检查相关。但世界卫生组织（WHO）关于肿瘤和甾体避孕药的研究仍然认为长期服用 COC 有增加发生宫颈原位癌的风险性，其相关因素和机制尚不甚明了。

美洲巴拿马、哥斯达黎加、哥伦比亚和墨西哥等国病例对照性研究和美国洛杉矶与世界卫生组织合作研究均显示，曾服用 COC 妇女发生宫颈腺癌相对风险率增加 2.1 倍，使用时间 ≥12 年则增加 4.4 倍。过去 20 年间，年轻妇女宫颈腺癌（占所有宫颈癌 10%）发病率增加可能与使用 COC 相关。据此，服用 COC 妇女应坚持定期阴道细胞学检查。

（4）肝癌：肝细胞腺瘤（hepatocellular adenoma）发生与雌激素和雄激素相关。此外，COC 也可引起多种肝脏病变，包括肝脏紫癜、局灶性结节和腺瘤，但停药后肝脏病变逐渐退化。肝脏疾病发生与 COC 剂量和服用时间相关。现行新型 COC 尚未发现肝脏肿瘤发生率增高。WHO 关于对肝脏肿瘤与甾体激素避孕药协作研究并未证实 COC 与肝癌相关。过去 30 多年间，尽管世界各国广泛推广和应用 COC，肝癌病死率并未见升高。

（5）乳腺癌和结肠直肠癌：COC 不增加乳腺癌阳性家族史和（或）良性乳腺疾病妇女乳腺癌发生率，也不增加发生黑色素瘤、肾癌、胆囊癌、垂体瘤和滋养细胞肿瘤风险，并降低结肠直肠癌发生率 40%。

（6）垂体微腺瘤：虽然雌激素促进垂体催乳素分泌和引起垂体催乳素细胞（lactotroph）肥大，但新型 COC 并不引起垂体催乳素微腺瘤发生率增加，因此垂体微腺瘤妇女产后仍可服用 COC。

4. 内分泌功能

（1）肾上腺：COC 引起血浆结合型和游离型皮质醇升高，但增加幅度低于妊娠期，并仍处于健康妇女非妊娠期水平。服用 COC 妇女肾上腺对促肾上腺皮质激素（ACTH）反应性无明显变化。

（2）甲状腺：COC 中雌激素增加肝脏甲状腺结合球蛋白生成，但对血浆总甲状腺素和游离甲状腺素浓度无明显影响。

5. 生育功能

（1）闭经与生育力：服用 COC 的闭经率为 0.7% ~ 0.8%，与健康妇女人群继发闭经率相似。停用 COC 妇女，3 个月内妊娠率为 50%，2 年后，未经产妇女妊娠率为 75%，经产妇女妊娠率为 93%，与健康妇女人群不孕症发生率相似。停用 COC 1 年仍未妊娠者应审查不孕原因并对症治疗。

（2）未婚少女：青春期性活跃少女可选择应用新型 COC 以避免意外妊娠。

（3）受孕周期和早期妊娠服用避孕药：妊娠前 2 周（末次月经后前 4 周）内服用避孕药对胚胎发育无明显影响，但妊娠第 3 ~ 8 周（自末次月经的 5 ~ 10 周）服药则有致畸作用。前瞻性研究并未发现 COC 与胎儿 VACTERL 综合征（脊椎、肛门、心脏、气管、食管、肾脏和肢体综合畸形）相关。服用 COC 期间意外妊娠，或妊娠早期无意服用 COC（包括甲羟黄体酮和 17 - 羟基己酸黄体酮）并不显著增加发生先天性畸形的风险。

（4）停服 COC 后生育力：传统观念认为，停用 COC 后应适当推迟妊娠时间，因 COC 对未孕妇女下丘脑 - 垂体 - 卵巢轴和生育力影响可持续 42 个月，对经产妇影响则持续 30 个月。停药后 4 年，82% 妇女自然妊娠，其与停用其他避孕措施的生育率 89% 相似。然而，年龄 ≤30 岁妇女或经产妇女未观察到生育延迟现象。年龄为 25 ~ 29 岁未生育妇女，停药后

4年，91%的妇女自然妊娠，与停用其他避孕方法妇女生育率92%相似。停用6年仍未妊娠妇女比率与正常妇女人群相同。

美国COC观察发现，停服COC≥13个月妊娠率为24.8%，高于停用其他避孕方法的妊娠率10.6%（IUD为12.4%，避孕套为8.5%，其他避孕法为11.9%）。停用COC 3个月内妊娠率较低，在4~10个月妊娠率开始增加，2年后妊娠率为90%，而IUD需14个月，避孕套需10个月。尽管COC存在生育延迟效应，但无证据表明COC增加不孕症发生率。

（5）自然流产：停服COC后妊娠自然流产率≤1%，死胎率≤0.3%，与健康妇女人群相似。

（6）妊娠转归：COC无胎儿致畸作用，服用过COC妇女生育畸形儿概率、性比率和出生后婴幼儿体重、智力和心理发育均为正常，围生期病率、病死率、早产率和低出生体重儿率也未见增加。停服COC后妊娠妇女双卵双胎发生率增加1倍，发生率随服药时间延长而增加。

（7）母乳喂养：COC不影响哺乳期妇女乳汁分泌和质量，也不影响婴儿生长发育。延长哺乳期具有避孕作用，其与母亲营养状况、吸吮强度和添加辅食幅度相关。夜间哺乳，完全母乳喂养的哺乳期闭经妇女，产后6个月自然避孕效应与服用COC相同，而月经复潮或产后6个月后，排卵率和妊娠率开始增加。

完全母乳喂养或接近完全母乳喂养妇女，产后6个月内闭经率为70%，1年内为37%，有效避孕率为92%。添加辅食增加哺乳期妇女排卵和妊娠率。虽然母乳喂养具有一定避孕作用，但其作用并不稳定，因此应定期进行随访和检查。

（8）产褥期何时开始服用避孕药：研究发现，产后不进行母乳喂养妇女月经复潮的平均时间为（45±10.1）d，产后25d内无排卵发生。据此，完全母乳喂养妇女，产后3个月后应采取避孕措施，而部分或非母乳喂养妇女，应于产后第3周开始采用避孕措施。妊娠≤12周流产后应立即采用避孕措施，而妊娠≥12周流产者应于2周后开始采用避孕措施。第2孕季流产或早产后应立即开始采用避孕措施。目前新型COC不影响母乳喂养，并可提高母乳数量和质量。小剂量单一孕激素避孕药应从产后3d开始，即启动泌乳后开始服用。鉴于单一孕激素避孕药对糖尿病的影响，妊娠期糖尿病妇女产后应采用其他避孕方法。

6. 感染性疾病

（1）性病毒感染：COC无预防免疫缺陷病毒（HIV）、人乳头瘤状病毒（HPV）、单纯疱疹病毒（HSV）和乙肝病毒（HBV）感染作用。为安全起见，服用COC和采用屏障法避孕可有效地达到避孕和预防性传播疾病的双重功效。

（2）细菌和其他感染：长期服用COC具有预防盆腔细菌感染性疾病的作用，并降低盆腔炎住院率，作用机制与COC增加宫颈黏液黏稠度、防止病原体进入子宫和输卵管相关。尽管如此，临床医师仍应注意积极诊治服用COC性传播疾病高危妇女（多性伴侣、性传播疾病感染史、慢性宫颈炎、输卵管炎和衣原体感染者）。COC不增加非淋菌性尿道炎和宫颈炎发生率。新型COC对机体免疫功能无明显影响，因此也不增加水痘、细菌性阴道病、弓形体和外阴阴道念珠菌感染率。

九、治疗应用

避孕药作为一种有效避孕方法，在有效控制生育的同时也对某些妇科相关疾病呈现治疗作用，包括降低流产率和绝育率。降低子宫内膜癌、卵巢癌、异位妊娠、月经失调、痛经、贫血、输卵管炎、子宫内膜异位症、良性乳腺疾病、风湿性关节炎、动脉粥样硬化、骨质疏松症、子宫肌瘤和卵巢囊肿发病率。

观察表明，服用新型 COC 妇女卵巢癌发生率降低 40%，子宫内膜癌降低 50%、子宫肌瘤降低 31%、黄体囊肿减少 78%，功能性卵巢囊肿减少 49%。新型 COC 具有减少经量、痛经和防治子宫内膜异位症的作用。新型 COC 对骨密度有一定保护作用，但并不能有效降低骨折率。避孕药降低发生风湿性关节炎的风险，特别是有阳性家族史妇女。研究认为，COC 虽不能预防风湿性关节炎，但可延缓病程发展，防止病情恶化。

新型 COC 现已开始应用于许多妇科疾病的治疗，包括功能失调性子宫出血、痛经、排卵痛、排卵期出血、子宫内膜异位症、子宫腺肌病、多囊卵巢、痤疮、多毛症、下丘脑性闭经、月经期尿卟啉症、黄体功能不全、月经过多、功能性卵巢囊肿和经前综合征。

第十节　含天然雌激素口服避孕药

20 世纪末叶，口服避孕药研究的重要进展是应用天然雌激素替代人工合成雌激素炔雌醇组成新一代联合型口服避孕药，以减少合成雌激素的不良反应。雌激素药效学研究认为，虽然炔雌醇口服后生物利用率（38% ~ 48%）高于其他类型雌激素，但炔雌醇以剂量相关方式增加静脉栓塞性疾病风险。如炔雌醇含量为 50μg 口服避孕药的静脉栓塞性疾病发生率为 8 ~ 10/10 000，虽低于妊娠和产后妇女（20/10 000 妇女年），但明显高于不服用避孕药非妊娠期妇女（4.7/10 000 妇女年），为此，新一代口服避孕药将炔雌醇剂量减少至 15 ~ 20μg（如美欣乐，Mercilon）。

20 世纪末叶，以天然雌激素 17β – 雌二醇（$17\beta - E_2$）和戊酸雌二醇（Valerate Estradiol，E_2V）与高选择性孕激素组成的口服避孕药研制成功并应用于临床。药代动力学检测表明，外源性雌二醇，包括戊酸雌二醇、微粒化 17β – 雌二醇（Micronized 17β – Estradiol）和酯化雌激素（Esterified Estrogens）与内源性 17β – 雌二醇相似，均为高活性雌激素，具有较高生物利用率。如戊酸雌二醇（E_2V）口服后在肠道和肝脏内快速转化为雌二醇。17β – 雌二醇 2mg 药理活性相当于炔雌醇 $10 ~ 20$ μg 生物活性。然而，与炔雌醇比较，17β – 雌二醇很少影响肝功能、脂代谢和凝血功能。以天然雌激素组成新型联合型口服避孕药，具有完全抑制排卵和良好避孕效果，不规则出血率相当或低于传统口服避孕药。

一、含戊酸雌二醇避孕药

（一）复方戊酸雌二醇 + 地诺孕素

复方戊酸雌二醇 + 地诺孕素（Estradiol Valerate/Dienogest，E_2V/DNG）为第一个四相型口服避孕药，商品名 Qlaira/Klaira（欧盟）、Natazia（美国）、Climodien/Lafamme（西欧）、Valette（澳大利亚）。

1. 药理学

（1）戊酸雌二醇（Estradiol Valerate）化学名雌 – 1，3，5（10）– 三烯 – 3，17 – 二醇（17β）– ，17 – 戊酸乙酯；英文名 Estra – 1，3，5（10）– triene – 3，17 – diol（17β）– ，

17 – pentanoate；分子式 $C_{23}H_{32}O_3$；分子量 356.5。戊酸雌二醇口服后分解为 17β – 雌二醇和戊酸，血药浓度于 6h 达到高峰。雌二醇主要与血浆白蛋白结合（60%），次与 SHBG 结合（40%），生物利用率（bioavailability）为 3% ~ 5%，在肝脏内经过首过效应后（first – passeffect），95% 剂量被细胞色素 P_{450}（$CYP_{450}3A$）代谢后进入血液循环，半衰期为 14h。戊酸雌二醇代谢产物分别为雌酮、硫酸酯和葡萄糖醛酸轭合物（glucuronide conjugates），主要通过尿液排出，10% 经粪便排出。

（2）地诺孕素（Dienogest）：化学名 17α – 氰甲基 – 17β – 羟基 – 13β – 甲基甾烷 – 4，9 – 二烯 – 3 – 酮；英文名 17α – Cyanomethyl – 17 – hydro xyestra – 4，9 – dien – 3 – one；分子式为 $C_{20}H_{25}NO_2$；分子量 311.418。地诺孕素为高选择性孕激素，具有天然和合成孕激素的药理学特点，口服半有效剂量为 0.11mg/kg。

地诺孕素口服后快速吸收，生物利用率为 90%。地诺孕素选择性与孕激素受体结合，而无雌激素、抗雌激素、雄激素、糖皮质激素、盐皮质激素活性，但具有抗雄激素活性，约为环丙黄体酮的 40%。地诺孕素抗促性腺激素活性较弱，如抑制排卵的最低有效剂量为 1mg/d。血浆中地诺孕素主要与白蛋白结合（90%），10% 呈游离态存在，因此孕激素活性高于其他孕激素。地诺孕素通过芳香化和 11β – 羟化代谢，半衰期为 6 ~ 12h，代谢产物经尿排出，无药物蓄积性。地诺孕素与戊酸雌二醇组成四相型口服避孕药。地诺孕素 2mg/d，用于治疗子宫内膜异位症。

2. 药代动力学 服用四相型 E_2V/DNG 避孕药的 28d 内血清 E_2 浓度保持稳定；服用 E_2V（1 ~ 26d）最低血清 E_2 浓度为 33.6 ~ 64.7pg/ml，类似于月经卵泡中期水平；服用 E_2V/DNG（3 ~ 24d）的 DNG 最低浓度为 6.8 ~ 15.1ng/ml，第 24d 最高浓度为 82.9ng/ml，终末半衰期为 12.2h，血浆浓度为 33.7ng/ml，维持最高浓度时间为 1.5h，血清 SHBG 浓度增加 40%，而皮质醇结合球蛋白（CBG）浓度无明显变化。进食增加雌二醇血浆峰值 23%（C_{max}）和降低地诺孕素峰值浓度 28%，但不影响代谢曲线下面积浓度（area – under – the – curve，AUC concentration）。静脉注射后的雌二醇和地诺孕素的表观分布容积（the apparent volume of distribution）分别为 1.2L/kg 和 46L/kg。

3. 服用方法 E_2V/DNG 为四相型口服避孕药，模拟正常月经周期生殖激素变化，采用雌激素递减和孕激素递增的动态时相模式（dynamic phasic regimens）组成四种不同雌、孕激素剂量比例的药片，即一相片含 E_2V 3mg（服用 2d），二相片含 DNG 2mg + E_2V 2mg（服用 5d），三相片含 DNG 3mg + E_2V 2mg（服用 17d）；四相片含 E_2V 1mg（服用 2d），最后为空白片（服用 2d），共 28 片（图 27 – 1）。

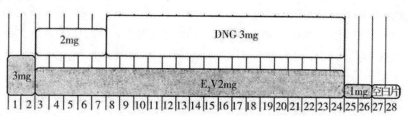

图 27 – 1 E_2V/DNG 服用方法

4. 避孕效果 临床药理学观察发现，口服四相型 E_2V/DNG 早期，戊酸雌二醇可提供雌激素优势，促进子宫内膜增生。DNG 为高活性孕激素，口服后生物利用率 >90%，可维持月经中期和晚期孕激素优势，有效地促进子宫内膜分泌化和子宫内膜间质稳定性。四相型 E_2 V/DNG 的避孕效果良好，不良反应低，优于早期的双相型或三相型 E_2 V/DNG 避孕药和其他类型的口服避孕药。

临床Ⅱ期 E_2 V/DNG 研究，由欧盟、美国和加拿大 2 655 例，年龄 18 ~ 50 岁妇女参与，治疗 20 ~ 28 周期的比尔指数（Pearl Index）为 0. 34（CI = 0. 73），中途退出率为 2. 5%。临床Ⅲ期 E_2 V/DNG 研究发现，对于 18 ~ 50 岁妇女，E_2 V/DNG 比尔指数为 0. 42 ~ 0. 79（CI = 0. 77 ~ 1. 23），而对于 18 岁和 35 岁妇女的比尔指数分别为 1. 01（CI = 1. 59）和 0. 51（CI = 0. 97）。

临床观察表明，E_2 V/DNG 动态剂量管理模式（dynamic dosing regimen）具有有效避孕、调节周期、控制月经量、改善性功能和缓解痛经作用。服用 E_2 V/DNG 6 个周期，月经量平均减少 88%。由于 E_2 V/DNG 停药间歇期仅为 2d，明显短于传统避孕药（7d），因此可显著降低激素撤退综合征（hormone withdrawal – associated symptoms，HWAS）发生率。另外，E_2 V/DNG 通过调节 SHBG 代谢、增加阴道上皮成熟度和增强雄激素活性而改善女性性功能障碍（FSD）。欧洲 50 个医学中心的临床研究，1 377 位年龄为 18 ~ 50 岁妇女，服用 E_2 V/DNG 20 个周期，治疗满意度为 79. 5%。

欧盟国家 798 例妇女参与的 E_2 V/DNG 和炔雌醇/左炔诺黄体酮（EE 20μg/LNG100g）比较性研究，发现两者周期性撤退出血率分别为 77. 7% ~ 83. 2% 和 89. 5% ~ 93. 8%。E_2 V/DNG 的出血量和出血时间均低于 EE/LNG，分别为 4. 1 ~ 4. 7d 和 5. 0 ~ 5. 2d（P < 0. 05）。服药周期内点滴出血率，E_2 V/DNG 和 EE/LNG 类似，分别为 10. 5% ~ 18. 6% 和 9. 9% ~ 17. 1%（P > 05）。

5. 对月经功能的影响　临床观察证实，E_2 V/DNG 除具有良好的避孕作用外，还具有防治无生殖道器质性病变的子宫内膜增生、月经过多和月经期延长疾病的作用，已在欧美国家广泛应用。

Fraser（2011）治疗观察发现，对于年龄 ≥18 岁无生殖道器质性病变，月经过多和经期延长的妇女（269 例），从口服 E_2 V/DNG 的第 1 个周期月经量即开始减少，治疗 6 个周期后的平均月经量（MBL）减少 88%，类似于曼月乐（LNG – IUS）的作用（减少 96%）。另一项研究，以 MBL 减少 50% 或月经量 ≤80ml 为治疗成功标准统计，E_2 V/DNG 治疗 7 个周期后，E_2 V/DNG 和对照组的治疗成功率分别为 63. 6% 和 11. 9%，月经量 ≤80ml 者，分别为 68. 2% 和 15. 6%；月经量减少 ≥50% 者分别为 70. 0% 和 17%，证实 E_2 V/DNG 治疗可有效减少月经过多和促进月经量恢复正常。

Jensen（2011）应用血红蛋白和血清铁测定检测发现，E_2 V/DNG 治疗 3 个周期的完全反应率（以 MBL 减少 ≥50% 为标准）为 43. 8%（P < 0. 001），月经量减少率为 64. 2%。欧洲和澳大利亚 34 个医学中心Ⅲ期临床研究表明，特发性月经过多妇女（231 例）接受 E_2 V/DNG 治疗 3 个周期后，月经量减少 69. 4%，并显著增加血红蛋白、血细胞比容和血清铁浓度。比较性研究发现，E_2 V/DNG 治疗的月经减少率相当于或优于氨甲环酸（妥塞敏，Tranexamic Acid，40. 4%）、甲芬那酸（Mefenamic Acid，20% ~ 39%）、萘普生（Naproxen，12%）和达那唑（Danazol，49%）。

德国（Ahrendt，2009）对比观测发现，服用 E_2 V/DNG 和 EE/LNG 的规律周期性出血率，分别为 77.7% ~83.2% 和 89.5% ~93.8%（P<0.000 1）；不规则点滴出血时间分别为（17.3±10.4）d（平均 16d）和（21.5±8.6）d（平均 21d）（P<0.000 1）。因此认为，E_2V/DNG 是患有月经过多和经期延长妇女的优先选择。

6. 不良反应和安全性　E_2V/DNG 的不良反应率<2%，包括头痛（6.4%）、乳痛（4.5%）、乳房压痛（3.0）、痤疮（3.4%）、不规则点滴出血（1.7% ~3.0%）、痛经（2.7%）、体重增加（0.9% ~2.3%）。Fraser（2011）269 例，年龄≥18 岁妇女治疗观察，E_2V/DNG 严重不良反应率为 1.1%（1 例心肌梗死、1 例慢性胆囊炎、1 例原位乳腺癌）。

临床观察发现，E_2V/DNG 对性激素结合球蛋白（SHBG）、凝血酶原、纤维蛋白原和凝血酶的影响与传统避孕药相似。E_2V/DNG 对代谢和凝血功能影响相当于炔雌醇/左炔诺黄体酮（EE/LNG），对凝血酶原和 D-二聚体（D-dimer）活性无明显影响；对 LDL-C、HDL-C、胰岛素、糖代谢影响优于 EE/LNG。一项大型、国际间、前瞻性长期队列研究（INAS-SCORE）将对包括 E_2V/DNG 在内的含天然雌激素的多种新型口服避孕药进行为时 3~5 年比较性研究。

（二）复方戊酸雌二醇+醋酸环丙黄体酮

复方戊酸雌二醇+醋酸环丙黄体酮（estradiol valerate/cyproterone acetate，E_2V/CPA），商品名 Femilar，为双相型口服避孕药，即一相片为 E_2V 1mg/CPA 1mg（1~10d），二相片为 E_2V 2mg/CPA 2mg（11~21d），空白片 7 片（22~28d）。1993 年于芬兰上市，适用于年龄 35~40 岁和（或）不能耐受含炔雌醇避孕药的妇女。临床观察发现（228 例，治疗 12 个周期），抑制排卵率为 99%，累计妊娠率为 0.4%。治疗前 3 个周期点滴出血率为 35.5%，12 周期内点滴出血率减少至 24.5%，但随着服用时间的延长不规则出血率和痛经发生率逐渐减少。

二、含 17β-雌二醇的避孕药

（一）复方 17β-雌二醇/醋酸诺美黄体酮

复方 17β-雌二醇/醋酸诺美黄体酮（17β-Estradiol/Nomegestrol acetate，$E_2/NOMAC$）为单相型口服避孕药，包括两种服用模式：①17β-E_2 1.5mg/NOMAC 2.5mg（21/7），服用 21d，间歇 7d；②17β-E_2 1.5mg/NOMAC 2.5mg（24/4），服用 24d，间歇 4d。

诺美黄体酮（Nomegestrol），别名去甲甲地黄体酮，商品名露特尼（Lutenyl）、Theramex。化学名 17-羟基-6-甲基-19-去甲-4，6-孕-3，20-二酮；英文名 17-Hydroxy-6-methyl-19-nor-4，6-pregnadiene-3，20-dione；分子式 $C_{21}H_{28}O_3$；分子量 328.45。诺美黄体酮口服后快速吸收，2h 后血药浓度达到高峰，血浆半衰期 30h。诺美黄体酮主要与血浆白蛋白结合（98%），以葡糖醛酸酯或硫酸酯形式通过肠道排出，少量经尿液排出。

诺美黄体酮为 19-去甲黄体酮衍生物，高效和高选择性孕激素，与黄体酮受体亲和力高于黄体酮 2.5 倍。孕激素活性分别高于甲羟黄体酮和甲地黄体酮 4 倍和 1.4 倍，无雄激素、雌激素活性；强烈抑制促性腺激素分泌和排卵，拮抗雌激素和减少孕激素分泌。诺美黄体酮临床用于治疗功血、经前综合征、乳痛症、痛经、子宫内膜异位症、围绝经期综合征等。

欧洲和美国研究表明，服用模式 24/4 和 21/7 的比尔指数（Pearl index）分别为 0.38 和

1.13；对凝血功能、纤溶指标、脂代谢和糖代谢的影响优于左炔诺黄体酮/炔雌醇（LNG/EE），类似于屈螺酮/炔雌醇（DRSP/EE）；服用 1 年后闭经为 30%，适用于不能耐受其他避孕药妇女。临床研究发现，E_2/NOMAC，24/4 服用模式对排卵抑制率、最大卵泡直径、宫颈黏液、子宫内膜厚度、月经功能、出血时间和生育力的影响均优于服用模式 21/7（$P < 0.05$），避孕作用相当于或优于炔雌醇/孕二烯酮（EE/GSD）、屈螺酮/炔雌醇（DRSP/EE）和雌二醇/醋酸炔诺酮（E_2/NETA）。

（二）复方 17β-雌二醇/屈螺酮

复方 17β-雌二醇/屈螺酮（17β-Estradiol/drospirenone，E_2/DRSP）避孕药包括单相型和三相型两种。屈螺酮（drospirenone，DRSP），化学名 15β，16β-二亚甲基-3-氧代-17α-孕甾-4-烯-21，17-羧内酯；英文名 15 beta，16 beta-diethylenetriamine-3-oxo-17 alpha-pregna-4-ene-21，17-carboxylic lactone；分子式 $C_{24}H_{30}O_3$；分子量 366.49。

屈螺酮为醛固酮拮抗药螺内酯衍生物，为高效和高选择性孕激素。屈螺酮口服后快速吸收，1~2h 血药浓度达到高峰，95%~97% 与人血白蛋白结合，而非与 SHBG 和 CBG 结合，生物利用率为 76%。屈螺酮呈现孕激素、抗促性腺激素、抗雌激素、抗雄激素和抗盐皮质激素作用。复方 17β-雌二醇/屈螺酮避孕药，正在进行Ⅱ期临床研究，观测对象为 18~35 岁健康育龄妇女。第一项研究（n=116）目的是评估抑制排卵作用，第二项研究（n=575）目的是评估对月经功能影响和安全性。

综上所述，采用天然雌激素组成新型口服避孕药是未来发展方向，其作用不仅限于避孕，而且具有妇科内分泌治疗学和妇女生殖健康保健作用。目前，含有天然雌激素的避孕药已进入广泛深入的临床Ⅲ期研究。如 HARMONY-ⅠδⅡ期研究，将对比观察 E_2V/DNG、炔雌醇/诺孕酯和炔雌醇/左炔诺黄体酮（EE/LNG）防治激素撤退性综合征（HWAS，头痛、腹胀和盆腔痛）作用。STABLE 研究将重点观察 E_2V/DNG 和 EE/LNG 改善女性性功能障碍（FSD）作用。可以预测，含天然雌激素新一代避孕药的广泛应用，必将进一步提高避孕效果和增强妇女生殖健康水平。

第十一节　孕激素避孕药和紧急避孕药

一、小剂量孕激素避孕药

（一）种类

（1）Micronor，Nor-QD，Noriday，Norod——0.350mg 炔诺酮。

（2）Microval，Noregeston，Microlut——0.030mg 18-甲基炔诺酮。

（3）Ovrette，Neogest——0.075mg 左炔诺黄体酮。

（4）Exluton——0.500mg 炔雌烯醇（lynestrenol）。

（5）Femulen——0.500mg 双醋炔雌醇（ethynodial diacetate）.

（6）Cerazette R——0.075mg 右炔诺黄体酮。

（二）适应证

小剂量单一孕激素避孕药适用于雌激素禁忌证妇女，或不能耐受雌激素不良反应者。

（三）作用机制

单一孕激素避孕药所维持的血浆浓度约为联合型避孕药25%，但足以引起子宫内膜和宫颈黏液输卵管生理功能抑制，但不能完全抑制促性腺激素分泌和LH高峰。约40%服药妇女仍有正常排卵，因此不能完全预防异位妊娠。单一孕激素避孕药对脂代谢、糖代谢、凝血和纤溶功能无明显影响，停药后生育力很快恢复。

（四）服药方法

单一孕激素避孕药从月经周期第1天开始定时服用，连服21d。服药最初7d内必须采用其他避孕方法，因少数妇女可于月经周期第7～9天出现排卵。如服药延误≥3h、漏服1次和因胃肠道疾病影响药物吸收时应及时补服。如连续漏服≥2片，或停经4～6周应做妊娠试验排除妊娠。

（五）避孕效果

服药第1年失败率为1.1%～9.6%，年轻妇女失败率为3.1/100妇女年，≥40岁妇女的年失败率为0.3%。性活跃妇女年失败率与COC相似（≤1%）。

（六）不良反应和安全性

由于抑制排卵不完全和单一孕激素刺激，因此子宫内膜突破性出血常见。观察发现，服药妇女中排卵周期占40%、不规则或周期缩短占40%、不规则流血和闭经占20%。因此停药率较高。另外，功能性卵巢囊肿发生率较高，但可自然消退。左炔诺黄体酮避孕药具有潜在雄激素作用可引起痤疮、多毛和脂溢。

单一孕激素避孕药适用于雌激素禁忌证妇女，包括糖尿病血管病变、系统性红斑狼疮和心血管疾病。WHO病例对照研究表明，单一孕激素避孕药不增加发生卒中、心肌梗死、静脉血栓的风险性。鉴于单一孕激素避孕药对非胰岛素依赖性糖尿病的影响，曾患妊娠期糖尿病的哺乳期妇女应采用其他避孕方法。

哺乳期妇女可于产后3d，泌乳出现后开始服用单一孕激素避孕药，因其既可促进泌乳，又不影响奶量和婴儿生长发育。单一孕激素避孕药改善妇女性欲，降低盆腔感染、子宫内膜癌和卵巢癌发病率。而很少出现COC不良反应，包括胃肠道不适、乳房触痛和头痛等。

二、紧急避孕药

紧急避孕药（emergency contraceptive）又称为性交后避孕片（postcoital pill），是一种无保护性性交（避孕套破裂、性攻击、避孕膜脱落、宫颈帽错位和漏服避孕药）后应急避孕的药物和方法。据统计，美国推广紧急避孕药后，每年减少170万意外妊娠，流产率降低40%，即减少80万人工流产。

（一）种类

（1）炔诺酮滴丸，5mg，性交当晚和以后每晚服用1片。如超过14d，则改服COC。

（2）甲地黄体酮避孕药片Ⅰ号，甲地黄体酮2mg，性交前8h服1片，当晚服1片，而后每晚服1片，如14d结束加服1片。如超过14d，则改服COC。

（3）左炔诺黄体酮探亲片，左炔诺黄体酮3mg，性交前1～2d开始服用，每天1片。

（4）左炔诺黄体酮0.75mg，性交后服用1片，12h后加服1片。

（5）Ⅰ-53抗孕片，为单一雌激素双炔失碳酯7.5mg，性交后立即服用1片，次晨加服1片，以后每天1片，至少服用12片。如超过12片，改服COC。

（6）甲醚抗孕片：由甲地黄体酮0.55mg和奎孕醇0.88mg组成。性交前12h服1片，而后每于性交后服用1片。

（7）米非司酮200mg，服用1次，或性交后10～25mg，服用1次，12h后加服1次。

（8）Ovral：2片，性交服用1片，12h后再服1片。

（9）Alesse：5片，性交后服用1片，12h后再服4片。

（10）Lovral（Nordette，Levlen，Triphasil，Trilevlen）：4片，性交后服用2片，12h时后再服2片。在美国，有一种4片的药盒，每片含50μg炔雌醇和0.250mg左炔诺黄体酮。按常规方法服2片，12h后再服2片。

（二）作用机制

目前临床应用的紧急避孕药包括2种，一是雌、孕激素联合避孕药，二是单一孕激素制剂。紧急避孕药通过推迟排卵、改变宫颈黏液功能、破坏排卵-子宫内膜同步化和干扰孕卵植入综合作用而达避孕目的的。

（三）避孕效果

紧急避孕药推荐于性交后立即服用，最晚不超过72h。大剂量雌激素或左炔诺黄体酮避孕失败率≤1%，COC失败率为2%～3%，72h内使用大剂量炔雌醇失败率为0.1%。比较而言，COC可降低意外妊娠率75%，避孕有效率为98%，而左炔诺黄体酮避孕有效率达99%。

已证实为妊娠者不能服用紧急避孕药物，而紧急避孕失败妊娠者则应行人工流产，同时进行性传播疾病筛查。紧急避孕药同样可引起恶心、呕吐、头痛、眩晕等不良反应。由于紧急避孕药剂量较大，因此血栓栓塞性疾病史或家族史妇女不适合应用COC作为紧急避孕药。有雌激素禁忌证者可选用单一孕激素紧急避孕药。达那唑不能用作紧急避孕药。

国外Clasierr（1992）发现，抗孕激素米非司酮600mg紧急有效避孕率接近100%。国内研究发现，米非司酮10mg，25mg，50mg单独或配伍双炔失碳酯7.5mg，无保护性交后72h内服用也可明显降低妊娠率。胡静（1996）观察发现，米非司酮10mg，25mg，50mg紧急避孕有效率分别为93.4%、93.3%和93.8%。程利南（2001）观察发现，无保护性交后5d（120h）一次服用米非司酮10mg，25mg，50mg的避孕有效率分别为96.8%、96.78%和96.91%。据此，无防护性交后72h内服用米非司酮25mg，12h后再服用25mg可到达安全避孕目的。另一种紧急避孕的方法是在无保护性性交5d内置入宫腔内一个含铜节育器，以有效防止孕卵植入，失败率为0.1%。

第二十八章　儿科疾病药物治疗

第一节　新生儿疾病

一、新生儿神经疾患

胎儿宫内慢性缺氧，新生儿生后一周的围生期（围生儿）因生产过程中发生窒息、产伤而导致脑损伤，重度影响生后生命质量，甚至造成脑性瘫痪、继发性癫痫及智力低下。

1. 新生儿颅内出血、缺氧性脑室周围出血、脑室内出血或蛛网膜下腔出血或脑实质出血　对该类患儿，需静脉滴注（i. v.）维生素 K_1（vitamin K_1），5mg/d，3 天。如脑室明显扩大，可采用乙酰唑胺口服以减少脑脊液生成。预防早产儿出血，可用苯巴比妥、吲哚美辛、止血敏及维生素 E 等。出生前使用糖皮质激素，能促进胎儿肺发育成熟，从而减少脑室内出血。预防脑室内出血，关键是预防早产。生后常规肌注维生素 K_1 可减少新生儿自然出血，但还不能完全预防晚发性维生素 K 缺乏性颅内出血，必要时对生后 2 个月 ~ 4 个月婴儿肌内注射（intramuscular injection, i. m.）一次维生素 K_1 10mg，这对单纯母乳喂养的半岁内婴儿更加重要。

2. 缺氧缺血性脑病　治疗缺氧缺血性脑病（HIE）患儿时，应维持心率、血压，血气和pH 在正常范围，维持血糖在正常的高值［即 5mmol/L；葡萄糖滴入速度以 6 ~ 8mg/（kg·min）为宜］。这 3 项支持疗法是最重要和最基本的治疗措施，是一切治疗的基础，必须在生后 6 ~ 24 ~ 48 小时开始进行。治疗包括吸氧、呼吸管理、心功维持、激素和甘露醇减少脑水肿以及止血对症处理等。后期用细胞色素 C、阿片受体拮抗剂纳洛酮（naloxone）每次0.1 ~ 0. 2mg 静脉滴注，以及一氧化氮（NO）抑制剂，自由基消除剂（维生素 E 等）。脑损伤重者可选脑保护剂，如胞磷胆碱（citicoline），0. 25g 肌内注射；三磷酸胞苷二钠，20mg，静脉滴注；磷酸肌酸钠，1g/50ml，每天 1 次，静脉滴注；细胞色素 C，15mg；三磷腺苷（ATP），20mg，辅酶 A 100U/d；也可用复合辅酶 A（coenzyme A），100U/d 静脉滴注。1，6 - 二磷酸果糖（DPF），50ml/d，静脉滴注；10 ~ 20ml/d，口服（PO）。脑蛋白水解液（cerebroprotein hydrolysate，脑活素，施普善，cerebrolysin），5 ~ 10ml/d，（静脉滴注，肌内注射）。神经营养蛋白（NTP）可加速神经再生，促进神经修复及功能重建。如鼠神经生长因子（nerve growth factor，NGF）18μg/20μg（9 000AU），用 2ml 注射用水溶解，静脉滴注，每天 1 次，4 周为一个疗程。NGF 的生物学效应有神经营养，维持神经元存活，促进神经元分化，诱导神经突起生长，调节神经突触的建立，促进神经再生，调控细胞凋亡。NGF 也影响免疫细胞的活性，进而调节免疫系统功能，调节神经系统功能。单唾液酸四己糖神经节苷脂（ganglioside，GM1），20mg/2ml，肌内注射或静脉滴注；HIE 后 Bax 蛋白表达增强，细胞凋亡增加，GM1、NGF 两药联用可上调 Bcl - 2 表达，下调 Bax 表达，使凋亡细胞减少，这可能是 GM、NGF 联合治疗新生儿缺氧缺血性脑损伤的机制之一。对胎龄≥36 周的围生期窒息婴儿，在出生 6 小时内开始进行亚低温 72 小时治疗可改善神经系统转归，但不能显著降低死亡或严重残疾发生率。恢复期用高压氧疗法（HBO）。

3. 新生儿惊厥发作　以局灶性惊厥发作和多灶性惊厥作为最多。依次常见的惊厥原因有：低血钙（血钙 < 1.75mmol/L），低血糖症（血糖 < 1.5mmol/L），低血镁症，产伤、窒息 HIE，细菌性脑膜炎，颅内出血或脑室内出血。少数为遗传性代谢病。目前新生儿破伤风已很少见。对新生儿惊厥发作，可先常规静脉输入 10% 葡萄糖液 100ml、葡萄糖酸钙（calcium gluconate）1g 及维生素 B_6 50mg。必要时肌注硫酸镁。要限制液体输入，以防稀释性低钠血症而再发惊厥。对症治疗包括苯巴比妥钠每次 20mg/kg，快速静滴 10 分钟，以后 5mg/kg，每 12 小时静滴 1 次。或同时用地西泮（diazepam，安定），无效改用劳拉西泮或咪达唑仑。病因治疗视病因而定。

二、新生儿溶血症

新生儿 ABO、Rh 溶血病是由于母亲和胎儿血型不合引起的一种溶血性疾病，如血清胆红素 > 205μmol/L（120mg/L），应立即开始蓝光照射，静脉输入人体白蛋白（human albumin），每次 1g/kg，口服苯巴比妥促酶剂。当黄疸迅速加重，血胆红素接近 342μmol/L（200mg/L）时，宜早作脐静脉换血疗法，以防发生核黄疸后遗症。

第二节　感染性疾病

一、细菌性感染

儿童常有局部感染，细菌自黏膜皮肤破损处进入血液循环，并繁殖产生（内、外）毒素引起全身感染中毒表现称为脓毒症（sepsis）。脓毒症由革兰（Gram）阳性、阴性两大类细菌引起，小儿以革兰阳性菌特别是金黄色葡萄球菌（下称金葡菌）为最常见，其次是革兰阴性菌（主要是大肠杆菌感染）；再其次是表皮葡萄球菌、铜绿假单胞菌等。厌氧菌及各种少见机遇菌主要见于新生儿和免疫缺损者。严重病例可出现混合感染，如两种需氧菌、需氧菌与厌氧菌，细胞壁缺损型（L 型）菌与厌氧菌，细菌与真菌（包括霉菌、酵母菌）二重感染等。有时细菌感染常继发于病毒感染之后，其中以呼吸道感染为最常见。脓毒症治疗以住院综合治疗为主，关键是早期静注杀菌类抗生素。应根据临床表现和脓液性质推测致病菌为革兰阳性或阴性，同时根据社区感染或医院感染，选择有效的抗生素。新生儿期肝、肾均未发育成熟，应避免应用毒性大的抗菌药物，肾排出的青霉素类、头孢菌素类等 β 内酰胺类药物需减量应用。

2004 年 8 月卫生部制定了抗菌药物临床应用指导原则，各地医院应参照执行。抗菌药物治疗性应用的基本原则：诊断为细菌性感染者，方有指征应用抗菌药物；尽早查明感染病原，根据病原种类及细菌药物敏感试验结果选用抗菌药物；按照药物的抗菌作用特点及其体内过程特点选择用药；抗菌药物治疗方案应综合患者病情、病原菌种类及抗菌药物特点制订。抗生素治疗策略仍强调早期、恰当、足够。对于治疗持续时间，足疗程很关键。儿科常用抗生素有以下几种类型。

1. 革兰阳性菌（以金葡菌为代表）

（1）青霉素类（penicilins）：常用青霉素 G（960 万 U/天），苯唑西林（oxacillin），或氯唑西林（cloxacillin），或氟氯西林（flucloxacillin），0.1~0.2g/（kg·d）。

（2）头孢菌素类（cephalosporins）：常用第 1 代的头孢拉定（cephradine，CED），或头孢唑啉（cefazolin，CEZ），或头孢硫脒（cefathiamidine，CTM），0.1g/（kg·d）。

（3）糖肽类（glycopeptides）：万古霉素（vancomycin）或去甲万古霉素，20~25mg/（kg·d），或替考拉宁（teicoplanin），10mg/（kg·d），静滴。用于耐药金葡菌（MRSA）感染。

2. 革兰阴性菌（以大肠杆菌为代表）

（1）青霉素类：常用氨苄西林（ampicillin）、哌拉西林（piperacillin）、美洛西林（mezlocillin）、阿洛西林（azlocillin），磺苄西林（sulbenicillin），0.1g/（kg·d）。

（2）头孢菌素：常用第 2 代的头孢呋辛（cefuroxime），0.1g/（kg·d）；头孢克洛（cefaclor），30mg/（kg·d）；或第 3 代的头孢曲松（ceftriaxone，CTRX）、头孢哌酮（cefoperazone，CPZ）、头孢氨噻肟（cefotaxime，CTX），头孢唑肟（ceftizoxime，CZX），0.1g/（kg·d）；或第 4 代头孢吡肟（cefepime，CFP），50mg/（kg·d）。

对革兰阳性球菌的抗菌力：1 代 >4 代 ≈2 代 >3 代；

对革兰阴性菌的抗菌力：4 代 >3 代 >2 代 >1 代；

对 β-内酰胺酶的稳定性：4 代 >3 代 >2 代 >1 代；

对肾的毒性：4 代 <3 代 <2 代 <1 代；

透入脑脊液：三代头孢曲松和第四代头孢菌素，都能透入脑脊液。

头孢菌素可致皮疹及转氨酶一过性升高。头孢拉定可致血尿，第三代头孢菌素肝、肾双向排泄，肝、肾功损害患者亦可应用。头孢曲松钠不能与乳酸钠林格注射液及林格复方氯化钠注射液等含钙注射液混合后静脉注射或静脉滴注。

（3）氨曲南（aztreonam）：0.1g/（kg·d）。用于耐药菌株感染。

铜绿假单胞菌另外还常用头孢他啶（ceftazidime，CTZ）。

流感杆菌常用头孢克洛（cefaclor），30mg/（kg·d）；或头孢羟氨苄（cefadroxil），50mg/（kg·d），口服。

严重感染病例和医院感染常将青霉素类加头孢菌素类联合应用，既可增加抗菌谱，又能增强抗菌协同作用。甚至还用加有 β-内酰胺酶抑制剂的混合制剂，如氨苄西林-舒巴坦复方制剂（舒他西林）、阿莫西林-克拉维酸复方制剂（安奇、强力阿莫仙）、替卡西林-克拉维酸复方制剂（泰门汀）、哌拉西林-他唑西林-他唑巴坦复方制剂（他唑仙），或者头孢氨苄-甲氧苄啶复方制剂（抗力舒），头孢哌酮钠-舒巴坦复方制剂（舒普深）等。

利福平（rifampin）有广谱抑菌、肠肝循环及自尿液排出的特点，因而肝、肾脓肿及泌尿系统感染效果好。常用 20~30mg/（kg·d）口服。克林霉素（clindamycin）骨髓浓度高，对急性化脓性骨髓炎、关节炎有良效，常用 10~30mg/（kg·d）静滴。利福昔明（rifaximin），0.1g，每天 4 次），肠道感染效果好。

以上治疗均无效时，还可用碳青霉烯类如亚胺培南（imipenem）/西司他丁（cilastatin）（泰能），50mg/（kg·d）静滴，或美罗培南（meropenem）（美平），10mg/（kg·d），静滴。这类药与万古霉素、氨曲南一样，都应保留用于极重而又耐菌的革兰阳性、阴性菌感染。

胞内菌、L 型细菌、支原体、衣原体感染则用青霉素、头孢菌素无效，而需用新一代大环内酯药，如阿奇霉素（azithromycin），10～20mg/（kg·d），口服或静滴 3 天为一个疗程），罗红霉素（roxithromycin），5～7.5mg/（kg·d）口服，或克拉霉素（clarithromycin），15mg/（kg·d）口服。

厌氧菌感染用甲硝唑［metronidazole，20mg/（kg·d）］；或替硝唑（tinidazole），奥硝唑（ornidazole），左奥硝唑（levornidazole），剂量同上，口服或静滴。

真菌感染常用咪唑类的氟康唑（fluconazole），5mg/（kg·d），口服或静滴；伊曲康唑（itraconazole），5mg/（kg·d），口服；益康唑（econazole），8mg/（kg·d）；伏立康唑（voriconazole），15mg/（kg·d）。两性霉素 B（amphotericin B，AmB）及其脂质复合物－两性霉素 B 甲酯（CAB）、脂质体两性霉素 B、两性霉素 B 脂质复合体［ABLC，3～5mg/（kg·d）］，两性霉素 B 胶质分散体（ABCD）（liposome，L－AmB，amphotec，ambisome）：适用于侵袭性真菌感染的治疗，如毛霉菌、曲霉菌及新型隐球菌脑膜炎及克柔念珠菌等深部真菌病。

二、病毒性感染

儿童病毒感染大都仍呈自限性经过，治疗以对症处理为主，近年来有一些抗病毒类药可供选择。

（1）更昔洛韦（ganciclovir）：10mg/（kg·d），静滴，5～7 天，主要用于单纯疱疹脑炎等。

（2）阿昔洛韦（aciclovir）：10～20mg/（kg·d），静滴，5～7 天。主要用于带状疱疹等。

（3）利巴韦林（ribavirin）：每次 0.15g，口服，每次 0.1g，肌注，静滴，5～7 天。主要用于呼吸道合胞病毒感染等。

（4）泛昔洛韦（famciclovir）：10mg/（kg·d），口服 5～10 天。主要用于腮腺炎、水痘、EB 病毒，巨细胞病毒感染等。

（5）万拉洛韦（valaciclovir）：10mg/（kg·d），口服 5～10 天。主要用于艾滋病等。

（6）膦甲酸钠（foscarnet sodium）：可抑制 DNA 多聚酶、逆转录酶（rT）病毒，如人类免疫缺陷病毒（HIV）。

（7）干扰素（interferon，IFNα，β，γ；α－2a、α－2b，α－1b）：α－IFN 抗病毒作用强，有非特异性广谱抗 DNA、RNA 病毒及增强免疫作用，每次 100 万～300 万 U，肌注，3～5 天。

（8）拉米夫定（lamivudine）：0.1g，每天 1 次口服，共 14 天，主要用于乙型肝炎、艾滋病等。

（9）抗逆转录病毒药物：司他夫定（d4T），拉米夫定（LMV、3TC），奈韦拉平（NUP），齐多夫定（AZT、ZDV）等。目前，我国肯定了国产抗病毒药物具有良好的抑制病毒效果的同时，确定了司他夫定＋拉米夫定＋奈韦拉平和拉米夫定＋齐多夫定＋奈韦拉平为最佳的国产药物组合。于产妇妊娠中期及婴儿出生时，肌注 1 次，可阻断 HIV/AIDS 母婴传播。

抗生素药物的发现和应用，对感染性疾病的治疗是一个革命，然而，耐药菌株的出现导致了继发感染发病率和病死率的上升。为防止或延缓耐药微生物的产生和蔓延，首先要减少抗生素的滥用，建立合理应用指南（包括轮替应用抗生素），同时系统监测病原菌变迁及其敏感试验的变化；对耐药菌病患实施消毒、隔离处置。另外，应将感染分为社区感染和医院感染两大类，分别选用不同的抗生素方案。目前临床上金黄色葡萄球菌，大肠杆菌，铜绿假单胞菌，痢疾杆菌及结核杆菌等，耐药问题比较严重，更应该注意防范，否则抗生素治疗难度加大。病毒性感染用抗生素无效，要防止滥用抗生素预防细菌感染。毛霉菌或曲霉菌二重感染，常侵犯中枢神经系统，经常引起死亡。新生儿最常用的安全有效抗生素主要是青霉素类和头孢菌素类，重者两者联用、增加协同作用。这两类药在新生儿因 IgE 缺少而很少有过敏反应，可放心使用。

第三节　呼吸系统疾病

一、儿童上呼吸道感染（URI）

婴幼儿、儿童上呼吸道感染（上感）90% 为鼻病毒等病毒感染所致，自然病程大约一周，一周不愈多有继发细菌感染。感冒后强调继续母乳喂养，多饮水，注意保温，一般口服治感冒中成药即可，不必肌注、静注中成药。也不必常规使用抗生素，WHO 认为上感患儿使用抗生素不能减轻病情，不能缩短病程，不能防止并发病（如中耳炎、肺炎）。过多地滥用抗生素，可带来耐药菌株增多和二重感染。凡 2 个月以内小婴儿，上感仍需用抗生素。病毒性上感可用利巴韦林每次 0.1～0.15g，口服或肌注。病毒性上呼吸道感染的处理主要是对症处理，如退热、止咳。对病程超过 7 天的上感，症状不缓解，流脓鼻涕较多者以及白细胞数和中性增高或急性鼻窦炎患者服退热剂的同时，仍宜加用抗生素药物。对 2 个月以上婴幼儿和儿童发热 38～38.5℃ 以上时，应及时口服退热剂布洛芬（ibuprofen），剂量是每次 5～10mg/kg，首剂加倍，每 6～8 小时一次，直至体温降至 38～38.5℃ 以下。它退热疗效好，能维持 8 小时，且安全。或用对乙酰氨基酚（paracetamol），每次 10mg/kg，每 6 小时一次，剂量 >100～150mg/（kg·d）时易发生肝损。

止咳药常用复方甘草合剂及其同类药物。干咳可用苯丙哌林（哌欣）、美沙芬制剂，有痰或 2 岁以下婴幼儿不要用可待因。有痰常用 L - 半胱氨酸制剂。新药尚有乙酰半胱氨酸（N - acetylcysteine），每次 0.1g，每次 5ml；羧甲半胱氨酸（羧甲司坦），每次 2.7g；稀化黏素，每次 120mg 等。氨溴索（沐舒坦）可口服或静滴，每次 15mg。合并鼻窦炎用佛可麻，赛洛唑啉（xylometazoline），羟甲唑啉（oxymetazoline）滴鼻或喷鼻。

细菌性上感可用青霉素 V 钾，0.25g，每天 3 次口服，共 5 天（急性化脓性扁桃体炎用 10 天）；或阿莫西林 0.1g/（kg·d）口服；或头孢克洛 30mg/（kg·d）口服。青霉素钠盐静滴每天 1～2 次，因半衰期短，并不适宜。有时还可用口含片（喉片）如吉他霉素（kitasamycin，安吉含片 4 000U/片），含碘喉片，板蓝根含片等。或者喷咽剂。

小儿流行性感冒（流感）可用金刚烷胺（amantadine），0.1～0.2g，每天 2 次；金刚乙胺（rimantadine），0.05～0.1g，每天 2 次，或 5mg/（kg·d），5 天疗程。人禽流感、H5N1

型病毒流：一般用神经氨酸酶抑制剂奥司他韦（oseltamivir，国产磷酸奥司他韦－奥尔菲），成人剂量每日 150mg，分两次服用；1 岁～12 岁体重在 15kg 以内的儿童每次给药 30mg，16～23kg 每次给药 45mg，24～40kg 每次给药 60mg，或 40kg 以上及 13 岁以上儿童剂量同成人。或扎那米韦（zanamivir），50mg/d，5 天疗程。

对于复发性上感宜补充维生素 A、维生素 D、锌及免疫调节剂，诸如：

（1）左旋咪唑（levamisole）：每次 12.5～25mg，每天 1 次。

（2）胸腺肽素（thymosin，thymin）：每次 10mg，每周肌注 2 次。

（3）干扰素（interferon）：干扰素作用于病毒复制的初期阶段，抑制 RNA 的翻译，干扰核酸的合成，使宿主细胞对病毒感染具有抵抗力，因而具有广谱非特异性抗病毒作用。100 万～300 万单位/次，肌注，每周 1 次，或含片。α－IFN：抗病毒作用强，β－IFN：抗冠状病毒作用强，γ－IFN：免疫调节作用强。

（4）活性初乳冲剂（含分泌型 IgA）：每次 15mg，每天 3 次。

（5）静脉免疫球蛋白（IVIG）：2.5g 静滴，每 4 周一次。目前已少用肌注了。

（6）转移因子（transfer factor）：能使正常 T 淋巴细胞转化为致敏淋巴细胞，提高机体细胞免疫功能。常用 1～2ml，三角肌内侧皮下注射，每日一次，5 日为一个疗程，以后每周 1～2 次。

（7）泛福舒：为流感杆菌、肺炎链球菌、化脓链球菌、金黄色葡萄球菌、克雷伯菌等 8 种细菌冻干溶解物，每次 3.5mg/粒，每天 1 次，共服 10 天，停药 20 天，共 3 个疗程。

（8）匹多莫德（pidotimod）：0.4g/7ml，每天 2 次，口服，共 2 周，以后每天 1 次，共 2 个月。

（9）施和利通（esberitox）：0.3g，每天 2 次。

（10）甘露聚糖肽（多抗甲素，polyactin）：10mg，每天 2 次。

二、小儿肺炎

小儿肺炎大多属支气管肺炎，多数为病毒性肺炎，半数继发细菌性肺炎。近年来，肺炎支原体、衣原体肺炎愈来愈多。免疫缺陷病、医院内感染的肺炎尤其小婴儿肺炎病原体种类众多，而且耐药菌株多，可引起致死性肺炎。致死原因有肺炎合并呼吸衰竭、心力衰竭、中毒性脑病、中毒性肠麻痹、弥散性血管内凝血（DIC）等。西韦来司钠（sodium sivelestat，50mg/d，静滴，10 天），可抑制中性粒细胞释放的弹性蛋白酶，缓解急性肺损伤/呼吸窘迫综合征（acute lung injuries/RDS/SARS）。

关于小儿肺炎能否合并心力衰竭，长期以来国内外一直存在不同意见。一派认为，小儿肺炎可发生以右心衰竭为主的全心衰竭。临床在用强心、血管扩张剂（地高辛，酚妥拉明）、利尿剂（呋塞米）后以上症状体征明显好转，病死率下降。持相反意见的人认为，以上"心衰"表现，并非心衰，而是肺炎呼吸衰竭的表现，而心肌炎时对洋地黄敏感，滥用洋地黄可致洋地黄中毒。

小儿肺炎关键是及时用抗生素，即使病毒性肺炎也要用抗生素以防死亡。抗生素的选择视患者年龄、病情较重、病原微生物而定，并用至肺部啰音消失，一般 10～14 天为一个疗程。新生儿和 2 个月内小婴儿肺炎，常选用氨苄西林或美洛西林加头孢噻肟钠，各 0.1g/（kg·d）静脉滴注。

5 岁内肺炎，常选青霉素加氨苄西林，3 天无效改用头孢菌素（3 代）。流感嗜血杆菌肺炎常用头孢克洛、美洛西林。5 岁以上肺炎，常选青霉素加苯唑西林。

社区获得性肺炎（CAP）：其病原体主要为肺炎链球菌、流感嗜血杆菌、卡他莫拉菌、非典型病原体（肺炎支原体、肺炎衣原体、沙眼衣原体、嗜肺军团菌）等。常选用阿奇霉素、头孢克洛或头孢羟氨，头孢呋辛口服。医院肺炎（HAP）：选青霉素类，阿奇霉素加头孢曲松静滴。

肺炎链球菌肺炎（PSSP）：选青霉素类，阿莫西林，头孢曲松。

金葡菌肺炎：常选苯唑西林加头孢拉定。头孢泊肟（cefpodoxime）、头孢地尼（cefdinir）有广谱抗菌作用，更优于头孢克肟（cefixime）。呼吸道合胞病毒肺炎或毛细支气管炎：常用利巴韦林（0.1g/d）肌注或雾化吸入，每天 2 次。

肺炎支原体肺炎：常选阿奇霉素（0.1～0.25g）共 3 次口服或静滴，10 天、20 天后再用 2 个疗程。军团菌肺炎：亦可用阿奇霉素或利福平。

真菌性肺炎、侵袭性肺部真菌感染（IPFIs）：常见的真菌主要是念珠菌属、曲霉属、毛霉、隐球菌属和肺孢子菌等。临床诊断后，当先发治疗。白念珠菌感染应用氟康唑或伏立康唑。侵袭性肺曲霉病用两性霉素 B（或含脂制剂），或加伏立康唑。肺毛霉病用两性霉素 B 联合氟胞嘧啶。肺隐球菌病用两性霉素 B 联合氟胞嘧啶或氟康唑治疗。

卡氏肺孢菌（肺孢子虫肺炎）：用 SMZ 复方制剂，甲硝唑，或喷他脒（pentamidine），5mg/（kg·d），静滴 2 周。

传染性非典型肺炎（冠状病毒肺炎、严重的急性呼吸综合征，SARS）：一般抗生素治疗无效，可试用利巴韦林、更昔洛韦、利福平、甘草甜素（glycyrrhizin）、5－羟色胺抑制剂以及清开灵注射液。适当用甲泼尼龙。

三、婴幼儿哮喘和儿童哮喘

哮喘是一种慢性气道过敏炎症性疾病，儿童哮喘同样要推行全球哮喘防治创意（GINA）。哮喘的治疗原则是：坚持长期、持续、规范、个体化治疗。哮喘发作期要快速缓解症状、抗炎、平喘；缓解期要长期检测症状、抗炎、降低气道高反应，避免触发因素，自我保健。

由于哮喘的形成和发作归类为气道慢性过敏性炎症和气道高反应性两大发病机制，因此在治疗哮喘时，应选用平喘药，但不能一味扩张支气管而忽略同时抗过敏炎症和降低气道高反应性的重要性。也就是说，应在激素抗炎的基础上，辅以解痉药平喘。

婴幼儿和儿童哮喘的平喘药物选择：对于支气管平滑肌肌痉挛所致哮喘，可使用肾上腺素受体激动剂以扩张支气管、解除哮喘。β 受体分为 β_1、β_2 受体，β_2 受体激动剂能高度选择性扩张支气管，适合哮喘时应用和发作前预防用药。

1. 茶碱和氨茶碱　茶碱（theophylline）和氨茶碱（aminophylline）除松弛支气管平滑肌以平喘外，还有扩张冠状动脉作用（故心源性哮喘时有效）和肾动脉作用（故有利尿作用）以及脑血管扩张作用，尚有中枢兴奋作用。可用于顽固性哮喘及哮喘持续状态等。氨茶碱（aminophylline）每片 25mg，多索茶碱（doxofylline，每片 0.2g），茶碱缓释片（SRT）舒弗美，每片 0.1g，茶碱控释胶囊（CRC）时尔平，每粒 0.1g，每天 2 次。

2. 异丙托溴铵　异丙托溴铵（ipratropine bromide）雾化吸入剂（爱全乐），每瓶 10ml，每喷 20μg，每天 3 次；其复合剂型可必特，除含异丙托溴胺 21μg 外，还含有沙丁胺醇 120μg，吸入用。或噻托溴铵（tiotropium bromide，0.022 5mg）干粉吸入。

3. 沙丁胺醇（salbutamol，舒喘灵）　它能选择性兴奋 β_2 受体，使支气管扩张而平喘，5～10 分钟显效。每片 2.4mg，小儿半片～1 片，口服，每天 3 次。气雾剂为万托宁 0.2% 溶液雾化吸入剂，每喷 100μg。另有旋碟式和涡流式吸入器吸入及干粉剂。沙丁胺醇和异丙托溴铵的复合定量喷雾剂称可必特。

4. 第二、三代 β_2 受体激动剂

（1）特布他林（terbutaline，博利康尼）：它是第二代短效 β_2 受体激动剂。副作用有头晕、震颤等。每片 2.5mg，小儿 0.5～1 片，口服，每天 3 次。雾化溶液：5mg/ml（0.5%），可悬液－泵雾化吸入。气雾剂（喘康速、博利康尼），每瓶 100mg，每喷 100μg，每天 2～3 次。另有都保干粉剂。

（2）富马酸福莫特罗（formoterol，安通克）：它有强而快且持续（8～12 小时）支气管扩张和抗炎效果。每片 40μg，有干粉吸入剂（4.5μg/喷×60 喷），或 20μg/包，干糖浆，2～4μg/（kg·d），分 2 次口服。福莫特罗（4.5μg）和布地奈德（80μg）称信必可（symbicort），都保，1～2 喷，每天 2 次，颗粒小（2～4μm）；小气道沉积率高，快速起效且长期控制，>6 岁可用信必可。

（3）丙卡特罗（procaterol，美普清）：每片 25μg，每次 1 片，口服，每天 2～3 次。

（4）班布特罗（bambuterol，帮备）：每片 10mg，每晚睡前服 1 次，为长效制剂。班布特罗在体内经丁基胆碱酯酶转化为特布他林。

（5）沙美特罗（salmeterol，施立稳）：每片 50μg，每天 2 次，口服。沙美特罗 50μg 加氟替卡松 100μg，称舒利迭（Seretide）干粉吸入，每天 2 次。

吸入性皮质类固醇/长效 β 受体激动剂（ICS/LABA）（舒利迭－Seretide 和信必可－symbicort）可联合治疗（SMART）的简化模式，两种成分联合治疗 = 1＋1＞2，可能成为哮喘治疗的新策略和新趋势，简化治疗策略是一种有助于提高治疗依从性和哮喘控制的有价值疗法。

（6）非诺特罗（fenoterol，备劳特）：0.5%×20ml/瓶，雾化吸入液。

（7）左布特罗（levalbuterol）：吸入，每天 2 次。

5. 糖皮质激素吸入剂　临床上使用的吸入型糖皮质激素的常用制剂如下。

（1）布地奈德（budesonide，BUD，普米克都保）：每瓶 100μg×300 喷，200μg×100 喷或干粉剂吸入，每天 2 次。抗炎作用强，是必可酮的 2 倍。普米克令舒 0.5mg/2ml，2ml/瓶，雾化吸入用 1mg 每天 2 次。另有雷诺考特（rhinocort）喷鼻水剂（1mg/ml），用于过敏性鼻炎者滴鼻用（64μg/剂）。

（2）丙酸氟替卡松（fluticasone propionate，FL，辅舒酮气雾剂）：与糖皮质激素受体有高亲和力，比上药对肺部更有显著抗炎作用，儿童每喷 125μg，作用持久，每日用 2 次。总之，目前普遍推荐首选激素早期吸入，并坚持吸入 3～6 个月为一个疗程。另有氟替卡松鼻喷雾剂。

6. 其他平喘药

（1）扎鲁司特（zafirlukast，安可来）和孟鲁司特钠（montelukast，顺尔宁）：它们属于白三烯受体（LTB_4-R）拮抗剂。哮喘的发病与肺组织细胞产生的一种炎性介质－白三烯有

关，白三烯可刺激呼吸道黏膜分泌黏液，增加血管通渗性，促进水肿发生以及引起强烈气道收缩而发生哮喘。白三烯受体拮抗剂可抗炎，缓解病情。扎鲁司特每片20mg，40mg；孟鲁司特钠每片5mg，每次1片，每天1~2次。小儿酌减。

（2）色甘酸钠（dinatrium cromoglycate）：它能抑制肺部肥大细胞中磷酸二酯酶，减少对各种刺激的脱颗粒作用，抑制组胺释放，因而可抗炎和预防速发型变态反应，有哮喘预防效果，轻度哮喘可长期服用。每片20mg，每天2~3次，口服。或雾化吸入（每瓶700mg，每喷2mg，每天3次。克乐净含5mg×112喷，或粉末喷雾吸入，每次20mg，每天3次）。

（3）奈多罗米（nedocromil）：每喷4mg，每天4次，吸入。

（4）抗过敏药：西替利嗪（cetirizine，5~10mg/d）或西替利嗪滴剂（oral drops），20mg/d，7滴（2.5mg），每天2次，起效快（20分钟，血药浓度达峰时间——t_{max}为30~60分钟，血药峰浓度为300ng/ml，血浆半衰期约10小时）；氯雷他定（loratadine，服后1~3h起效，8~12小时达最大效应，持续作用达24小时以上）、地氯雷他定（desloratadine，2.5~5mg）；或用赛庚啶（cyproheptadine，2mg）；咪唑斯汀（mizolastine，5mg）；阿伐斯汀（acrivastine，8mg）；阿司咪唑（astemizole，10mg），睡前服用。

哮喘是慢性过敏性气道炎症的结果，因此，最有效的平喘药是糖皮质激素。糖皮质激素有抗炎、抗毒、抗过敏、降温等作用，它还能上调β受体，抑制哮喘炎性介质、前列腺素（PG）和白三烯（LT_3）的生成，增加气道平滑肌对$β_2$激动剂的敏感性，收缩支气管内小血管，减少炎性渗出等作用。急性期可静注、静滴，琥珀酸氢化可的松（hydrocortisone），5~10mg/（kg·d）；甲基泼尼松龙（methyl prednisolone），2mg/（kg·d），3~5天。恢复期可小剂量口服泼尼松（prednisone，1~2mg/（kg·d），7~10天。但长期应用有副作用。为减少全身副作用，吸入型糖皮质激素（ICS）是目前最有效的首选药物，或再辅以支气管扩张剂，达到全面控制哮喘，目前普遍推荐首选激素早期吸入，并坚持吸入12个月~36个月为一个疗程，达到全面控制哮喘，证明确实安全、有效，可大大改善哮喘预后。

综上，在测得呼气流速值（PEF）以后，如为哮喘应首选气雾剂吸入或其干粉吸入。必须强调正确使用雾化剂的重要性，否则疗效不好，正确的方法是一摇、二呼、三吸、四屏气、五漱口。婴幼儿可采用有活瓣的面罩或储雾罐接上气雾器同时吸入。德国产PARI Boy加缩雾化吸入仪优于一般超声雾化器，因它的雾化容积小（每次全乐宁雾化溶液0.5~1ml），用药量小，而浓度较高；雾化颗粒更小（4.1μm）更能吸入下呼吸道黏膜上，而且可同时雾化各种药物，因而疗效更佳。有口含器和面罩两型。另外还可以用氧气作动力帮助吸入。

第四节 消化系统疾病

儿童消化系统疾病主要为感染性腹泻。急性腹泻是指每天腹泻3次以上，连续2天，或1天水泻5次以上。WHO采用腹泻病这一名称。腹泻病主要有呕吐、腹泻、发热3大表现，重者脱水、酸中毒。腹泻的病因90%以上为感染性腹泻。

腹泻的治疗：WHO强调继续母乳喂养，不需禁食，慎用止泻剂，不必常规用抗生素，以免诱发菌群失调。只有菌痢、霍乱及侵袭性肠炎才需用抗生素。腹泻伴轻度脱水可给口服补盐液（oral rehydration salts，ORS），每解便 1 次服 100ml，或胃管滴入。轮状病毒感染性腹泻病用低渗补液盐。中～重度脱水需住院输液。为保护胃肠黏膜可口服蒙托石（思密达，smecta），3g/50ml；或磷酸铝（aluminum phosphate，吉福士），120mg/g 一包，每天 3 次，共 3～5 天。肠道脑啡肽酶抑制剂——消旋卡多曲颗粒（racecadotri，杜拉宝，10～20mg，每天 3 次口服，饭前服用）可抑制肠道过度分泌。抗腹泻药抗轮状病毒免疫球蛋白（百贝宁），1g，每天 3 次口服，2～4 天。

腹泻的治疗有从抗生素转向益生素（probiotics）的趋势。目前，常用的微生态制剂有乳酸杆菌（乳酶生、乳酸菌素）、双歧杆菌（金双歧、丽珠肠乐、普乐拜尔）、肠球菌、蜡样芽孢杆菌（乐腹康）、地衣芽孢杆菌（整肠生）、酪酸芽孢杆菌制剂等，在腹泻恢复期或大量口服抗生素后可常规服用。腹泻－营养不良－腹泻恶性循环应予打断。急性期可输复方氨基酸（amino acid complex solution）、白蛋白，恢复期可给要素饮食及儿康宁扶正，并腹泻后补锌。急性腹泻病发作期间，补锌可缩短腹泻的持续时间和降低疾病的严重程度。WHO 和 UNICEF 推荐，给予急性腹泻病儿童（<6 个月的婴儿为 10mg/d 锌，>6 个月的婴儿为 20mg/d，如葡萄糖酸锌（zinc gluconate）、甘草锌、康普力星，连续服用 10～14 天（直到腹泻停止），可减轻 5 岁以下儿童的腹泻程度，缩短病程。

第五节　心血管系统疾病

一、风湿性心肌炎

风湿性心肌炎、心脏炎是使用糖皮质激素——泼尼松的指征。常用 12 周疗程：开始 2mg/（kg·d），口服，一般 10mg，每天 4 次，3 周；10mg，每天 3 次，2 周；10mg，每天 2 次，2 周；5mg，每天 3 次，2 周；5mg，每天 2 次，2 周；5mg，每天 1 次，1 周，共 12 周；维持可用每周 3 日停 4 日法。或改用泼尼松 2mg/（kg·d），2 周；1mg/（kg·d），3 周（停药），同时加服阿司匹林（aspirin），50mg/（kg·d），至 8 周或直至 C 反应蛋白（CRP），血沉（ESR）恢复正常。

二、充血性心力衰竭

有原发、继发心脏疾患，同时心率 >180 次/分钟，呼吸 >60 次/分钟，肝脏增大 >2cm，可诊断婴幼儿心力衰竭。小儿心力衰竭时，强心剂首选地高辛（digoxin），过去用量过大，常引起心律失常，目前已改用：<2 岁 0.04mg/kg 化量；>2 岁 0.03mg/kg 化量；首剂 1/2 化量，再 1/4 化量，每 4～6 小时 1 次，共 2 剂。如无效于 12 小时后再给 1/4 化量维持。病情急时，可用西地兰（lanatoside C，cedilanid）静注或肌注，剂量同上。急性左心衰竭可用毒毛旋花子苷 K（strophanthin K），每次 0.007 5mg/kg，静注。慢性心力衰竭可用地高辛缓给法，即每日分 2 次给 1/4 化量，5.5 个半衰期后达稳态血浓度，同时补钾。为避免洋地黄中毒致心律失常可监测血药浓度。

近年来，常用血管扩张剂以减少心脏前、后负荷来治疗心衰及休克，例如用酚妥拉明（phentolamine），每次 0.3～0.5mg/kg，静滴；或多巴胺（dopamine）、多巴酚丁胺（dobutamine），1支分别含20mg、250mg，加入葡萄糖液中静滴，分别用0.5～1μg/（kg·min），5～10μg/（kg·min）；也可用β受体阻断剂类药。同时用快速利尿剂如呋塞米（furosemide），每次1mg/kg，静滴或肌注。严重病例给予1,6-二磷酸果糖（FDP），5g/50ml，静滴；或肌酸磷酸1g静滴，或辅酶Q10，10mg，每天2次口服。

慢性充血性心力衰竭常辅以第1代血管紧张素转换酶抑制剂（ACEI）卡托普利（captopril，12.5mg，bid）；或第二代的依那普利（enalapril，10mg，bid），或贝那普利（benazepril，5mg，bid），福辛普利（fosinopril，10mg/d）；或血管紧张素受体拮抗剂（ARB）。

三、心律失常

凡发现心律不齐，须及时作心电图，必要时作24小时动态心电图（Holter），以便确立诊断和类型，同时处理心律失常的原因，对症状明显者可用抗心律失常药物。

1. 钠通道阻滞剂（膜稳定剂）　奎尼丁（quinidine），5mg/（kg·d），每2小时1次，共5次，心房扑动、心房纤颤首选。利多卡因（lidocaine），每次1～2mg/kg，静注、静滴，室性心动过速首选。普罗帕酮（propafenone，心律平），每次5～7mg/kg，口服，快速型心律失常首选。恩卡胺（encainide），1.5～2mg/（kg·d），口服，用于室性心律失常。

2. β肾上腺能阻滞剂　普萘洛尔（propranolol，心得安），1～2mg/（kg·d），口服；或每次0.05～0.1mg/kg静注，用于室性、室上性心律失常。或其他洛尔制剂。

3. 钾通道阻滞剂　胺碘酮（amiodarone），每次4mg/kg，口服，用于室性、室上性心律失常。溴苄铵（bretylate），每次2～3mg/kg，口服。

4. 钙通道阻滞剂　维拉帕米（verapamil），每次0.1～0.15mg/kg，静注，用于房扑、房颤等。硝苯地平（nifedipine），每次2.5～4mg，口服，适用于心绞痛、高血压等。

总之，抗心律失常药宜小心慎用，特别是静注，因它们本身也可引起心律失常。

第六节　泌尿系统疾病

儿童泌尿系统疾病以肾病综合征（NS）为最常见。凡有三高一低，即大量蛋白尿（尿定性2次，＋＋＋，＋＋＋＋，24小时尿定量≥50mg/kg；或40mg/（m²·h）；或尿蛋白/肌酐2.0mg/mg）；低蛋白血症（＜45g/L）或低白蛋白血症（＜25g/L）；高脂血症，高胆固醇血症（＞5.7mmol/L或220mg/dl），甘油三酯（TG）增高，低密度脂蛋白（LDL-C）增高，高密度脂蛋白（HDL-C）降低；以及明显指压凹陷性水肿，即可诊断肾病综合征。7岁以下大多为微小病变型肾病，对糖皮质激素治疗大多敏感，常于用后4周内蛋白尿消失，7岁以上肾炎型肾病综合征增多，病理上常为系膜增殖性肾炎。继发性肾病综合征多呈肾炎性肾病综合征，常继发于过敏性紫癜肾炎，红斑狼疮性肾病等。

确诊后应开始服泼尼松60mg/（m²·d）或2mg/（kg·d）共4周，此时如一周内连续3次尿蛋白阴性，表明激素高敏感，可改用40mg/m²隔日顿服，或逐渐每2周减泼尼松5mg，或用隔日疗法，总疗程不少于6～12个月。4～8周尿蛋白阴转为敏感。如治疗8周蛋白尿仍不阴转或复发再治无效，表明激素不敏感。有时还有激素依赖或耐药，或者治疗后频繁复发，半年＞2次或者一年＞3次，称为难治性肾病综合征。复发系指尿蛋白阳性（＋

+），或定量 >4mg/（$m^2 \cdot h$）及 α_1 微球蛋白（HC 蛋白）增高。复发病例可用甲泼尼龙（甲强龙，methyl prednisolone），20mg/（kg·d），（40～1.5g）静注3～6次；或地塞米松2mg/（kg·d），静滴3～6次，作为冲击疗法，对难治性肾病在激素的基础上宜加用血管紧张素转换酶抑制剂（ACEI）。除第1代的卡托普利（captopril，25mg，每天2次）以外，更推荐用第二代的依那普利（enalapril，10mg，每天2次）；或贝那普利（benazepril，10mg/d），它们除能降血压以外，还可降低肾小球高灌流，减少尿蛋白，改善肾功能（但肾功能差，肾小管坏死时需慎用，否则加重病情）。如仍无效，可加用第二种免疫抑制剂，首选环磷酰胺（CTX），10mg/（kg·d）静滴，每周1次，4～8周；或2～2.5mg/（kg·d），口服2个月。必要时再用环孢素A（cyclosporin A），5mg/（kg·d），共8周，以后减至3mg/（kg·d）数周。仍无效时，最后用新型免疫抑制剂酶酚酸酯（麦考酚酯，mycophenolate mofetil，MMF），它能选择性地抑制鸟嘌呤核苷酸，抑制T、B淋巴细胞增生，常用15～25mg/（kg·d）口服，12周；以后0.25～0.5mg/（kg·d），12周。或1～2g/d，每天2次；以后10～20mg/（kg·d），口服，12周。此外，为激活免疫可加用左旋咪唑，2.5mg/（kg·d），隔日1次，共4周，以后每日口服25mg，4周。

有的难治性肾病合并有高凝状态，宜用尿激酶（urokinase），每次2万U静滴，肝素（heparin），1mg/（kg·d），或低分子量肝素（LMWH，依诺肝素，enoxaparin），每次5 000U，静滴，或那曲肝素钙（nadroparin calcium），60～100U/（kg·d）皮下注射，共2～4周。对顽固性水肿者常选用呋塞米（速尿），每次1mg/kg，加入低分子量右旋糖酐（dextran）250ml中静滴，每天2～3次，无效改用布美他尼（丁尿胺，bumetanide，每次0.5～1mg，口服或静注）；或托拉塞米（torasemide，每次5mg，口服）；或美托拉宗（metolazone），0.2～0.4mg/（kg·d），口服。血浆白蛋白过低者宜用人体白蛋白，每次1g/kg，静滴。仍尿少者用利尿合剂（低分子量右旋糖酐），每次25ml/kg，加酚妥拉明10mg，多巴胺20mg，静滴。如水肿伴腹泻时，更应注意水、电解质及酸碱平衡，防止死于循环衰竭。

长期用糖皮质激素治疗必然发生负氮、钙、钾平衡，需注意补充维生素D（每日800U即20mg）和钙剂（如碳酸钙，calcium carbonate，迪巧钙，钙尔奇-D，巨能钙等），以防骨质疏松和身材矮小。

第二十九章 肾内科疾病药物治疗

第一节 肾小球疾病

当前对原发性肾小球疾病的发病机制、分型的研究，仍处于快速发展阶段。特别是肾活体组织免疫荧光检查和电子显微镜的推广应用，使人们对肾小球疾病的认识有了很大的提高。但仅凭临床表现和检验生物学指标推测其病理改变这一实用性课题，迄今仍未解决。因为肾小球疾病不是单一的病种，往往临床表现相似，但其病因、病理改变及预后迥异。在治疗上尚无突破性进展。下面仅就肾小球疾病几种常见的临床综合征的治疗现状和进展，略加介绍。

业已公认，肾炎是人体对某些致病物质发生免疫应答的结果。肾脏疾病的免疫发病机制有四种类型：①免疫复合物肾炎，即循环免疫复合物在肾内沉着所引起的疾病；②抗体与原位（in situ）肾抗原相结合导致的损伤；③细胞免疫机制产生的疾病，如微小病变型肾病（MCD）可能是 Ts 亚群的功能紊乱所致；④不依赖抗体的补体激活引起的病变。此外，近年来还重视肾脏的局部因素，细胞因子在肾炎发病机制中的作用，从而部分解释了肾脏常常是受累的唯一器官。肾小球结构中基膜含有一些成分IV或 IV 型胶原、层粘连蛋白（laminin）、纤维结合蛋白（fibronectin）、巢蛋白（entactin/nidogen）及免疫反应基础抗原，且带负电荷；其基质中有 Ia 阳性单核吞噬细胞；以及肾内压力－血流关系的一些生理因素等，都能影响免疫复合物的沉着，而引起肾脏损伤。

一、急性肾炎综合征

急性肾炎综合征（acute glomerulonephritis syndrome）多继发于咽峡部及皮肤的 β 溶血性致肾炎型链球菌感染后。这种类型的免疫复合物性肾炎，又谓之急性链球菌感染后肾炎（acute poststreptococcal glomerulonephritis，PSGN）。

1. 临床表现　起病急，以血尿，蛋白尿，水肿及高血压为特征。早已观察到 PSGN 的预后与本病发病类型和发病年龄有明显关系。一般而言，儿童 PSGN 的预后较成年人为好。流行性发病型 PSGN 预后优于散发性发病型，其机制未明。儿童流行性 PSGN 绝大多数于发病一周内临床症状缓解，罕有演变为慢性肾炎，肾小球硬化，肾功能减退，高血压，终末期肾脏疾病（end stage renal disease，ESRD）等不良后果。

2. 治疗

（1）卧床休息：一般来讲，从发病起卧床休息4~6周后，方可在室内活动；若症状继续好转，经2周后，即可在户外活动。但应定期复查，若尿常规又出现异常改变，宜再卧床休息。过长时间的卧床休息对病情恢复无益，反而增加患者的心理负担。

（2）饮食：宜低盐、限水、易消化食谱，保证热卡供应。有氮质血症者应适当限制蛋白质入量；水肿、高血压明显者，盐的摄入量应在 2~3g/d 以内；少尿者，每日液体摄入量应限在 500ml 左右。

（3）对症治疗：尿少时常用袢利尿剂呋塞米（速尿，furosemide），60~120mg/d；但应尽量避免使用保钾利尿剂如螺内酯（安体舒通，spironolactone）、氨苯蝶啶（triamterene）。

（4）控制高血压及心脑血管并发症：利尿后血压仍高可选用钙通道阻滞剂（CCB），如非洛地平（波依定，plendil），5~10mg，每天 1 次；苯磺酸氨氯地平（络活喜，amlodipine besylate），5~10mg，每天 1 次；硝苯地平（拜新同，nifedipine），30~120mg，每天 1 次。CCB 制剂的使用均应从小剂量开始，根据血压情况逐渐增加剂量。严重或者难以控制的高血压可加用 α_1 受体阻断剂如特拉唑嗪（高特灵，terazosin），1~5mg，每天 1 次。必要时可加用血管紧张素转换酶抑制剂（angiotension converting enzyme inhibitors，ACEI），如贝那普利（洛汀新，benazepril），10~20mg，每天 1 次；或者血管紧张素 II 受体（AT_1）拮抗药（angiotensin II receptor blockers，ARB），如厄贝沙坦（安博维，irbesartan），75~150mg，每天 1 次；或氯沙坦（科素亚，losatan），50~100mg，每天 1 次；但在使用 ACEI 或 ARB 制剂时，需注意严密监测血钾情况，特别是在患者尿少的情况下。高血压脑病和肺水肿时可给予血管扩张剂，如硝普钠（sodium nitroprusside）50mg 加入 5% 葡萄糖注射液 500ml 中，缓慢静滴并根据血压调速。患者出现无尿、严重高血钾或者容量负荷过度如心衰、肺水肿时，内科常规治疗效果不佳，应立即行透析治疗。通常在病程第 7~10 天内患者出现自发性利尿而不再需要对症支持治疗。

（5）糖皮质激素和细胞毒药物：以往观点认为 PSGN 为自限性疾病，不宜应用糖皮质激素和细胞毒药物；但在出现肾病综合征范围的蛋白尿、肾活检提示细胞新月体以及肾功能下降较快的患者宜采取更积极的治疗措施，及时使用激素及免疫抑制剂治疗，以防止患者转变为慢性肾脏病。

（6）控制感染性病灶：目前尚无证据表明早期治疗链球菌感染如咽炎、蜂窝织炎能降低 PSGN 的发生风险。

二、急进性肾炎综合征

急进性肾炎综合征（rapidly progressive glomerulonephritis syndrome，RPGN），简称急进性肾炎。临床上急性起病，出现血尿、蛋白尿、管型尿、水肿、高血压，并且持续性少尿或无尿，呈进行性肾功能不全，最终在数月内出现尿毒症。由于其主要的病理改变是广泛的肾小球新月体形成，因此，RPGN 也常从病理角度被叫做"新月体肾炎"。

1. 临床表现　与急性肾炎综合征相似，但症状较重，病情持续恶化，肾功能进行性减退。如果肾小球滤过率（glomerular filtration rate，GFR）明显降低，Ccr < 5ml/min 提示预后不良。常于数周或数月内发展为少尿或无尿的尿毒症。

2. RPGN 的病因分类

（1）原发性肾小球疾病

1）原发性弥漫性新月体肾炎①I 型：IgG 线性沉积（抗肾小球基底膜抗体介导）。②II 型：IgG 颗粒样沉积（免疫复合物介导）。③III 型：少或无 Ig 的沉积（缺乏免疫反应）。

2）继发于其他原发性肾小球肾炎：膜增殖性肾小球肾炎（尤其 II 型），膜性肾小球肾炎伴有附加抗基底膜型肾炎，IgA 肾炎等。

（2）伴发于感染性疾病：急性链球菌感染后肾小球肾炎，急性或亚急性感染性心内膜炎，内脏化脓性病灶引起的慢性脓毒血症及肾小球肾炎。其他感染：分流性肾炎、乙型肝炎病毒肾炎、人类免疫缺乏病毒感染。

（3）系统性疾病：系统性红斑性狼疮，肺出血－肾炎综合征、过敏性紫癜、弥散性血管炎如坏死性肉芽肿、过敏性血管炎及其他类型，混合性冷球蛋白血症，类风湿性关节炎伴血管炎、恶性肿瘤及复发性多软骨炎等。

（4）药物：青霉胺、肼屈嗪、别嘌醇及利福平等。

3. 治疗　该类患者治疗的原则是应突出"早"、"快"和"充分"。目前对 RPGN 治疗有可喜的进展。主要是对激素制剂的选择、用药剂量及治疗方案等方面有所改进。

（1）强化血浆置换治疗：有研究发现，对于严重肾功能损害的患者，强化血浆置换比激素冲击治疗更有助于促进肾功能恢复。每次使用 5% 白蛋白置换血浆 2～4L，每天 1 次，直至血清抗体如抗肾小球基底膜抗体（anti－GBM antibody）、抗中性粒细胞抗体（anti－neutrophil cytoplasmic antibody，ANCA）转为阴性，病情缓解。

（2）糖皮质激素及细胞毒药物：首先给予大剂量激素冲击疗法，即甲泼尼龙（甲基强的松龙，methyl－prednisolone），1g 加入 5% 葡萄糖液 250ml 中，静脉滴注，每天 1 次或隔日 1 次，连续 3～4 次为一个疗程，若奏效不显，间隔 3～5 日后可重复一个疗程，总共 2～3 个疗程。继以口服足量的泼尼松（强的松，prednisone），1mg/（kg·d），一般不超过 60mg/d，第 2～3 个月逐渐减量为隔日口服直至最后停药。为降低不可逆肾脏病理损害的发生风险，宜尽早应用细胞毒药物。抗基底膜（anti－GBM）型 RPGN 的标准治疗方案为强化血浆置换联合糖皮质激素加环磷酰胺（或硫唑嘌呤），尤其是对于有肺出血的患者。环磷酰胺的起始剂量为 2mg/（kg·d）口服或 0.5g/m² 体表面积静脉滴注，每月 1 次，并根据肾功损害程度以及白细胞计数调整剂量。细胞毒药物应用通常持续 6～12 个月，待病情缓解后停药。部分患者在环磷酰胺停用后需要使用硫唑嘌呤 2mg/（kg·d）口服再继续维持治疗。对常规的激素加细胞毒药物治疗无反应的 RPGN 患者（抗基底膜型和寡免疫复合物型），有研究报道使用抗 CD20 单抗如利妥昔单抗（rituximab）取得良好疗效。

（3）抗凝治疗：由于在肾小球病变中发现存在纤维蛋白，抗凝治疗可作为糖皮质激素加免疫抑制剂基础上的辅助治疗。但目前尚未证实抗凝治疗存在额外的益处。使用肝素或华法林有增加肺出血的发生风险，应该给予高度重视。

（4）血液透析或肾移植：适合于所有 RPGN 需要肾脏替代治疗的患者。肾移植术最好经血液透析病情稳定 6～12 个月，抗 GBM 抗体阴性后进行，可减少肾移植后复发。

三、肾病综合征

肾病综合征（nephrotic syndrome，NS）的病因很多，原发性肾小球疾病的肾脏的各种免疫病理损伤，皆可表现为肾病综合征。原发性肾病综合征的病理类型有：微小病变型肾病（minimal change disease，MCD）、系膜增生性肾小球肾炎（包括 IgA 肾病）、系膜毛细血管性肾小球肾炎、膜性肾病、局灶性节段性肾小球硬化。

肾病综合征也可见于许多继发性肾小球疾病，如系统性红斑狼疮、Schonlein－Henoch 紫癜、Goodpastures 综合征、脉管炎、皮肌炎、淀粉样变性、结节病、干燥综合征（Sjogren's syndrome）、类风湿性关节炎及感染性疾病如心内膜炎、乙型肝炎、传染性单核细胞增多症、疟疾、血吸虫病、丝虫病、麻风、梅毒等；尚可见于霍奇金（Hodgkin）病、淋巴瘤、白血病、Wilms肿瘤、黑色瘤等肿瘤疾病；亦见于许多遗传性疾病如糖尿病、Alport综合征、镰状细胞病、Fabry病、Nail-Patella综合征及药物导致的肾病综合征。

1. 临床表现　主要表现为血浆白蛋白降低（≤30g/L），大量蛋白尿（≥3.5g/24h），水肿，高脂血症；少有高血压、氮质血症及肾功能不全。

2. 原发性肾病综合征的治疗

（1）减轻蛋白尿

1）糖皮质激素和细胞毒药物：糖皮质激素的应用见本章"糖皮质激素在肾病综合征中的应用"一节。

对于难治性肾病综合征患者（即激素依赖型、激素抵抗型或经常复发的患者），均应考虑加用细胞毒性药物［激素依赖型：指激素减量过程中或停药2周内复发；激素抵抗型：指应用泼尼松或相当于泼尼松1mg/（kg·d）达12周以上无效，局灶性节段性硬化型患者应用上述剂量达16周以上无效；经常复发：指最初缓解后半年内复发2次或1年内复发3次］。

最常用的细胞毒性药物为环磷酰胺，可口服，也可静脉给药。因环磷酰胺有肝损害、骨髓抑制等不良反应，用药期间应定期复查肝功和血常规。由于环磷酰胺的性腺抑制作用，有生育要求的患者应尽量避免使用。近年来，新型免疫抑制剂被不断尝试地应用于肾病综合征。如：环孢素A（cyclosporin A，CsA，新山地明或新赛斯平）、霉酚酸酯（mycophenolate mofetil，MMF，骁悉）、他克莫司（FK506，普乐可复）、来氟米特（leflunomide，爱若华）等。环孢素A起始剂量为5mg/（kg·d），分2次口服，疗程通常为3~6个月（局灶性节段性硬化型患者应适当延长，但不超过12个月），可小剂量［≤3mg/（kg·d）］长期维持。CsA与泼尼松0.5mg/（kg·d）合用，可显著提高疗效。罕见骨髓抑制的不良反应。使用CsA时应将血胆固醇浓度调整至6.5mmol/L以下。用药期间定期监测血药浓度，使CsA血药浓度维持在100~200ng/ml之间。另外，由于CsA具有肝、肾毒性，用药期间应定期监测肝和肾功能。本药停药后易复发，其长期缓解率不及环磷酰胺。MMF是一种新型免疫抑制剂，抑制T、B淋巴细胞的增生。推荐起始剂量为1.0~2.0g/d，分2次空腹口服，3~6个月后逐渐减量；以0.75~1.0g/d维持用药，持续服药1~1.5年。因其肝损害的副作用，用药期间应定期监测肝功能。观察性研究证实，对于难治性肾病综合征中微小病变和系膜增生性肾炎表现为激素依赖或激素抵抗的患者，MMF联合糖皮质激素有肯定疗效，可用于环磷酰胺等药物无效或有严重副作用时。临床证实，他克莫司（FK506，普乐可复）或来氟米特（leflunomide，爱若华）治疗难治性肾病综合征有一定的疗效，但需要更多的循证医学证据的支持。另外，有研究表明，抗CD20单抗利妥昔单抗（rituximab）对膜性肾病疗效较为满意。

雷公藤多苷、火把花根等中药也具有免疫抑制作用，临床与激素合用或激素撤退后单独使用有助于减轻蛋白尿。

2）ACEI和ARB：除了激素和细胞毒药物，ACEI和ARB也有助于减轻蛋白尿，延缓肾病综合征的进程。常用的ACEI制剂如贝那普利（benazepril，洛汀新），10mg，每天1次；ARB制剂如厄贝沙坦（irbesartan，安博维），150mg，每天1次；或缬沙坦（valsartan，代文），80mg，每天1次。

肾病综合征患者，若条件许可，均应进行肾活检，根据病理类型确定相应的治疗方案。微小病变型和轻度系膜增生型肾炎可单用激素治疗；重度系膜增生型、膜性肾病以及局灶性节段性硬化型肾炎常需激素联合细胞毒性药物治疗；而Ⅱ型膜增生性（亦称系膜毛细血管性）肾炎，无论是给予激素还是细胞毒药物，通常疗效欠佳。

3）降脂和抗凝治疗：严重高脂血症者，需给予 3 - 羟基 - 3 甲基戊二酰辅酶 A 还原酶抑制剂（HMG - CoAreductase inhibitor），如阿托伐他汀（atorvastain，立普妥），10mg，qn；或辛伐他汀（simvastatin，舒降之），20mg，qn。他汀类药物除了降脂作用以外，还具有免疫调节、抗炎以及抗血栓形成的效应。NS 的高凝状态治疗，可长期口服血小板解聚药，如双嘧达莫（dipyridamole，潘生丁），100mg，每天 3 次；或阿司匹林（aspirin），100mg，每天 1 次。当血浆白蛋白 <20g/L 时，特别是对于膜性肾病患者，应更加积极地抗凝治疗，常给予低分子肝素（low molecular weight heparin，LMWH），如速碧林或克赛，0.4ml，皮下注射，每天 1 次，连续用药 7～10 天，维持凝血酶原时间为正常值的 1.5～2.5 倍。有血栓形成和血管栓塞应尽快溶栓治疗，可用尿激酶或链激酶静脉注射。另外，市售中成药保肾康、血塞通等也有一定的抗凝作用。

（2）对症支持治疗：注意休息，避免感染，给予 0.8g/（kg·d）蛋白饮食，限盐(4～5g/d)。水肿明显者应加用利尿剂，常用袢利尿剂呋塞米（速尿）20mg，每天 2 次，可递增其剂量至 60～120mg/d，或托拉塞米（torasemide，伊迈格）初始剂量，10mg，每天 1 次，并根据水肿程度调整剂量，一般最高不超过 200mg/d。可同时合用保钾利尿剂，如螺内酯，20mg，每天 3 次。利尿剂有时可致有效循环容量及 GFR 进一步减少、利尿过猛可诱发血栓形成或者急性肾功能衰竭。严重低蛋白血症和严重水肿患者可临时输注 1～2 次白蛋白提高血浆胶体渗透压以缓解水肿症状，但作用短暂，所输入的全部白蛋白在 24～48 小时内排出；再者漏出的白蛋白将进一步引起肾小管的高代谢进而加重肾脏损伤，因此输注白蛋白应权衡利弊，谨慎使用。

四、慢性肾小球肾炎

慢性肾小球肾炎（chronic glomerulonephritis，CGN）是一组以血尿、蛋白尿、高血压、水肿为临床表现的肾小球疾病。临床特点为病程长，起病前多有一个漫长的无症状期，然后缓慢持续进行性发展，可有不同程度的肾功能减退，最终致慢性肾功能衰竭。

本病起病缓慢，病情迁延，临床表现差异较大，症状时轻时重，可有一个相当长的无症状尿异常期。

1. 临床表现　以血尿、蛋白尿、高血压和水肿为基本症状。早期可有乏力、腰酸、纳差等，随着病情发展可渐有夜尿增多、贫血、电解质紊乱等出现，最后发展至终末期肾功能衰竭。不少患者以高血压为突出表现，甚至出现高血压脑病和高血压心脏病。此时可出现眼底出血、渗出，甚至视盘水肿。

2. 辅助检查

（1）尿液检查为蛋白尿和（或）血尿。可有红细胞管型。部分患者出现大量蛋白尿（尿蛋白定量 >3.5g/d）。

（2）血常规示正常或有轻度贫血，白细胞和血小板多正常。

（3）多数患者可有较长时间的肾功能稳定期，随着病情的进展，晚期可出现尿浓缩功能减退，血肌酐升高和内生肌酐清除率下降。

（4）B超检查，早期肾脏大小多正常，晚期可出现双肾缩小、皮质和髓质结构模糊。

（5）肾脏活检可表现为原发病的各种病理类型。

3. 诊断和鉴别诊断　凡有慢性肾炎的临床表现如血尿、蛋白尿、水肿和高血压者，无论有无肾功能损害，均应注意本病的可能。要确立本病的诊断，首先必须排除继发性肾小球肾炎如系统性红斑狼疮、糖尿病肾病和高血压肾损害等。

4. 治疗原则及方法

（1）治疗原则：慢性肾小球肾炎的治疗应以防止或延缓肾功能进行性恶化，改善或缓解临床症状，以及防治严重并发症为主要目的，而不以消除尿蛋白及尿红细胞为目标。主要治疗方法包括病因和加重因素的治疗、营养治疗、延缓肾病进展治疗、并发症治疗、抗血小板治疗等。

（2）治疗方法

1）饮食治疗：肾功能减退时给予优质低蛋白饮食（每天 0.6～1g/kg），同时控制饮食中磷的摄入。在进食低蛋白饮食时，应适当增加碳水化合物的摄入，以满足机体生理代谢所需要的热量，防止负氮平衡。在低蛋白饮食时可使用复方 α-酮酸片（compound α-ketoacid tablets），每天 3 次，一次 4～8 片。此药可提供必需氨基酸并尽量减少氨基氮的摄入。酮或羟氨基酸本身不含有氨基，其利用非必需氨基酸的氮转化为氨基酸，因此可减少尿素合成，尿毒症毒性产物的蓄积也减少。酮或羟氨基酸不引起残存肾单位的超滤，并可改善肾性高磷酸血症和继发性甲状旁腺功能亢进，改善肾性骨营养不良。此药配合低蛋白饮食，可减少氮的摄入，同时可避免因蛋白摄入不足及营养不良引起的不良后果。

2）控制高血压：高血压尤其是肾内毛细血管高血压是加速肾脏疾病进展的重要危险因素，因此应力争把血压控制在理想水平；蛋白尿 ≥1g/d 者，血压控制在 125/75mmHg 以下；蛋白尿 <1g/d 者，血压控制在 130/80mmHg 以下。一般多选用能延缓肾功能恶化、具有肾脏保护作用的降压药物 ACEI 和 ARBs 类药物。肾功能不全的患者使用时应注意高钾血症的防治。血肌酐 >265μmol/L 的非透析患者不用或慎用此类药物。常用的 ACEI 和 ARBs 有：贝那普利（benazapril），10～20mg，每天 1 次；福辛普利（fosinopril），10mg，每天 1 次；赖诺普利（lisinopril），10～20mg，每天 1 次；培多普利（perindopril），4～8mg，每天 1 次；卡托普利（captopril），12.5～25mg，每天 3 次；氯沙坦钾（losartan potassium），50～100mg，每天 1 次；缬沙坦胶囊（valsartan），80～160mg，每天 1 次；厄贝沙坦（irbesartan），150～300mg，每天 1 次；替米沙坦（telmisartan），80mg，每天 1 次；血压控制欠佳时可联合使用多种抗高血压药物 CCB、β 受体阻断剂、α 受体阻断剂、血管扩张药及利尿剂等。肾功能较差时，噻嗪类利尿剂无效或较差，应改用袢利尿剂。常用的 CCB、β 受体阻断剂有：氨氯地平（amlodipine），5mg，每天 1 次；非洛地平缓释片（felodipine sustaind-release tablets），5mg，每天 1 次；硝苯地平控释片（nifedipine controlled-release tablets），30mg，每天 1 次；美托洛尔（metoprolol tartrate tablets），25～50mg，每天 2 次；阿罗洛尔（arotinolol），5～10mg，每天 2 次；卡维地洛（carvedilol），12.5mg，每天 2 次等。

3）降脂治疗：可调节脂代谢紊乱，降低蛋白尿，延缓肾病进展，防治心血管病并发症，推荐使用他汀类药物。

常用药物有：普伐他汀（pravastatin），20mg，临睡前服；阿托伐他汀（atorvastatin），

10~40mg，临睡前服；氟伐他汀（fluvastatin），20~40mg，临睡前服；辛伐他汀（simvastatin），20~40mg，临睡前服等。

4）抗血小板药物：常用药物有：双嘧达莫（dipyridamole），25~50mg，每天3次；肠溶阿司匹林片（aspirin enteric-coated），100mg，临睡前服等。

5）对症处理：预防感染，防止水、电解质和酸碱平衡紊乱，应用抗血小板药物，避免使用有肾毒性的药物包括中药（如含马兜铃酸的中药关木通、广防己等）和西药（如氨基糖苷类抗生素等），这对于保护肾功能、防止慢性肾病进行性发展和肾功能急剧恶化具有重要意义。

6）糖皮质激素和免疫抑制剂：慢性肾炎的病变多以硬化性病变为主，可逆性差，治疗目标并不是彻底消除蛋白尿和红细胞，因此并不常规使用激素和免疫抑制剂。仅当患者肾功能正常或轻度受损，肾体积正常，病理类型以增生性病变为主时，可尝试激素或免疫抑制剂治疗。

五、无症状性尿的异常（asymptomatic urinary abnormalities）

无症状性尿检异常是很常见的临床表现，无全身症状，仅有长期单纯蛋白尿；反复发作性或持续性血尿；或蛋白尿伴血尿。本综合征起病隐匿，临床表现仅轻微。其病因很多，故不是一个最后的疾病诊断。常见的病因：原发性肾小球疾病如 IgA 肾病、膜增殖性肾小球肾炎、局灶或节段型肾小球硬化等，及全身性或遗传性疾病如糖尿病、淀粉样变性、Alport 综合征、Fabry 病、Nail-patella 综合征、镰状细胞贫血，甚或为 PSGN 恢复期。

单纯性血尿和（或）蛋白尿，一般无需特殊治疗。最好全面仔细检查包括肾活检，明确诊断，切勿盲目对症治疗，延误诊治。

第二节 肾盂肾炎

尿路感染系指泌尿系统任何一个部位的感染。一般可分为下尿路感染（如尿道炎、膀胱炎及前列腺炎）和上尿路感染（如肾盂肾炎）。膀胱炎和急性肾盂肾炎，可以单独存在，或同时并存，但两者的治疗原则不同，预后亦不同。尿路可以有症状，也可以无症状。无症状的尿路感染又称为无症状性菌尿。

肾盂肾炎（pyelonephritis）可分为急性和慢性两期，后者是指肾脏由于长期持续性或反复发作性细菌感染所致的损害，肾实质产生了组织瘢痕及肾功能有不同程度的受损。但慢性肾盂肾炎与急性肾盂肾炎的关系不能完全肯定。有许多反复发作的肾盂肾炎的患者，多年之后并不一定发展为慢性期，而有些慢性肾盂肾炎的患者并无急性期的病史。目前认为肾盂肾炎病程超过半年，同时伴有下列情况之一者，可诊断为慢性肾盂肾炎：在静脉肾盂造影片上可见肾盂、肾盏变形和缩窄；肾外形凹凸不平，且两肾大小不等；肾小管功能有持续性损害。

通常来说，肾盂肾炎好发于女性及老年男性。其致病菌多为大肠杆菌（约占90%）及其他革兰阴性细菌，如变形杆菌、副大肠杆菌及绿脓杆菌。

革兰阳性球菌中，如粪肠球菌、金黄色葡萄球菌也可引起肾盂肾炎，但较少见。极少数可由真菌、病毒、原虫等所致。一般而言，初次自发性感染多为大肠杆菌，且细菌感染多见于复发性感染或导尿插管，及尿道手术后。腺病毒可致出血性膀胱炎。

肾盂肾炎的感染途径有上行性感染、血源性感染、淋巴道感染及邻近组织炎症时直接累及肾脏。正常情况下，人体的排尿功能是一个重要的防御感染的机制，即使尿道口及其周围有不同数量的细菌寄居，但一般不引起感染。当机体抵抗力下降或尿道黏膜有轻微损伤时如性生活后，女性月经期中，男性前列腺增生及梗阻等，细菌可以逆行至膀胱和肾脏引起感染。女性尿道长度（2.5~5cm）远较男性（17~20cm）为短而宽，故易感染。肾盂肾炎的易感因素很多，除女性尿道短及生理特征如性生活、妊娠等外，其他全身性疾病如糖尿病、高血压，以及导尿或膀胱镜检术均易诱发肾盂肾炎。

上述解剖、生理及全身性疾病等因素易致各种致病微生物感染而引起肾小管间质炎症。在有些肾盂肾炎患者的肾瘢痕组织发现有致病菌的抗原成分、免疫复合物抗体包裹细菌（antibody coating of bacteria）等的存在，并伴有淋巴细胞、单核细胞的浸润、提示肾盂肾炎的发病机制中，亦有免疫反应的参与。

一、临床表现

1. 急性肾盂肾炎的临床表现　①感染中毒症状：常有高热（体温可达39℃以上），畏寒或寒战及全身不适等；②泌尿系统症状：常有尿频、尿急、尿痛等膀胱刺激症状；腰痛或肾区叩痛征阳性；③尿的改变：主要为尿沉渣中白细胞增多，急性期常满布视野，慢性期常 >5 个/HP；尿蛋白量一般不多；有时可见白细胞管型、脓细胞、红细胞等；④清洁中段尿细菌培养为阳性。尿菌落计数 $>10^5$/ml（粪链球菌落计数在 $10^{3~4}$/ml）为阳性；若临床症状明显，耻骨上膀胱取尿培养阳性者，均是病因诊断的重要根据，并可根据抗生素敏感程度选用抗菌药物。

2. 慢性肾盂肾炎的临床表现　慢性肾盂肾炎急性发作时，其临床表现与急性肾盂肾炎相似。通常慢性期的全身表现很轻，甚或无全身症状。泌尿系统症状和尿的改变也不典型。若患者无泌尿道症状，尿菌落计数 $>10^5$/ml，谓之"无症状性菌尿"，多见于孕妇，也应按肾盂肾炎诊治。慢性肾盂肾炎除病史较长，常超过半年，作静脉肾盂造影可见到肾盂肾盏变形。

二、治疗

肾盂肾炎发热及尿路激惹症状明显者，应卧床休息。饮食宜清淡富有营养，可嘱多饮水，勤小便。其治疗原则如下。

（1）开始治疗前应作尿细菌培养，最好包括菌落计数以明确诊断。

（2）若有某些易感因素如梗阻、结石、神经性膀胱炎等，尽可能给以相应处理。

（3）临床症状的缓解，并不意味着细菌学的治愈。故在治疗方案结束后，应作尿培养。常于停药后第2周、第6周末复查菌落计数。阴性则已治愈；若仍为阳性且菌株与治疗前相同，表示治疗失败或复发，应另给予药物治疗。若治疗后培养的菌株与治疗前并非同一菌属，则提示再感染。

（4）慢性肾盂肾炎存在易感因素，容易再发，因此治疗的关键是寻找并去除导致发病的易感因素，尤其是解除尿流不畅、尿路梗阻，纠正肾和尿路畸形，提高机体免疫功能等。

不同类型的慢性肾盂肾炎，治疗方法可各有不同。

（5）抗感染药物的选用原则

1）选用对致病菌敏感的药物：急性肾盂肾炎的致病微生物最常见的是肠道细菌，大肠埃希菌感染占 70%～95%，腐生葡萄球菌占 5%～20% 或以上，这对我们选取合适的抗生素进行经验治疗有指导意义。革兰阴性菌感染时推荐首选氟喹诺酮类；如患者是尿路感染易发者或较复杂的感染，可选用磺胺类药物。因为近几年研究发现磺胺类药物的耐药性在逐渐下降，而喹诺酮类的耐药性在逐渐上升。

2）选择肾组织内和血浓度高的抗生素：氨基糖苷类和氟喹诺酮类药物在肾内浓度较高，氨苄西林和头孢菌素相对血浓度较高。

3）选用对肾损害小、副作用也小的抗菌药物：特别是对肾功能不全者尤应注意。

4）联合用药：主要限于严重的感染。联合使用 2 种或 2 种以上的抗菌药物，以产生协同作用，以达到提高疗效及减少耐药菌株的目的。要避免相互有拮抗作用的药物联用。联合用药的指针：①单一药物治疗失败；②严重感染；③混合感染；④耐药菌株出现；⑤疗程：一般用 14 天。如对治疗反应慢的炎症感染患者，疗程达 14～21 天。

5）其他：在使用抗生素的过程中，应注意调节尿液的酸度。如磺胺、红霉素（erythromycin）和氨基糖苷类抗生素在碱性尿液中抗菌作用增强。而四环素、呋喃类药在酸性尿液中抗菌作用增强。

（6）临床常用抗生素

1）轻、中度肾盂肾炎：可口服有效抗菌药物 14 天。

a. 磺胺类：复方磺胺二甲异噁唑（compound sulfamethoxazole），2 粒，每天 2 次。

b. 青霉素类：阿莫西林（amoxicillin），0.5g，每天 4 次；阿莫西林/克拉维酸钾片（amoxicillin and clavulanate potassium tablet），0.375g，每天 3 次。

c. 头孢菌素类：头孢拉定（cephradine），0.5g，每天 4 次；头孢克洛（cefaclor），0.25g，每天 3 次；头孢丙烯（cefprozil），0.25g，每天 2 次。

d. 喹诺酮类：诺氟沙星（norfloxacin），0.2g，每天 3 次；环丙沙星（ciprofloxacin），0.5g，每天 2 次；左氧氟沙星（levofloxacin hydrochloride tablets），0.5g，每天 1 次；洛美沙星（lomefloxacin），0.3g，每天 2 次；依诺沙星（comprecin），0.2g，每天 2 次；莫西沙星（moxifloxacin），0.4g，每天 1 次；加替沙星（gatifloxacin），0.2g，每天 1 次；司帕沙星（sparfloxacin），0.2g，每天 1 次等。

2）临床症状严重的肾盂肾炎：宜采用肌内或静脉给予抗生素，疗程为 14 天。

a. 青霉素类：氨苄西林（ampicillin），2～4g，静脉滴注，每天 2 次；哌拉西林/他唑巴坦（tazobactam sodium/piperacillin sodium for injection），4.5g，静脉滴注，每天 2 次；哌拉西林钠（piperacillin sodium），4～12g，静脉滴注，每天 2 次等。

b. 头孢菌素类：头孢西丁（cefoxitin），2g，静脉滴注，每天 2 次；头孢哌酮（cefoperazone），1～2g，静脉滴注，每天 2 次；头孢哌酮/舒巴坦（sulbactam and cefopcrazone），1.5～4.5g，静脉滴注，每天 2 次；头孢他啶（ceftazidime pentahydrate），2g，静脉滴注，每天 2 次；头孢曲松（ceftriaxone sodium），2g，静脉滴注，每天 1 次；头孢噻肟（cefotaxime sodium），2g，静脉滴注，每天 2 次；头孢吡肟（cefepime dihydochoride），1～2g，静脉滴注，每天 2 次等。

c. 氨基糖苷类：阿米卡星（amikacin sulfate），0.2～0.4g，静脉滴注，每天2次；奈替米星（netilmicin），0.1g，静脉滴注，每天2次；依替米星（etimicin sulfate for injection），0.1～0.15g，静脉滴注，每天2次等。

d. 喹诺酮类：左氧氟沙星，0.5g，静脉滴注，每天1次；环丙沙星，0.2g，静脉滴注，每天2次；莫西沙星，0.4g，静脉滴注，每天1次；加替沙星，0.4g，静脉滴注，每天1次等。

e. 碳青霉烯类：亚胺培南/西司他丁（imipenem and cilastatin sodium），0.5g，静脉滴注，每8小时1次。

第三节　慢性肾功能不全

慢性肾功能不全（chronic renal failure，CRF）又称慢性肾功能衰竭，是指各种原因造成的慢性进行性肾实质损害，致使肾脏明显萎缩，不能维持其基本功能，临床出现以代谢产物潴留，水、电解质、酸碱平衡失调，全身各系统受累为主要表现的临床综合征，也称为尿毒症。其发病原因，我国主要以慢性肾小球疾病，但近年来糖尿病肾病和高血压肾硬化导致的CRF也逐渐增加：而在欧美国家，糖尿病肾病和高血压肾硬化则是CRF的两大主要病因。

一、发病机制

就慢性肾脏病进展、CRF的发病机制，历年来先后提出"尿毒症毒素学说"、"健存肾单位学说"、"矫枉失衡学说"、"肾小球高滤过学说"、"脂质代谢紊乱学说"、"肾小管高代谢学说"等，但没有一种学说能完整地解释其全部的发病过程。近十余年来，随着分子生物学的飞速发展及其在肾脏病领域的应用，加深了人们对CRF发生机制的认识，过去的认识不断得到补充和纠正，新的学说不断涌现，特别是逐渐认识了各种生长因子和血管活性物质在CRF进展中的作用。近年来，"尿蛋白学说"、"慢性酸中毒学说"以及高蛋白饮食、肾内低氧对肾功能的影响，也越来越得到关注和重视。

二、临床表现和临床分期

1. 临床表现　慢性肾功能不全的早期，临床症状很少仅有原发病的症状，常规检查中有血和尿的生化异常。疾病发展时，尿毒症症状逐渐表现出来。

常见的症状：胃肠道表现为厌食、恶心、呕吐、腹泻；精神、神经系统表现为乏力、头晕、头痛、失眠，皮肤瘙痒，甚或出现嗜睡、抽搐、惊厥、昏迷；心血管系统表现常有血压升高、左心肥厚扩大、心肌损伤、心功能不全、心包炎等；造血系统表现为贫血、出血倾向及凝血功能失调、毛细血管脆性增高等；呼吸系统可致支气管炎、肺炎、胸膜炎等症状；皮肤表现为干燥、脱屑、皮肤上可见白色的结晶（尿素霜）；以及水盐代谢紊乱，代谢性酸中毒等症状。

2. 临床分期　目前临床除了沿用过去的传统分期标准，还结合了K/DOQI对慢性肾脏病（chronic kidney disease，CKD）的诊断标准，以便于与国际诊断标准接轨。

（1）CKD分期：美国肾脏基金会在2002年制订的K/DOQI慢性肾脏病临床实践指南规定，有下面一项异常即能诊断CKD：①肾脏损伤（血、尿成分异常或影像学检查异常或病理学检查异常）≥3个月，有或无肾小球滤过率（GFR）异常；②GFR＜60ml/（min·1.73m²）的时间≥3个月，有或无肾脏损伤的证据。

CKD的分期为：无论病因，根据肾功能水平分为5期，见表29-1。

表29-1　CKD的分期

分期	说明	GFR［ml/（min·1.73m²）］
1	肾损害；GFR正常或↑	≥90
2	肾损害伴GFR轻度↓	60～89
3	中度GFR↓	30～59
4	重度GFR↓	15～29
5	肾衰竭	＜15（或透析）

（2）我国传统分期：我国传统将CRF分为4个阶段。

1）肾功能不全代偿期：血肌酐（Scr）＜178μmol/L，相当于CKD的2期，一般无临床症状。

2）肾功能不全失代偿期：Scr为178～445μmol/L，相当于CKD的3期，临床上可出现轻度贫血、乏力、夜尿增多。

3）肾功能衰竭期：Scr为445～707μmol/L，相当于CKD的4期，临床上大多有明显贫血、消化道症状，可出现轻度代谢性酸中-毒及钙磷代谢紊乱。

4）肾功能衰竭终末期（尿毒症期）：Scr＞707μmol/L，相当于CKD的5期，临床上出现各种尿毒症症状，如明显贫血、严重恶心、呕吐及各种神经系统并发症，水、电解质和酸碱平衡明显紊乱。

三、治疗原则

依据肾功能损害程度不同，治疗措施也不完全相同。基于CRF病情不断进展的特点，临床治疗的重点在于终末期肾功能衰竭前期的积极治疗以延缓病情进展，这一阶段的治疗具有极为重要的临床意义。促使CRF进展的危险因素包括高血压、蛋白尿、高脂血症、高磷血症、肾小球内凝血等，针对这些危险因素，延缓CRF进展的治疗原则为治疗原发病、纠正促进肾功能衰竭的可逆因素、保护残余肾功能以及防治并发症等。终末期肾衰竭（end stage renal failure，ESRF）的治疗除上述治疗如并发症治疗（纠正贫血、电解质紊乱、代谢性酸中毒和低钙高磷、心力衰竭等）外，其主要有效治疗方法为肾脏替代治疗，包括血液透析、腹膜透析和肾移植。

四、治疗方法

1.非透析治疗

（1）严格控制血压：延缓肾脏疾病进展和防止心血管并发症。如无禁忌证，可首选ACEI和（或）ARB，可用多种降压药联合治疗使血压达标。常用药物有以下几种。

1）ACEI：贝那普利，10～20mg，每天1次；福辛普利，10mg，每天1次；赖诺普利，

10～20mg，每天 1 次；培多普利，4～8mg，每天 1 次；卡托普利，12.5～25mg，每天 3 次等。

2）ARB：氯沙坦钾，50～100mg，每天 1 次；缬沙坦胶囊，80～160mg，每天 1 次；厄贝沙坦，150～300mg，每天 1 次；替米沙坦，80mg，每天 1 次；氯沙坦钾/氢氯噻嗪，50mg/12.5mg，每天 1 次。

3）CCB 类：氨氯地平，5mg，每天 1 次；非洛地平缓释片，5mg，每天 1 次；硝苯地平控释片，30mg，每天 1 次等。

4）β 受体阻断剂：美托洛尔（倍他洛克），25～50mg，每天 2 次；阿罗洛尔（阿尔马尔），5～10mg，每天 2 次；卡维地洛，12.5mg，每天 2 次。

5）利尿剂：如呋塞米（速尿），20～40mg，每天 1 次或每天 3 次。

（2）控制蛋白尿：延缓肾病进展和防治心血管病并发症。如无禁忌证可首选 ACEI 和（或）ARB。另可选用他汀类药物、抗血小板聚集药以及饮食控制等方法综合治疗。

1）他汀类药物：普伐他丁，20mg，临睡前服；阿托伐他丁，10～40mg，临睡前服；氟伐他丁，20～40mg，临睡前服；辛伐他丁，20～40mg，临睡前服等。

2）抗血小板聚集药物：如拜阿司匹林，100mg，临睡前服用。

3）饮食控制联合酮酸/氨基酸治疗：低盐优质低蛋白饮食；复方 α 酮酸（开同），3～5 片，每天 3 次。

（3）防治并发症

1）纠正肾性贫血：慢性肾病患者体内由肾脏分泌产生的促红细胞生成素的总量减少，是引发肾性贫血的最主要原因之一。除此以外，体内大量代谢毒素的堆积，缩减了红细胞存活时间、出血倾向、血透及反复抽血化验、营养不良等都参与了慢性肾病患者肾性贫血的发生。对于肾性贫血的纠正，红细胞生成素和铁剂的合理应用在其中占了重要地位。人类重组红细胞生成素（recombinant human erythropoietin，rHuEPO，EPO），用量 150～300U/kg，1 周 1～3 次。目前一般剂量为 50U/kg，每周 3 次，直至血红蛋白达到 100～120g/L，血细胞比容达到 33%～38% 为止。应用重组红细胞生成素治疗时还需同时纠正继发性甲旁亢、铝中毒、严重感染、营养不良等影响疗效的因素，并注意防治血压增高、高凝、高钾等不良反应。铁缺乏在慢性肾脏病患者中是常见的，特别是血液透析患者。故纠正肾性贫血常需要铁剂的补充。常用的口服铁剂为多糖铁复合物胶囊（iron polysaccharide complex capsules，力蜚能），是一种铁元素含量高达 46% 的低分子量多糖铁复合物。作为铁元素补充剂，可迅速提高血铁水平与升高血红蛋白。此药是以完整的分子形式存在，在消化道中以分子形式被吸收。用量：150～300mg，每天 1 次。

2）改善水钠代谢紊乱，防范并纠正高钾血症。

3）纠正代谢性酸中毒。

4）纠正钙磷代谢紊乱。

按照活性维生素 D 在慢性肾脏病继发性甲旁亢中合理应用的专家共识，CKD 不同时期 iPTH 及血钙、磷水平的目标范围，见表 29-2。

表 29 – 2　CKD 不同时期 iPTH 及血钙、磷水平的目标范围

CKD 分期	iPTH 目标范围	钙、磷维持水平	
		Ca	P
3 期	35 ~ 70pg/ml (3. 85 ~ 7. 7pmoUL)	8. 4 ~ 9. 5mg/dl (2. 10 ~ 2. 37mmol/L)	2. 7 ~ 4. 6mg/dl (0. 87 ~ 1. 49mmo/L)
4 期	70 ~ 110pg/ml (7. 7 ~ 12. 1pmol/L)	同上	
5 期 (16. 5 ~ 33pmol/L)	150 ~ 300pg/ml (2. 10 ~ 2. 54pmol/L)	8. 4 ~ 10. 2mg/dl (1. 13 ~ 1. 78mmol/L)	3. 5 ~ 5. 5mg/dl

常用于纠正钙磷代谢紊乱的药物有：磷结合剂：碳酸钙（calcium carbonate），1.0g，每天 3 次；司维拉姆（sevelamer HCL），20 ~ 40mg，每天 1 次或每天 3 次；活性维生素 D3：骨化三醇（rocalirol），0. 25μg，每天 1 次；阿法骨化醇（alfacalcidol），0. 25μg，每天 1 次等。

（4）慎用药物：肾功能衰竭时，所用药物的剂量和方法，应视该药的清除率而定。如果药物主要以原型经肾脏排泄，可采用给予正常剂量，但应延长给药的间期；或采用减低剂量而不改变正常给药间期。其公式如下：

$$患者给药间期 = \frac{正常给药间期 \times 正常肌酐清除率（Ccr）}{患者肌酐清除率（Ccr）}$$

$$或患者给药间期 = 正常给药间期（小时）\times 患者 Ccr 值$$

$$患者给药剂量 = \frac{正常剂量 \times 患者 Ccr}{正常 Ccr}$$

$$或患者给药剂量 = 正常剂量 / 患者 Scr（mg \cdot dl）$$

但大多数药物经肾脏时，不完全是原型，其一部分已在体内代谢，这些药物剂量计算公式为：

$$患者给药时间 = 正常给药时间 \times 1 [f（kf-1）+1]$$

$$注：f = 正常排出的\% ；kf = 患者 Scr / 正常 Scr$$

$$患者给药剂量 = 正常剂量 \times [f（kf-1）+1] \div 1$$

上述公式中正常肌酐清除率（Ccr）按 100ml/min，正常血清肌酐值（Scr）按 1mg/dl 计算。

2. 肾脏替代治疗　肾脏替代治疗包括血液透析、腹膜透析、肾移植。当 CFR 患者进展至 GFR < 10 ~ 15ml/min（或相对应的血肌酐水平）并有明显尿毒症临床表现，经药物治疗不能缓解时，则应及时进行透析治疗。对糖尿病肾病患者，根据病情需要，透析治疗可适当提前。目前肾移植是 ESRD 理想的有效治疗方法。

第四节　糖皮质激素在肾病综合征中的应用

一、概述

糖皮质激素（glucocorticoid，GC）是由肾上腺皮质束状带合成和分泌的一种肾上腺皮质激素，调节体内糖、脂肪、蛋白质的生物合成及代谢，并具有抗炎及免疫抑制作用。糖皮质激素包括天然和合成两大类。天然糖皮质激素主要是皮质醇（氢化可的松）和可的松。合成的糖皮质激素种类较多，主要有泼尼松、泼尼松龙、甲泼尼龙、地塞米松、倍他米松、去炎松等。

二、糖皮质激素的分子结构

糖皮质激素的基本结构是具有 21 个碳原子的典型的四环甾核，C3 的酮基和 C17 上的二碳侧链及 C4~5 双键是保持生理活性的必需基团。为了提高糖皮质激素的临床疗效，对基本的四环甾核结构进行改造，在基础甾环结构的不同部位引入不饱和双键、羟基、甲基或氟原子等从而产生作用不同的合成糖皮质激素。主要结构改变分为以下几点：①C1~2 双键。泼尼松、泼尼松龙、地塞米松、甲泼尼龙的 C1 = C2 为双键结构，糖皮质激素作用增强，而盐皮质激素作用下降，增强抗炎活性。②C6 甲基化（如甲泼尼龙）。增加药物的亲脂性及组织渗透能力，使药物快速到达作用靶位，提高药物在靶器官浓度，使药物迅速起效并增加抗炎活性。③C11 位的羟基化。C11 位羟基化（泼尼松龙、甲泼尼龙和氢化可的松等）成为活性形式，无需肝脏转化。肝脏疾病时使用一方面不会增加肝脏负担，另一方面也不会因肝脏转化减少而影响药物的作用；泼尼松 C11 位为酮基，未羟基化，必须通过肝脏转化，在肝脏功能不全时不能转化从而影响药物疗效。④C9 氟基化（如地塞米松）。可以增加药物的抗炎疗效，但同时增加对肾上腺皮质轴（HPA）的抑制作用及肌肉毒性，增加抗炎疗效的同时也增加了药物的副作用。泼尼松、泼尼松龙、甲泼尼龙 C9 位无氟化。

三、糖皮质激素的作用机制

糖皮质激素的剂量和用法不同，作用机制和途径不完全相同，其治疗作用主要通过以下 4 个途径介导：①经典的基因组途径；②非基因组途径；③膜结合糖皮质激素受体（membrane - bound glucocorticoid receptor，mGCR）介异的非基因组效应；④与细胞膜作用产生的非特异的、非基因组效应（nonspecific non - genomic effects）。糖皮质激素主要通过与其受体结合而调节相关基因的转录和蛋白表达，起效较慢。大剂量使用时，则可通过与糖皮质激素受体结合后的非基因效应发挥作用，起效快。

1. 经典途径（基因组途径）　糖皮质激素通过细胞膜与胞浆中受体结合形成复合物后控制基因转录，称为基因组效应。它包括通过特定蛋白抑制转录作用（transrepression）和激活转录作用（transactivation），前者与抗炎作用前免疫调节作用相关，而后者则往往与糖皮质激素的副作用及免疫抑制作用相关。经典途径也分为直接和间接途径。

（1）直接途径：糖皮质激素 - 糖皮质激素受体复合物可直接调节基因转录。糖皮质激素易于通过细胞膜进入胞浆并与胞浆内的糖皮质激素受体（cytosolic glucocorticoid receptor，cGR）结合。cGR 有 2 种亚型，cGRα 和 cGRβ。GRα 与糖皮质激素结合后活化产生经典的激素效应，cGRβ 拮抗 cGRα 作用。cGRα 未与糖皮质激素结合时，它与胞质内热休克蛋白（heat shock profein，HSPs）结合成大的六聚体。一旦 cGRα 与糖皮质激素结合，它与 HSPs 分离，活化后进入细胞核，与 DNA 上的糖皮质激素受体反应元件（hormone response elements，GRE）结合，启动或抑制相应基因的 mRNA 转录，如抑制肿瘤坏死因子 α（tumor necrosis factorα，TNFα）、白细胞介素 - 1β（interleukin1β，IL - 1β）、白细胞介素 - 2（interleukin – 2，IL – 2）、白细胞介素 – 6（interleukin6，IL – 6）和细胞间黏附分子（intercellular adhesion molecule – 1，ICAM – 1）等 mRNA 转录，启动核因子 κB（neclear factor kappa B，NF – κB）的抑制蛋白（inhibiting kappa B，IκB）mRNA 转录。这是经典的受体介导的激素作用。此过程是高动力的，起效慢，GRE 受刺激后向 mRNA 的转录以及特异性应答蛋白的最终产生需要 6 ~ 12h。

（2）间接途径：糖皮质激素与受体复合物通过与 DNA 之间的相互作用，改变其他转录调节蛋白与其效应元件作用的能力，发挥抗炎和免疫抑制作用。如活化的糖皮质激素受体直接与其他的转录调节因子 c – Jun 相互作用，通过影响活化蛋白复合物 – 1（active protein – 1，AP – 1）位点调节转录过程。糖皮质激素类药物通过增加 IκB 的转录降低 NF – κB 的活性。此外，糖皮质激素受体复合物还能调控转录后的过程，包括 RNA 翻译、蛋白质合成和分泌，并且具有不直接和 DNA 相互作用的非基因组效应。低剂量糖皮质激素在尚不足以激活直接途径时即可发挥此作用。

2. 非基因组途径　糖皮质激素通过细胞膜上的受体和离子通道影响细胞的兴奋性，产生快速反应的非基因调节机制。该机制产生效应仅需要数秒至数分钟时间。

cGR 在未与糖皮质激素结合时，与 HSPs90、丝裂原激活的蛋白激酶（mitogen – activated protein kinase，MAPK）等胞浆蛋白结合成多聚蛋白复合物，存在于细胞浆中。当 cGR 与糖皮质激素结合后与多聚蛋白复合物分离，由此激活 MAPK 信号转导通路中的一些激酶。这些激酶启动的下游事件包括磷酸化脂皮素 – 1（lipocortin – 1），改变其在胞内的分布，抑制细胞膜内花生四烯酸的合成和释放。大剂量的糖皮质激素还可以通过类似的机制快速活化内皮—氧化氮合酶（endothelia nitric oxide synthase，eNOS），促进一氧化氮（nitric oxide，NO）的合成，起到扩张血管、减轻缺血性损伤及抗炎的作用。大剂量（> 200mg 泼尼松）时发挥作用，起效快，数秒至数分钟即发挥抗炎和免疫抑制作用，是糖皮质激素冲击治疗的可能机制。

3. 细胞膜受体介导的生化效应　激素与其相应细胞膜受体结合后，通过第二信使（Ca^{2+}、IP3、cAMP、PKC 等）介导的信号转导通路，促发一系列与基因调节相关或不相关的胞内效应。有理论认为大剂量糖皮质激素冲击治疗时，短期内即产生显著疗效，部分机制是由于大量的糖皮质激素溶解于细胞膜、线粒体膜等双层脂质膜中，影响膜的理化性质及膜内离子通道蛋白的功能，抑制 Ca^{2+} 的跨膜转运，降低胞浆中 Ca^{2+} 浓度，从而阻断免疫细胞的活化和功能的维持。

4. 大剂量糖皮质激素与低亲和力受体　正常情况下，糖皮质激素与糖皮质激素高亲和力受体（GRH）结合发挥生理和应激作用，但在病理情况下 GRH 减少，靶细胞对糖皮质激素反应性降低。大剂量糖皮质激素可通过低亲和力 GR（GRL）发挥作用，因此病理状态下，需要大剂量糖皮质激素发挥作用。

四、糖皮质激素的作用

糖皮质激素作用广泛而复杂，几乎影响全身各种组织和细胞，其作用随剂量不同而异。生理情况下所分泌的糖皮质激素主要影响物质代谢过程，利用合成和分解代谢的作用始终保持有足够的葡萄糖维持脑的生理活动。超生理剂量的糖皮质激素尚有抗炎、免疫抑制等药理作用。

（一）糖皮质激素的生理作用

（1）调节物质代谢

1）对糖代谢的影响：糖皮质激素使血糖升高，糖耐量下降。①抑制外周组织对葡萄糖的摄取和利用。②促进糖原异生：糖皮质激素诱导肝脏中与糖原异生有关酶的基因转录、活性增高；促进外周组织释放氨基酸，特别是丙氨酸，在肝脏酶的作用下，转变为丙酮酸，再进一步转变为葡萄糖分解释放出甘油和游离脂肪酸，为糖原异生提供原料和能量；糖皮质激素的"允许作用"促进了胰高血糖素和肾上腺素的刺激肝糖原异生作用。

2）对蛋白质代谢影响：糖皮质激素使肌肉、皮肤、结缔组织和淋巴组织等许多组织的蛋白质分解增加，并减少氨基酸向细胞内转动，抑制了蛋白质的合成，增加尿中氮的排泄，导致负氮平衡。由于合成障碍，分解增加，致皮肤变薄，伤口不易愈合。骨骼肌中氨基酸在细胞内转移减少的同时，经血液循环的消除增加，肌肉质量减少，导致明显的肌萎缩，骨基质的蛋白质分解增加，骨盐沉积困难而引起成人骨质疏松、儿童骨骼发育停滞。但糖皮质激素促进肝脏的 RNA 与蛋白质合成。

3）对脂肪代谢影响：糖皮质激素促进脂肪分解，使血浆中游离脂肪酸浓度升高。直接作用，抑制葡萄糖的摄取和代谢，甘油生成减少，脂肪水解后的再酯化减少；"允许作用"，在糖皮质激素作用下，儿茶酚胺类、生长激素、甲状腺素和胰高血糖素的脂解作用增强。大剂量的糖皮质激素还可抑制脂肪的合成，肾上腺皮质功能亢进或长期、大量应用糖皮质激素类药物时，可因脂肪再分布而导致"满月脸"和"向心性肥胖"，表现为四肢脂肪分布少而面部和躯干脂肪分布多。

4）对钙的影响：使肠道对钙吸收减少，尿中钙的丢失增加，产生负钙平衡，产生继发性代偿性甲状旁腺机能亢进；各种基质破坏以及矿物质的可利用表面积减少；抑制成骨细胞活性致骨骼生成减少。

5）水盐代谢：糖皮质激素对盐代谢的影响显著弱于盐皮质激素，有轻度的致水钠潴留和排钾的作用。但大剂量应用时也可引起明显的水钠潴留，排钾，导致血压升高和低钾血症。此外一定量的糖皮质激素可以促进肾脏对水的排出，当体内糖皮质激素分泌不足时亦可产生水钠潴留，低钠血症。

（2）促进胚胎发育，促进胎儿肺成熟。

（3）调节免疫及抗炎作用。

（4）促进周围血管对血管活性物质的敏感性，调节血管内皮的通透性，维持血压。

（5）调节中枢神经功能，对于记忆、情绪等高级中枢活动起重要作用。

（二）糖皮质激素的药理作用

超过生理剂量使用糖皮质激素时所起到的对疾病的治疗作用，即为糖皮质激素的药理作用。

1. 糖皮质激素的抗炎作用　糖皮质激素对炎症过程的各个阶段几乎均有作用，具体包括抑制 IL-2 等的合成，阻止 T 细胞的活化；阻止毛细血管通透性的提高而阻断炎症反应，促使水肿消退及组织中各种活性物质释放减少；减少巨噬细胞和粒细胞与受损的毛细血管内皮的粘连，抑制诱导细胞分裂的趋化因子的产生；干扰巨噬细胞吞噬抗原及其在细胞内的转化。抑制磷脂酶2，减少前列腺素和白三烯的合成；阻断受伤和炎症组织所释放的缓激肽的活化。抑制中性蛋白酶、胶原酶和弹性蛋白酶的作用。因此在急性阶段，糖皮质激素可抑制局部血管的扩张，降低毛细血管的通透性，使充血、血浆渗出、白细胞浸润和吞噬减弱，改善和消除红肿热痛症状。后期，糖皮质激素抑制纤维细胞的增生和肉芽组织的形成，从而减轻组织粘连和抑制瘢痕形成，延缓伤口愈合。

2. 糖皮质激素的免疫抑制作用　①抑制巨噬细胞对抗原的吞噬和处理；②阻碍淋巴母细胞转化，降低淋巴细胞数；③抑制淋巴因子所引起的排斥反应；④小剂量主要抑制细胞免疫，大剂量抑制体液免疫。

五、糖皮质激素分泌的调节

下丘脑－垂体－肾上腺（hypothalamic－pituitary－adrenal，HPA）轴组成了一个复杂的系统，调节基础和应激状态下糖皮质激素的释放。下丘脑以小脉冲的方式分泌促肾上腺皮质激素释放激素（corticotrophin releasing hormone，CRH），CRH进入垂体门脉循环并被运送到腺垂体，刺激腺垂体合成和脉冲式分泌促肾上腺皮质激素（adrenocorticotropic hormone，ACTH）。ACTH与特异的ACTH受体结合刺激产生环磷酸腺苷（cAMP），通过cAIP依赖的磷酸化反应促进胆固醇的摄取和肾上腺类固醇的合成。肾上腺中没有大量肾上腺皮质激素贮存。因此，为维持基本的分泌活动或在应激时提高其在血液中的浓度，需要不断地进行合成和释放。

人类每天分泌的皮质醇大约为10~20mg。正常人皮质激素的分泌有昼夜节律性，主要是由ACTH的节律变化引起的。早晨8点分泌水平最高，夜间0点则处于低谷。寒冷、运动、感染、外伤等应激原的刺激后会刺激HPA轴，增加皮质醇的合成释放。皮质醇水平上升或糖皮质激素合成增加又对HPA轴产生负反馈抑制作用，抑制CRH和ACTH的合成与释放，从而减少皮质醇的产生。当长期使用糖皮质激素药物治疗后会严重抑制HPA轴，导致肾上腺皮质萎缩，从而机体在应激反应中对ACTH的刺激反应能力下降，产生糖皮质激素的能力下降。

六、糖皮质激素的代谢和临床选择

（一）糖皮质激素类药物的吸收

糖皮质激素口服、肌内、滑膜内和局部给药的吸收都很好。口服泼尼松或泼尼松龙，50%~90%的剂量可被吸收。泼尼松C11位为酮基，需在肝脏转化成羟基才成为有活性的泼尼松龙。这种转换快速高效，给予等剂量的泼尼松或泼尼松龙，最后血浆中活性药物泼尼松龙的浓度几乎相等。但在肝功能受损时泼尼松转化受限。

（二）血浆转运蛋白

生理情况下，血浆中80%皮质醇与皮质激素结合球蛋白（CBG）可逆性结合，10%与白蛋白结合，另10%为游离的皮质醇，具有生理活性。

（三）代谢和排泄

糖皮质激素类药物主要在肝脏代谢。首先，进行羟化；其次，与葡萄糖醛酸或硫酸结合，成为水溶性代谢产物，自尿中排出。通过粪便和胆汁的排泄很少。服用泼尼松后，1%~2%泼尼松和6%~12%泼尼松龙从尿中排泄。透析患者一般不需调整糖皮质激素用量。

(四) 半衰期和临床药物选择

糖皮质激素的种类繁多，半衰期也不同，根据半衰期不同分成短效、中效和长效3种。

短效：生物半衰期6~12h，如可的松、氢化可的松。

中效：生物半衰期12~36h，如泼尼松、泼尼松龙、甲泼尼龙。

长效：生物半衰期48~72h，如地塞米松、倍他米松。

短效激素生物半衰期比较短，要达到相同的作用效果其使用频率必然要增大，必然会导致其副作用发生机会大大增加。特别是其本身就有很强的水钠潴留作用，将造成其在通过抗炎作用降低血管通透性而减轻水肿的同时，也会由于水钠潴留作用而增加水肿的发生。且临床上需多次给药，不适合维持期治疗的患者。长效激素虽然作用时间延长，但同时副作用也增加，如持续的抑制HPA轴等。因此在肾脏病临床治疗上最为常用的是中效糖皮质激素制剂，即泼尼松、泼尼松龙、甲泼尼龙。尼龙具有以下药理学特性和优点，是较为理想的糖皮质激素制剂之一。①C6位甲基化使其亲脂性增强，能快速到达作用部位。②属活性药物，不需经肝脏转化。③与血浆蛋白的结合较少，血浆游离成分较多，而只有游离的糖皮质激素才有药理学活性，因此甲泼尼龙有效药物浓度较高，有利于发挥治疗作用。④与受体的亲和力最高，而通常情况下糖皮质激素的抗炎和免疫调节等作用主要是通过糖皮质激素受体介导的。⑤与蛋白的结合为一种恒定的线性关系，其游离部分始终与剂量成正比，对一个确定的剂量，有效浓度是已知的，因此可以通过这一线性关系来预测激素剂量的改变而带来的血浆游离糖皮质激素的变化，并进一步预估对患者病情所带来的影响；但泼尼松龙只有在>10mg以上时由于血浆蛋白结合已达到饱和性，才出现剂量与游离浓度的对应性。<10mg时，由于血浆蛋白结合率的变化，不能由临床用量来预估其体内游离浓度。当泼尼松龙长期治疗并减量至10mg左右维持时就比较危险。可能临床上仅仅只减了一点量，但体内有效游离成分却大大降低，而增加疾病复发的危险。⑥甲泼尼龙的血浆清除率稳定，不会随时间的延长而增加，而泼尼松龙的血浆清除率随着用药时间的延长而明显增加，因此长期用药时泼尼松有效血药浓度下降。⑦盐皮质激素样作用弱，水钠潴留副作用较小。糖皮质激素分子结构和药理学特性的不同可能带来临床疗效及安全性的差异。

(五) 特殊情况下的药代动力学

肝脏疾病可能会影响肝脏对糖皮质激素药物的转化和清除。因此在有明显肝脏疾病时，可选择不需肝脏转化的药物如甲泼尼龙。年龄与泼尼松龙的肝、肾清除率呈明显的负相关。甲状腺功能亢进症时，患者的吸收减少，肝脏清除率增加，其血浆中游离型和结合型泼尼松龙的浓度均明显低于正常人。对伴有哮喘、系统性红斑狼疮、肾移植后的妊娠妇女，也广泛应用糖皮质激素治疗，近来对一些胎儿先天性疾病，也应用糖皮质激素治疗。糖皮质激素为脂溶性物质，可以通过胎盘，但胎儿体内的糖皮质激素水平远低于母体水平。这是由于胎盘上表达丰富的11β-羟类固醇脱氢酶2（11β-hydroxysteroid dehydrogenase-2, 11β-HSD2），它可以灭活可的松活性，降低胎儿血中糖皮质激素的水平。11β-HSD2对泼尼松龙和倍他米松的灭活程度高于地塞米松和倍氯米松，但也有研究认为倍他米松可以通过胎盘，很少被灭活，胎儿与母亲血药浓度相似。对于妊娠妇女，治疗剂量的泼尼松不是致畸的主要危险因素，移植后应用皮质激素的妊娠妇女，胎儿致畸率约为3.5%，与正常的妊娠妇女一致，但

泼尼松可能会使腭裂的风险增加 3.4 倍

（六）药物相互作用

1. 肝微粒体酶诱导药 许多诱导肝微粒体酶的药物如苯妥英钠、利福平、巴比妥和卡马西平等能够快速诱导肝微粒体的药物代谢能力，使糖皮质激素的清除率增加。当与这些药物联用时最好能监测糖皮质激素的血药浓度，必要时药物需加量。

2. 肝微粒体酶抑制药 西咪替丁、大环内脂抗生素、酮康唑、环孢素 A 等是肝微粒体酶的抑制剂，对泼尼松龙的代谢有抑制作用。口服雌激素避孕药将使泼尼松龙的代谢减少大约 50%。

七、糖皮质激素应用的注意事项

以下列情况一般不使用糖皮质激素，包括活动性消化性溃疡、肝硬化和门脉高压引起的消化道大出血、新近接受胃肠吻合术。

有以下情况时使用糖皮质激素应严格掌握指征，用药过程中密切随访，及时防治副作用，包括严重感染（如病毒、细菌、真菌感染和活动性结核等），严重的骨质疏松，严重糖尿病，严重高血压，精神病，青光眼，病毒性肝炎。

八、糖皮质激素的应用方法

（一）口服用药

成人口服剂量一般不超过 1mg/kg 泼尼松（龙）（最大剂量不超过 80mg/d），或甲泼尼龙 0.8mg/（kg·d）。可以清晨顿服或分次服用。清晨 1 次顿服可以最大限度地减少对 HPA 的抑制作用。逐步减量，减量时也可采取隔日清晨顿服。

（二）静脉用药

严重水肿时，因胃肠道水肿影响糖皮质激素的吸收，可采用静脉用药。病情严重时也可应用甲泼尼龙静脉冲击治疗，剂量 0.5~1.0g/d，连续 3 天，必要时重复 1~2 个疗程。甲泼尼龙静脉冲击的生物利用度高于口服泼尼松龙治疗。

九、糖皮质激素治疗反应的判断

在肾病综合征时，根据应用糖皮质激素后患者尿蛋白量的变化判断治疗反应。

（一）激素敏感

足量泼尼松（龙）1mg/（kg·d）或甲泼尼龙 0.8mg/（kg·d）治疗 8 周内连续 3d 尿蛋白 <0.39/24h。局灶节段肾小球硬化患者对糖皮质激素的治疗反应较慢，判断激素疗效的时间可延长到 16 周。

（二）激素依赖

激素治疗有效，激素减量过程中或停药后 2 周内复发，连续 2 次以上。

（三）激素抵抗

使用足量泼尼松（龙）1mg/（kg·d）或甲泼尼龙 0.8mg/（kg·d）8 周无效，局灶节段肾小球硬化的判断时间应延长为 16 周。

十、 糖皮质激素的副作用

糖皮质激素的副作用取决于剂量和时间。一般大剂量或长期应用易出现副作用。主要副作用包括。

1. 肾上腺 肾上腺萎缩，库欣综合征。

2. 心血管系统 高脂血症，高血压，动脉粥样硬化、血栓形成，血管炎。

3. 中枢神经系统 行为、认知、记忆和精神改变。脑萎缩。

4. 胃肠道系统 胃肠道出血，胰腺炎，消化性溃疡。

5. 免疫系统 免疫力低下，易感染尤其是重症感染。

6. 皮肤 萎缩，伤口愈合延迟，红斑，多毛，口周皮炎，糖皮质激素诱发的痤疮、紫纹和毛细血管扩张等。

7. 骨骼肌肉系统 骨坏死，肌肉萎缩，骨质疏松症，长骨生长延缓。

8. 眼 白内障，青光眼。

9. 肾 水钠潴留，低钾血症。

10. 内分泌系统 对内源性垂体－下丘脑轴的抑制导致肾上腺萎缩和肾上腺皮质功能低下，类固醇性糖尿病。

11. 生殖系统 青春期延迟，胎儿发育迟缓，性腺功能减退改变。

十一、 糖皮质激素在常见肾脏疾病中的应用

一般建议在肾活检明确病理诊断的基础上结合病因和临床特点决定是否应用糖皮质激素，选择合适的种类、剂量、使用方法和时间。需密切评估疗效、不良反应，根据病情及时调整治疗方案。

（一）适应证

1. 肾小球疾病

（1）原发性肾小球疾病

1）微小病变型肾病（MCD）。

2）局灶节段性肾小球硬化（FSGS）。

3）膜性肾病（MN）。

4）膜增生性肾炎（MPGN）。

5）IgA 肾病和系膜增生性肾炎（MsPGN）。

6）新月体肾炎。

（2）继发性肾小球疾病

1）狼疮性肾炎（LN）。

2）系统性血管炎（SV）：如 MPA，WG。

3）其他：干燥综合征、类风湿关节炎、紫癜性肾炎等。

（3）肾小管－间质疾病：包括特发性间质性肾炎、系统性红斑狼疮和干燥综合征等所致小管间质性肾炎、药物引起的小管间质性肾炎。

（4）肾移植排异反应的防治。

（二）用法及疗程

1. 原发性肾小球疾病

（1）微小病变肾病：糖皮质激素对微小病变肾病治疗效果较好。但随着患者年龄增加，糖皮质激素的有效率有下降趋势。

对儿童 MCD – NS，推荐泼尼松（龙）口服 60mg/（m² · d）（不超过 80mg/d）或甲泼尼龙 48mg/（m² · d），治疗 4～6 周后（90% 的患者尿蛋白可以转阴），改为隔日泼尼松（龙）40mg/m²，或甲泼尼龙 32mg/m²，标准疗程是 8 周，但停药后复发率高，可延长维持治疗用药时间。隔日疗法治疗 4 周后，每月减少隔日治疗剂量的 25%，总疗程 6 个月以上，可减少复发率。

成人近 25% 的肾病综合征患者为 MCD，糖皮质激素疗效较儿童略差，常需要更长时间的糖皮质激素治疗。治疗起始剂量以泼尼松（龙）1mg/（kg · d）（最大剂量不超过 80mg/d）或甲泼尼龙 0.8mg/（kg · d）。约 60% 成人患者于足量激素治疗 8 周获得缓解，尚有 15%～20% 患者于治疗后 12～16 周获得缓解。故如足量激素治疗 8 周未获得完全缓解时，排除可逆因素和合并症后，可适当延长足量激素治疗至 12～16 周，但需注意防治副作用。完全缓解 2 周后开始减量，每 2 周减去原剂量的 5%～10%。并以每日或隔日 5～10mg，维持相当长时间后再停药，根据病情选择疗程，一般总疗程不低于 4～6 个月。

（2）局灶性节段性肾小球硬化：对于表现为肾病综合征的局灶性节段性肾小球硬化患者，糖皮质激素治疗方案可参照微小病变肾病，但维持治疗时间需酌情延长。单纯激素治疗疗效常有限，且起效较慢，部分和完全缓解率仅 15%～40%，成人中位完全缓解时间为 3～4 个月。对于激素依赖或反复复发的患者，需加用免疫抑制剂治疗。

（3）膜性肾病：特发性 MN 约占成人肾病综合征（nephrotic syndrome，NS）的 30%，40%～50% 病变呈良性进展，25% 有自愈倾向，约 25% 进展至终末期肾病。单用糖皮质激素治疗常常无效或疗效非常有限，应联合使用免疫抑制药。一般主张表现为严重肾病综合征、肾功能减退时使用糖皮质激素。糖皮质激素剂量为泼尼松（龙）0.5～1mg/（kg · d）或甲泼尼龙 0.4～0.8mg/（kg · d），如治疗获得完全或部分缓解，则激素酌情减量并维持，总疗程至少 6～12 个月。

（4）膜增生性肾小球肾炎：膜增生性肾小球肾炎，也称为系膜毛细血管性肾小球肾炎，糖皮质激素和免疫抑制剂治疗原发性膜增生性肾小球肾炎（MPGN）的疗效不肯定，目前也无较为统一的治疗方案。糖皮质激素治疗可能对改善 Ⅰ 型 MPGN 患者的肾功能有效，尤其对儿童。

（5）IgA 肾病：原发性 IgA 肾病的临床和病理表现多样，应根据肾脏病理和临床情况选择适当治疗方法，强调激素联合其他药物（免疫及非免疫药物）的综合治疗。

1）尿蛋白定量 <1.0g/24h 的患者，尚无足够证据表明糖皮质激素治疗有效。

2）24h 尿蛋白定量 1.0～3.5g，如肾功能正常时，可应用激素；如肾功能减退，肾活检病理为活动性的、增殖性病变为主，可以考虑糖皮质激素治疗或联合应用免疫抑制药。糖皮质激素用法为：泼尼松（龙）0.5～1.0mg/（kg · d）或甲泼尼龙 0.4～0.8mg/（kg · d），持续给药 6～8 周后逐渐减量，减量至每日或隔日 5～10mg 时维持。总疗程为 6 月或更长时间。

3）尿蛋白定量 ≥3.5g/24h，临床为肾病综合征、病理表现轻微者，治疗同 MCD。若病理提示严重的肾小球硬化及间质纤维化，则糖皮质激素疗效常较差，如用药后尿蛋白无明显减少，则根据病情及时减量并停药。

4）临床表现为急进性肾炎，肾病理提示为 IgA 肾病—新月体肾炎类型的，治疗同急进性肾炎，需用甲泼尼龙冲击治疗。甲泼尼龙 0.5～1g/d 冲击 3d，根据病情可重复 1～2 个疗程，然后予泼尼松（龙）0.6～1.0g/kg 或甲泼尼龙 0.5～0.8g/kg 口服治疗，疗程同上。

5）临床表现为单纯性镜下血尿，不主张用激素治疗。

6）肾功能检查明显减退，病理表现为重度慢性硬化性化病变，不建议激素治疗。

（6）新月体肾炎：必须根据肾活检分型治疗。根据免疫病理分为 3 型，各型有不同的病因。

1）Ⅰ型：抗 GBM 型。足量糖皮质激素［泼尼松（龙）每日 1mg/kg 或甲泼尼龙每日 0.8mg/kg］，或先给予甲泼尼龙 1.0g/d（或每日 30mg/kg）3d，可根据病情重复使用甲泼尼龙冲击，继之足量糖皮质激素治疗，联合其他免疫抑制药。根据病情决定维持治疗时间。同时可进行血浆置换或免疫吸附治疗。

2）Ⅱ型：免疫复合物型。可见于原发性肾小球肾炎，如 IgA 肾病、链球菌感染后肾炎等，或继发性肾小球肾炎，如狼疮性肾炎、过敏性紫癜性肾炎、冷球蛋白血症性肾炎等。少部分原因不明，即特发性。建议糖皮质激素联合免疫抑制药治疗。

3）Ⅲ型：如 MPA、WG。

（7）其他：急性链球菌感染后肾炎（除病理表现为Ⅱ型新月体肾炎外）一般不主张用糖皮质激素治疗。

2. 继发性肾小球疾病

（1）狼疮性肾炎：提倡个体化的治疗方案。以肾活检肾脏病理为主要的治疗依据。需要定期评价治疗效果，单一激素口服治疗可能效果并不完全满意，必要时应糖皮质激素冲击治疗或加用其他免疫抑制药。

1）Ⅰ型、Ⅱ型：对于尿液检查正常或改变极轻微者，不需针对狼疮性肾炎给予特殊治疗。若有肾外症状可据其严重程度决定糖皮质激素应用剂量及是否需联合应用其他免疫抑制药。

2）Ⅲ型和Ⅳ型：糖皮质激素为基本治疗药物，可根据病情联合使用其他免疫抑制药。治疗分为诱导治疗和维持治疗。前者主要处理狼疮活动引起的严重情况，应用较大剂量的糖皮质激素和免疫抑制药；后者为一种长期治疗，主要是维持缓解、预防复发、保护肾功能，小剂量糖皮质激素联合免疫抑制药，需避免治疗的不良反应。

轻至中度Ⅲ型 LN：病理表现为轻至中度的局灶节段性系膜增生，累及的肾小球少，没有明显的襻坏死、新月体形成等活动性病变。可给予泼尼松（龙）1mg/（kg·d）或甲泼尼龙每日 0.8mg/（kg·d）口服，共 4～8 周。如反应良好，可于 6 个月内缓慢减量至每日或隔日泼尼松（龙）5～10mg 或甲泼尼龙 4～8mg 维持。如对糖皮质激素抵抗，可加用免疫抑制剂。

重度Ⅲ型 LN：有严重的节段性病变，有襻坏死及新月体形成，治疗同Ⅳ型 LN。

Ⅳ型 LN：可给予泼尼松（龙）1mg/（kg·d）或甲泼尼龙 0.8mg/（kg·d），需要联合使用免疫抑制药。有以下情况者适合甲泼尼龙静脉冲击治疗。A. 临床表现为快速进展性肾炎综合征；B. 肾活检显示肾小球有大量细胞浸润及免疫复合物沉积，伴细胞性新月体、襻坏死；C. 严重血细胞减少（系统性红斑狼疮所致）、心肌炎、心包炎、狼疮性肺炎、肺出血（需排除感染）、狼疮性脑病、狼疮危象及严重皮损。具体用法为甲泼尼龙 0.5～1.0g/d 静脉滴注，连续 3d 为一疗程，必要时重复。冲击治疗后予泼尼松（龙）0.5～1mg/（kg·d）或甲泼尼龙 0.4～0.8mg/（kg·d）。4～8 周后逐渐减量至每日或隔日泼尼松（龙）5～10mg 或甲泼尼龙 4～8mg 维持。

3）V 型 LN：单纯 V 型 LN 给予每日泼尼松（龙）1mg/kg 或甲泼尼龙 0.8mg/kg，共 8 周。有反应者 3～4 个月内缓慢减量至每日或隔日泼尼松（龙）5～10mg 或甲泼尼龙 4～8mg。疗效不佳时应加用免疫抑制药。此型一般不主张大剂量甲泼尼龙冲击疗法。

4）Ⅵ 型 LN：肾小球硬化型。一般不使用激素治疗。如有 LN 以外的 SLE 活动可用糖皮质激素或联合免疫抑制药治疗。

（2）系统性血管炎：绝大多数成人寡免疫复合物性系统性小血管炎与 ANCA 相关，累及肾脏，表现为 Ⅲ 型即寡免疫复合物的新月体肾炎。

足量糖皮质激素［如泼尼松（龙）每日 1mg/kg，或甲泼尼龙每日 0.8mg/kg］治疗 4～8 周后逐渐减量，一般于 6 个月后减量至每日或隔日泼尼松（龙）5～15mg 或甲泼尼龙 4～12mg 维持治疗，同时合用免疫抑制药，总疗程一般不短于 12 个月，必要时可延长维持治疗时间。对重症患者可给予甲泼尼龙冲击（500mg/d，连续应用 3～5d）治疗，并血浆置换或免疫吸附。

3. 肾小管间质疾病　根据不同病因和病情严重程度给予相应的治疗。

（1）特发性急性间质性肾炎：可给予泼尼松（龙）1mg/（kg·d）或甲泼尼龙 0.8mg/（kg·d），2～4 周病情好转后逐渐减量和维持治疗，部分患者治疗 4～6 周可以停药，一些继发于系统疾病者需根据病情决定维持治疗时间。如单纯激素治疗反应不佳，可考虑联合免疫抑制药治疗。

（2）药物所致急性小管间质肾炎：首先应停用可疑药物，对于出现明显肾功能损伤者，伴肾间质明显炎症细胞浸润时，可给与泼尼松（龙）0.5～1mg/（kg·d）或甲泼尼龙 0.4～0.8mg/（kg·d）治疗，2～4 周病情好转后逐渐减量，一般总疗程 1～4 个月。明显肾衰竭时可考虑激素冲击治疗。如单纯激素治疗反应不佳，可考虑联合免疫抑制药治疗。

（3）慢性间质性肾炎：根据不同病因、病情给予相应治疗，少数情况如干燥综合征、结节病、药物所致者，可考虑激素治疗。

4. 肾移植排异反应的防治　免疫抑制药治疗是预防和治疗排异反应的主要措施，也是移植肾长期存活的关键。糖皮质激素是肾移植免疫抑制治疗的基础药物，剂量和用法各单位不一。一般于手术前即刻或手术时给予甲泼尼龙 240～1 000mg 静脉滴注，以后很快减量，口服维持，术后 1 周左右减为每日泼尼松（龙）30mg 或甲泼尼龙 24mg。术后 1～6 个月每日泼尼松（龙）剂量为 10～20mg 或甲泼尼龙 8～12mg。如病情稳定 6～12 个月，可逐渐减量至泼尼松（龙）10～15mg 或甲泼尼龙 8～12mg 每日或隔日维持。1 年后维持剂量每日泼尼松（龙）5～10mg 或甲泼尼龙 4～8mg。需同时应用其他免疫抑制药如环孢素 A 或他克莫司、霉酚酸酯或硫唑嘌呤等。当出现急性排异反应时，可静脉给予甲泼尼龙 500～1 000mg/d 冲击治疗 3～5d，对抵抗激素的难治性排异，则改为抗淋巴细胞球蛋白（ALG）或单克隆抗体（OKT₃）。

第五节　抗凝药物在肾病综合征中的应用

一、概述

肾病综合征是血栓栓塞事件的高危因素。美国 1979—2005 年全国出院调查数据中，包含了 92.5 万肾病综合征患者和 8.98 亿非肾病综合征患者。其中肾病综合征患者深静脉血栓患病率 1.5%，肺梗塞患病率 0.5%，肾静脉血栓患病率接近 0.5%；与非肾病综合征患者比较，肾病综合征患者并发血栓性疾病相对危险度：深静脉血栓为 1.72，肺梗死为 1.39，18 ~ 39 岁患者深静脉血栓为 6.81。一项荟萃分析 1975—1994 年 16 篇文献结果显示，肾病综合征患者合并肾静脉血栓患病率平均 21.4%，其中膜性肾病合并肾静脉血栓 30% ~ 45%；肺栓塞患病率平均 14.0%。

因免疫炎症损伤或代谢异常导致的肾病综合征，其进展、恶化与异常的血小板活化和凝血纤溶平衡紊乱密切相关。许多研究结果显示肾病综合征患者，肾组织纤维蛋白等凝血因子沉积增多、血液循环中凝血活性亢进并伴有纤溶活化。而血小板活化及凝血纤溶平衡紊乱，加重炎症反应和内皮细胞损伤，进而导致肾脏固有细胞损伤、增殖和细胞外基质积聚而加重肾病综合征的进展。

因此，抗凝治疗作为肾病综合征的重要辅助治疗，不仅可防治肾病综合征患者的血栓栓塞性疾病，而且重要的是可以减轻肾脏病变，降低蛋白尿，保护肾脏功能。因此，肾病综合征患者的抗凝治疗十分重要。

二、肾病综合征发生血液高凝状态的机制

（一）肾病综合征患者血小板异常活化的机制

肾病综合征时肾组织的免疫炎症引发血管内皮细胞损伤、补体活化以及基底膜胶原暴露，促进血小板活化因子（platelet activating factor，PAF）表达，加之高脂血症均可激活血小板，促进血小板黏附、集聚，并释放血栓素 A_2（thromboxaneA_2，TXA_2）、5 - 羟色胺（serotonin，5 - HT）、血小板源性生长因子（platelet derived growth factor，PDGF）等各种生长因子以及血小板因子 4（platelet factor 4，PF_4）、血栓球蛋白 β（β - thromboglobulin，βTG）、黏附蛋白及二磷酸腺苷（ADP）等。这些物质进一步促进血小板凝集，形成恶性循环，最终导致血小板活化。

（二）肾病综合征患者血液高凝状态的机制

1. 肾病综合征患者凝血活化机制　肾病综合征患者存在的免疫炎症可直接激活内、外源性凝血途径。免疫复合物沉积可引起补体活化、内皮细胞损伤和剥离，导致肾小球基底膜破坏、胶原暴露，结合、激活凝血因子Ⅻ，启动内源性凝血途径；而免疫炎症引起的肾小球内 T 淋巴细胞浸润可活化单核细胞、巨噬细胞，释放凝血活化因子（procoagulation activity，PCA），启动外源性凝血途径。并且，活化的系膜细胞、白细胞释放的白细胞介素 - 1，肿瘤坏死因子 - α 等细胞因子，损伤、活化内皮细胞，使组织因子释放增多而促进外源性凝血途径的激活。

此外，系统性红斑狼疮等自身免疫性疾病引起的血管炎症以及糖尿病等代谢疾病引起的异常代谢产物的蓄积均可损伤内皮细胞，使内皮细胞分泌组织因子（tissue factor, TF）、Ⅰ型纤溶酶原激活因子抑制因子（plasminogen activator inhibitor-1, PAI-1）及 von Willebrand（vW）因子增多、分泌组织因子途径抑制因子（tissue factor pathway inhibitor, TFPI）、血栓调节蛋白（thrombomodulin, TM）减少，由生理状态下的抗凝活性转变为促凝活性，从而加重内、外源性凝血途径的活化。

肾病综合征状态下，伴随大量尿蛋白丢失，抗凝血酶Ⅲ（antithrombinⅢ, ATⅢ）、蛋白C 及蛋白 S 等抗凝因子的丧失；低蛋白血症刺激肝脏合成脂蛋白、纤维蛋白原以及凝血因子Ⅴ、Ⅶ、Ⅷ、Ⅸ、ⅩⅢ等凝血因子的增多，都将加重肾病综合征患者的凝血过程活化，产生凝血亢进状态。

2. 肾病综合征患者相对纤溶活性不足的机制　机体的凝血-纤溶系统处于动态平衡，伴随凝血活化，将继发纤溶活性增强。活化型凝血因子Ⅻ、激肽释放酶、凝血酶、活化的补体片段以及形成的纤维蛋白生成均可激活纤溶酶原，活化纤溶系统。因此，肾病综合征患者伴随凝血活性的亢进，存在继发性纤溶活性增强。但问题是增强的纤溶活性能否有效拮抗凝血活性的亢进？目前研究结果表明：肾小球疾病患者血中 PAI-1 水平增多，肾组织 PAI-1沉积增加；伴有肾组织纤维蛋白相关抗原（fibrin/fibrinogen related antigen, FRA）沉积的患者尿中组织纤溶酶原激活因子（tissue plasminogen activator, tPA）和尿激酶水平低下。特别是肾病综合征状态下，纤溶酶原从尿中丢失，引起血中水平低下；低白蛋白血症可降低纤溶酶与纤维蛋白的结合力；高纤维蛋白原血症也可通过竞争作用减少纤溶酶与纤维蛋白的结合；低蛋白血症刺激肝脏合成 α_2 巨球蛋白（α_2-Macroglobulin, α_2 MG）和脂蛋白 a（lipoprotein-a, LPa）增多，α_2MG 可抑制纤溶酶活性，而 LPa 具有与纤溶酶原相似的结构，能竞争性抑制纤溶酶原与纤维蛋白的结合，抑制纤溶活性。因此，肾病综合征患者尽管存在强于正常水平的纤溶活性，但相对其自身存在的凝血活性亢进状态，纤溶活性相对不足。这是肾病综合征患者易合并血栓栓塞性疾病的原因，也是应用抗凝疗法和促纤溶药物的理论基础。

三、抗凝药物治疗肾病综合征的药理机制

（一）抗血小板药物治疗肾病综合征的机制

血小板活化后释放的血栓素 A_2、5-羟色胺、血小板源性生长因子等各种生长因子等引起肾小球内血管收缩、血小板凝集，促进系膜细胞增生和免疫复合物在肾小球内沉积，加重肾小球病变。目前研究结果表明：血小板释放的 5-HT 可促进系膜细胞增生；血小板分泌的 PF_4 和 βTG 能中和硫酸肝素多糖，降低硫酸肝素多糖具有的抑制系膜细胞增生、抑制胶原纤维形成的作用；而肾小球基底膜（GBM）硫酸肝素多糖的减少将破坏 GBM 的电荷屏障，增加尿蛋白漏出。抗血小板药物通过减少 TXA_2 的合成、促进前列环素（PGI_2）的合成、减少活性氧的产生和抑制血小板释放 PDGF，除能抑制血小板的黏附、释放和集聚，抑制血小板引起的促凝作用，抑制肾内血栓形成外，尚能抑制肾小球内免疫复合物沉积，抑制系膜细胞增生，减轻肾小球基底膜阴电荷的丢失，从而减轻患者蛋白尿，改善肾脏功能。

目前的研究证实，对肾上腺皮质激素抵抗性肾病综合征患者，多中心、双盲对照研究均

显示双嘧达莫具有明显降低尿蛋白，改善肾功能作用。双嘧达莫与阿司匹林合用、双嘧达莫与华法林合用对膜增生性肾小球肾炎、膜性肾病、IgA肾病等均有降低尿蛋白、改善肾功能疗效。近年研究发现，即使对遗传性多囊肾病患者，抗血小板药 dilazep 也具有减轻尿蛋白作用。在某些动物实验和个案报道中，噻氯匹定也显示了降低尿蛋白、改善肾功能的疗效。但目前缺乏严格的对照研究。我们的研究显示，氯吡咯雷与厄贝沙坦联用，可明显减轻 5/6 肾切除大鼠肾组织纤维蛋白沉积和炎症状态，减少蛋白尿，延缓肾功能进展。

（二）抗凝药物治疗肾病综合征的机制

肾病综合征患者凝血活化，导致凝血酶和纤维蛋白生成增加。凝血酶和纤维蛋白生成，不仅引起血栓栓塞性疾病；而且凝血酶和纤维蛋白又是细胞增殖和炎症反应的促进因子，导致肾组织损伤、恶化。

凝血酶作为一种丝氨酸蛋白酶，作用包括：①活化凝血因子 V、Ⅷ、Ⅺ 和 XⅢ，降解纤维蛋白原形成纤维蛋白单体；②促进血小板黏附、聚集和活化；③活化凝血酶激活纤溶抑制因子（thrombin activatable fibrinolysis inhibitor，TAFI），抑制纤维蛋白的溶解；④活化内皮细胞；在止血、血栓形成中起着很重要的作用。而且，还通过凝血酶受体具有增强炎症反应、刺激细胞增殖等多种生物学活性。凝血酶－凝血酶受体的信号转导通路有：①可引起蛋白激酶 C（PKC）、蛋白酪氨酸激酶（PTK）、p38 有丝分裂素活化蛋白激酶（MAPK）活化，进而激活核因子 κB（NFκB），促进多种细胞因子表达；②可活化磷酸肌醇激酶、应激激活蛋白激酶（JNK）以及 Janus 酪氨酸激酶（JAKs）和信号转导转录活化蛋白（STAT）、增加细胞内 Ca^{2+} 动员等发挥多种生物活性；③可以通过多种途径，增强单核细胞 IL－1β、IL－6、IL－8 和 TNF 分泌，促进 NK 细胞的细胞毒性作用和分泌 IL－2，抑制 LAK 细胞的细胞毒性作用；④能增强 T 细胞受体活化信号诱导的 Jurkat T 细胞和外周血淋巴细胞表达 CD69 和分泌 IL－2，诱导 T 细胞胞质内 Vavl、ZAP－70 和 SLP－76 分子上的酪氨酸磷酸化，增加 T 细胞黏附能力和调节 T 细胞受体活化信号的转导。从而加重肾脏组织的炎症反应，促进肾组织损伤和纤维化。此外，凝血活化产生的凝血酶还可：①刺激系膜细胞增生；②促进系膜细胞 TIMPs 的表达，减少细胞外基质的降解，增加胶原表达；③促进系膜细胞、内皮细胞转化生长因子 β－1（TGFβ－1）和血小板源性生长因子（PDGF）的表达，④活化系膜细胞、内皮细胞等细胞膜上的凝血酶受体，通过蛋白激酶 C（protein kinase C，PKC）、蛋白酪氨酸激酶（Protein tyrosine kinase，PTK）及有丝分裂素活化蛋白激酶（mitogen activated protein kinase，MAPK）的作用，下调核因子 κB（nuclear factor κB，NκCB）的抑制因子而增强 NFκB 的活性，从而不仅增加 TGFβ－1、PDGF、白细胞介素等细胞因子的表达促进细胞外基质的蓄积，而且上调内皮细胞凝血酶受体、组织因子（tissue factor，TF）、组织纤溶酶原激活因子抑制因子－1（PAI－1）的表达，下调血栓调节蛋白（TM）、组织因子途径抑制因子（TFPI）和组织纤溶酶原激活因子（tPA）的表达，加重凝血、纤溶紊乱。

纤维蛋白作为凝血级联反应终末产物，不仅是血栓形成的基础，而且具有肾小球损伤的直接作用。动物实验研究表明，在蛇毒血清去除纤维蛋白原动物肾炎模型中发现，纤维蛋白（原）具有加重肾脏功能减退的作用。此后，有学者利用纤维蛋白原基因敲除小鼠的新月体性肾小球肾炎发现，纤维蛋白原基因缺乏小鼠新月体形成数目、肾小球巨噬细胞浸润明显减少，血清肌酐明显下降，提示纤维蛋白（原）能够通过促进肾小球内巨噬细胞的积聚促进新月体肾炎的发生。在 5/6 肾切除大鼠肾小球内纤维蛋白沉积与肾小球硬化和肾功能损伤有关，而且采用抗凝剂或纤溶药物减少大鼠肾小球内纤维蛋白沉积以及纤维蛋白样物质渗出均可显著减轻肾小球硬化，改善肾功能。此外，纤维蛋白（原）可通过促进血管内皮细胞活化、损伤，增强促进炎症的作用。纤维蛋白可以通过血管内皮钙黏蛋白依赖的方式介导白细胞黏附至血管内皮，能够直接诱导血管内皮细胞白细胞趋化因子表达，促进白细胞聚集和活化。纤维蛋白可直接导致肾小球内皮细胞形态和功能的改变，并特异地诱导内皮细胞表达细胞间黏附分子 - 1。由此可见，凝血活化产生的纤维蛋白，不仅可阻塞血管引起微循环障碍和缺血性改变，而且作为一种较强的致炎症因子，加重肾组织的炎症反应，促进肾脏疾病的进展。

因此，抗凝药物可通过抑制凝血活化，减少凝血酶和纤维蛋白的生成，不仅可防治血栓栓塞性疾病，而且可减轻肾脏的炎症反应，减轻肾组织损害的进展。动物实验证实肝素具有抑制系膜细胞增生、减少免疫复合物在肾小球基底膜的沉积、改善肾小球基底膜的电荷屏障，而减少尿蛋白作用。临床研究发现肝素和 LMWH 治疗可减少尿蛋白、改善肾功能。我们也曾报道：与激素、环磷酰胺和苯那普利治疗的对照组相比，加用 LMWH 治疗的患者，治疗 4 周后尿蛋白明显减少，治疗 8 周和 12 周肾功能明显改善。华法林能明显延缓糖尿病肾病患者肾功能的进展。

（三）促纤溶药物治疗肾病综合征的机制

一方面，促纤溶药物可促进纤溶酶原生成纤溶酶，分解形成的纤维蛋白，减少因纤维蛋白生成而诱发的血栓栓塞疾病，并减轻纤维蛋白诱发的炎症反应和对肾组织的直接损害作用。另一方面，尿激酶可以通过尿激酶受体发挥以下作用：①增强组织局部纤溶活性；②影响内皮细胞间紧密连接功能，增强血管通透性；③影响整合素功能和细胞骨架蛋白重组，促进内皮细胞黏附和移动；④促进内皮细胞增生。从而促进肾组织微血管再生，维持肾组织微血管的完整，减缓肾组织纤维化进展。此外，促纤溶药物还可减少 PAI - 1，从而减轻 PAI - 1 增多对基质金属蛋白酶系统（matrix metalloproteinases，MMPs）活性的抑制作用，促进细胞外基质的降解，延缓纤维化的进程。临床观察发现：日本全国性多中心的研究中应用尿激酶 6 万 U/d，连续 2 周治疗增生性肾炎、新月体性肾炎和膜性肾病患者，尿蛋白减少 24%，内生肌酐清除率上升 16%。此外，尿激酶治疗中重度病变的进展性 IgA 肾病患者，也具有明显的尿蛋白减少和肾功能改善作用。

四、常用抗凝药物的特点

广义的抗凝药物包括：抗血小板药物、抗凝血药物和促纤溶药物。

（一）抗血小板药物

抗血小板药物包括：①磷酸二酯酶抑制药（双嘧达莫）；②ADP 受体抑制药（噻氯匹定、氯吡格雷、普拉格雷）；③环氧化酶抑制药（阿司匹林）；④血小板膜糖蛋白 Ⅱ b/ Ⅲ a 抑制药（阿昔单抗、埃替巴肽、替罗非班）；⑤血小板因子释放抑制药（吲哚布芬）；⑥血栓素 A_2 合成酶抑制药（达唑氧苯）；⑦腺苷酸环化酶兴奋药（前列环素）。目前临床上常用于肾脏疾病治疗的为阿司匹林、双嘧达莫和氯吡格雷。

1. 阿司匹林（aspirin）　　化学名称：2 - （乙酰氧基）苯甲酸，分子式：$C_9H_8O_4$，分子质量：180.16Da。阿司匹林的乙酸基与含有 600 个氨基酸的血小板的环氧化酶的活性中心发生乙酰化反应、不可逆结合，抑制环内过氧化物形成，抑制花生四烯酸转化为前列腺素 H_2，从而抑制血栓素 A_2（TXA_2）的生成，抑制血小板集聚。

阿司匹林抑制血小板集聚作用是不可逆性的，但由于每日血小板自我更新 10%，因此需要每日给药。阿司匹林抗血小板作用的推荐剂量为 75～162mg，1/d，口服。阿司匹林吸收后大部分在肝内水解为水杨酸，水杨酸的血浆蛋白结合率为 65%～90%，可分布于全身各组织。水杨酸进一步代谢成水杨尿酸及葡糖醛酸结合物，小部分氧化为龙胆酸，游离水杨酸及结合的代谢物从肾脏排泄。口服抗血小板剂量的阿司匹林很少发生不良反应，但严重肾功能障碍患者有可能发生代谢产物蓄积而导致肾功能损害。对阿司匹林或其他非甾体抗炎药过敏者禁用。

2. 双嘧达莫（dipyridamole）　化学名称为 2，2′，2″，2‴-［4，8-二哌啶基嘧啶并［5，4-d］嘧啶-2，6-二基］双次氮基］-四乙醇，分子式：$C_{24}H_{40}N_8O_4$，分子质量：504.63Da。双嘧达莫抑制血小板第 1 相和第 2 相集聚，高浓度（50μg/ml）可抑制胶原、肾上腺素和凝血酶诱发的血小板释放反应。主要作用机制：①可逆性抑制磷酸二酯酶，使血小板内环磷腺苷（cAMP）增多；②增强前列环素（PGI_2）活性，激活血小板腺苷环化酶；③抑制血栓素 A_2（TXA_2）的生成。口服迅速吸收，平均达峰浓度时间约 75min，血浆半衰期为 2～3h，97%～99% 与血浆蛋白结合。在肝内代谢，与葡萄糖醛酸结合后从胆汁排泌，进入小肠后可在此吸收入血，因此作用较为持久；尿中排泄量很少。不良反应与使用剂量有关，常见头痛、眩晕、皮疹及消化道症状，偶见肝功能异常。一般抗血小板剂量为 25～50mg，37d，口服；但对于肾小球疾病患者推荐 50～75mg，3/d，口服。

3. 硫酸氢氯吡格雷（clopidogrel Bisulfate）　化学名称为 S（+）-2-（2-氯苯基）-2-（4，5，6，7-四氢噻吩［3，2-c］并吡啶-5）乙酸甲酯硫酸氢，分子式：$C_{16}H_{16}C_1NO_2S·H_2SO_4$，分子质量：419.90Da。作为二磷酸腺苷（ADP）受体拮抗药，特异性、不可逆地抑制血小板 ADP 与受体的结合，进而抑制 ADP 介导的血小板膜糖蛋白 GPⅡb/Ⅲa 复合物的活化，抑制血小板聚集。

此外，通过阻断 ADP 释放引起的血小板活化的扩增，抑制其他血小板激动剂诱导的血小板聚集。氯吡格雷口服吸收迅速，98% 与血浆蛋白呈可逆性结合，用药第 1 天就可抑制血小板聚集，抑制作用逐步增强并在 3～7d 达到稳态，稳态时血小板平均抑制水平为 40%～60%，抗血小板作用半衰期为 11d。氯吡格雷主要由肝脏代谢，主要代谢产物是羧酸盐衍生物，其半衰期为 8h。服用氯吡格雷后，5d 内约 50% 由尿液排出，约 46% 由粪便排出。一次和重复给药后，血浆中主要循环代谢产物的消除半衰期为 8h。在严重肾损害患者，氯吡格雷的主要代谢产物羧酸盐衍生物血浆浓度降低，且对 ADP 诱导的血小板聚集的抑制作用降低，但出血时间的延长无变化。主要不良反应是出血、紫癜、皮疹、消化道症状及头痛、眩晕等，偶见血小板减少和过敏反应。常用负荷剂量 300mg，维持剂量 75mg，1/d，口服。

4. 盐酸普拉格雷（prasugrel hydrochloride）　化学名称为 5-［2-环丙基-1-（2-氟苯基）-2-氧乙基］4，5，6，7-四氢噻吩［3，2-c］吡啶-2-酰基醋酸酯，分子式 $C_{20}H_{20}FNO_3S$。作为第 3 代抗血小板药物，普拉格雷具有很强的抗血小板作用，同等剂量疗效是氯吡格雷的 10 倍，噻氯匹定的 100 倍。

盐酸普拉格雷口服后几乎完全吸收，不受高脂和高热量饮食的影响。普拉格雷经肝脏代谢后形成中间活性产物（R-138727），以二硫键与血小板 P2Y12 受体不可逆地共价结合而抑制血小板活化与聚集。15mg单剂量口服后30min，即可使血小板聚集抑制率达50%以上，并持续3d。服用60mg后1h，血小板聚集抑制率可达80%以上。不良反应与氯吡格雷相似，主要不良反应是出血。因此一般不与其他抗凝药物合用。推荐剂量：负荷剂量60mg，维持剂量10mg 91次/d，口服；对于>75岁或体重<60kg患者，维持剂量降至5mg，1次7d，口服。

（二）抗凝血药物

抗凝血药物的种类包括①抑制凝血因子合成药物：香豆素类（华法林）、茚二酮类（双苯茚二酮）；②增强凝血抑制因子活性药物：肝素、低分子肝素、磺达肝癸钠以及类肝素（藻酸三酯、戊聚糖多硫酸酯）；③抑制凝血因子活性药物：合成的蛋白酶抑制药（甲磺酸奈莫司他、阿加曲班）、抗凝血酶药物（水蛭素）、抗凝血因子Xa药物（利伐沙班）以及抗凝血因子IXa药物；④凝血抑制因子制剂：抗凝血酶III、蛋白C、血栓调节蛋白、肝素辅助因子II、组织因子途径抑制因子等制剂。

1. 普通肝素（Heparin）

（1）普通肝素的药理作用机制：普通肝素为分子质量5 000～20 000Da的黏多糖蛋白，分子式：$C_{26}H_{42}N_2O_{37}S_5$。肝素主要由硫酸-D-葡萄糖胺、硫酸-L-艾杜糖醛酸、硫酸-D-葡萄糖胺及D-葡萄糖醛酸中2种双糖单位交替连接而成，含有大量硫酸基和羧基，带大量阴电荷呈强酸性。肝素作为抗凝血酶III（ATIII）的辅助因子，能增强ATIII与凝血酶、活化型凝血因子IXa、Xa、XIa、XIIa和激肽释放酶结合，并抑制其活性；并且，在肝素存在下，ATIII可与VIIa结合，抑制组织因子/VIIa复合物的形成。肝素可加速ATIII与上述凝血因子结合反应达千倍以上，因此肝素在体内具有很强的抗凝活性。普通肝素除具有抗凝作用外，还具有抗炎作用、抑制免疫复合物介导疾病的作用、调节细胞增殖、扩张血管与降压作用、影响脂质代谢等。

（2）普通肝素的体内代谢过程：肝素口服不被吸收。静脉给药后，立即发挥抗凝作用；并且肝素/ATIII/凝血酶复合物形成后，肝素可从该复合物解离，再次与其他ATIII分子结合、发挥增强抗凝作用。肝素/ATIII/凝血因子复合物经网状内皮系统清除；肝素抗凝活性半衰期与剂量有关，静脉注射100U/kg、400U/kg、800U/kg，抗凝活性半衰期分别为1h、2.5h和5h。

（3）普通肝素的不良反应

1）出血倾向：肝素用量过大可发生出血。对于肝素引起的出血可使用鱼精蛋白拮抗。1mg鱼精蛋白可拮抗1mg（125U）肝素，但临床应用时应考虑肝素的半衰期和代谢，调整鱼精蛋白使用剂量。

2）肝素诱发的血小板减少症：因使用肝素类制剂而诱发的血小板减少、并合并血栓形成或原有血栓加重的病理生理现象称为肝素诱发的血小板减少症（heparin-induced thrombocytopenia，HIT）。HIT的发生机制：肝素与血小板4因子结合形成抗原，刺激机体产生肝素与血小板4因子抗体（HIT抗体），抗原与抗体结合形成的复合物可激活血小板膜上的FcγRIIa，促进血小板活化、集聚，形成血栓，并导致血小板消耗性降低。HIT发生率在应用肝素治疗的患者为1%～5%；与普通肝素比较，低分子肝素的HIT发生率较低，HIT抗体阳性率普通肝素为9.1%，而低分子肝素仅2.8%。

HIT诊断标准：①应用肝素治疗后5～10d内血小板下降50%以上或降至10万/μl以

下；②合并血栓、栓塞性疾病（深静脉最常见）；③HIT 抗体阳性；④停用肝素 5～7d 后，血小板数可恢复至正常。满足①、②和③可疑确诊，如果临床上不能检测 HIT 抗体，则满足①、②和④也可以诊断。

HIT 治疗：①一旦诊断 HIT，必须立即停用肝素、低分子肝素等肝素类制剂；②停用肝素或低分子肝素 1 个月内有 53% 患者出现血栓、栓塞性疾病，因此需要抗血小板、抗凝或促纤溶治疗。抗血小板药物可选择氯吡咯雷 75mg，1/d，口服；或阿司匹林 75～100mg，1/d，口服；或双嘧达莫 50mg，3/d，口服。抗凝药物可选择阿加曲班 20～40mg，持续性静脉滴注；但不宜应用华法林等双香豆素类抗凝药；利伐沙班和磺达肝癸钠的有效性和安全性尚无定论。需要注意的是，严重肝功能障碍患者应用阿加曲班半衰期将延长，出血风险增加；对于肾小球滤过率低于 20ml/min 的患者一般不应用磺达肝癸钠；对于肾小球滤过率低于 15ml/min 的患者一般不应用利伐沙班。③发生 HIT 后，一般禁止再使用肝素或低分子肝素。在 HIT 发生后 100d 内，再次应用肝素或低分子肝素可诱发伴有全身过敏反应的急发性 HIT。但患者血清 HIT 抗体转阴后是否可再次应用肝素或低分子肝素，目前尚存争议。

3）其他：肝素可通过影响脂蛋白脂酶活性、肝细胞对低密度脂蛋白和乳糜颗粒的摄取而导致低密度脂蛋白血症和高三酰甘油血症；连续应用肝素 3～6 个月，可引起骨质疏松；此外肝素也可引起皮疹、药物热等过敏反应。肝素不易通过胎盘屏障，但妊娠妇女应用可引起早产及胎儿死亡。对于合并尿毒症性心包炎患者，肝素有加重心脏压塞的危险。

2. **低分子肝素**（low molecular weight heparin，LMWH）　低分子肝素是普通肝素经化学或酶学方法解聚而成，分子质量分布范围 1 000～10 000Da，平均分子质量 4 500～5 000Da，因此低分子肝素为不同分子质量的肝素的混合体。不同的低分子肝素制剂因其生产工艺不同，各种不同分子量肝素的组成比例不同；因此不同的低分子肝素制剂的药理作用和体内代谢过程也有所差异。

（1）低分子肝素的药理作用机制：与普通肝素相同，LMWH 也是通过抗凝血酶Ⅲ发挥抗凝作用。但与普通肝素不同，LMWH 仅具有抗凝血酶Ⅲ的结合位点，而不具有凝血酶的结合位点。因此，LMWH 可与抗凝血酶Ⅲ结合，通过改变抗凝血酶Ⅲ分子构型，使之更易与凝血因子Ⅹa 结合、抑制凝血因子Ⅹa 活性，从而阻断凝血酶生成，阻断凝血过程。但是，由于 LMWH 不能与凝血酶结合，不能增强抗凝血酶Ⅲ对凝血酶的直接抑制作用；因此 LMWH 不影响凝血酶时间（TT），对凝血时间（CT）和活化凝血（ACT）影响较小，使用后出血风险较普通肝素明显减少。

不同的 LMWH 制剂由于成分中不同分子量的肝素组成比例不同，因此不同的 LMWH 制剂的抗凝血因子Ⅹa 活性/抗凝血酶活性的比值不同，一般为（1.5～4）∶1。该比值越大，说明 LMWH 制剂中的小分子肝素的组成比例越高，对增强抗凝血酶Ⅲ直接抑制凝血酶的作用越小，出血风险越小，但抗凝作用也有所降低。

LMWH 也可通过刺激血管内皮细胞释放组织因子途径抑制物（TFPI）和组织型纤溶酶原活化物（tPA），发挥抗凝血和促纤溶作用。

（2）低分子肝素的体内代谢过程：不同的 LMWH 制剂的体内代谢过程有所差异，一般 LMWH 皮下注射生物利用度 90%～100%，分布容积 3～11L，3h 达药物高峰浓度，半衰期 3～5h；静脉注射 3min 起效，20～30min 达药物高峰浓度，半衰期 2h。LMWH 主要经肾脏排泄，肾脏清除率 20～30ml/min，肾功能不全患者半衰期延长。

（3）低分子肝素的不良反应：LMWH 的不良反应与普通肝素基本相同，但发生出血的风险降低，对脂质代谢和骨代谢影响较小，发生肝素诱发的血小板减少症（HIT）的几率较普通肝素明显降低。

3. 华法林（Warfarin）　华法林是一种双香豆素衍生物，化学结构同维生素 K 相似，分子式：$C_{19}H_{15}NaO_4$，分子质量：330.31Da。华法林在体内竞争性拮抗维生素 K 的作用，抑制维生素 K 依赖性凝血因子 Ⅱ、Ⅶ、Ⅸ 和 X，以及蛋白 C 和蛋白 S 的 γ_2 羧基化，从而抑制上述凝血因子和抗凝蛋白的生物活性。华法林在体外无抗凝作用，在体内需待已合成的上述凝血因子耗竭后才能发挥作用，显效时间决定于上述凝血因子的血浆浓度及其消除速度。凝血因子 Ⅱ、Ⅶ、Ⅸ 和 X 的半衰期较长，通常华法林口服需要 3d 才具有抗凝效果；而由于蛋白 C 和蛋白 S 的半衰期较短，华法林服用后 1～2d，由于蛋白 C 和蛋白 S 的抗凝作用降低，将增强体内血液高凝状态，具有促凝作用。因此，在华法林服用开始的 1～3d 应并用肝素类制剂，才能发挥抗凝作用。

华法林口服吸收完全，2～8h 达血药浓度高峰，半衰期为 10～60h，与血浆蛋白结合率为 90%～99%。华法林的抗凝作用受药物的相互作用、遗传因素、年龄、体重、饮食、伴发病等多种因素影响，且华法林的治疗窗窄，即使华法林很小剂量的变化也可导致抗凝的过量而致出血或抗凝不足导致血栓。对于大多数需要华法林抗凝治疗的强度维持 INR 在 2.0～3.0；也可使用凝血酶原时间或凝血酶原活性监测预防出血，凝血酶原时间超过正常的 2.5倍、凝血酶原活性降至正常值的 15% 以下或出现出血时，应立即停药。华法林抗凝效应能被维生素 K_1 所拮抗，应用维生素 K_1 6h 后凝血酶原时间可恢复至安全水平；合并严重出血时，可输入新鲜全血、血浆或凝血酶原复合物。

华法林使用方法：第 1 天给予首剂量 5～20mg，次日起用维持量 2～8mg/d；对于 >75 岁老年人和出血危险的患者，应从 2mg/d 开始缓慢增加。用药前常规测定 INR，第 3 天再次测定 INR，如果此时 INR 在 1.5 以下，应该增加 0.5mg/d；如果 INR 在 1.5 以上，可以暂时不增加剂量；7d 后再测定 INR，如果 INR 与基础水平比较变化不大，可以增加 1mg/d，直至维持 INR 在 2.0～3.0。

不良反应是出血，皮炎、脱发、荨麻疹、恶心、呕吐、腹泻、血清转氨酶升高、黄疸等少见，长期大量使用可有骨质疏松。

4. 其他新型抗凝剂

（1）阿加曲班（argatroban）：阿力口曲班是合成的精氨酸衍生物，分子式 $C_{23}H_{36}N_6O_5S$，分子质量 508.63Da，可直接与凝血酶催化活性位点可逆性结合、灭活凝血酶的活性，其作用不依赖于抗凝血酶Ⅲ，而对凝血酶的产生没有直接作用。阿加曲班不仅灭活液相凝血酶，还能灭活与纤维蛋白血栓结合的凝血酶，具有良好的抗纤维蛋白形成和抗血小板集聚作用。此外，阿加曲班通过抑制凝血因子 Ⅴa、Ⅷa 活性间接抑制凝血酶生成；对凝血因子 X 和纤溶酶的抑制作用很小，不引起出血时间的延长；对血小板功能无影响，不导致血小板减少症的发生；还具有调节内皮细胞功能，抑制血管收缩，下调各种导致炎症因子的作用。阿加曲班抗凝作用与活化部分凝血活酶时间（APTT）或活化凝血时间（ACT）相关性良好，临床可以选用 APTT 和（或）ACT 监测其抗凝活性。

阿加曲班静脉注射后立即起效，持续给药后 1～3h 可达到稳定抗凝水平，半衰期 20～40min，停药后 1～2h，APTT 即可恢复正常水平。阿加曲班在肝脏代谢，代谢产物由胆管系统排泄，肝功能不全患者阿加曲班的清除可减少75%，半衰期延长2～3倍，对于此类患者，应加强监测并适当减量。阿加曲班16%～23%从肾脏清除，透析器清除约20%，但两者都不影响抗凝效果；年龄、性别和肾功能对阿加曲班的代谢影响很小，临床不需因此调整剂量。

阿加曲班的不良反应主要是出血，单位时间内使用剂量过大有发生出血的风险。对于合并脑梗死以及脑出血、消化道出血等出血性疾病的患者，使用时要密切观察，定时检测APTT，预防出血性疾病的发生和加重。由于目前尚未发现可拮抗阿加曲班抗凝作用的制剂，因此出现出血风险时可通过停止追加或减少剂量，利用阿加曲班半衰期短的特点，避免出血性疾病的发生；合并明显出血性疾病时可给予凝血酶原制剂或新鲜血浆，促进体内凝血酶生成，减少阿加曲班的抗凝作用。其次，应用阿加曲班的患者有可能出现荨麻疹、血压降低、呼吸困难等过敏症状，严重者可发生过敏性休克。因此，使用时应密切观察，一旦发现过敏症状应终止给药，并给予抗过敏治疗。

（2）水蛭素（hirudin）：水蛭素是从医用水蛭唾液腺中提取的65个氨基酸组成的多肽，相对分子质量约为7 000Da，是已知最强的天然凝血酶抑制剂，可与凝血酶的多个位点结合呈现较强的特异性的抗凝血作用。水蛭素能与凝血酶1∶1结合形成稳定的复合物而使凝血酶的生理功能完全封闭，不仅阻断由凝血酶引发的一系列凝血过程，如抑制纤维蛋白原转变为纤维蛋白，抑制凝血因子Ⅴ、Ⅷ，降低血小板的聚集等，而且可抑制凝血酶诱导的成纤维细胞增殖和凝血酶对内皮细胞的刺激作用。水蛭素主要不良反应为出血、过敏、发热、肝功能异常，肾脏损害及心律失常极少见。天然水蛭素数量有限，目前多采用重组技术生产高纯度的重组水蛭素。

1）来匹卢定（lepirudin）：由65～66个氨基酸组成的多肽，分子质量7 000Da。由于分子较大，无法结合凝血酶活性位点，因此只能灭活循环中的凝血酶。来匹卢定半衰期约1.3h，主要经肾脏代谢，50%以药物原型、50%以代谢产物从尿中排除，肾功能不全时药物半衰期明显延长。接受来匹卢定治疗的患者约40%产生抗体，抗体的产生延缓了来匹卢定清除但不消除其活性。来匹卢定抗凝作用与活化部分凝血活酶时间（APTT）呈线性关系，临床采用APTT指导使用剂量。来匹卢定可用于肝素诱发的血小板减少症患者（HIT）的抗凝治疗，有报道显示：对于合并HIT的患者，来匹卢定以0.01mg/（kg·h）的速度持续输注可维持APTT达目标范围50～70s，以0.005～0.008mg/（kg·h）的速度持续输注可使APTT稳定延长至45～60s；但应该依据残余肾功能和透析前APTT每6～12天调整剂量。

2）比伐卢定（bivalirudin）：是由20个氨基酸组成、分子质量为2 180Da的多肽。直接与凝血酶的活性中心位点和阴离子结合位点（底物结合位点）特异性结合，直接抑制循环中游离的凝血酶和已与纤维蛋白结合的凝血酶。由于凝血酶可以水解比伐卢定多肽序列中3位精氨酸与4位脯氨酸间的肽键使其失活，因此比伐卢定对凝血酶的抑制短暂、可逆。比伐卢定静脉注射5min达药物高峰浓度，半衰期25min，因此比伐卢定发生出血的风险较少。临床上以活化凝血时间（ACT）为监测指标，调整使用剂量。轻度肾功能不全（GFR＞60ml/min）不影响比伐卢定代谢，但比伐卢定清除在中重度肾功能不全患者下降20%，在血液透析患者下降80%。

（3）利伐沙班（rivaroxaban）：利伐沙班是一种高选择性，直接抑制凝血因子Ⅹa的口服药物。分子式：$C_{19}H_{18}C_1N_3O_5S$，分子质量：435.89Da。通过抑制因子Ⅹa阻断凝血酶的产生，阻断凝血过程。利伐沙班的作用不依赖抗凝血酶Ⅲ，也不抑制已经产生的凝血酶，对于血小板没有直接影响。利伐沙班对凝血因子Ⅹa活性呈剂量依赖性抑制的作用，凝血因子Ⅹa活性是利伐沙班的疗效评估指标；利伐沙班对凝血酶原时间（PT）和部分凝血活酶时间（APTT）的影响也具有量效关系，但不推荐将其作为利伐沙班的药效评估指标。

口服利伐沙班吸收迅速，生物利用度80%~100%，不受进食影响。服用后2~4h达到最大浓度，吸收后92%~95%与血浆蛋白（主要是血清白蛋白）结合，稳态下分布容积约为50L。利伐沙班约有2/3通过细胞色素酶（CYP）3A4. CYP2J2和不依赖CYP机制代谢，其中代谢产物50%从肾脏排除，50%通过粪便途径排出；另1/3以活性药物原型的形式通过肾小管分泌，直接从尿中排泄。血浆清除率约为10L/h，口服10mg半衰期为7~11h。在肌酐清除率<30ml/min的患者，利伐沙班的血药浓度可能显著升高，作用强度增大，出血风险升高。因此对于肌酐清除率<15ml/min的患者不宜应用利伐沙班，对于肌酐清除率为15~29ml/min的患者应慎用利伐沙班。轻度肝损害不影响利伐沙班的代谢，但在中重度肝损害患者，利伐沙班血药浓度可显著升高，出血风险升高，需要慎用利伐沙班。利伐沙班的不良反应主要是出血，少部分患者合并恶心等消化道症状，肝功能异常、心动过速等少见。

（4）磺达肝癸钠（Fondaparirnux）：磺达肝癸钠是一种人工合成的戊糖，分子式$C_{31}H_{43}N_3Na_{10}O_{49}S_8$，分子质量1 728.08Da。磺达肝癸钠以普通肝素和低分子肝素中均包含的天然戊糖结构为基础，通过结构改良，显著增加对抗凝血酶的亲和力，可选择性加速ATⅢ与凝血因子Ⅹa复合物形成约340倍，显著抑制凝血因子Ⅹa活性，从而抑制凝血活化和凝血酶生成；但不增强ATⅢ对凝血酶的抑制作用，也对血小板没有抑制作用。磺达肝癸钠不影响活化部分凝血活酶时间，活化凝血时间、血浆凝血酶原时间或国际标准化比值，也不影响出血时间或纤溶活性。与肝素诱导血小板减少症患者的血浆不发生交叉反应。

一般剂量为2.5mg皮下深层注射，生物利用度为100%；给药后2h达血浆峰浓度；年轻和老年的健康受试者中的血浆半衰期大约分别为17h和21h；原形药物64%~77%在肾脏排出。肌酐清除率<20ml/min的患者不宜使用，肌酐清除率<50ml/min的患者，推荐剂量为1.5mg。磺达肝癸钠高度特异地结合于ATⅢ，不与其他血浆蛋白结合，也不与血小板4因子结合。不良反应较少，过度应用可导致出血。不应与水蛭素、纤溶药物、血小板膜糖蛋白Ⅱb/Ⅲa受体拮抗药、肝素、类肝素药物或者低分子肝素合用，与乙酰水杨酸、双嘧达莫、苯磺保泰松、盐酸噻氯匹定、氯比格雷等抗血小板药物严密监测下谨慎合用，必要时可与维生素K拮抗药联合使用。

（三）促纤溶药物

促纤溶药物主要有2种：①纤溶酶原激活剂：链激酶（SK）、阿尼普酶（茴香酰基纤溶酶原-链激酶激活剂复合物，APSAC）、尿激酶（UK）、沙芦普酶（单链尿激酶型纤溶酶原激活剂，Scu-PA）、阿替普酶（重组组织型纤溶酶原激活剂，rt-PA）、瑞替普酶，TNKt-PA；②纤维蛋白原降解剂：安克洛酶（Ancrod）、去纤酶、蕲蛇酶等。

1. 尿激酶（Urokinase）　尿激酶是从健康人尿中分离或从人肾组织培养中获得的一种酶蛋白。由分子质量分别为33 000Da（LMVV-tcu-PA）和54 000Da（HMW-tcu-PA）2部分组成。可直接作用于纤溶酶原，生成纤溶酶，降解纤维蛋白凝块和血循环中的纤维蛋白原、凝血因子Ⅴ和凝血因子Ⅷ等。此外，还能提高血管ADP酶活性，抑制ADP诱导的血小板聚集。

尿激酶静脉注射后经肝脏快速清除,少量经胆汁和尿液排出,血浆半衰期≤20min。肝功能障碍患者半衰期延长。一般静脉注射尿激酶达到 2 500U/min 以上,才具有明显溶栓疗效;但成人总用药量不宜超过 300 万 U。

尿激酶不良反应主要是出血倾向。以注射或穿刺局部血肿最为常见,其次为组织内出血,发生率 5%~11%,多轻微,严重者可致脑出血。因此,尿激酶与抗凝血药物和抗血小板药物合用应慎重。此外,尿激酶过敏反应发生率极低。

2. 阿替普酶(Alteplase) 阿替普酶为含有 527 个氨基酸的单肽链蛋白酶,分子式 $C_{2569}H_{3894}N_{746}O_{781}S_{40}$。选择性地与凝血块中的纤维蛋白结合,激活纤维蛋白上结合的纤溶酶原;而对血浆中纤溶酶原激活作用弱。因此,可局部溶解纤维蛋白凝块,而较少耗竭循环中的纤维蛋白原,出血风险较小。

静脉注射阿替普酶在肝脏中能迅速被消除,血浆半衰期约 5min。此外,阿替普酶也可被血液中纤溶酶原激活剂抑制物 −1(PAI −1)所灭活。

阿替普酶使用前应先用附带的稀释剂临时配制,浓度为 1mg/ml。也可用等量的生理盐水或 5% 葡萄糖液进一步稀释成 0.5mg/ml 溶液。第 1 小时静脉滴注 60mg,第 2 和第 3 小时再分别静脉滴注 20mg;总剂量 100mg。体重 <65kg 患者总剂量为 1.25mg/kg,按上述方法在 3h 内滴完。当总剂量 >150mg 时,增加颅内出血的危险。并用肝素治疗应在阿替普酶治疗后 90~120min 后进行。

不良反应较少。可有注射部位出血,偶见心律失常、体温升高,罕见血压下降、颅内出血、腹膜后出血、便血、血尿等。

3. 瑞替普酶(Rapilysin) 瑞替普酶为基因重组的非糖基化组织型纤溶酶原激活物的变异体,含有天然组织型纤溶酶原激活物 527 个氨基酸中的 355 个(氨基酸 1 −3 和 176 −527),分子式为 $C_{1736}H_{2653}N_{499}O_{522}S_{22}$,分子质量 39 571.477 7Da。瑞替普酶含有铰链区 2 和人组织型纤溶酶原激活物的酶结合位点,可分解纤溶酶原形成纤溶酶,发挥纤溶作用。

瑞替普酶体内代谢过程尚不十分清楚,血浆半衰期 11~16min。瑞替普酶需 10MU 分 2 次静脉注射,每次缓慢推注 2min 以上,两次间隔为 30min。注射时应该使用单独的静脉通路,不能与其他药物混合后给药,也不能与其他药物使用共同的静脉通路。治疗期间可同时使用肝素,也可合并使用阿司匹林。

最常见的不良反应是出血,包括颅内、腹膜后或消化道、泌尿道、呼吸道等内脏出血,以及穿刺或破损部位(如静脉切开插管部位、动脉穿刺部位、新近外科手术部位)的浅表或体表出血。发生严重出血,立即停用肝素等抗凝药物,如第 2 次静脉注射瑞替普酶还未进行,应立即停用。必要时可补充纤维蛋白原制剂或全血。

第三十章　临床其他专科用药

第一节　外科用药和消毒防腐收敛药

外科用药及消毒防腐收敛药，见表 30-1。

表 30-1　外科用药及消毒防腐收敛药

药名	制剂	药理学及适应证	用法用量与注意事项
苯酚	1%~5%溶液；2%酚软膏；2%酚甘油	常用于消毒痰、脓、粪便和医疗器械。液化苯酚（加水10%加温制得）用于涂拭阑尾残端。酚软膏用于皮肤科防腐止痒。酚甘油用于中耳炎	外用消毒防腐剂。本品对人有腐蚀性、毒性，可引起新生儿黄疸，不宜长期应用
甲酚	甲酚皂溶液（来苏儿）：由甲酚500ml，植物油300ml，氢氧化钠43g配成	杀菌力强于苯酚，腐蚀性及毒性则较低。常用的是2%~5%甲酚皂溶液，供手术部位、用具、绷带等的消毒	外用消毒防腐剂。禁用于伤口，不能用于橡皮、塑料或织物的消毒，以防人体吸收后皮肤再接触致灼伤
间苯二酚	3%洗剂；2%~20%软膏	杀菌力弱于苯酚，腐蚀性也较小。尚有角质促成作用，高浓度（20%以上）有角质溶解作用。常用于皮肤科癣症、胼胝、鸡眼、寻常疣、银屑病、湿疹的止痒、防腐	仅供配制外用制剂用
六氯酚	0.5%~1%溶液；涂膜气雾剂（含本品0.5%）	为皮肤消毒药，对革兰阳性菌有效。涂膜气雾剂适用于灼伤创面、外科切口等，作表面涂膜，代替敷料使用	溶液：外用 涂膜气雾剂：喷射于创面，待干后再喷射1~2次
愈创蓝油烃	蓝油烃烫伤膏；蓝油烃油膏（尚含有水杨酸苯酯）	有消炎及促进组织肉芽再生作用，能促进烧烫伤创面愈合，并有防热、防辐射、防皲裂作用。用于烧烫伤、皲裂、冻疮、湿疹、皮炎的治疗及预防高热辐射	外用涂搽，2~3/d
鱼石脂	10%软膏；10%鱼石脂甘油滴耳剂	有抑菌、消炎、抑制分泌和消肿等作用，可用于疖肿及外耳道炎等	外用涂搽，2/d。滴耳，3/d，每次2滴
二氧化钛	复方二氧化钛软膏（含二氧化钛5%）	有吸收紫外线的作用及止痒作用，可用于光感性皮肤病及皮肤瘙痒症	外用涂搽

续 表

药名	制剂	药理学及适应证	用法用量与注意事项
铬酸		为腐蚀收敛药，其25%～100%溶液，用于治慢性宫颈炎；其结晶用于烧灼鼻或口腔之出血点	治慢性宫颈炎，每月涂1次，共涂2次
鞣酸	20%软膏	能沉淀蛋白质，有收敛止血作用，可用于皮肤溃疡、压疮、湿疹等	外用涂搽
獾油		有清热解毒，消肿止痛作用，治疗小面积烧伤	外用涂搽
松节油	松节油搽剂（含松节油65%，软皂7.5%，樟脑5%）	有局部刺激作用，可促进血液循环，用于肌肉痛、风湿痛或神经痛	局部涂搽
乙醇	各种不同浓度的乙醇溶液	75%用于杀菌消毒。50%稀醇用于防压疮。25%～50%乙醇擦浴用于高热患者的物理退热。此外还可用于小面积烫伤的湿敷浸泡。在配制制剂时作溶剂用	用作消毒剂时应注意浓度，过高、过低均影响杀菌效果。不宜用于伤口或破损的皮肤面
苯氧乙醇	1%～2%水溶液（其中加乙醇10%）	为消毒防腐药中对铜绿假单胞菌有效者，常用于烧烫伤及其他皮肤铜绿假单胞菌感染	外用涂搽
甲醛溶液	按需要稀释后使用	本品15ml加水20ml，加热蒸发，可消毒空气1m³（4h）。稀释10部，可用于生物标本的防腐。5%～10%溶液用于止汗及表面消毒等	外用消毒。产生白色絮状物多聚甲醛，加少量乙醇可防止，已产生的絮状物可加热使之分解为甲醛
乳酸		空气消毒：1ml/1m³，稀释10倍后加热熏蒸；1%溶液用于阴道滴虫病；也可代替枸橼酸配制盐汽水	高浓度对皮肤和黏膜有强刺激和腐蚀性。空气消毒对金属等有腐蚀性
硼酸	3%溶液；10%软膏；2%醑剂	防腐作用不强，但刺激性小，可用于眼、口腔、膀胱、子宫等的冲洗；或用于湿疹等皮肤疾病的湿敷；软膏用于化脓性皮肤病或软化痂皮	外用，禁止内服。婴儿应用过多的含硼酸扑粉可通过皮肤吸收而中毒
硼砂	复方硼砂溶液	为天然硼酸钠，有防腐作用，毒性极低。其制剂可用于口腔、扁桃体炎、咽喉炎等	外用和漱口，禁止内服
碘	碘酊；碘甘油	消毒、杀菌，2%用于皮肤消毒；3%、5%用于术野消毒；5%、10%用于毛囊炎、甲癣、传染性软疣。碘甘油用于口腔、咽部、齿龈涂搽杀菌	对碘过敏者忌用 高浓度碘酊可造成皮肤、黏膜损伤，擦拭后1min再用70%乙醇脱碘 密封保存

药名	制剂	药理学及适应证	用法用量与注意事项
碘仿	4%～6%碘仿纱布	有防腐、除臭作用，可用于充填口腔、会阴等深而易污染的伤口	外用
氯胺		消毒作用缓慢持久，且无异臭。食具、水果、蔬菜消毒用0.05%～0.1%溶液；饮水消毒用0.000 4%	密封，贮冷暗处 溶液可存放1个月
甲紫	1%溶液；1%糊	有较好的杀菌作用，且无刺激性。用于皮肤革兰阳性菌和皮肤黏膜念珠菌病	外用涂搽。据报道，有一定的致癌作用，故有伤口处禁用
依沙吖啶	0.1%溶液	有消毒防腐作用，用于有感染及糜烂渗液的皮肤或创面	外用冲洗、湿敷
高锰酸钾	外用片：100mg	有强氧化作用，可除臭消毒，但作用短暂表浅。冲洗感染创面及膀胱炎用0.1%～0.5%溶液，清除皮损表面的脓性分泌物和恶臭、湿敷治疗湿疹用0.025%～0.01%溶液，眼科用0.01%～0.02%溶液，洗胃1∶1 000～1∶5 000，坐浴0.02%，水果、食具消毒0.1%	溶液应新配，久置或加温可迅速失效。其褐色斑可用过氧化氢溶液或草酸溶液拭去
过氧化氢溶液	本品为过氧化氢的3%水溶液	为强氧化剂，具有消毒、防腐、除臭及清洁作用，用于清洗创面、溃疡、脓窦、耳内脓液；涂搽治疗面部褐斑（肝斑）；在换药时用以去痂皮和黏附在伤口上的敷料（可减轻疼痛）；稀释至1%浓度用于扁桃体炎、口腔炎、白喉等的含漱	除用于有恶臭不洁的创面外，尤适用于厌氧菌感染以及破伤风、气性坏疽的创面，用3%溶液冲洗或湿敷，根据情况每日可多次使用
含氯石灰	优琐（含氯石灰、硼酸各1.25%）	有杀菌消毒作用，消毒粪、痰等用10%～20%乳状液或干粉；饮水消毒用0.03%～0.15%；消毒用具0.5%；喷洒浴室而所用1%～3%；清洗伤口用复方含氯石灰溶液	禁用于金属制品及有色织物 溶液应临用新配 密封，存干燥冷暗处
呋喃西林	0.02%溶液；0.2%软膏	有广谱抗菌活性，但对假单胞菌属疗效甚微，对真菌和病毒无效。表面消毒用0.001%～0.01%水溶液，冲洗、湿敷患处，冲洗腔道或用于滴耳、滴鼻	对本品过敏者禁用 口服毒性较大，目前仅供外用
升汞	0.1%溶液	杀菌力极强，但对组织有刺激性。不能用于金属器械的消毒和粪便消毒。多用于非金属用具及聚乙烯类制品的消毒	本品有剧毒，不可内服，不可与伤口接触，应妥善保管。溶液应着色，以引起警惕

药名	制剂	药理学及适应证	用法用量与注意事项
硫柳汞	0.1%酊；0.02%溶液	消毒防腐作用强，刺激性小，可用于皮肤或黏膜的消毒，或用于药剂的防腐，浓度为0.005%～0.02%	避光保存，本品遇橡胶制品失活
硝甲酚汞	米他红（含硝甲酚汞，汞溴红各0.1%）	消毒力强而刺激性小，1∶200溶液常用于皮肤消毒；1∶1 000～1∶5 000溶液用于器械的消毒；1∶5 000～1∶10 000溶液用于眼科及尿道灌洗	米他红适用于无化脓性的伤口
氯化氨基汞	2.5%～5%～10%软膏	有收敛和防腐作用，无腐蚀性，软膏供治疗各种化脓性皮肤病及褐斑（肝斑）用	遮光，密封保存
汞溴红	2%溶液（红药水），汞溴红醑（含汞溴红2%，丙酮10%）	防腐作用较弱，刺激性小，可用于外用皮肤、黏膜、伤口的消毒	外用，不可与碘酊同时涂用
硝酸银	5%～10%～20%溶液	有腐蚀和收敛作用，用于烧灼黏膜溃疡及出血点、裂口等，用后用盐水冲去。近年曾试用于大面积烧伤	遮光保存，配制溶液必须用蒸馏水
硫酸铜	0.5%溶液；硫酸铜棒（含本品及硝酸钾、明矾各等量）	有收敛、腐蚀、抑菌作用，多用于治沙眼	治沙眼，用0.5%～1%溶液点眼，或用硫酸铜棒涂搽
氧化锌	15%氧化锌软膏；复方锌糊；水杨酸锌糊（拉沙糊）；锌氧油（含氧化锌40%）；扑粉；痱子粉等	有弱的收敛及抗菌作用，常与其他药物配成复方制剂，用于各种皮肤病如湿疹、溃疡以及肠瘘周围的皮肤保护	外用局部涂搽
炉甘石	炉甘石洗剂（含炉甘石15%、氧化锌5%；或炉甘石、氧化锌各8%）	有收敛及轻度防腐作用，用于急性、亚急性皮炎及湿疹、痱子及止痒	用前摇，外用局部涂搽
冬青油		外用发赤剂，可促进局部血循环，用于肌肉痛、关节痛及神经痛	外用局部涂搽
冰片	冰硼散（冰片、硼砂、朱砂及玄明粉配成）	有止痛消肿作用，治口腔溃疡及小儿鹅口疮。也用于配制安宫牛黄丸、小儿至宝丹等中成药	口腔溃疡可用冰硼散涂布患处

药名	制剂	药理学及适应证	用法用量与注意事项
苯扎溴铵	1∶1 000～1∶2 000 溶液	为一种季铵盐阳离子表面活性广谱杀菌剂，杀菌力强，对皮肤和组织无刺激性，对金属、橡胶制品无腐蚀作用。1∶1 000～1∶2 000 溶液广泛用于手、皮肤、黏膜、器式等的消毒。可长期保存效力不减	不可与普通肥皂配伍 浸泡器械加 0.5%亚硝酸钠 不适用于膀胱镜、眼科器械、橡胶、铝制品及排泄物的消毒
度米芬	喉片：0.5mg	为表面活性广谱杀菌剂，其作用在碱性中增强，在普通肥皂、酸性有机物质、脓血存在的情况下则下降，可用于口腔感染的辅助治疗及皮肤消毒	喉片：每日 4 次，含化；皮肤消毒用 0.5%醇溶液；局部湿敷用 0.02%水溶液；浸泡器械用 0.05%水溶液（加亚硝酸钠 0.5%）
消毒净	1∶1 000～1∶2 000 溶液	为阳离子表面活性广谱杀菌剂，杀菌力极强，常用于手、皮肤、黏膜、器械等的消毒	不可与合成洗涤剂或阴离子表面活性剂接触，以免失效。亦不可与普通肥皂配伍（因普通肥皂为阴离子皂） 浸泡器械加 0.5%亚硝酸钠 在水质硬度过高的地区应用时，药物浓度应适当提高
氯己定碘	1%氯己定碘乳膏；1%氯己定碘涂膜	为强效杀菌消毒剂，适用于各种浅表伤口的换药及多种皮肤感染的治疗	涂膜剂不宜用于渗出物较多之创面
薄荷脑	复方薄荷滴鼻剂；薄荷含片；10%薄荷醑	局部应用时，有促进血液循环及消炎、止痒等作用，可用于消炎、止痒、止痛、减轻水肿等	滴鼻、口含或吸入用
冰醋酸	食醋（含醋酸约 5%）	0.1%～0.5%溶液用于阴道滴虫；1%～3%溶液用于铜绿假单胞菌感染；0.3%溶液 50～200ml 加温口服。用于缓解胆道蛔虫病的疼痛；食醋熏蒸（2ml/m³）预防流感及感冒。30%溶液用于鳞屑型手足癣、水疱型足癣及甲癣	按需要而定
十一烯酸	脚气灵膏（含本品 20%，十一烯酸锌 5%）	本品及其锌盐有抗真菌作用，常用于皮肤真菌感染	外用。用于黏膜时浓度不宜超过 1%
苯甲酸	常与水杨酸配伍制备各种复方外用药剂	有抗真菌作用，除供配制外用药剂外，还可用于各种药剂的防腐，浓度为 0.2%～0.3%，中性或微碱性药剂可用苯甲酸钠，浓度为 0.5%	外用涂搽
水杨酸	3%～5%～10%乙醇溶液。搽头水，脚癣水，痱子粉，5%～10%水杨酸膏等	有抗真菌、止痒、溶解角质等作用，常与苯甲酸配成外用制剂，治疗多种慢性皮肤病	外用涂搽

药名	制剂	药理学及适应证	用法用量与注意事项
水杨酰苯胺	杀烈癣软膏（为本品5g，水杨酸甲酯、龙脑各1g，羊毛脂5g，凡士林加至100g）	本品为抗真菌药	外用涂搽
松馏油	松馏油软膏（含松馏油10%～50%）	有止痒、收敛、溶解角质、防腐等作用，常用于湿疹等皮肤病	外用涂搽
糠馏油	糠馏油软膏	有促使角质新生及止痒、消炎、收敛等作用，用于治疗皮炎、湿疹	外用涂搽
黑豆馏油	2%～10%糊剂；5%硬膏；10%软膏	有止痒、溶解角质等作用，用于神经性皮炎、湿疹等	外用涂搽或贴敷
煤焦油	5%软膏	有防腐、止痒作用，用于慢性湿疹等	外用涂搽
升华硫	5%～10%～25%软膏	有杀菌（包括真菌）及杀疥虫的作用。它本身并无此作用，系与皮肤接触后变为硫化氢与五硫黄酸（$H_2S_5O_6$）后显效。硫黄对皮肤还具有溶解角质作用	治疗疥疮时，可用10%～25%的软膏，于夜间涂搽。治疗皮脂溢、痤疮等，可用5%～10%的软膏
氯化铝		有收敛、防腐作用。溶液用于除腋臭	外用涂搽
山梨酸		有抗真菌和较弱的抗细菌活性。在pH>6时，基本上失去抗菌活性。多用作药物制剂、食品、化妆品的防腐剂，一般用0.05%～0.2%	本品在酸性条件下才有作用40℃以下密封遮光保存
羟苯乙酯		抗真菌效果显著，对细菌效果较差。在pH 7～9时有效。用作药物制剂、食品、化妆品的防腐剂。0.2%溶液作为食物的防腐，0.3%浓度作为各种酶制剂的防腐剂	有非离子表面活性剂存在时，本品防腐作用降低
三氯叔丁醇		有抗细菌和抗真菌作用，对革兰阳性和革兰阴性菌（包括铜绿假单胞菌）均有效。此外尚有局部止痛作用。防腐0.5%，镇痛用0.3%～0.5%	用作制剂的防腐剂时，制剂的pH不能超过5，以免影响其作用
乌洛托品	片剂：0.3g；0.5g	在酸性尿液中缓慢水解成氨和甲醛，甲醛能使蛋白变性而发挥非特异性抗菌作用。主要用于尿路感染其他抗菌药物控制后，用以保持无菌，以预防再感染	肝肾功能不全及脱水者禁用可干扰对尿儿茶酚胺、尿雄三醇等的测定

续 表

药名	制剂	药理学及适应证	用法用量与注意事项
过氧戊二酸	0.1%～2%溶液	是高效消毒剂。具有与过氧乙酸类似的杀菌能力，但比过氧乙酸更稳定，刺激性小。0.5%溶液用于手的消毒和空气消毒，0.5%～1.0%溶液用于物体表现擦拭消毒，2%溶液用于医疗器材的浸泡消毒	稀释液不稳定，宜现用现配具有一定的腐蚀性0.5%以下浓度对皮肤无刺激作用
氯化磷酸三钠	0.025%～0.1%溶液	为广谱、快速消毒剂。气味小、无毒性、消毒效果可靠。0.05%～0.1%溶液用于污染医疗用品、内镜、注射器、输液器等玻璃器材的消毒；0.025%～0.5%溶液用于餐饮具的消毒	
二氧化氯	0.02%～0.1%溶液	为高效、广谱、快速消毒剂。用于卫生防疫、内镜、餐具、食品加工设备及饮水消毒。0.005%溶液用于疫区的水果蔬菜消毒	稳定型二氧化氯使用时需要活化，其水溶液应当天使用，不得过期使用
环氧乙烷	600～2 500mg/L	对微生物的杀来能力强，杀菌谱广，可有效杀灭各种微生物。用于怕热怕湿的医疗器械、合成材料、棉毛织品及一次性医疗用品和卫生用品的消毒与灭菌	存放于远离炎源的阴凉通风处，禁止吸烟和明火
异丙醇	70%	为中等效果的消毒剂。可杀灭细菌繁殖体、真菌、分枝杆菌及灭活病毒，但不能杀灭细菌芽孢。对乙肝病毒的灭活效果比乙醇更强	本品在欧洲使用较广泛
二氯海因	有效氯500mg/L	为广谱、高效、快速、无毒、无刺激性、高稳定性的消毒剂。主要用于卫生防疫、医院、畜禽产业和水产养殖业的消毒	对铜、铝等金属有一定的腐蚀作用
溴化十六烷三甲基铵		对革兰阳性菌有杀灭作用，对革兰阴性菌需有更高浓度才有杀菌活性，但对细菌、芽孢、病毒和真菌无效。用于药品和化妆品的防腐、保存及皮肤消毒	本品为阳离子表面活性剂，禁与肥皂和其他阴离子表面活性剂配伍

第二节　皮肤科用药

皮肤科用药，见表30-2。

表30-2　皮肤科用药

制剂名称	处方内容	应用
硼酸溶液	硼酸3g，热水加至100ml	供湿疹等冷湿敷用
0.025%~0.01%高锰酸钾溶液	高锰酸钾1g，水加至4 000~10 000ml	可用于清除皮损表面的脓性分泌物和恶臭，供冷湿敷和泡洗用
乳酸依沙吖啶溶液	乳酸依沙吖啶0.1g，硫代硫酸钠0.01g，蒸馏水加至100ml	供感染性皮肤疾病冷湿敷用
40%硫代硫酸钠溶液	硫代硫酸钠40g，蒸馏水加至100ml	用于花斑癣、疥疮
新霉素二甲亚砜液	硫酸新霉素10g，二甲亚砜300ml，蒸馏水700ml	外用治疗毛囊炎及有感染的座疮
泼尼松二甲亚砜液	泼尼松2.5g，二甲亚砜600ml，蒸馏水400ml	外用涂搽，治疗各种瘙痒性皮肤病及神经性皮炎，关节痛及无实质性病变的各种疼痛
地塞米松二甲亚砜液	地塞米松0.5g，二甲亚砜600ml，蒸馏水400ml	同泼尼松二甲亚砜液
3%~5%水杨酸酊	水杨酸3~5g，乙醇加至100ml	用于花斑癣（汗斑）、手足癣及体癣
止痒酊	液化酚、薄荷脑各1g，水杨酸2g，80%乙醇加至100ml	用于瘙痒性皮肤病
虫咬水	浓氨溶液100ml，薄荷脑15g，乙醇加至1 000ml	治疗昆虫咬伤
足癣药水	水杨酸6g，苯甲酸12g，樟脑10g，10%碘酊2ml，乙醇加至100ml	有溶解角质、收敛、抗真菌的作用，用于治疗手足癣及体癣等
搽头水	水杨酸10g，间苯二酚50g，蓖麻油50ml，乙醇加至1 000ml	除头屑、止痒，用于干性皮脂溢出及脂溢性皮炎
甲醛溶液醑（福尔马林醑）	福尔马林（含甲醛36%~40%）5%~10%，90%乙醇加至100ml	用于手足多汗或腋臭
樟脑醑	樟脑10g，90%乙醇加至100ml	用于瘙痒性皮肤病、冻疮或局部发赤
复方水杨酸酊	水杨酸3g，苯甲酸6g，70%乙醇加至100ml	用于表皮癣症，外涂患处

（注：左侧分类栏：溶液剂；各种醇溶液酊、醑剂）

续　表

	制剂名称	处方内容	应用
气雾剂	神经性皮炎气雾剂	氢化可的松0.25%，成膜材料5%，丙酮44.75%，加氟利昂至100%	对神经性皮炎有较好疗效。喷涂于患处，干后即成一薄膜。每日或隔日喷涂1次
洗剂	炉甘石洗剂	炉甘石8g，氧化锌8g，甘油2ml，氢氧化钙溶液加至100ml	适用于无渗出性的急性或亚急性皮炎、湿疹
	含酚炉甘石洗剂	上述处方中加0.5%～1%的液化酚	用途同上，惟止痒作用较强
	复方硫黄洗剂	沉降硫3g，硫酸锌3g，樟脑醑（含10%樟脑）25ml，甘油10ml，5%苯扎溴铵2ml，蒸馏水加至100ml	消炎、抗菌、抑制皮脂溢出，用于痤疮、酒渣鼻及脂溢性皮炎
	白色洗剂	氧化锌60g，液化酚10ml，甘油20ml，氢氧化钙溶液加至100ml	用于皮炎或广泛性瘙痒症
外用散剂	复方扑粉	硼酸10g，氧化锌、滑石粉各等量加至100g	用于急性、亚急性皮炎、湿疹等
	脚癣粉	水杨酸50g，硼酸10g，氧化锌20g，滑石粉加至100g	治疗足癣或足多汗症
	痱子粉	薄荷0.2g，水杨酸0.3g，硼酸20g，氧化锌10g，次没食子酸铋1g，滑石粉30g	治疗痱子或急性皮炎、湿疹
油糊剂	锌氧油（氧化锌油）	氧化锌40g，花生油加至100ml	吸水、消炎、止痒、保护皮肤。用于急性皮炎、湿疹，于湿敷的间歇期外涂于患部。加0.1%依沙吖啶或0.25%呋喃西林，可用于急性湿疹的继发感染
	复方锌糊	氧化锌25g，淀粉25g，凡士林50g（根据治疗要求不同，可加入2%水杨酸，5%～10%鱼石脂等，有消炎、止痒、止痛等作用）	用于急性、亚急性、慢性皮炎或湿疹
	5%～10%糠馏油糊	糠馏油5～10g，复方锌糊加至100g	用于慢性瘙痒性皮肤病，如亚急性皮炎、湿疹等，为加强痒作用，可加入1%的液化酚
	2%～10%黑豆馏油糊	黑豆馏油2%～5%～10%。复方锌糊加至100g	2%用于亚急性皮炎、湿疹及神经性皮炎

制剂名称	处方内容	应用
硼酸软膏	硼酸 10g，凡士林加到 100g	用于化脓性皮肤病或软化痂皮
鱼肝油软膏	鱼肝油 20ml，羊毛脂 5g，凡士林加至 100g	用于鱼鳞病、慢性湿疹、射线皮炎等
褥疮软膏	硫酸锌 5g、醋酸铅 10g、没药酊 2ml，凡士林加至 100g	用于坏死性及溃疡性褥疮
2.5%~5% 氧化氨基汞（白降汞）软膏	白降汞 2.5~5.0g，凡士林加至 100g	化脓性皮肤病
5%~10% 水杨酸软膏	水杨酸 5~10g，凡士林加到 100g	真菌性皮肤病或手足皲裂
鱼石脂软膏	鱼石脂 10g，凡士林加到 100g	用于疖、丹毒或蜂窝织炎等
硫软膏（硫黄软膏）	升华硫 10g，凡士林加到 100g	脂溢性皮肤病、疥疮或银屑病等
达克罗宁氯己定硫软膏	升华硫 15g，盐酸达克罗宁 0.2g，醋酸氯己定 0.1g，凡士林加至 100g	用于各种疥疮
冻疮膏	硼酸 5g，樟脑 3g，甘油 5g，凡士林加至 100g	冻疮
氧化锌软膏	氧化锌 15g，凡士林加至 100g	保护创面
托萘酯软膏（杀癣灵软膏）	杀癣灵 2g，羊毛脂、凡士林各等量加至 100g	手足癣、体癣或花斑癣
复方水杨酸软膏	水杨酸 3~6g，苯甲酸 6~12g，凡士林加至 100g	皮肤真菌病、手足皲裂等
呋锌软膏	呋喃西林 0.25g，15% 氧化锌膏加至 100g	皮肤感染、小伤口及化脓性皮肤病
柳汞软膏	水杨酸 5g，白降汞 5g，凡士林加至 100g	银屑病或慢性皮炎
黄连软膏	黄连 20g，制成浓煎液，加凡士林 80g	亚急性皮炎或湿疹
复方氟米松软膏	氟米松 0.02g，水杨酸 3g，凡士林加至 100g	用于脂溢性皮炎、接触性皮炎、异位性皮炎、局限性神经性皮炎、寻常型银屑病、扁平苔藓以及掌跖角化过度症
鸡眼糊	水杨酸 150g，磺胺嘧啶 50g，乳酸 50g，冰片 10g，朱砂 25g，淀粉 115g，研匀，加乙醇调成糊状	用于鸡眼、胼胝
酚软膏	苯酚 2g，甘油 1.5ml，凡士林加至 100g	外用防腐、止痒
煤焦油软膏	煤焦油 5g，氧化锌 5g，淀粉 25g，单软膏加至 100g	用于慢性湿疹、神经性皮炎、银屑病、扁平苔藓等

软膏及乳膏剂

制剂名称	处方内容	应用
基础乳膏[a]	硬脂酸 300g，液状石蜡及凡士林的混合物 500g，三乙醇胺 80ml，甘油 200ml，羟苯乙酯 2g，水 920ml，硼砂 2g，香精适量	供配制各种乳膏（霜剂）用[a]
尿素乳膏	尿素 15g，甘油 12ml，单硬脂酸甘油酯 12g，基础乳膏加至 100g	促进角质与水结合，使皮肤软化，防止手足皲裂。每日涂搽数次
醋酸曲安奈德尿素乳膏	醋酸曲安奈德 0.1g，尿素 10g，枸橼酸、十八醇、平平加、丙二醇、二甲亚砜适量，乳膏基质加至 100g	用于扁平苔藓的对症治疗
萘替芬酮康唑乳膏	盐酸萘替芬 1g，酮康唑 0.25g，乳膏基质加至 100g	用于手足癣、体股癣、头癣、皮肤念珠菌病等
复方酮康唑乳膏	酮康唑 1g，丙酸氯倍他索 0.025g，硫酸新霉素 50 万 U，乳膏基质加至 100g	用于手足癣、体股癣等皮肤浅表真菌感染
硅霜	甲基硅油 20ml，硬脂酸 15g，羊毛脂 2g，凡士林 7g，羟苯乙酯 0.1g，三乙醇胺 2ml，甘油 4ml，水 50ml	防治皮肤皲裂
益康唑曲安奈德霜	硝酸益康唑 1g，曲安奈德 0.1g，苯甲酸适量，霜剂基质加至 100g	用于湿疹、过敏性皮炎等（过敏性皮肤病，手癣、体癣、足癣、股癣等真菌感染所致的皮肤病），亦适用于甲沟炎、念珠菌性口角炎、尿布疹、浅表性脓皮病等
复方曲安奈德霜	制霉菌素 1 000 万 U，新霉素 250mg，短杆菌肽 25mg，曲安奈德 A 100mg，霜剂基质加至 100g	用于特应性皮炎、钱币性湿疹、接触性皮炎、脂溢性皮炎、神经性皮炎、外阴瘙痒、肛门瘙痒及婴儿湿疹等
维 A 酸氢醌霜	维 A 酸 0.1g，氢醌 5g，地塞米松 0.1g，基础乳膏加至 100g	用于治疗皮肤色素沉着，疗效较好
酸酸布替萘芬凝胶	盐酸布替萘芬 1g，卡波姆、乳化剂、乙醇、甘油、三乙醇胺、依地酸二钠、无水亚硫酸钠适量，制成 100g	用于敏感真菌所致的手癣、足癣、体癣、股癣、花斑癣等

（软膏及乳膏剂，凝胶剂 — 行标题，见左侧纵向合并单元格）

制剂名称	处方内容	应用
凝胶剂		
米诺地尔凝胶	米诺地尔2.2g，卡波姆、乙醇、丙二醇、硫代硫、酸钠、三乙醇胺适量，制成100g	用于治疗脱发
异维A酸－红霉素凝胶	每10g含异维A酸5mg，红霉素0.02mg	用于轻、中度寻常型痤疮的局部治疗，对炎性和非炎性皮损均有效。涂患处，1～2/d
过氧化苯酰－红霉素凝胶	含过氧化苯甲酰5%，红霉素3%	主要用于寻常型痤疮。将少许凝胶在患处抹一薄层，早晚各1次。勿与其他治疗痤疮的药物同时使用

注：a. 本方为基础处方，加0.25%泼尼松为泼尼松霜；加0.1%氟氢化可的松为氟氢可的松霜；加盐酸苯海拉明2%及吐温－80 1%则为苯海拉明霜；加2%咪康唑则为咪康唑霜（治皮肤真菌病）；加2%～5%过氧苯甲酰则为粉刺霜（治痤疮）。

（许　华）

第三节　眼科用药

眼科用药，见表30－3。

表30－3　眼科用药

制剂名称	处方内容	药理学及适应证	用法与用量	注意事项
阿托品滴眼液	硫酸阿托品0.5～1g，羟苯乙酯0.03，等渗盐水加至100ml	可阻断乙酰胆碱的作用，使瞳孔括约肌和睫状肌麻痹而引起散瞳及调节麻痹。作用长达10～12d，用于角膜炎、虹膜睫状体炎、白内障手术前后及验光等	滴眼，次数根据需要而定	小儿对此药易中毒，滴时应压迫泪囊，以防进入鼻腔吸收而致中毒，青光眼患者禁用
阿托品眼膏	硫酸阿托品1～2g，眼膏基质加至100g	可阻断乙酰胆碱的作用，使瞳孔括约肌和睫状肌麻痹而引起散瞳及调节麻痹，作用长达10～12d，用于角膜炎、虹膜睫状体炎、白内障手术前后及验光等	每晚或需要时涂擦	青光眼患者忌用
后马托品滴眼液	氢溴酸后马托品2g，干燥磷酸氢二钠0.421g，干燥磷酸二氢钠0.473g，氯化钠0.25g，蒸馏水加至100ml	散大瞳孔作用比阿托品快而弱，持续时间短（1～3d），常用于散瞳、检查及验光	滴眼，次数按需要而定	青光眼患者忌用

续　表

制剂名称	处方内容	药理学及适应证	用法与用量	注意事项
后马托品眼膏	氢溴酸后马托品 2g，眼膏基质加至 100g	用于散瞳，用后瞳孔恢复较快，多用于集体检查	检查前用	
去氧肾上腺素滴眼液（新福林滴眼液）	盐酸新福林 1g，焦亚硫酸钠 0.1g，羟苯乙酯 0.03g，蒸馏水加至 100ml	散瞳作用快而短，几无调节麻痹作用，用于检查眼底及晶状体，鉴别闭角型或开角型青光眼（后者用此药后眼压不增高）	滴眼，1～5/d	本品根据需要还可配成 2%～10% 的溶液
东莨菪碱滴眼液	氢溴酸东莨菪碱 0.1～0.5g，羟苯乙酯 0.03g，等渗盐水加至 100ml	与阿托品相似	按需要滴眼	对阿托品过敏者，本品可代用，青光眼患者忌用
毛果芸香碱滴眼液（匹罗卡品滴眼液）	硝酸毛果芸香碱 1g，干燥磷酸氢二钠 0.437g，干燥磷酸二氢钠 0.463g，氯化钠 0.43g，羟苯乙酯 0.03g，蒸馏水加至 100ml	有缩瞳及降低眼压作用，用于青光眼，常用于开角型青光眼，用药后 15min 开始缩瞳，能持续 4～5h	滴眼，3～6/d	尚有 0.5%、2% 等浓度
毛果芸香碱眼膏	硝酸毛果芸香碱 1g，眼膏基质加至 100g	同滴眼液	每晚涂擦 1 次	
氯霉素滴眼液	氯霉素 2.5g，硼酸 19.7，硼砂 2.5g，硫柳汞 0.04g，蒸馏水加至 1 000ml	用于沙眼、结膜炎、角膜炎等	滴眼，每 2 小时 1 次	有效期 2 年
新霉素滴眼液	硝酸新霉素 0.5g，氯化钠 0.8g，蒸馏水加至 100ml	用于结膜炎、角膜炎和某些铜绿假单胞菌感染	滴眼，每 2 小时 1 次	
红霉素眼膏	乳糖酸红霉素 0.5g，眼膏基质加至 100g	用于沙眼、结膜炎、角膜炎等	涂眼，每晚 1 次	
利福平滴眼液	利福平 1g，丙二醇 20ml，磷酸二氢钠 1.6g，磷酸氢二钠 7.5g，氯化钠 9g，甲基纤维素 1g，羟苯乙酯 0.3g，蒸馏水加至 1 000ml	用于敏感细菌引起的眼部感染	滴眼，4～6/d	甲基纤维素应冷溶
金霉素眼膏	盐酸金霉素 0.5g，眼膏基质加质 100g	用于沙眼、结膜炎	涂眼，2/d	

制剂名称	处方内容	药理学及适应证	用法与用量	注意事项
硫酸庆大霉素滴眼液	磺酸庆大霉素 3g，亚硫酸氢钠 1g，氯化钠 8g，羟苯乙酯 0.3g，蒸馏水加至 1 000ml	用于大肠埃希菌、铜绿假单胞菌、变形杆菌、产气杆菌、葡萄球菌引起的眼部感染	滴眼，4～6/d	
硫酸卡那霉素滴眼液	硫酸卡那霉素 5g，硼酸 10.54g，硼砂 2.87g，蒸馏水加至 1 000ml	用于角膜炎、巩膜炎、虹膜睫状体炎等	滴眼，5～6/d	
妥布霉素滴眼液	妥布霉素 3g，硼酸 6g，氯化钠 5.8g，羟苯乙酯 0.3g，蒸馏水加至 1 000ml	用于结膜炎、角膜炎、角膜溃疡、铜绿假单胞菌引起的眼部感染等	滴眼，5～6/d	偶见局部刺激症状，如眼睑灼痛或肿胀等
妥布霉素地塞米松滴眼液	妥布霉素 3g，地塞米松 1g，氯化钠、羟苯乙酯适量，蒸馏水加至 1 000ml	用于对肾上腺皮质激素有反应的眼科炎性病变及眼部表面的细菌感染或有感染危险的情况	滴眼，最初 1～2d，每 2 小时 1 次，之后每 4～6 小时 1 次	用前摇匀。不要过早停止治疗
诺氟沙星滴眼液	诺氟沙星 3g，谷氨酸适量，氯化钠 7.8g，羟苯乙酯 0.3g，蒸馏水加至 1 000ml	用于结膜炎、角膜炎、角膜溃疡、睑状体炎、泪囊炎及衣原体眼病等	滴眼，5～6/d	对本品及喹诺酮类药物过敏者禁用
氧氟沙星滴眼液	氧氟沙星 3g，磷酸二氢钠 4.16g，磷酸氢二钠 14.2g，氯化钠 3.5g，三氯叔丁醇 3g，依地酸二钠 0.5g，稀醋酸适量，蒸馏水加至 1 000ml	用于结膜炎、角膜炎、角膜溃疡、泪囊炎、术后感染等外眼感染	滴眼，5～6/d	对本品及喹诺酮类药物过敏者禁用
氧氟沙星眼膏	氧氟沙星 3g，眼膏基质加至100g	用于结膜炎、角膜炎、角膜溃疡、泪囊炎、术后感染等外眼感染	涂眼，2/d	本品可以氯化苄铵作为防腐剂
盐酸环丙沙星滴眼液	盐酸环丙沙星 3g，氯化钠 6.6g，羟苯乙酯 0.3g，依地酸二钠 0.1g，蒸馏水加至 1 000ml	用于结膜炎、角膜炎、角膜溃疡、泪囊炎、术后感染等外眼感染	滴眼，5～6/d	对本品及喹诺酮类药物过敏者禁用
多黏菌素 B 滴眼液	硫酸多黏菌素 B 50 万 U，氯化钠 0.9g，蒸馏水加至 100ml	用于铜绿假单胞菌引起的眼部感染	滴眼，最初 5～10min 1 次，以后逐渐减少	用无菌操作法配制

制剂名称	处方内容	药理学及适应证	用法与用量	注意事项
盐酸安西他滨（盐酸环胞苷）滴眼液	盐酸环胞苷 0.5g，羟苯乙酯氯化钠溶液加至 1 000ml	用于单纯疱疹性、流行性角膜炎及结膜炎	滴眼，3 ~ 5/d	为防止混合感染，应与抗菌药物合用
利巴韦林滴眼液	利巴韦林 1.0g，壳聚糖 10g，氯化钠 9g，葡萄糖 1g，对羟基苯甲酸乙酯 0.3g，注射用水加至 1 000ml	用于单纯疱疹病毒性角膜炎	滴眼，每 1 小时 1 次，好转后每 2 小时 1 次	不宜用于其他病毒性眼病
阿昔洛韦滴眼液	阿昔洛韦 1g，硼酸 6.8g，硼砂 8.6g，氯化钠 2.8g，硫柳汞适量，蒸馏水加至 1 000ml	用于病毒性角膜炎及角膜溃疡	滴眼，3 ~ 5/d	可发生角膜上皮损害
阿糖胞苷滴眼液	阿糖胞苷 2g，羟苯乙酯 0.3g，氯化钠 9g，蒸馏水加至 1 000ml	用于病毒性眼病，如树枝状角膜炎、角膜虹膜炎、流行性角膜结膜炎等	滴眼，4 ~ 6/d	应将 pH 调为 6.5 ~ 6.9 之间，以免疗效下降
碘化钾滴眼液	碘化钾 10 ~ 30g，羟苯乙酯 0.3g，蒸馏水加至 1 000ml	用于真菌性角膜炎、病毒性眼炎、青光眼术后预防瘢痕形成、玻璃体混浊及角膜薄翳等	滴眼，4 ~ 6/d	
磺胺醋酰钠滴眼液	磺胺醋酰钠 15g，硫代硫酸钠 0.1g，乙二胺四乙酸二钠、硫柳汞适量，蒸馏水加至 100ml	用于治疗沙眼、结膜炎、角膜炎等	滴眼，3 ~ 5/d	对磺胺类药过敏者禁用
硫酸锌滴眼液	硫酸锌 0.25g，硼酸 2g，蒸馏水加至 100ml	有收敛作用，可治疗慢性结膜炎及眦部睑缘炎	滴眼，3/d	
硫酸锌尿囊素滴眼液	尿囊素 0.1g，硫酸锌 0.1g，氯化钠、氯化钾、醋酸钠、聚山梨酯 - 80、玻璃酸钠、苯扎溴铵适量，蒸馏水加至 100ml	用于慢性结膜炎、眦部睑缘炎、眦部结膜炎、春季结膜炎、沙眼	滴眼，5 ~ 6/d	急性卡他性结膜炎禁用

制剂名称	处方内容	药理学及适应证	用法与用量	注意事项
醋酸可的松滴眼液	醋酸可的松（微粒结晶）5g，吐温－80 0.8g，硼酸20g，硝酸苯汞0.02g，羧甲基纤维素钠2g，蒸馏水加至1 000ml	具有抗炎、抗过敏作用。用于过敏性结膜炎	滴眼，3～4/d。用前摇匀	角膜溃疡者禁用
地塞米松滴眼液	地塞米松磷酸钠1g，氯化钠、亚硫酸氢钠、硼砂、乙二胺四乙酸二钠、对羟基苯甲酸乙酯适量，蒸馏水加至1 000ml	用于虹膜睫状体炎、虹膜炎、角膜炎、过敏性结膜炎、眼睑炎、泪囊炎等	滴眼，3～4/d，用前摇匀	单纯疱疹性或溃疡性角膜炎禁用
氟米龙滴眼液	氟米龙1g，依地酸二钠、苯扎氟铵和聚山梨醇酯－80适量，蒸馏水加至1 000ml	对外眼部及前眼部的炎症性疾病（眼睑炎、结膜炎、角膜炎、巩膜炎、上巩膜炎、虹膜炎、虹膜睫状体炎、葡萄膜炎、术后炎症等）有效	滴眼，2～4/d，用前摇匀	病毒性角膜、结膜感染、眼结核、眼组织的真菌感染禁用
四环素可的松眼膏	盐酸四环素0.5g，醋酸可的松（微粒结晶）0.5g，眼膏基质加至100g	消炎、抗菌，用于外眼感染	涂眼，1～2/d	
丁卡因滴眼液	盐酸丁卡因0.5～1g，生理盐水加至100ml	表面黏膜麻醉，用于眼科检查及电光性眼炎	滴眼，每1～2小时1次	
氯肾丁滴眼液	0.25%氯霉素滴眼液150ml，0.1%肾上腺素溶液50ml，2%盐酸丁卡因溶液50ml	用于电光性眼炎	滴眼，每1～2小时1次	肾上腺素不耐热，宜无菌操作配制
人工泪滴眼液	甲基纤维素1g，氯化钠0.9g，氯化钙0.042g，氯化钾0.014g，葡萄糖0.1g，碳酸氢钠0.02g，羟苯乙酯0.03g，蒸馏水加至100ml	本品可代替泪液湿润眼球，用于无泪液及干燥性角膜结膜炎患者	滴眼次数按需要而定	本品尽可能保证新鲜，甲基纤维素需冷溶

制剂名称	处方内容	药理学及适应证	用法与用量	注意事项
甲基纤维素滴眼液	甲基纤维素 1g，苯扎溴铵 0.02g，生理盐水加至 100ml	治疗某些眼球干燥症。前房角镜及眼底接触镜检时作介质用	按需要使用	甲基纤维素应冷溶
利明眼药水	碘化钾 0.3g，碘化钠 0.05g，氯化钙 0.06g，维生素 C 0.3g，维生素 B$_1$ 0.1g，硼酸 1.1g，硼砂 0.19g，羧甲基纤维素钠 0.15g，硫代硫酸钠 0.05g，羟苯乙酯 0.3g，蒸馏水加至 1 000ml	本品可增加眼的局部代谢，补充金属离子及维生素，用于早期白内障	滴眼，3~4/d	维生素 B$_1$ 及维生素 C 不耐热，可用注射液，于各药灭菌后再加入
复方维生素 B$_2$ 滴眼液	维生素 B$_2$ 0.01g，维生素 C 1g，葡萄糖 10g，羟苯乙酯 0.03g，蒸馏水加至 100ml	用于各种角膜炎	滴眼，3/d	维生素 C 用注射液，应于各药灭菌后再加入
胍乙啶滴眼液	硫酸胍乙啶 10g，盐酸（1%）约 26ml，蒸馏水加至 100ml	治疗甲状腺突眼的上睑退缩症及单纯性青光眼	滴眼，4/d	本品 pH 应为6~7
乙基吗啡滴眼液	盐酸乙基吗啡 1g，氯化钠 0.8g，羟苯乙酯 0.03g，蒸馏水加至 100ml	可使结膜充血，促进代谢，并有镇痛作用。主要用于角膜炎后混浊，促进混浊吸收	滴眼，4/d	应遮光保存还有 0.5%、2%、5% 等浓度
依地酸二钠滴眼液	依地酸二钠 5g，碳酸氢钠 1g，蒸馏水加至 1 000ml	可与钙离子络合，有抑制胶原酶的作用。用于石灰等碱烧伤，角膜钙质沉着及角膜带状变性	滴眼，1~2 小时 1 次	
青霉胺滴眼液	青霉胺 417mg，2mol/L 氢氧化钠约 1.1ml，蒸馏水 15ml	为金属络合剂及胶原酶抑制药，用于石灰等碱烧伤及病毒性角膜溃疡及角膜水肿等疾病	滴眼，1~2 小时 1 次	冰箱中 2~10℃ 保存，有效期 7d 刺激性较依地酸二钠小 pH 应为 6.5
荧光素钠滴眼液	荧光素钠 2g，碳酸氢钠 0.5g，三氯叔丁醇 0.5g，蒸馏水加至 100ml	可使病变的角膜表层组织染色，以诊断角表层损伤	需要时用	注意灭菌，保存中防止污染
噻替哌滴眼液	噻替哌 0.05g，等渗盐水加至 100ml	用于翼状胬肉术后，可抑制血管新生，有抑制血管纤维及细胞分裂的作用	滴眼，于术后 2~3d 用，4/d	低温保存，有效期 1 个月

制剂名称	处方内容	药理学及适应证	用法与用量	注意事项
碘苷滴眼液	碘苷1g，氯化钠9g，硫柳汞0.01~0.02g，蒸馏水加至1 000ml	治疗树枝状角膜炎及其他疱疹性眼炎、病毒性眼炎等	滴眼，4~6/d	长期应用可出现角膜混浊或染色小点，不易消失。注意遮光保存
酞丁安滴眼液	酞丁安0.1g，羟苯乙酯0.03g，生理盐水加至100ml	为我国创制的抗沙眼衣原体药物，还有抗革兰阳性球菌作用。可用于各型沙眼及病毒性角膜炎，也可用于其他局部病毒性感染	滴眼，3~4/d	用前摇匀
噻吗洛尔滴眼液		主要用于原发性开角型青光眼及无晶体青光眼，某些继发性青光眼和高眼压。也可试用于某些对药物或手术治疗后无效的青光眼	成人用0.25%的滴眼液，2/d，1次1滴。如疗效不佳，可改用0.5%浓度的本品，1~2/d，每次1滴。如眼压已得到控制，则可改为1/d维持	如原用其他药物进行治疗时，不宜突然停用原药，应自改用本品后之第2日起逐渐停用。对病情较重者，更应谨慎
左布诺洛尔滴眼液		对原发性开角型青光眼具有良好的降低眼压疗效。对于某些继发性青光眼，高眼压症，手术后未完全控制的闭角型青光眼以及其他药物及手术无效的青光眼，加用本品滴眼可进一步增强降眼压效果	滴眼，1~2/d，每次1滴。滴于结膜囊内，滴后用手指压迫内眦角泪囊部3~5min	
卡替洛尔滴眼液		其作用、用途和用法与左布诺洛尔滴眼液相同		
拉坦前列素噻吗洛尔滴眼液	每支含0.005%拉坦前列素和0.5%噻吗洛尔	用于高眼压症和开角型青光眼	滴眼，1/d，每次1滴	
复方托吡卡胺滴眼液	每支5ml，含托吡卡胺和去氧肾上腺素（作用是散瞳、收缩血管）各0.5%	用于散瞳或验光	散瞳用，每次1~2滴；验光用，每次1滴，每3~5分钟1次，可连续滴4~6次	

制剂名称	处方内容	药理学及适应证	用法与用量	注意事项
羟糖甘滴眼液	本品为复方制剂，主要含羟丙甲纤维素2910 15mg，右旋糖酐70 5mg，甘油10mg	用于减轻由于泪液分泌不足或暴露在风沙、阳光下、久视屏幕等原因所引起的眼部干涩、刺痛等不适症状，保护眼球免受刺激	根据需要滴入患眼1~2滴	
重组人表皮生长因子滴眼液	本品活性成分为酵母表达的重组人表皮生长因子（rhEGF，含51个氨基酸）	可促进角膜上皮细胞的再生，从而缩短受损角膜的愈合时间。用于各种原因引起的角膜上皮缺损，包括角膜机械性损伤、各种角膜手术后、轻度干眼症伴浅层点状角膜病变、轻度化学烧伤等	本品直接滴入眼结膜囊内，每次1~2滴，4/d，或遵医嘱	

（许　华）

第四节　耳鼻咽喉科和口腔科用药

见表30-4，表30-5。

表30-4　耳鼻咽喉科用药

制剂名称	处方内容	用途	用法与注意事项
氯霉素滴耳液	氯霉素2g，乙醇16ml，甘油加至100ml	用于外耳炎、中耳炎	滴耳，3/d。宜遮光保存
氧氟沙星滴耳液	氧氟沙星0.3g，醋酸适量，甘油20ml，乙醇（70%）加至100ml	用于化脓性中耳炎	耳浴，1~2/d
卡那霉素滴耳液	硫酸卡那霉素5g，氢化可的松1g，冰片1g，吐温-80 0.5ml，依地酸二钠0.05g，乙醇210ml，蒸馏水加至1 000ml	用于化脓性中耳炎	滴耳，3/d
苯氧乙醇甘油滴耳液	苯氧乙醇2ml，甘油加至100ml	用于慢性化脓性中耳炎	滴耳，3/d。遮光密封保存
新可滴耳液	硫酸新霉素0.5g，氢化可的松0.5g，甘油60ml，吐温-80 0.5ml，蒸馏水加至100ml	急、慢性化脓性中耳炎	滴耳，3/d
酚甘油	酚2g，甘油加至100ml	有消炎杀菌及止痛作用，用于急性及慢性中耳炎及外耳道炎	滴耳，3/d

制剂名称	处方内容	用途	用法与注意事项
硼酸滴耳液	硼酸 2～3g，乙醇（70%）加至 100ml	用于慢性化脓性中耳炎	滴耳，3/d
碳酸氢钠滴耳液	碳酸氢钠 5g，甘油 30ml，蒸馏水加至 100ml	软化耵聍（耳垢）及冲洗耳道	滴耳，3/d。每次用量要大，应将药液充满耳内
氟罗沙星耳用滴丸	氟罗沙星 1.5g，聚乙二醇 4000 1.8g，聚乙二醇 400 0.6g，聚乙二醇 2000 4.2g，丙二醇 0.6g	用于急、慢性化脓性中耳炎	置于耳道内，每次 1～2 丸
碘甘油	碘 2g，碘化钾 1g，甘油加至 100ml	有防腐消毒作用，用于咽部慢性炎症及角化症，也可用于慢性萎缩性鼻炎	涂抹患部，2～3/d
可麻滴鼻液	醋酸可的松 2.5g，盐酸麻黄碱 10g，生理盐水加至 1 000ml	过敏性鼻炎、鼻窦炎	滴鼻，3/d
安乃近滴鼻液	安乃近 20g，枸橼酸钠 0.4g，蒸馏水加至 100ml	用于幼儿退热	每次滴 4～6 滴，遮光保存
利巴韦林滴鼻液	利巴韦林 1g，氯化钠 0.8g，羟苯乙酯 0.025g，蒸馏水加至 100ml	用于病毒引起的上呼吸道感染	滴鼻，3～4/d
呋麻滴鼻液	盐酸麻黄碱 10g，羟苯乙酯 0.3g，0.01% 呋喃西林溶液加至 1 000ml	用于鼻炎或，鼻黏膜肿胀	滴鼻，3/d，遮光保存
呋可麻滴鼻液	呋喃西林 0.02g，醋酸可的松 0.5g，盐酸麻黄碱 1g，羟苯乙酯 0.03g，氯化钠 0.3g，吐温-80 2ml，蒸馏水加至 100ml	用于过敏性鼻炎、鼻窦炎	滴鼻，3/d
复方苯海拉明滴鼻液	盐酸苯海拉明 1.25g，盐酸麻黄碱 5g，氯化钠 7g，呋喃西林 0.02g，吐温-80 10ml，蒸馏水加至 100ml	过敏性鼻炎、鼻窦炎	滴鼻，3/d
复方薄荷滴鼻液	薄荷脑 1g，樟脑 1g，液状石蜡加至 100ml	用于干燥性鼻炎、萎缩性鼻炎、鼻出血，有除臭及滋润黏膜的功效	滴鼻或涂鼻
盐酸麻黄碱滴鼻液	盐酸麻黄碱 1g，氯化钠 0.6g，羟苯乙酯 0.03g，蒸馏水加至 100ml	有收缩血管作用，用于急性鼻炎、鼻窦炎、慢性肥大性鼻炎	滴鼻，3/d
硫酸链霉素滴鼻液	硫酸链霉素 5g，氯化钠 0.9g，蒸馏水加至 100ml	用于萎缩性鼻炎，干燥性鼻炎	滴鼻，3/d

制剂名称	处方内容	用途	用法与注意事项
氯卡麻滴鼻液	氯霉素2.5g，硫酸卡那霉素5g，盐酸麻黄碱10g，羟苯乙酯0.2g，氯化钠9g，蒸馏水加至1 000ml	鼻黏膜炎性肿胀	滴鼻，3/d
新可滴鼻液	氢化可的松0.05g，硫酸新霉素0.45g，硼酸2g，吐温－80 0.1ml，硫柳汞0.002g，蒸馏水加至100ml	用于急慢性鼻炎、鼻窦炎	滴鼻，3/d
新麻滴鼻液	硫酸新霉素0.5g，盐酸麻黄碱1g，羟苯乙酯0.03g，蒸馏水加至100ml	用于慢性鼻炎、慢性中耳炎（除杀菌外，还可使鼻黏膜收缩，有助于鼻窦及咽鼓管的引流）	滴鼻，3/d
复方弱蛋白银涂鼻膏	弱蛋白银100g，薄荷油20ml，液状石蜡适量，凡士林加至1 000g	用于鼻中隔黏膜溃疡、干燥性鼻炎	涂鼻，2～3/d
度米芬喉片	每片含：度米芬0.5mg，蔗糖及香料适量	用于咽喉炎、扁桃体炎、鹅口疮、溃疡性口炎等	口含，4～6/d
复方硼砂漱口片	每片含：硼砂0.324g，碳酸氢钠0.162g，氯化钠0.162g，麝香草酚0.003 2g	用于口腔炎、咽喉炎及扁桃体炎等	1片加温开水1杯（60～90ml）溶后含漱，每日数次
呋喃西林漱口片	每片含：呋喃西林50mg	同复方硼砂漱口片	1片溶于500ml温开水中含漱，每日数次

表30－5　口腔科用药

制剂名称	处方内容	用途与用法
干尸剂一号	粉剂：三聚甲醛5g，麝香草酚1.5g，氧化锌41g，硫酸锌2.5g 液体：三甲酚20ml，甘油10ml，软皂10～20g	由医生掌握用于死髓干尸
干尸剂二号	三聚甲醛1g，盐酸可卡因1g，硫酸锌1g，麝香草酚0.25g，石棉粉0.5g，丁香油适量	由医生掌握用于活横切断及残余牙髓干尸
牙周塞治剂	粉剂：氧化锌40g，松香粉60g，鞣酸10g，白陶土2.5g 液体：麝香草酚2g，丁香油100ml	塞治牙周袋
牙龈按摩剂	五倍子10g，三聚甲醛2g，氯化钠1g，氟化钠0.1g，白陶土47g，丁香油0.5ml，薄荷油1ml，甘油40ml	本品用于牙龈的炎症性增生和较严重的牙周炎，在洁治和刮治术后，用手指蘸药早晚按摩牙龈数分钟，可消炎、消肿和脱敏

制剂名称	处方内容	用途与用法
牙髓塑化剂	一号液：三甲酚 12ml，甲醛溶液（40%）62ml，乙醚 2ml，乙醇 4ml 二号液：间苯二酚 45g，水 55ml 三号液：氢氧化钠 60g，水加至 100ml（本品为过饱和溶液）	用于根管内残髓的塑化以及细小弯曲和不通畅根管的充填。临用时一、二、三号液在防湿条件下按 0.5∶0.5∶0.12 之比混合后渗入根管中
甲醛甲酚液	三甲酚 10ml，甲醛溶液 10ml，无水乙醇 5ml	常用于坏疽或有严重感染根管的消毒，又可用于处理干髓治疗时的根髓断面，以及根管内有少量残髓时，封入本品可使残髓失去活力并起杀菌作用
复方亚砷酸糊	三氧化二砷 4g，盐酸丁卡因 0.8g，麝香草酚 0.5g，盐酸麻黄碱 0.06g，依沙吖啶 0.5g，丁香油 0.5ml，水 2ml	由医生掌握，用于牙髓失活
三聚甲醛绷带剂	粉剂：硅酸 4g，松香 8g，三聚甲醛 1.3g 液体：醋酸纤维素 5g，乙酸异戊酯 100ml	由医生掌握用于治疗牙颈部牙本质过敏
复方碘甘油	碘 20g，碘化锌 12g，甘油 40ml，水 8ml	常用于牙龈炎，牙间乳头炎，冠周炎和牙周袋的消炎
复方碘仿散	对氯酚（或酚）4.5g，薄荷脑 0.6g，碘仿 15g，樟脑 4.9g	用于腐败根管的灭菌
氟化钠甘油糊	氟化钠 75g，甘油加到 100g	定期涂搽牙面，可防龋，也可用于牙颈部过敏时的脱敏
氨制硝酸银溶液	硝酸银 30g，水 10ml，浓氨水适量（加至沉淀全溶）	供牙本质脱敏用，用时用丁香油还原，密封遮光保存
弹性印模材	海藻酸钠 450g，碳酸钠 400g，麝香草酚酚酞液（由麝香草酚 10g，酚酞 5g，乙醇加至 100ml 配成）20ml，水加至 1 000ml	用于采取牙模
碘酚涂剂	碘 100g，酚 100g	用于牙周溃疡病
樟脑酚液	樟脑 60g，酚 30g，乙醇 10ml	用于消毒窝洞及感染较轻的根管，也可用于牙髓炎的镇痛及牙周脓肿，用时用线条蘸取药液置于牙周袋中，有消炎镇痛作用
麝丁液	麝香草酚 1g，丁香油加至 50ml	用于牙周炎及龋洞、根管的消炎、杀菌，用时将药液浸泡的线条送入牙周袋内
口腔溃疡膜	庆大霉素 8 万 U，达克罗宁 0.3g，倍他米松 1mg，浓鱼肝油滴剂 5 滴，内服香精 2 滴，甘油 15 滴，糖精适量，羧甲基纤维素钠 3g，蒸馏水 50ml	用于口腔黏膜溃疡，干槽症，或拔牙后的创口愈合不良

第十一篇

中药学

第三十一章　影响中药药理学作用的因素

第一节　药物因素

一、药材

1. 品种　中药品种从《本草经》记载的 365 种，经历代本草不断扩充，发展到现在已达到 11 000 多种，以植物药为主。其中有很多同名异物，因此存在品种混淆的现象，例如将同科同属的几种植物，甚至不同种属的植物作为一种药来用的现象相当普遍。古人很重视这种现象，《本草纲目》中就有"一物有谬，便性命及之"的断言，可见品种错误，治病无效，反而有害。药物的品种与药理作用关系密切。

如不同品种的大黄其泻下作用有明显不同。掌叶、唐古特大黄等正品大黄中其有效成分蒽醌含量以结合状态为主，游离状态仅占小部分。两者之比约为 2 : 1 ~ 10 : 1，这些种类的大黄有明显泻下作用。而一些混杂品种，如华北、天山、河套大黄等，其游离状态的蒽醌含量常稍高或接近于结合状态，此类大黄的泻下作用很弱。从测定的半数有效量（ED_{50}）来看，正品约为 326 ~ 493mg/kg，非正品大黄大于 3 500mg/kg，甚至大于 5 000mg/kg 时尚不引起明显泻下（表 31 - 1）。就止血作用而言，道地大黄的止血有效率高于混杂品种，致吐、腹胀、腹痛等副作用也明显超过混杂品种。又如金钱草，据现代文献记载其品种有 9 科 14 种之多，但各品种间的利尿作用、利胆作用均有不同程度的差异。江苏、江西金钱草利尿作用显著，无利胆作用；四川金钱草利胆作用显著而无利尿作用；广金钱草既有利尿作用又有利胆作用。可见品种对药理作用有重要影响。

表 31 – 1　不同品种大黄蒽醌含量与写下作用关系

品种	含量及作用	蒽醌含量（%）			泻下作用 ED$_{50}$（mg/kg）
		结合状态	游离状态	总量	
正品大黄	掌叶大黄	0.87	0.14	1.01	326~493
		1.69	0.28	1.97	
		2.00	0.52	2.52	
		1.92	0.16	2.08	
		2.91	0.17	3.08	
		4.44	0.75	5.19	
	唐古特大黄	3.16	1.20	4.36	437~1 027
		0.82	0.32	1.14	
		0.94	0.30	1.24	
	药用大黄	1.69	1.31	3.00	678
		2.13	1.24	3.31	
非正品大黄	藏边大黄	1.50	1.44	2.94	未测
	河套大黄	1.29	1.61	2.90	3 579
	华北大黄	0.32	0.38	0.70	>5 000
	天山大黄	0.90	1.20	2.10	>3 500

2. 产地　中药，包括植物药、动物药和矿物药，均来自自然界。在长期的生存竞争及与自然界双向选择的过程中，与产地生态环境之间建立了千丝万缕的联系，各种中药材均占据其特定的分布区，而不同产地的同一药材药效迥异。古人很早就注意到药材与产地的联系。宋《本草衍义》云："凡用药必择所出土地所宜者，则药力具，用之有据。"唐《新修本草》序中亦云："离其本土，则质同而效异。"说明产地与药理作用、临床疗效有重要关系：即药材的产量、质量有一定的地域性，只有在特定地域才能生产出优质药品，这样就逐渐形成了"道地药材"的概念，如浙药、川药、广药、怀药、关药等。

产地对药材药效的影响是多方面的。产地本身就是一个多因素的复杂体，其中温度、湿度、土壤、光照、大气以及生物之间种群竞争等诸多因素影响着药材的品质，如高温高湿的土壤环境有利于无氮物质的合成，而不利于蛋白质和生物碱的合成；高温低湿的环境有利于蛋白质、生物碱的积累，而不利于碳水化合物和脂肪的合成。

产地不同，同一植物所含的有效成分不完全相同，从而使药理作用产生差异，临床疗效不稳定。如党参由于产地不同被称为潞党参、文党参和板党参，其药理作用也有所差别，潞党参的降体温作用及抗角叉菜胶所致水肿作用显著，板党参有一定的镇痛作用，而文党参镇痛作用显著。又如芍药苷首先是从芍药根中分离出来的主要有效成分，具有镇静、解痉、抗炎、抗应激性溃疡、扩张冠状动脉、对抗急性心肌缺血以及抑制血小板聚集等多方面的药效，而且毒性小，临床上已试用于治疗冠心病。白芍历来以亳、杭、川为道地，亳芍主产于安徽亳县、涡阳，杭芍主产于浙江建德、临安，川芍主产于四川中江。为了比较不同产地白芍药材的质量，对不同产地白芍中的芍药苷含量进行测量。实验结果表明，以芍药苷含量而论，亳芍、川芍确实优于杭芍。由此可见，不同产地的同种药物其有效成分含量亦不同。

以上均说明产地对中药有效成分的重要影响，而有效成分含量决定药理作用的强弱，可见产地对药理作用有重要影响。

中药材的最佳产地不是一成不变的，由于产地的扩大，新产区的发现，原产地野生环境变化，使品种灭绝，而次于新产区；药材的生态变异及新种分化，使其在沿袭的同时处于变化之中，始终重复着一个确认－沿袭－变革－发展－肯定的模式，但是产地对药物的药理作用的影响是始终不变的。

3. 采收季节　古代本草有关采收季节的论述很多，对此历代医家也很重视，如《千金翼方》中记载："夫药采取，不知时节……虽有药名，终无药实，故不依时采收，与朽木不殊……。"民间谚语"当季是药，过季是草"、"三月茵陈四月蒿，五月六月当柴烧"等也说明了中药适时采收的重要性。

药物的作用与其有效成分的含量有关。中药药用部位根、茎、叶、花、全草等在生长发育的不同时期，其有效成分的含量有明显差异。如药用枸骨叶中含有熊果酸等多种成分，熊果酸具有安定、降温、抗菌、抗炎、降酶、抗癌等作用。测定不同采集期样品中熊果酸的含量，结果表明4月份采集的枸骨叶中熊果酸含量偏低，并与其他月份采集之样品差别较大，而其他月份间差异很小。为其在何季节采收提供了合理依据。

又如朝鲜淫羊藿的主要活性成分为黄酮和多糖类化合物，黄酮类成分含量的高低对其药物作用和临床疗效有直接影响。应用高效液相色谱法测定不同采收期淫羊藿苷和淫羊藿定A，B，C的相对含量，同时用紫外分光光度法测定了其总黄酮的含量，结果表明朝鲜淫羊藿中几种主要黄酮苷类和总黄酮的含量均以5月花期为最高，7月以后则明显降低，总黄酮含量降至一半以下，而淫羊藿苷的含量不足最高含量的1/3，其最佳采收时间以花期前后为佳（表31－2）。可见采收时间对药物的质量有着重要影响。

表31－2　不同采收期朝鲜淫羊藿中黄酮类成分含量（%）

采集时间	淫羊藿苷	淫羊藿定A	淫羊藿定B	淫羊藿定C	总黄酮
5 月	1.41 ± 0.01	0.35 ± 0.004	0.39 ± 0.01	0.76 ± 0.03	12.06 ± 0.15
7 月	0.26 ± 0.01	0.13 ± 0.005	0.19 ± 0.005	0.24 ± 0.01	5.92 ± 0.07
9 月	0.40 ± 0.01	0.15 ± 0.002	0.31 ± 0.004	0.46 ± 0.01	6.69 ± 0.11
10 月	0.12 ± 0.003	0.05 ± 0.001	0.10 ± 0.005	0.15 ± 0.01	5.71 ± 0.07

一般而言，根茎类药材宜在晚秋季节地上部分枯萎或春初发芽前收获，此时植物生长缓慢，根及根茎中贮藏的各种营养物质丰富，有效成分的含量最高，如党参、葛根、天花粉、大黄、玉竹等。叶类、全草类药材以花前盛叶期或花盛开期采收最好，如臭梧桐、薄荷、益母草等。花类药材多半是在花含苞欲放或初开时采收，如槐花、金银花等，有少数花宜在花盛开时采摘，如菊花、旋覆花等。果实、种子类药一般在充分成熟后采收，如栝楼、枸杞等，此时其中营养物质、有效成分含量相对较高，也有少数如青皮、梅子应在未成熟时采收。树皮类药如厚朴、杜仲、川楝皮宜在春或夏初剥取，此时树汁多宜剥皮。根皮类药及藤木类药如牡丹皮、地骨皮、忍冬藤、红藤以秋末冬初采收为宜。

4. 贮藏条件　中药的贮藏保管条件直接影响药材质量。如贮存保管不当，药物可发生霉烂变质、走油、虫蛀等现象，直接影响药理作用和临床疗效。故中药的合理贮藏，对保证中药材的质量和临床疗效有重要意义。所以，要选择适宜的堆放场所，要干燥、通风、避免日光直射等。并应注意贵重药材（人参、西洋参、冬虫夏草等）、芳香类药材（沉香、肉桂、丁香等）和胶类药材（阿胶、鹿角胶等）的保管。

不同的贮藏时间和温度、湿度，往往对药物所含成分有明显影响。如小檗碱是中药三棵针的主要成分，具有清热、保湿功效，实验发现随着贮藏时间的延长，其提得率逐渐降低。在见光、避光两种条件下贮存 3 年者，其小檗碱含量分别降低 54.1% 和 39.88%，有效成分损失严重。又如刺五加贮藏时间超过 3 年或在高温（40~60℃）、高湿度（相对湿度74%）、日光照射等条件下贮存 6 个月，其中所含丁香苷几乎消失殆尽。故药材贮藏不当或保管不善会直接影响药物有效成分的多少，从而影响药效。

二、制剂

1. 炮制　中药炮制是中药传统的一项制药工艺。中药在应用前或制成各种剂型前都要进行一般或特殊的炮制，其化学成分的质和量都会发生改变，其药理作用亦随之改变。《本草蒙筌》曰："酒制提升；姜制发散；入盐走肾而软坚；用酸注肝而住痛；乳制润枯生血；蜜制甘缓益元……"。由此可见中药炮制关系到增效、减毒、方便等方面，并涉及中药性味、升降、归经等基本理论。炮制可从以下方面影响药理作用：

（1）降低毒性：中药成分复杂，有些药物常常有效成分和毒性成分同时存在，通过炮制可使后者消除或减少，毒副作用也随之而减弱。如半夏为天南星科植物三叶半夏的干燥块茎，是中医临床上最常用的有毒中药之一，具止咳化痰、降逆止呕、消痞散结的功效。在历代中医药理论文献中，半夏均记载为有毒，其毒性主要表现为强烈的刺激性，若炮制不当或服用生品会对所接触的嘴唇、咽喉、口腔、胃肠道黏膜产生强烈的刺激性，导致针刺样的刺痛感和口舌肿胀、咽喉刺痛甚或失音，呕吐、腹泻等。为了使半夏的毒性降低，历代中医药文献均记载了炮制方法以解毒。研究表明，以药典规定的明矾浓度和碱液浓度浸泡生半夏，并采用电子显微镜扫描观察、氧化还原滴定法测定草酸钙含量、家兔眼刺激性实验等。结果显示生半夏经过药典规定的 8% 明矾水浸泡或以 10% 的 Na_2CO_3 浸泡后，刺激性成分草酸钙针晶被锈蚀溶解，不溶性草酸钙含量从 1% 以上急剧下降到 0.5% 以下，半夏的刺激性也随之下降；半夏炮制后草酸钙含量降低到 0.5% 以下几乎不引起刺激性。

（2）增强疗效：通过炮制可改变药物有效成分的组成、含量和理化性状，从而影响甚至改变其药效；也可改变药物有效成分的溶解度，直接影响煎液中该成分的含量。如牡蛎现代常用的炮制品有生牡蛎和煅牡蛎两种。煅制目的为使质酥松易于粉碎，并使一部分钙盐受热分解，变成钙的氧化物，从而增强制酸及收敛作用，也有利于有效成分的煎出。在 0.6mol/L HCl 所致大鼠胃溃疡模型上进行生牡蛎、煅牡蛎 1 号（900℃，1 小时）和煅牡蛎 2 号（350℃，8 小时）的抗实验性胃溃疡的药效学比较，结果表明煅牡蛎 1 号浓缩煎液（5g/ml）1ml 能非常显著地对抗 0.6mol/L HCl 致大鼠胃溃疡形成作用，溃疡抑制率达 94.8%（P＜0.01），而相同剂量生牡蛎溃疡抑制率为 23%，煅牡蛎 2 号则无抑制作用。上述结果表明牡蛎经 1 号工艺煅制后明显提高抗实验性胃溃疡活性。再如延胡索的有效成分为生物碱，水煎液溶出量甚少，醋炒后，延胡索中生物碱与醋酸结合呈易溶于水的醋酸盐，故水煎液中溶出的总生物碱含量增加，镇痛作用加强。又如杜仲中含杜仲胶多，生杜仲煎出的有效成分甚少，炮制后则胶质破坏，故炒杜仲煎剂降压作用较生杜仲煎剂强。上述均说明炮制的增效作用。

（3）加强或突出某一作用：如生大黄主要有泻下作用，炮制后的制大黄出现较强抗菌作用。因为生大黄泻下的主要成分为结合型蒽醌苷，其中以番泻苷的泻下作用最强，其游离蒽苷不具致泻作用，是抗菌成分（如大黄酸、大黄素、大黄酚等）。酒大黄中结合型蒽苷损失 1/4，大黄炭中结合型蒽苷减少 4/5，故酒炒大黄泻下效力降低 30% 左右，酒炖大黄泻下效力降低 95% 左右，大黄炭几乎无泻下作用。而抗菌作用等均有所增强。

（4）利于贮藏，保持药效稳定：许多中药的有效成分为苷类，如苦杏仁中含有苦杏仁苷，白芥子中含有白芥子苷等。这些药物大多同时含有分解苷的酶，如不经炮制处理，苷类在共存酶的作用下将被分解成苷元和糖而失效。如苦杏仁中止咳平喘的有效成分苦杏仁苷具有不稳定性，在贮存过程中因受温度、湿度等因素的影响，易被苦杏仁酶分解，使其含量降低。适当的炮制方法既能减少苦杏仁苷在炮制过程中的损失，又能使苦杏仁苷含量在贮存期间保持稳定，从而使苦杏仁炮制品的质量和疗效保持稳定。又如白芥子的有效成分芥子苷内服后在胃肠道中缓慢水解，释放出芥子油发挥疗效。芥子油有刺激作用，可促进消化液分泌而起健脾助消化的作用，并能反射性增加支气管分泌而祛痰。但芥子苷能被药材中共存的芥子酶水解。故须炒制"杀酶保苷"以避免疗效降低。经测定炒芥子中芥子苷含量为 3.19%，生品中含量为 2.50%，生品与炒品相比芥子苷损失 22%。这些都说明了炮制有利于药物的贮藏和保持药效稳定。

2. 制剂 常用剂型有汤剂、丸剂、冲剂、片剂等，随着药学事业及制药工业的不断发展，中药剂型有了很大改进，中药软胶囊剂、气雾剂、中药搽剂、膜剂、口服液及中药栓剂等新剂型已广泛应用于临床，不仅改变了传统的给药方法，提高了药物疗效，也发现了一些新的作用。无论是中药制剂工艺变更还是中药制剂变更，都会影响中药的药理作用。

（1）中药制剂工艺变更对疗效的影响：中药制剂工艺与疗效的关系十分密切。中药制剂的研究在处方决定后，首先要进行与质量研究相结合的制备工艺研究，在得到稳定的工艺以后，才能制备出质量可靠、能充分发挥疗效的样品，以保证在中药制剂的药理、毒理、临床、质量标准及质量稳定性的研究中获得可靠的结果。工艺不合理，会影响中药制剂的疗效，如有些含有以挥发性有效成分为主的处方，采用水煎煮较长时间的提取方法，使挥发性成分大量逸失，如桂皮醛醛、丹皮酚等，影响疗效。又如有些药味中的主要有效成分遇热不稳定，如长时间加热提取、浓缩、干燥，会使有效成分遭到破坏，影响疗效。因此工艺制备研究是中药研究中十分重要的组成部分，与疗效关系密切。

中药制剂生产工艺及原料辅料的变更，引起制剂有效成分含量和药物释放度的改变，从而影响到药物质量和临床疗效的变化，如采用热回流法生产的藿香正气水成品分装放置 3 个月无沉淀产生，澄明度好，色泽佳；采用渗滤法生产的成品分装放置 40 天左右即有沉淀析出，药液色较淡，热回流生产的藿香正气水总固体增加，疗效提高，现在又改成软胶囊，既提高了疗效，又便于携带。

（2）中药制剂变更对疗效的影响：中药制剂中的有效成分在体内的吸收，通常要经过两个过程，首先药物要从制剂中释放，溶解于体液中，然后才能通过生物膜吸收进入血液，一般情况下药物的吸收量与药物从制剂中的释放量成正比关系。药物由于制剂因素上的差别而有不同的释放特性，可影响体内药物的吸收、作用强度、起效和持续时间、毒副作用等。如川芎茶调散制成口服液对质量有一定影响，由散剂改为浓缩丸和片剂也有一定缺陷，而袋泡剂和水丸较为理想。因其未经提取，保有原药材全部有效成分。依药物溶解速度，有下列规律：口服液 > 冲剂 > 散剂 > 丸剂。传统的水丸、大蜜丸溶解速度慢，溶出率较低。故传统中药制剂剂型改革势在必行。

三、剂量、煎煮方法

1. 中药剂量在中医文献中分布特点分析　经过大量的方剂分析，附子、大黄、人参、杏仁、当归、甘草等 20 味药的汤剂、散剂剂量在中医文献中的分布不是常态的（以某味药的某个剂量在中医文献中的出现频率为纵坐标，剂量为横坐标作图），这种非常态分布在图上表现出如下共同特点：

一般都有 3 个集中区，可以划为山字形曲线，中间 1 个集中区数量最多，与一般所说的常用剂量范围较接近，称为中剂量，两侧 2 个集中区，分别称为大剂量和小剂量范围。相邻 2 个剂量范围相差 1 个数量级，大剂量与小剂量相差一般可达 2 个数量级；散剂剂量比汤剂剂量平均约小 1 个数量级；小儿剂量比成人剂量略小，但分布趋势却均与汤剂相同。

2. 中药剂量对药理作用的影响

（1）量小则效小，量大则效大：一般说来，中药剂量之大小，决定疗效大小及显效与否，量小则效力小，量大则效力大。如活血化瘀类药，量小则行气活血，量大则活血化瘀，甚或破血逐瘀。

（2）用量不同，其效亦异：许多药物由于用量不同而表现出不同甚至相反的作用，如黄芩小剂量能降压、利尿，大剂量则有升压、抗利尿作用。人参小剂量对中枢有兴奋作用，大剂量则抑制中枢。故用量不同，其效亦异，此即中药的双向调节作用。又如常用之甘草，小剂量（3~6g）应用，主要有调和诸药之功；中剂量（9~15g）则能清热解毒，清肺利咽；大剂量（15~30g）则常用于解毒和治疗腹痛转筋等，因剂量不同而表现出不同的药理作用。

3. 煎煮方法对药理作用的影响　中药最习用的剂型是水煮煎汤，目前汤剂仍是应用最多、最广泛的剂型。对汤剂的煎煮方法历来要求很多。汤剂讲究火候，一般来说解表药火力要强，时间要短；补益药火力要温和，时间需长些。根据药物性质和临床用药目的的不同，又有"先煎"或"后下"等具体要求。如龙骨、牡蛎宜先煎；大黄、薄荷宜后下等。不同煎煮方法对中药药效具有重要影响。煎煮方法不同，常影响药效或煎液中活性成分的含量。

四、配伍

中药配伍是中医用药的主要形式，即按病情的需要和药物性能，选择两种以上药物配合应用，以达到增强药物的疗效，调节药物的偏性，减低毒性或副作用。中药配伍的基本内容是"七情"，即：单行、相须、相使、相畏、相杀、相恶、相反。具体而言如下：

1. 相须、相使　配伍中的相须，即两种功用相似的药物配合应用，可相互增加疗效。相使，即性能功效方面有某些共性，或性能功效虽不相同，但是治疗目的一致的药物配合应用，而以一种药为主，另一种药为辅药，辅药能提高主药疗效。黄芪、当归相使配对，仅由此两味药组成的复方称当归补血汤，具有益气生血功效，是治疗劳倦内伤、气虚血弱、阳浮外越的名方。黄芪专固脾胃之表，大补脾肺之气以资化源，并用当归合营养血，配伍精当，既可单独使用，又能作为基础药对配伍组方。近年来主要从化学与药理学指标为切入点来研究当归补血汤配伍比例及其效用。

采用反相高效液相色谱法测定不同比例配伍的当归补血汤中阿魏酸的煎出率，并观察它们对小鼠吞噬功能和免疫器官的影响。结果表明当归补血汤按经典的黄芪和当归（5∶1）

配伍时，阿魏酸的煎出率最高；当归和黄芪按 1 ∶ 5 和 5 ∶ 1 配伍时其阿魏酸的煎出率均明显高于 1 ∶ 1 配伍者。药理实验亦表明：当归－黄芪（1 ∶ 5）配伍时对小鼠的廓清速率和吞噬指数的提高明显强于其他比例配伍者，除当归－黄芪（1 ∶ 1）合煎的补血汤外，其他比例配伍者均能明显提高小鼠的胸腺指数，尤以当归－黄芪（1 ∶ 5）配伍时作用最强。当归－黄芪不同配伍比例（5 ∶ 1，1 ∶ 1，1 ∶ 5）均有良好的抗实验性大鼠肝纤维化作用，但芪归 5 ∶ 1 方组较其他配比组的综合疗效较佳，在改善模型大鼠肝组织脂质过氧化损伤、抑制肝脏 I 型胶原表达、改善血清肝功能等方面优于其他两种配伍比例组。利用 HPLC － DAD 提供的色谱和光谱信息，对当归－黄芪配伍及当归、黄芪单味药的色谱指纹图谱流出组分进行对比分析，结果显示配伍组色谱指纹图谱中的 18 个色谱峰，10 个组分来源于当归，11 个组分来源于黄芪，其中 5 个组分为当归和黄芪的共有组分，2 个组分为新物质。采用色谱技术和计算机方法，对当归补血汤复方与其单味药所有化学成分的比较发现，黄芪与当归有很多共同的化学成分，但含量不一样，将当归补血汤与黄芪、当归对比研究发现，当归补血汤配伍后没有主要化学成分的产生或消失，但有含量上的变化。采用拟合定量技术对黄芪、当归的特征物质组分进行了分析。结果显示，黄芪与当归物质组分的溶解度相互有一定的影响。联用反相高效液相色谱（RP－HPLC）与二极管阵列检测器（DAD）技术分离黄芪、当归及两者配伍发现，黄芪和当归用量变化时，配伍组的物质组分的质变现象不同。黄芪用量变化时，黄芪和当归的物质组分共存时浓度有变化。当归含量变化时，黄芪和当归的物质组分没有消失或增加。利用高效液相色谱法和比色法，测定了当归和黄芪配伍比例分别为 1 ∶ 1，1 ∶ 3，1 ∶ 5，1 ∶ 7，1 ∶ 10 时的阿魏酸、藁本内酯、黄芪甲苷、芒柄花素、毛蕊异黄酮及总多糖的含量。结果显示在 5 个比例中，当归 ∶ 黄芪（1 ∶ 5）比例的阿魏酸、黄芪甲苷、芒柄花素、毛蕊异黄酮及总多糖含量均高于其他比例，而藁本内酯的含量显著降低。目前研究结果显示，当归补血汤组方配伍精当，组方严谨，黄芪、当归 5 ∶ 1 经典配比的综合效果较好。

2. 相畏、相杀　相畏，是一种药物的毒性反应或副作用，能被另一种药物减轻和消除。相杀，即一种药物能够减轻或消除另一药物的毒性或副作用。古有记载"附子得甘草性缓"。附子与甘草配伍能减毒增效早就为人们认识，甘草主要含以甘草酸为代表的三萜皂苷类成分（如甘草酸）、黄酮类（如甘草素、异甘草素）和香豆素类化合物。甘草中黄酮类化合物对于附子中的乌头碱诱发的心律失常有很好的拮抗作用。有研究表明，甘草总黄酮能延长乌头碱诱发的小鼠心律失常的潜伏期，减少氯仿诱发的小鼠心室纤颤阳性率，增加毒毛花苷 G 诱发豚鼠出现室性期前收缩、心室颤动和心脏停搏所用剂量。进一步研究显示，甘草类黄酮和异甘草素能使乌头碱诱发的动物心律失常的持续时间明显减少，表明其有抗乌头碱诱发大鼠心律失常作用。乌头碱致心律失常与其能兴奋自主神经，促进 Na^+ 通道开放有关。从而推测甘草黄酮类化合物抗心律失常的作用机制可能与抑制心肌细胞 Na^+ 通道有关。以 HPLC 法测定甘草与附子配伍前后水煎液中甘草黄酮含量。结果表明甘草与附子配伍煎液的黄酮含量（1.85%）明显高于甘草单煎液（1.18%），其溶出率分别为 83%，52.9%。附子配伍甘草后甘草黄酮溶出率增加，其抗心律失常作用也会随之增加，这可能也是附子甘草配伍后能降低附子毒性的一个重要方面。甘草黄酮含有多个羟基，显酸性，易于与附子中的生物碱（包括酯型生物碱）发生沉淀反应。附子与甘草合煎后生成的沉淀中除有酯型生物碱成分，甘草皂苷类成分，还有甘草黄酮类成分。黄酮类成分与酯型生物碱生成沉淀，从而可降低药液中酯型生物碱含量，起到降低附子毒性的作用。

3. 相恶、相反　相恶，就是一种药物的功效能被另一种药物削弱或破坏，或两者的功效均降低或丧失，如黄芩能减低生姜的温性。在白虎加入参汤中，知母，人参都有降血糖作用，但两药合用却使降血糖作用减弱甚至消失。相反，即两种药物合用后，可产生毒性反应或副作用。实验证明，甘草与芫花合用 LD_{50} 减小，毒性增大。因此，相须、相使配伍，在药效上发挥了增效协同作用，相畏、相杀配伍能减低或消除毒性，以上均为用药之所求；相恶配伍在药效上产生拮抗作用，相反配伍则出现较多的不良反应或增强毒性，这两种配伍为用药之所忌。为了用药安全，避免毒性副作用的发生，七情中的相反、相恶是配伍禁忌中应当遵循的原则。

中药十八反和十九畏是古人总结出来的用药配伍禁忌经验。十八反：甘草反大戟、芫花、甘遂、海藻。藜芦反人参、丹参、沙参、玄参、苦参、细辛、芍药。乌头反半夏、瓜蒌、贝母、白蔹、白及。十九畏：硫黄畏朴硝、水银畏砒霜、狼毒畏密陀僧、巴豆畏牵牛子、丁香畏郁金、牙硝畏三棱、人参畏五灵脂、肉桂畏赤石脂、川乌或草乌畏犀角。

十八反药理研究显示，以生甘遂粉和生甘草水煎剂配伍给正常小鼠和家兔灌胃，对其腹泻程度的影响不明显。但两药配伍后，能提高皮下注射四氯化碳造成病理性肝损伤的小鼠和家兔的腹泻率，而且明显加重其腹泻程度甚至出现水样腹泻；肝损伤严重的家兔，则死于持续水泻和脱水与电解质紊乱。显示生甘遂粉和生甘草煎剂配伍后，主要加重肝损伤动物的腹泻程度，产生超越甘遂导泻作用的强度。瓜蒌与黑附片、炙川乌、炙草乌配伍后，毒性反应均重于相应之单味煎剂组。瓜蒌与黑附片合用后，单味黑附片对离体蛙心的兴奋作用消失，代之以收缩振幅下降；与炙川乌合用后，1% 瓜蒌川乌合剂减轻了单味炙川乌煎剂对离体蛙心的抑制作用，2.5% 和 5% 的瓜蒌川乌合剂对心脏的抑制作用比单味煎剂出现更快，但合剂与单味炙川乌煎剂对离体蛙心的抑制轻度一致，最终使蛙心停于舒张状态。瓜蒌草乌合剂与单味炙草乌煎剂对离体蛙心的作用似有拮抗趋势。从心电图测定的结果看，合剂与相应之单味煎剂有不同程度的拮抗作用。镇痛实验结果显示，小鼠服合剂后，多数对电刺激的反应性降低，痛阈升高，而单味瓜蒌和小剂量黑附片并无镇痛作用。

十九畏药理研究显示：红参五灵脂的煎煮浓缩液给小鼠灌胃，没有发现其增加毒性的作用。与红参组、五灵脂组没有区别；在抗疲劳和耐缺氧的实验中，两药合用能使小鼠游泳时间缩短，耐缺氧时间缩短，药效均低于单一品种作用。十九畏中的某些药物合用，可能发生影响药效的化学变化，如由于赤石脂的吸附作用及其酸性的影响，使肉桂有效成分在煎液中的浓度明显降低而失去疗效。

目前较为一致的看法是：①十八反、十九畏不是绝对禁忌。在古籍配方中反、畏药物同用的例子屡见不鲜，如治疗瘿瘤的海藻玉壶汤中海藻与甘草同用，女金丸中含肉桂与赤石脂，甘遂半夏中甘遂与甘草伍用。②十八反、十九畏的理论在特定条件下是正确的，在剂量不同、病理状态等条件下，可产生不同程度的毒性增强或不利于治疗的作用，如炙川乌和半夏配伍，对正常动物的毒性无明显增强作用，但可使脾虚小鼠心律失常加重。白蔹和乌头伍用，白蔹的抑菌作用成倍减弱。③十八反、十九畏的研究尚不够全面，尚未对十八反、十九畏所属的全部药对进行配伍关系的系统研究，不能以个别的反、畏配伍的实验结果就否定十八反、十九畏的理论，应通过系统研究，做出确切判断，不至于因十八反、十九畏禁忌范围过广而影响临床用药，又不至于疏于防范而影响患者的身体健康或生命安全。

第二节　机体因素

机体的生理状况和病理状况的差异，也是影响中药药理作用的重要因素。

一、生理状况

生理状况包括体质、年龄、性别、情志、遗传等，对药物药理作用的发挥均有影响。体质虚弱、营养不良者对药物的耐受性较差，用攻、泻、祛邪药物时宜适当减量。

年龄不同对药物的反应也不同。婴幼儿处于发育阶段，各器官系统尚未发育完善，而老年人的肝肾等器官系统功能逐渐减退，都会影响药物有效成分的吸收、代谢和排泄，对药物的耐受性较差，用药量应相对减少。另外老年人体质多虚弱，祛邪攻泻之品，不宜多用，而幼儿稚阳之体，不可峻补，滋补药不宜多用。性别不同对药物的反应也有差异。女性在月经、怀孕、分娩、哺乳等时期，对不同药物的敏感性不同。如月经期应不用或少用峻泻药及活血化瘀药等，以免导致月经过多或出血不止。红花、大戟、麝香、地龙等能兴奋子宫；半夏有致畸作用，孕期均应避免服用，以免导致流产和对胎儿发育造成不良影响。此外，情志、精神状态等也会影响药物作用的发挥。患者的精神状况与药物的疗效密切相关。

二、病理状况

机体所处的病理状况不同，对药物的作用也有影响，如肝病患者的肝脏功能低下，药物容易积蓄中毒。肾功能低下的患者排泄功能减弱，药物或其代谢产物不易排出体外，也可致蓄积。此外，机体的功能状态不同，药物的作用可能也不同。如黄芩、穿心莲等，只对发热患者有解热作用，对正常体温并无降低作用。玉屏风散能使机体低下的免疫功能增强，又能使过亢的免疫功能趋向正常。当归能使痉挛状态的子宫平滑肌舒张，也能使弛张状态的子宫平滑肌收缩力增强，呈现双向调节作用。人参大补元气，补脾益肺，生津安神，适用于气虚证。实证、热证而正气不虚者，用之不但无益，反而有害。

第三节　环境因素

环境因素，如地理条件、气候寒暖、饮食起居、家庭环境等，对人的健康和药物的药理作用均有较大的影响。环境因素影响人的精神情志时，可直接影响药物的治疗效果。根据生物活动表现的昼夜节律，发现药物的作用也常呈现这种昼夜节律变化。

中医学历来重视时间因素在疾病发生、发展及治疗上的作用。中医时间医学的历史可追溯至2 000多年以前《内经》中"天人相应"思想，当时已认识到人体阴阳消长的昼夜节律和四时节律，并用以探讨人体生理病理与四时日月关系。至东汉时期《伤寒论》中明确提出了择时治疗和服药的原则。中医时间医学用整体观察的中医学传统研究方法，侧重于对人体节律的宏观研究和临床应用，为祖国医学的发展做出了重大贡献。

研究发现，正常雄性大鼠昼夜生长激素水平存在峰谷值变化，峰值和谷值出现时间分别为08：00和02：00，睾酮（T）峰值和谷值出现时间分别为20：00和08：00。肾阳虚大鼠的生长激素、睾酮水平均较正常降低，各时间点中尤以 14：00 和 20：00 下降为显著，峰、谷值比较无显著性差异，节律几乎消失，近似直线。肌注氢化可的松（氢考）所致肾阳虚小鼠的血清皮质醇昼夜节律平均值和峰值较正常明显降低，并且其峰值呈现倒置状态。分别用氢考 I 型（肾上腺皮质激素过多）、氢考 II 型（肾上腺皮质功能抑制）方法塑造雄性 SD 大鼠"阴虚"、"阳虚"病理模型，多点取样，动态观测。发现，正常大鼠血中 ACTH、皮质酮（CS）均具有明显的昼夜节律，峰相位分别在 301.67 度（20：00）和 9.05 度（00：36）；阴虚大鼠 ACTH、CS 仍保持昼夜节律，但与正常大鼠比较，ACTH 节律的振幅、中值有一定的下降趋势，而 CS 昼夜节律的振幅、中值有一定的升高趋势；阳虚大鼠 ACTH、CS 的昼夜节律消失，与正常组比较，振幅、中值减小；阳虚大鼠 ACTH、CS 昼夜节律峰相位明显超前于阴虚大鼠节律峰相位。进一步研究发现，肾虚患者的红细胞免疫黏附活性不仅较正常人低，而且有节律的异常波动，表现为 C3b 受体花环率不能在酉时应时而潮，在卯时却达到高峰，红细胞免疫复合物花环率呈一条直线，节律消失。

环境有时辰节律，机体的生理活动也随昼夜交替，四时变更而呈现周期性变化。药物的效应和毒副作用也常随之变化而有所差异。如 ^3H – 天麻素于不同时辰给大鼠用药，发现体内过程呈现昼夜变化。戌时（20：00）给药，吸收快，见效快，作用明显；辰时（8：00）给药，血药达峰最迟，药效差；丑时（2：00）给药，血药浓度–时间曲线下面积最小，反映生物利用度低。淫羊藿具有性激素样作用，可使雌性小鼠子宫增重，雌二醇（E_2）含量升高，也能使雄性小鼠血清睾酮（T）含量升高，卯时作用强于酉时；右归丸卯时、酉时服用均能使氢化可的松致肾阳虚雌性大鼠子宫增重，血清 E_2、孕酮（P）含量升高，卯时服药对大鼠子宫增重、E_2、P 含量升高程度强于酉时。雷公藤的醋酸乙酯提取物的急性毒性试验以中午 12：00 的动物死亡率最高，20：00 至次晨 8：00 给药动物死亡率最低。另外，参附注射液小鼠静脉注射的 LD_{50}，0 时给药为 9.862g/kg，12 时给药为 8.308g/kg。

上述例子均说明了时辰因素对药理作用的重要影响。中医学"天人相应"观认为，人体的阴阳存在昼夜节律性变化，现代时间医学用科学实验证实了人以及其他生物的确存在昼夜节律性。因此在临床实践的基础上，结合现代科学的理论与手段发掘中医时间医学的科学内涵，指导临床科学合理用药具有重要的意义。

第三十二章　常见中药药理研究

第一节　黄芩

本品为唇形科植物黄芩的根。主含黄酮类成分，已分离出约 40 种黄酮，主要有黄芩苷、黄芩素、汉黄芩素、汉黄芩苷、千层纸素 A 等。味苦，性寒。归肺、胆、脾、大肠、小肠经。

一、功效与药理

1. 清热燥湿，泻火解毒　《本草经疏》谓本品"其性清肃，所以除邪；味苦所以燥湿；阴寒所以胜热。故主诸热，邪热与湿热也"。黄芩清热燥湿，泻火解毒功效主要与其具有的解热、抗炎、抗过敏，抗病原微生物及解毒作用等有关。

（1）解热作用：黄芩对酵母、伤寒菌苗等所致家兔发热有解热效果。酵母菌所致发热大鼠的实验表明，12 种中药水提液灌服，仅黄芩、黄柏及豆根有解热作用，药后 1 小时体温即显著下降，维持 3 小时以上，作用强度与 50mg/kg 阿司匹林相似或更强。对于 2，4 - 二硝基酚、酵母和内毒素所致大鼠、家兔的发热，黄芩多种提取物均有解热效果，黄芩醇提物作用强于水提物，黄芩总黄酮及黄芩苷均有显著解热作用。含黄芩药物血清对于伤寒菌苗发热家兔单核细胞内生致热原生成中 DNA 合成和 Ca^{2+} 内流能明显抑制；对于内毒素所致发热大鼠，黄芩苷腹腔注射可翻转内毒素所致下丘脑中 PGE_2 和 cAMP 的影响。不同产地的黄芩解热作用有不同。

（2）抗炎作用：黄芩有抗炎作用。黄芩水煎剂灌服，能抑制二甲苯所致小鼠耳肿胀，连续灌胃 5 天，5g/kg、10g/kg 黄芩煎剂可显著抑制角叉菜胶所致大鼠足肿，减少羧甲基纤维素囊中白细胞的游出，并抑制大鼠巴豆油性气囊的形成。对于大鼠的酵母性脚肿胀，40g/kg 黄芩水提液灌服有显著抑制作用。黄芩 70% 甲醇提取物及黄芩素、黄芩苷及汉黄芩素均能明显抑制醋酸所致小鼠腹腔毛细血管通透性亢进及化合物 48/80 所致大鼠脚爪水肿，但对角叉菜胶性脚肿及肉芽组织增生无效。黄芩甲醇提取物能抑制大鼠棉球性肉芽肿，抑制醋酸所致小鼠腹腔毛细血管通透性亢进和甲醛所致大鼠足肿胀。对于佐剂性关节炎，黄芩能抑制其原发和继发性损伤。对于前列腺中注入角叉菜胶、大肠杆菌或消痔灵注射液所形成的急性与慢性前列腺炎模型，黄芩总苷 120mg/kg、200mg/kg 灌胃均有改善作用。研究表明，黄芩及其所含多种黄酮类化合物可在多种环节上作用于花生四烯酸（AA）代谢。对于大鼠腹腔多形核白细胞的 AA 代谢，几种黄芩黄酮均有抑制作用，黄芩素抑制 5HETE 及内过氧化物转化之 HHT 的 IC_{50} 分别为 7.13μM 和 55.3μM；而黄芩苷对 HETE 的抑制作用弱，对 HHT 无影响；汉黄芩素和 2′，3，5，6′，7 - 五羟基酮抑制 HHT 的 IC_{50} 分别为 14.6μM 和 50μM。对于在 A23187 刺激下大鼠腹腔巨噬细胞合成 PGE_2 的增高，黄芩苷也有显著的抑制作用，

$10\mu g/ml$ 浓度时有显著效果，$100\mu g/ml$ 浓度时 PGE_2 生成较无 A23187 刺激的正常巨噬细胞合成者还显著为低。对于大鼠血小板的脂氧酶活性，黄芩苷有强烈的抑制作用。另一方面，有报告黄芩能显著抑制 15－羟前列腺素脱氢酶活性，从而减少 PGE_1 和 PGE_2 的失活，升高 PGE_1 及 PGE_2 水平，此后两者又促进 cAMP 的生物合成。还有报告黄芩素对白三烯 B_4 有显著抑制作用。综上可见，黄芩及其所含黄酮类化合物的抗炎作用机制与对 AA 代谢的多个环节都有不同程度的抑制作用，其最终整体效果是对 AA 代谢多种产物生成及失活酶过程影响的综合结果。

（3）抗过敏作用：黄芩对变态反应有不同程度的抑制作用，尤以对 I 型变态反应作用为明显，有效成分为黄芩苷、黄芩素及其他黄酮类化合物，它们能明显抑制致敏豚鼠离体回肠及离体气管对抗原激发所致过敏性收缩，对 Schulz－Dale 反应黄芩素的作用较黄芩苷为强。黄芩素、黄芩苷均可抑制组胺和 SRS－A 的释放。此外，口服黄芩苷 50mg/kg 1 周，对蛋清致敏豚鼠吸入抗原所致敏性休克也有明显保护效果。对于豚鼠、小鼠的被动全身过敏反应及豚鼠被动皮肤过敏反应，黄芩素与黄芩苷也均有显著抑制作用，且以黄芩素为强。黄芩水或甲醇提取物 100mg/kg、200mg/kg 灌服，对大鼠被动皮肤过敏反应的抑制率分别为水提物 46.4%、66.8%，甲醇提取物 82.6%、98.6%。关于黄芩抗 I 型过敏反应的作用机制，研究表明，黄芩素有一定抗组胺和乙酰胆碱作用；黄芩苷、黄芩素均不影响抗原、抗体的结合，但能显著减少致敏豚鼠肺切片与抗原反应时化学介质的释放，此一作用通过抑制巯基酶活性而介导。另有实验表明，黄芩所含多种黄酮能显著抑制化合物 48/80 所致大鼠腹腔肥大细胞脱颗粒，汉黄芩素、汉黄芩苷、黄芩素、$2'$，5，$6'$，7－四羟基黄酮、$2'$，3，5，$6'$，7－五羟基黄酮及 $2'$，5，$5'$，7－四羟基－$6'$，8－二甲氧基黄酮的抑制率（%）分别为 82、67、74、80、98 及 78%，色甘酸钠为 99%；IC_{50} 分别为（μM）40.0、140.0、52.1、17.7、15.5 及 19.5，黄芩苷无作用，黄芩新素 II 的抑制率为 98%。对于卵白蛋白致敏所致大鼠哮喘模型，黄芩灌胃可降低肺组织 MDA 水平；对于卵白蛋白致敏所致豚鼠过敏反应，黄芩苷有一定脱敏作用，黄芩还可抑制 IL－4 和 TNF－α 刺激下人嗜酸性粒细胞趋化因子的表达，其作用强度为黄芩素＞木蝴蝶素 A＞黄芩苷＞黄芩黄酮 II，其中黄芩素的 IC_{50} 为 $1.8\mu g/ml$。除 I 型变态反应外。黄芩对佐剂性关节炎的继发性损害也有明显抑制作用，能显著抑制佐剂所致骨质退化和破坏的增强。此外，还与抑制细胞因子分泌，释放和核因子的转录活性，抑制 NO 及一些黏附分子的合成有关。

（4）抗病原微生物作用：有大量报告表明黄芩具有显著而广谱的抗生作用，如在体外能抑制金黄色葡萄球菌、肺炎双球菌、溶血性链球菌、脑膜炎双球菌、痢疾杆菌、白喉杆菌、炭疽杆菌、变形杆菌、霍乱弧菌、结核杆菌以及钩端螺旋体等的生长，对于一些特殊致病菌，如幽门螺杆菌、致龋菌、衣原体等黄芩或其主要成分也有明显作用。对于多种真菌，如堇色毛癣菌等 10 余种皮肤真菌、白色念珠菌等也报告有制菌效力。此外，黄芩对于某些病毒也有一定抑制效果，如流感病毒、鼻病毒、呼吸道合胞病毒、柯萨奇病毒。有研究表明黄芩苷、黄芩苷元均能抑制免疫缺陷病毒逆转录酶（HIV－1 RT），在 H9 细胞培养中能抑制 HIV－1 的复制，并保护小鼠白血病感染。对 HIV－1 和小鼠白血病病毒（MLV）逆转录酶，黄芩苷元的作用较黄芩苷为强。由于黄芩及其所含黄酮体外抑菌活性都较低，其于体内均难以达有效抑菌浓度，故黄芩临床广泛用于多种急性感染疾病功效的机制似很难用其抗菌活性加以解释。有研究表明，黄芩甲醇提取物于体外对大肠杆菌、铜绿假单胞菌、金葡菌、乙型链球菌和葡萄球菌有抑菌作用，其20g生药/kg灌胃的含药血清仍有抗菌作用。另外，黄芩能消除大肠杆菌及痢疾杆菌的R质粒，黄芩水煎液还能消除铜绿假单胞菌的生物被膜，而大为增强头孢他啶的杀菌作用。上述研究表明黄芩是从多个方面产生抗病原微生物作用。

（5）抗内毒素作用：黄芩有抗内毒素作用，体外试验黄芩水煎液、乙醇提取物以及总黄酮和黄芩苷均可中和内毒素，抑制内毒素引致的鲎细胞溶解物凝胶化，与水煎液相比，乙醇提取液作用为强；对内毒素攻击所致小鼠死亡的保护也以乙醇提物为强。黄芩苷是黄芩抗内毒素作用主要成分之一，25mg/kg黄芩苷静注后10分钟注射内毒素，可大为拮抗内毒素所致家兔发热；对于卡介菌敏化小鼠，黄芩苷100mg/kg腹腔注射可明显降低内毒素攻击所致小鼠死亡率；黄芩苷灌服还可降低内毒素所致小鼠血清TNF-α和NO的增高。在人脐静脉内皮细胞培养上，黄芩苷还可抑制内毒素所致E-选择素和NO的增高。

（6）解毒作用：黄芩醇提物静注可显著对抗士的宁所致蛙、猫、犬等惊厥，能减低惊厥强度，降低死亡率。有效成分为黄芩苷，而黄芩素无抗士的宁毒性效果，黄芩苷皮下注射可明显提高士的宁对小鼠的半数致死量。对于四氯化碳中毒小鼠肝糖原含量，以给葡萄糖醛酸者为最高，黄芩苷次之，黄芩素为低，故认为黄芩的解毒效果可能与其所含葡萄糖醛酸有关。

2. 其他作用

（1）保肝作用：黄芩有明显的保肝作用，黄芩煎剂、黄芩苷对于四氯化碳所致急性肝损伤、D-半乳糖胺所致大鼠暴发性肝炎以及异烟肼与利福平、酒精和卡介苗+内毒素所致动物肝损伤模型均有明显拮抗作用，并可抑制TNF-α和放线菌素D所致体外培养大鼠肝细胞的凋亡。黄芩醇提取物对胆管结扎或CCl_4所致大鼠肝纤维化有抑制作用。对于利福霉素钠+异烟肼注射所致小鼠肝损伤，黄芩苷50、100和200mg/kg灌服能降低肝指数，抑制ALT、AST的增高，减轻病理改变。黄芩苷元对CCl_4肝损伤小鼠，在ALT、AST与病理改变改善同时也可见肝MDA明显下降。另有研究表明，黄芩苷100mg/kg灌服7天，可使小鼠肝微粒体细胞色素P450含量显著增加，并使ADM、ECD及AHH3种酶活力增强，在6种P450同工酶中，黄芩苷可选择性诱导1A1、2B1及2C11同工酶。黄芩还有利胆作用，其乙醇提取物及黄芩苷、黄芩素可促进家兔胆汁分泌。煎剂0.5g/kg静注也可使麻醉犬胆汁分泌增加，总胆管结扎所致兔血胆红素升高，静注黄芩苷可使之下降。

（2）对心血管及血液的影响：黄芩有显著的降压活性，其多种制剂、多种给药途径及对不同的动物均表现降压效果，如黄芩浸剂1g/kg口服、煎剂60mg/kg静注、浸膏0.5g/kg静注、醇提物1g/kg口服、肌注或静注均可使麻醉犬血压降低，黄芩苷10~20mg/kg静注也使血压下降。

黄芩水浸液灌服，对家兔的实验性动脉粥样硬化有预防效果。对喂饲高脂饲料所致高脂血症大鼠，黄芩新素Ⅱ可明显降低血清总胆固醇、肝组织甘油三酯；汉黄芩素降低肝组织甘油三酯并升高血清HLD水平。对于灌服乙醇诱导的高脂血症大鼠，黄芩黄酮也有显著降血脂作用，100mg/kg灌服，汉黄芩素使血清甘油三酯明显下降，黄芩苷使游离脂肪酸下降，黄芩素使血清HDL明显升高，黄芩素及黄芩苷还均能显著降低肝组织的胆固醇和甘油三酯浓度。而对脂肪组织的脂解，汉黄芩素及黄芩素均显著抑制肾上腺素的脂解作用，汉黄芩素、黄芩素及黄芩苷抑制去甲肾上腺素的脂解作用，黄芩苷抑制多巴胺的脂解作用。对于大鼠睾丸组织，汉黄芩素可抑制肾上腺素所致脂解作用，而黄芩素及黄芩苷抑制ACTH的脂解作用，黄芩新素Ⅱ能抑制肾上腺素和 ACTH 的脂解作用，并能抑制葡萄糖向脂肪的转化。

黄芩所含多种黄酮有强的抑制血小板聚集作用，黄芩素、汉黄芩素、千层纸素、黄芩新素Ⅱ及白杨素于 1.0mmol/L 浓度能抑制由胶原诱导的血小板聚集；白杨素、黄芩素、汉黄芩素还能抑制由 ADP 或 AA 诱导的血小板聚集；黄芩素及黄芩苷能抑制由凝血酶诱导的纤维蛋白原转化为纤维蛋白，及人脐静脉内皮细胞黏附分子表达。对于由内毒素所致大鼠急性 DIC，黄芩的醋酸乙酯、甲醇或水提物有一定对抗作用，前者能使血小板数减少抑制 29%，纤维蛋白元减少抑制 57%，FDP 升高抑制 50%。此外黄芩醋酸乙酯提取物对红细胞膜尚有显著稳定作用，但对纤维蛋白原凝固时间及纤溶活化无影响。对于冠脉结扎所致大鼠缺血心肌，黄芩素 40、80、160mg/kg 静注有明显的保护作用。

（3）抗氧化作用：黄芩具有显著的抗氧化作用，能抑制过氧化脂质的生成，清除自由基，有效成分为其所含多种黄酮。应用电子自旋共振法和自旋捕获技术研究发现，对于羟自由基、超氧阴离子自由基、烷过氧自由基及 DPPH 自由基，黄芩素、黄芩苷、汉黄芩素、汉黄芩苷均有明显作用，且以黄芩苷、黄芩素的作用为强。黄芩苷、黄芩素、汉黄芩素、汉黄芩苷、黄芩新素Ⅱ等于 2.5×10^{-4}M 对维生素 C – FeCl$_2$ 或 NADPH – ADP 诱导的肝组织生成过氧化脂质都有显著的抑制作用，表明其对酶促和非酶促途径生成过氧化脂质均能抑制之。对于大鼠离体肝、心、肾、脑等组织的脂质过氧化，黄芩水煮醇沉物均有显著抑制作用，且随浓度增加，抑制作用增强，并明显提高小鼠全血 GSH – Px 的活性。对于过氧化亚硝酸盐（ONOO$^-$）所致内皮细胞损伤，黄芩苷表现为强的抗氧化剂和 iNOS 及 COX – 2 的抑制剂；减轻慢性支气管炎大鼠的肺，黄芩可使肺组织匀浆 MDA 含量降低。

（4）抗肿瘤作用：黄芩具有抗肿瘤作用，黄芩的多种提取物及其主含黄酮类成分黄芩苷、黄芩素、汉黄芩素等于体内外对多种肿瘤细胞均有抗肿瘤活性。黄芩乙醚提物对 L$_{1210}$ 细胞有细胞毒作用，IC$_{50}$ 为 10.4μg/ml，从中提得之黄芩新素Ⅱ之 IC$_{50}$ 为 1.5μg/ml，对于人膀胱癌 ku – 1 细胞黄芩苷的 IC$_{50}$ 为 3.4μg/ml，对 EJ – 1 细胞为 4.4μg/ml，对雄激素敏感的人前列腺癌 LN – Cap 的 ED$_{50}$ 为（60.8 ± 3.2）μmol/L，对雄激素不敏感的 JCA – 1 则为（46.8 ± 0.7）μmol/L；黄芩素有类似于黄芩苷的作用。在移植性肿瘤的体内试验，黄芩提取物对鼠膀胱癌 MBT – 2、黄芩素对裸鼠人前列腺癌 Du – 145 均显示显著效果。黄芩黄酮抗肿瘤作用的机制可能与调节花生四烯酸代谢、影响细胞周期、诱导凋亡及抗新生血管生成等有关。

（5）防治白内障作用：黄芩对实验性白内障有显著防治效果，对于半乳糖性白内障大鼠黄芩煎剂灌服可明显延缓、减少白内障的形成。黄芩对醛糖还原酶（AR）有显著的抑制作用，黄芩素对大鼠或牛晶状体 AR 的 IC$_{50}$（M），对大鼠为 2.0×10^{-7}，对牛为 4.6×10^{-7}；汉黄芩素对大鼠为 2.7×10^{-7}，对牛为 1.2×10^{-7}。国内报告对 32 种黄酮类化合物对 AR 抑制作用筛选，以黄芩苷元及异金丝桃苷醋酸盐的作用为强，其于 10^{-5}M 时的抑制率分别为 100% 及 94%，IC$_{50}$ 分别为 3.5×10^{-6}M 及 2.2×10^{-6}M。对于链佐星所致糖尿病大鼠，黄芩苷 150mg/kg 灌服对血糖无影响，但红细胞中山梨醇含量显著下降，这一下降是通过黄芩苷对 AR 抑制而实现的。

（6）降血糖作用：黄芩素具有明显的 α – 葡萄糖苷酶抑制活性，尤以对蔗糖酶的作用为强，但黄芩苷作用甚弱；对灌服葡萄糖所致高血糖的体内试验，黄芩素对血糖升高无抑制作用，而黄芩苷表现为抑制血糖升高活性。黄芩煎剂对糖尿病肾病大鼠通过改善肾自由基代谢紊乱和抑制肾小球高滤过等机制改善糖尿病大鼠的肾脏病变。

（7）对中枢神经系统的作用：黄芩黄酮具有脑细胞保护作用，对于 H_2O_2 所致人成神经瘤细胞 SH-SY5Y 的过氧化损伤，以及维生素 $C-F3^{2+}$、AAPH 及 NADPH 所致大鼠大脑皮质线粒体过氧化损伤、线粒体肿胀和膜流动性降低，$10\mu mol/L$ 的黄芩素、黄芩苷和汉黄芩素有显著保护作用。黄芩素、黄芩苷于小鼠 Vogal 冲突试验以及小鼠强迫游泳及悬尾不动时间试验等研究均表现抗焦虑作用。曾有报告黄芩具有一定镇静作用，应用黄芩总黄酮的研究表明，在 $30\sim300mg/kg$ 抗焦虑有效剂量下未见中枢抑制作用，也对肌肉协调与运动能力无明显影响。

（8）抗放射作用：黄芩水提物腹腔注射，能提高对 ^{60}Co 全身照射小鼠的生存率与平均存活时间，同时可见白细胞、血小板增加，其主要有效成分为所含酚性苷。

（9）对生殖系统的影响：黄芩苷可降低孕小鼠流产率，上调血孕酮含量，促进着床期 $IFN-\gamma$ 分泌，胚泡附植后又降低 $IFN-\gamma$ 含量，并调节着床和妊娠期 Th1/Th2 细胞因子的平衡。黄芩对自发和催产素引起的小鼠子宫收缩有抑制作用，炒黄芩作用强于生黄芩。黄芩素对子宫内膜异位症大鼠有治疗作用，其作用机制可能与抑制 $TNF-\alpha$、$IL-6$、$IL-8$ 生成，抑制 $ICAM-1$、$Bcl-2$ 表达等有关。

（10）对消化系统的影响：黄芩煎剂能抑制离体兔肠，煎剂及醇提物能抑制在位犬小肠；对乙酰胆碱所致离体小鼠小肠痉挛，汉黄芩素有解痉作用而黄芩素无效，黄芩乙醇提物并能拮抗毛果芸香碱所致犬小肠兴奋。黄芩常用于治疗胰腺炎的复方中，实验表明，黄芩及其所含黄酮具有显著的抗胰蛋白酶活性，黄芩的醋酸乙酯、甲醇提取物于 $100\mu g/ml$ 浓度对胰蛋白酶的抑制为 83% 及 76%，所含黄酮中以黄芩素作用最强，其 IC_{50} 为 5×10^{-7}。

此外，黄芩素能抑制 3T3-L1 小鼠前脂肪细胞向脂肪细胞分化，抑制脂肪酸合成酶活性。黄芩苷对病期不同、皮损面积不同的银屑病患者均有一定疗效，体外试验表明，黄芩苷能浓度依赖地抑制 LTB4 所致正常人或银屑病患者 PIN 的趋化反应，此作用随作用时间延长而增强，但对 PAF 所致者无明显效果。

二、体内过程

黄芩及其所含主要有效成分黄芩苷、黄芩素的药动学曾进行过许多研究。黄芩水煎剂灌服大鼠血浆中黄芩苷和汉黄芩苷浓度存在双峰现象，黄芩苷口服清除率大于汉黄芩苷。以大鼠在体胃肠吸收模型研究结果表明，黄芩苷仅在胃有少量吸收，而黄芩素在胃和小肠中吸收良好。黄芩苷在肠内经菌群代谢为黄芩素而被吸收，被吸收或静注的黄芩素在体内可还原为黄芩苷，并被小肠分泌排出。胆汁不但可以分泌黄芩苷，而且可促进黄芩素吸收。黄芩素的吸收与剂量相关，$20\sim100mg/kg$ 黄芩素灌服，代谢产物黄芩苷的药动学呈线性关系，而剂量于 $100mg/kg$、$200mg/kg$ 则呈非线性。黄芩苷体内体外抗氧化作用的时效关系与血清中黄芩苷的时量关系呈正相关。在链脲佐菌素糖尿病大鼠，黄芩提取物中黄芩苷和汉黄芩苷于体内 Cmax1、Cmax2、$AUC_{0\sim5}$ 均明显增加，粪便悬浮液中黄芩苷降解也加快。黄芩总苷静注于大鼠，5 分钟即可于皮层检出；药后血中黄芩苷于 60 分钟已近底线，而皮层浓度逐渐上升，至 120 分钟达峰值。人口服黄芩苷 1.0g，尿液中发现了 3 个主要代谢产物：5，6，7-三羟基黄酮-6-O-葡萄糖醛酸苷、5、7-二羟基-6-甲氧基黄酮-7-O-葡萄糖醛酸苷和 5、6、7-三羟基黄酮-7-O-葡萄糖醛酸苷。黄芩苷 80mg/kg 灌胃于家兔眼晶状体中 15 分钟、30 分钟浓度分别为（1.069 ± 0.153）$\mu g/ml$ 与（4.765 ± 0.876）$\mu g/ml$ 而达峰，以后迅速下降，于 2 小时达第二峰值（2.975 ±0.875）μg/ml。

三、毒理研究

黄芩口服毒性甚小，煎剂给小鼠灌服达 163.3g/kg 也不引起死亡。兔口服煎剂 10g/kg、静注醇提物 2g/kg 不致死。犬一次口服浸剂 15g/kg 或每次 5g/kg，一日 3 次，连服 8 周无明显毒性，但可见粪便稀软。黄芩素给 ICR 小鼠灌服最大给药剂量 15g/kg 未引起动物死亡。黄芩苷注射液小鼠静注的 LD_{50} 为（2.74 ±0.26）g/kg。黄芩提取物 0.32、1.25 和 5g/kg 灌服无母体毒性、胚胎毒性、发育毒性和致畸性，也未见有致突变性。

四、主治

湿温、暑温胸闷呕恶，湿热痞满，泻痢，黄疸，肺热咳嗽，高热烦渴，血热吐衄，痈肿疮毒，胎动不安。

五、现代应用

黄芩为清热燥湿要药，且其功效广泛，因而临床广用于多种疾病的治疗，但少有单用者，以其为主药的名方甚多，现代制剂也不少，前者如清热利湿的黄芩汤、葛根芩连汤，清热解毒的三黄泻心汤、黄连解毒汤，清热安胎的当归散，清热止血的黄芩散等，后者如银黄注射液或口服液、双黄连注射液等。

1. 急性感染性疾病

（1）上呼吸道感染：黄芩以其清热及抗过敏功效广用于上呼吸道感染的临床，对于普通感冒、流感以及急性扁桃体炎、支气管炎等均有较好疗效，如曾有报告以黄芩煎剂治小儿急性上呼吸道感染、急性气管炎及扁桃体炎 63 例，有效 51 例，体温多在 3 日内恢复正常。银黄注射液或口服液、双黄连针用于多种上呼吸道感染有良好疗效。

（2）肺部感染：急性肺部感染治疗常以黄芩配伍他药治疗有较好疗效，如报告用双黄连注射液治小儿肺炎有效率达 92.5%，治愈率 80.8%。以《保婴撮要》黄芩清肺饮（黄芩、栀子、大黄）制备之清肺液治实热型肺炎 438 例，在退热、咳嗽消失、啰音消失、X - 线吸收情况及有效率均与抗生素对照无显著差异。

（3）肝炎：多型肝炎常用药之一为黄芩，黄芩苷即有明显降酶、保肝效果，如曾报告黄芩苷对急性黄疸性肝炎、无黄疸性肝炎及慢性活性肝炎均有降酶、改善症状效果。另报告用黄芩苷肌注或静滴治疗急性、慢性活动型、慢性迁延型、亚急性重型等病毒性肝炎 128 例，与对照组比较，黄芩苷对急性、慢活肝及慢迁肝疗效均为优，黄芩苷治疗能使肝功较快恢复，降酶率及降浊率均明显高于对照，并可见部分患者双链皮试反应增强，免疫球蛋白均值下降，补体 C3 明显升高。采用以黄芩为主的复方治疗肝炎的报告甚多，疗效均佳。

（4）肠炎、菌痢：黄芩为清热燥湿止痢常用要药，习配葛根应用，如葛根芩连汤，也配芍药应用，如黄芩汤，临床报告甚多，疗效颇佳。

（5）钩端螺旋体病：对流感伤寒型钩体病患者，以黄芩配伍银花、连翘、板蓝根、紫花地丁共为煎剂治疗有较好疗效，后改为黄芩、银花、连翘三药制为片剂称银翘黄芩片治疗，疗效仍佳，能使体温迅速下降，诸症缓解，对其他临床型别钩体病也有一定疗效。

（6）胆道感染：急性胆道感染常以大小柴胡汤化裁治疗，黄芩配伍大黄、柴胡等疗效较佳，报告以黄芩苷静滴治急性胆道感染 72 例，显效 45 例，有效 20 例。

此外，黄芩煎服曾用于猩红热的预防，黄芩煎剂喉头喷雾治疗流行性脑脊髓膜炎带菌者有一定疗效，黄芩还用于一些眼科感染及炎症，如配银花作结膜下或球后注射及肌注治疗角膜溃疡、巩膜炎、视盘炎、球后视神经炎等前、后眼部疾病有效。用 3% 的黄芩苷眼药水治疗沙眼。治疗睑腺炎也有良效。此外，还有用黄芩、黄芩苷治疗肾盂肾炎、预防白喉、黄芩复方治疗急性泌尿感染、急性淋巴结和淋巴管炎、传染性单核细胞增多症、霉菌感染、外科感染、骨科感染、前列腺炎、病毒性脑炎等的报告。

2. 妇产科疾病 黄芩有安胎功效，方如当归饮、白术散等，但鲜见研究报告，而争论诚多。报告用黄芩配伍枸杞子代茶饮治恶阻 200 余例有效。

3. 出血 黄芩用于多种出血的治疗，如衄血、咯血、吐血、下血等，黄芩配黄连可降火止血，方如大黄黄连黄芩泻心汤治胃热吐血其效甚佳，治肺热咯血也有较好效果。

4. 银屑病 黄芩苷对病期不同、皮损面积不同的银屑病患者均有较好疗效。体外试验表明，黄芩苷能浓度依赖地抑制 LTB4 所致正常人或银屑病患者 PMN 的趋化反应，此作用随作用时间延长而增强，但对 PAF 所致者无明显效果。

第二节 黄连

本品为毛茛科植物黄连、三角叶黄连或云连的根茎。黄连含大量生物碱，主要有小檗碱、黄连碱、巴马亭（掌叶防己碱）、药根碱、表小檗碱以及甲基黄连碱、非洲防己碱、木兰花碱等。其中以小檗碱含量为最高，雅连、云连中均含 4% 以上。黄连味苦，性寒。归心、脾、胃、肝、胆、大肠经。

一、功效与药理

1. 清热燥湿，泻火解毒 《本草正义》谓"黄连大苦大寒，苦燥湿，寒胜热，能泄降一切有余之湿火，而心、脾、肝、肾之热，胆、胃、大小肠之火，无不治之。上以清风火之目病，中以平肝胃之呕吐，下以通腹痛之滞下，皆燥湿清热之效也"。黄连清热燥湿、泻火解毒功效主要与其具有的抗病原体、抗细菌毒素、抗炎、解热、抗腹泻等作用有关。

（1）抗病原体作用：黄连具有广谱的抗病原体作用，有效成分主要为生物碱，如小檗碱、药根碱、巴马亭等，小檗碱的抗病原体作用与黄连大体一致，但小檗碱不能代表黄连的全部作用。

大量研究表明，黄连在体外有较强的抗细菌作用，能显著抑制葡萄球菌、链球菌、肺炎球菌、霍乱弧菌、炭疽杆菌和各型痢疾杆菌的生长，对枯草杆菌、肺炎杆菌、百日咳杆菌、白喉杆菌、鼠疫杆菌、布氏杆菌、大肠杆菌、变形杆菌、伤寒杆菌等也有一定抑制效果，但对铜绿假单胞菌效果较差。此外，对结核杆菌及钩端螺旋体也有显著抗菌作用。不同黄连品种、不同产地的黄连抗菌作用有差异；不同炮制方法处理的黄连其抗菌作用也有明显差异，如姜黄连、萸黄连的抗菌强度增大。黄连配伍为复方时的抗菌作用一般有所增强，并延缓耐药性的产生，如黄连解毒汤、三黄注射液等；但也有无明显改变或降低者，如白头翁汤。对于多重耐药的大肠杆菌 E102 株的 R 质粒，黄连作用 24 小时可消除 2.42%，作用 48 小时则消除率可达 22.57%。黄连所含多种生物碱都具有显著体外抗菌作用，小檗碱为最主要抗菌成分，大量研究表明小檗碱具有广谱的体外抗菌效果，有报告其于低浓度时抑菌，高浓度时杀菌；另报告小檗碱抗痢疾杆菌作用强度与磺胺相近，但其作用不受血清的影响。小檗碱的抗药菌株产生较多，且无完全交叉耐药性，如小檗碱单用时金葡菌、链球菌、痢疾杆菌都易发生抗药性，甚至细菌可利用小檗碱，小檗碱与青霉素、链霉素、金霉素及异烟肼、对氨基水杨酸等也无交叉耐药性。另有研究报告，小檗碱对大肠杆菌及福氏 II a 痢疾杆菌 D14 株的 R 因子有消除作用，硫酸小檗碱于 $100\mu g/ml$ 浓度时对 D14 株 R 因子的消除率 48 小时为 1% ~ 1.2%，120 小时为 2.1% ~ 2.5%；小檗碱使耐卡那霉素和氯霉素的大肠杆菌 RS－2 菌株 R 因子的消除可能是通过与 DNA 形成复合物而使细菌附着体 DNA 自我复制功能抑制所致。除小檗碱外，其他生物碱也具有显著抗菌活性，如有报告巴马亭的抗菌作用略低于小檗碱或与其相似。黄连或其有效成分虽在体外有较强抗菌活性，但对实验性感染其保护效果常不佳，如曾报告黄连灌服，不能使白喉杆菌感染豚鼠免于死亡，也不能减免局部反应的发生，对兔及豚鼠的实验性结核病也无明显效果，也不能保护豚鼠或地鼠的实验性钩端螺旋体感染，且许多黄连复方对实验性感染也鲜有效果，仅见有黄连或小檗碱对实验性霍乱等有效的少数报告，如对金葡菌、A 型溶血性链球菌感染小鼠的保护作用。对于某些特殊病原菌黄连也有显著抗菌活性，如厌氧菌、幽门螺杆菌等。

黄连对其他多种病原体也有显著抑制作用，如报告黄连、小檗碱对鸡胚试验中 PR8 株、甲型 56－S8 株、亚甲型 FM1 株、乙型 Lee 株、丙型 1233 株等流感病毒，以及新城鸡瘟病毒、柯萨奇病毒等有抑制作用。黄连对白色念珠球菌的 MIC 为 50mg/ml，对人型支原体的 MIC_{50} 为 75mg/ml。

黄连抗病原体作用的机制现尚未阐明，已有资料表明其与影响细菌代谢、DNA 合成等有关。超微结构观察表明，于 MIC 浓度，黄连可引起金葡菌中隔变形、弯曲、宽窄不匀，细胞质及拟核中染色颗粒消失，核糖体出现高电子密度团块。石膏癣菌于 40% 黄连液中作用 7 日，可见真菌细胞腔明显皱缩，反折入胞浆内呈室样，胞浆完全为电子薄区占据，细胞器消失。并能使大肠杆菌的菌体增大，呈多形性和纤丝状。另曾有研究表明，小檗碱能强烈抑制酵母菌和细菌糖代谢中间环节丙酮酸的氧化脱羧过程，其抗菌作用可被维生素 B_6、维生素 PP、对氨苯甲酸等所拮抗；于偏碱介质中小檗碱可抑制大肠杆菌色氨酸酶系统及粪链球菌的酪氨酸脱羧酶，此作用可被维生素 B_6 拮抗，小檗碱还抑制细菌的蛋白质、核酸代谢，如其能显著抑制肺炎球菌对 ^{13}C－苯丙氨酸、^{14}C－胸腺嘧啶核苷、^{14}C－尿嘧啶核苷的摄取；小檗碱能使霍乱弧菌的 RNA 及蛋白质合成抑制。小檗碱抑制细菌核酸合成与浓度有关，于 $100 \sim 500\mu g/ml$ 浓度能显著抑制核酸前体的掺入，并随浓度而增强，最高可达 90%；而于低浓度反而促进前体掺入，$10\mu g/ml$ 可使其增加 10% ~ 50%。另有研究表明，霍乱弧菌于小檗碱中培养 8 小时，其摄入量的 75% 结合于细菌脂质部分而使脂肪酸结构改变。综上可见，黄连可能通过多种途径影响病原体而达抗菌效果，其也可能系一种细菌细胞膜的毒物。

（2）抗细菌毒素作用：小檗碱有抗细菌毒素作用，研究表明，小檗碱可对抗霍乱弧菌和大肠杆菌所致肠分泌亢进、腹泻和死亡，并能对抗霍乱肠毒素所致肠绒毛的水肿，显著抑制皮下注射霍乱毒素所引起的局部炎症。有研究发现黄连与大肠杆菌共孵则促进其内毒素的释放。

（3）抗炎作用：黄连的甲醇提取物对多种致炎物所致大鼠脚爪水肿及肉芽肿形成均有

显著抑制作用，局部用药也可显著抑制炎性肉芽肿的发展。受精鸡胚试验表明黄连所含多种生物碱均有显著抗炎活性，如小檗碱、药根碱、黄连碱等。另有实验表明，小檗碱 30、60mg/kg 灌服，可使醋酸所致小鼠腹腔毛细血管通透性亢进抑制 10.6% 及 35.5%；20、50mg/kg 皮下注射对组胺所致大鼠皮肤毛细血管通透性亢进也有抑制作用；4、8mg/kg 皮下注射，还能使二甲苯所致小鼠耳壳肿胀抑制 73.9% 及 84.1%。另如前述，小檗碱还能显著对抗霍乱毒素局部注射所致炎症。

（4）解热作用：黄连是中医清热泻火要药，但其对实验性发热的影响尚鲜报告，黄连复方具有不同程度解热作用的研究报告则较多，如大黄黄连解毒汤、葛根芩连汤、连朴饮等。

（5）抗腹泻作用：在《神农本草经》中即指出黄连主治"肠澼腹痛下痢"，刘完素称："古方以黄连为治痢之最"。黄连治痢效果除与其具有的抗菌作用有关外，还与其具有的抗腹泻作用有关。整体实验表明，黄连能显著抑制小鼠、家兔的胃肠运动，灌服小檗碱对正常小鼠胃肠对墨汁的推进能力无明显影响，但于 40mg/kg、80mg/kg 可显著对抗蓖麻油、番泻叶等所致小鼠腹泻。另外，对于霍乱弧菌及大肠杆菌所致肠道分泌亢进、腹泻及死亡小檗碱均有显著对抗作用，对前者的效果与其能对抗霍乱肠毒素所致炎症及肠绒毛水肿有关。小檗碱可抑制小肠黏膜分泌，抑制豚鼠回肠正常电解质分泌，抑制豚鼠结肠平滑肌钙离子激活钾通道和延迟整流钾通道的开放，抑制大鼠结肠上皮细胞基础膜 $IK_{(Ca)}$ 和 $IK_{(cAMP)}$ 的开放。

（6）降血糖作用：黄连有明确的降血糖作用。黄连煎剂 1、2.5、5 及 10g/kg 灌服可引起正常小鼠血糖剂量依赖性下降。小檗碱 50mg/kg 灌服 1 次或连续给药 7 日也均能降低正常小鼠血糖，1 次给药于药后 2~4 小时作用最强，且对葡萄糖和肾上腺素所致实验性高血糖症小鼠有降血糖效果。对于自发性糖尿病 KK 小鼠及四氧嘧啶性糖尿病小鼠，50mg/kg 小檗碱连续给药半月也有显著效果，能改善 KK 小鼠的葡萄糖耐量。小檗碱降血糖作用的机制与胰岛素无关，而与其能抑制肝脏糖原异生和（或）促进外周组织中葡萄糖的酵解有关。另有报告，小檗碱对高脂饮食所致胰岛素抵抗大鼠可改善其对胰岛素的敏感性，并升高肝糖原，但对血糖、胰岛素、血脂等无明显影响。对于 D 半乳糖诱导的大鼠血糖升高和糖耐量降低，黄连能显著抑制之；对高热卡饮食所致胰岛素抵抗大鼠模型，黄连可使空腹血糖下降，空腹胰岛素降低，胰岛素敏感性增高，SOD、GSH - Px 活性升高，应激标志物 p - c - Tun/JNK 水平及肝组织中内质网应激标志物 GRP78/Bip mRNA 水平下降，表明黄连可改善内质网应激状态。此外，对于链脲佐菌素诱发的大鼠糖尿病性白内障模型，小檗碱滴眼有显著的预防和治疗作用。

2. 对心血管系统功能的影响

（1）降压作用：前曾有许多报告表明小檗碱静注于麻醉犬、猫、大鼠、蛙及清醒大鼠均有明确的降压作用，且因剂量加大而降压作用强度及持续时间也随之增加，重复给药无快速耐受现象发生，降压时未见心脏抑制，但伴有脾、肠、肾及四肢容积增加。后有研究表明，正常大鼠静注小檗碱 1mg/kg 共 3 次，或 10mg/kg 1 次，其降压作用以舒张压为最，次为收缩压，再次为左室压，后负荷及心率降低同时伴有心肌收缩力增强，表明小檗碱静注时降压作用主要在于心率减慢及外周阻力降低。除小檗碱外，黄连所含其他多种生物碱也有降压作用，如巴马亭、药根碱、木兰花碱等。巴马亭 10mg/kg 静注，可引起麻醉兔及猫血压显著下降，重复给药降压作用增强而无快速耐受现象发生。灌服或腹腔注射也可产生持续时间较长的显著降压。

（2）抗心律失常作用：动物实验及临床研究均表明小檗碱具有显著的抗心律失常作用。曾报告用心电图观察发现小檗碱可拮抗肾上腺素和去甲肾上腺素所致兔心律失常，抑制去氧麻黄碱、二甲氧基去氧麻黄碱所致心律过速。后有较多研究均表明小檗碱有抗心律失常作用，如 4mg/kg、6mg/kg 静注，可显著降低 $CaCl_2$ 诱发的小鼠室性期前收缩（VE）、室性心动过速（VT）及室性颤动（VF）的发生率；恒速静滴 $1\mu g/min$ 可增加乌头碱诱发小鼠 VE、VT、VF 及心室停搏的用量；2mg/kg、4mg/kg 静注对 $BaCl_2$、肾上腺素诱发的大鼠室性心律失常、$CaCl_2$ Ach 诱发的小鼠房颤（扑）也均可拮抗之，并可使诱发家兔心室颤动的电刺激阈值由 8V 增加至 17V；小檗碱静注还可提高电击所致猫、犬室颤阈值，降低冠脉结扎所致心肌缺血性室性心律失常大鼠的死亡率及犬室性期前收缩、心室颤动的发生率。小檗碱抗心律失常作用与其具有的降低心肌自律性、延长动作电位时程及有效不应期、消除折返冲动、抑制心肌快 Na^+ 内流及可能的 Ca^{2+} 通道阻滞等作用有关。

（3）对缺血心肌的保护效果：曾报告 4×10^{-6} 的小檗碱在使离体猫心兴奋的同时使冠脉流量增加 20%～40%，但浓度过高反而抑制。后有研究发现在猪冠状动脉条标本上小檗碱对高 K^+ 所致收缩能显著松弛之。于 0.2mg/（kg·min）可保护心肌缺血性损伤，改善梗死后衰竭的心室功能。对于慢性心肌梗死犬，小檗碱静注可显著延长其 QTC 间期、右室有效不应期、左室正常区有效不应期及左室梗死区有效不应期，缩小梗死心肌有效不应期差异和左室有效不应期离散性，抑制程控刺激所诱发的心动过速与心室纤颤的比率，并能防止梗死后因急性心肌缺血所致自发性心室纤颤。降低心肌耗氧量是小檗碱抗心肌缺血的原理之一。实验表明，小檗碱能增强小鼠对常压和减压状态的耐缺氧能力，皮下注射时可减慢小鼠整体耗氧的速度，延长闭塞缺氧所致小鼠存活时间，但灌服无效。而对于异丙肾上腺素所致小鼠对常压闭塞缺氧耐受力的降低，则无论皮下注射或灌服均能显著对抗之。此外，小檗碱还能延长小鼠断头张口动作持续时间及氰化钾中毒小鼠存活时间，表明小檗碱能显著提高小鼠心、脑及整体耐缺氧能力。另有实验小檗碱于 0.02mg/（kg·min）即可显著降低衰竭心脏的心肌耗氧量，于 0.2mg/（kg·min）可降低正常心肌耗氧量。

（4）抗脑缺血作用：黄连复方如黄连解毒汤对脑缺血性疾病有一定疗效，实验表明黄连所含多种生物碱，如小檗碱、小檗胺、四氢小檗碱等均有显著的抗脑缺血效果。小檗碱对大鼠和小鼠的实验性脑缺血均有显著保护作用，小檗碱 20mg/kg 腹腔注射，能显著抑制局灶性脑缺血再灌注大鼠大脑皮质及海马组织 c fos mRNA 的高表达，降低病灶侧海马和皮层组织的水、钙含量。小檗碱对体外培养新生大鼠神经细胞内静息游离钙 $[Ca^{2+}]$ i 无明显影响，但能剂量依赖地抑制去甲肾上腺素和 H_2O_2 引起的 $[Ca^{2+}]$ i 升高，IC_{50} 为 39.9 和 17.9）$\mu mol/L$，高剂量小檗碱还能抑制高 K^+ 引起的 $[Ca^{2+}]$ i 升高。

3. 对血液系统的影响　小檗碱具有显著的抗血小板聚集作用，能抑制 ADP、花生四烯酸、胶原及钙离子载体 A23187 所致家兔的血小板聚集及 ATP 释放，尤以对胶原所致者作用为强，其抑制聚集和释放作用的半数有效量 IC_{50} 分别为 0.12 及 0.08mmol/L。对于正常人及血小板高聚集率患者，小檗碱也能显著降低 ADP 和肾上腺素所致血小板聚集。小檗碱抗血小板聚集的机制与其增加血小板内 cAMP 含量、抑制血小板内 α_2 受体、钙拮抗作用及抑制膜磷脂释放花生四烯酸等作用有关。实验表明，2.45×10^{-5} mol/L 浓度的小檗碱可使大鼠血小板内 cAMP 含量增高；小檗碱能抑制血小板内 α_2 受体从而可能通过竞争性地占据血小板

内富含之 α_2 受点位置而抑制血小板功能；此外，小檗碱还能拮抗 A23187 诱导的血小板聚集和释放作用，抑制血小板膜磷脂对花生四烯酸的释放。

4. 对消化系统的影响

（1）对胃肠运动的影响：较多实验表明小檗碱对胃肠平滑肌的影响与剂量有关，如低浓度兴奋离体豚鼠回肠，引致痉挛，而高浓度时则有解痉效果。其兴奋作用似来自其增强胆碱能神经作用，而解痉则系抗乙酰胆碱所致。低浓度小檗碱可增强前列腺素所致离体豚鼠回肠收缩，较高浓度则反抑制之。小檗碱还可抑制乙酰胆碱、卡巴胆碱、组胺、徐缓激肽、氯化钡等所致离体豚鼠回肠痉挛及 5 – HT 所致兔离体子宫收缩，但却增强氯化钙所致去极化豚鼠回肠收缩，且高浓度小檗碱也不减弱氯化钙的这一效应。

（2）抗胃溃疡作用：黄连及小檗碱均具有抗实验性胃溃疡作用，50% 甲醇的黄连提取物 1g/kg 灌服，对盐酸 – 乙醇所致大鼠胃黏膜损伤有显著的保护效果，小檗碱对大鼠水浸应激性溃疡形成也有显著抑制效果。

（3）利胆作用：早年曾报告小檗碱有利胆作用，能促进胆汁形成，麻醉猫实验可见有利胆效果。后有研究表明，对于实验性高胆红素血症大鼠，2.5mg/ 只的小檗碱灌胃，可促进胆汁中结合型胆红素排泄，但不影响二磷酸尿苷葡萄糖醛酸转移酶的活性。小檗碱能于 1.5 小时内将胆汁排泄量增加 2 倍，药根碱的作用较弱但持久。

5. 其他作用　许多双苄基异喹啉生物碱有不同程度抗肿瘤活性，小檗碱及其类似物也具有抗癌作用，如在体外试验中小檗碱对艾氏腹水癌和淋巴瘤 NK/LY 细胞有一定抑制作用；还能通过抑制黄酶而抑制腹水瘤细胞呼吸，但不影响其糖分解；小檗碱还可抑制癌细胞对羧胺的利用从而抑制嘌呤及核酸的合成；对于肉瘤 180，于体外试验中小檗碱有剂量依赖性直接抑制效果，能抑制其 DNA、RNA、蛋白质、脂类等的合成，其机制在于抑制葡萄糖的利用及其与核酸的相互作用。但在整体试验中小檗碱的作用多弱或无。黄连中其他生物碱，如巴马亭、药根碱、尖刺碱等能强烈抑制小鼠腹水癌细胞对氧的摄取。小檗胺对多药抗药的 MCF7/Adr 和 KBv200 细胞可增加其对 ADR 和 VCR 的敏感性，且作用呈剂量依赖性，并增加 MCF7/Adr 细胞内 ADR 的积累。0.1% 黄连甲醇提取物可促进 5 – FU 的透皮吸收。

小檗碱对乙酰胆碱具有剂量依赖性双向作用，小剂量时增强之，大剂量则减弱之；小檗碱于犬、马血清及兔脑匀浆能抑制胆碱酯酶活力；小檗碱还有一定抗放作用，对 ^{60}Co 照射所致小鼠死亡有保护效果。此外还曾有报告小檗碱有局麻、抗利尿、降低眼内压、刺激 ACTH 分泌等作用。巴马亭可引起幼年小鼠胸腺萎缩，降低大鼠肾上腺中维生素 C 的含量，表明能刺激垂体 ACTH 分泌，其作用机制可能系组胺释放所致。此外，巴马亭还有强的抗胆碱酯酶活性。

二、体内过程

黄连中生物碱口服后从口腔、食管即开始被吸收。于胃黏膜吸收迅速而消除较慢。大鼠肠外翻模型，黄连中小檗碱和巴马亭在肠均为线性吸收，以空肠为优，其次为回肠和结肠。黄连碱和小檗红碱于人源 Caco – 2 模型也呈良好被动吸收。以剂型而论，黄连的超微粉体和纳米粉体在大鼠的吸收较常规粉体为优。但作为季胺生物碱，小檗碱、巴马亭等生物利用度低，而在糖尿病大鼠，以小檗碱等 5 种黄连生物碱在正常和链脲佐菌素糖尿病大鼠，灌服后则相对为高，黄连与其他一些药物配伍，如吴茱萸、厚朴、生地黄等可促进其吸收。

三、毒理研究

有报告黄连水煎剂给小鼠灌胃 3g/kg 以上即可见有动物死亡，测得 LD_{50} 为 4.89g/kg（4.38～5.479/kg），另报告黄连 39/kg 灌服可引起肝功能改变。但还有报告黄连的 LD_{50} 灌服为（17.22±1.75）g/kg，小檗碱灌服对小鼠的 LD_{50} 为 392mg/kg，腹腔注射为 24.3mg/kg，静注对大鼠、小鼠、豚鼠和兔的 MLD 在 27.5～250mg/kg 之间。15mg/kg 静注于麻醉兔可引起全心抑制，16 只家兔中 4 只出现结性心律；0.1% 的小檗碱给犬静脉恒速滴注，初始时可见心脏兴奋，至 180～270 分钟则出现血压下降、心肌抑制而死亡。另有报告，黄连对大鼠离体血红细胞渗透性无明显影响，黄连和小檗碱对实验性 G6PD 缺陷大鼠红细胞渗透脆性也无明显影响，也不引起溶血，孕小鼠服用黄连和小檗碱，胎仔血清总胆红素、ALT 和血红蛋白定量等也无明显差异。

四、主治

黄连主用于湿热痞满，呕吐，泻痢，黄疸，高热神昏，心火亢盛，心烦不寐，血热吐衄，目赤吞酸，牙痛，湿温，痈肿疔疮。外治湿疹，湿疮，耳道流脓。

五、现代应用

1. 感染性疾病

（1）肠道感染：黄连及其所含主要生物碱于肠道保持相对高浓度，故肠道感染是黄连及小檗碱的最主要适应证，大量的研究报告均表明黄连对急性菌痢、急性胃肠炎有很好疗效，小檗碱早已成为对此病的常用药物，疗效也佳，此外，黄连对霍乱、肠伤寒以及胆道感染也有一定疗效。小檗碱对霍乱有一定疗效，有报告于其初期黄连疗效较佳，小檗碱对轻、中度患者能控制腹泻。曾报告黄连及小檗碱对肠伤寒均有一定治疗作用，如以黄连药粉 2g 每 4 小时服一次或小檗碱 3.6～9g 分 4～6 次服用，以后者疗效为优，但另有报告小檗碱或香连丸治疗伤寒带菌者无效。

（2）呼吸系统感染：黄连作为多种中医传统方剂及现代中成药的主要组成药物用于多种呼吸道感染的治疗，如上呼吸道感染、支气管炎、肺部感染以及多种呼吸系统感染病，据称疗效尚可。另曾有用黄连或小檗碱单独治疗某些上述疾病的报告，如用黄连粉或小檗碱治疗大叶性肺炎或支气管肺炎、小檗碱口服加气管滴入治肺脓肿、小檗碱喷雾治疗急慢性支气管炎、黄连治疗白喉、百日咳等。对于病毒性呼吸道感染如小儿肺炎、流感等可用黄连复方进行治疗，也曾有用黄连制剂治疗麻疹的报告。

（3）五官科感染：多种五官科感染应用小檗碱、黄连或黄连复方局部治疗有较好疗效。眼科炎症如结膜炎、睑缘炎、睑腺炎以及角膜炎、沙眼等用黄连局部应用有效，可用黄连浸液、煎剂滴眼或眼浴，但常配以硼砂应用，还可用小檗碱溶液行离子透入法治疗。中耳炎用黄连制剂局部治疗有显著疗效，如曾报告以黄连配伍硼砂治疗急性化脓性中耳炎 63 例、慢性中耳炎 12 例、弥散性外耳道炎 2 例均有较好疗效。曾报告用 0.1% 小檗碱作下鼻甲注射或 10% 黄连液浸纱条填塞鼻腔治疗萎缩性鼻炎能使嗅觉恢复，分泌物减少。用黄连、黄连硼砂、小檗碱等作上颌窦内注射治疗上颌窦炎有一定疗效，小檗碱液浓度为 0.1% 或 0.2%，黄连液浓度 30%，黄连硼砂为 10% 加 3%。急慢性扁桃体炎可用小檗碱局部治疗，用 0.1%

小檗碱作扁桃体内注射治疗慢性扁桃体炎 102 例有效率为 88.2%，小檗碱喷雾治疗急性扁桃体炎也有效。

口腔、颌面感染性炎症也可用黄连制剂进行治疗，报告用小檗碱口服治疗口腔颌面部炎症的有效率为 81%。对于疱疹性口炎、复发性口炎、口腔黏膜溃疡用黄连复方溃疡面局部应用疗效佳，奋森氏口腔炎用 10% 黄连硼砂局部应用或黄连液漱口也有疗效。

（4）外科感染：黄连也是中医感染性外科疾病常用药物，对于皮肤化脓性感染，如痈、疖、痦、脓肿、淋巴腺炎、瘰疬以及乳腺炎等可用黄连制剂局部敷贴并内服以治疗之。另报告治多发性疖肿用如意金黄散外敷，芩连解毒汤内服有较好疗效。黄连解毒汤内服加外洗治疗 81 例脓疱疮全部治愈。

另曾有一些报告用黄连制剂治疗肾盂肾炎、败血症、布鲁氏菌病、钩端螺旋体病、猩红热、麻风病等均有一定疗效。多种妇科炎症，如阴道炎、附件炎、宫颈糜烂也均可用黄连复方治疗。对于烧伤，黄连制剂外用不仅能抗感染，还能减少渗出，促进结痂。如报告用黄连煎剂外敷治疗Ⅱ度烧伤，用黄连地榆粉、复方黄连解毒膏治疗烧伤其效也佳。

2. 糖尿病　小檗碱有降糖作用，临床研究表明黄连制剂对糖尿病有明显疗效，如金芪二甲双胍。

3. 心血管系统疾病　小檗碱、黄连的心血管药理研究结果促进了其在这方面的临床研究，尽管小檗碱口服吸收很差，血药浓度甚低，但临床治疗效果却也佳良，如心律失常、高血压、充血性心衰等。

（1）心律失常：小檗碱对快速型心律失常有较好疗效，报告用小檗碱口服，每次 0.6 ~ 1.0g，每日 3 ~ 4 次，治疗室性期前收缩及房性期前收缩患者。另报告用 0.4g，每日 4 次口服治疗室性期前收缩和房性期前收缩，2 ~ 4 周的总有效率为 77.8%。

（2）高血压：曾报告大剂量小檗碱口服治疗高血压有一定疗效，如每日从 0.75g 至 4g 口服治疗原发性高血压与急性肾性高血压等。另报告单用小檗碱每日 0.6g、1.2g 及 1.8g 治疗高血压患者 88 例，显效率分别为 70%、80% 及 93%。

4. 胃炎、胃溃疡　报告用黄连食醋白糖山楂饮治疗萎缩性胃炎 24 例，经胃镜复查可见 21 例胃黏膜萎缩性病变消失，空腹胃液总酸度、游离酸度均恢复正常。用小檗碱 0.5g 1 日 3 次口服治疗胃十二指肠溃疡，20 ~ 30 日的治愈率为 67.6%。

5. 其他疾病　黄连的多种复方制剂还可用于其他多种疾病，如用黄连阿胶汤治疗焦虑症、顽固性失眠 108 例均获近期疗效。

第三节　黄柏

本品为芸香科植物黄皮树或黄檗的树皮，前者习称川黄柏，后者习称关黄柏。主含生物碱，含量约 1% ~ 3%，主要有小檗碱、巴马亭（掌叶防己碱）、药根碱、木兰花碱等，另含黄柏碱、蝙蝠葛碱、N - 甲基大麦芽碱等；苦味质成分主要有黄柏内酯、黄柏酮；甾体成分有 β - 谷甾醇、菜油甾醇、7 - 去氢豆甾醇。味苦，性寒。归肾、膀胱经。

一、功效与药理

1. 清热燥湿，泻火解毒 《本草经疏》谓本品"主五脏肠胃中结热。盖阴不足，则热始结于肠胃；黄疸虽由湿热，然必发于真阴不足之人；肠痔漏，亦皆湿热伤血所致；泄痢者，滞下也，亦湿热干犯肠胃之病；女子漏下赤白，阴伤蚀疮，皆湿热乘阴虚流客下部而成；肤热赤起，目热赤痛口疮，皆阴虚血热所生病也"。《药品化义》曰："黄柏，味苦入骨，是以降火能自顶至踵，沦肤彻髓，无不周到，专泻肾与膀胱之火。"黄柏清热燥湿，泻火解毒功效主要与其具有的抗病原微生物作用、抗炎、抗痛风及降压作用等有关。

（1）抗病原微生物作用：在体外黄柏水煎剂或醇浸剂对多种致病性细菌有不同程度的抑制作用，如金黄色葡萄球菌、白色葡萄球菌、柠檬色葡萄球菌、溶血性链球菌、肺炎双球菌、炭疽杆菌、霍乱弧菌、白喉杆菌、枯草杆菌、大肠杆菌、铜绿假单胞菌、伤寒杆菌、副伤寒杆菌、脑膜炎双球菌、粪产碱杆菌等，对各型痢疾杆菌（福氏、宋内氏、志贺氏及施氏痢疾杆菌）的抑制作用强。对肺炎支原体的 MIC 为 $0.97\sim1.95$ mg/ml。以黄柏为主药之一的一些中医名方，如黄连解毒汤、白头翁汤等也具有广谱抗菌作用。在黄连解毒汤中、黄柏、黄连抗菌活性可产生协同效果，但在白头翁汤中，黄柏与该方其他组成药的抗痢疾杆菌作用则既未见协同增效，也未见有拮抗作用发生。此外，黄柏对结核杆菌、钩端螺旋体等也有较强的抑制或杀灭作用，但对豚鼠的实验性结核杆菌感染无效。近有研究，黄柏还能显著抑制变形链球菌的生长。所含之多种季胺生物碱是黄柏抗菌有效成分，如小檗碱、巴马亭、药根碱等均有较强的抗菌活性，巴马亭的抗菌活性与小檗碱基本相同或略低。用微量量热法研究黄柏总生物碱、小檗碱的抗菌活性发现其对大肠杆菌的耐药性产生慢且易于消除。黄柏抗菌作用的原理与其对细菌呼吸及 RNA 合成的强烈抑制有关，黄柏还能明显减少金黄色葡萄球菌毒素的生成，并促进白细胞对细菌的吞噬。复方黄柏于 0.05% 即可损伤石膏样毛癣菌超微结构，作用 3 小时出现细胞皱缩，电子密度增高，并有不规则空泡出现。作用 24 小时则可引起部分细胞膜破坏，胞质外流，进一步与核膜、线粒体等细胞器结合并使之溶解破坏，细胞崩溃死亡。复方黄柏尚能消除白色念珠菌在卡他霉素处理小鼠肠道的定居，但单味黄柏转阴率不高。另有报告黄柏能抑制肾盂肾炎大肠杆菌的黏附能力。综上可见，黄柏抗菌作用机制可能涉及病原微生物本身及其感染过程的多个环节。

此外，黄柏还有抗流感病毒等作用。对于乙肝表面抗原，黄柏还有明显的选择性抑制作用，此作用并非所含鞣质所致，其所含小檗碱、巴马亭、黄柏碱等也均无这一作用。

黄柏在体外对多种皮肤致病性真菌都有较强的抑制作用，如堇色毛癣菌、絮状表皮癣菌、犬小芽孢子菌、奥杜盎氏小孢子菌、许兰氏毛癣菌、腹股沟表皮癣菌等。对白色念珠菌、阴道滴虫也有显著抑制活性，巴马亭与药根碱都有强的抗白色念珠菌活性。此外，20% 黄柏乙醇提取物与毛囊蠕形虫接触 0.5 分钟即可杀死，1.5 分钟全部杀死。

（2）抗炎作用：黄柏及其所含小檗碱受精卵法试验具有显著抗增生作用。黄柏及其炒制品灌服，能抑制巴豆油所致小鼠耳肿胀，减少 HAC 所致小鼠腹腔毛细血管通透性亢进，酒制、盐制品作用相近，但炒制品随温度的升高抗炎作用减弱。

（3）抗变态反应作用：黄柏水煎剂对 2，4-二硝基氯苯所致小鼠耳接触性皮炎具有显著的抑制作用且呈一定量-效关系，并可降低血清 $IFN-\gamma$ 水平，抑制腹腔巨噬细胞产生 $IL-1$ 及 $TNF-\alpha$，抑制脾细胞产生 $IL-2$。对于小鼠脾细胞膜的流动性，在无 ConA 刺激时黄柏水提物可提高之，所含成分巴马汀也提高之，但小檗碱与药根碱则抑制之；在 ConA 刺激下则均降低膜流动性。表明黄柏的免疫抑制作用可能与降低淋巴细胞膜流动性有关。对于空肠弯曲菌免疫所致小鼠自身免疫病模型，大补阴丸可诱导其胸腺细胞凋亡，此作用因方中黄柏的用量增加而增强，其降低 IL－2 水平、增高 IL－4 水平作用也与黄柏用量相关，表明在大补阴方免疫调节作用中黄柏起重要的作用。

（4）抗痛风作用：黄柏水煎剂能降低高尿酸血症小鼠血清尿酸水平，抑制小鼠肝脏黄嘌呤氧化酶活性，黄柏苍术合用也能显著降低高尿酸血症小鼠血清尿酸水平。

（5）降压作用：黄柏流浸膏或醇提液碱性物质腹腔注射均具有显著的降压效果。黄柏 2g/kg 灌服能使睾丸切除高血压大鼠血压降低，由黄柏配伍仙茅、淫羊藿、巴戟天、知母、当归组成的二仙合剂十二指肠给药，对麻醉猫及慢性肾性高血压犬也有一定降压作用，黄柏为此方降压主药。黄柏所含多种成分，如小檗碱、黄柏碱、巴马亭等都具有不同程度的降压活性。小檗碱作用见"黄连"条下；黄柏碱静注，对兔、猫、犬等均可引起降压，并能增强肾上腺素及去甲肾上腺素的升压反应，抑制人工窒息及刺激迷走神经向中端所致之升压反应，抑制刺激节前纤维引起的猫瞬膜收缩。巴马亭灌服，腹腔注射或静注均有明显降压效果，其降压机制与小檗碱类似，与阻断神经节、抑制血管中枢及抗交感等神经介质有关。药根碱的降压效果则可能与抗交感神经介质有关。此外，木兰花碱也有降压作用。黄连解毒汤也有显著降压效果，黄柏为其降压主药之一，从中已分得具有 α－肾上腺素及 β－肾上腺素的活性物质。

2. 其他作用　黄柏灌服，能抑制小鼠及大鼠的胃排空，抑制大鼠胃液分泌，增加胃液 pH 值，降低总酸度及总酸排出量，抑制胃蛋白酶活性。黄柏对胰蛋白酶活性也有抑制作用，能使酶活性降低 34% ~87%，此作用与其所含小檗碱无明显关系。对于盐酸－乙醇所致大鼠实验性胃溃疡，黄柏 50% 甲醇提物有显著保护作用，小檗碱也有效，但总提取物抗溃疡活性比小檗碱为强。对于肠平滑肌，黄柏可增强家兔离体肠管收缩，其所含小檗碱也增加收缩幅度，黄柏酮也兴奋肠平滑肌，黄柏内酯则反使肠管弛缓。此外，曾报告黄柏水提液可促进饥饿家兔胆汁及胰液分泌。后有实验表明黄柏确有利胆作用，能促进胆汁分泌，并促进胆红素的排出。体外试验黄柏能显著抑制大鼠晶状体醛糖还原酶活性，其乙醇提取物的 IC_{50} 为 $107\mu g/ml$。

二、体内过程

用小鼠急性死亡率法估测黄柏煎剂的药代动力学参数为按一级动力学消除，呈二房室模型，β 相 $t_{1/2}$ 为 12.4 小时。

三、毒理研究

有报告黄柏小鼠腹腔注射的 LD_{50} 为 2.7g/kg，另报告 MLD 为 0.52g/kg。盐酸巴马亭小鼠腹腔注射的 LD_{50} 为（136±8）mg/kg，黄柏碱为 69.5mg/kg。

四、主治

用于湿热泻痢，黄疸，带下，热淋，脚气，痿躄，骨蒸劳热，盗汗，遗精，疮疡肿毒，湿疹瘙痒。盐炙黄柏滋阴降火，用于阴虚火旺，盗汗骨蒸。

五、现代应用

1. 感染性炎性疾病

（1）肠炎、菌痢：黄柏对肠炎菌痢有较好疗效，急性、慢性者均可治之。如报告以黄柏浸膏治疗急性菌痢 31 例，全部治愈，平均 2.8 天退热，3.9 天大便复常，3.2 天菌培养转阴。另以黄柏治慢性菌痢 40 例，也均获治愈。此外还可用黄柏液灌服治之。但常以复方进行治疗，如白头翁汤。

（2）泌尿生殖系统炎症：黄柏善治下焦湿热，对多种泌尿生殖系统炎症有较好疗效，如用黄柏通淋汤治尿道感染 45 例有良效，用黄柏液作直流电导入治疗慢性前列腺炎 115 例其效颇佳。黄柏也常用于宫颈炎的治疗，如报告以黄柏矾倍散外治 108 例有良好疗效。另黄柏还用于霉菌性或滴虫性阴道炎的治疗。

（3）五官科炎症：多种五官科急慢性炎症均可用黄柏配伍其他药物治疗，如急性结膜炎、慢性上颌窦炎、慢性化脓性中耳炎等，此外如用黄柏细辛散治口疮、用黄柏液雾化吸入治疗慢性咽炎等都有较好疗效。

2. 皮肤科疾病　黄柏配伍苍术而成之"二妙散"是清热燥湿，治湿热下注，筋骨疼痛，脚膝无力，或足膝红肿，或带下黄白量多的名方，但对多种渗出型湿疹也有较好疗效，以黄柏或二妙散为主药的多种复方治婴幼儿湿疹、阴囊湿疹等疗效颇佳。如以二妙散加黄芩、苦参治急性糜烂性湿疹、以黄柏、苦参加味治肛门湿疹其效均佳。

此外，对于烧烫伤、褥疮、昆虫性皮炎等，以黄柏或其配伍治疗有较好疗效。

第四节　大黄

大黄为蓼科植物掌叶大黄、唐古特大黄及药用大黄的干燥根及根茎，此为正品大黄。别名将军、川军、黄良。大黄根茎含蒽醌衍生物，总量为 1.01% ~ 5.19%（一般 3% ~ 5%），其中以结合型为主，主要有番泻苷 A、B、C、D、E、F，为双蒽酮苷；游离型仅占小部分，包括大黄酸、大黄素、大黄酚、芦荟大黄素、大黄素甲醚等。此外大黄根茎中还含有鞣质，其中有大黄鞣酸、没食子酸、儿茶精及大黄四聚素。大黄味苦，性寒。归脾、胃、大肠、肝、心包经。

一、功效与药理

1. 泻下攻积、调中化食　大黄苦寒沉降，善能泄热通便。适用于实热便秘、积滞腹痛等，并有健胃化食功效。《本草经》谓其能"荡涤肠胃，推陈致新，通利水谷，调中化食，安和五脏"。《本草经疏》中记载"大黄气味大苦大寒，性禀直逐，长于下通"。《医学启源》言"专治不大便"。

（1）泻下作用：大黄有明显的泻下作用。口服大黄后，一般在 6 ~ 8 小时排出软泥样大便或粥状稀便。大便前后可无腹痛或仅有轻微腹痛。大黄泻下有效成分为结合型蒽苷，其中番泻苷 A 和大黄酸苷类是主要活性成分，番泻苷 A 作用最强，大黄酸苷类含量最高。大黄的泻下作用与大黄品种、炮制和煎煮条件关系极为密切。最新研究表明正品大黄的 3 个品种间泻下活性与泻下组分存在较大差异，唐古特大黄泻下效应最强，四川产掌叶大黄与药用大黄统货泻下效应大致相当，甘肃产掌叶大黄泻下效应最差，这可能是导致临床处方和成药最终疗效产生差异的重要原因之一。现代研究证实大黄蒸熟后，大黄酸苷减量 1/2 ~ 1/3，番泻苷仅存少量；酒炒大黄、醋炒大黄，泻下作用降为 30% 左右；酒炙大黄与生大黄相比，结合蒽醌呈现下降的趋势，而酒炙品水煎液中游离蒽醌、结合蒽醌的含量均较生品高，但是大黄酒炙后鞣质的煎出率可能也相应提高，可能是导致酒炙大黄泻下力缓的原因之一，也可能是酒炙后其中的化合物群的内在比例关系发生了变化，更可能是酒炙后大黄内在成分及其比例关系发生变化后，影响到了它的组方的化学动态变化；酒炖大黄泻下力降低 95%，而大黄炭几乎无泻下作用。中医用药经验认为：大黄用于攻下时当用生品而不用制品，且不宜久煎。现代药理学研究煎剂中蒽醌衍生物的含量与煎熬时间的关系，发现生大黄后下，煎 15 ~ 20 分钟，所含蒽醌类化合物煎出最多，故泻下之力最强。与传统用药经验相符。

大黄致泻作用部位在大肠，大鼠离体肠管电活动和收缩活动实验证明。生大黄对整个结肠电活动均有明显的兴奋作用，使电活动频率明显增加，幅度明显增高。对小肠几乎无影响。目前认为其作用机制是，大黄口服后，通过小肠时结合型的蒽苷大部分不被吸收直接抵达大肠，在大肠经细菌酶作用切去糖的部分而生成苷元。在酶的作用下，还原成活性成分大黄酸蒽酮或大黄酸蒽酮 - 8 - 葡糖糖苷，刺激大肠黏膜下及肠壁肌层内的神经丛，显著促进横结肠和降结肠蠕动。给予氯霉素抑制肠内细菌后，大黄酸蒽酮的生成被抑制，泻下作用减弱。小部分原形蒽苷或水解产物被小肠吸收后，经过肝脏转化，由胆汁排入肠腔再进入大肠发挥上述作用。也有部分随血液作用于骨盆神经丛，使大肠运动增加。此种作用也可能通过兴奋肠平滑肌的 M 胆碱受体所致，大黄兴奋结肠的作用可被阿托品阻断。此外大黄通过抑制肠壁 Na^+、K^+ - ATP 酶，抑制 Na^+ 通过肠壁转运到细胞。使 Na^+ 和水滞留于肠腔，肠腔容积扩大，机械刺激肠壁使蠕动增加。

水通道蛋白家族（aquaporins，AQPs）是分布于细胞膜上负责水分子转运的一类蛋白质，其中 AQP2、AQP3、AQP4 等存在于结肠，调节肠道水液代谢是其主要功能之一。大鼠灌胃大黄总蒽醌悬液 5 天，结果大鼠结肠内粪便含水量明显增加，同时其近端结肠 AQP4 表达降低，且表现为量效关系。另外大黄酸、大黄素能够显著下调体外培养 LoVo 细胞的 AQP2 及 AQP4 蛋白及 mRNA 表达，且表现为剂量 - 效应及时间 - 效应关系。据此认为：大黄及其所含蒽醌类成分的泻下作用机制与调节结肠水通道蛋白表达有关。

大黄不影响小肠对营养物质的吸收。《本草正义》记载，大黄"除邪而不伤正气"与此有关。大黄含鞣质较多，炮制或久煎后，常呈现收敛止泻作用，停药后也常表现有继发性便秘。

（2）对胃肠功能的影响：小剂量大黄可促进胃液分泌，并有促进胃运动的作用，但大剂量对胃蛋白酶有抑制作用。对实验性胃溃疡大鼠，大黄可减少胃液分泌量，降低胃液游离酸浓度，并对离体和在体十二指肠呈抑制作用，此作用的主要成分为鞣质。大黄能促进胃黏膜 PGE 生成，增强胃黏膜屏障功能，防止受酒精或吲哚美辛等药物的损伤。对实验性失血性休克大鼠，大黄能显著提高胃肠黏膜内 pH 值，即大黄能提高失血性休克大鼠胃肠黏膜的血流量，而且还能提高正常大鼠胃肠道的血流灌注。大黄能促进肠黏膜杯状细胞大量增生，杯状细胞能分泌大量黏液，形成黏膜与肠腔之间的黏液层，阻止肠腔内毒素与上皮细胞接触而损伤上皮。

2. 平肝降气、利胆退黄 《本草经疏》中记载大黄"……为泻伤寒、温病、热病、湿热、热结中下二焦……"。《本草经》中记载，大黄能"破癥瘕积聚"。上述功效与大黄保肝、利胆，主治急、慢性肝炎、急性胰腺炎作用有关。

（1）利胆作用：大黄历来为治疗黄疸之要药，常用方剂如茵陈蒿汤、胆道排石汤，大黄均为主要药物。实验证明大黄可促进犬和猫胆汁分泌，使胆红素和胆汁酸含量增加。静脉滴注大黄注射液 5～15 分钟胆汁流量增加，8～10 分钟作用最明显，30 分钟后逐渐恢复。其作用机制主要是促进肝小叶分泌胆汁，也可能与大黄能疏通胆小管及微细胆小管胆汁淤滞，增加胆管舒缩功能有关。其退黄作用与大黄促进胆红素排泄及抑制溶血反应有关。实验结果显示，大黄松弛犬奥狄氏（Oddi）括约肌，从而促进胆汁排出。

（2）保肝作用：大黄可使四氯化碳所致急性肝损伤大鼠血清谷丙转氨酶活性明显下降，肝细胞肿胀、变性及坏死明显减轻，肝蛋白、核酸和糖原明显增加，并促进肝细胞再生。对半乳糖胺所致大鼠急性肝损伤，大黄组可推迟肝性脑病发生时间，使血氨下降，肝性脑病死亡率降低，认为大黄有防治肝性脑病作用。对 α-萘异硫氰酸酯（ANIT）诱发的幼鼠肝内胆汁淤积黄疸模型，大黄能明显降低血清总胆红素（TB）、结合胆红素（DB）、ALT、碱性磷酸酶（ALP）及总胆汁酸（TBA）水平，显著降低胆汁酸毒性作用，减轻肝损伤；大黄治疗肝内胆汁淤积作用机制可能与降低肝组织 NO 水平、减轻脂质过氧化反应、增强细胞保护作用和提高抗氧化损伤能力有关。大黄素可使小鼠肝细胞游离 Ca^{2+} 浓度增加；相反番泻苷和大黄多糖可使肝细胞内 Ca^{2+} 浓度明显降低，提示大黄对肝细胞功能有多种调节作用。

（3）对实验性急性胰腺炎的治疗作用：用 D-乙基硫氨酸、注射用牛胆酸钠分别造成大鼠急性胰腺炎，大黄防治组对模型大鼠出现的胰腺腺泡细胞萎缩，细胞间隙变宽、纤维化、核固缩、变形、核周腔隙变宽，内质网成空泡状，线粒体肿胀变形，外膜与嵴被破坏，胞浆内自噬体和脂粒增多，RNA、DNA、单胺氧化酶（MAO）、琥珀酸脱氢酶（SDH）的反应减弱均有明显恢复作用，显示大黄对急性胰腺炎具有多方面的治疗作用。预先喂饲 100% 的大黄水煎剂（5g/kg 体重，共 5 次）可预防糜蛋白酶诱发的急性胰腺炎和高血糖症。将麻疹疫苗注入家兔体内后 14 及 48 小时血清淀粉酶明显上升，血小板聚集率显著增加，胰腺淤血、出血。大黄治疗组上述改变明显减轻。大黄可有效改善由铃蟾肽加水浸束缚应激刺激导致的大鼠急性出血性胰腺炎的严重程度，与抑制胰腺炎性反应、改善胰腺血流量和抑制胰酶分泌、促进胰液引流等多靶位作用有关。

从大黄中分得 10 种单体对胰酶有显著抑制作用：糖蛋白Ⅰ、糖蛋白Ⅱ对胰蛋白酶、胰凝乳蛋白酶有强抑制作用；d-儿茶素、没食子酸、低聚糖在 20mg/ml 时对胰脂肪酶的抑制率分别为 88.3%、88.5% 和 75.2%。大黄素对胰蛋白酶有较强抑制作用；芦荟大黄素对胰弹性蛋白酶有较强抑制作用，且其抑制率均随药物浓度增大而增强，大黄酸对胰激肽释放酶抑制作用最强；大黄酚和大黄素甲醚对胰蛋白酶与胰激肽释放酶有较强的抑制作用。此种作用可减弱胰酶对胰腺细胞的自我消化作用。此外大黄中蒽醌衍生物具有广谱抗菌作用，对厌氧菌特别是脆弱类杆菌属有较强的抑菌作用。此类杆菌是诱导胰腺炎、肝炎的主要致病菌。

综上所述，大黄对急性胰腺炎具有多靶点治疗作用，其机制主要包括以下几个方面：①抑制胰蛋白酶、弹性蛋白酶、激肽酶、淀粉酶及脂肪酶的活性和释放。②促进肠道运动，抑制细菌和内毒素移位。③肠黏膜屏障保护作用。④诱导胰腺腺泡细胞凋亡，减轻胰腺炎症。⑤促进胰腺细胞修复。⑥减轻炎症介质含量，清除自由基。⑦松弛 Oddi 括约肌。

3. 清热解毒　《本草纲目》记载：大黄主"下痢赤白，里急腹痛，小便淋沥，实热燥结，潮热谵语，黄疸，清火疮"。近代临床用单味大黄及其复方治疗急、重型感染，均获得满意疗效。大黄清热解毒功效与下列药理作用有关。

（1）抗病原微生物作用：大黄具有广谱抗菌作用。较敏感的细菌为厌氧菌（MIC 在 $1\mu g/ml$ 以下），其次是葡萄球菌、溶血性链球菌和淋病双球菌（MIC 为 $1\sim25\mu g/ml$），再次是白喉杆菌、伤寒副伤寒杆菌和痢疾杆菌（MIC 为 $25\sim50\mu g/ml$）。大黄的主要抑菌成分是游离型苷元，其中大黄酸、大黄素、芦荟大黄素作用较强，大黄素甲醚和大黄酚活性较低。大黄不同炮制品（生大黄、制大黄、酒大黄、大黄炭）在体外对金黄色葡萄球菌、白色葡萄球菌、福氏痢疾杆菌、宋内氏痢疾杆菌、伤寒杆菌、副伤寒杆菌、奈瑟卡他球菌等具有良好抑菌效果，其中生大黄水煎液对金黄色葡萄球菌、乙型溶血链球菌的抑制作用较强，而酒大黄水煎液对白色葡萄球菌的抑制作用优于生品及其他炮制品。

大黄对一些致病性真菌，多种皮肤癣菌有抑制作用。将痤疮主要致病菌痤疮丙酸杆菌、金黄色葡萄球菌作为试验菌，考察了大黄游离蒽醌对以上两种致病菌的体外抑菌活性，结果在大黄的 5 种游离蒽醌中，大黄总游离蒽醌对痤疮致病菌—痤疮丙酸杆菌、金黄色葡萄球菌的 MIC，分别为 $32g/ml$ 和 $4g/ml$，其中大黄素对痤疮丙酸杆菌的抑制作用最强（MIC 为 $8g/ml$），大黄酸对金黄色葡萄球菌的抑制作用最强（MIC 为 $2g/ml$），与头孢噻肟钠相近。此外大黄对大肠杆菌和变形杆菌感染的小鼠均有良好保护作用。其抗菌机制主要是对菌体核酸和蛋白质合成及糖代谢有抑制作用。

大黄对某些病毒如流感病毒、单纯疱疹病毒、乙肝病毒等均有抑制作用。通过大黄提取液对抗柯萨奇病毒 B_3（CVB_3）的作用，发现：①大黄不能直接杀灭 CVB_3；②大黄不能封闭细胞表面的 CVB_3 受体，故不能阻止病毒吸附、穿入易感细胞。故推测大黄可能通过抑制 CVB_3 核酸复制和（或）以后环节发挥抗病毒作用。

（2）抗炎作用：大黄对多种实验性炎症模型表现出明显的抗炎作用。灌胃大黄煎剂能显著抑制巴豆油所致小鼠耳肿胀。对大鼠蛋清性、甲醛性足肿胀和大鼠棉球肉芽肿均有明显抑制作用。大黄素对脂多糖（LPS）诱导的大鼠实验性牙周炎具有明显的抑制作用。抗炎作用机制研究显示，大黄对切除双侧肾上腺大鼠仍有抗炎作用，抗炎同时不降低肾上腺维生素 C 含量，大黄也无肾上腺皮质激素样作用，说明大黄抗炎作用与垂体－肾上腺皮质系统无关。目前认为大黄抗炎作用机制主要与抑制花生四烯酸代谢有关，大黄可抑制环氧化酶，使前列腺素 E（PGE）合成减少，并抑制白三烯 B_4（LTB_4）的合成。

（3）解热作用：大黄清热泻火，能使感染所致发热患者和致热动物体温明显降低。同时，第三脑室灌流液中 PGE 和 cAMP 水平显著降低。此外，大黄能抑制红细胞膜 Na^+、K^+-ATP 酶，抑制细胞氧化磷酸化过程，减少 ATP 的生成和利用，使产热减少，能量代谢处于较低水平，也使体温下降。

（4）对免疫功能的影响：大黄对正常小鼠的免疫功能无明显影响，但对感染模型小鼠，大黄可使其胸腺指数、脾脏指数增高，并能促进血清溶血素生成，还能明显提高小鼠腹腔巨噬细胞的吞噬功能，使吞噬率和吞噬指数升高。大黄多糖除上述作用外还能增加脾脏淋巴细胞转化率及白细胞介素（IL－2）的生成。此外，大黄在体内有辅助病毒诱生干扰素的作用，可使患者体内干扰素效价增加 2 倍以上。最近通过大黄对小鼠肠道免疫分泌物的变化实验，提示大黄能促进肠黏膜上皮分泌多种免疫相关物质，对于减轻创伤、烧伤、休克等严重应激反应时的肠黏膜损伤，防止肠道菌群移位和全身炎症反应综合征的发生具有重要的理论和临床意义。大黄不同成分，对免疫功能影响不同，其蒽醌衍生物对免疫有明显抑制作用，表现为小鼠胸腺和脾脏重量减轻，溶血素含量降低，巨噬细胞吞噬功能受抑制，淋巴细胞转化率受抑制，二硝基氯苯（DNCB）所致迟发型超敏反应降低。

4. 泻火凉血、止血活血　大黄泻火凉血，历来用于治疗血热妄行之吐血、咳血、衄血。大黄入血分，能泻火止血，并兼能活血祛瘀，故有止血不留瘀血之优点。

（1）止血作用：生大黄和大黄醇提物可使血小板表面活性增加，血小板聚集性增高，电镜下可观察到扩大型血小板数量增加，血液黏度增加，微循环中血液速度减慢，有利于止血。

大黄中止血的主要成分为 d-儿茶素和没食子酸，能促进血小板黏附和聚集，并可降低抗凝血酶Ⅲ（AT-Ⅲ）活性。已知 AT-Ⅲ 是活性最强的生理性抗凝物质，d-儿茶素和没食子酸干扰 AT-Ⅲ 与凝血酶的正常结合，使其活性降低，从而增强凝血酶的活力，加速血液凝固。没食子酸还能提高 α_2-巨球蛋白（α_2-MG）的含量，从而降低纤溶酶原激活因子的活性，使纤溶酶含量降低，或竞争性抑制纤溶酶的活性，发挥抑制纤维蛋白溶解的作用。但对凝血因子活性皆无明显影响。番泻苷和大黄多糖可使大鼠血小板细胞内游离钙浓度明显降低，其降低效应与剂量相关。提示大黄抑制血小板聚集与番泻苷和大黄多糖抑制钙内流有关。

此外，大黄可使局部血管收缩，通透性下降。大黄对小肠运动有抑制作用，可减少出血部位的机械损伤，有利于血小板在血管破溃处聚集而止血。大黄对胃蛋白酶有抑制作用，有利于胃黏膜屏障的重建并控制其出血，对溃疡出血有止血作用。大黄可提高血浆渗透压，使组织内的水分向血管内转移。这样可补充大失血所丢失的血容量，降低血液黏度，有利于改善微循环，可纠正大失血时所引起的体液平衡失调和细胞内代谢障碍。这与目前临床治疗大出血时所采用的"血液稀释性止血"相一致。此种作用目前认为与抑制细胞膜 Na^+、K^+-ATP 酶有关。

（2）改善血液流变学：大黄属活血化瘀药。《本草经》记载大黄"主下瘀血，破癥瘕积聚……"。大黄抑制细胞膜 Na^+、K^+-ATP 酶活性，提高血浆渗透压，使组织内水分向血管内转移，使血液稀释，解除微循环障碍，此为大黄"止血活血"的药理基础。

全身炎症反应综合征（SIRS）及多器官功能衰竭（MODS）患者在病情进展过程中，可见微循环障碍逐步加重，对此大黄能改变血液黏稠、聚集状态，并扩张血管，改善微循环，增加血流量，调整血液理化特征，对血液流变学各项指标均有显著改善作用，因此大黄有效预防危重患者发生 MODS，对于已发生 MODS 的患者，大黄具有保护作用。其机制可能是通过大黄降低毛细血管通透性，改善血管脆性，增加血流灌注，并通过它的渗透效应促进组织间液向血管内转移，血液稀释，从而使血细胞比容，血沉和血黏度下降。

（3）降血脂作用：给家兔及小鼠喂饲高脂饲料诱发高脂血症，服用大黄可使血清和肝脏总胆固醇（TC）、甘油三酯（TG）、低密度脂蛋白（LDL）、极低密度脂蛋白（VLDL）及过氧化脂质明显降低，高密度脂蛋白胆固醇（HDL）与 TC 比值升高。可能是因为大黄的泻下作用而影响胆固醇的吸收。此外大黄还可增加骨骼肌组织中过氧化物酶体增殖物激活受体a（PPARa）基因表达，在转录水平调控脂肪代谢关键酶，降低血脂水平而促进机体减肥；同时增加肥胖大鼠骨骼肌解偶联蛋白3（UCP3）表达、促进细胞能量代谢而有效减肥。

5. 利水消肿　《唐本草》中记载：大黄"通宣一切气，调血脉……泄壅滞水气"。《本草正义》中记载"大黄迅速善走，直达下焦……但久制者，可从小便以导湿热"。上述功效与大黄利尿消肿，治疗氮质血症和肾功能衰竭有关。

（1）利尿消肿作用：大黄酸、大黄素有明显的利尿、排 Na^+ 和排 K^+ 作用，芦荟大黄素和大黄酚的作用较弱。大黄素、大黄酸和芦荟大黄素对 Na^+、K^+ – ATP 酶活性均呈现很强的竞争性抑制作用，大黄蒽醌衍生物对肾髓质 Na^+、K^+ – ATP 酶抑制作用是大黄利尿的作用机制。因为肾小管内 Na^+ 的重吸收属于主动转运过程，需通过 Na^+、K^+ – ATP 酶分解ATP 提供能量。当此酶受抑制时能量来源不足，Na^+ 重吸收减少，Na^+ 携带水分排出而利尿。当远曲小管 Na^+ 增多时，促进 Na^+ – K^+ 交换，K^+ 排出也随之增高。

近年发现，大黄总蒽醌含药血清培养液可抑制 NRK 细胞 AQP2、AQP4 基因转录与翻译，提示大黄的利尿作用可能与调节 AQP2、AQP4 表达有关。

（2）对氮质血症和慢性肾功能衰竭的治疗作用：①对氮质血症的治疗作用：慢性肾功能不全时，肾单位严重受损，使肾脏排泄代谢产物能力显著降低。尿素氮（BUN）和肌酐（Crea）在体内蓄积，导致高氮质血症。用腺嘌呤喂饲大鼠造成慢性肾衰模型，显示大黄可显著降低模型大鼠血中 BUN、Crea 水平，同时肝、肾组织中 BUN 含量降低，尿中 BUN、Crea 排泄量增加，说明大黄可抑制 BUN 在肝、肾中的合成，同时促进其在尿中的排泄，从而降低血中 BUN、Crea 水平，治疗氮质血症。另外大黄能提高血清总蛋白、白蛋白和转铁蛋白的含量。故大黄治疗氮质血症的机制可能是：A：大黄泻下作用使肠内氨基酸吸收减少；B：血中必须氨基酸增高使蛋白质合成增加；C：大黄抑制体蛋白分解从而减少非蛋白氮的来源，而使肝、肾组织中 BUN 合成减少；D：大黄促进尿素和肌酐随尿液排泄。②抑制肾小球系膜细胞增生：肾小球系膜细胞增生是多种肾小球疾患和慢性肾衰的突出病理改变，系膜硬化是肾小球功能改变的重要因素。动物实验表明，大黄蒽醌和大黄酸蒽酮葡萄糖苷能直接抑制系膜细胞生长。含大黄衍生物的血清也明显抑制系膜细胞 DNA 和蛋白质的合成。部分肾切除后的人或动物，促肾因子活性增高，促进残余肾组织增生和肥大，而大黄能对抗促肾生长因子对系膜细胞和肾小管细胞增殖的刺激作用。刘氏等人应用斑点杂交技术发现大黄素能有效地抑制由细菌脂多糖（LPS）诱导的大鼠系膜细胞 C – myc 癌基因的过度表达而参与细胞周期的调控。黎氏等对单侧肾切除大鼠模型进行观察，发现残余肾组织在手术后 1~6 周普遍增大，灌注大黄可明显抑制残余肾的肥大，残余肾组织中蛋白质和 RNA 含量也减少。此外，大黄对肾小管上皮细胞增殖也有明显抑制作用。

6. 其他作用

（1）抗精神病作用：旷野（open field）实验显示大黄水提物可使大鼠自主活动降低，直立次数明显减少，作用类似于氯丙嗪。给予有效量 5 倍的氯丙嗪动物活动完全停止，但给予有效量 10 倍的大黄水提物不引起运动障碍。摘除嗅球大鼠出现各种攻击行为，大黄水提物对木棒引起的攻击行为有抑制作用。大鼠脑室注射 6 – 羟基多巴胺破坏脑内儿茶酚胺能神经，再腹腔注射四氢化大麻醇（THC），可使群居大鼠兴奋性增高，互相之间产生激烈争斗。给大黄水提物 50mg/kg 腹腔注射，可明显抑制过激行为。同样可对抗脱氧麻黄碱（MAP）引起的动物自主活动增加。

大黄水提物可抑制大鼠条件性回避反应，对非条件性回避反应无明显影响，并能抑制阿扑吗啡（APO）诱发的定型活动（嗅、舔、咬等）以及 MAP 诱发的旋转行为。上述作用与氯丙嗪的抗精神病作用相似，特点是不伴有行为毒性，不引起僵住症。研究认为，抗精神病作用的有效成分主要是 RG - 鞣质。

（2）强心作用：大黄能使心脏单相动作电位（MAP）振幅增高，0 期上升速度加快，心肌收缩力明显加强，证明大黄具有较明显的强心作用，且具有浓度依赖性关系。增加细胞外液中 K^+ 浓度，可使大黄对心脏的毒性作用减轻。提示大黄的强心作用可能与抑制心肌细胞膜 Na^+、K^+ - ATP 酶有关。

此外，大黄可减慢心率，并延长单相动作电位时程（MAPD），提示可能具有抗心律失常作用。

二、体内过程

大黄蒽醌衍生物在体内的代谢过程：吸收：大黄蒽酮衍生物容易吸收，人和动物口服大黄酸和大黄素 2~3 小时血浓度达到高峰，8 小时仅存微量。家兔肌内注射，半小时血浓度达高峰。大黄酸比大黄素易于吸收，1 次静脉注射，5 分钟即达高峰。分布：大黄蒽醌衍生物吸收后主要分布在肝、肾和胆囊。2 小时达到最高浓度。家兔静脉注射大黄酸 5 分钟内即达到高峰，随即迅速下降，1 小时浓度很低。生物转化：蒽醌衍生物在体内可进行氧化和结合代谢，使非极性基团转化为极性基团与葡萄糖醛酸结合，易于排出。大黄酚药理活性低（对金黄色葡萄球菌的抑菌浓度为 $100~200\mu g/ml$），氧化为大黄酸后活性提高，抑菌浓度为 $4~8\mu g/ml$。但结合蒽醌无论是氧化或未氧化产物，活性都较低。排泄：大黄蒽醌衍生物由粪便和尿排出量分别占摄入量的 24% 和 23%，可能有一半左右在体内破坏。经尿排出 2~4 小时为最多，8 小时内总排出量约 61%，24 小时总排出量约 90%；经粪便排出在 24 小时内排出 88%。蒽醌衍生物由尿排出时，若尿液为碱性，呈橘红色或紫红色，应注意与血尿区分，酸性尿则为橙红色。

三、主治

实热积滞便秘，血热吐衄，目赤咽肿，痈肿疔疮，肠痈腹痛，瘀血闭经，产后瘀阻，跌打损伤，湿热痢疾，黄疸尿赤，淋证，水肿；外治烧烫伤。酒大黄清上焦血分热毒。用于目赤咽肿，齿龈肿痛。熟大黄泻下力缓，清热解毒。用于火毒疮疡。大黄炭凉血化瘀止血。用于血热有瘀出血症。

四、现代应用

1. 消化系统疾病

（1）便秘：大黄饮片，用开水冲泡当茶饮，每次 3~5 片。连喝 2~3 杯见效。小儿便秘者取大黄粉 10g 用酒适当调成糊状涂于脐部，纱布固定再用热水袋敷 10 分钟，每天 1 次，治愈时间最短 3 天。

（2）消化性胃溃疡：用精制醇提大黄片治疗幽门螺杆菌阳性患者 40 例，每次饭后服用 3~4 片，每天 3 次，连服 30 天后复查，幽门螺杆菌转阴率、溃疡复发率均明显优于甲氰咪胍（西咪替丁）对照组。

（3）急性上消化道出血：用汤、粉、片、注射剂、糖浆剂等不同制剂的单味大黄治疗急性胃、十二指肠出血 3 700 例，每次 3g，每天 3 次，止血有效率达 95%。止血同时其他症状，如腹胀、纳差、瘀热等症状消失快。

（4）急性病毒性黄疸型肝炎：用生大黄治疗急性黄疸型肝炎 80 例，成人 50g，儿童 25～30g，煎成 200ml，每天 1 次口服，连服 6 天，停 1 天为一疗程。用药后肝功能恢复正常。有人用单味精制大黄片治疗 30 例，每次 5～9 片，每天 3 次，饭后服。在消除症状、退黄、降酶等方面均优于西药对照组。

（5）重症肝炎、肝性脑病：大黄 40～50g 水煎取液 150ml，保留灌肠，每日 1 次。治疗重症肝炎。用生大黄粉水煎液灌肠或口服防治肝性脑病，取得良好效果。认为防治肝性脑病的机制与大黄泻下、抗感染、清除内毒素、保肝、止血等多种作用有关。

（6）急性胰腺炎：单味大黄汤 100ml 或冲剂 25g，或糖浆剂 12ml，或大黄液 50ml 或精黄片 10 片，每 1～2 小时服 1 次，每日 5～8 次。直至腹痛等症状显著减轻后逐渐减量。

（7）急性胆囊炎、胆石症：大黄有促进胆道内容物排出和广谱抗菌等作用，观察急性胆囊炎 40 例，一般 2～3 天基本治愈。用法：先取大黄 30～60g 水煎或精制大黄片 10 片口服，每隔 1～2 小时服 1 次，每天 5～8 次。1 天内最大用量可达 300g，精制大黄片 70 片，直至症状好转再减量。根据大黄的利胆、促进胆汁分泌、扩张奥狄氏括约肌等作用，用大黄片治疗胆石症 62 例，每次 0.6g，每日 3 次，连服 30 天为一疗程。用药后经快速胆石定性诊断及电镜扫描确定，排出胆石 31 例，1 周内排石者占 80.6%。对不宜手术、结石 ≤1.0cm 或泥沙样结石疗效较好。

（8）肠梗阻：用单味生大黄粉冲剂治疗各型肠梗阻。

2. 急、慢性肾功能衰竭

（1）急性肾功能衰竭：吴氏用复方大黄浸出液（大黄、人参）治疗急性肾功能衰竭 45 例。氮质血症及尿量恢复正常时间均为 5 日。张氏用生大黄 3～5g，每日 3 次口服，或用生大黄 10～16g 水煎至 100～500ml，每日 1～3 次口服或灌肠，配以复方丹参注射液 20～60ml 加入格林氏液静滴，治疗流行性出血热急性肾功能衰竭 48 例，治愈率 97.9%。有学者认为，应用大黄导泻，可起到利尿，稳定内环境的作用。

（2）慢性肾功能衰竭：张氏等对 148 例慢性肾衰（CRF）患者考察大黄治疗的远期疗效，经过 6～8 个月的治疗随访结果表明，长期口服小剂量大黄制剂能够有效地延缓 CRF 的进展，大黄与卡托普利（巯甲丙脯酸）合用的疗效最佳，且长期用药无明显毒副作用。

3. 出血性疾病

（1）鼻出血：大黄研粉后用无菌脱脂棉蘸取，填入出血鼻腔可有效止血。

（2）肛肠科止血：由于大黄具有止血、抗菌、抗炎、泻下作用，常用于内痔，外痔，肛裂，肛窦炎，肛门痛等症，效果满意，无副作用。

（3）重症肝炎上消化道出血：重症肝炎上消化道出血可诱发失血性休克、肾衰、肝性脑病、感染（包括原发性腹膜炎和肺部感染等）、电解质与酸碱失衡等严重并发症。大黄配伍止血、解毒、化瘀、益气、养血等药物，对于改善上消化道出血，预防出血后并发症发生以及改善预后有一定疗效。

此外，大黄还用于蛛网膜下腔出血、肺出血，小儿急性出血性坏死性肠炎，治疗妇科各种血证如月经过多、产后出血、便血、血崩等症。

4. 急性感染性疾病

（1）急性扁桃体炎：生大黄 6～9g 放入茶水内，用沸水 150～250ml 浸泡，待水温放凉后即可服用，服完 2 小时后，再用上法浸泡 1 次，用法同前。用量：2～4 岁每剂 6g，每日 1 剂，每次浸泡 150ml；5 岁以上用 9g，每日 1 剂，浸泡 250ml。

（2）急性肠炎、菌痢：大黄醇提片以复方西药（氯霉素、吡哌酸、庆大霉素等）组为对照治疗急性肠炎 99 例、急性菌痢 214 例。其中应用大黄醇提片治疗急性肠炎 54 例，平均治愈 1.5 天；急性菌痢 110 例，大便恢复正常平均时间为 3.4 天。细菌转阴时间为 8.4 天。与西药对照组效果一致，同时大黄具有使用方便、副作用小、价廉等优点。

（3）复发性口疮：将单味大黄 30g，加水 250ml，武火煎至 200ml，一次饭后温服，每日 2 次，共治疗 39 例。其中治愈 8 例，显效 19 例，有效 12 例，总有效率 100%。

（4）急性淋病：用大黄醇浸膏和熟大黄片治疗 157 例急性淋病，总有效率为 72%，多数病例无明显副作用。

（5）烧伤：将正品大黄浸于 95% 酒精中，其浓度为 1g 大黄/4ml 酒精，浸泡半月以上，待酒精变成深棕色后用于Ⅰ～Ⅲ度烧伤患者，于新鲜创面喷药用。

5. 高脂血症与肥胖病　每天口服大黄糖浆 6ml（相当原生药 3g）共服 14 天，131 例高脂血症患者的胆固醇和 β-脂蛋白显著降低，一个月后，胆固醇平均下降 30mg%，甘油三酯下降 44mg%。用生大黄粉治疗高脂血症 105 例，每次服 3g，1 日 3 次，连续 2 个月，治疗期间停止其他降脂药，其治疗结果表明，患者血清胆固醇和甘油三酯都降至正常。大黄提取片减肥疗效确切，通过 200 例大样本随机对比治疗后证明，其有效率与芬氟拉明相似，并优于国际公认的中成药消胖美。

6. 眼科疾病

（1）急性睑腺炎：采用内服及外敷之法。内服黄茶饮，处方：大黄、金银花、栀子、菊花各 3g。方法：泡水代茶。外敷方：大黄、芒硝各 30g，金银花 15g。方法：用水 500ml，文火煎 15 分钟后取汁冲芒硝 30g，溶化后过滤即外敷液，将小毛巾折叠，并浸透于温热药液中，取出后拧一下以不滴液为度，敷以患侧眼睑红肿处，并用热水袋保温，贴于眼垫外面，勿烫痛，以舒适为准，1 日 3 次，每次 20 分钟。以上对早期急性睑腺炎疗效好。上述各药都具有清热解毒作用，大黄还能凉血、止血，祛瘀而消肿。

（2）前房积脓性角膜溃疡：选用泻肝散加减。处方：生大黄、知母、黄芩、玄明粉（冲）等。方中大黄通腑泻热，使火从下泻，局部症状减轻，防止翳面扩散，且可使患部腐物消散，创面清洁，促进邪早退、翳早愈。

（3）急性闭角型青光眼：处方：大黄、杭菊、决明子各 3g，槟榔 6g。泡饮代茶。方中大黄泄热通腑、凉血活血，以促进神水畅通，同时大黄的通便作用能促使水液排出，有利于眼压下降，从而减轻高眼压对视神经的损害。

7. 其他

（1）急性中毒：大黄导泻用来抢救急性口服中毒 164 例，治疗组 82 例，洗胃后 30 分钟，经胃管注入 5% 大黄液 500ml；对照组 82 例，注入 5% 硫酸镁溶液（昏迷者用 5% 硫酸钠代替）。结果大黄导泻明显优于硫酸镁，效果肯定。

（2）五更泻：用大黄治疗五更泻，用量 9～15g，傍晚服，睡前排出大便，至五更时便无泻下作用。3～5 天为一疗程。

（3）术后腹气胀：手术后 12～24 小时服用大黄粉每次 3g，每日 3 次，治疗术后腹胀气 108 例，用药后肛门恢复排气最短 5 小时，最长 12 小时；平均 7～8 小时。

（4）骨伤疾病：大黄可用于治疗急性腰扭伤、胸部软组织损伤、腰肌劳损，伤及头胸及四肢应用酒制大黄，剂量以6～10g为宜；伤损在腰、腹及下肢，可用生大黄，以10～15g为宜。对虚证寒证大黄的使用应从小剂量开始。

（5）危重病医学领域：大黄在多器官功能衰竭综合征（MODS）中的研究和应用体现在胃肠功能衰竭的防治、对急性应激性胃肠黏膜病变的防治、对急性肺损伤和急性呼吸窘迫综合征的防治、对重症感染患者系统炎症反应的治疗、对免疫系统的双向调节作用及其他脏器功能障碍的防治作用。

此外，大黄也常用于银屑病、痤疮、带状疱疹、酒糟鼻等。还可用于由病毒引起的流行性红眼病、疱疹性结膜炎、角膜溃疡等眼疾。

五、不良反应

祖国医学认为，大黄味苦性寒，伤气、耗血，孕妇慎用。《本草经》将大黄列入下品，按照《本草经·序列》说法，"下药多毒"。虽然历代本草称大黄无毒者较多，但同时也提示其性大寒，味苦，当属药性峻烈攻逐之品，使用不当对于人体具有一定损伤。

现代研究表明大黄可导致机体胃肠、肝、肾的一定损害，但由于大黄临床广泛用于治疗肝病、肾病、胃肠道疾病，所以其所致不良反应的剂量、时间与其所起的治疗作用的剂量与时间是目前需要探讨的重要问题，也就是量－效和量－时－毒的关系。同时不良反应的产生与大黄所含成分也具有较为密切的关系，蒽醌、鞣质均可以造成不良反应，其成分以及两者之间的比例与关系还需要进一步深入探讨。

德国药品管理机构—联邦药品和医疗用品研究所1996年6月宣布限制含蒽类化合物泻药的应用。限制原因：根据细胞培养，动物试验和流行病学研究，有理由怀疑这类药可能有遗传毒性和致癌作用。已发现芦荟大黄素在多种细胞株的AMES试验中有致突变作用。大黄素、大黄酚、2－羟大黄素、大黄素甲醚在多种细胞株试验中表现为遗传毒性作用。芦荟大黄素、大黄素，可使C_3H/M_2成纤维细胞转化为恶性表型，等等。由于大黄在中药处方中用量不大，且用药时间短，故对人类的致癌性等还有待研究，但也应引起足够的重视。另外，长期服用这类泻药可致水盐代谢和肠功能紊乱，因而限制其使用。

第三十三章　中药的合理应用

第一节　合理用药概述

合理用药是在充分考虑患者用药后获得的效益与承担的风险后所做的最佳选择，即使药效得到充分发挥，不良反应降至最低水平，也使药品费用更为合理。中药的临床应用是在中医的理论基础上进行的，研究探讨中药临床药学及合理应用，就应当从中医中药的理论基础出发，根据其作用机制，指导中医临床合理用药，达到充分发挥药物疗效之目的。中药对人体造成的损害，除了药物本身的因素外，很多是由于不合理用药引起的。

一、合理用药的概念及意义

所谓中药的合理应用，是指运用中医药学综合知识指导临床用药。也就是以中医药理论为指导，在充分辨析疾病和掌握中药性能特点的基础上，安全、有效、简便、经济地使用中药或中成药，达到以最小的投入，取得最大的医疗和社会效益之目的。

合用药这一概念是相对的、动态发展的。一般认为，以某种中药或中成药治疗某种病证，在选用时认为其合理，仅是与同类药物相比较而言。其次，不同时期合理使用中药或中成药的标准也不同。这是因为随着中医、药学、医学理论及其他相关科学技术的发展，人类对疾病的病因病机和中药或中成药性能主治的认识也在不断地深化，以及新药的不断研制开发，必然会影响合理使用中药和中成药的标准，并促使其日臻科学完善。

合理用药的目的，首先就是要最大限度地发挥药物治疗效能，将中药和中成药的不良反应降低到最低限度，甚至于零。其次是最有效地利用卫生资源，减少浪费，减轻患者的经济负担。最后是方便患者使用所选药物。

合理用药是在充分考虑患者用药后获得的效益与承担的风险后做出的最佳选择，即药效得到充分发挥，不良反应降至最低水平，药品费用更为合理。合理用药与广大群众的切身利益息息相关，是用药安全、有效、简便、经济的保障。合理用药可以经济有效地利用卫生资源，取得最大的医疗和社会效益，避免浪费。

二、合理用药的基本原则

（一）安全

所谓安全，即保证用药安全，是合理用药的首要条件。无论所使用的药物是有毒还是无毒，均应首先考虑所用药物是否安全，是否会对患者造成不良反应，使用时必须了解。在用药过程中，安全性不是要求药物的毒副作用最小，或无不良反应。而是要让患者承受最小的治疗风险，获得最大的治疗效果，即风险/效果应尽可能小。

（二）有效

所谓有效，就是在用药安全的前提下，保证通过药物的治疗达到既定的治愈和延缓疾病进程的目的。即所推选的中药或中成药对患者既不会造成伤害，又有较好的疗效。使患者用药后能迅速达到预期目的，根除致病原，治愈疾病；延缓疾病进程；缓解临床症状；预防疾病发生；调节人的生理功能；避免不良反应发生。

（三）简便

所谓简便，即提倡用药方法要简便。在用药安全、有效的前提下，力争做到所推选药物的使用方法简便易行，使临床医师及使用者易于掌握，应用方便。

（四）经济

所谓经济，即倡导用药要经济实用，获得单位用药效果所投入的成本（成本/效果）应尽可能低。必须在用药安全、有效的前提下，除力争做到所推选的药物用法简便外，还必须做到用药不滥，经济实用，并有利于环境保护。最大限度地减轻患者的经济负担、降低中药材等卫生资源的消耗。

三、不合理用药的主要表现及不良后果

合理用药涉及的面很广，从药物的适应病证、剂型、剂量、用法、服用时间及配伍应用，到使用者的性别、年龄、体质及病情的变化等，无不密切相关。在临床用药过程中，只要有一个方面没有顾及到就有可能出现不合理用药的状况，而只要出现不合理用药状况就一定会出现不良后果。临床上常见的中药不合理用药的主要表现有：①辨析病证不准确，用药指征不明确；②给药剂量失准，用量过大或过小；③疗程长短失宜，用药时间过长或过短；④给药途径不适，未选择最佳给药途径；⑤服用时间不当，不利于药物的药效发挥；⑥违反用药禁忌，有悖于明令规定的配伍禁忌、妊娠禁忌、服药时的饮食禁忌及证候禁忌；⑦同类药物重复使用，因对药物的性能不熟，或单纯追求经济效益，导致同类药重复使用；⑧乱用贵重药品，因盲目自行购用，或追求经济效益，导致滥用贵重药品。

不合理用药常会导致不良后果，这些后果可以是单方面的，也可是综合性的；可以是轻微的，也可以危及生命。大体可归纳为以下几种：①浪费医药资源：不合理用药会造成医药资源的浪费，这可以是直接的，如重复给药、无病用药、无必要的合并用药等；也可以是间接的，如处置药物不良反应、药源性疾病的治疗等会增加医药资源的消耗，且常会被医务人员和患者忽视。②延误疾病的治疗：许多不合理用药都不利于疾病的治疗，如用药错误或给药不足，会延误疾病治疗或导致疾病治疗不彻底，没有痊愈，容易复发，从而增加患者的痛苦和医师治疗的难度；而不适当的合并用药，则又会干扰药物的吸收和排泄，降低治疗效果等。③引发药物不良反应及药源性疾病：发生药物不良反应的因素很多。有药物的因素，如品种混淆、炮制不当；有患者的因素，如过敏性体质、个体差异、特殊人群；也有辨证是否准确、立法是否确当等。但更不能忽视不合理用药，如选用药物不准确、用药时间过长、剂量过大、用法不适当，均会引起不良反应，甚至药源性疾病。④造成医疗事故和医疗纠纷：不合理用药常常会造成医疗事故，或称为药疗事故。医疗事故的发生，常常会引发医疗纠纷，不但会给患者、医师、药师带来许多的痛苦和不必要的经济支出，而且会给医院、药品经营单位乃至全社会带来许多的麻烦和不必要的经济损失。

四、保证合理用药的主要措施

（一）掌握中医药基本理论

辨证论治是中医理论体系的核心，是中医方法论的精髓，每一位医药工作者都应该熟练掌握中药基本知识和中医药理论，尤其是中药的性能特点、功效主治、配伍应用、用量用法及使用注意等，是合理用药的先决条件。若对中医药基本理论不熟悉或掌握不够，就无法指导中药的合理应用，尤其是中药临床药师，缺乏中医药的基本理论，就不可能发现临床医师的用药不合理问题，更不可能为临床医师和患者提供用药指导和药学服务，合理用药就会成为一句空话。

（二）正确把握辨证论治

正确的辨证是合理应用中药和中成药的根本保障，运用所学知识和技能，通过望、闻、问、切，搜集患者病症有关的各种资料，应用八纲辨证与脏腑辨证等手段进行分析归纳，对病情做出正确诊断，依法确定治病法则及方药。只有这样才能为指导合理用药创造条件。

（三）详辨患者的身体状况

由于人的体质、年龄、性别、生活习惯差异，这些差异对药物的敏感性和耐受性不同，从而影响中药和中成药的有效性和安全性。不但健康人是如此，患者更是如此。应详细辨析患者的体质、年龄、性别和生活习惯等，选用药物及制订的方案时要以此作为重要依据，针对病情及患者具体情况选择最佳方案，确定合理给药剂量。如老人、儿童药物代谢功能或衰退，易发生蓄积中毒；妇女经期，特别是心肝功能不全的病患者，在应用有毒或作用强烈的药物时应慎重考虑。又如患者的营养好坏、体质的强弱、脏腑的功能是否正常及性别差异等，均能影响其机体对药物的代谢速度和耐受能力，以及毒性反应的发生与严重程度。遇到营养较差，或体质较弱，或脏腑功能失常，或妇女经期的患者，特别是对患有心、肝、肾功能不全或糖尿病者，在应用有毒或作用强烈的药物时更应慎重考虑，以免用药失度，对患者造成伤害。

（四）确认有无药物过敏史

了解患者以往有无药物过敏史，以及遗传缺陷，如酶的缺陷或异常等，若有这些问题就应谨慎选择使用药物，特别是避开患者高度敏感的药物等，以保证用药安全。若患者用药后突发过敏反应，临床药师除依法确认其对何种药物过敏，并立即向有关单位报告外，还要将此结果告诉患者本人，以免再次发生过敏现象。

（五）选择质优的饮片

由于中药饮片质量良莠不齐，致使其对人体的疗效及毒副作用有别，因此在采购、调剂时，一定要选择质优效佳的饮片。要认真做到品种混乱者不用，出产于被污染环境中者不用，药用部位失准者不用，违规炮制者不用，霉烂变质者不用。给患者使用的中药应是质量最佳、疗效最好的饮片。

（六）合理配伍用药

我国历代医药学家都十分重视研究合理配伍用药，并建立了包括中药基本配伍与高级配伍两大部分在内的中药配伍理论。所谓基本配伍，习称"配伍七情"，具体有单行、相须、相使、相畏、相杀、相恶、相反。药物的"配伍七情"中，相须、相使表示增效的；相杀、相畏是减毒的；相恶表示减效的；相反表示增毒的。经常配伍增效，酌情选择减毒，一般不用减效，坚决禁止增毒。所谓高级配伍，习称"君臣佐使"，其从多元角度论述了药物在方中的地位及配用后性效变化规律。配伍组方合理可以起到协调药物偏性，增强药物疗效，降低药物毒性，减少不良反应发生的作用。反之，配伍不当可造成药效降低，甚至毒性增大，产生不良后果。

（七）选择适宜的给药途径及剂型

中药的给药途径多种多样，为使药物能够迅速达到病变部位发挥作用，需要根据病情轻重缓急、用药目的以及药物性质选择适宜的给药途径和用药方案。一般病情，口服有效则多采用口服给药方法；危重、急症患者宜用静注或静滴；皮肤及阴道疾病常用外治法，也可口服给药；气管炎、哮喘患者等可用口服给药方法，也可采用气雾剂吸入疗法等。一般说，经口服给药能达到预期疗效的，则不考虑注射，以避免中药注射剂引起不良反应。中药的剂型与其效用关系密切，若选用的剂型恰当，不但能提高其疗效，而且能减轻或消除其毒副作用，否则不但不能增强其疗效，反而会引发或增强其毒副作用。

（八）制订合理的用药时间和疗程

根据病情轻重缓急，确定合理的给药时间以充分发挥药物的作用，并减少不良反应的发生。用药时选用适当的疗程，是合理用药的重要一环。疗程过短则难以达到预期疗效，疗程过长则可能给患者带来新的伤害。这是因为有些中药或中成药所含的某些成分在人体内有蓄积作用，一旦这些成分的蓄积量达到了人体的最大耐受量，即可对人体造成伤害。故凡偏性突出、作用强烈的中药，特别是有毒中药或含毒性成分的中成药都不宜久服。

（九）严格遵守用药禁忌

中药用药禁忌是中医保证临床安全用药的经验总结，它包括配伍禁忌、妊娠禁忌、服药饮食禁忌及证候禁忌四大部分。超用药禁忌用药不仅会影响药物疗效，而且会引起不良反应，对人体产生不必要的损害，临床应用中药时应该严格遵守。

（十）认真审方堵漏

认真审核临床医师的处方，严堵处方中用药不合理的漏洞。在调配中药汤剂时，要依据所学中医药学知识及调剂规范，一字一句地认真审核每一个处方，若发现处方中有字迹潦草难辨，要立即询问处方医师，切勿主观臆断；若发现处方中有违背合理用药的地方，要立即提醒医师，并建议予以改正，切勿漠然置之。

（十一）详细嘱告用药宜忌

在患者领取中药饮片或中成药时，要详细地向其说明药物的煎煮或服用方法、服用剂量及注意事项等，耐心地叮嘱患者一定要按所嘱方法服用药物，以免因使用不当而影响药物的疗效，或引起不良反应。

（十二）按患者的经济条件斟酌选药

选药时，还要从药物经济学方面考虑患者的经济承受能力。应尽可能使用价廉质优的中药，不到非用不可时，不使用价格昂贵的中药。

（十三）其他因素

适宜的用药方法也因不同的时令气候、地理环境有所不同。同时，社会舆论、不实药物信息等的导向和传播，有可能导致人们在使用药物过程中产生不合理用药的现象，要真正做到安全合理地应用中药，必须关注这些对正确合理使用药物有影响的因素。

五、中成药合理应用应遵循的基本原则

中成药的合理应用是一项复杂的系统工程，除了要重点做到以上几点措施外，还应遵循以下几个基本原则。

（一）辨证用药

依据中医理论，辨认、分析疾病的证候，针对证候确定具体治法，依据治法，选定适宜的中成药。

（二）辨病辨证结合用药

辨病用药是针对中医的疾病或西医诊断明确的疾病，根据疾病特点选用相应的中成药。临床使用中成药时，可将中医辨证与中医辨病相结合、西医辨病与中医辨证相结合，选用相应的中成药，但不能仅根据西医诊断选用中成药。

（三）合理选择剂型

应根据患者的体质强弱、病情轻重缓急及各种剂型的特点，选择适宜的剂型。

（四）确定合适使用剂量

对于有明确使用剂量的，慎重超剂量使用。有使用剂量范围的中成药，老年人使用剂量应取偏小值。

（五）合理选择给药途径

能口服给药的，不采用注射给药；能肌内注射给药的，不选用静脉注射或滴注给药。

第二节　中药间的配伍使用

中药配伍是按照一定的组合原则，并根据病情的轻重缓急，结合患者的年龄、体重、嗜好及习俗等进行合理药物配伍。配伍是中药治疗疾病的主要形式，也是提高临床疗效的主要环节，配伍得当可起到事半功倍的疗效。从中药临床应用出发，常用配伍有相辅相成、相反相成、相互补充、相生配伍、降低毒性、改变药性、明确主治等几方面，起到增效、解毒、生效的作用，从而避免出现盲目堆积的有药无方及照搬方剂的有方无药现象，提高中药治病的疗效，减少药物的不良反应。

一、中药配伍原则

（一）七情配伍

七情配伍是中药配伍最基本的理论。七情是单行、相使、相须、相畏、相杀、相恶、相

反的合称，用以说明中药配伍后药效、毒性变化的关系。

1. 单行　单行就是指用单味药治病。病情比较单纯，选用一种针对性强的药物即能获得疗效，如清金散单用一味黄芩治轻度的肺热咯血，以及许多行之有效的"单方"等。它符合简验便廉的要求，便于使用和推广。

2. 相须　功用相似的药物配合，可增加疗效。如黄柏与知母可增强滋阴降火作用、二冬膏可增强滋阴润肺、止咳化痰作用。

3. 相使　功效有某些共性的药物合用，一药为主，一药为辅，辅药加强主药的作用。黄芪使茯苓，茯苓能增强黄芪补气利尿的作用。

4. 相畏　是指一药毒性反应或副作用，能被合用的另一药减轻或消除的配伍关系；如生姜能制半夏、天南星的毒，所以半夏、天南星畏生姜。

5. 相杀　一种药物能消除另一种药物的毒性反应。绿豆能杀巴豆的毒；防风能杀砒霜的毒。

6. 相恶　两种药物配合应用后，一种药物可减弱或牵制另一种药物的药效。如莱菔子能减低人参的补气作用，所以人参恶莱菔子。

7. 相反　两种药物合用以后可产生不良反应或剧毒作用。如甘草反芫花、甘遂。十八反、十九畏都属于相反。

上述六个方面，其变化关系可以概括为四项，即在配伍应用的情况下：①有些药物因产生协同作用而增进疗效，是临床用药时要充分利用的，如相须、相使；②有些药物可能互相拮抗而抵消、削弱原有功效，用药时应加以注意，如相恶；③有些药物则由于相互作用，而能减轻或消除原有的毒性或副作用，在应用毒性药或剧烈药时必须考虑选用，如相畏、相杀；④另一些本来单用无害的药物，却因相互作用而产生毒性反应或强烈的副作用，则属于配伍禁忌，原则上应避免配用，如相反。

（二）"十八反""十九畏"

"十八反"歌诀：本草明言十八反，半蒌贝蔹及攻乌。藻戟遂芫俱战草，诸参辛芍叛藜芦。具体的内容就是：川乌、草乌、附子不宜与贝母、半夏、白及、白蔹、瓜蒌同用。甘草不宜与海藻、大戟、甘遂、芫花同用。藜芦不宜与人参、人参叶、西洋参、党参、苦参、丹参、玄参、北沙参、南沙参及细辛、赤芍和白芍同用。

"十九畏"歌诀：硫黄原是火中精，朴硝一见便相争。水银莫与砒霜见，狼毒最怕密陀僧。巴豆性烈最为上，偏与牵牛不顺情。丁香莫与郁金见，牙硝难合荆三棱。川乌草乌不顺犀，人参最怕五灵脂。官桂善能调冷气，若逢石脂便相欺。

《神农本草经·序列》指出"勿用相恶、相反者"，"若有毒宜制，可用相畏、相杀者尔，勿合用也"。自宋代以后，将"相畏"关系也列为配伍禁忌，与"相恶"混淆不清。因此，"十九畏"的概念，与"配伍"所谈的"七情"之一的"相畏"，含义并不相同。"十九畏"和"十八反"诸药，有一部分同实际应用有些出入，历代医家也有所论及，引古方为据，证明某些药物仍然可以合用。如感应丸中的巴豆与牵牛同用；甘遂半夏汤以甘草同甘遂并列；散肿溃坚汤、海藻玉壶汤等均合用甘草和海藻；十香返魂丹是将丁香、郁金同用；大活络丹中乌头与犀角同用等等。现代这方面的研究工作做得不多，有些实验研究初步表明，如甘草、甘遂两种药合用时，毒性的大小主要取决于甘草的用量比例，甘草的剂量若相等或大于甘遂，毒性较大；又如贝母和半夏分别与乌头配伍，未见明显的增强毒性。而细辛配伍藜芦，则可导致实验动物中毒死亡。由于对"十九畏"和"十八反"的研究，还有待进一步作较深入的实验和观察，并研究其机制，因此，目前应采取慎重态度。一般说来，对于其中一些药物，若无充分根据和应用经验，仍须避免盲目配合应用。

（三）中药配伍的"四气五味"原则

"四气"指药物的"寒、凉、温、热"；"五味"指"辛、甘、酸、苦、咸"，一般药物只有一味一性，各种药物配合使用的时候根据君臣佐使组成方剂。其运用原则如下。

四气，是指寒凉温热四性。运用原则是："治寒以热药，治热以寒药。"温性，热性药如附子、肉桂、干姜、吴茱萸等，多具有温中散寒、助阳等作用，常用于治疗寒证；寒凉性药如石膏、黄芩、黄连、黄柏等，多具有清热泻火、解毒等作用，常用于治疗阳热证。温热与寒凉药同用，则多用于寒热错杂证。

五味，是指辛、甘、酸、苦、咸五味，"辛能散、能行"，"甘能补、能和、能缓"，"酸能收、能涩"，"苦能泄、能燥、能坚"，"咸能下、能软"。运用原则是：辛味药如麻黄、川芎、半夏等多用于外邪袭表、气滞血瘀、痰湿等证；甘味药如生地、鹿茸、黄芪、阿胶等多用于阴阳气血诸虚证；酸味药如山茱萸、五味子、乌梅、金樱子、白芍等，多用于久病滑脱虚证；苦味药如大黄、葶苈子、槟榔、莪术等多用于瘀结、痰饮、积滞、气逆、湿阻等证；咸味药如芒硝、牡蛎、鳖甲、海藻等多用于瘰疬、瘿瘤、血分瘀结、大便燥结等证。

大部分药物只具有一性一味，即使多味药也是其中一味为主，绝无二重性。诚然单行是不能满足临床需要的，因此必须相互配伍运用。

二、中药复方的配伍

中药复方是按照中医的辨证论治，理法方药的原则，根据治疗的需要，依照君、臣、佐、使的配伍原则组成的。所谓君药是指针对疾病的病因病机，起主要作用的药物；臣药是指辅助主药以加强疗效的药物；佐药是治疗兼证或制约主药的副作用的药物；使药是起调和作用的药物。在数以万计的中药复方中，这些药物的用量是十分讲究的，并有着一定的规律性，归纳起来，主要有以下三种情况，现介绍如下。

（一）复方中药物用量依君、臣、佐、使而递减

这是中药复方中最为常见的药物配伍原则，一般君药用量最大，臣药次之，佐使药用量为小，故金元时期的名医李东垣指出："君药分量最多，臣药次之，佐使又次之"。如苓桂术甘汤中以茯苓健脾渗湿，祛痰化饮，为君药，用量是12g；桂枝温阳化气为臣药，用量是9g；白术健脾燥湿为佐药，用量是6g；甘草（炙）益气和中为使药，用量是6g，共奏温化痰饮，健脾利湿的功效，是治疗中阳不足之痰饮病的良方，此类复方具有组方严谨，结构分明，疗效显著的特点。又如著名的小承气汤由大黄、枳实、厚朴三味药物组成，其中大黄用量须倍于厚朴，以达清热通便的功效，用于热结便秘之证；但若将厚朴用量倍于大黄，则该方具有行气除满的作用，用于腹部气滞胀满之证的治疗，方名亦变为厚朴三物汤了。因此，同为三味药物，由于剂量的变化，导致了方名、功效、主治的改变，由此可见中医复方用药的精当与奥妙。

（二）复方中各药物的用量相等

这也是比较常见的，如越鞠丸由香附（醋制）、川芎、栀子（炒）、苍术（炒）、六神

曲各 200g 组成；九分散中马钱子粉、麻黄、乳香（制）、没药（制）等各药的用量均为 250g 等等。这类复方疗效是十分肯定的，如良附丸由高良姜，香附（醋制）各 50g 组成，具有温中祛寒，行气止痛，舒肝调经的功效。用于气滞寒凝之胃痛、胁痛、痛经喜温等证，疗效颇佳。

（三）复方中主药用量小于其他药物用量

这种情况主要是主药是一些贵重药材，如人参、牛黄、麝香、犀角等因作用强，价格昂贵而用量少，被用作复方的主药时，其用量往往小于其他药物。例如，（万氏）牛黄清心丸中的主药牛黄的用量为 10g，其他药物的用量分别为：黄连 20g，黄芩 120g，栀子 120g，郁金 80g；人参健脾丸中的人参用量为 25g，其他药物的用量为白术（麸炒）150g，茯苓 50g，山药 100g，陈皮 50g，木香 12.5g，砂仁 25g，炙黄芪 100g 当归 50g，酸枣仁（炒）50g，远志（制）25g。这类复方处方严谨，效果明显，如牛黄解毒片（牛黄 15g，雄黄 50g，石膏 200g，大黄 200g，黄芩 150g，桔梗 10g，冰片 25g，甘草 50g）具有清热泻火解毒的功效，用于火热内盛、咽喉肿痛、牙龈肿痛、口舌生疮、目赤肿痛等证，深受患者欢迎。

现代医学研究表明，中药配伍中可能存在着一种中药有效成分与其他中药有效成分在药理作用方面的相互作用，也可能存在着多种有效成分之间产生物理的或化学的相互作用。这种相互作用经常发生在中药方剂的煎煮或其他剂型制备过程中，从而使方剂中的有效成分无论在质的方面，还是在量的方面都与单味药有所改变。因此，合理的配伍是可以增强药效，降低不良反应。而不合理的配伍则会降低药物疗效，产生或增强药物的不良反应。

三、中成药的合理联用

中成药是中医药学宝库中的重要组成部分，它是以中药材为原料，在中医药基本理论指导下，按规定的处方和方法加工制成一定的剂型，供临床医师辨证使用或患者根据需要直接购用的一类药物。我国的中成药制作生产与应用具有悠久的历史，长期而广泛的临床使用证明，中成药具有疗效确切，携带、使用方便，价格便宜等特点。因此，中成药已成为当今防病治病不可缺少的药物，在国内外享有较高的声誉。中成药作为中医防治疾病的一个重要工具，其对人体的效应也具有两重性，即产生治疗作用的同时也会产生不良反应。在临床上若能合理使用中药，就能在充分发挥治疗作用的同时使不良反应的发生概率降低，使患者早日康复。若不能正确合理的使用中药，不仅达不到治疗疾病的目的，反会使不良反应发生的概率增加，在延误疾病治疗的同时引发新的疾病，有的甚至危及生命。从国家食品药品监督管理总局每年公布的国家药品不良反应/事件报告数据看，近几年中成药的不良反应不断攀升，其不良反应发生率仅次于抗感染药而排第二位。由此可见，如何合理地应用中成药，避免中药药源性伤害及降低中药不良反应的发生已经成为迫在眉睫的问题，每一个医药学工作者都必须熟练地掌握有关合理用药的知识，以便在工作中更好地为患者服务。

（一）中成药与中药汤剂的配伍联用

临床上较多出现中成药与中药汤剂同时应用的情况，如肝气郁结合并血虚痛经、月经不调等病症可用中成药逍遥丸配伍中药汤剂当归补血汤，疗效较好；肾阳虚证可用附子理中汤配伍参茸卫生丸；而功能不同中成药配伍使用可以治疗有并发症疾病，如气血两虚中气下陷所致头昏、乏力、脱肛等，可选用复方阿胶浆配伍补中益气丸，治疗阳虚夹湿之泄泻时用附子理中丸配伍健脾丸；高血压证属肝肾阴虚、风阳上扰者，脑立清与六味地黄丸联合用药，脑立清含磁石、代赭石、怀牛膝、珍珠母等，平肝潜阳降逆，六味地黄含熟地黄、山药、山茱萸、茯苓、牡丹皮、泽泻，滋补肝肾之阴；药流后出血的常规治疗方案是益母草颗粒和妇血康颗粒联合用药，益母草颗粒收缩子宫，促进子宫腔内残留组织、积血排出，妇血康颗粒活血化瘀、祛瘀止血。防治心脑血管卒中可用牛黄清心丸＋牛黄解毒丸＋柏子养心丸，变寒凉与温补为平补，养心益气而不燥，清心凉窜而不寒。这些合理的配伍对于提高药效具有重要的意义。

中成药与中药药引配伍联用也能提高疗效，降低不良反应。如活络丹、醒消丸、跌打丸、七厘散等可用黄酒送服，藿香正气丸、附子理中丸等可用姜汤送服，六味地黄丸、大补阴丸等可用淡盐水送服，至宝锭用焦三仙煎汤送服，银翘解毒丸用鲜芦根煎汤送服，川芎茶调散用清茶送服，四神丸、更衣丸用米汤送服。

（二）中成药联合使用的原则

（1）当疾病复杂，一个中成药不能满足所有证候时，可以联合应用多种中成药。

（2）多种中成药的联合应用，应遵循药效互补原则及增效减毒原则。功能相同或基本相同的中成药原则上不宜叠加使用。

（3）药性峻烈的或含毒性成分的药物应避免重复使用。

（4）合并用药时，注意中成药的各药味、各成分间的配伍禁忌。

（5）一些病证可采用中成药的内服与外用药联合使用。

（6）中药注射剂联合使用时，还应遵循以下原则：

1）两种以上中药注射剂联合使用，应遵循主治功效互补及增效减毒原则，符合中医传统配伍理论的要求，无配伍禁忌。

2）谨慎联合用药，如确需联合使用时，应谨慎考虑中药注射剂的间隔时间以及药物相互作用等问题。

3）需同时使用两种或两种以上中药注射剂，严禁混合配伍，应分开使用。除有特殊说明，中药注射剂不宜两个或两个以上品种同时共用一条通道。

（7）中成药与西药联合使用时应针对具体病情制订用药方案，考虑中西药物的主辅地位确定给药剂量、给药时间、给药途径。

1）中成药与西药如无明确禁忌，可以联合应用，给药途径相同的，应分开使用。

2）应避免副作用相似的中西药联合使用，也应避免有不良相互作用的中西药联合使用。

3）中西药注射剂联合使用时，还应遵循谨慎联合使用的原则。确需联合用药时，应根据中西医诊断和各自的用药原则选药，充分考虑药物之间的相互作用，尽可能减少联用药物的种数和剂量，根据临床情况及时调整用药；尽可能选择不同的给药途径（如穴位注射、静脉注射），必须同一途径用药时，应将中西药分开使用，谨慎考虑两种注射剂的使用间隔时间以及药物相互作用，严禁混合配伍。

四、中成药联用的配伍禁忌

（一）含十八反、十九畏的中成药配伍禁忌

临床常用以治疗风寒湿痹的大活络丸、祛风止痛胶囊、强力天麻杜仲胶囊等中成药含有草乌或附子，而常用的止咳化痰药川贝枇杷糖浆、羚羊清肺丸、通宣理肺丸、复方鲜竹沥液等分别含有川贝、浙贝、半夏，根据配伍禁忌原则，若将上述两类药联合使用当属相反禁忌。又如，由于甘草在中成药中较为常用。当与含相反成分的其他中成药联用时更被忽视。如临床常用中成药心通口服液中含有海藻，祛痰止咳颗粒含有甘遂，若与橘红痰咳颗粒、通宣理肺丸、镇咳宁胶囊等含甘草的中成药联用也属"十八反"禁忌。

此外，临床常用利胆中成药益胆片、胆乐胶囊、胆康胶囊、胆宁片以及治疗肿瘤的平消胶囊等都含有郁金，若与苏合香丸、紫雪散等含有丁香的中成药合用，便应该注意具有"十九畏"药物的配伍禁忌。

（二）含有同一毒性药物剂量叠加的配伍禁忌

临床中含有毒成分的中成药不在少数，如果只根据病情选用药物而不了解处方组成，易导致有毒成分的蓄积，产生不良反应，严重者还可以引起中毒。例如大活络丹与天麻丸两药均含有附子，如合用则加大了乌头碱的摄入量，增大了不良反应的概率，而出现运动麻痹、心律失常、阿－斯综合征等不良反应。又如临床常用朱砂安神丸、天王补心丹治疗失眠，如将两药合用会增加有毒成分的服用量。因其均含有朱砂（其毒性成分为汞），过量或长期服用后轻者可出现恶心呕吐、头昏倦怠的不良反应，重者可导致肾功能衰竭。再如患者咽喉肿痛，既用牛黄解毒片，又用六神丸或喉症丸，这几种药里都含有雄黄，如合用其有毒成分砷的用量在无意中加大了 2~3 倍，有可能出现正常用药情况下一般不会出现的不良反应。还有报道含朱砂的中成药如磁朱丸、柏子养心丸、安宫牛黄丸、苏合香丸等与含较多还原性溴离子或碘离子的中成药如治癫灵片、消瘿顺气等长期服用，在肠内会形成有刺激性的溴化汞或碘化汞，导致药源性肠炎、赤痢样大便。

（三）药性相反中成药联用的配伍禁忌

临床常用的补中益气丸有补中益气、升阳举陷的作用，若与木香槟榔丸等降气药同用，一升一降，药效则相互抵消。另外，将温中散寒的附子理中丸与性质寒凉的清热泻火药牛黄解毒片联用，两者药性相反，也当属使用禁忌。这种现象经常发生，有些西医大夫不懂得中医的辨证论治，经常将治疗风寒感冒与风热感冒的中成药同用。药性相反，不但起不到治疗作用，而且增加了患者的经济负担。

第三节　中西药的联合使用

近年来，随着中西医结合工作的深入开展，中西药并用的概率也越来越高了。据北京市中医院的统计表明，该院应用汤剂为主并用西药的患者占用汤剂患者的 13.63%，用中成药为主并用西药的患者占中成药患者的 24.70%，用西药为主的并用中成药占西药患者的 57.34%。可见，中西药联用的情况已极为普遍。然而，中西药物科学合理地配伍应用能提高疗效，降低药物毒副反应。但长期的临床实践及药理研究表明，有些中西药配伍应用能使药物疗效降低，毒副反应增强，加重病情，导致严重的不良后果。因此，在临床治疗过程中应避免不合理的中西药配伍联用，保证用药安全有效。

一、中西药合理联用的特点及举例

(一) 中西药合理联用的特点

中西药合理的联用可以增强药物疗效、降低药物的毒副反应、减少药物的使用剂量、减少用药禁忌及扩大应用范围。

1. 协同增效　许多中西药联用后，均能使疗效提高，有时很显著地呈现协同作用，如黄连、黄柏与四环素、呋喃唑酮（痢特灵）、磺胺甲基异噁唑联用治疗痢疾、细菌性腹泻有协同作用，常使疗效成倍提高。金银花能加强青霉素对耐药性金黄色葡萄球菌的杀菌作用。丙谷胺与甘草、白芍、冰片一起治疗消化性溃疡，有协同作用，并已制成复方丙谷胺（胃丙胺）制剂。甘草与氢化可的松在抗炎、抗变态反应方面有协同作用，因甘草酸有糖皮质激素样作用，并可抑制氢化可的松在体内的代谢灭活，使其在血液中浓度升高。丹参注射液、黄芪注射液、川芎嗪注射液等与低分子右旋糖酐、能量合剂等同用，可提高心肌梗死的抢救成功率。丹参注射液与间羟胺（阿拉明）、多巴胺等升压药同用，不但能加强升压作用，还能减少对升压药的依赖性。

2. 降低毒副反应　某些化学药品虽治疗作用明显但毒副反应却较大，若与某些适当的中药配伍，既可以提高疗效，又能减轻毒副反应。肿瘤患者接受化疗后常出现燥热伤津的阴虚内热或气阴两虚，可同时配伍滋阴润燥清热或益气养阴中药而能取得显著疗效。用甘草与呋喃唑酮合用治疗肾盂肾炎，既可防止其胃肠道反应，又可保留呋喃唑酮的杀菌作用。氯氮平治疗精神分裂症有明显疗效，但最常见的不良反应之一是流涎。应用石麦汤（生石膏、炒麦芽）30~60剂为1个疗程治疗，流涎消失率为82.7%，总有效率达93.6%。

3. 减少剂量　珍菊降压片有较好的降压及改善症状的作用。若以常用量每次1片，每日3次计，盐酸可乐定比单用剂量减少60%。地西泮有嗜睡等不良反应，若与苓桂术甘汤合用，地西泮用量只需常规用量的1/3，嗜睡等不良反应也因为并用中药而消除。

4. 减少禁忌，扩大适应范围　碳酸锂治疗白细胞减少症近年被广泛应用，但因其胃肠道反应也限制了其适用范围。如同时用白及、姜半夏、茯苓等复方中药，就可减轻胃肠道反应，使许多有胃肠道疾患的白细胞减少症患者接受治疗。用生脉散、丹参注射液与莨菪碱合用，治疗病态窦房结综合征，既可适度提高心率，又能改善血液循环，从而改善缺血缺氧的状况，达到标本兼治的目的。

(二) 中西药合理联用举例

中西医结合是我们国家一大医疗特色，同时中西药联用也是我国临床用药的特色。只有合理应用，取长补短，才能达到事半功倍的效果，尤其是对一些疑难重症的治疗。

1. 协同增效

(1) 逍遥散或三黄泻心汤等与西药催眠镇静药联用，既可提高对失眠症的疗效，又可逐渐摆脱对西药的依赖性。

(2) 石菖蒲、地龙与苯妥英钠等抗癫痫药联用，能提高抗癫痫的效果；大山楂丸、灵芝片、癫痫宁（含马蹄香、石菖蒲、甘松、牵牛子、千金子等）与苯巴比妥联用治疗癫痫有协同增效作用。

(3) 芍药甘草汤等与西药解痉药联用，可提高疗效。

（4）补中益气汤、葛根汤等具有免疫调节作用的中药与抗胆碱酯酶药联用，治肌无力疗效较好。

（5）木防己汤、茯苓杏仁甘草汤、四逆汤等与强心药地高辛等联用，可以提高疗效和改善心功能不全患者的自觉症状。

（6）苓桂术甘汤、苓桂甘枣汤等与普萘洛尔类抗心律失常药联用，既可增强治疗作用，又能预防发作性心动过速。

（7）钩藤散、柴胡加龙骨牡蛎汤等与抗高血压药甲基多巴、卡托普利等联用，有利于改善对老年高血压症的治疗作用。

（8）苓桂术甘汤、真武汤等与血管收缩药甲磺酸二氢麦角胺联用，可增强对直立性低血压的治疗作用。

（9）当归四逆加吴茱萸生姜汤等与血管扩张药联用，可增强作用，其中的中药方剂对于微循环系统的血管扩张特别有效。

（10）黄连解毒汤、大柴胡汤等与抗动脉粥样硬化、降血脂剂联用，可增强疗效。

（11）木防己汤、真武汤、越婢加术汤等与西药利尿药联用，可以增强利尿效果。

（12）枳实与庆大霉素联用，枳实能松弛胆道括约肌，有利于庆大霉素进入胆道，增强抗感染作用。

（13）小青龙汤、柴朴汤等与氨茶碱、色甘酸钠等联用，可提高对支气管哮喘的疗效。

（14）麦门冬汤、滋阴降火汤等对老年咳嗽的镇咳作用，优于磷酸可待因，若酌情选择联用，可提高疗效。

（15）具有抗应激作用的中药如柴胡桂枝汤、四逆散、半夏泻心汤等与治疗消化性溃疡的西药（H_2 受体拮抗剂，制酸剂）联用，可增强治疗效果。

（16）具有保护肝脏和利胆作用的茵陈蒿汤、茵陈五苓散、大柴胡汤等与西药利胆药联用，能相互增强作用。

（17）茵陈蒿及含茵陈蒿的复方与灰黄霉素联用，可增强疗效，这是因为茵陈蒿所含的羟基苯丁酮能促进胆汁的分泌，而胆汁能增加灰黄霉素的溶解度，促进其吸收，从而增强灰黄霉素的抗菌作用。

（18）甘草与氢化可的松在抗炎抗变态反应时同用，有协同作用。因甘草酸有糖皮质激素样作用，并可抑制氢化可的松在体内的代谢灭活，使其在血液中浓度升高，从而使疗效增强。

（19）丹参注射液加泼尼松，治结节性多动脉炎，有协同作用。

（20）炙甘草汤、加味逍遥散等与甲巯咪唑等联用，可使甲状腺功能亢进症的各种自觉症状减轻。四逆汤与左甲状腺素联用，可使甲状腺功能减退症的临床症状迅速减轻。

（21）延胡索与阿托品制成注射液，止痛效果明显增加；若再加少量氯丙嗪、异丙嗪，止痛效果更优；洋金花与氯丙嗪、哌替啶等制成麻醉注射液，用于手术麻醉不但安全可靠，而且术后镇痛时间长。

（22）十全大补汤、补中益气汤、小柴胡汤等与西药抗肿瘤药联用，可以提高疗效。其中的中药可以提高天然杀伤细胞活性的能力，还可能有造血及护肝作用。

（23）清肺汤、竹叶石膏汤、竹茹温胆汤、六味地黄丸等与抗生素类药联用，有增强抗生素治疗呼吸系统反复感染的效果。这些中药方剂具有抗炎、祛痰、激活机体防御功能的效果，尤其是含人参、柴胡或甘草的方剂效果更佳。有些单味中药如黄连、黄柏、葛根等，具有较强的抗菌作用，如与抗生素类药物联用，可增强抗菌作用。

（24）麻黄与青霉素联用，治疗细菌性肺炎，有协同增效作用；黄连、黄柏与四环素、呋喃唑酮、磺胺脒联用，可增强治疗菌痢的效果；香连化滞丸与呋喃唑酮联用，可增强治疗细菌性痢疾的效果；碱性中药与苯唑西林、红霉素同服，可防止后者被胃酸破坏，增强肠道吸收，从而增强抗菌作用。

（25）香连丸与甲氧苄啶联用后，其抗菌活性增强16倍。

（26）黄连、黄柏与呋喃唑酮、磺胺甲基异噁唑、四环素，治疗痢疾、细菌性腹泻有协同作用，常使疗效成倍提高。

（27）逍遥丸或三黄泻心汤等与西药镇静催眠药联用，既可提高对失眠症的疗效，又可逐渐摆脱对西药的依赖。

（28）补中益气丸、葛根汤等具有免疫调节作用的中药，与抗胆碱酯酶药如新斯的明、毒扁豆碱等联用，治疗肌无力疗效更好。

（29）地西泮有嗜睡等不良反应，若与苓桂术甘汤（丸）合用，地西泮用量只需常规用量的1/3，其不良反应也因为并用中药而消除。

（30）丙谷胺对消化性溃疡临床症状的改善、溃疡的愈合有一定效果，如与甘草、白芍、冰片等合用，则有协同作用，疗效更好。

（31）阿拉明（间羟胺）、多巴胺等升压药与丹参注射液合用，不仅可以增强升压作用，还可以延长升压作用的时间。

（32）桂枝茯苓丸与血管扩张药联用，中药对微循环系统的血管扩张有效，可增强西药的血管扩张作用。

（33）莨菪碱与生脉散、丹参注射液合用，治疗病窦综合征，既能适度加快心率，又能改善血液循环，达到标本兼治的目的。

（34）氯丙嗪与中药珍珠层粉合用治疗精神病，不仅有一定的协同增效作用，而且能减轻氯丙嗪的肝损害副作用。

（35）加味逍遥散、炙甘草汤等与甲巯咪唑等联用，可使甲亢的各种自觉症状减轻。四逆汤与左甲状腺素联用，可使甲状腺低下症的临床症状迅速减轻。

（36）碱性中药与红霉素、苯唑西林等同服，可防止后者被胃酸破坏，增强肠道吸收，从而增强抗菌作用。

此外，中西药联用还能促进药物的吸收，如木香、砂仁、黄芩等对肠道有明显抑制作用，可延长维生素 B_{12}、灰黄霉素、地高辛等在小肠上部的停留时间；从而有利于药物吸收。

2. 降低西药的不良反应

（1）柴胡桂枝汤等具有抗癫痫作用的中药复方与西药抗癫痫药联用，可减少抗癫痫药的用量及肝损害、嗜睡等副作用。

（2）六君子汤等与抗震颤麻痹药联用，可减轻其胃肠道副作用，但也可能影响其吸收、代谢和排泄。

（3）抗抑郁药与相应的中药方剂联用，可减少口渴、嗜睡等副作用的产生。氯氮平治疗精神分裂症有明显疗效，但最常见的不良反应是流涎。应用石麦汤（生石膏、炒麦芽）30～60剂为一疗程，流涎消失率82.7%，总有效率93.6%。

（4）芍药甘草汤等与解痉药联用，在提高疗效的同时，还能消除腹胀、便秘等副作用。

（5）小青龙汤、干姜汤、柴朴汤、柴胡桂枝汤等与抗组胺药联用，可减少西药的用量和嗜睡、口渴等副作用。

（6）木防己汤、真武汤、越婢加术汤、分消汤等与西药利尿药联用，可减轻因应用西药利尿药而导致的口渴等副作用。但排钾性利尿药不宜与含甘草类的中药复方联用，以避免乙型醛固酮增多症。

（7）桂枝汤类、人参类方剂与皮质激素类药联用，可减少激素的用量和副作用。

（8）八味地黄丸、济生肾气丸、人参汤等中药与降血糖药联用，可使糖尿病患者的性神经障碍和肾功能障碍减轻。

（9）黄芪、人参、女贞子、刺五加、当归、山茱萸等，与西药化疗药联用，可降低患者因化疗药而导致的白细胞降低等不良反应。

（10）黄芩、黄连、黄柏、葛根、金银花、葛根等具有较强抗菌作用的中药与抗生素类药联用，可减少抗生素的不良反应。

（11）黄精、骨碎补、甘草等与链霉素联用，可消除或减少链霉素引发的耳鸣、耳聋等不良反应。

（12）逍遥散有保肝作用，与西药抗结核药联用，能减轻西药抗结核药对肝脏的损害。

（13）用含麻黄类中药治疗哮喘，常因含麻黄碱而导致中枢神经兴奋，若与巴比妥类西药联用，可减轻此副作用。

（14）小柴胡汤、人参汤等与丝裂霉素C联用，能减轻丝裂霉素对机体的副作用。

（15）碳酸锂治疗白细胞减少症时会引起胃肠道反应，若与白及、姜半夏、茯苓等同时服用，可明显减轻其胃肠道的不良反应。

二、中西药不合理联用出现的问题

不合理联用常见出现的问题主要有导致毒副作用增加和导致药效降低，临床应用时应尽量避免配伍联用。

1. 导致毒副作用增加

（1）两类药物毒性相类似，合并用药后出现毒副作用的同类相加。如地榆、虎杖、五倍子等含鞣质的中药与四环素、利福平等西药，两者均有肝毒性。

（2）产生有毒的化合物：含雄黄、信石等含砷中药及制剂牛黄解毒丸、六神丸等与硝酸盐、硫酸盐同服，在体内砷氧化成有毒的三氧化二砷，可引起砷中毒。

（3）中药能增加西药的毒副作用：如杏仁、桃仁、白果等含氰苷的中药可加重麻醉、镇静止咳药如硫喷妥钠、可待因等呼吸中枢抑制作用，使副作用增加，严重的可使患者死于呼吸衰竭；如麻黄，含钙离子的矿物药如石膏、海螵蛸等能兴奋心肌而加快心率，增强心脏对强心苷类药物的敏感性而增加对心脏的毒性。

（4）加重或诱发并发症，诱发药源性疾病及过敏反应。鹿茸、甘草具有糖皮质激素样成分，与刺激胃黏膜的阿司匹林等水杨酸衍生物合用，可诱发消化道溃疡；板蓝根、穿心莲及鱼腥草注射液、鹿茸精注射液等与青霉素G伍用会增加过敏的危险。

（5）改变体内某些介质成分含量或环境也能增加毒副作用。某些中药能促进单胺类神经介质的释放，与单胺氧化酶抑制剂合用可使毒副作用增强，严重时可致高血压危象。

如麻黄、中药酒剂与呋喃唑酮、格列本脲、甲硝唑等；含钾离子高的中药如萹蓄、金钱草、丝瓜络等与留钾利尿药螺内酯、氨苯蝶啶等合用可引起高钾血症；含有机酸类中药山楂、乌梅、五味子等能酸化体内环境，与磺胺类药合用降低其溶解度而在尿中析出结晶，引起血尿；与呋喃妥因、阿司匹林、吲哚美辛等联用可增加后者在肾脏的重吸收而加重对肾脏的毒性。

2. 导致药效降低

（1）中西药联用发生化学反应出现沉淀、形成络合物、螯合物、缔合物等而降低药物的吸收。如含生物碱的中药如黄连、黄柏、麻黄等与金属盐类、酶制剂、碘化物合用会产生沉淀；含鞣质的中药与酶制剂的酰胺或肽键形成氢键缔合物。

（2）中西药联用发生中和反应、吸附作用而使药物失效。如含有机酸的中药与碱性西药以及含生物碱的中药与酸性西药合用时会出现中和反应；而煅炭的中药其很强的吸附作用可使酶类制剂和生物碱类西药失效。

（3）中西药合用可因药理作用拮抗、作用受体竞争等因素引起药效降低。如麻黄及其制剂的中枢兴奋作用能拮抗镇静催眠药的中枢抑制作用；麻黄也能竞争性阻碍降压药进入交感神经末梢而使降压效果降低。

（4）中西药合用时因一方能加快另一方的代谢速度，缩短半衰期，降低血药浓度而降低疗效。如中药酒剂就能加快苯妥英钠、甲苯磺丁脲、苯巴比妥、华法林等的代谢速度。

第四节　含西药成分中成药的合理应用

在我国批准注册的中成药中，有200多种是中西药复方制剂，即含有化学药的中成药。此类中西药复方制剂既不同于纯中药制成的中成药，又不同于纯化学成分制成的西药，尤其是在组方特点、适应证及使用注意事项等方面更有其特别的地方，不能简单地按中成药或西药的用法去使用，而这些中西药制剂的一些特殊注意事项在临床的实际使用中并没有得到很好的遵循，有些还因使用不当而引致不良反应的发生，如含有西药格列本脲的降糖中成药消渴丸，有人对其导致的36例严重低血糖反应病例进行统计与分析，发现其因不合理使用引起严重低血糖反应1例，低血糖昏迷28例，严重低血糖导致死亡的7例。引起的原因主要是超剂量使用以及合用了其他西药降糖药等。因此，中西药复方制剂的合理使用已成为当前必须重视的一个合理用药问题。

一、含西药成分的中成药的组方特点

中西药复方制剂是我国独创的一种与疾病斗争的武器，它有机地结合了中西药的精华，重新组成一个更为有效治疗疾病的药品，它比纯中药或纯西药制剂更为有效。

二、含西药成分的中成药的合理应用

在使用含有西药组分的中成药时，要注意不能再使用同种成分的西药或随意加大该中成药的剂量，以免重复用药或用药过量；同时也要注意和其他西药联用的药物相互作用，以防降低药物疗效和出现药物不良反应。

（一）以含格列本脲成分的消渴丸为例的中成药合理应用

消渴丸是含有格列本脲的中西药复方制剂，用于治疗 2 型糖尿病效果显著，深受众多糖尿病患者的欢迎。但有不少的糖尿病患者并不知道消渴丸里含有西药成分，认为是纯中药制剂，随意加大用量、随意与其他降糖西药合用，更没有关注到与其他西药的配伍禁忌，以至服用消渴丸而出现不良反应。现以消渴丸为例介绍中西药复方制剂的合理应用。

1. 应严格掌握其适应证 众所周知，每个药品都有其严格的适应证，西药如此，中成药如此，含西药成分的中成药也不例外，只有了解每个药品的适应证才能正确使用该药。如消渴丸只适用于确诊为 2 型糖尿病的患者，且对于较轻型患者一般不适合选用该药，尤其是一些仅血糖升高尚不达到糖尿病的诊断标准的病例，更不宜选用。

2. 应严格遵循药品说明书 药品说明书是指导临床合理用药，保障患者用药安全最直接也是相当重要的参考资料，是药品最基本、最重要的信息源，是医师开处方、药师调配、护理给药、患者服药的重要依据，具有医学和法律上的意义。因此，不管是临床医师、药师、护师还是患者本身都必须严格遵循药品说明书使用药品，单纯的中成药、西药制剂如此，含西药成分的中成药更应如此。如消渴丸中的格列本脲本身可促进胰岛 β 细胞分泌胰岛素，抑制肝糖原分解和糖原异生，增加胰外组织对胰岛素的敏感性和糖的利用，可降低空腹血糖与餐后血糖。其常用量一般为每次 2.5mg，3 次/d。磺胺过敏、白细胞减少患者禁用，孕妇及哺乳期妇女不宜使用，肝肾功能不全、体虚高热、甲状腺功能亢进者慎用。服用过量易致低血糖。按药品说明书的用法：消渴丸中格列本脲每次已达到 1.25～2.5mg。消渴丸是一种治疗糖尿病比较有效的中成药，应用较广，但不少患者对其含有格列本脲并不太了解，以为是中成药多服无害。因服用消渴丸致低血糖休克甚至死亡的病例已有报道，因此在服用此类药物时必须高度重视格列本脲的作用。最近，经报国家食品药品监督管理总局批准，广州中医药业还对消渴丸说明书进行了修改，在新版说明书中将消渴丸的服用方法由"餐后服用"改为了"餐前服用"，根据专家论证，消渴丸从餐后服用改为餐前服用，能更安全有效地发挥治疗作用：消渴丸所含格列本脲降糖作用强，起效迅速，发挥作用的高峰期一般出现在服药后的半小时到 2h 内。如果进餐前半小时内服用消渴丸，进餐通常需要半小时左右，进餐完毕正好是消渴丸发挥降糖作用的高峰期，此时由于进餐后的食物在体内转化为葡萄糖，因此餐前服用可以更好地避免低血糖，因而更安全；另一方面，糖尿病的治疗，最理想的目标就是空腹血糖和餐后血糖都能得到满意控制，消渴丸在餐前服用的话，既能有效地降低空腹血糖，又能有效降低餐后血糖，使到机体内的血糖能长时间保持相对平稳状态而更有效。

3. 使用方法要得当 药物的治疗（使用）方法是临床医师有效治疗疾病的独特途径，不同治疗方法可产生不同疗效，合理、得当的治疗方法可提高疗效，减少不良反应的发生。以消渴丸为例，由于消渴丸的降糖作用较强，治疗时要从小剂量开始，即根据病情从每次 5 丸起逐渐递增。每次服用量不能超过 10 丸，每日不能超过 30 丸；至疗效满意时，可逐渐减少每次服用量或减少服用次数至每日 2 次的维持剂量。每日服用 2 次时，应在早餐及午餐前各服 1 次，晚餐前尽量不用。或根据患者个人的具体情况由医师指导，进行服用量控制。另外，该药所含格列本脲作用持续时间较长，半衰期为 8～12 小时，故给药应每天不超过 3 次，且应尽量避免晚间临睡前服药，因睡眠后低血糖反应不易被发现，将影响及时治疗。

4. 注意老年患者及患者的肝肾功能状况 许多西药对成人（特别是老年人）的肝肾功

能是有明显影响的，因此，服用中西药复方制剂要特别注意老年患者及患者的肝肾功能状况，消渴丸中的格列本脲代谢产物仍有活性和降糖作用，部分在肝脏代谢，部分经肾脏排出。因此，对肝肾功能不全者原则上禁用含格列本脲成分中成药。老年患者（特别是65岁以上患者）肝肾功能一般较年轻者衰退，减慢药物代谢，对成年患者的一般剂量对年老、体弱者即可能过量，故老年糖尿病患者发生低血糖通常较严重，且老年人较少出现肾上腺释放反应，常无先兆而转入嗜睡或昏迷。另外，有些老年患者精神状况较差，记忆力减退，造成重复过量服药，也是一个不可忽视的因素。因此，对老年患者及肝肾功能状况不好的患者应适当减低用量。

5. 注意联合用药　由于含西药成分中成药中某些成分与其他中药或西药联用可产生毒副作用增加及疗效降低等反应，因此，临床上应避免用某些与其有配伍禁忌的中药或西药联用，以避免或减少联用后毒副反应的发生。如消渴丸和下列药物同时应用就可诱发或增加低血糖的发生：①抑制磺脲类药物由尿中排泄，如治疗痛风的丙磺舒、别嘌醇；②延迟磺脲类药物的代谢，如乙醇，H_2 受体阻滞剂（西咪替丁、雷尼替丁）、氯霉素，抗真菌药咪康唑，抗凝药。磺脲类与乙醇同服可引起腹痛、恶心、呕吐、头痛以及面部潮红（尤以使用氯磺丙脲时），与香豆素类抗凝剂合用时，开始两者血浆浓度皆升高，以后两者血浆浓度皆减少，故应按情况调整两药的用量；③促使与血浆白蛋白结合的磺脲类药物分离出来，如水杨酸盐、贝特类降血脂药；④药物本身具有致低血糖作用：乙醇、水杨酸类、胍乙啶、单胺氧化酶抑制剂、奎尼丁；⑤合用其他降血糖药物：胰岛素、二甲双胍、阿卡波糖、胰岛素增敏剂；⑥β肾上腺受体阻滞剂可干扰低血糖时机体的升血糖反应，阻碍肝糖酵解，同时又可掩盖低血糖的警觉症状。此外，消渴丸已含有格列本脲，故不宜与其他磺脲类药物合用，否则会增加低血糖的发生，例如，格列本脲、格列吡嗪、格列齐特、瑞易宁、糖适平等。

6. 药品不良反应的防治措施　含西药成分中成药是中西药组合的复方制剂，如用药不慎则易发生不良反应，因此，如何防治该类药物的不良反应也值得引起我们关注。如消渴丸的不良反应主要表现为药物性低血糖，而药物性低血糖反应关键在于预防。在消渴丸治疗过程中，应密切注意监测血糖，尤其是治疗初始的一周，如果血糖下降过低应注意将药物减量。治疗中如果患者出现心慌、出汗、焦虑或昏迷等表现，应立即想到低血糖反应的可能性，应不失时机地给予救治。如果患者尚清醒可给予甜果汁、糖水或进食少量食物，昏迷时应给予50%葡萄糖静脉推注及5%葡萄糖持续滴注。由于其代谢产物有持续性降血糖作用，低血糖清醒后可再度昏迷，因而治疗应持续滴注1～2d，血糖平稳后方可停止。在用葡萄糖治疗中，应注意监测血糖、尿糖、尿酮体及血电解质等指标，以防导致治疗后高血糖和高渗昏迷。

（二）含西药成分治感冒中成药的合理应用

患者在感冒发热时往往急于求愈，常常既服西药又服中药，或几种感冒药、退热药同服。若患者不了解所服每种药物的成分及其作用，加之目前所有解热镇痛的西药品种中，同物异名的情况很多，则易导致重复用药、过量用药，存在着严重的用药安全隐患。

1. 含有对乙酰氨基酚成分的中成药合理应用　对乙酰氨基酚也称扑热息痛，是乙酰苯胺类解热镇痛药，可用于感冒或其他原因引起的高热和缓解轻中度疼痛，一般剂量较少引起不良反应。长期大量使用对乙酰氨基酚，尤其是肾功能低下时，可出现肾绞痛或急性肾功能衰竭、少尿、尿毒症。若与肝药酶诱导剂，尤其是巴比妥类并用时，发生肝脏毒性反应的危险增加。肝肾功能不全的患者应慎用，有增加肝脏、肾脏毒性的危险。服用超量可出现恶心、呕吐、胃痛、胃痉挛、腹泻、多汗等症状。有不少治疗感冒的中成药也含有对乙酰氨基酚，若治疗感冒发热使用这类中成药时，再服用西药对乙酰氨基酚制剂，则使对乙酰氨基酚的剂量过大，增加药物的不良反应。因此，临床上应尽量避免同时使用含相同成分对乙酰氨基酚的治疗感冒的中西药。

我国食品药品监督管理局于 2010 年 9 月发布了第 32 期《药品不良反应信息通报》，其中公布了这样一个病例：8 岁男孩，因"发热、咽痛"口服维 C 银翘片和百服宁 3d 后，出现双唇糜烂，伴疼痛，躯干、四肢出现散在红斑伴瘙痒，体温升高至 39℃。维 C 银翘片是含有对乙酰氨基酚等 13 种成分的中西药复方制剂，百服宁的主要成分就是对乙酰氨基酚。这个病例就是同时服用含对乙酰氨基酚的西药和中成药后引起不良反应的典型病例，应引起重视。

2. 含有安乃近成分的中成药合理应用　安乃近多用于急性高热时退热，其退热作用强，易致患者大汗淋漓，甚至发生虚脱。长期应用可能引起粒细胞缺乏症、血小板减少性紫癜、再生障碍性贫血。因此，在服用含有安乃近成分的中成药时，切不可随意加大剂量，更不能长期使用，年老体弱者用药尤其应慎重，不能再同时加用解热的西药，尤其是不能与含有安乃近的治疗感冒的西药联合应用。对安乃近、吡唑酮类及阿司匹林类药物过敏者也应禁用。

3. 含有马来酸氯苯那敏成分中成药合理应用　马来酸氯苯那敏也称扑尔敏，用于各种过敏性疾病，并与解热镇痛药配伍用于感冒，同时有嗜睡、疲劳乏力等不良反应，因此在服药期间，不得驾驶车船、登高作业或操作危险的机器。癫痫患者忌用。"三九感冒灵颗粒 2 包，用白开水溶化，送服白加黑片，若感冒较重则加服维 C 银翘片，效果很好！"这是一个临床医师常用的治疗感冒的方法，这样治感冒，可能好得快，但对肝肾及消化系统的损害也是加倍的。三九感冒灵颗粒、白加黑片、维 C 银翘片这 3 种药物均含有对乙酰氨基酚，如果按此同时服用，则对乙酰氨基酚的摄入量超过常用量 4 倍，势必会造成服药者的肝肾和消化道的加倍损害。因此，在治疗感冒时切忌同时服用含相同成分的西药和中成药。服药前要仔细阅读药物说明书，严格按说明书用药，避免超剂量、长期用药。常见治疗感冒的中西药物及其所含相同成分见表 33 - 1。

表 33 - 1　常见治感冒的西药和中成药一览表

西药	含西药成分的中成药	所含主要西药成分
白加黑、百服宁、必理通、泰诺林、儿童百服宁、康利诺、散利痛、达诺日夜片、氨酚曲麻片、联邦伤风素	强力感冒片（强效片）、抗感灵片、康必得、速感宁胶囊	对乙酰氨基酚
银得菲、泰诺、使力克	扑感片、贯防感冒片、速感宁胶囊、银菊清解片、速感康胶囊、速克感冒片（胶囊）、速感宁胶囊、维 C 银翘片	对乙酰氨基酚、马来酸氯苯那敏
扑感敏、力克舒、快克、感康、感诺、库克、感叹号、速效伤风胶囊（氨加黄敏）、小儿速效感冒颗粒（小儿氨加黄敏）	感冒灵颗粒（胶囊）、感特灵胶囊、复方感冒灵片（胶囊）、感冒安片	对乙酰氨基酚、马米酸氯苯那敏、咖啡因
	治感佳片（胶囊）、感冒清	对乙酰氨基酚、马米酸氯苯那敏、盐酸吗啉胍

西药	含西药成分的中成药	所含主要西药成分
复方阿司匹林片、解热止痛片	速克感冒片（胶囊）、金羚感冒片	阿司匹林
复方安乃近片	重感冒灵片	安乃近

（三）含有盐酸麻黄碱中成药的合理应用

麻黄碱虽然是中药麻黄中的一个主要成分，但是两者之间功效并非等同。盐酸麻黄碱有舒张支气管、加强心肌收缩力、增强心排血量的作用，并有较强的兴奋中枢神经作用，能收缩局部血管。对于前列腺肥大者可引起排尿困难，大剂量或长期应用可引起震颤、焦虑、失眠、头痛、心悸、心动过速等不良反应。故甲状腺功能亢进症、高血压、动脉硬化、心绞痛患者应禁用含盐酸麻黄碱的中成药。

（四）含有吲哚美辛中成药的合理应用

吲哚美辛的不良反应发生率高达 35% ~ 50%，其中约 20% 的患者常因不能耐受而被迫停药。常见的不良反应有：①胃肠道反应：如恶心、呕吐、厌食、消化不良、胃炎、腹泻，偶有胃溃疡、穿孔、出血；②中枢神经系统反应：头痛、眩晕、困倦，偶有惊厥、周围神经痛、晕厥、精神错乱等；③造血系统损害：可有粒细胞、血小板减少，偶有再生障碍性贫血；④过敏反应：常见为皮疹、哮喘、呼吸抑制、血压下降等；⑤可引起肝肾损害。鉴于此，溃疡病、哮喘、帕金森病、精神病患者、孕妇、哺乳期妇女禁用；14 岁以下儿童一般不用；老年患者、心功能不全、高血压病、肝肾功能不全、出血性疾病患者慎用；且不宜与阿司匹林、丙磺舒、钾盐、氨苯蝶啶合用。

（五）含有氢氯噻嗪中成药的合理应用

氢氯噻嗪引起的不良反应最常见为低血钾，同时因其可抑制胰岛素释放，可使糖耐量降低、血糖升高，故肝病、肾病、糖尿病患者、孕妇及哺乳期妇女不宜服用。所以，使用含有氢氯噻嗪的中成药时，不仅要注意氢氯噻嗪本身所具有的不良反应，同时也要避免重复用药，以防止药物自身不良反应的发生。

第五节 中药与食物的合用

我国素有"药食同源"之说。从古到今中医药学都告诉我们：药食同源、同用。食物的性能与药物的性能一致，具有包括"气""味""升降""浮沉""归经""补泻"等内容，并可以在阴阳、五行、脏腑、病因、病机、治则、治法等中医基础指导下应用。传统中医的食物与药物没有明确界限，即：药疗中有食，食疗中有药。古人谆谆告诫后人："气血得理，百病不生；若气血失调，百病竞起"。因此"为食""为药"的万物必须讲究，要因人、因地、因体、因病合理地使用。

一、药食同源的起源及关系

（一）药食同源的起源

"药食同源"是指许多中药与食物是同时起源的，食物即药物，它们之间并无绝对的分界线。古代医学家将中药的"四性""五味"理论使用到食物之中，认为每种食物也具有"四性""五味"。唐朝时期的《黄帝内经太素》一书中写道："空腹食之为食物，患者食之为药物"，反映出"药食同源"的思想。《淮南子·修务训》称："神农尝百草之滋味，水泉之甘苦，令民知所避就。当此之时，一日而遇七十毒。"可见神农时代药与食不分，无毒者可就，有毒者当避。随着经验的积累，药食才开始分化。在使用火后，人们开始食熟食，烹调加工技术才逐渐发展起来。在食与药开始分化的同时，食疗与药疗也逐渐区分。在中医药学的传统之中，论药与食的关系是既有同处，亦有异处。但从发展过程来看，远古时代是同源的，后经几千年的发展，药食分化，若再往今后的前景看，也可能返璞归真，以食为药，以食代药。"药食同源"理论认为：许多食物既是食物也是药物，食物和药物一样都能够防治疾病。在古代原始社会中，人们在寻找食物的过程中发现了各种食物和药物的性味和功效，认识到许多食物可以药用，许多药物也可以食用，两者之间很难严格。区分。这就是"药食同源"理论的基础，也是食物疗法的基础。中医药学还有一种中药的概念是：所有的动植物、矿物质等也都是属于中药的范畴，中药是一个非常大的药物概念。虽然药物也是食物，食物也是药物，但食物的副作用小，而药物的副作用大，这就是"药食同源"的另一种含义。

（二）中药与食物的关系

中药与食物的关系就是药食同源。人人知道，中医治病最主要的手段是中药和针灸。中药多属天然药物，囊括植物、动物和矿物，而可供人类饮食的食物，同样来源于自然界的动物、植物及部分矿物质，因此，中药和食物的来源是雷同的。有些东西，只能用来治病，就称为药物，有些东西只能作饮食之用，就称为食物。但个中的大部分东西，既有治病的作用，同样也能当作饮食之用，叫作药食两用。因为它们都有治病功能，所以药物和食物的界线不是非常清楚的。譬如橘子、粳米、赤小豆、龙眼肉、山楂、乌梅、核桃、杏仁、饴糖、花椒、小茴香、桂皮、砂仁、南瓜子、蜂蜜等等，它们既属于中药，有良好的治病疗效，又是大家经常吃的富有营养的可口食物。知道了中药和食物的来源和作用以及两者之间的亲切关系，我们就不难理解药食同源的说法了。中药与食物的共同点：可以用来防治疾病。它们的不同点是：中药的治疗药效强，也就是人们常说的"药劲大"，用药正确时，效果突出，而用药欠妥时，容易出现较明显的副作用；而食物的治疗效果不及中药那样凸显和敏捷，配食不当，也不至于立即产生不良的后果。但不可轻忽的是，药物固然作用强但一般不会经常吃，食物虽然作用弱但每天都离不了。我们的日常饮食，除供应必需的营养物质外，还会因食物的功能作用或多或少的对身体均衡和生理性能产生有益或不利的影响，与日俱增，从量变到质变，这类影响作用就变得十分明显。从这个意思上讲，它们其实不亚于中药的作用。因此准确合理地选择饮食，坚持下去，会起到药物所不能达到的效果。

二、药食同源品种

表 33-2 列出了部分药食同源品种。

表 33-2 部分药食同源品种按 26 种功能分类表

保健功能	名称
1. 免疫调节	茯苓、枸杞、大枣、阿胶、桑椹、银耳
2. 促进消化功能	山楂、麦芽、鸡内金、山药、莱菔子、扁豆、陈皮、茯苓、大枣、佛手
3. 改善记忆功能	茯苓、黄精
4. 促进生长发育功能	山楂、鸡内金
5. 缓解体力疲劳功能	枸杞、砂仁、肉桂、丁香
6. 提高缺氧耐受力功能	沙棘籽油、枸杞、黄精
7. 对辐射危害有辅助保护功能	银耳、枸杞、香菇
8. 通便功能	火麻仁、决明子、莱菔子、百合、玉竹、芦荟、橘皮、山楂、郁李仁、桑椹
9. 辅助降血脂功能	山楂、芦荟、决明子、荷叶、沙棘油
10. 辅助降血糖功能	葛根、黄精、乌梅、决明子、山药、甘草、苦瓜、桑叶、百合
11. 调节肠道菌群功能	党参、茯苓、神曲
12. 改善睡眠功能	酸枣仁、莲子心、桑椹、枸杞子、茯苓
13. 减肥功能	荷叶、茯苓、决明子、山楂、香橼、菊花、海藻、莱菔子、乌龙茶
14. 改善营养性贫血	阿胶、茯苓、桑椹、大枣、龙眼肉、陈皮、枸杞
15. 对化学性肝损伤有辅助保护功能	山楂、桑椹、麦芽、葛根、黄精、大蒜、枸杞、茯苓、栀子、鱼腥草、陈皮
16. 促进泌乳功能	龙眼肉、大枣
17. 对胃黏膜损伤有辅助保护功能	茯苓、山楂、薏苡仁、陈皮、干姜、葛根、蒲公英、甘草、枸杞
18. 促进排铅功能	海带、茶叶、猕猴桃
19. 清咽润喉功能	菊花、桑叶、胖大海、薄荷、桔梗、金银花、乌梅、蒲公英、橘红、罗汉果、甘草
20. 辅助降血压功能	决明子、海带、茶叶、山楂、槐花、菊花
21. 增强骨密度功能	面粉、小麦胚芽、豆类、虾、螃蟹、贝类、海藻、牛肉、鸡肉、肝脏
22. 抗氧化功能	茶多酚、番茄红素、桃仁
23. 缓解视疲劳功能	枸杞子、越橘、菊花、决明子
24. 祛痤疮功能	决明子、白芷、茯苓、枸杞、金银花、栀子、桑叶、马齿苋、鱼腥草、山楂、菊花、薏苡仁、杏仁、乌梢蛇
25. 祛黄褐斑功能	枸杞、桃仁、桑椹、菊花、决明子、茯苓、葛根、桑叶、干姜
26. 改善皮肤水分功能	白芷、葛根、杏仁、乌梅、山药、枸杞、昆布、桑椹

三、食物的性味特点

(一) 食物的属性和作用

1. **食物的酸碱两性** 现代营养学把食物分酸碱两性。酸碱之性并非指其入口之味，而是指食物在人体代谢之后的最终产物是呈酸性还是呈碱性。营养学总体要求人体酸碱平衡。

掌握食物的酸碱性，把握膳食的营养平衡是营养科学、身体健康的重要标志。

（1）酸性食物：肉鱼蛋禽，谷类，硬果（如：榛子、花生、核桃），部分水果（如：李子、梅子、葡萄干、杏、山楂等）。酸性食物含氯、硫、磷元素高，使人体血液呈酸性，易疲劳，但溃疡、胃酸过高者不宜食。

（2）碱性食物：水果、蔬菜、牛奶、豆类、茶，硬果（如：杏仁、栗子、椰子等）。碱性食物含钙、钠、镁、钾较高，可使人精力充沛。但消化不良，胃酸偏低者忌食。

（3）中性食物：黄油、奶油、植物油、淀粉、糖等，中性食物含碳氢氧元素高。但动脉硬化患者忌食。

2. 食物的四气五味及功效　根据中医理论食物也有四气五味，所谓四气即寒热温凉之性，五味即酸苦甘咸辛之味。不同性味的食物有不同的功效。

（1）胀气食物：牛奶、豆浆、红薯、洋葱、蒜、芹菜、山药、马铃薯及甜味食品（如汽水）等，其含糖纤维素较高，老年患者、动脉硬化、冠心病患者禁食。

（2）刺激性食物：辣椒、花椒、胡椒、茴香、桂皮、姜、芥末、酒、韭菜、葱、蒜、五香粉等。急性传染病、高热、口腔及咽部疾病和胃十二指肠疾病患者禁食。

（3）发物类食物：海产鱼类、鹅肉、公鸡肉、鲤鱼、虾、螃蟹、鸭蛋等。可能与某种蛋白有关。患外科诸症、各类手术及痈肿疔疮者忌食。

（4）属寒凉性的食物：具有清热解毒的作用，如豆腐、猪肉、马肉、鸭肉、螃蟹、荞麦、冬瓜、黄瓜、梨、西红柿、笋、豆芽、海带、裙带菜、紫菜、茶叶、盐、啤酒、西瓜等。

（5）属温热的食物：具有祛寒和兴奋的作用，如大豆、糖、蛋、牛奶、江米、火腿、鸡肉、兔肉、羊肉、带鱼、海参、葱、韭菜、芹菜、酒、葡萄、生姜、胡椒、花椒、大蒜、芥菜等。

（6）属中性食物：既不属热也不属寒但可根据烹调方法不同而发生变化，如大米、小麦、玉米、黑豆、花生、芝麻、山药、蘑菇、木耳、白砂糖等。

（7）属辣味食物：具有"行气"作用，食用后出汗，发热，促进血液循环，祛风散寒，舒筋活血，入肺脏。

（8）属苦味食物：具有健胃消炎作用，食后入心脏。

（9）属酸性食物：具有增进食欲，健脾开胃作用，可治疗慢性腹泻和脱肛，抑制出汗，还可振奋精神，食后入肝脏。胃酸过高者不宜食。

（10）属甜味食物：具有滋养和缓和作用，可补气充实血液成分，食用后入脾脏。

（11）属咸味食物：具有缓解肌肉紧张，改善淋巴肿胀及解除便秘的作用，食后入肾脏。

另外烹调方法还能对食物属性产生影响和改变，如白菜本属凉性但煮过后就变成温性。温性食物依烤、煮、蒸、炒、油炸的顺序而使温性增加，同时对机体的滋补性也增强。凉性食物依水煮、生食顺序而使属性增强，同时可除去体内摄入过足后多余部分，增加泻性，可缓解便秘、水肿和肥胖。

（二）饮食与四季气候特点的结合

1. 春季　主食选用甘凉性味的小麦加工成的各种面食，再配一些米粥，副食主要选用辛甘之品（如葱、香菜、韭菜、胡萝卜、花生、圆白菜、鸡肉、大枣、禽蛋、鱼、豆类、猪肉等），因春天气候温和，人体阳气开始升发，新陈代谢逐渐旺盛起来，多用辛甘食品以助阳气利于代谢，配用甘凉主食可防阳气太过。宜省酸增甘，以养脾气为原则。

2. 夏季　主食用甘寒性味的小米，配用面食稀粥，常加些绿豆。副食主要选用甘酸清润之品（如青菜、西红柿、冬瓜、茄子、黄瓜、咸蛋、丝瓜之类，以及鸡蛋、鸭肉、牛肉等）。夏天热，阳气盛，选用性味寒凉甘酸清润之品，可清热祛暑。甘酸又可化阳保护阴气，切忌辛辣之品，免伤阳气，常吃大蒜防伤脾胃之阳。少吃油腻食品，多吃苦味食品。

3. 秋季　主食、副食均用甘润之品，主食以大米、糯米等谷物为主配以面食、白薯等，稀粥中常放些芝麻、核桃仁。副食除各种蔬菜外要多吃各种水果，梨、蜂蜜、莲子、银耳、葡萄、萝卜。肉类食品用些猪肉、兔肉、河鱼等。秋季气候凉燥多吃甘润之品可生津润燥，忌辛辣（生姜、辣椒之类）。少用苦瓜、黄瓜、香菜等苦寒与甘寒发散之品。注意暖腹，禁食生冷，烹调味道以清淡为主。

4. 冬季　主食用甘温性味之品，如玉米、高粱食品，搭配些米面。稀粥中放些芸豆、赤小豆。副食应具有滋阳护阴或保阴潜阳、理气功效的蔬菜（大白菜、胡萝卜、藕、白萝卜、豆芽菜、木耳等），肉类品选用甘温助阳之品（羊肉、狗肉、鸡肉等）可以温补阳气，又避免化火而阴阳失调。烹制的食品味道应五味相配，略浓些。禁忌偏食或多食，多食些新鲜蔬菜如胡萝卜、油菜、菠菜、豆芽等。

这些饮食养生的认识观，既突出祖国医学饮食疗法的特点，又完全符合，现代医学、食品营养学的原理，是我们中药临床药师应该掌握的。

四、常见食物的功效介绍

1. 平菇　性甘、温。具有追风散寒、舒筋活络的功效。

2. 鸡油菌　性甘、寒。具有清目、利肺、益肠胃的功效。

3. 银耳（雪耳）　性甘、平、淡，归肺、胃、肾经。具有强精、补肾、润肠、益胃、补气、和血、强心、壮身、补脑、提神、美容、嫩肤、延年益寿之功效。

4. 灵芝　性甘，平。归心、肺、肝、肾经。主治虚劳、咳嗽、气喘、失眠、消化不良、恶性肿瘤等。

5. 鸡腿菇　性平，味甘滑。具有清神益智，益脾胃，助消化，增加食欲等功效。

6. 茶树菇　性平，味甘温。具有补肾滋阴、健脾胃、提高人体免疫力、增强人体防病能力的功效。

7. 金针　性平，味甘滑。补肝，益肠胃，抗癌；主治肝病、胃肠道炎症、溃疡、肿瘤等病症。

8. 木耳（云耳，黑木耳）　性平，味甘。归胃、大肠经。具有益气、润肺、补脑、轻身、凉血、止血、涩肠、活血、强志、养容等功效。

9. 紫菜　性寒，味甘咸。入肺、肾经。具有化痰软坚、清热利水、补肾养心的功效。

10. 海带　性寒，味咸。入胃、肾、肝经。消痰软坚、泄热利水、止咳平喘、祛脂降压、散结抗癌。

11. 藕　生藕味涩，性凉；煮熟味甘，微温。入心、脾、胃经。具有清热、生津、凉血、散瘀、补脾、开胃、止泻的功效。

12. 胡萝卜　性平，味甘。入肺、脾经。健脾消食、补肝明目、清热解毒、透疹、降气止咳。

13. 萝卜　性平，味辛、甘。入肺、胃经。具有消积滞、化痰清热、下气宽中、解毒等功效。

14. 土豆　味甘、性平、微凉。入脾、胃、大肠经。有和胃调中，健脾利湿，解毒消炎，宽肠通便，降糖降脂，活血消肿，益气强身，美容，抗衰老之功效。

15. 地瓜　性凉，味甘。用于胃热烦渴，或饮酒过度，热伤津液，大便燥结。

16. 豌豆　味甘，性平。归脾、胃经。益脾养中，生津止渴。具有止泻痢、调营卫、利小便、消痈肿、解乳石毒之功效。

17. 生菜　性凉，味甘。有清热安神，清肝利胆，养胃的功效。

18. 茴香　味辛，性温。归肝、肾、脾、胃经。有散寒止痛，理气和中之功效。

19. 黄豆　味甘，性平。入脾、大肠经。具有健脾宽中，润燥消水，清热解毒，益气的功效。

20. 黄豆芽　味甘，性凉。入脾、膀胱经。滋润清热，利水解毒。

21. 豆腐　甘，凉。归脾、胃、大肠经。益中气，和脾胃，健脾利湿，清肺健肤，清热解毒，下气消痰，润燥生津。

22. 绿豆　味甘，性寒。入心、胃经。清热解毒，消暑，利水。

23. 绿豆芽　味甘，性寒。归心，胃经；有清热解毒，醒酒利尿的功效。

24. 冬瓜果　果皮和子味甘淡，性凉。归肺、大肠、小肠、膀胱经。利水，消痰，清热，解毒。

25. 南瓜　味甘，性温。子味甘，性平。瓜入脾、胃经。益脾暖胃，充饥养中。子驱虫。具有补中益气，消炎止痛，解毒杀虫，降糖止渴的功效。

26. 丝瓜　瓜味甘，性凉。瓜络味甘，性平。通行十二经。入心、肝、肺、胃经。瓜清热，化痰，凉血，解毒。瓜络有通经活络，清热化痰，解暑除烦，通经活络、祛风的功效。

27. 黄瓜　甘，凉。归脾、胃、大肠经。清热利尿。瓜藤清热，利湿，祛痰，镇痉。

28. 苦瓜　味苦，性凉。入心、肝、肺经。清热解暑，明目，解毒，利尿凉血，解劳清心，益气壮阳之功效。

29. 莴苣　味甘、苦，性凉。入胃、膀胱经。有利五脏，通经脉，清胃热、清热利尿的功效。

30. 洋葱　味甘、微辛，性温。入肝、脾、胃、肺经。具有润肠，理气和胃，健脾消食，发散风寒，温中通阳，提神健体，散瘀解毒的功效。

31. 菜花　性凉，味甘。入肾、脾、胃经。可补肾填精，健脑壮骨，补脾和胃。

32. 茼蒿　味辛、甘，性平。归脾、胃经。有调和脾胃，利小便，化痰止咳的功效。

33. 芹菜　（水芹菜、香芹、蒲芹、药芹）甘，凉。归肝、胃、肺经。具有平肝清热，祛风利湿，除烦消肿，凉血止血，解毒宣肺，健胃利血，清肠利便，润肺止咳，降低血压，健脑镇静的功效。

34. 菠菜　味甘，性凉。入大肠、胃经。有养血止血，利五脏，通肠胃，调中气，活血脉，止渴润肠，敛阴润燥，滋阴平肝，助消化的功效。

35. 白菜　味甘，性微寒、平。归肠、胃经。解热除烦，通利肠胃，养胃生津，除烦解渴，利尿通便，清热解毒。

36. 韭菜　根味辛，性温。有温中开胃，行气活血，补肾助阳，散瘀的功效。叶味甘、辛、咸，性温。入肝、胃、肾经。温中行气，散瘀解毒。种子味辛、咸，性温。入肝、肾经。补肝肾，暖腰膝，壮阳固精。

37. 圆白菜　性平，味甘。归脾、胃经。可补骨髓，润脏腑，益心力，壮筋骨，利脏器，祛结气，清热止痛。

38. 葫芦　甘、淡，平。归肺、脾、肾经。清热利尿，除烦止渴，润肺止咳，消肿散结的功能。

39. 油菜　味辛，性温。入肝、肺、脾经。茎、叶可以消肿解毒，治痈肿丹毒、血痢、劳伤吐血。种子可行滞活血，治产后心、腹诸疾及恶露不下、蛔虫肠梗阻。

40. 番茄（西红柿）　甘、酸，微寒。归肝、胃、肺经。生津止渴，健胃消食。清热解毒，凉血平肝，补血养血和增进食欲的功效。

41. 蚕豆　味甘，性平。入脾、胃经；可补中益气，健脾益胃，清热利湿，止血降压，涩精止带。

42. 豇豆　性平，味甘咸。归脾、胃经。具有理中益气，健胃补肾，和五脏，调颜养身，生精髓，止消渴的功效。

43. 芦笋　味甘，性寒。归肺、胃经。有清热解毒，生津利水的功效。

44. 葱　味辛，性温。入肺、胃经。发汗解表，通阳，利尿，通阳活血，驱虫解毒。

45. 姜　味辛，性温。入肺、脾、胃经。解表，散寒，温胃，解毒。

46. 蒜　味辛，性温。入脾、胃、肺经。暖脾健胃，行气消积，解毒杀虫。

47. 胡椒（白胡椒，黑胡椒）　味辛，性热。入胃、大肠经。温中散寒，下气，消痰。

48. 黑豆　豆味甘涩，性平。入肝、肾经。种皮味甘，性凉。入肝经。补血，安神，明目，益肝肾之阴。种皮养血疏风。

49. 花生　种子性平，味甘。入脾、肺经。种皮味甘微苦涩，性平。入肝、脾经。荚壳味淡微涩，性平。入肺经。枝叶味微苦甘，性凉。入肝经。种子益脾润肺，补血。花生衣健脾止血。荚壳敛肺止咳。枝叶平肝安神。

50. 山楂　味酸、甘，性微温。入脾、胃、肝经。化食消积，收敛止泻，健胃，活血化瘀，驱虫。

51. 无花果　味甘，性平。具有健脾，滋养，润肠的功效。

52. 甘蔗　味甘，性平。归肺、胃经。健脾，生津，利尿，解酒。

53. 西瓜　西瓜瓤及西瓜皮味甘、淡，性寒。西瓜子味甘，性平。西瓜霜味咸，性寒。归心、胃、膀胱经。西瓜瓤及西瓜皮清热消暑，解渴，利尿。西瓜子滋补，润肠。西瓜霜清热解暑，利咽喉。

54. 李子果　肉味甘、酸，性寒。核仁味苦，性平。入肝、肾经。果肉清热，利水，消食积。核仁活血利水，滑肠。

55. 杨梅　味酸、甘，性平。归肺、胃经。生津止渴，消食，止呕，利尿。

56. 荸荠　味甘、淡，性凉。清热，化痰，生津，降压。

57. 桃　果肉味酸、甘，性温。归胃、大肠经；桃仁味苦、甘，性平。有小毒。果肉敛肺，敛汗，活血。桃仁活血，润肠。具有养阴、生津、润燥活血的功效。

58. 苹果　味甘，微酸，性平。归脾、肺经。补气，健脾，生津，止泻。

59. 枣　味甘，性平。入脾、胃经。补血，健脾，养心安神。

60. 草莓　味甘、酸，性凉。润肺，生津，健脾，解酒。

61. 香蕉　味甘，性寒。入肺、大肠经。清热，利尿，通便，降压，安胎。

62. 菠萝　味甘，性平。入胃、肾经。健脾解渴，消肿，去湿。

63. 柠檬　果味酸、甘，性平。核味苦，性平。入肝、胃经。果化痰止咳，生津，健脾。核行气，止痛。有化痰止咳，生津，健脾的功效。

64. 柿子　果味甘、涩，性平。柿蒂味涩，性平。入肺、脾、胃、大肠经；果止渴，润肺，健脾。柿蒂降气止呃。

65. 荔枝　果肉味甘、酸，性温。核，味甘、微苦，性温。入心、脾、肝经。果肉具有补脾益肝，理气补血，温中止痛，补心安神的功效；核具有理气，散结，止痛的功效。

66. 石榴　种子味甘、酸，性凉。果皮味酸、涩，性温，有毒。入肺、肾、大肠经。种子清热解毒，润肺止咳。果皮收敛，杀虫。具有生津止渴，收敛固涩，止泻止血的功效。

67. 杏　果味甘、酸。甜杏仁味辛、甘，性温。可润肠、止咳、补气。归肺、大肠经。

68. 枇杷　果味甘，性平。核味苦，性平。入肺、胃经。果清热，生津。核祛痰止咳，和胃降逆。

69. 木瓜　性温，味酸。入肝、脾经。平肝舒筋，和胃化湿。用于湿痹拘挛，腰膝关节酸重疼痛，吐泻转筋，脚气水肿。具有消食，驱虫，清热，祛风的功效。

70. 柑　果肉味甘、酸，性平。滋养，润肺，健脾，止咳，化痰。有生津止渴、和胃利尿功效；

71. 龙眼　果肉味甘，性温。果壳味甘、涩，性温。果核味甘、涩，性温。归心、脾经。果肉补脾养血，益精安神。果壳收敛。果核止血，理气，止痛。果实开胃，养血益脾，补心安神，补虚长智。

72. 梨　味甘，性凉。入肺、胃经。清热润肺，生津，解酒。

73. 芒果　果味甘、酸，性平。核味甘、苦，性平。入肺、脾、胃经。果理气，止咳，健脾。核行气止痛。果实还有益胃止呕，解渴利尿的功效。

74. 香瓜　味甘，性寒。归心、胃经。具有清热解暑，除烦止渴，利尿的功效。

75. 葡萄　性平，味甘、酸。入肺、脾、肾经。解表透疹，利尿，安胎，补气血，益肝肾，生津液，强筋骨，止咳除烦。

76. 猕猴桃　果酸、甘，寒。入脾、胃经。根及根皮苦、涩，寒。清热生津，健脾止泻，止渴利尿。

五、服用中药时的饮食禁忌

一般来说，在服用清内热的中草药时，不宜食用葱、蒜、胡椒、羊肉、狗肉等热性的食物；在治疗寒症时，应禁食生冷食物；服用含有人参、地黄、何首乌的药物时，忌服葱、蒜、萝卜；服用含薄荷的中药时，不应吃鳖肉；茯苓不宜与醋同吃；吃鳖甲时，不宜配苋菜；服用泻下剂如大承气汤、麻仁丸时，不宜食用油腻及不易消化的食物；驱虫类中药也应避免油腻食物，并以空腹服药为宜。在患病服药期间，凡是属于生冷、黏腻等不易消化的食物及刺激性食物如辣椒等，都应避免食用。

（一）一般的饮食禁忌

实践证明，忌口是有一定道理的。因为我们平时食用的鱼、肉、禽、蛋、蔬菜、瓜果及油盐酱醋茶等都有各自的性能，对疾病的发生、发展和药物的治疗作用，均产生一定影响。如清代章杏云之《调疾饮食辩》中云："患者饮食，藉以滋养胃气，宣行药力，故饮食得宜足为药饵之助，失宜则反为药饵为仇。"所以，传统中医很讲究服用中药须注意饮食忌口。常规的饮食禁忌原则如下：

1. 忌浓茶　一般服用中药时不要喝浓茶，因为茶叶里含有鞣酸，浓茶里含的鞣酸更多，与中药同服时会影响人体对中药中有效成分的吸收，减低疗效。尤其在服用"阿胶"、"银耳"时，忌与茶水同服，同时服用会使茶叶中的鞣酸、生物碱等产生沉淀，影响人体吸收。如平时有喝茶习惯，可以少喝一些绿茶，而且最好在服药2～3h后再喝。

2. 忌萝卜　服用中药时不宜吃生萝卜（服理气化痰药除外），因萝卜有消食、破气等功效，特别是服用人参、黄芪等滋补类中药时，吃萝卜会削弱人参等的补益作用，降低药效而达不到治疗目的。

3. 忌生冷　生冷食物性多寒凉，难以消化。生冷类食物还易刺激胃肠道，影响胃肠对药物的吸收。故在治疗"寒证"服中药如温经通络、祛寒逐湿药，或健脾暖胃药，不可不忌生冷食物。

4. 忌辛辣　热性辛辣食物性多温热，耗气动火。如服用清热败毒、养阴增液、凉血滋阴等中药或痈疡疮毒等热性病治疗期间，须忌食辛辣。如葱、蒜、胡椒、羊肉、狗肉等辛辣热性之品，如若食之，则会抵消中药效果，有的还会促发炎症，伤阴动血（出血）。

5. 忌油腻　油腻食物性多粘腻，助湿生痰，滑肠滞气，不易消化和吸收，而且油腻食物与药物混合更能阻碍胃肠对药物有效成分的吸收，从而降低疗效。服用中药期间，如进食荤腻食物，势必影响中药的吸收，故对痰湿较重、脾胃虚弱、消化不良、高血压、冠心病、高脂血症、高血黏度以及肥胖病等患者更须忌食动物油脂等油腻之物。

6. 忌腥膻　一般中药均有芳香气味，特别是芳香化湿、芳香理气药，含有大量的挥发油，赖以发挥治疗作用，这类芳香物质与腥膻气味最不相容。若服用中药时不避腥膻，往往影响药效。如鱼、虾、海鲜腥气，牛羊膻味。对那些过敏性哮喘、过敏性鼻炎、疮疖、湿疹、荨麻疹等过敏性皮炎患者，在服用中药期间必须忌食腥膻之物，还应少吃鸡、羊、猪头肉、蟹、鹅肉等腥膻辛辣刺激之发物。因为这类食物中含有异性蛋白，部分患者特别敏感容易产生过敏，从而加重病情。

（二）特殊的饮食禁忌

忌口是中医治病的一个特点，忌口的目的，是避害就利、调摄饮食、充分发挥药物的疗效，历来医家对此十分重视，其有关内容也广泛存在于《内经》《本草纲目》等历代医籍中。实践证明，忌口是有一定道理并颇为讲究的，除一般要求避免进食辛辣炙烤、肥甘厚腻、腥臊异味等刺激性食品外，还要重视以下几方面：

（1）宜少食豆类、肉类、生冷及其他不易消化的食物，以免增加患者的肠胃负担，影响疾病恢复。脾胃虚的患者，更应少食该类食物。热性疾病应禁食或少食酒类、辣味、鱼类、肉类等，因酒类、辣味食物性热，鱼类、肉类食物有腻滞、生热、生痰作用，食后助长病邪，使病情加重；服解表、透疹药宜少食生冷及酸味食物，因冷物、酸味均有收敛作用，会影响药物解表透疹功效；服温补药时应少饮茶，因茶叶性凉，能降低温补脾胃的效能；服用镇静、催眠类药物前后，不宜喝茶，更不能用茶水送服这些药物。

（2）服清热凉血及滋阴药物时，不宜吃辣物。中医辨证为热证的患者（如便秘、尿少、口干、唇燥、咽喉红痛、舌干红、苔光剥等症状），吃辣的食物会加重热象，从而抵消清热凉血药（如石膏、银花、连翘、山栀、生地、丹皮等）及滋阴药（如石斛、沙参、麦冬、知母、玄参等）的作用。

（3）服用甘草、苍耳、乌梅、桔梗、黄连、吴茱萸忌食猪肉；服地黄、首乌忌食葱、蒜、萝卜；服丹参、茯苓忌食醋；服苍术、白术忌食桃、李；服土茯苓、使君子忌饮茶；服荆芥忌食虾、蟹等海鲜；服厚朴忌食煎炒豆类；服人参、党参忌食萝卜，因萝卜有消食、化痰、通气的作用，而人参、党参是滋补性药物，这样一补一消，作用就抵消了。

（4）凡口苦咽干、烦热不安、大便秘结、血压升高、神衰不宁、心动过速，以及甲状腺功能亢进者，一般要忌食生姜、大蒜、韭菜、大葱、羊肉、狗肉、胡椒等高脂、香燥、辛辣之品；凡脾胃虚寒、手足冰凉、大便溏薄、血压偏低、心动过缓之证者，要忌西瓜、冬瓜、萝卜、绿豆、生梨、甘蔗、蜂蜜、鳖等生冷寒凉、滋腻、黏滑之品；凡畏寒发热、头痛心烦、便秘尿黄、口舌溃烂、疖疮肿瘤者，忌食竹笋、豆芽、丝瓜、韭菜、茄子、虾、蟹、螺、蚌等食品。

此外，下面是几种与常用中药相忌的食物，应用时也要注意。①龙胆酊等苦味健胃药忌蜂蜜、大枣、甘草等甜味食物。因为蜂蜜、大枣等食物的甜味可掩盖苦味，从而减少苦味对味觉神经末梢的刺激，降低其健胃的作用。②双黄连胶囊、颗粒剂忌大蒜。双黄连制剂是清热解毒、治疗外感风热的常见药物，性凉，而大蒜性热。服双黄连制剂的同时如果食用大蒜，会降低药效。③发汗药忌食醋和生冷食物。醋和生冷食物有收敛作用，服发汗药物时若与之同时食用，就会与药效相抵。

总之，服药忌口有其一定的科学道理，这些也是长期临床观察的经验总结。为了取得良好的疗效，在服用中药期间，凡属生冷、油腻、腥臭等不易消化，或有特殊刺激性的食物，都应忌口。另外，在服用中药时，最好不要喝饮料，因为饮料中的添加剂、防腐剂等成分也会影响中药有效成分的吸收而降低药效。当然，忌口也不能绝对化，要因人、因病而异，对一般患者，特别是慢性患者来说，若长时间忌口，禁食的种类又多，则不能保持人体正常所需营养的摄入，反而降低了人体的抵抗力，对恢复健康不利，因此，应在医师或中药临床药师指导下，可适当食用增加营养的食物，以免营养缺乏。

参考文献

[1] 杨宝峰. 药理学. 第8版. 北京：人民卫生出版社，2013.

[2] 崔福德. 药剂学. 第7版. 北京：人民卫生出版社，2011.

[3] 环孢素A在肾内科的应用专家协作组. 环孢素A治疗肾小球疾病的应用共识. 中华肾脏病杂志，2005，21（9）：556-557.

[4] 陈吉生. 新编临床药物学. 北京：中国中医药出版社，2013.

[5] 马玲玲，孙燕. 中药黄芩药理作用的研究进展. 沈阳医学院学报，2016，18（2）：115-117.

[6] 俞仲毅. 中药四性对组织器官功能的影响的初步探讨. 中成药，2006（4）：48-50.

[7] 慢性乙型肝炎抗病毒治疗专家共识. 慢性乙型肝炎抗病毒治疗专家委员会. 中华实验和临床感染病杂志，2010，41（1）：82-91.

[8] 姜开运. 五味的理论探讨. 北京中医药，2008，27（9）：722-725.

[9] 杨世杰. 药理学. 第2版. 北京：人民卫生出版社，2012.

[10] 于建玉，廖欣，丁厚伟，等. 中药大黄药理作用研究进展及其临床应用. 中国现代药物应用，2016，10（11）：287-288.

[11] 中国高血压防治指南修订委员会. 中国高血压防治指南2010. 中华心血管病杂志，2011，39（7）：579-616.

[12] 张玉. 临床药物手册. 第2版. 北京：人民卫生出版社，2012.

[13] 苗彦霞. 升降浮沉药性理论发微. 陕西中医，2007，28（5）：597-598.

[14] 李泛珠. 药剂学. 北京：中国中医药出版社，2011.

[15] 张守义. 控释及缓释药物制剂的临床应用及研究. 中国卫生标准管理，2015，6（30）：89-90.

[16] 侯世科，刘振华，刘晓庆. 抗菌药物临床应用指南. 北京：科学技术文献出版社，2012.

[17] 杨藻宸. 医学药理学. 北京：人民卫生出版社，2005：695-696.

[18] 孟晓丹. 探讨影响中药药理的相关影响因素. 中国继续医学教育，2016，8，（13）：194-195.

[19] 张丽. 头孢菌素类抗生素药物临床合理应用情况报道分析. 国外医药：抗生素分册，2016，37（2）：90-92.

[20] 李大魁，张石革. 药学综合知识与技能. 北京：中国医药科技出版社，2013.

[21] 卫生部合理用药专家委员会. 中国医师药师临床用药指南. 重庆：重庆出版社，2009.

[22] 洪庆成，王薇. 实用儿科新诊疗. 上海：上海交通大学出版社，2011.

[23] 王潇. 浅谈儿科合理用药的临床研究. 中国医药指南，2015，13（32）：93-94.

［24］阙全程．医院药物高级教程．北京：人民军医出版社，2015.

［25］（美）罗兰德，等．陈东生，等，译．临床药代动力学与药效动力学．第 4 版．北京：人民卫生出版社，2012.

［26］姜远英．临床药物治疗学．第 3 版．北京：人民卫生出版社，2011.

［27］袁洪．心血管疾病治疗药物学．长沙：湖南科学技术出版社，2009.

［28］程德云，等．临床药物治疗学．第四版．北京：人民卫生出版社，2012.

［29］许国铭，袁耀宗．消化性溃疡诊断与治疗规范建议．中华消化杂志，2008，28（7）：447－450.

［30］孔晓龙，郭梅红，范颖，等．纳米靶向制剂的研究进展．广西医科大学学报，2015，32（4）：682－685.